한방에서 잘 쓰이는 약초

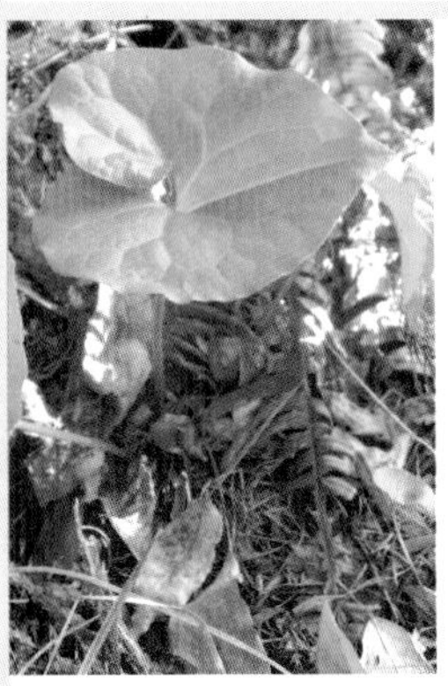
족도리
■ 효능 | 구내염 ■ 약용 부분 | 뿌리 줄기와 뿌리 ■ 채취 시기 | 여름

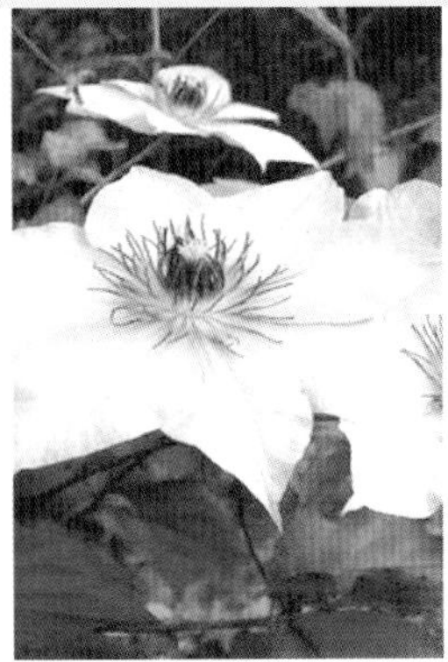
큰꽃으아리
■ 효능 | 통풍 ■ 약용 부분 | 뿌리 ■ 채취 시기 | 가을

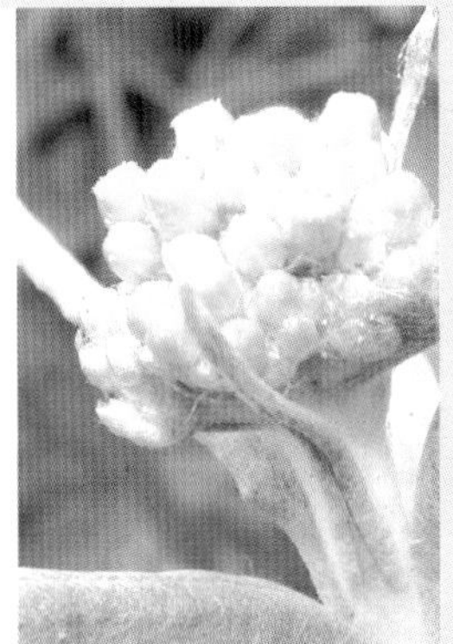
떡쑥
■ 효능 | 가래 · 기침에 좋다 ■ 약용 부분 | 전부 ■ 채취 시기 | 개화할 때

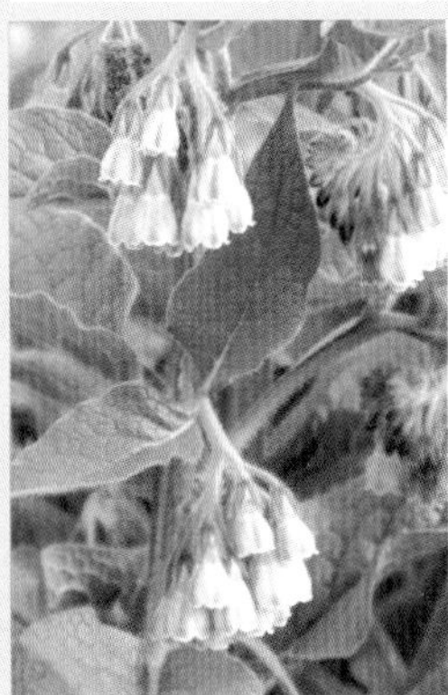
컴프리
■ 효능 | 하리를 멈추게 한다 ■ 약용 부분 | 뿌리 ■ 채취 시기 | 꽃이 있을 때

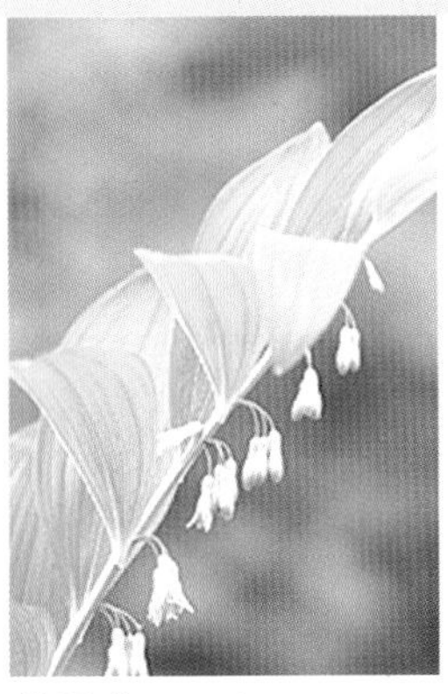
둥굴레
■ 효능 | 자양강장 · 타박상 ■ 약용 부분 | 뿌리 줄기 ■ 채취 시기 | 여름~가을

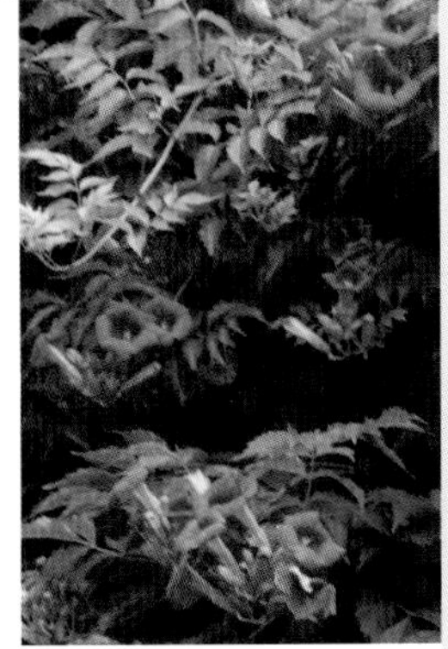
능소화
■ 효능 | 이뇨 · 통경(通經) ■ 약용 부분 | 꽃 ■ 채취 시기 | 여름

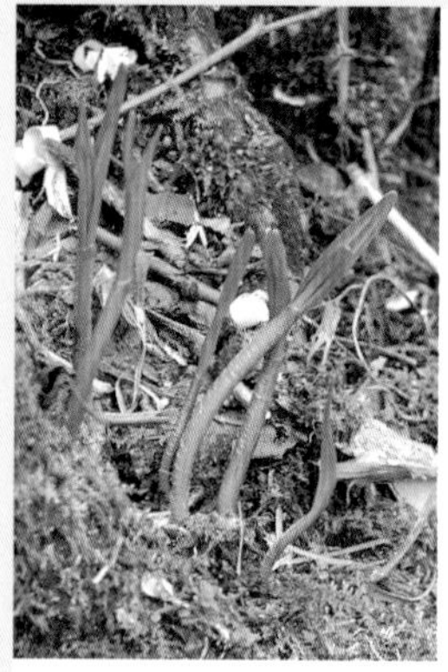

산마늘
■효능 | 자양 · 강장 ■약용 부분 | 알줄기 ■채취 시기 | 봄~여름

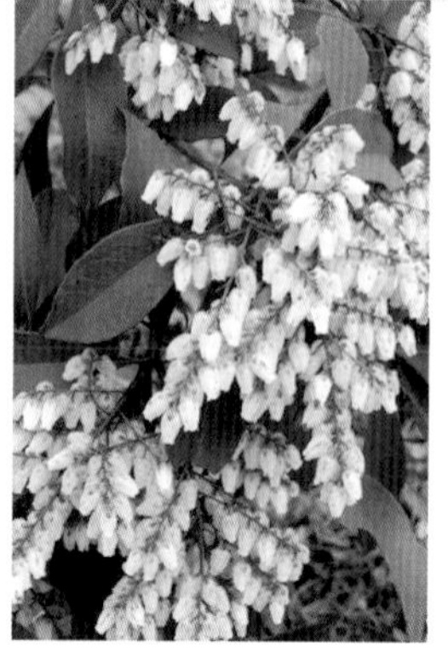

마취목
■효능 | 살충제 ■약용 부분 | 잎, 가지 ■채취 시기 | 필요한 때

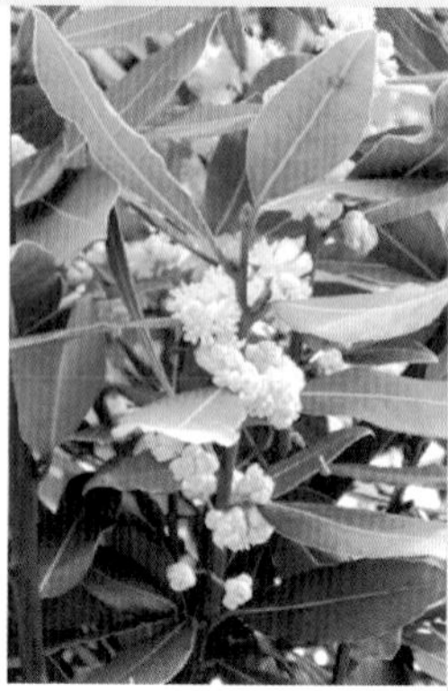

월계수
■효능 | 류머티즘 · 신경통 ■약용 부분 | 잎 ■채취 시기 | 9월경

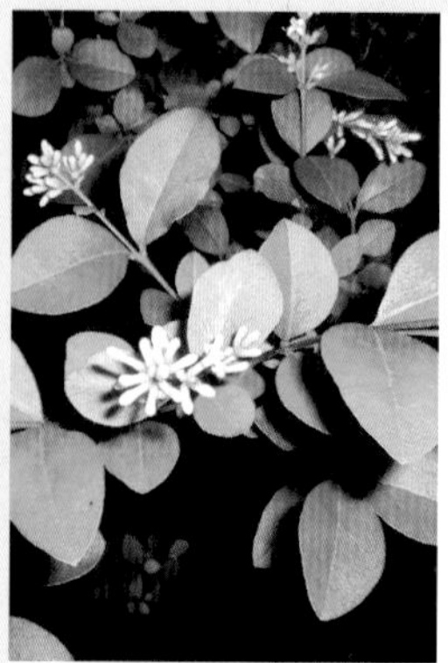

쥐똥나무
■효능 | 사마귀 제거 ■약용 부분 | 백랍 ■채취 시기 | 겨울

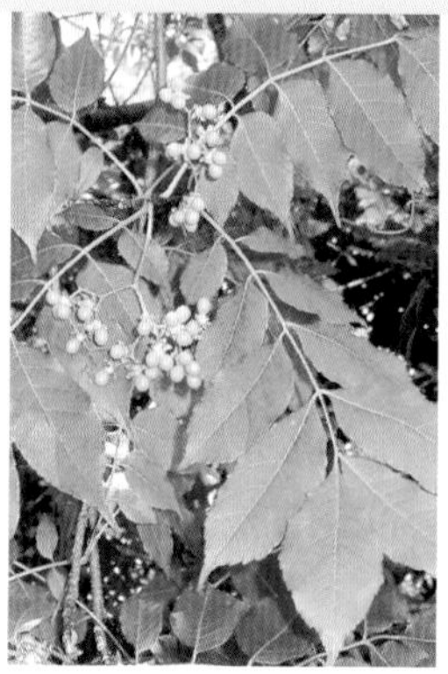

소태나무
■효능 | 건위제 ■약용 부분 | 나무 부분 ■채취 시기 | 6~7월

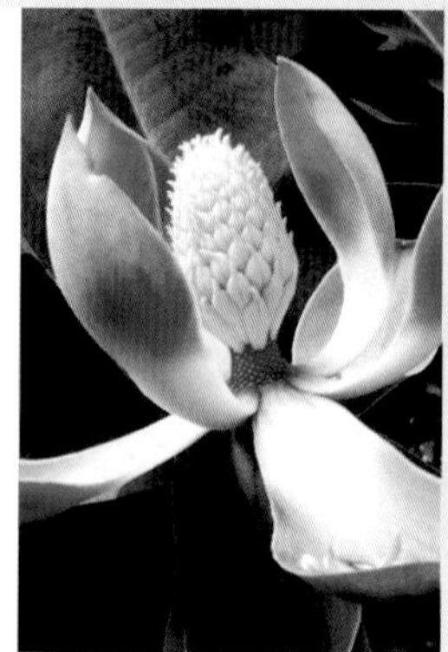

자목련
■효능 | 축농증 · 비염 ■약용 부분 | 꽃의 봉오리 ■채취 시기 | 개화 전

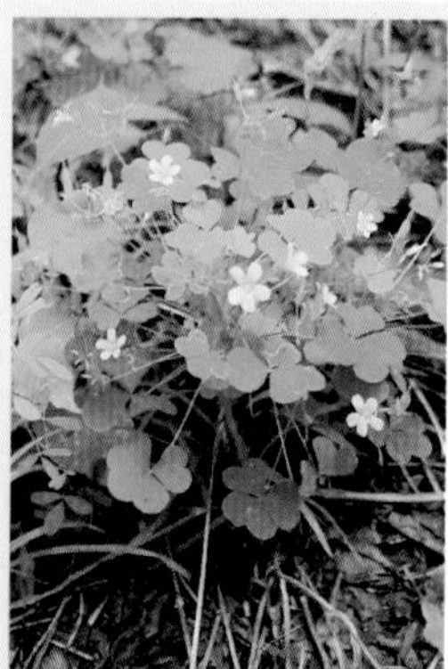

괭이밥
■효능 | 기생성 피부병 ■약용 부분 | 전부 ■채취 시기 | 개화 중의 것

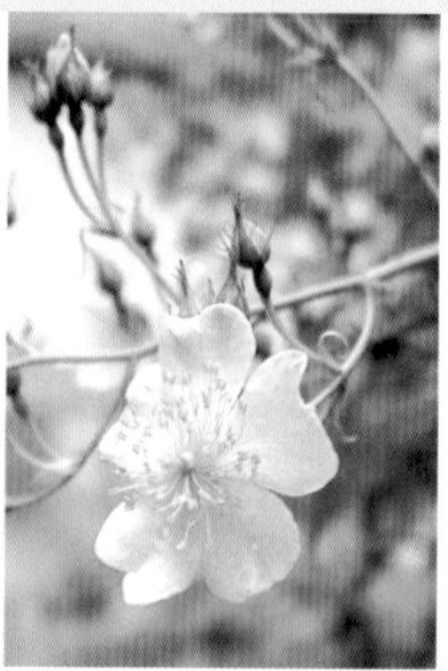

찔레나무
■효능 | 이뇨제 · 종기 · 여드름 ■약용 부분 | 헛열매 ■채취 시기 | 가을

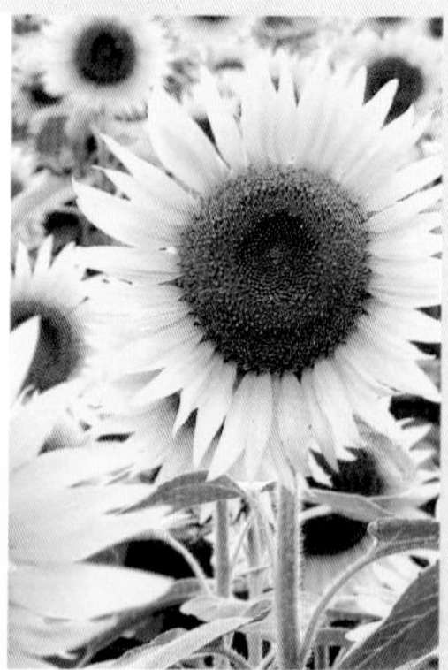

해바라기
■효능 | 자양 · 고혈압 예방 ■약용 부분 | 종자 ■채취 시기 | 9월

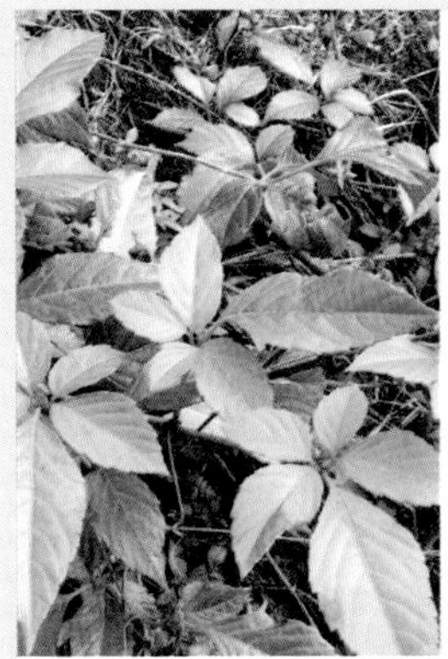

거지덩굴
■효능 | 종기 · 부스럼 · 고혈압 ■약용 부분 | 뿌리 줄기 ■채취 시기 | 7~8월

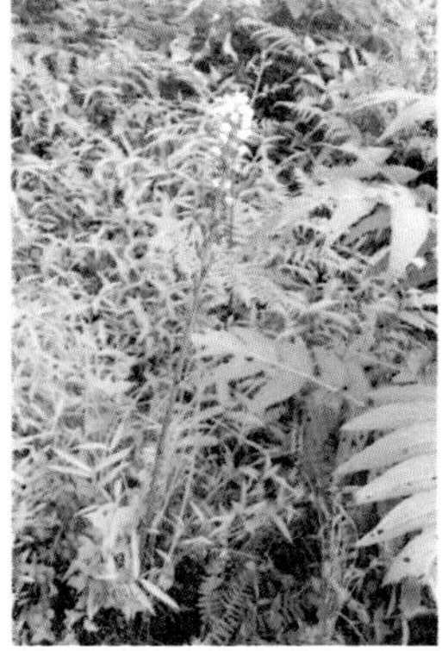

천마
■효능 | 두통, 현기증 ■약용 부분 | 뿌리 줄기 ■채취 시기 | 6월

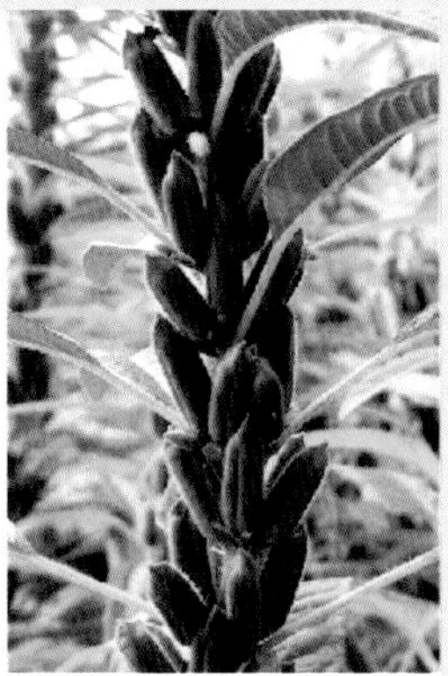

참깨
■효능 | 강장 ■약용 부분 | 종자 ■채취 시기 | 가을

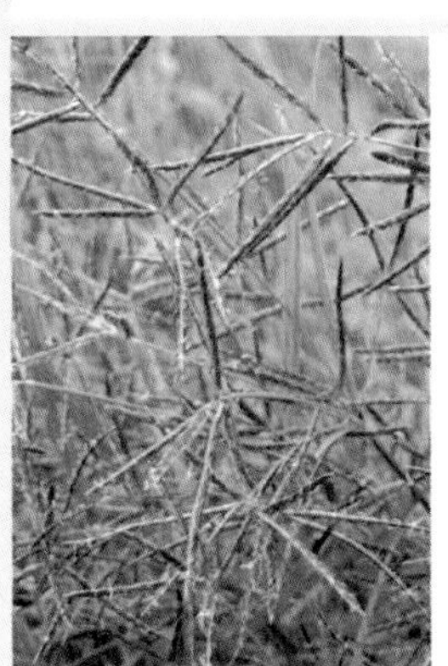

향부자
■효능 | 감기 초기 ■약용 부분 | 뿌리 줄기 ■채취 시기 | 10~11월

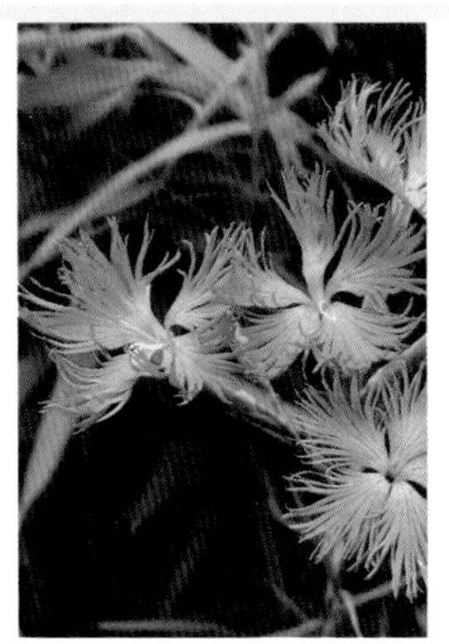

술패랭이꽃
■효능 | 이뇨 · 통경(通經) ■약용 부분 | 종자 ■채취 시기 | 9월

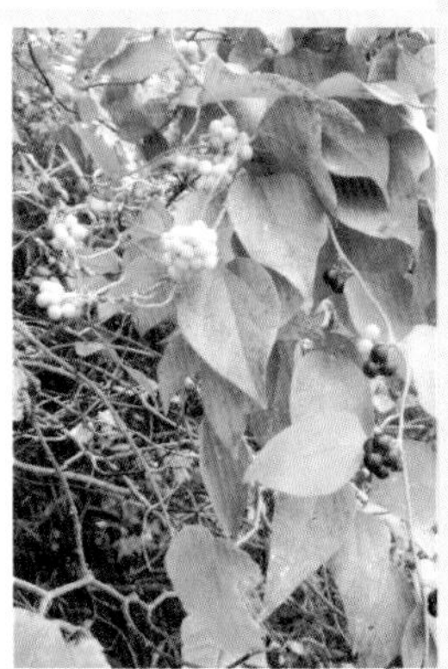

댕댕이 덩굴
■효능 | 이뇨 ■약용 부분 | 나무 부분, 뿌리, 열매 ■채취 시기 | 10월

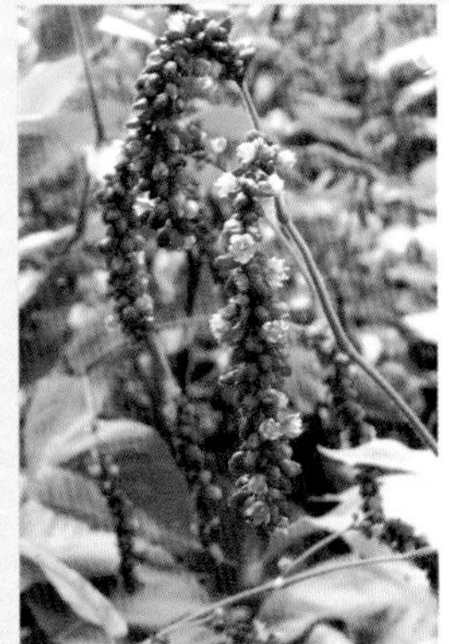

털여뀌
■효능 | 종기 · 부스럼 ■약용 부분 | 잎, 종자 ■채취 시기 | 잎은 필요한 때, 종자는 11월

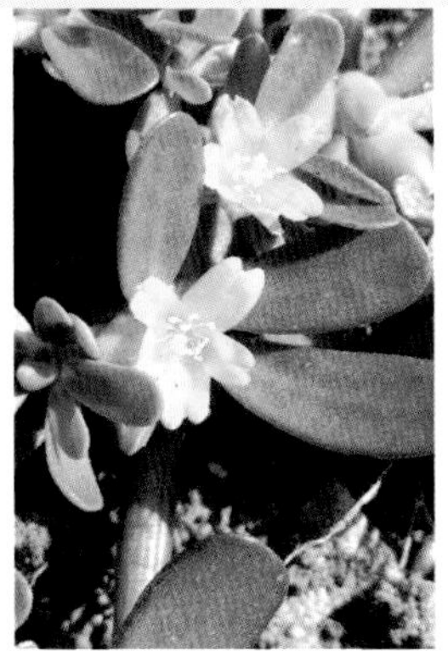

쇠비름
■효능 | 독충에 물려 가려울 때 · 이뇨 ■약용 부분 | 전부 ■채취 시기 | 줄기, 잎이 있는 때라면 언제든지 좋다

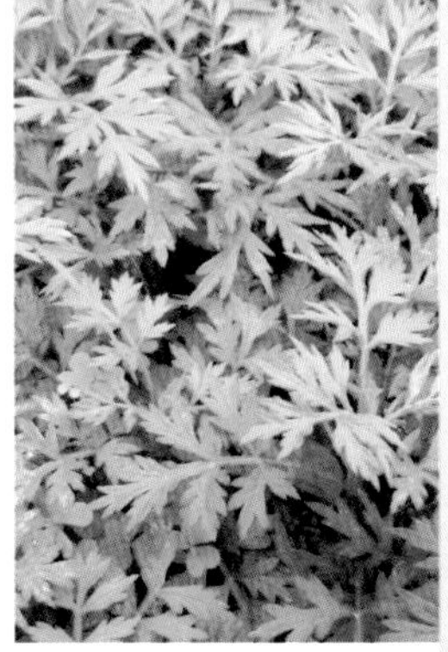

쑥
■효능 | 천식 · 건위 · 빈혈 · 이질 · 요통 · 치질 ■약용 부분 | 뿌리, 잎 ■채취 시기 | 뿌리는 언제든지, 잎은 7월

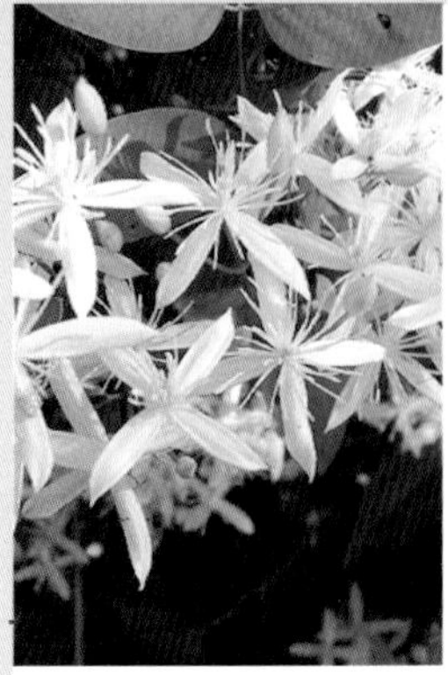

참으아리
■효능 | 편도염 ■약용 부분 | 잎 ■채취 시기 | 여름에서 가을

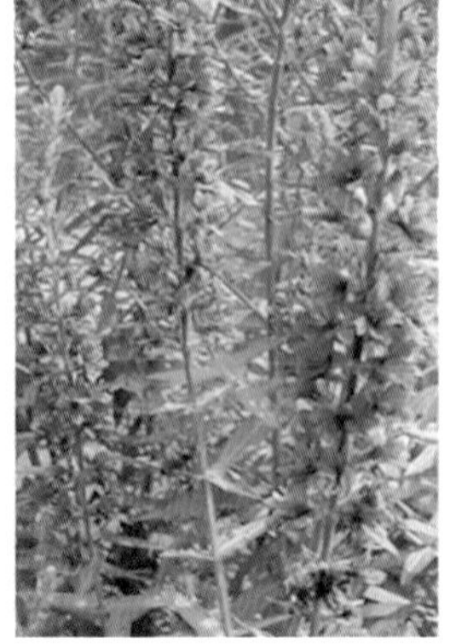

부처꽃
■효능 | 하리(이질) ■약용 부분 | 전부 ■채취 시기 | 여름~가을

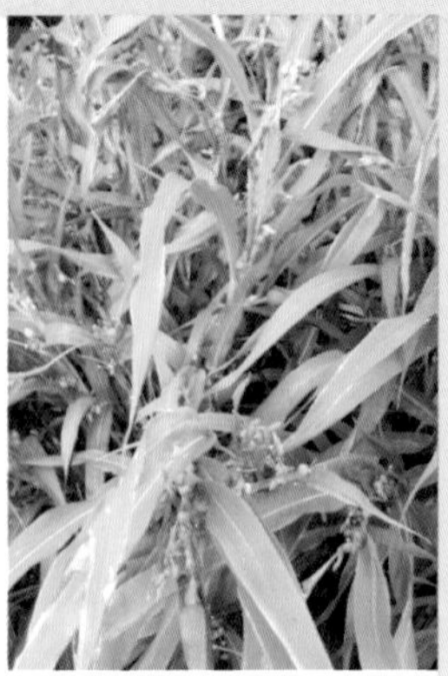

염주
■효능 | 류머티즘 · 신경통 · 어깨통증 ■약용 부분 | 뿌리, 종자 ■채취 시기 | 9~10월

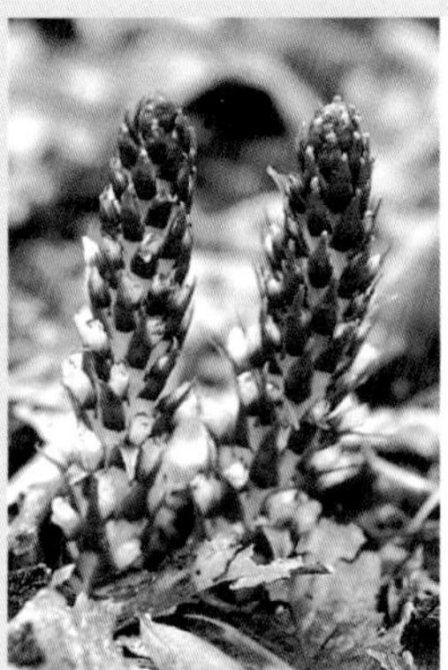

오리나무 더부살이
■효능 | 강장 · 정력을 좋게 함 ■약용 부분 | 전부 ■채취 시기 | 8~9월

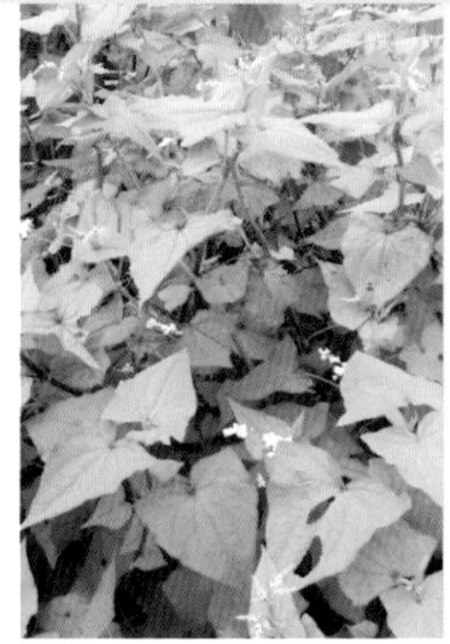

메밀
■효능 | 종기 · 부스럼 · 세탁 · 세발 ■약용 부분 | 종자(메밀가루),줄기 잎 ■채취 시기 | 줄기 잎은 수확 때에

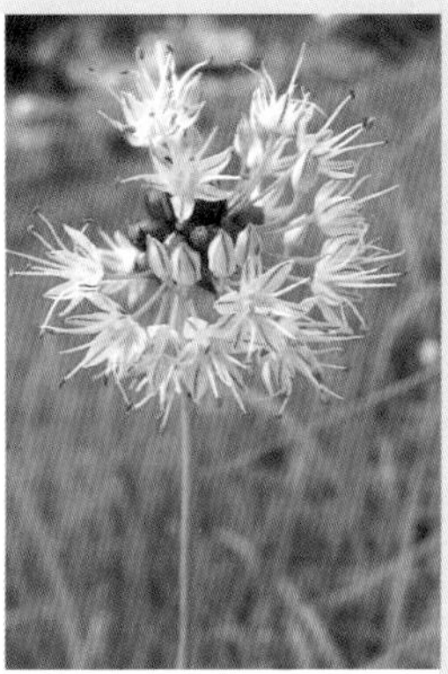

달래
■효능 | 독충에게 물려 종기 · 부스럼 등이 날 때 ■약용 부분 | 비늘 줄기 ■채취 시기 | 4~6월

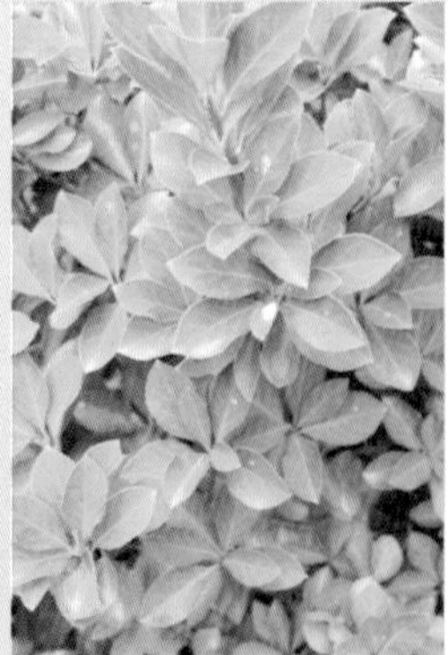

사철나무
■효능 | 이뇨 · 월경불순 ■약용 부분 | 나무껍질 ■채취 시기 | 가을부터 겨울까지

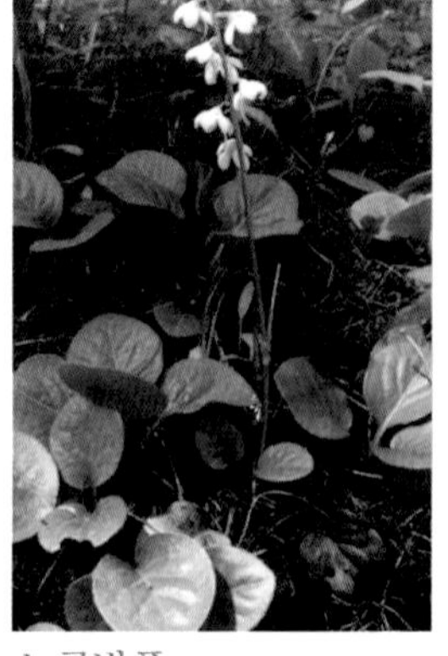

노루발풀
■효능 | 이뇨 ■약용 부분 | 전부 ■채취 시기 | 8~9월

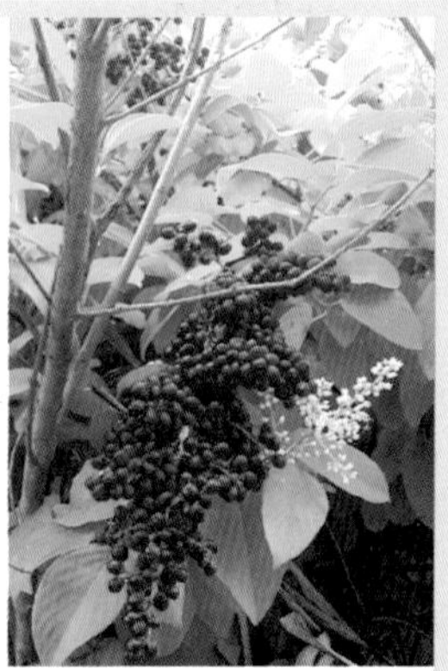

청사조
■효능 | 해열 · 해독 · 이뇨 · 류머티즘에 따른 요통 ■약용 부분 | 줄기, 잎 ■채취 시기 | 여름~가을

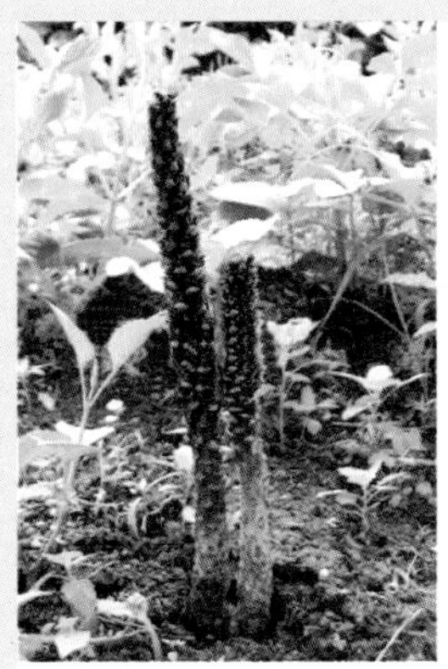

초종용

■ 효능 | 강장 ■ 약용 부분 | 전부 ■ 채취 시기 | 꽃이 있는 5~7월

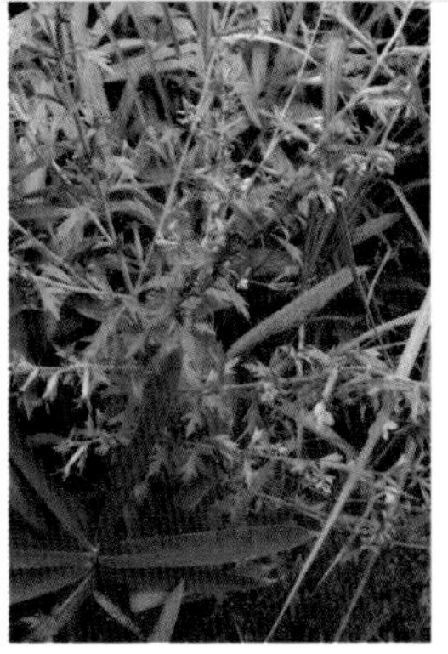

절국대

■ 효능 | 이뇨 · 황달 ■ 약용 부분 | 전부 ■ 채취 시기 | 8~9월

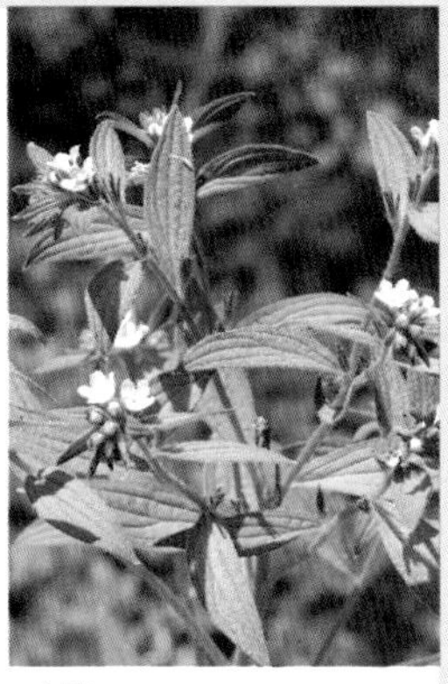

지치

■ 효능 | 화상 · 치질 · 종기 · 부스럼 ■ 약용 부분 | 뿌리 ■ 채취 시기 | 10월

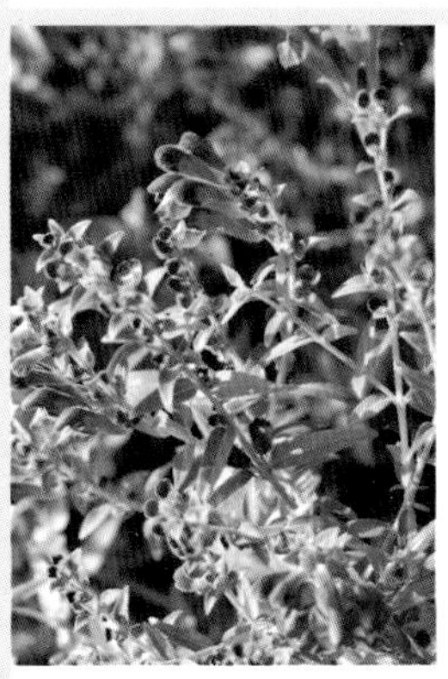

황금

■ 효능 | 기침 · 코피 · 한방 처방에 ■ 약용 부분 | 뿌리 ■ 채취 시기 | 늦가을

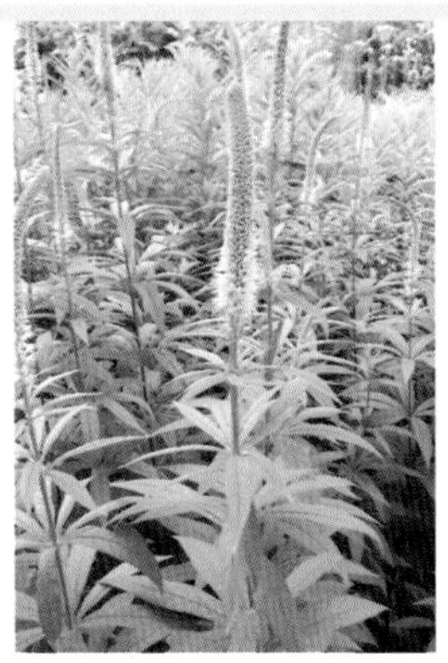

흰털냉초

■ 효능 | 류머티스 · 관절염 · 이뇨 ■ 약용 부분 | 뿌리 줄기 ■ 채취 시기 | 7~8월

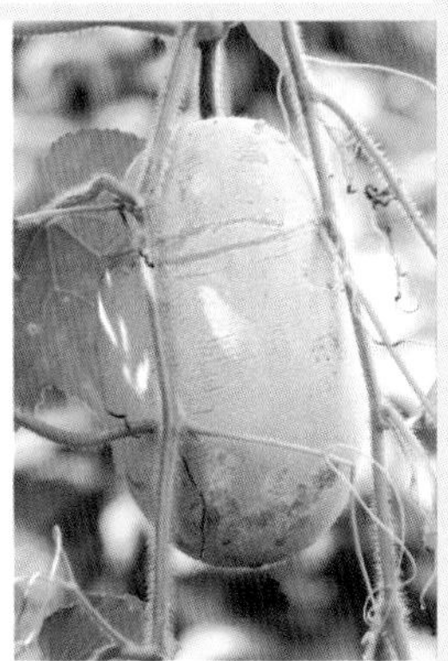

동아

■ 효능 | 소염 · 이뇨 · 완하 ■ 약용 부분 | 종자 ■ 채취 시기 | 8~9월

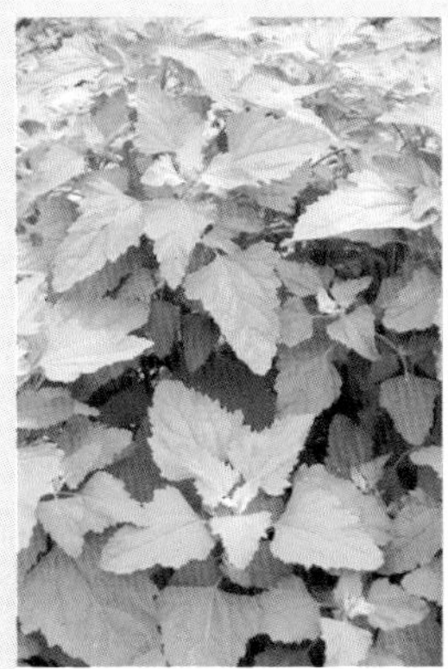

명아주

■ 효능 | 충치 · 벌레에 물렸을 때 ■ 약용 부분 | 잎 ■ 채취 시기 | 봄부터 초가을까지

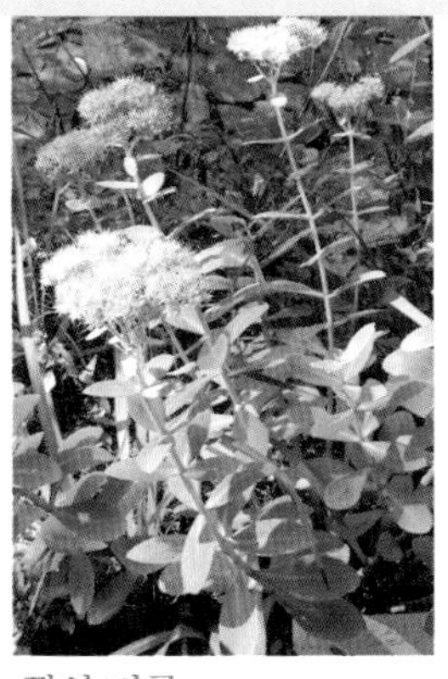

꿩의 비름

■ 효능 | 종기 · 부스럼 ■ 약용 부분 | 잎 ■ 채취 시기 | 여름~가을

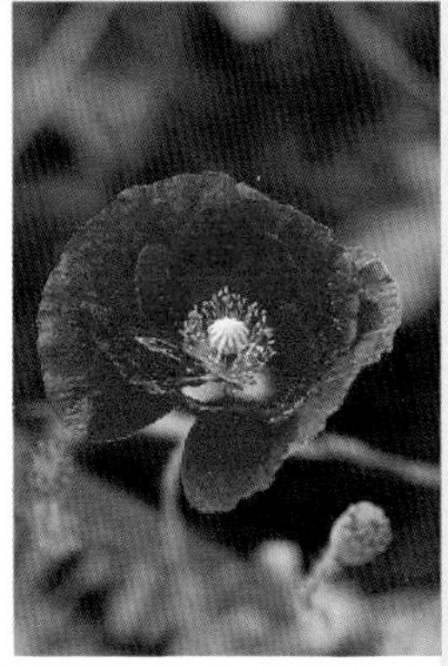

개양귀비

■ 효능 | 기침을 멈추게 한다 ■ 약용 부분 | 꽃 ■ 채취 시기 | 5월의 개화기

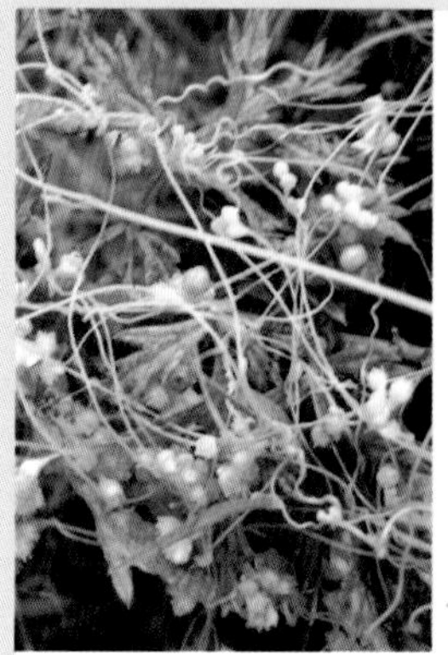

새삼 · 토사
■효능 | 자양 · 강장 ■약용 부분 | 종자 ■채취 시기 | 10월

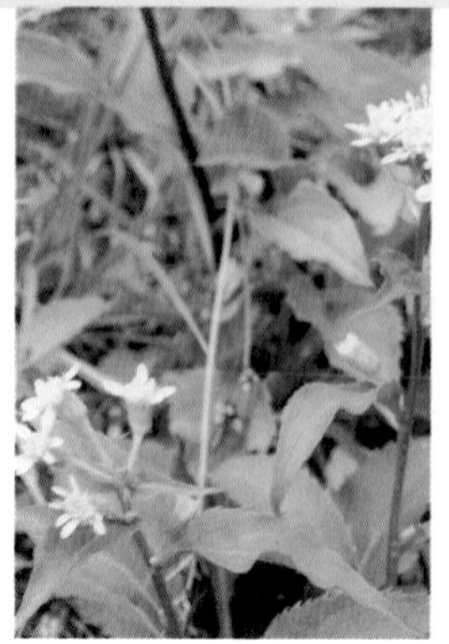

미역취
■효능 | 감기 걸렸을 때의 두통 · 목에 나는 종기 · 부스럼의 해독 ■약용 부분 | 전부 ■채취 시기 | 8~10월

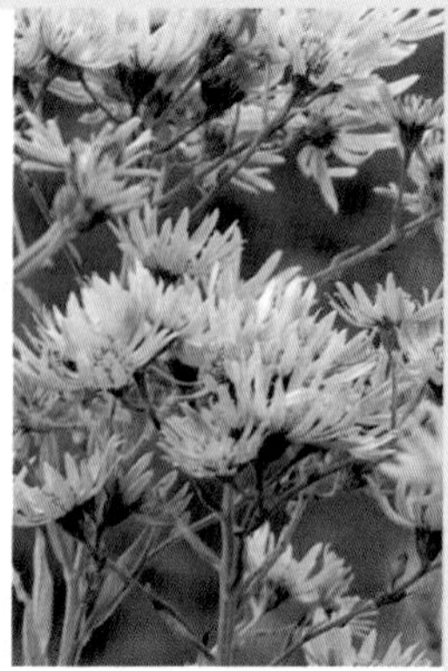

탱알
■효능 | 기침을 멈추게 한다 가래를 없앤다 ■약용 부분 | 뿌리 ■채취 시기 | 10~11월

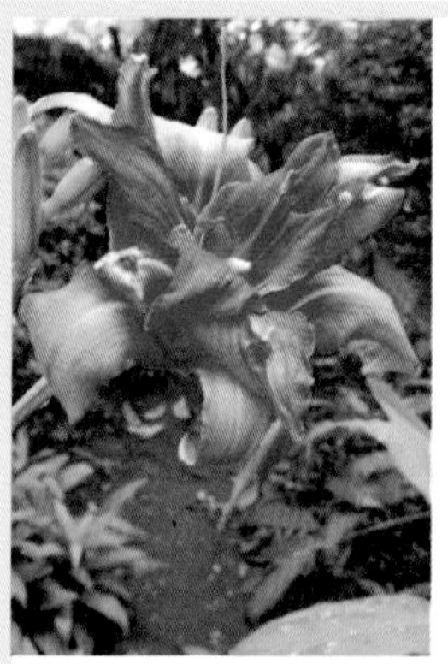

왕원추리
■효능 | 해열 · 이뇨 · 종기 · 부스럼 ■약용 부분 | 꽃봉우리, 뿌리 ■채취 시기 | 봉우리는 6~7월, 뿌리는 가을

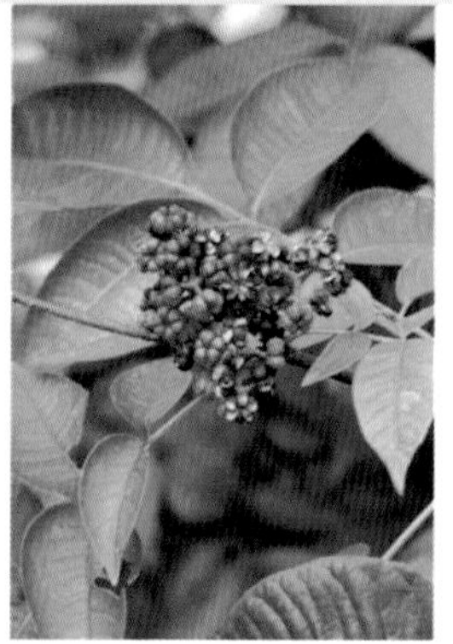

오수유
■효능 | 위를 튼튼하게
■약용 부분 | 열매 ■채취 시기 | 11월

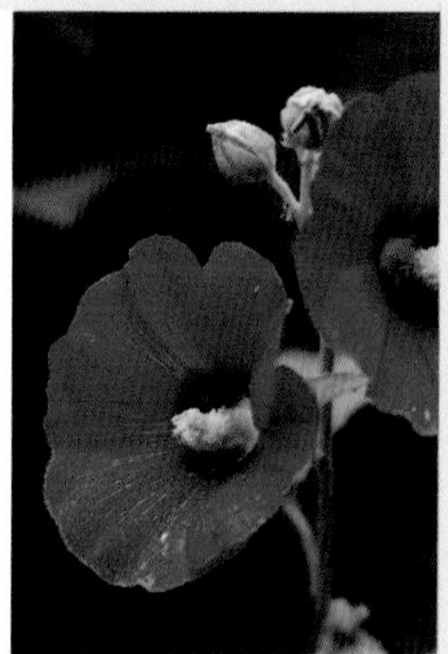

접시꽃
■효능 | 이뇨 ■약용 부분 | 꽃, 뿌리
■채취 시기 | 여름부터 가을의 개화기

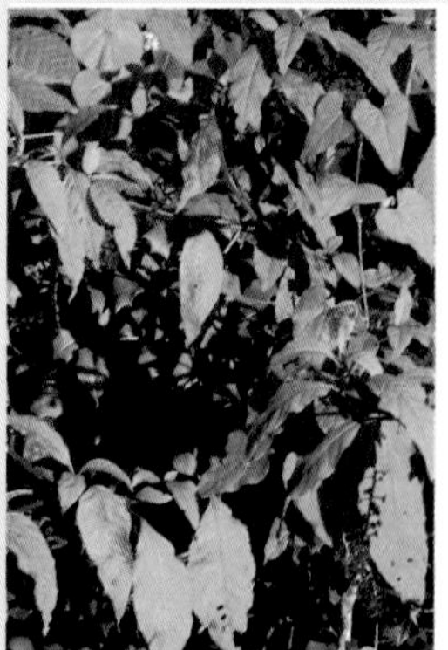

자리공
■효능 | 이뇨 ■약용 부분 | 뿌리 ■채취 시기 | 추분의 전후 3일로 7일간

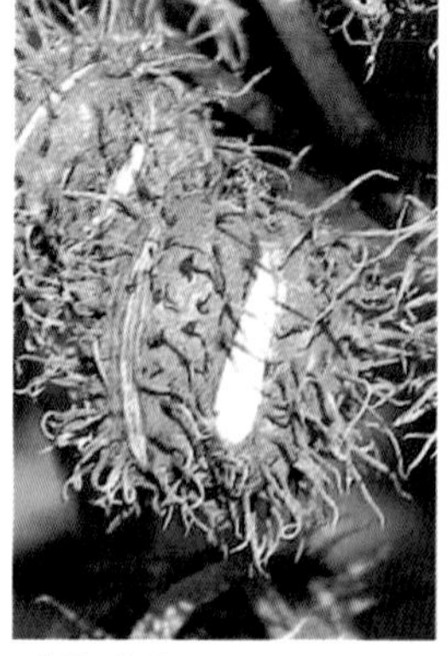

아주까리
■효능 | 설사제 ■약용 부분 | 종자
■채취 시기 | 8월

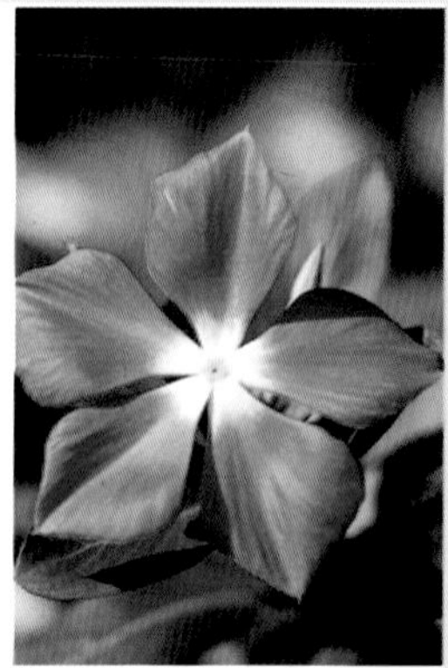

일일초
■효능 | 위궤양 · 변통(便通) · 소화촉진 ■약용 부분 | 전부 ■채취 시기 | 가을 8~9월

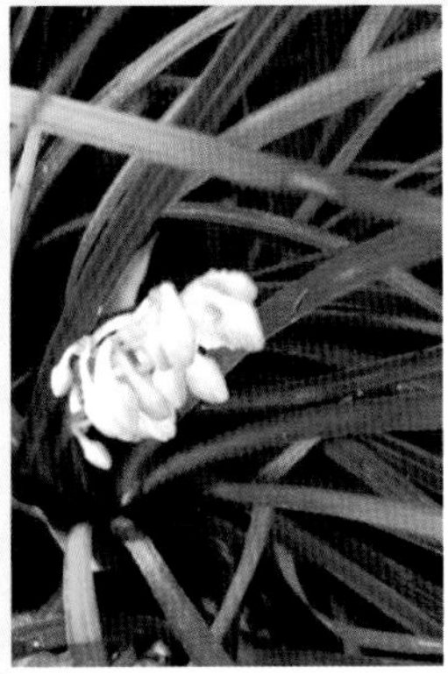

맥문동

■효능 | 자양 · 강장 · 최유 · 기침 ■약용 부분 | 뿌리의 비대한 부분 ■채취 시기 | 가을

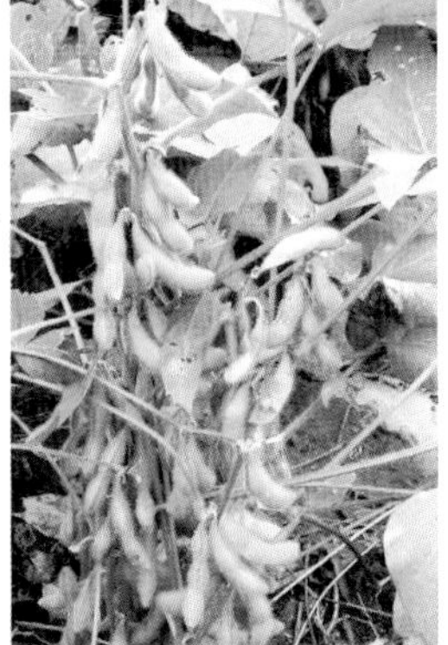

콩(대두콩)

■효능 | 이뇨 · 해열 · 해독 · 감기 ■약용 부분 | 종자 ■채취 시기 | 가을

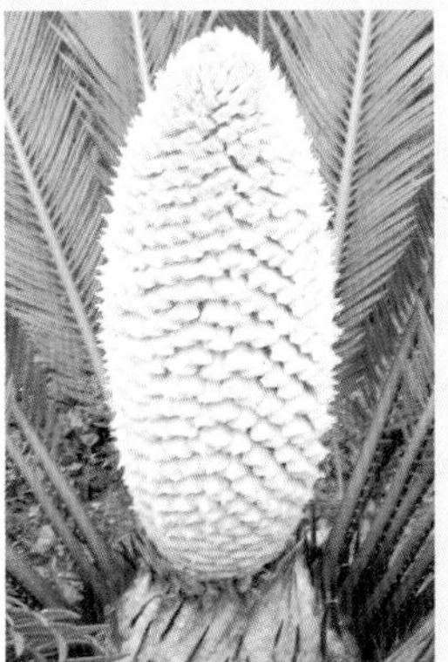

소철

■효능 | 기침 · 통경 · 베인 상처 ■약용 부분 | 종자 ■채취 시기 | 10~11월

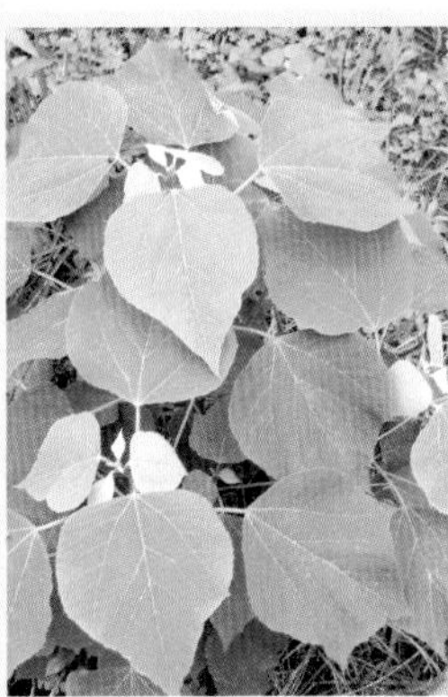

예덕나무

■효능 | 종기 · 부스럼 · 위궤양 ■약용 부분 | 잎, 나무껍질 ■채취 시기 | 여름

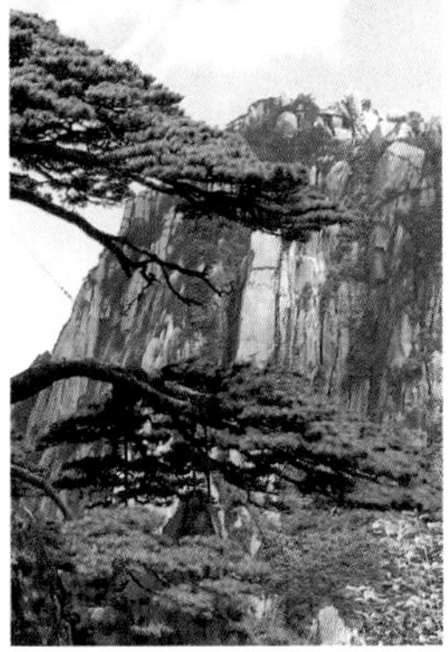

소나무

■효능 | 혈관벽 강화 · 고혈압 · 중풍 예방과 치료 ■약용 부분 | 잎 ■채취 시기 | 언제라도 좋다.

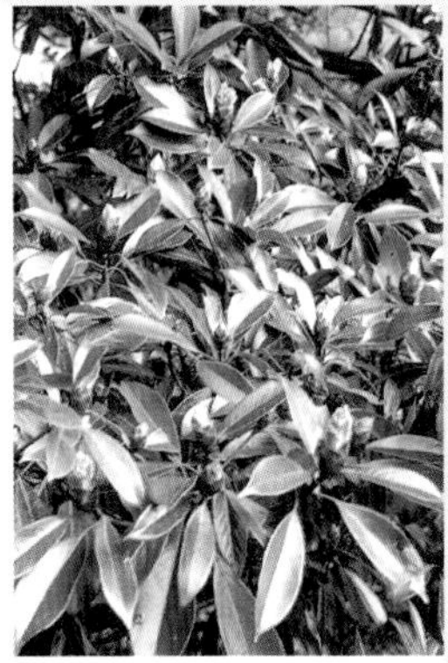

후박나무

■효능 | 기침 · 입덧 · 신경성 위염 · 변비 ■약용 부분 | 나무껍질 ■채취 시기 | 입하 전의 여름

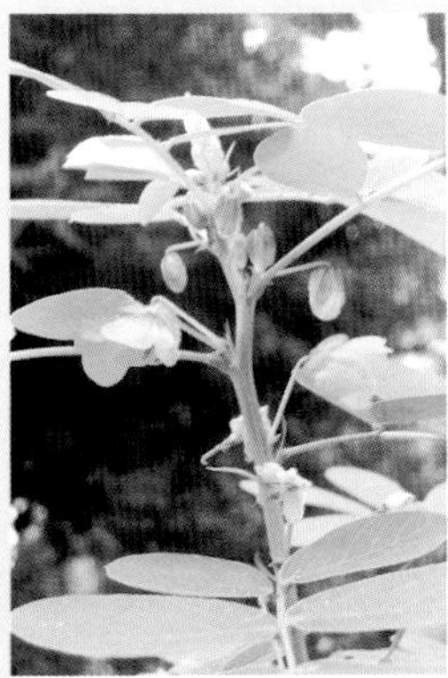

긴강남차

■효능 | 변비 · 고혈압 예방 · 신경통 · 류머티즘 · 건강 증진 ■약용 부분 | 종자 ■채취 시기 | 가을

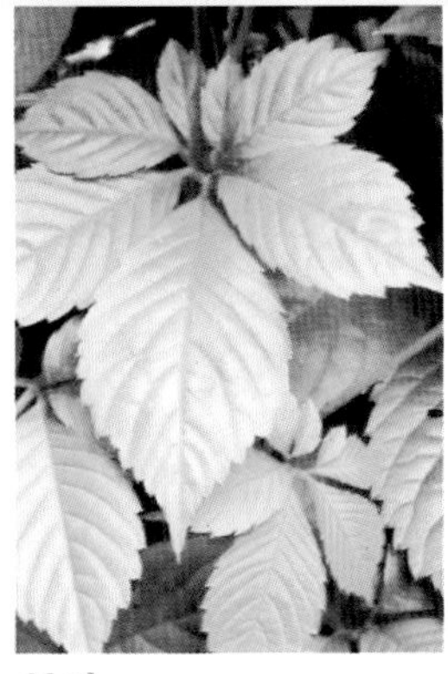

돌외

■효능 | 세탁제 · 기침을 멈추게 한다 ■약용 부분 | 전부 ■채취 시기 | 여름

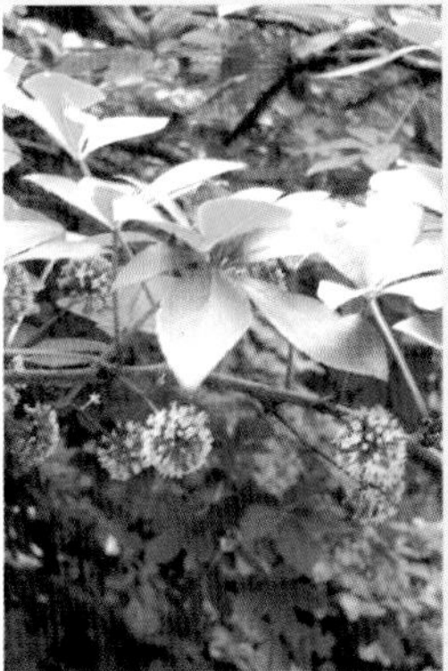

가시오갈피

■효능 | 강장 · 피로 회복 · 건강 약주 ■약용 부분 | 뿌리의 껍질 ■채취 시기 | 여름

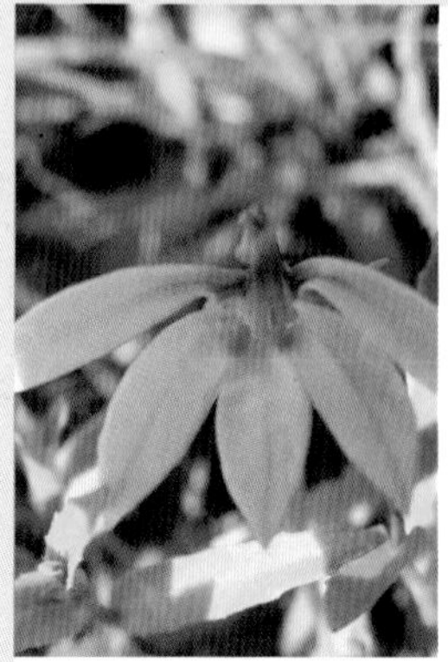

수염가래꽃
■ 효능 | 이뇨 · 종기 · 부스럼 ■ 약용 부분 | 전부 ■ 채취 시기 | 7~8월

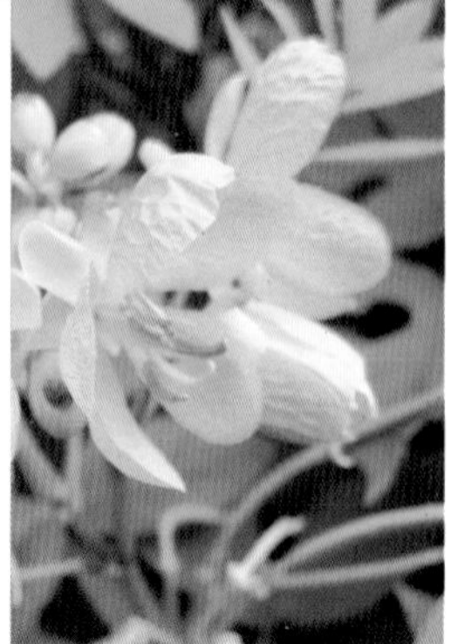

석결명
■ 효능 | 건위 · 완하(배설) · 독충에 물렸을 때 ■ 약용 부분 | 종자, 잎 ■ 채취 시기 | 종자는 10월, 잎은 여름

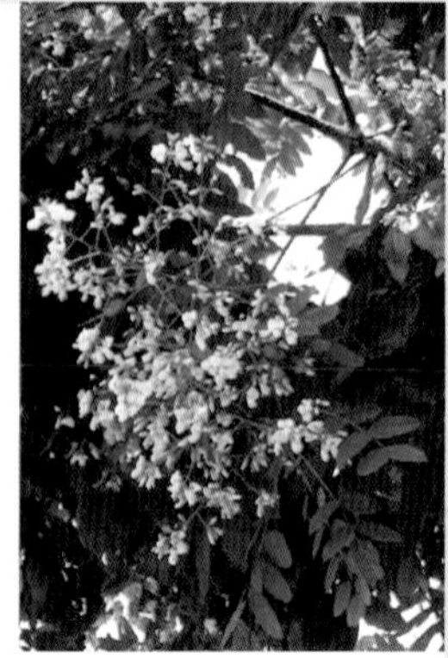

희화나무
■ 효능 | 지혈 ■ 약용 부분 | 꽃봉오리 ■ 채취 시기 | 6~7월

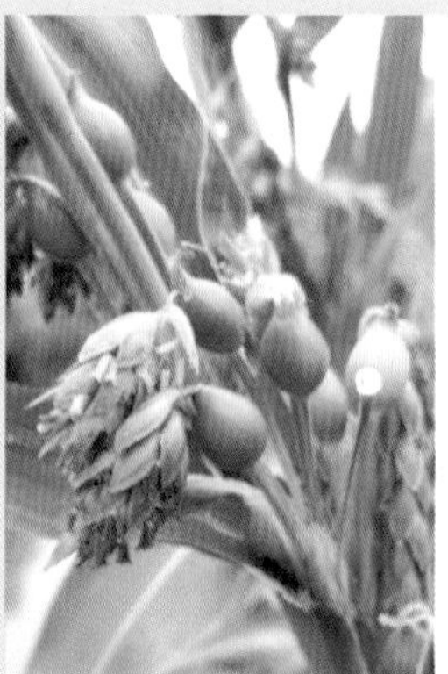

율무
■ 효능 | 사마귀 제거와 피부 미용 · 고혈압 예방 ■ 약용 부분 | 종자 ■ 채취 시기 | 10월

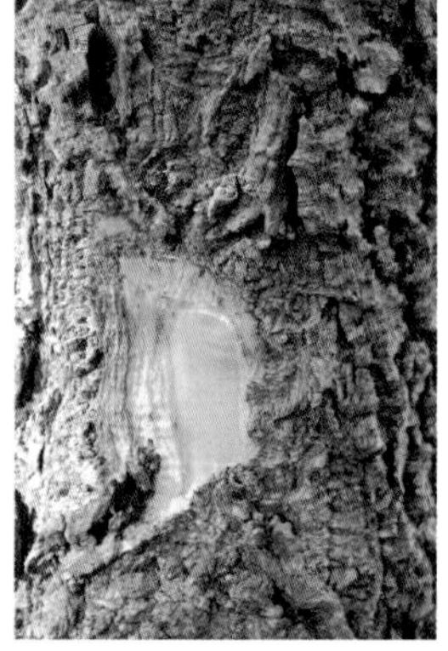

황벽나무
■ 효능 | 건위 · 하리(이질)를 멈추게 함 · 타박상 ■ 약용 부분 | 속껍질 ■ 채취 시기 | 한여름

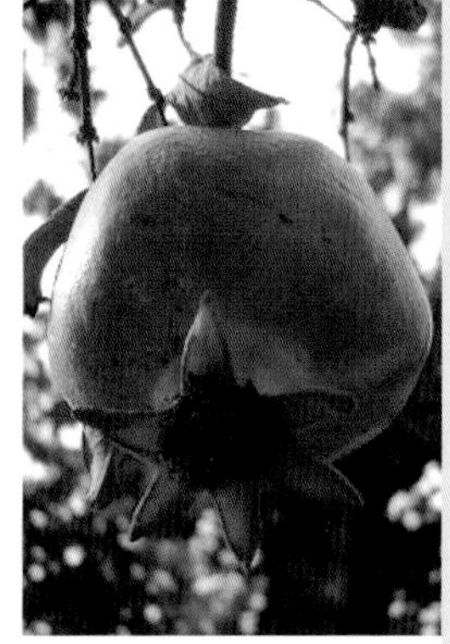

석류나무
■ 효능 | 입 안의 진무름 · 염증 ■ 약용 부분 | 열매의 껍질 ■ 채취 시기 | 11월경

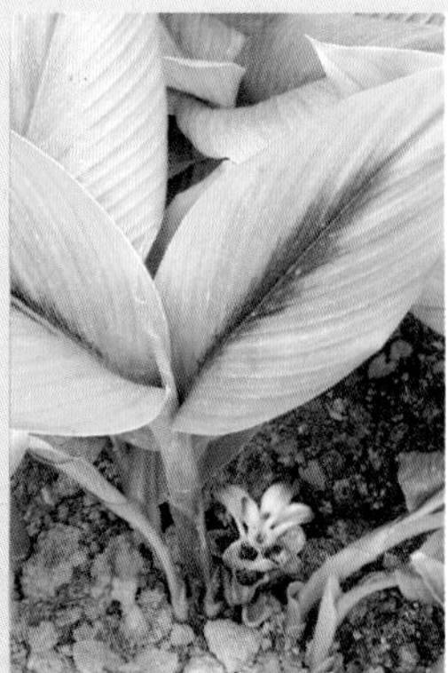

울금
■ 효능 | 건위 · 이담 · 진통 · 식품 원료 ■ 약용 부분 | 뿌리 줄기 ■ 채취 시기 | 가을

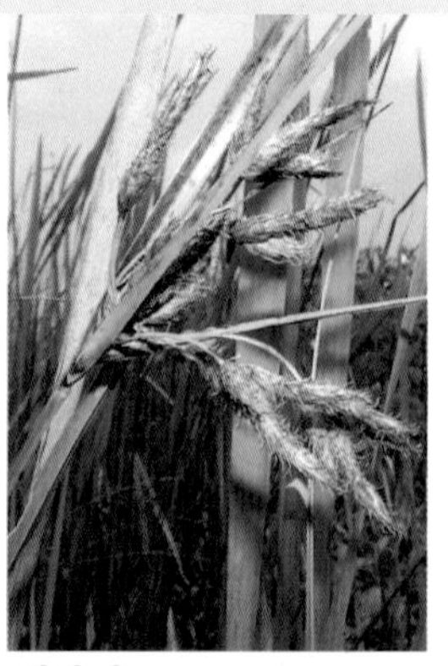

매자기
■ 효능 | 통경(通經) · 최유(젖을 잘 나오게 하는 것) ■ 약용 부분 | 덩이 줄기 ■ 채취 시기 | 10월

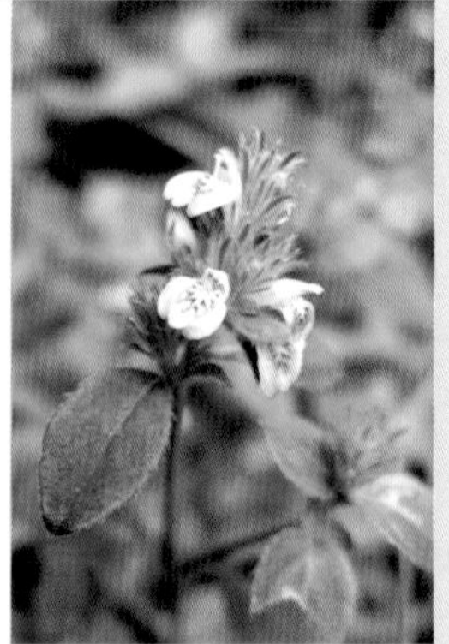

쥐꼬리망초
■ 효능 | 요통 · 해열 · 감기 · 기침 · 목이 아플 때 ■ 약용 부분 | 전부 ■ 채취 시기 | 입추 전후

흉복부내장 전경 (1)

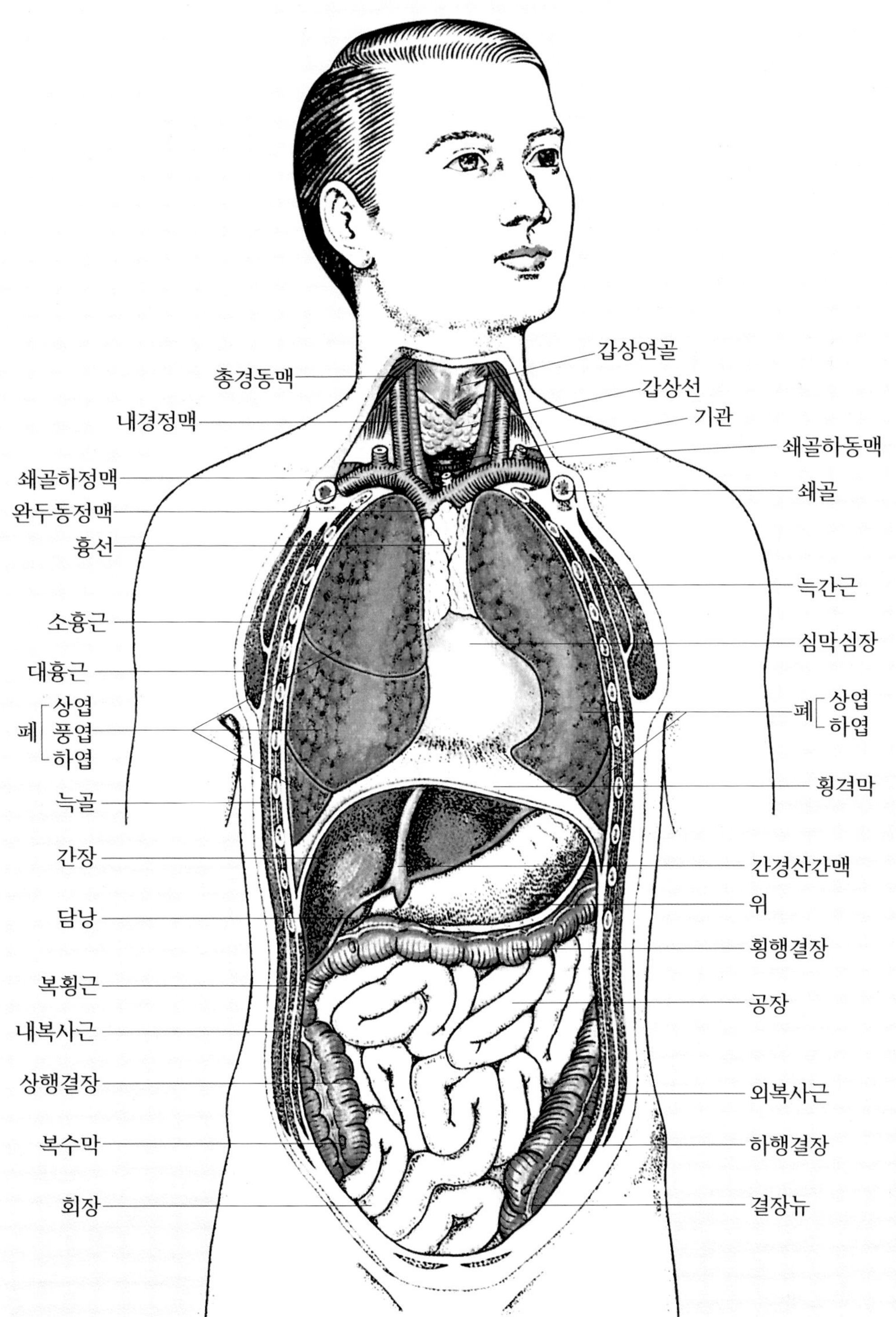

갑상연골
총경동맥
갑상선
내경정맥
기관
쇄골하동맥
쇄골하정맥
쇄골
완두동정맥
흉선
늑간근
소흉근
심막심장
대흉근
상엽
폐
풍엽
하엽
폐
상엽
하엽
횡격막
늑골
간장
간경산간맥
위
담낭
횡행결장
복횡근
공장
내복사근
상행결장
외복사근
복수막
하행결장
회장
결장뉴

흉복부내장 전경 (2)

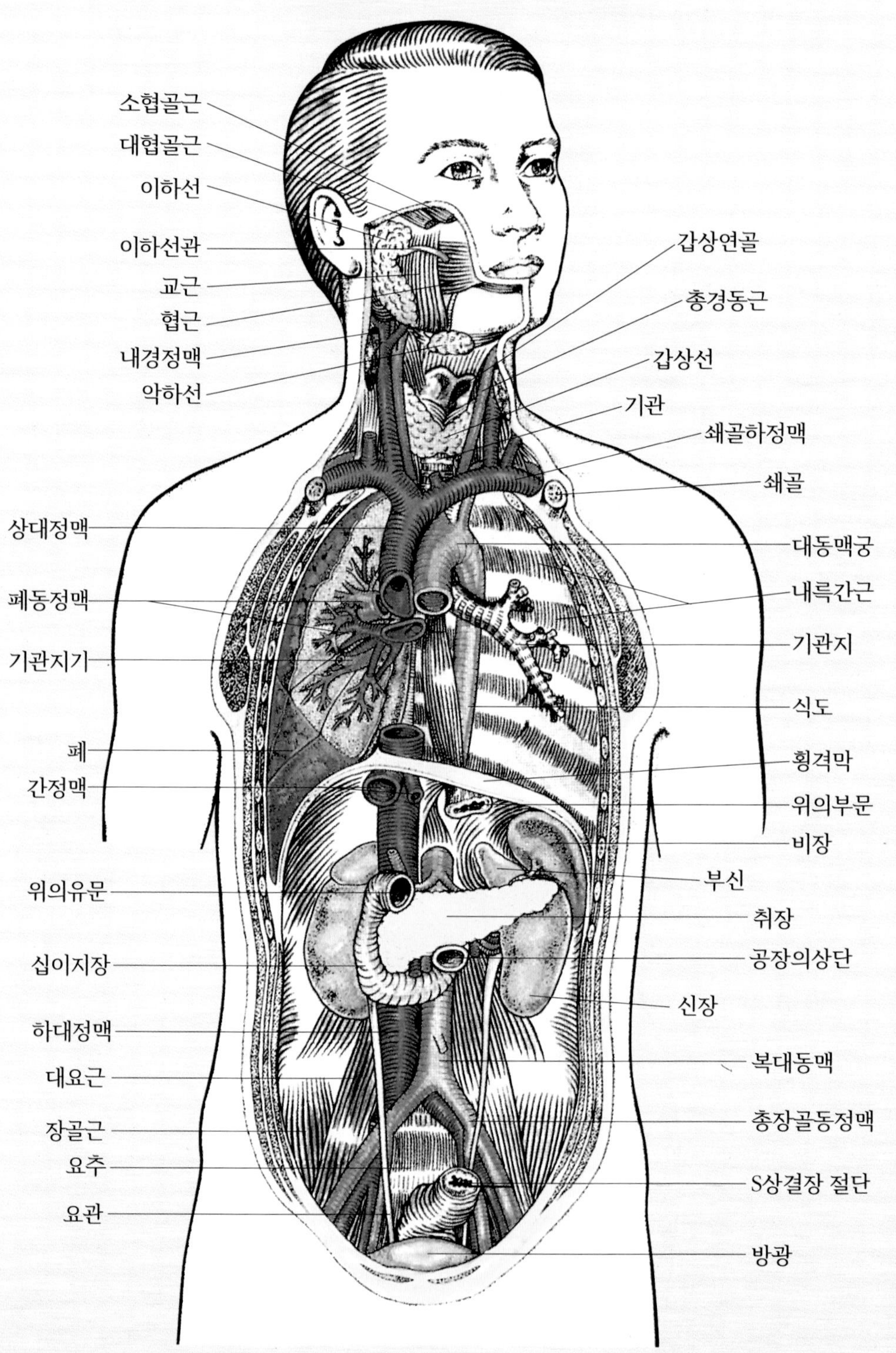
소협골근
대협골근
이하선
이하선관
교근
협근
내경정맥
악하선
갑상연골
총경동근
갑상선
기관
쇄골하정맥
쇄골
상대정맥
대동맥궁
폐동정맥
내륵간근
기관지기
기관지
식도
폐
횡격막
간정맥
위의부문
비장
부신
위의유문
취장
십이지장
공장의상단
신장
하대정맥
복대동맥
대요근
장골근
총장골동정맥
요추
S상결장 절단
요관
방광

흉복부내장 전경 (3)

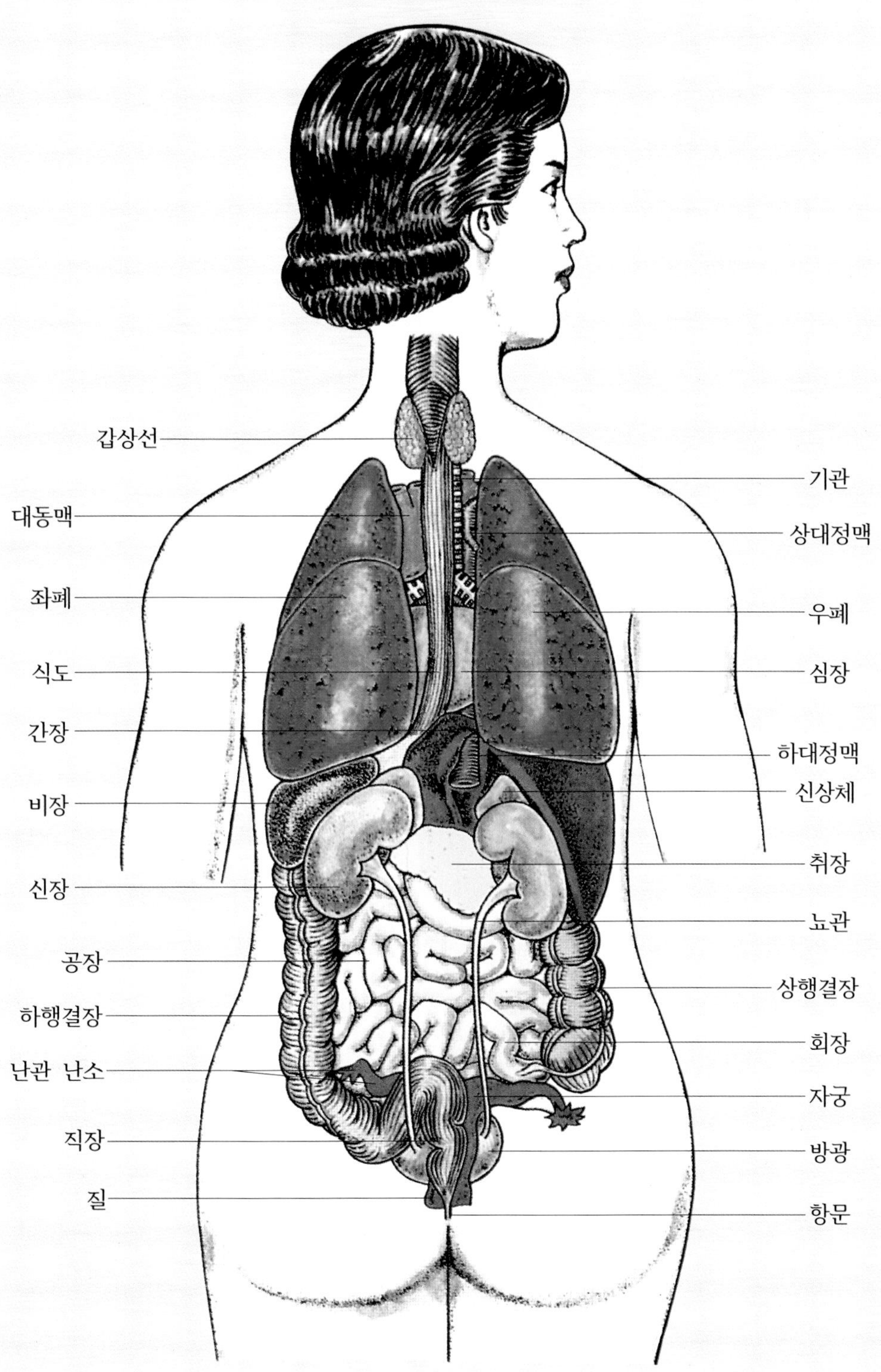

갑상선
기관
대동맥
상대정맥
좌폐
우폐
식도
심장
간장
하대정맥
신상체
비장
취장
신장
뇨관
공장
상행결장
하행결장
회장
난관 난소
자궁
직장
방광
질
항문

흉복부내장 전경(4)

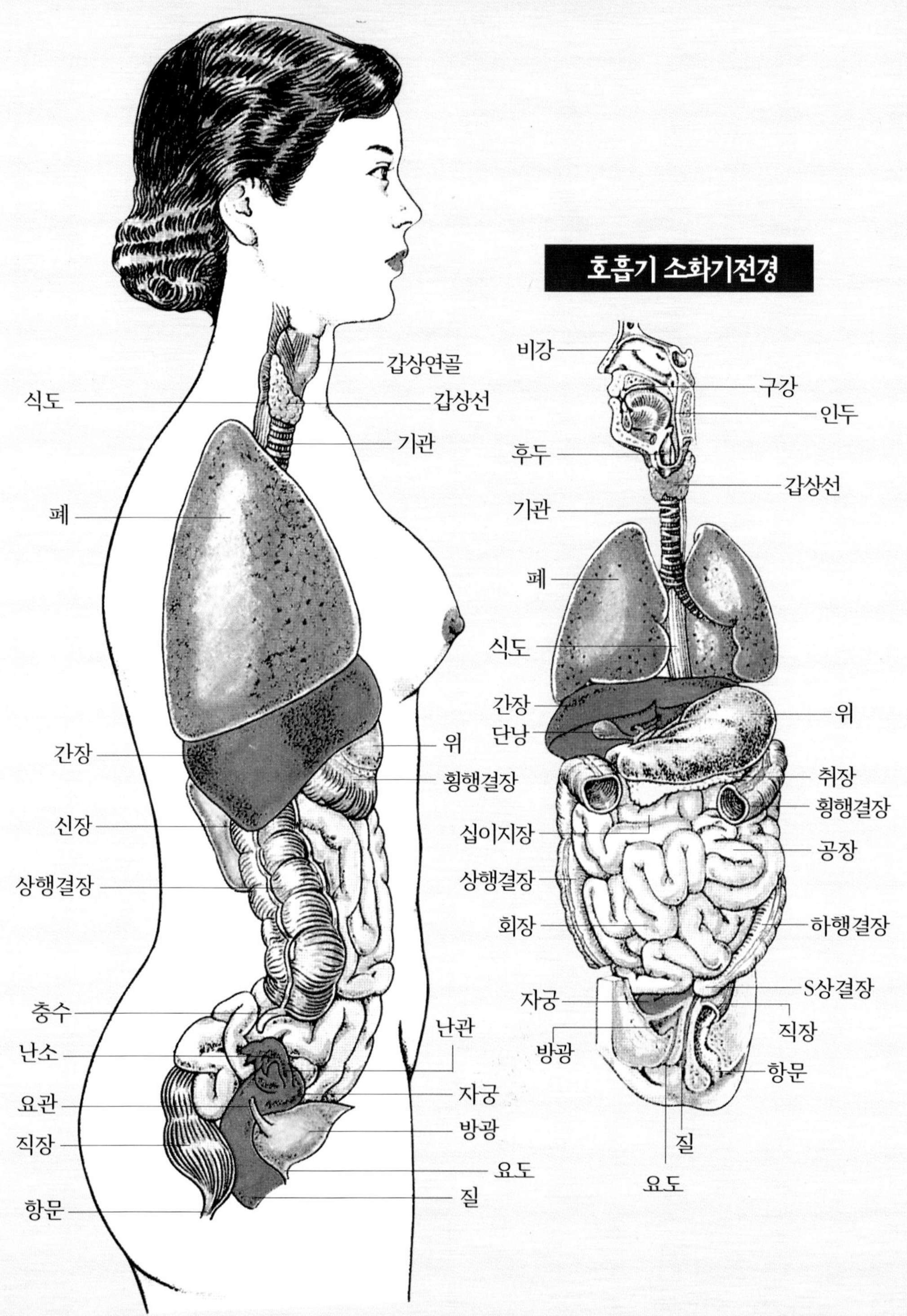

갑상연골
식도
갑상선
기관
폐
간장
위
횡행결장
신장
상행결장
충수
난관
난소
자궁
요관
방광
직장
요도
질
항문
호흡기 소화기전경
비강
구강
인두
후두
갑상선
기관
폐
식도
간장
위
단낭
취장
횡행결장
십이지장
공장
상행결장
회장
하행결장
S상결장
자궁
직장
방광
항문
질
요도

근육계 전경 (전면)

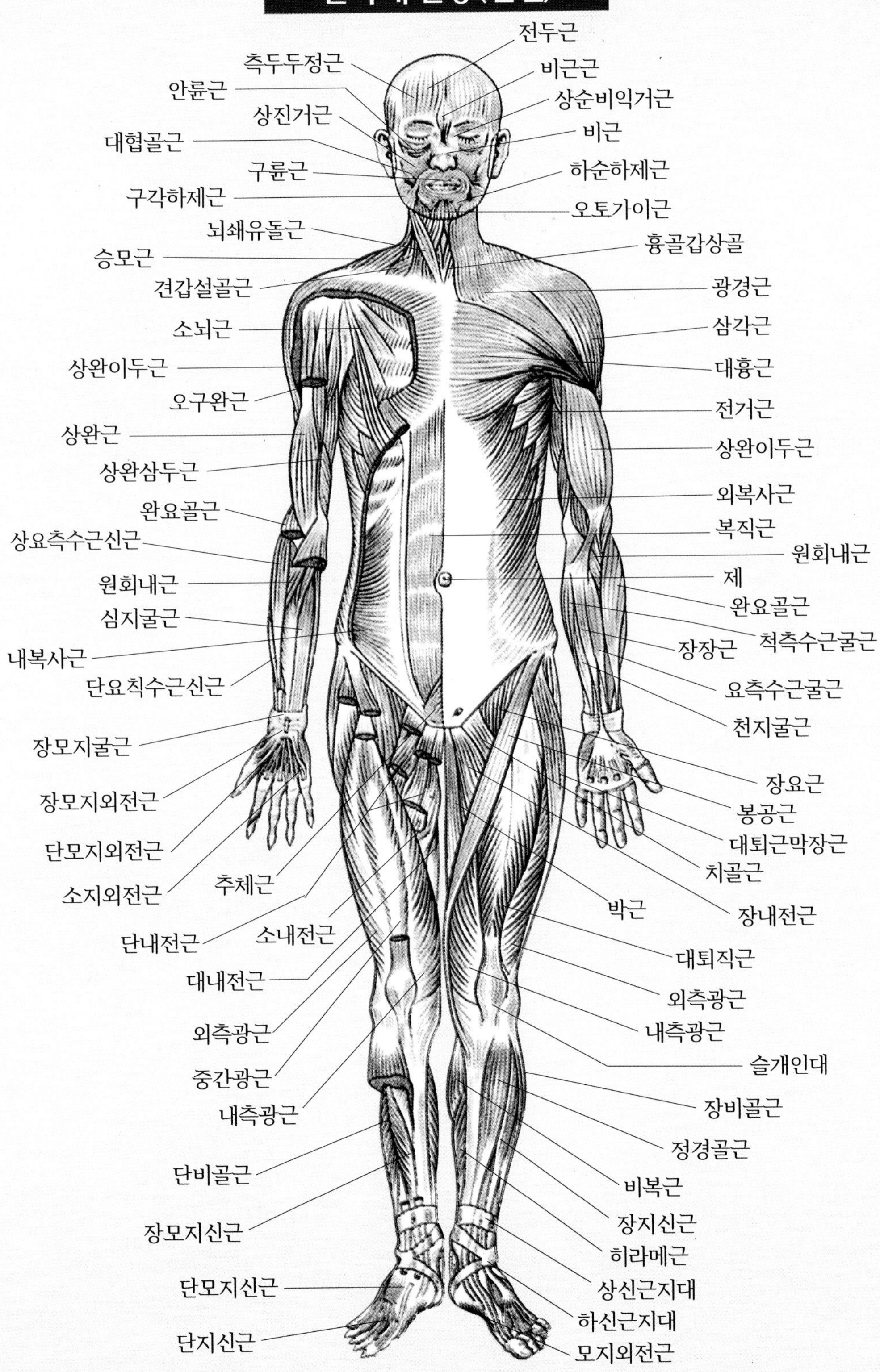

전두근
측두두정근
비근근
안륜근
상순비익거근
상진거근
비근
대협골근
하순하제근
구륜근
구각하제근
오토가이근
뇌쇄유돌근
흉골갑상골
승모근
견갑설골근
광경근
소뇌근
삼각근
상완이두근
대흉근
오구완근
전거근
상완근
상완이두근
상완삼두근
외복사근
완요골근
복직근
상요측수근신근
원회내근
원회내근
제
완요골근
심지굴근
척측수근굴근
내복사근
장장근
단요칙수근신근
요측수근굴근
천지굴근
장모지굴근
장요근
장모지외전근
봉공근
대퇴근막장근
단모지외전근
치골근
추체근
소지외전근
박근
장내전근
단내전근
소내전근
대퇴직근
대내전근
외측광근
내측광근
외측광근
슬개인대
중간광근
장비골근
내측광근
정경골근
단비골근
비복근
장지신근
장모지신근
히라메근
상신근지대
단모지신근
하신근지대
단지신근
모지외전근

근육계 전경 (뒷면)

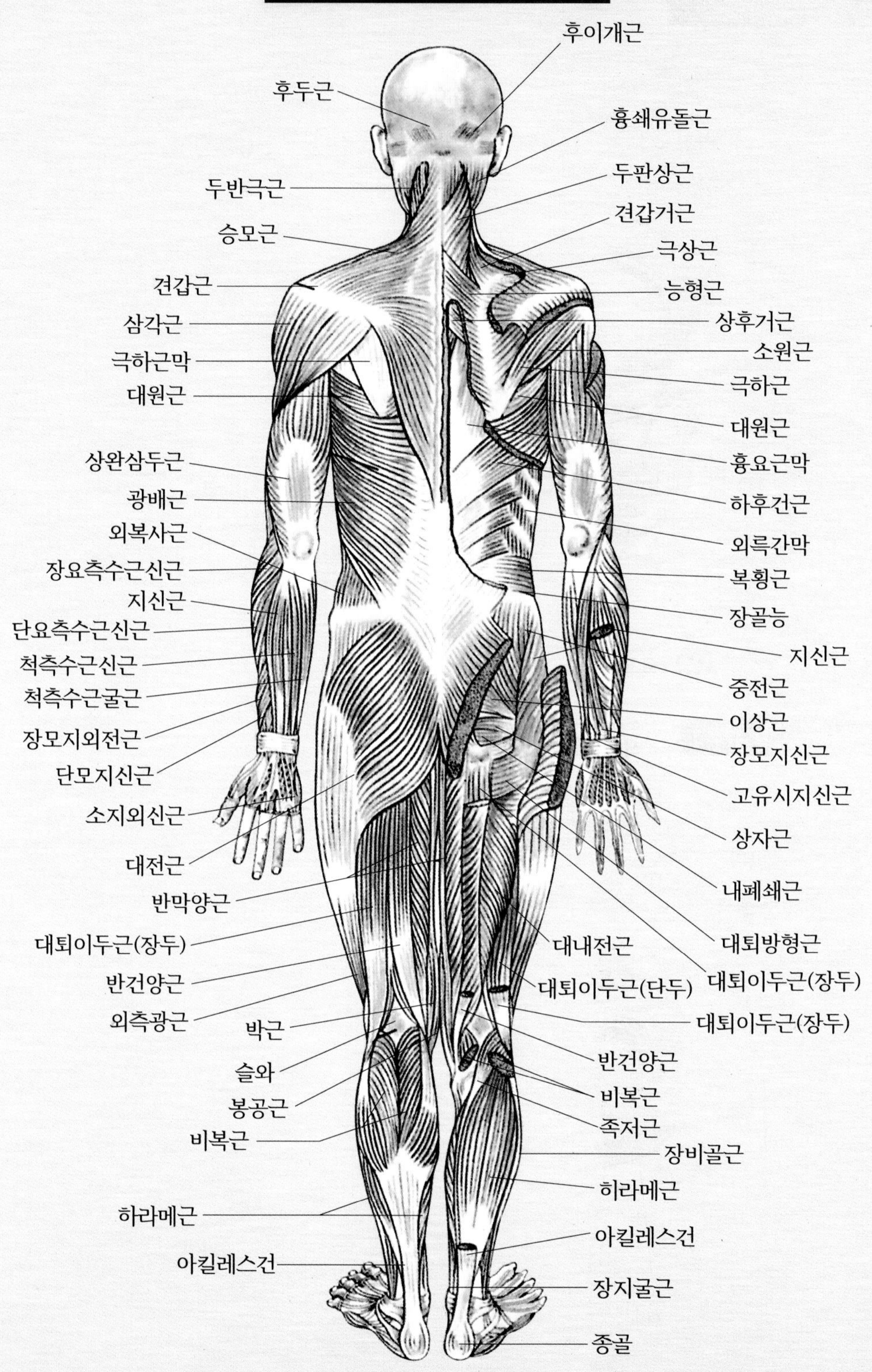

후두근
두반극근
승모근
견갑근
삼각근
극하근막
대원근
상완삼두근
광배근
외복사근
장요측수근신근
지신근
단요측수근신근
척측수근신근
척측수근굴근
장모지외전근
단모지신근
소지외신근
대전근
반막양근
대퇴이두근(장두)
반건양근
외측광근
박근
슬와
봉공근
비복근
하라메근
아킬레스건
후이개근
흉쇄유돌근
두판상근
견갑거근
극상근
능형근
상후거근
소원근
극하근
대원근
흉요근막
하후건근
외륵간막
복횡근
장골능
지신근
중전근
이상근
장모지신근
고유시지신근
상자근
내폐쇄근
대퇴방형근
대내전근
대퇴이두근(장두)
대퇴이두근(단두)
대퇴이두근(장두)
반건양근
비복근
족저근
장비골근
히라메근
아킬레스건
장지굴근
종골

남성 골반 장기

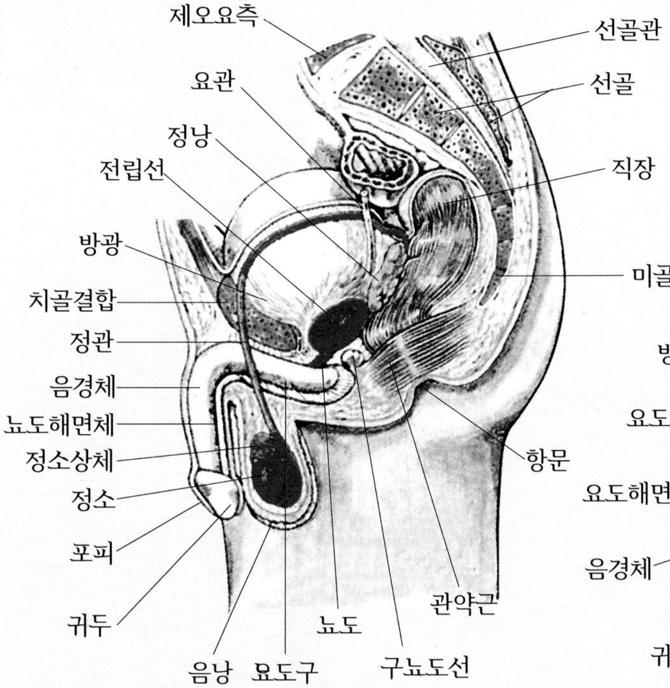

제오요측
선골관
요관
선골
정낭
직장
전립선
방광
미골
치골결합
정관
음경체
뇨도해면체
정소상체
항문
정소
포피
관약근
귀두
뇨도
음낭
요도구
구뇨도선

남성 비뇨 생식기 형도

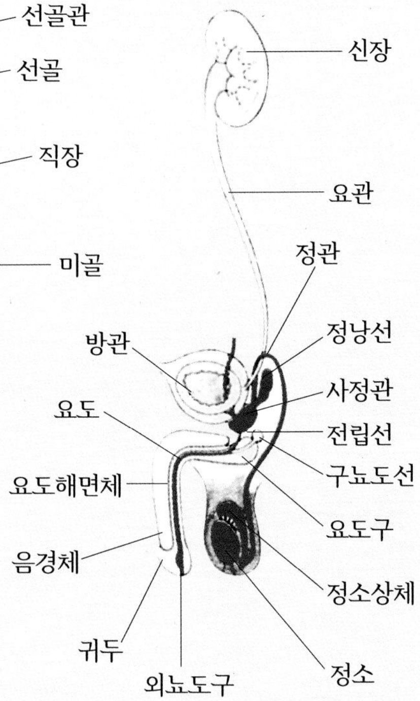

신장
요관
정관
방관
정낭선
사정관
요도
전립선
구뇨도선
요도해면체
요도구
음경체
정소상체
귀두
정소
외뇨도구

여성 골반 장기

직장자궁와
척주관
요관
난소
선골
난관
자궁체
자궁원색
자궁질부
방광
미골
치골결합
직장
치구
괄약근
항문
음핵
요도
대전정선
방광자궁와
소음진
대음진
질

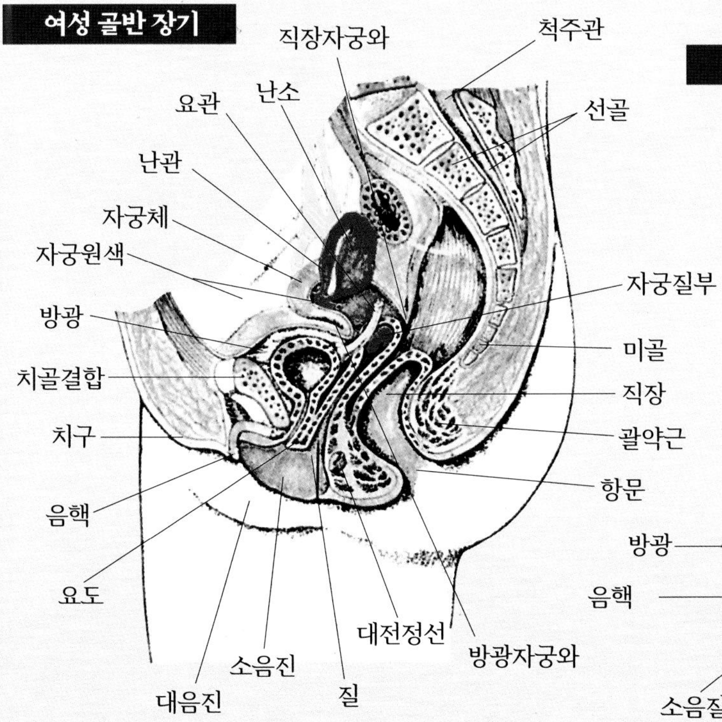

여성 비뇨 생식기 막형도

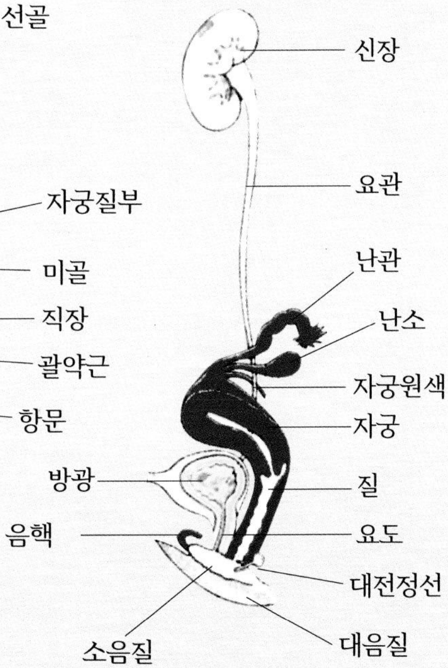

신장
요관
난관
난소
자궁원색
자궁
방광
질
음핵
요도
대전정선
소음질
대음질

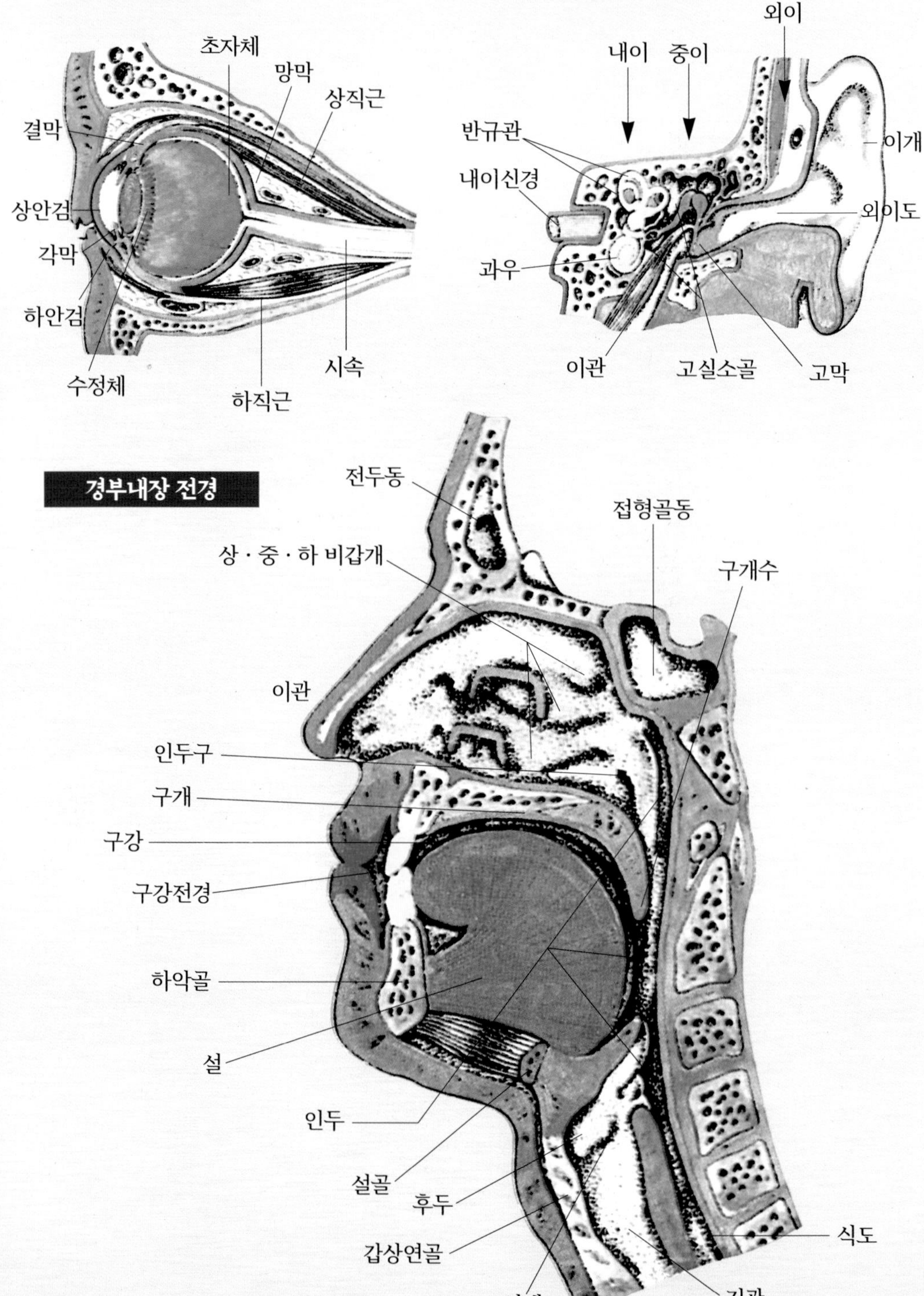

시각기 전경
초자체
망막
상직근
결막
상안검
각막
하안검
수정체
하직근
시속
평형 청각기 전경
외이
내이
중이
반규관
내이신경
이개
외이도
과우
이관
고실소골
고막
경부내장 전경
전두동
접형골동
상 · 중 · 하 비갑개
구개수
이관
인두구
구개
구강
구강전경
하악골
설
인두
설골
후두
갑상연골
성대
식도
기관

한권으로 읽는

동의보감

東醫寶鑑

[책머리에]

이 세상을 살아가는 모든 사람들은 누구나 건강하게 오래 살기를 바란다. 그러나 사람은 누구나 이 세상을 살아가는 동안 병이 들어 고생하고 끝내는 죽음을 맞이한다. 근래에 와서 각종 성인병이 발생하여 그 병을 치료하는 데 의학으로서는 미흡한 점이 많아 한의학의 오묘한 처방이 새롭게 인정되어 많은 사람들이 널리 이용하고 있다.

허준이 저술한 『동의보감東醫寶鑑』은 우리 민족의 정신과 맥, 그리고 선조들의 각고의 결정이 함축된 세계적으로 유명한 의학서로 세계 최초로 유네스코 세계문화유산에 등재되었으며 보물로 지정되었다.

우리 민족의 의서이자 유네스코 세계기록문화유산으로 등재된『동의보감』은 그 내용이 매우 독창적이고 귀중하며 오늘날에도 누구에게나 적용할 수 있는 동아시아의 중요한 기록유산으로 세계의학 지식 분야를 보존한다는 의미가 있으며, 현대의 서양의학 이전에 동아시아인들의 건강관리에 큰 보탬이 되었고, 서양의학보다 우수한 것으로 인정된 분야가 가득 들어 있다.

조선 선조 때의 의학자이자 어의였던 허준이 1610년 완성해서 1613년광해군 5 책으로 펴낸『동의보감』은 전25권 5책, 23편으로 구성되었으며 한의학의 모든 분야를 체계적으로 쉽고도 매우 자세하게 설명한 책으로 우리나라뿐만 아니라 중국과 일본 등의 한의사들이 널리 참고하였으며 한의학의 교과서이고, 한의학의 모든 것을 실은 한의학의 성전聖典이다.

『동의보감』을 저술한 허준의 자는 청원淸源이며, 조선 13대 왕인 명종 때 태어났으며 의학에 밝았다. 그는 제14대 왕 선조의 어의로서 1592년 임진왜란 때 선조를 모시고 의주에 다녀왔고, 1604년 호성공신 3등에 책록되어 양평군에 책봉되었다. 그 뒤 광해군이 즉위하자 무고로 한때 쫓겨났다가 광해군의 특명으로 풀려났으며 1610년『동의보감』을 완성하였다.

고려 고종 때 1236년 『향약구급방』이라는 의학서가 발간되어 우리 민족의 건강을 지키는 데 큰 도움을 주었고, 이 책은 조선 초기의 의학 서적에 큰 영향을 끼쳤으며 그 뒤 조선 시대 1398년 조준 · 권중화 · 김의선 · 김사형 등이 펴낸 『향약제생집성방』은 백성들의 병을 치료하는 데 크게 이바지하였고, 1443년 유효통 · 노중례 · 박윤덕 등이 저술한『향약집성방』은 삼국 시대부터 전해 내려오는 우리 민족의 전통 의학을 기본으로 삼고 중국의 한방의학을 참고하여 새롭게 만들었다. 1445년에 발간된『의방유취』는 우리나라에 전해 내려오는 한방 의서들을 종류에 따라 체계적으로 전266권으로 구성된 동양 최대의『한방의학백과사전』이다.

이 책은 『한권으로 읽는 동의보감』으로 내과학인 내경편內景篇, 외과의학인 외형편外形篇, 곽란 · 부인병 · 소아병 등을 다룬 잡병편雜病篇 그리고 약방 관계의 탕액편湯液篇, 침구편鍼灸篇 등으로 알기 쉽게 구성하였다.

이 책을 읽는 독자들은 우리가 모르는 풀 한 포기, 꽃 한 송이도 귀중한 생명을 살리는 귀중한 약재가 되는 것을 알수 있고, 한방 약재에 대한 이해도 크게 달라질 것으로 믿으며, 우리의 일상 생활 속에서 이 책이 크게 활용되어 건강과 불로 장수에 큰 도움이 되길 바란다.

옮긴이

차례

책머리에 | 2

| 제1장 | 동의보감 내경편內景篇 • 9

01 _ 신형身形 _ 身形臟腑圖 • 11
02 _ 기氣 • 30
03 _ 신神 • 48
04 _ 혈血 • 62
05 _ 꿈夢 • 82
06 _ 목소리 • 86
07 _ 언어言語 • 92
08 _ 진액津液 • 97
09 _ 담음痰飮 • 108
10 _ 오장 육부五臟六腑 • 124
11 _ 간장肝臟 • 127
12 _ 심장心臟 • 133
13 _ 비장脾臟 • 139
14 _ 폐장肺臟 • 142
15 _ 신장腎臟 • 148
16 _ 담부膽部 • 154
17 _ 위부胃部 • 157
18 _ 소장부小腸部 • 162
19 _ 대장부大腸部 • 165
20 _ 방광부膀胱部 • 170
21 _ 삼초부三焦部 • 174
22 _ 포胞 • 178
23 _ 충蟲 • 192
24 _ 오줌小便 • 207
25 _ 대변大便 • 223

| 제2장 | 동의보감 외형편內景篇 • 255

01 _ 머리頭 • 257
02 _ 얼굴面 • 276

03 _눈眼 • 289
04 _귀耳 • 308
05 _코鼻 • 324
06 _입과 혀口舌 • 337
07 _이빨牙齒 • 354
08 _목구멍咽喉 • 363
09 _목項 • 386
10 _잔등背 • 389
11 _가슴胸 • 394
12 _젖乳 • 406
13 _배腹 • 410
14 _배꼽臍 • 418
15 _허리腰 • 420
16 _옆구리脇 • 432
17 _피부皮 • 437
18 _살肉 • 446
19 _맥脈 • 451
20 _힘줄筋 • 458
21 _뼈骨 • 462
22 _손手 • 465
23 _발足 • 471
24 _머리털毛髮 • 480
25 _생식기前陰 • 488
26 _항문後陰 • 507

| 제3장 | 동의보감 잡병편內景篇 • 523
01 _토吐 • 525
02 _땀汗 • 534
03 _설사下痢 • 538
04 _풍風 • 545
05 _서暑 • 592
06 _습濕 • 605
07 _화火 • 618

08 _내상內傷 • 637
09 _허로虛勞 • 657
10 _곽란霍乱 • 688
11 _구토嘔吐 • 697
12 _해수咳嗽 • 717
13 _부종浮腫 • 763
14 _소갈消渴 • 779
15 _황달黃疸 • 796
16 _학질瘧疾 • 817
17 _온역瘟疫 • 843
18 _제상외상諸傷外傷 • 855
19 _해독解毒 • 892
20 _구급救急 • 905
21 _부인婦人 • 908
22 _소아小兒 • 920

| 제4장 | 동의보감 탕액편內景篇 • 949
01 _탕액서례湯液序例 • 951
02 _수부水部 _물 • 968
03 _토부土部 _흙 • 974
04 _곡부穀部 _곡식 • 977
05 _인부人部 _사람 • 1001
06 _금부禽部 _새 • 1006
07 _수부獸部 _짐승 • 1017
08 _어부魚部 _물고기 • 1046
09 _충부蟲部 _곤충 • 1055
10 _과부果部 _과일 • 1076
11 _채부菜部 _야채 • 1097
12 _초부草部 _풀 • 1123
13 _목부木部 _나무 • 1196
14 _옥부玉部 _옥 • 1239

15 _석부石部_돌 • 1241
16 _금부金部_쇠 • 1256

| 제5장 | **동의보감 침구편**內景篇 • 1265
01 _인체경혈도 • 1267
02 _구침九鍼 • 1288
03 _푼 · 치수分寸를 헤아리는 법 • 1294
04 _제애법劑艾法 • 1298
05 _구법灸法 • 1300
06 _침보사鍼補瀉 • 1305
07 _뜸보사灸補瀉 • 1310
08 _폐경肺經 • 1311
09 _대장경大腸經 • 1316
10 _위경胃經 • 1322
11 _비경脾經 • 1334
12 _심경心經 • 1340
13 _소장경小腸經 • 1343
14 _방광혈膀胱穴 • 1348
15 _신경腎經 • 1362
16 _심포경心包經 • 1369
17 _삼초경三焦經 • 1373
18 _담경膽經 • 1379
19 _간경肝經 • 1389
20 _독맥혈督脈穴 • 1394
21 _임맥혈任脈穴 • 1400
22 _소생병所生病 • 1406
23 _기경팔맥奇經八脈 • 1414

| **부록** | 한방 용어 해설 • 1440
쉽게 찾는 약 이름 · 식물 이름 • 1465

1

동의보감 내경편 内景篇

01 신형身形 _ 身形臟腑圖

사람의 원기의 왕성과 쇠약[人氣盛衰]

『영추경靈樞經』에 황제가 묻기를 "원기가 왕성하고 쇠약해지는 이유는 무엇인가?" 하고 물으니 기백이 대답하기를 "사람은 태어나서 10대 초반부터는 근골이 자리 잡기 시작한다."라고 대답했다.

20대부터는 혈기가 왕성해지고 인체의 근육이 완성된다.
30대부터는 5장 6부와 12경맥이 모두 완성이 된다.
40대부터는 5장 6부와 12경맥이 모두 왕성해지다가 정지되면서 쇠퇴기에 접어든다.
50대부터는 간기肝氣가 쇠약해지고 간엽肝葉이 엷어지면서 담즙도 줄어들기 시작한다.
60대부터는 심기와 혈기가 쇠약하기 시작한다.
70살부터는 비기脾氣가 허약해지기 시작하면서 피부가 마르기 시작한다.
80살부터는 폐기肺氣가 쇠약해지면서 정신을 잃어버리기 시작한다.
90살부터는 신기腎氣 및 5장 6부가 마르기 시작한다.
100살이 되면 5장 6부가 모두 허해져 죽음에 접어든다.

건강하고 오래 살게 하는 약[養性延年藥餌]

| 경옥고瓊玉膏 |

【 효능 】 정精과 수髓를 늘리어 주고 진기를 고르게 하면 나이 먹어서 모든 허손증虛損證을 보하며 모든 병을 낫게 한다.

또한 정신이 맑아지고 5장이 튼튼해지며 흰머리가 다시 검어지고 빠진 이가 다시 나오며 또한 하루에 두세 번 먹으면 늘 기운찬 생활을 할 수 있다.

【 처방 】 생지황짓찧어 즙을 낸다 9,6kg, 인삼부드럽게 가루낸 것 900g, 흰솔풍령백복령, 부드럽게 가루낸 것 1,800g, 꿀졸여서 찌꺼기를 버린 것 6kg.

위의 약들을 한데 섞어서 사기항아리에 넣고 기름 먹인 종이로 항아리 입구를 5겹으로 싼 다음 겉에다 두꺼운 베천을 한 겹으로 단단히 싸서 봉한다. 이것을 물을 넣은 구리 솥 안에 띄워 놓되 항아리 아가리가 물 밖으로 나오게 한다. 그 다음 3일 동안 불을 땐다. 그리고 솥의 물이 줄면 더운물을 더 붓는다. 3일 동안 달인 다음 꺼내 다시 밀을 먹인 종이로 항아리 입구를 잘 싸서 봉한다.

이것을 찬물 속에 하루 동안 담가 두었다가 꺼내 다시 먼저 끓이던 물에 넣고 24시간 동안 달인다. 물기가 다 졸아들면 꺼낸다. 하루에 두세 번씩 먹는다. 여름철 더울 때에는 서늘한 곳에다 보관한다. 약을 만들 때에는 마지막까지 금속그릇을 쓰지 말 것이며, 먹을 때에는 파 · 마늘 · 무 · 식초 · 신 것 등 자극성이 있는 음식은 피한다.

- 『위생방』에는 생지황 4.8kg, 인삼 1.2kg, 흰솔풍령백복령 900g, 꿀봉밀 3kg을 쓴다고 씌어 있다.
- 영락 때에 태의원회의에서 천문동 · 맥문동 · 지골피 각각 300g을 더 넣어 약을 만들어 황제에게 올려 먹게 하였는데 황제가 그 약의 이름을 익수영진고益壽永眞膏라고 불렀다.

| 삼정환三精丸 |

【효능】 오랫동안 장복하면 몸이 가벼워지고 오래 산다.

【처방】 삽주창출, 천정(天精)이다, 지골피지정(地精)이다 각각 깨끗하게 가루낸 것 600g, 익은 오디인정(人精)이다 1,2kg.

위의 익은 오디를 주물러서 명주자루에 넣고 즙을 짜낸 다음 찌꺼기를 버리고 위의 두 가지 약 가루를 넣고 반죽하여 단지에 넣고 아가리를 꼭 봉한다. 이것을 시렁 위에 얹어 낮에는 햇빛을 받게 하고 밤에는 달빛을 받게 하면서 물기가 없게 조린다. 이것을 가루로 만들어 꿀로 반죽한 다음 팥알만 하게 알약을 만든다. 한 번에 10알씩 술이나 끓인 물로 먹는다[입문].

| 연년익수불로단延年益壽不老丹 |

【처방】 적하수오 160g, 백하수오 160g. 두 가지 약을 쌀 씻은 물에 담가서 부드럽게 되면 참대대나무 칼로 껍질을 벗겨 버리고 썰어서 검정콩을 달인 물에 담갔다가 물이 졸아들면 그늘에서 말린다. 그 다음 다시 감초즙에 버무려서 햇볕에 말린 후 가루로 만든다. 지골피술에 씻어서 햇볕에 말린 것 · 흰솔풍령백복령, 술에 씻어서 햇볕에 말린 것 각각 200g, 생건지황술에 하룻밤 담갔다가 햇볕에 말린 것 · 숙지황술에 씻어서 햇볕에 말린 것 · 천문동술에 3시간 담갔다가 심을 버리고 햇볕에 말린 것 · 맥문동술에 3시간 담갔다가 심을 버리고 햇볕에 말린 것 · 인삼노두를 버린 것 각각 120g.

위의 약들을 부드럽게 가루내어 꿀煉蜜로 반죽한 다음 조그만 하게 알약을 만든다. 한 번에 30~50알씩 데운 술로 먹는다. 이 약은 여러 가지로 몸을 좋게 한다. 이 약을 한 달간 먹으면 자신도 몰라보게 좋아져서 달라졌다는 것을 알 수 있다. 매일 먹으면 그 효과가 더 좋아진다.

| 하령만수단遐齡萬壽丹 |

『시詩』에 하령만수단을 먹으면 정신이 든다네.

암탉이 알을 품듯이 알 껍질 에 약을 넣어,
품안에 고이 품어 날짜를 채우며,
으슥한 방문을 닫아 사람과 하늘이 보지 않게 하여,
갑자일과 경신일 두 날 밤에 알약 지어 먹는다
한 번 품어 60번을 두 번 품어 120번,
가루내어 품는 대로 수명연장 할 것이며,
이 알약을 먹어 두면 뼈마저 변화되어,
세상처럼 끝이 없이 장생불사할 수 있네,
비방 중의 비방으로 묘하고도 묘하다라고 씌어 있다.

【 처방 】 적석지 · 조피열매산초, 진이 나게 약간 덖은 것 각각 40g, 주사가루내어 수비한 것 · 유향등심초와 같이 간 것 각각 40g.

위의 약에서 따로 가루낸 주사와 유향을 제각기 달걀 2개흰자위와 노른자위를 다 꺼낸 후의 껍질 속에 넣고 7겹의 종이를 바르고 따뜻하게 보관한다. 주사는 35일 동안, 유향은 49일 동안 보관하였다가 꺼내 다시 갈아서 위의 3가지 약을 고루 섞어 가루낸 다음 찐 대추살로 반죽하여 0.5센티미터 크기로 알약을 만든다. 날마다 30알씩을 데운 술로 빈속에 먹는다. 혹은 인삼을 달인 물로 먹기도 한다. 한 달 후부터는 양을 더 늘려 40알씩 먹는다.

| 연령고본단延齡固本丹 |

【 효능 】 온갖 허증虛證과 여러 가지 허손증虛損證, 중년에 성 기능이 약해지고, 50살도 되기 전에 수염과 머리털이 희어지는 것을 치료한다. 이 약은 15일만 먹어도 성 기능이 강해지고 30일을 계속 먹으면 회춘할 수 있다. 3개월 이상 먹으면 흰머리가 검어지고 몸과 마음이 건강해져서 오래 살 수 있다.

【 처방 】 새삼씨토사자, 술로 법제한 것 · 육종용술에 씻은 것 각각 160g, 천문동 · 맥문동 · 생지황 · 숙지황모두 술로 법제한 것 · 마 · 우슬술에 씻은

것 · 두충생강즙을 축여 덖은 것 · 파극술에 담갔다가 심을 버린 것 · 구기자 · 산수유술에 쪄서 씨를 버린 것 · 흰솔풍령백복령 · 오미자 · 인삼 · 목향 · 측백씨백자인 각각 80g · 복분자 · 길짱구씨차전자 · 지골피 각각 60g, 석창포 · 조피열매산초 · 원지감초를 달인 물에 담갔다가 생강즙으로 축여 덖은 것 · 택사 각각 40g.

위의 약들을 부드럽게 가루내어 술을 넣고 쑨 묽은 밀가루 풀로 반죽한 다음 0.5센티미터 크기로 알약을 만든다. 한 번에 80알씩 데운 술로 빈속에 먹는다. 여성들이 먹을 때에는 당귀當歸와 적석지赤石脂를 각각 40g씩 더 넣어 쓴다. 무 · 파 · 마늘 · 쇠고기 · 식초 · 신것 · 엿 · 사탕 · 등은 먹지 말아야 한다[회춘].

| 반룡환斑龍丸 |

【 효능 】 장복하면 오래 살 수 있다.

【 처방 】 녹각교 · 녹각상 · 새삼씨토사자 · 측백씨백자인 · 숙지황 각각 300g, 흰솔풍령백복령 · 보골지 각각 160g.

위의 약들을 부드럽게 가루내어 술을 넣고 쑨 쌀풀로 반죽한 다음 알약을 만든다. 또는 녹각교를 좋은 술에 넣고 끓여 녹인 것으로 반죽한 다음 0.5센티미터 크기로 알약을 만든다. 한 번에 50알씩 생강과 소금을 끓인 물로 먹는다.

| 인삼고본환人蔘固本丸 |

【 효능 】 일명 이황원二黃元이라고도 한다. 대체로 사람의 심心은 혈血을 저장하고 신腎은 정액을 저장한다. 정精과 혈血이 강화되면 머리털이 희어지지 않으며 얼굴빛이 좋아지며 오래 산다. 약으로 먹을 때는 생지황과 숙지황이 좋다. 사람들은 생지황과 숙지황을 먹을 줄만 알고 천문동과 맥문동으로 약의 효능을 강화시킬 줄은 모른다. 생지황은 심과 혈을 좋게 하는데 맥문동을 쓰면 혈기가 왕성하게 해 준다.

그리고 숙지황은 신과 정을 보하는데 천문동을 쓰면 약의 효능을 좋게 해 준다. 이렇게 4가지 약은 상호 작용한다. 또 여기에 심기를 통하게 하는 인삼을 넣어 주약으로 한다.

【 처방 】 천문동생강즙에 2일 동안 담갔다가 또 술에 2일 동안 담근다 · 맥문동술에 2일 동안 담갔다가 쌀 씻은 물에 3일 동안 담근다 · 생건지황 · 숙지황둘 다 술에 담근다 각각 80g.

위의 약들을 갈아서 살구씨를 달인 물에 풀어서 깨끗이 거른다. 이 즙을 가라앉힌 후 물을 버린 후 햇볕에 말린다. 여기에 인삼가루 40g 을 더 넣어 꿀물로 반죽한 다음 0.5센티밀터 크기로 알약을 만든다. 한 번에 50~70알씩 데운 술이나 소금 끓인 물로 먹는다. 무 · 파 · 마늘을 먹지 말아야 한다[필용방].

단방單方

모두 15가지이다.

단지 한 가지 약만을 가지고 알약을 만들 때는 가루를 내거나 달여 먹는다. 알약이나 가루약으로 먹을 때에는 한 번에 8g씩 먹는다. 달여서 먹을 때에는 한 번에 20g씩 먹는다.

| 창포菖蒲, 석창포 |

【 효능 】 몸이 가뿐해지고 건강하게 장수할 수 있다.

【 처방 】 석창포 뿌리를 캐서 쌀 씻은 물에 하룻밤 담갔다가 햇볕에 말린다. 이것을 가루내어 찹쌀죽과 함께 조린 꿀[煉蜜]에 섞어서 반죽한 다음 0.5센티 크기로 알약을 만든다. 이 약을 술이나 미음하고 섞어 먹되 아침에 30알, 저녁에 20알을 먹는다[본초].

- 석창포술을 만드는 방법은 석창포 뿌리를 짓찧어 낸 즙 5말과 찹쌀 5말로 지은 밥과 보드랍게 가루내어 만든 약누룩 3kg을 함께 고루 섞어서 반죽한 다

음 보통 술을 빚는 것처럼 담근다. 술이 익은 다음 청주로 만들어서 오래 복용을 하면 정신이 맑아지고 더 오래 산다[입문].

| 감국화甘菊花, 단국화 |

【 효능 】 몸이 가뿐해지고 늙지 않으며 오래 산다.

【 처방 】 단국화의 싹 · 잎 · 꽃 · 뿌리를 다 먹는다. 그늘에서 말린 후 가루내어 술에 타서 먹거나 꿀로 반죽하여 알약을 만들어 오랫동안 먹기도 한다[본초].

- 국화 술을 만드는 방법은 단 국화, 생지황, 지골피 각각 5되에 물 10말을 부어서 절반이 될 때까지 달인 후 거기에다 찹쌀 5말로 지은 밥과 부드럽게 가루내어 만든 누룩을 함께 버무려 항아리에 넣는다. 술이 익은 다음 먹으면 뼈와 힘줄이 든든해지고 골수를 강화시켜 오래 살게 된다.

| 천문동天門冬 |

【 효능 】 오랫동안 먹으면 몸이 가뿐해지고 오래 살며 배고픔을 모른다.

【 처방 】 천문동 뿌리를 겉껍질과 심을 버린 다음 가루내어 술에 타 먹는다. 혹은 생것을 짓찧어 즙을 내서 달인 다음 고약을 만들어 1~2순가락씩 술에 타서 먹는다. 한漢나라 태원太原 사람 감시甘始는 천문동을 먹고 300여 년이나 살았다고 한다[본초].

- 천문동 술을 만드는 방법은 천문동 뿌리를 캐 짓찧어 낸 즙 2말과 찹쌀밥 2말을 보드랍게 가루내어 만든 누룩과 함께 섞어서 보통 술을 빚는 것처럼 담근다. 술이 익은 다음 청주로 만들어 마신다. 마른 것으로 가루내어 술을 빚어 먹는 것도 좋다. 약 먹을 때는 잉어를 먹지 말아야 한다[입문].

| 지황地黃 |

【 효능 】 오랫동안 먹으면 몸이 가뿐해지고 늙지 않는다.

【 처방 】 지황뿌리를 캐어 씻어서 짓찧어 낸 즙을 달인다. 이것이 걸쭉해졌으면 꿀을 넣고 다시 달여 먹기 좋은 크기로 알약을 만든다. 한 번에 30알씩 하루 세 번 술로 빈속에 먹는다. 파 · 마늘 · 무를 먹지 말 것이며 약을 만들 때 금속그릇을 쓰지 말아야 한다[본초].

- 지황술을 만드는 방법은 찹쌀 1말을 100여 번 씻은 것과 생지황 1.8kg을 잘게 썬 것을 함께 찐 다음 흰누룩을 넣고 버무려 술을 빚는 것처럼 담근다. 술이 익으으면 청주를 떠서 마신다[입문].

| **출**朮, 삽주 |

【 효능 】 이 약을 달여서 오랫동안 먹으면 몸이 가뿐해지고 오래 산다.

일명 산정山精이라고도 한다. 『신농약경』에는 반드시 오래 살고 싶거든 늘 산정을 먹으라고 하였다.

【 처방 】 삽주 뿌리를 캐 쌀 씻은 물에 담갔다가 검은 겉껍질을 벗겨 버리고 덖어서 짓찧어 가루낸 것 600g에 쪄낸 솔풍령복령 300g 을 섞어서 꿀로 반죽한 다음 알약을 만들어 먹는다. 혹은 즙을 내어 달여 술에 타서 먹거나 조려 걸쭉한 것으로 알약을 만들어 먹기도 한다. 복숭아 · 오 얏 · 참새고기 · 조개 · 파 · 마늘 · 무를 먹지 말아야 한다[본초].

- 선출탕仙朮湯을 늘 먹으면 오래 살고 눈이 밝아지며 얼굴빛이 좋아지고 몸이 가뿐해지며 늙지 않는다. 삽주 840g, 대추 살 6되, 살구 씨행인 96g, 건강싸서 구운 것 20g, 감초덖은 것 200g, 흰 소금덖은 것 400g 등을 가루내어 한 번에 8g씩 끓인 물로 빈속에 타서 먹는다[국방].

| **토사자**兎絲子, 새삼씨 |

【 효능 】 오랫동안 먹으면 눈이 밝아지고 몸이 가뿐해지며 오래 산다.

【 처방 】 새삼씨를 술에 담갔다가 쪄서 햇볕에 말리기를 아홉 번 하여 가루낸다. 한 번에 8g씩 하루 두 번 데운 술에 타서 빈속에 먹는다[본초].

| 백초화百草花 |

【효능】 온갖 병을 치료하며 오래 살게 된다. 100가지 풀의 꽃을 따서 그늘에 말린다. 이것을 가루내어 술에 타 먹는다. 또한 꽃을 달여서 즙을 내어 술을 빚어 먹기도 한다[본초].

| 하수오何首烏, 은 조롱 |

【효능】 오랫동안 먹으면 수염과 머리털이 검어지고 정수精髓가 불어나며 오래 살고 늙지 않는 다. 약 을 먹을 때 파 · 마늘 · 무 · 비늘이 없는 고기를 먹지 말고 금속그릇을 쓰지 말아야 한다[본초].

【처방】 은조롱 뿌리를 캐어 쌀 씻은 물에 담갔다가 부드러워지면 참대 칼로 겉껍질을 긁어 버리고 잘게 썰어서 검정콩을 달인 물에 담가 둔다. 물이 스며들었으면 그늘에 말린다. 이것을 다시 감초를 달인 물로 버무려서 햇볕에 말린 다음 가루내어 한 번에 8g씩 술에 타서 먹는다. 혹은 꿀로 알약을 만들어 먹기도 한다.

| 송지松脂, 송진 |

【효능】 오랫동안 먹으면 몸이 가뿐해지고 늙지 않으며 오래 산다.

【처방】 달이는 방법은 송진 4.2kg을 뽕나무잿물 10말에 넣고 세 번 끓어오르게 달인 다음 찬물에 넣어 엉기면 다시 달이기를 열 번 하면 빛이 희어진다[득효방].

- 먹는 방법은 달인 송진을 짓찧어 채로 쳐서 꿀을 탄 좋은 술로 반죽한 다음 엿처럼 만들어 하루 40g을 먹는다[득효방].
- 솔잎을 먹는 방법은 솔잎을 따서 잘게 썬 다음 다시 갈아서 술로 12g을 먹는다. 또는 미음에 타서 먹기도 한다. 또는 볶은 검정콩과 같이 짓찧어 가루낸 다음 더운물에 타서 먹는 것이 더욱 좋다[속방].

| **복령**茯苓, 솔풍령 |

【 **효능** 】 오랫동안 먹으면 배고프지 않고 오래 살며 늙지 않는다.

【 **처방** 】 흰솔풍령백복령에 흰 국화를 섞거나 흰삽주백출를 섞어서 알약이나 가루약을 만들어 먹을 수 있다. 또 다른 방법은 흰솔풍령껍질을 버리고 술에 15일 동안 담가 두었다가 건져 내어 가루를 낸 다음 한 번에 12g씩 하루 세 번 물로 먹는다. 오랫동안 먹으면 오래 살고 늙지 않으며 얼굴이 젊은이와 같이 된다[본초].

| **오가피**五加皮, 오갈피 |

【 **효능** 】 오랫동안 먹으면 몸이 가뿐해지고 늙지 않는다.

【 **처방** 】 오갈피의 뿌리와 줄기를 달여 보통 술을 빚는 방법과 같이 술을 만들어 마신다. 혹은 달여서 차 대신에 마셔도 좋다. 오가피술과 오가피산을 먹고 오래 산 사람이 헤아릴 수 없이 많다[본초].

| **상심**오디 |

【 **효능** 】 오랫동안 먹으면 흰머리가 검어지고 늙지 않는다.

【 **처방** 】 오디가 새까맣게 익은 것을 따서 햇볕에 잘 말리어 가루낸 다음 꿀로 반죽하여 알약을 만들어 먹는다. 또한 많이 따서 술을 만들어 먹기도 한다. 이 술은 주로 보한다[본초].

| **연실**蓮實, 연밥 |

【 **효능** 】 오랫동안 먹으면 몸이 가뿐해지고 늙지 않으며 배고프지 않고 오래 산다.

【 **처방** 】 연밥의 껍질과 심을 버리고 가루내어 죽을 쑤거나 갈아서 싸라기를 내어 밥을 지어 늘 먹기도 하는데 모두 좋다. 또는 가루내어 한

번에 8g씩 술이나 미음으로 먹는다. 오랫동안 먹으면 오래 산다[본초].

| 감인가시연밥 **|**

이것은, 즉 계두실鷄頭實이다.

【 효능 】 오랫동안 먹으면 몸이 가뿐해지고 배고프지 않으며 늙지 않는다. 『선방仙方』에는 이것을 따서 연밥연실과 같이 먹는 것이 좋다고 하였다. 가루내서 먹으면 효과가 아주 좋다. 장수하는 약이므로 먹으면 오래 산다.

【 처방 】 가시연밥죽은 흰쌀 1홉에 가시연밥 2홉을 섞어서 죽을 쑨 것인데 빈속에 먹으면 정기를 보하고 귀와 눈이 밝아지며 오래 산다[본초].

| 해송자海松子, 잣 **|**

【 효능 】 오랫동안 먹으면 몸이 가뿐해지고 오래 살며 배고프지 않고 늙지 않는다.

【 처방 】 죽을 쑤어 먹는 것이 제일 좋다[본초].

노인의 병을 치료하는 법 [老人治病]

늙은이는 비록 외감外感이 있어도 쓰고 성질이 찬 약과 땀을 많이 내거나 설사시키는 약은 쓰지 말고 성질이 순한 약으로 치료한다.

- 늙은이가 오줌이 잦으면서 적게 나오는 것을 느끼면 이것은 병이 심해지는 것이므로 각병연수탕 을 쓰는 것이 좋다. 병을 앓고 난 뒤에 허약할 때는 증손백출산을 쓴다.

  오줌이 잦은 데는 신기환腎氣丸에서 택사澤瀉를 빼고 복신茯神과 익지인을 넣어 쓴다처방은 허로문에 있다.

대변이 굳을 때는 소풍순기환疎風順氣丸, 소마죽蘇麻粥, 처방은 다 대변문에 있다을 쓴다.

담병痰病일 때에는 육군자탕六君子湯, 처방은 담음문에 있다 · 삼자양친탕三子養親湯, 처방은 기침 문에 있다. 윤하환潤下丸 · 이현산二賢散, 처방은 다 담 음문에 있다 등을 쓴다[입문].

노인의 보양[老人保養]

만약 늙은이가 점점 피곤해하고 수척해지면 반드시 몸을 따뜻하게 보하는 약을 더 넣어 써야 하며 된죽을 먹으면서 보양해야 한다. 약으로는 보중익기탕補中益氣湯, 이공산異功散, 처방은 모두 내상문에 있다, 위생탕衛生湯, 고진음자固眞飮子, 처방은 모두 허로문에 있다. 또한 병이 들지 않게 하고 건강하게 하며 오래 살게 하는 약 가운데서 골라 쓴다. 소젖우유을 일상적으로 먹는 것이 더욱 좋다[입문].

| 각병연수탕却病延壽湯 |

【효능】 늙은이가 오줌이 적게 나오는 것을 치료한다.

【처방】 인삼 · 백출 각각 4g, 우슬 · 집함박꽃뿌리백작약 각각 2.8g, 귤껍질陳皮 · 흰솔풍령백복령 · 찔광이산사 · 당귀 · 감초 각각 2g.

위의 약들을 썬 것에 생강 3쪽을 넣고 달여 아무 때나 먹는다. 봄에는 궁궁이천궁를 더 넣고 여름에는 속썩은풀황금과 맥문동을 더 넣으며 가을과 겨울에는 당귀와 생강을 갑절을 넣어 쓴다. 오줌이 전과 같이 나오면 약을 끊는다. 이것은 늙은이가 양생하는 데 제일 빠른 방법이다[입문].

| 증손백출산增損白朮散 |

【효능】 쇠약한 늙은이를 보양한다.

【 처방 】 인삼 · 흰삽주백출 · 흰솔풍령백복령 · 귤껍질陳皮 · 곽향 · 칡뿌리갈근 각각 2.8g, 목향 · 생강말린 것 · 감초 각각 1.2g.

위의 약들을 썰어서 물에 달여 아무 때나 따뜻하게 하여 먹는다[단계부여].

음식물로 정을 보한다[補精以味]

『내경』에는 정精은 음식물에서 생긴다 하였고 또한 정이 부족한 사람은 음식물로써 보하라고 하였다.

그러나 달고 향기로운 맛을 가진 음식물에서는 정이 잘 생기지 않는다. 오직 보통 맛을 가진 음식물이라야 정을 잘 보할 수 있다. 몽설夢泄은 심心에 속한다[夢泄屬心].

『직지』에는 사기邪氣가 음에 침범하면 신神이 제자리를 지키지 못하기 때문에 마음이 흥분되어 성교하는 꿈을 꾸면서 정액이 나오는데 그 증상에는 3가지가 있다. 그 하나는 기력이 왕성한 젊은이가 오랫동안 홀아비로 있으면서 성욕을 억제하게 되면 자기도 모르게 정액이 나오는데 이것은 마치 병에 물이 차면 넘쳐나는 것과 같다. 이런 일은 간혹 있으나 약을 쓰지 않아도 좋다.

다른 하나는 심기心氣가 허하여 정액을 잘 주관하지 못하거나 심이 열사熱邪를 받아서 양기가 수습되지 못해도 정액이 흐르는데 이것은 마치 기울어진 병에서 물이 나오는 것과 같다. 이런 증상은 흔히 있는데 이것은 경한 증상이므로 성질이 온순한 약을 쓰는 것이 적당하다.

또 하나는 5장 6부가 계속 약해지고 진기가 오랫동안 부족하면 마음이 성욕을 억제하지 못하고 신이 정액을 잘 간직하지 못하게 된다. 이렇게 되어 정액이 나오는 것이 마치 금이 난 병에서 물이 새는 것과 같다. 이것은 드물게 있으나 매우 중한 상태이다.

| 고진단固眞丹 |

【 효능 】 유정과 몽설을 치료한다.

【 처방 】 만잠아 80g, 육종용, 흰솔풍령백복령, 익지인 각각 40g, 용골 20g. 위의 약들을 가루내어 녹각교를 술에 담가 녹인 것과 함께 반죽한 다음 먹기 좋은 크기로 알약을 만든다.

한 번에 30알씩 데운 술로 빈속에 먹고 마른 음식을 먹어 약 기운이 내려가게 한다[나겸보].

| 녹각산鹿角散 |

【 효능 】 오랫동안 허하여 생긴 몽설을 치료한다.

【 처방 】 녹각가루낸 것, 녹용졸인 젖을 발라 구운 것 각각 40g, 흰솔풍령백복령 30g · 인삼 · 백복신 · 사마귀알집상표초 · 궁 궁이천궁 · 당귀 · 파고지 · 용골 · 부추씨술에 하룻밤 담갔다가 약한 불기운에 말린 것 각각 20g · 측백씨 · 감초 각각 10g.

위의 약들을 가루내어 한 번에 20g씩 생강 5쪽, 대추 2개, 흰쌀 100알 정도를 함께 물에 달여 빈속에 먹는다[직지].

| 보정탕保精湯 |

【 효능 】 음이 허하여 화가 동해서 몽설과 유정이 생긴 것을 치료한다.

【 처방 】 당귀 · 궁궁이천궁 · 집 함박꽃뿌리백작약 · 생지황생강즙을 축여 덖은 것 · 맥문동 · 황백술을 축여 덖은 것 · 지모꿀로 축여 덖은 것 · 황련생강즙으로 축여 덖은 것 · 산치자동변으로 축여 덖은 것 · 굴조개껍질모려, 달군 것 · 산수유 각각 2g.

위의 약들을 썰어서 물에 달여 빈속에 먹는다[의감].

| 저령환猪苓丸 |

【 효능 】 나이가 젊고 기력이 왕성하여 정욕이 동하나 소원대로 하지 못하여 몽설이 된 것을 치료한다.

【 처방 】 끼무릇반하, 콩알만하게 썬 것 40g, 저령 가루 80g.

위의 약들에서 먼저 저령 가루의 절반량을 끼무릇과 같이 볶는데[炒] 끼무릇의 빛이 누렇게 되고 타지 않게 한 다음 꺼내 화독을 뺀다. 끼무릇만을 가루내어 풀로 반죽한 다음 먹기 좋은 크기로 알약을 만든다. 마르면 다시 남겨 놓았던 저령 가루를 넣고 같이 볶아서 사기병에 넣어 잘 보관한다.

한 번에 30~50알씩 데운 술이나 소금 끓인 물로 빈속에 먹는다. 끼무릇은 잘 배설하게 하는 성질이 있고 저령은 물기를 이끄는 성질이 있다. 그러므로 이 처방에는 신기가 막힌 데 기를 이끌어 소통하게 하는 뜻이 여기에 있다. 일명 반령환半苓丸이라고도 한다[본사].

| 청심환淸心丸 |

【 효능 】 경락에 열이 있어서 생기는 몽설과 심에 열이 있어서 정신이 얼떨떨한 것을 치료한다.

【 처방 】 두터운 황백 40g.

위의 약을 가루낸 것에 용뇌 4g을 넣고 꿀로 반죽한 다음 먹기 좋은 크기로 알약을 만든다. 한 번에 15알씩 맥문동을 달인 물로 빈속에 먹는다[본사].

| 저근피환樗根皮丸 |

【 효능 】 성생활이 너무 지나쳐서 몸이 상하여 생긴 유정과 몽설을 치료한다.

【 처방 】 가죽나무뿌리껍질저근백피, 덖은 것.

위의 약을 가루내어 술을 두고 쑨 풀로 반죽한 다음 먹기 좋은 크기로 알약을 만든다. 이 약은 성질이 차고 조燥해서 이 한 가지만을 먹을 수 없다. 반드시 팔물탕을 달인 물로 먹는 것이 좋다[입문].

| 정지진주분환定志珍珠粉丸 |

【 효능 】 심이 허해져서 나는 몽설을 치료한다.

【 처방 】 조가비가루 · 황백덖은 것 · 인삼 · 흰솔풍령백복령 각각 120g, 원지 · 석창포 · 청대 각각 80g, 가죽나무뿌리껍질저 근백피 40g.

위의 약들을 가루 내어 밀가루 풀로 반죽한 다음 벽오동씨만하게 알약을 만들어 겉에 청대를 입힌다.

한 번에 50알씩 생강과 소금을 달인 물로 빈속에 먹는다[정전].

단방單方

달여 먹거나 알약을 만들어 먹거나 가루내어 먹기도 하며 혹은 술에 담갔다가 먹기도 한다. 모두 13가지이다.

| 지황地黃 |

생지황즙에 담갔다가 술을 뿌려 아홉 번 찌고 아홉 번 햇볕에 말린 것을 숙지황이라 한다. 지황을 쪄서 햇볕에 말리지 않고 그늘에서 말린 것을 생건지황이라고 한다.

숙지황은 성질이 따뜻하여 신기腎氣를 늘리어 혈을 보하며 골수를 강화하고 정을 채워 준다.

생건지황은 성질이 평순하여 역시 정혈을 보한다. 알약을 만들어 먹어도 좋고 술에 담갔다가 먹어도 좋다[본초].

| 육종용肉蓯蓉 |

【 효능 】 정과 수를 보하고 남자의 정액이 저절로 나오는 것을 치료한다. 또는 정기가 소모되어 얼굴색이 꺼멓게 된 것을 치료한다.

【 처방 】 육종용 160g을 물에 달여 보드랍게 잘 간 것에 양의 살코기를 넣어서 양념과 쌀을 넣고 죽을 쑤어 빈속에 먹는다[본초].

| 오미자五味子 |

【 효능 】 남자의 정精을 보한다[본초]. 오미자고는 정액을 잘 나가지 않게 하는데 몽설과 유정을 치료한다.

【 처방 】 오미자 600g을 깨끗한 물에 씻어서 하룻밤 물에 담갔다가 주물러서 씨를 버린다. 그 즙을 베자루로 걸러서 냄비에 넣고 겨울에 뜬 꿀 1.2kg을 넣어서 약한 불로 천천히 달여 고를 만든다. 한 번에 1~2숟가락씩 끓인 물에 타서 빈속에 먹는다[본초].

| 하수오何首烏, 은조롱 |

【 효능 】 정精과 수髓를 보한다.

【 처방 】 뿌리를 캐 쌀 씻은 물에 하룻밤 담갔다가 참대 칼로 껍질을 긁어 버리고 검정콩을 달인 물에 버무려 햇볕에 말린 다음 가루내어 술에 타서 먹는다. 혹은 꿀로 알약을 만들어 먹는 것도 좋다 [입문].

| 백복령白茯苓, 흰솔풍령 |

【 효능 】 술에 담갔다가 주사와 같이 쓰면 정精을 강화시킨다.[동원탕액]. 심이 허하여 몽설夢泄하는 것을 치료한다.

【 처방 】 흰솔풍령을 보드랍게 가루내어 한 번에 16g씩 하루 세 번 미음에 타서 먹는다[직지].

| 구기자枸杞子 |

【효능】 정기를 보한다.

【처방】 알약을 만들어 먹기도 하고 혹은 술에 담갔다가 먹기도 하는데 모두 좋다[본초].

| 금앵자金櫻子 |

【효능】 정액을 나가지 않게 하고 유정을 멎게 한다.

【처방】 금앵자를 가시연밥검인과 섞어서 수륙단水陸丹, 처방은 정전에 있다을 만들어 먹으면 진기眞氣를 강화하고 정을 굳건히 간직하게 하는데 매우 좋다[본초].

| 산수유山茱萸 |

【효능】 정과 수를 보충하고 정액을 굳건히 간직하게 한다.

【처방】 산수유를 달여 먹거나 알약을 만들어 먹어도 다 좋다[본초].

| 계두실鷄頭實, 가시연밥 |

【효능】 즉 검인이다. 정기를 보하고 정기를 굳건히 간직하게 한다.

【처방】 가시연밥을 가루내어 그대로 먹거나 알약을 만들어 먹거나 죽을 쑤어 먹기도 한다[본초].

| 복분자覆盆子 |

【효능】 신정腎精이 허약하고 줄어든 것을 치료한다.

【처방】 복분자를 술에 담갔다가 쪄서 말려 가루낸 다음 그대로 먹거나 알약을 만들어 먹기도 한다[본초].

| 호마胡麻, 참깨 |

【효능】 즉 흑지마黑脂麻이다. 정精과 수髓를 보한다.

【처방】 참깨에 술을 부어 반나절 동안 쪄서 햇볕에 말려 가루낸 다음 그대로 먹거나 알약을 만들어 먹는다[본초].

| 구자韭子, 부추씨 |

【효능】 몽설을 치료하고 정액이 저절로 나오는 것을 멈추게 한다.

【처방】 부추씨를 사마귀알집상표초, 용골과 함께 쓰면 주로 누정漏精을 치료한다. 부추씨를 약간 볶아서 가루내어 그대로 먹거나 알약을 만들어 먹는다[본초].

| 올눌제물개신 |

【효능】 주로 정액 및 정기가 쇠약한 것을 치료한다.

【처방】 올눌제를 구워 가루내어 그대로 먹거나 알약을 만들어 먹어도 모두 좋다[본초].

02 기氣

기가 생기는[生氣] 근원[生氣之原]

『난경』에는 12경맥은 모두 기가 생기는 근원과 연계되어 있다. 기가 생기는 근원이라는 것은 양쪽 신장 사이에 있는 동기動氣를 말한다. 이것이 5장 6부의 기본이며 12경맥의 근원이고 호흡하는 문호이며 삼초의 근본이다. 또한 사기邪氣를 받는 신神이라고도 한다. 때문에 기란 사람의 몸에서 근본이다라고 씌어 있다.

또한 기해氣海와 단전丹田은 실제로 기를 생기게 하는 근원이 된다. 기해혈은 배꼽 아래에서 1치 5푼 되는 곳에 있고 단전은 일명 관원關元이라고도 하는데 배꼽 아래에서 3치 되는 곳에 있다고 하였다.

7기七氣

7기란 기뻐하는 것, 성내는 것, 슬퍼하는 것, 생각하는 것, 근심하는 것, 놀라는 것, 무서워하는 것들을 말한다. 혹은 추워하는 것, 열이 나는 것, 원망하는 것, 성내는 것, 기뻐하는 것, 근심하는 것, 슬퍼하는 것이라고도 하는데 모두 서로 통한다[직지].

- 『직지』에는 사람에게 7정七精이 있고 병은 7기七氣에서 생긴다. 기가 몰리면 담이 생기고 담이 성하면 기가 더욱 몰리게 된다. 그 때문에 기를 고르게 하려면 반드시 먼저 담을 삭게 해야 한다. 칠기탕과 같이 끼무릇반하을 주약으로 하고 육계를 보조약으로 해서 치료하는 것이 좋다고 씌어 있다.

● 또한 7기가 서로 어울려서 담연痰涎이 뭉친 것이 솜 같기도 하고 엷은 막 같기도 하며 심하면 씨 같기도 하다. 이러한 것이 목구멍을 막아서 뱉으려고 해도 나오지 않고 삼키려고 해도 넘어가지 않으며 혹은 속이 거북하면서 음식을 먹지 못하거나 기가 치밀면서 숨이 몹시 차게 된다. 이것을 기격氣隔·기체氣滯·기비氣秘·기중氣中이라고 한다. 심해지면 5적五積·6취六聚·산증疝證·벽증癖證·징가癥瘕가 되어 명치 밑과 배에 덩어리가 생겨서 아프다. 이 통증이 발작하면 숨이 끊어지는 것 같고 온 몸을 돌아다니면서 아프게 한다고 씌어 있다. 이런 때에는 칠기탕·사칠탕·분신기음·향귤탕을 쓴다.

| 칠기탕七氣湯 |

【 효능 】 7정七精이 울결되어 명치 밑과 배가 비트는 듯이 아픈 것을 치료한다.

【 처방 】 끼무릇법제한 것 12g, 인삼·육계·감초덖은 것 각각 2.8g.
위의 약들을 썰어서 생강 3쪽을 넣어 달여서 먹는다[국방].

| 사칠탕四七湯 |

【 효능 】 7기七氣가 엉켜서 생김새가 마치 헌솜 같거나 씨 같은 것이 목구멍에 막혀 있으면서 뱉어도 나오지 않고 삼켜도 내려가지 않으며 혹은 가슴이 더부룩하고 그득하며 가래가 성한 것을 치료한다.

【 처방 】 끼무릇반하, 법제한 것 8g, 벌건솔풍령적복령 6.4g, 후박법제한 것 4.8g, 차조기잎자소엽 3.2g.
위의 약들을 썰어서 생강 7쪽, 대추 2개와 함께 물에 넣고 달여 먹는다[국방].

| 분심기음分心氣飮 |

【 효능 】 7정七情이 몰리고 막힌 것을 치료한다.

대변을 잘 배설하게 하고 오줌을 맑게 하면서 시원하게 배설되게 한다.

【 처방 】 차조기잎자소엽 4.8g, 감초덖은 것 2.8g, 끼무릇반하, 법제한 것, 지각 각각 2.4g, 선 귤껍질청피 · 귤껍질陳皮 · 으름덩굴목통 · 대복피 · 뽕나무뿌리껍질상백피 · 목향 · 벌건 솔풍령적복령 · 빈랑 · 봉출 · 맥문동 · 도라지길경 · 계피 · 향부자 · 곽향 각각 2g.

위의 약들을 썰어서 생강 3쪽, 대추 2개, 골풀속살등심초 10줄기와 함께 넣고 달여 먹는다[직지].

| 향귤탕香橘湯 |

【 효능 】 7정에 상해서 중완中脘이나 배와 옆구리가 불러오고 그득한 것을 치료한다.

【 처방 】 향부자덖은 것 · 끼무릇법제한 것 · 귤껍질橘皮 각각 6g, 감초덖은 것 2g.

위의 약들을 썰어서 생강 5쪽, 대추 2개를 물에 넣고 달여 먹는다[직지].

상기上氣

『영추』에는 사기邪氣가 폐肺에 있으면 추웠다, 더웠다 하고 기가 위로 치민다고 씌어 있다.

- 『내경』에는 폐는 기를 간직하는 데 기가 너무 많으면 숨이 차고 기침이 나면서 기가 위로 치민다고 씌어 있다.
- 기가 위로 치밀면 내쉬는 숨이 많아지고 들이쉬는 숨은 적어지며 숨 쉬기가 몹시 가쁘다. 이때는 소자강기탕 · 비전강기탕 · 지성래복단至聖來復丹, 처방은 아래에 있다 침향강기탕 · 쾌기탕 등을 쓴다.

| 소자강기탕蘇子降氣湯 |

【 효능 】 기가 위로 치밀어서 숨이 몹시 찬 것을 치료한다.

【 처방 】 반하국 · 차조기씨자소자, 덖어서 간 것 각각 4g, 육계 · 귤껍질陳皮, 흰 속을 버린 것 각각 3g, 당귀 · 전호 · 후박 · 감초덖은 것 각각 2g.

위의 약들을 썰어서 생강 3쪽, 대추 2개, 차조기자소엽 5잎과 함께 물에 넣고 달여 먹는다[국방].

| 비전강기탕秘傳降氣湯 |

【 효능 】 기가 위로 치미는 것과 기가 잘 오르내리지 못하여 머리가 어지럽고 눈 앞이 아찔하여 허리와 다리에 힘이 없는 것을 치료한다.

【 처방 】 뽕나무뿌리껍질상백피 4g, 귤껍질陳皮 · 지각 · 시호 · 감초덖은 것 각각 2g · 지골피 · 오갈피 · 골쇄보 · 가자피 · 초과 · 도라지길경 · 반하국 각각 1.2g.

위의 약들을 썰어서 생강 3쪽, 차조기 3잎과 함께 물에 넣고 달여서 먹는다[국방].

| 침향강기탕沈香降氣湯 |

【 효능 】 기가 온 몸으로 순환이 안 되거나 기가 위로 치밀어서 숨이 몹시 찬 것을 치료한다.

【 처방 】 향부자동변으로 법제한 것 160g, 감초덖은 것 48g, 사인 20g, 침향 16g.

위의 약들을 보드랍게 가루를 내어 한 번에 8g씩 소금과 차조기자소를 두고 달인 물에 타서 먹는다[정전].

| 쾌기탕快氣湯 |

위와 같은 증상을 치료한다.

【 처방 】 향부자 140g, 사인 32g, 감초덖은 것 16g.

위의 약들을 보드랍게 가루를 내어 한 번에 4g씩 소금 끓인 물에 타서 먹는다[득효].

중기中氣

『본사』에는 대체로 사람이 갑자기 너무 기뻐하면 양기陽氣를 상하고 갑자기 몹시 성내면 음기陰氣를 상하며 근심과 수심으로 불안한 기운이 많아지면 기가 위로 치밀면서 갑자기 목으로 담이 올라와 막히는 감을 느끼다가 까무러치고 이를 악문다.

이때 중풍으로 생각하고 약을 쓰면 흔히 사람을 죽일 수 있다. 만일 이런 증상이 있으면 급히 소합향원을 풀어 먹여서 정신이 든 다음에 증상에 따라 치료해야 한다고 씌어 있다.

- 『득효得效』에는 중풍中風이면 맥이 부浮하고 몸이 따뜻하며 입에 느침[痰涎]이 많이 나온다. 중기中氣이면 맥이 침沈하고 몸이 싸늘하며 입에 느침이 없다. 중풍은 중기에 쓰는 약으로 치료하여도 사람을 상하지 않지만 중기中氣는 중풍에 쓰는 약을 쓰면 안 된다. 먼저 소합향원을 쓰고 다음에 칠기탕에 석창포를 더 넣어야 한다고 씌어 있다.

- 방씨方氏는 중풍은 많은 경우에 잘 치료되지 않지만 중기는 얼마 가지 않아서 곧 깨어난다. 그 이유가 무엇인가 하면 중풍, 중기의 원인은 한 가지이다. 모두 몹시 성을 냈기 때문에 생기는 것이다. 사람에게는 5지五志에서 성내는 것이 제일 심하다. 그러므로 병도 갑자기 생긴다. 대개 젊은 사람은 기혈이 허하지 않고 진수眞水가 마르지 않으므로 화기火氣가 물에 눌려서 올라가지 못하여 몸이 싸늘하게 되며 느침[痰涎]이 없고 얼마 안 가서 곧 깨어난다. 그러나 노쇠한 사람은 기혈이 모두 허해지고 진수眞水가 이미 말라서 화기火氣가 눌리는 데가 없이 올라가므로 몸이 덥고 담연이 있는 것이다. 많은 경우에 치료하지 못한다고 하였다.

- 『입문』에는 중기로 허한 사람은 팔미순기산을 쓰고 실한 사람은 사칠탕을 쓴다고 씌어 있다.

- 『회춘』에는 중기란 서로 다투다가 갑자기 몹시 화내다 기가 올라가서 까무라쳐서 넘어지는 것이다. 이때는 먼저 생강을 달인 물을 먹여 정신이 든 다음에 목향순기산을 쓴다고 씌어 있다.
- 『의감』에는 『내경』에 원인 없이 벙어리가 되고 맥이 뛰지 않는 것은 치료하지 않아도 낫는다고 한 것은 기가 갑자기 기가 치밀기 때문인데 가라앉으면 낫는다. 그러므로 약을 먹지 않아도 역시 좋다고 씌어 있다.

| 팔미순기산八味順氣散 |

【효능】 중기를 치료하는 데 매우 좋다.

【처방】 인삼, 흰삽주백출 · 흰솔풍령백복령 · 선귤껍질청피 · 구릿대백지 · 귤껍질귤피 · 오약 각각 2.8g, 감초 1.2g.

위의 약들을 썰어서 물에 달여 먹는다[득효].

| 목향순기산(木香順氣散) |

【효능】 중기를 치료한다.

【처방】 오약 · 선귤껍질청피 · 향부자 · 귤껍질陳皮 · 끼무릇반하, 법제한 것 · 후박 · 지각 각각 4g, 목향, 사인 각각 2g, 계피 · 건장 · 감초덖은 것 각각 1.2g.

위의 약들을 썰어서 생강 3쪽과 함께 물에 넣고 달여서 먹는다[회춘].

하기下氣

『강목』에는 하기下氣는 심에 속한다고 씌어 있다.

『경』에는 여름의 맥은 심心이 주관하는데 심맥心脈이 제대로 뛰지 못하고 처지면 기설증氣泄證이 된다고 씌어 있다.

- 또한 전간癲癎이나 노채勞瘵에 걸린 환자가 만약 기가 아래로 내려가 계속 설사하면 반드시 죽는다. 이것은 진기가 말라 없어지고 장, 위腸胃와 주리腠理

가 막혀서 곡기穀氣가 장, 위의 밖으로는 퍼져 나가지 못하기 때문에 장과 위를 따라 설사로 나간다고 씌어 있다.

- 하간河間은 장, 위腸胃가 울결되어 곡기가 안으로만 쏠리고 장, 위의 밖으로는 퍼져 나가지 못하기 때문에 트림이 나오고 혹은 방귀를 잘 뀐다고 하였다.
- 중경은 상한 양명병에 속에 마른 대변이 있을 때는 반드시 방귀가 나온다. 설사시키면 곧 낫는다. 방귀가 나오는 것은 기가 처져 밖으로 나오는 것이 다 라고 하였다.
  ※자세한 것은 상한문傷寒門에 있다.

기로 생긴 통증[氣痛]

『입문』에는 사람 몸의 원기는 혈과 같이 돌아가는데 그것이 장부臟腑의 사이를 잘못 순환하게 되면 통증이 생기고 적취積聚와 현벽이 가슴에 몰리거나 치밀면 더부룩하고 거북하며 쑤시는 것같이 아픈 증상이 나타난다. 이것은 흔히 7정七情과 음식으로 담음痰飮이 된 것이다.

그것이 처음 생겼을 때에는 맵고 성질이 더운 약으로 몰린 것을 풀어서 담을 삭히고 적취를 없애야 한다. 오래된 것은 맵고 성질이 찬 약으로 화를 내려가게 하여 근원을 없애야 한다[입문].

- 기가 상초上焦에 막혀서 가슴이 거북하고 아픈 데는 지귤탕 · 길경지각탕桔梗枳殼湯, 처방은 가슴문에 있다, 청격창사환淸膈蒼莎丸, 처방은 아래에 있다을 쓴다.
- 기가 중초中焦에 막혀서 배와 옆구리가 찌르는 듯이 아픈 데는 신보원 · 목향파기산 · 당기아위환을 쓴다.
- 기가 하초下焦에 막혀서 허리가 아프고 산가증疝 證이 생긴 데는 반총산蟠총散 · 처방은 전음문에 있다 · 사마탕四磨湯, 처방은 대변문에 있다 · 목향순기환 · 목향빈랑환을 쓴다.

- 기가 막히면 온 몸이 쑤시는 것같이 아프거나 부종이 생긴다. 이때는 유기음자 · 목향유기음 · 삼화산 · 오피산五皮散, 처방은 부종문에 있다.을 쓴다.
- 대개 기로 생긴 통증에는 오침탕 · 부원통기산 · 신선침사원 · 일립금단 · 소오침탕 등이 좋다.

| 지귤탕枳橘湯 |

【 효능 】 기가 막혀서 가슴이 거북하고 아픈 것을 치료한다.

【 처방 】 귤껍질橘皮 32g, 지각 6g.
위의 약들을 썰어서 생강 4쪽과 함께 물에 넣고 달여서 먹는다. 막힌 것이 심하면 강황을 조금 더 넣어서 쓴다[입문].

| 청격창사환淸膈蒼莎丸 |

【 효능 】 습열증濕熱證을 치료하는 데 기가 몰린 것을 풀어서 통증을 멎게 한다.

【 처방 】 삽주 80g, 향부자동변으로 법제한 것 60g, 황련, 속썩은풀황금 각각 20g.
위의 약들을 가루를 내어 잘 익은 하눌타리껍질을 버린 것와 함께 짓찧어서 녹두알만하게 알약을 만든다. 한 번에 30~50알씩 따뜻한 물로 먹는다. 어떤 책에는 증병으로 반죽한 다음 알약을 만들어 생강을 달인 물로 먹는다. 하였다[입문].

| 신보원神保元 |

【 효능 】 여러 종류의 기가 몰려서 아픈 것과 가슴 아픔, 배와 옆구리의 아픔, 신기통腎氣痛 등을 치료한다.

【 처방 】 전갈온전한 것 7개, 파두 10개껍질을 버리고 상을 만든다 · 목향 ·

후추 각각 10g, 주사 4g절반은 약에 넣고 절반은 겉에 입힌다.

위의 약들을 가루를 내어 증병으로 반죽한 다음 먹기 좋은 크기로 알약을 만들어 겉에 주사를 입힌다. 한 번에 5~7알씩 생강을 달인 물이나 데운 술로 먹는다[국방].

| 목향파기산木香破氣散 |

【 효능 】 기로 생긴 통증을 치료한다.

【 처방 】 향부자 160g, 오약, 강황 각각 80g, 목향, 감초덖은 것 각각 20g.

위의 약들을 보드랍게 가루를 내어 한 번에 8g씩 소금 끓인 물에 타서 먹는다[심법].

| 당기아위원撞氣阿魏元 |

【 효능 】 기로 생긴 통증을 치료한다.

【 처방 】 봉출덖은 것, 정향피덖은 것, 귤껍질陳皮, 선귤껍질, 궁궁이천궁, 회향덖은 것, 감초덖은 것 각각 40g, 사인 · 계심 · 구릿대백지 각각 20g, 아위술에 하룻밤 담갔다가 갈아서 풀을 만든다, 후추 각각 10g, 생강 160g썰어서 소금 40g을 넣고 버무려서 하룻밤 두었다가 갈색이 나게 덖는다.

위의 약들을 가루를 내서 아위풀로 반죽한 다음 가시연밥검인만하게 알약을 만들어 겉에 주사를 입힌다. 한 번에 3알씩 소금과 생강을 달인 물로 잘 씹어서 빈속에 먹는다[득효].

| 목향순기환木香順氣丸 |

【 효능 】 여러 가지 기가 몹시 막혀서 찌르는 듯이 아픈 것을 치료한다.

【 처방 】 나팔꽃 검은씨견우자, 맏물가루 · 파고지 각각 80g, 지각 · 귤껍질陳皮 · 향부자 각각 40g, 목향 · 무씨나복자 · 빈랑껍질대복피 각각 20g.

위의 약들을 가루를 내어 물로 반죽한 다음 먹기 좋은 크기로 알약을 만든다. 한 번에 50알씩 따뜻한 물로 먹는다. 기를 잘 오르내리게 하고 신腎에 가게 한다[심법].

| 목향빈랑환木香檳榔丸 |

【 효능 】 습열濕熱로 기가 막혀서 더부룩하고 아픈 것을 치료한다.

【 처방 】 대황160g, 나팔꽃 검은 씨만물가루, 견우자 · 속썩은풀황금 각각 80g, 목향 · 빈랑 · 황련 · 당귀 · 지각 · 선 귤껍질청피 · 귤껍질陳皮 · 향부자 · 봉출 · 황백 각각 40g.

위의 약들을 가루를 내어 물로 반죽한 다음 먹기 좋은 크기로 알약을 만든다. 한 번에 50~70알씩 따뜻한 물로 먹는다[서죽당방].

| 유기음자流氣飮子 |

【 효능 】 기가 몰려서 아프거나 배가 불러 오르는 것을 치료한다.

【 처방 】 빈랑씨대복자 4g, 귤껍질陳皮 · 벌건솔풍령적복령 · 당귀, 집함박꽃뿌리백작약 · 궁궁이천궁 · 황기 · 지실 · 끼무릇반하, 법제한 것 · 방풍 · 감초 각각 3g, 차조기잎자소엽 · 오약 · 선귤껍질청피 · 도라지길경 각각 2g, 목향 1g.

위의 약들을 썰어서 생강 3쪽, 대추 2개와 함께 물에 넣고 달여 먹는다[입문].

| 목향유기음木香流氣飮 |

【 효능 】 여러 가지 기로 인하여 거북하고 아프거나 배가 불러오르는 것을 치료한다.

【 처방 】 귤껍질陳皮 4g, 곽향 · 목향 · 후박 · 선귤껍질 · 향부자 · 맥문동 · 구릿대백지 · 침향 각각 3g, 흰삽주백출 · 육계 · 으름덩굴목통 ·

빈랑 · 차조기잎자소엽 각각 2.4g, 초과 · 감초 각각 2g · 빈랑껍질대복피 · 모과 · 인삼 · 봉출 · 정향피 · 끼무릇반하, 법제한 것 · 벌건솔풍령적복령 · 석창포 각각 1.2g.

위의 약들을 썰어서 2첩으로 나누어 생강 3쪽, 대추 2개와 함께 물에 넣고 달여 먹는다[정전].

| 삼화산三和散 |

【 효능 】 여러 가지 기가 울체鬱滯되어서 혹시 배가 불러오르거나 아픈 것을 치료한다.

【 처방 】 궁궁이천궁 4g, 침향 · 차조기잎자소엽 · 빈랑껍질대복피 · 강호리강활 · 모과 각각 2g, 목향 · 흰삽주백출 · 빈랑 · 귤껍질陳皮 · 감초덖은 것 각각 1.2g.

위의 약들을 썰어서 물에 달여 먹는다[입문].

| 오침탕烏沈湯 |

【 효능 】 여러 가지 기로 등골과 명치 밑이 아픈 것을 치료한다.

【 처방 】 오약 40g, 침향 20g, 감초덖은 것 16g, 인삼 12g.

위의 약들을 부드럽게 가루를 내어 한 번에 4g씩 소금과 생강을 달인 물에 타서 먹는다[국방].

| 복원통기산復元通氣散 |

【 효능 】 기가 제대로 순환이 안 되어 몸이 아픈 것을 치료한다.

【 처방 】 나팔꽃씨견우자, 맏물가루 80g, 회향덖은 것 · 천산갑잿불에 묻어 구운 것 각각 60g, 귤껍질陳皮, 흰 속을 버린 것 · 현호색 · 감초덖은 것 각각 40g, 목향 20g.

위의 약들을 가루를 내어 한 번에 8g씩 생강 달인 물이나 데운 술에 타서 먹는다[국방].

| 신선침사원神仙沈麝元 **|**

【 효능 】 기로 인해서 참을 수 없이 아픈 것을 치료한다.

【 처방 】 감초 80g, 몰약 · 혈갈 · 침향 · 사향 · 주사 각각 40g, 목향 20g.

위의 약들을 가루를 내어 감초를 졸여 고膏를 만든 것으로 반죽한 다음 가시연밥검인만하게 알약을 만든다. 한 번에 1알씩 소금과 생강을 달인 물로 씹어 먹는다.

| 일립금단一粒金丹 **|**

【 효능 】 기로 생긴 통증을 치료한다.

【 처방 】 아부용즉 아편 10g, 아위 4g, 목향, 침향 각각 2g, 우황 1g.

위의 약들에서 먼저 침향 · 목향 · 우황을 가루를 내어 아편과 아위를 담은 사발에 물을 부어 녹인 것과 함께 꿀로 반죽한 다음 먹기 좋은 크기로 알약을 만들어 겉에 금박을 입힌다. 한 번에 1알씩 먹되 열기로 생긴 통증이면 찬물로 먹고 냉기로 생긴 통증이면 끓인 물로 먹는다. 그렇게 하면 아주 잘 낫는다[회춘].

| 소오침탕小烏沈湯 **|**

【 효능 】 여러 가지 기로 명치 밑이 찌르는 듯이 아픈 것을 치료한다.

【 처방 】 향부자 80g, 오약 40g, 침향 · 감초 각각 10g.

위의 약들을 가루를 내어 한 번에 4g씩 소금 끓인 물에 타서 먹는다[국방].

한가지 처방

【효능】 일체의 기로 생긴 통증을 치료한다.

【처방】 향부자덖은 것160g, 귤껍질陳皮, 흰 속을 버린 것40g, 감초생것 10g.

위의 약들을 보드랍게 가루를 내어 한 번에 8g씩 소금 끓인 물에 타서 먹는다[강목].

기의 병증에 두루 쓰는 약[通治氣藥]

소합향원 · 지성래복단 · 교감단 · 사칠탕 · 분심기음 · 상하분소도기탕 · 오침탕 · 유기음자 · 목향유기음木香流氣飮, 7가지 처방은 위에 있다.을 쓴다.

| 소합향원蘇合香元 |

【효능】 일체의 기병氣病과 중기中氣 · 상기上氣 · 기역氣逆 · 기울氣鬱 · 기로 생긴 통증 등을 치료한다.

【처방】 흰삽주백출 · 목향 · 침향 · 사향 · 정향 · 안식향 · 백단향 · 주사수비(水飛)하여 절반은 겉에 입힌다, 서각 · 가자피 · 향부자 · 필발 각각 80g, 소합유안식향고에 넣는다 · 유향 · 용뇌 각각 40g.

위의 약들을 가루를 내어 안식향고를 섞은 조린 꿀로 반죽한 다음 천여 번 짓찧어서 40g으로 40알을 만든다. 한 번에 2~3알씩 깨끗한 물이나 따뜻한 물 또는 데운 술, 생강을 달인 물에 풀어 먹는다[국방].

● 용뇌를 넣으면 용뇌소합원이라 하고 용뇌를 빼면 사향소합원이라 한다.

| 지성래복단至聖來復丹 |

【 효능 】 기가 잘 오르내리지 못하는 일체의 위급한 증상을 치료한다. 냉증, 열증, 천천히 진행되는 증과 급하게 진행되는 증에 모두 쓴다. 그리고 중기中氣 · 상기上氣, 기로 생긴 통증, 기울氣鬱 같은 것들에도 쓰면 모두 효과가 있다.

【 처방 】 초석, 유황 각각 40g 두 가지를 함께 보드랍게 가루를 내어 그릇에 넣고 약한 불로 따뜻하게 덖으면서 버드나무주걱으로 쉼 없이 저어 섞이게 한다. 불을 너무 세게 하는 것은 약효를 약하게 할 염려가 있으므로 좋지 않다 이것을 다시 갈아서 아주 보드랍게 가루를 낸다.

이것을 2기말二氣末이라고 한다, 현정석갈아서 수비한 것 40g, 오령지갈아서 수비하여 모래는 버리고 햇볕에 말린 것, 선귤껍질, 귤껍질陳皮, 모두 흰 속을 버린 것 각각 80g. 위의 약들을 가루를 내어 고루 섞어서 좋은 식초를 넣고 쑨 밀가루풀로 반죽한 다음 먹기 좋은 크기로 알약을 만든다.

한 번에 30~50알씩 빈속에 먹는다[국방].

단방單方

모두 16가지이다.

| 인삼人蔘 |

【 효능 】 5장五藏의 기가 부족한 것을 강화시킨다. 또한 기운이 약한 것, 기력이 아주 미약한 것, 기가 허한 것들을 치료한다.

【 처방 】 달이거나 가루를 내거나 고약처럼 만들어 많이 먹으면 좋다.

| 편자강황片子薑黃, 강황 |

【 효능 】 기병을 치료하는 데 제일 좋다. 냉기로 찌르는 듯이 아픈 것을 잘 낫게 한다.

【 처방 】 강황을 가루를 내어 먹거나 달여 먹어도 다 좋다[본초].

| 황기黃芪 |

【 효능 】 〈탕액편〉에는 위기衛氣를 실하게 하고 분육分肉을 따뜻하게 하며 살갗을 충실하게 하고 주리를 든든하게 한다. 또한 3초의 속과 겉의 기를 보한다고 씌어 있다.

- 『동원』에는 살빛이 희고 기가 허한 사람은 황기를 많이 먹는 것이 좋다. 얼굴이 검푸르고 기가 실한 사람은 황기를 쓰지 말고 달여서 먹으면 좋다고 하였다.

| 생강生薑 |

【 효능 】 단계는 생강은 기를 보한다고 하였다.

- 〈탕액편〉 에는 이 약은 양기를 잘 순환하게 하고 기를 보호하는 데 달여서 먹는 것이 좋다고 씌어 있다.

| 향부자香附子 |

【 효능 】 기를 잘 순환시킨다. 다[본초].

- 단계는 향부자는 기분氣分의 병에 주로 쓰는데 목향을 좌약으로 하면 막힌 기를 풀어주고[散] 폐기肺氣를 잘 내보낸다. 침향을 좌약으로 쓰면 기가 잘 오르내리게 된다. 또한 침향은 향부자를 도와서 모든 기를 잘 순환하게 하는데 매우 좋다. 대체로 사람이 병들면 기가 순환이 안 되기 때문에 향부자는 기분氣分에 들어가서 주약이 된다. 향부자를 가루를 내어 먹거나 달여서 먹거나 알약을 만들어 먹기도 하는데 다 좋다고 한다.

| 백두구白豆蔻 |

기를 내린다[본초].

- 단계는 상초의 원기를 보하며 그 향기로운 냄새와 맛은 위기胃氣를 좋게 한다.

백두구를 가루를 내어 먹는 것이 좋다고 하였다.

| 견우자牽牛子, 나팔꽃씨 |

【 효능 】 검은 것은 수水에 속하고 흰 것은 금金에 속하는데 기를 상하게 하는 약이다[심법].

● 기가 막힌 것을 내린다[본초].

【 처방 】 나팔꽃씨견우자를 가루를 내어 먹거나 알약을 만들어 먹어도 다 좋다.

| 침향沈香 |

【 효능 】 진기眞氣를 잘 오르내리게 한다. 또한 여러 가지 기를 잘 보양하며 기를 위로는 머리까지 가게 하고 아래로는 발바닥까지 가게 한다. 사약使藥으로도 쓴다[탕액].

● 오 약烏藥을 좌약으로 해서 쓰면 기를 잘 헤친다[본초].

● 『입문』에는 위기衛氣를 강화하고 조화시킨다. 탕약에 넣어 쓰기도 하고 갈아서 즙을 내어 먹기도 한다. 알약이나 가루약에 넣어 쓰는 데는 아주 부드럽게 가루를 낸다고 씌어 있다.

| 지각枳殼 |

【 효능 】 기를 내린다[본초].

● 『정전』에는 체질이 본래 튼튼한 사람이 기로 찌르는 듯이 아픈 데는 지각과 오약을 같이 쓴다. 만약 기가 순환이 잘 안 돼서 아플 때는 반드시 목향을 쓴다고 씌어 있다.

【 처방 】 냉기가 침범하여 아픈 것을 치료하는 데는 지각 80g, 향부자, 감초 각각 40g을 함께 가루를 내어 한 번에 8g씩 파 흰밑총백을 달

인 물에 타서 먹는다[득효].

| 가자피訶子皮 |

【효능】 기를 내리고 일체의 기병을 치료한다.

【처방】 기가 허하면 천천히 조금씩 먹는다. 가자피는 비록 장의 배설을 막아 주기는 하지만 또한 기를 내보내기도 한다. 달여 먹거나 가루를 내어 먹어도 다 좋다[본초].

| 용뇌龍腦 |

【효능】 좋지 못한 기를 내보낸다.

【처방】 약의 성질이 가볍고 떠올라서 관규關竅를 뚫고 들어간다. 다른 약에 넣어 먹는다[본초].

| 사향麝香 |

【효능】 좋지 못한 기를 없앤다[본초].

- 사향은 약 기운을 이끌어 병 있는 곳까지 뚫고 들어간다[직지].
- 관규에 들어가며 겉으로는 피부에 가고 속으로는 골수骨髓에 들어가는 것이 용뇌와 같으나 향기로워서 풀어주는 힘은 더 세다[입문].
- 사향을 가루를 내어 먹거나 또는 알약에 넣어 쓰기도 한다.

| 청피靑皮, 선귤껍질 |

【효능】 기가 막힌 데 주로 쓰인다. 쌓여서 맺힌 것과 격기膈氣를 헤친다.

【처방】 이 약을 달여 먹거나 가루를 내어 먹어도 모두 좋다[본초].

| **자소엽**紫蘇葉, 차조기잎 |

【 효능 】 기를 내린다. 귤껍질橘皮과 함께 기병을 치료하는 처방 중에 많이 쓴다.

【 처방 】 진하게 달여서 먹는다[본초].

| **인유**人乳, 사람의 젖 |

【 효능 】 기를 보하며 모든 약 가운데서 제일이다. 그리고 오래 먹을수록 좋다[본초].

03 신神

성내는 것[怒]

『내경』에는 간肝에 지志가 있어서 화를 내는 것이다.

몹시 화를 내면 음을 상한다. 또한 몹시 화를 내면 기가 끊어지고 피가 상초에 몰리면 기절하게 된다. 그리고 혈이 상초에서 흩어지고 기가 하초에서 몰리면 가슴이 답답하고 놀라면서 화를 잘 낸다. 화를 내면 기가 올라간다. 또한 화를 내면 기가 치밀고 심하면 피를 토하며 삭지 않은 설사를 한다고 씌어 있다.

주해에는 화를 내면 양기가 치밀어 오르고 간목이 비를 억누르기 때문에 피를 토하고 삭지 않은 설사를 하게 된다. 간담의 병이 실하면 화를 내게 된다. 또한 음이 양으로 나가면 화를 낸다고 씌어 있다.

- 『강목』에는 성내는 것이 음에 있으면 양이 음에 의해 막혀서 잘 펴지 못한다고 씌어 있다. 『동원』은 화를 잘 내는 것은 풍열風熱이 땅 속으로 빠져 들어가는 것과 같다고 하였다.

- 옛 사람들의 시에는 한 번 화가 나면 가슴 속에 불이 일어 편한 마음은 사라지고 절로 속이 상하도다. 나쁜 일[觸]을 당하거든 아예 시비하지 마라. 그때만 지나가면 마음속이 편안해진다고 하였다. 유공도柳公度가 양생을 잘하여서 나이 80이 넘었는데 걸음걸이가 가뿐하고 건강하였다. 어떤 사람이 그 방법을 가르쳐 줄 것을 청하자 대답하기를 나는 다른 방법이 없다. 단지 평생 기뻐하고 화를 안 내고 신경을 써 본 일이 없고 기해혈氣海穴 부위를 늘 따뜻하게

하였을 뿐이다라고 하였다[연수서].

- 7정七情이 사람을 상하게 하는데 그 중에서도 화를 내는 것이 제일 심하다. 대체로 화를 내면 간목肝木이 갑자기 비토脾土를 억눌러서 비脾를 상하며 나머지 4개의 장도 모두 상한다[강목].
- 화를 잘 내는 것을 치료하는 데는 향부자가루, 감초가루 각각 40g을 고루 섞어서 한 번에 12g씩 끓인 물에 타서 먹는다[단심].

근심하는 것[憂]

『내경』에는 폐肺에 지志가 있어서 근심을 하게 된다. 또한 근심하면 기가 가라앉는다고 씌어 있다.

- 『영추』에는 근심이 풀리지 않으면 의를 상한다. 의意는 비신脾神이다. 또한 근심하면 기가 막혀서 순환이 안 된다. 대개 근심하면 기가 가슴에서 막혀서 기와 맥이 끊어져 위아래가 잘 소통하지 못한다. 기가 속에서 단단히 막히면 대소변이 나가는 길이 막혀서 잘 배설되지 못한다고 씌어 있다.

사색하는 것[思]

『내경』에는 비脾에 지志가 있어서 생각을 하게 된다. 또한 지나치게 생각을 하면 기가 몰린다고 씌어 있다. 주해에는 마음에 걸린 것이 내려가지 않으면 기도 역시 머물러 있어서 몰리게 된다고 씌어 있다.

- 생각하는 것은 비에서 시작하고 심에 가서 이루어지므로 생각하는 것이 정도에 지나치면 이 두 장기가 다 상하게 된다고 하였다.
- 『영추』에는 지志에 의해서 변화를 아는 것을 생각이라 하고 생각에 의하여 뒷

일을 걱정하는 것을 염려라고 한다. 또한 두려워하고 슬퍼하며 생각하고 염려하면 신神을 상하게 되고 신이 상하면 무서워하며 정액이 저절로 나오면서 멎지 않는다고 씌어 있다.

슬퍼하는 것[悲]

『내경』에는, 폐肺에 지志가 있어서 슬픔이 생긴다.

또한 심이 허약해지면 슬퍼하게 되고 슬퍼하면 근심하게 된다. 또한 정기가 폐에 와서 어울리면 슬퍼하고 간이 허약한 데 폐기가 어울려도 슬퍼한다. 또한 슬퍼하면 기도 소모된다.

또한 폐는 숙살[主殺]하는 것을 주관하기 때문에 그 지에서 슬픔이 생긴다고 씌어 있다.

- 『영추』에는 슬픔으로 마음이 동하면 혼을 상하게 된다. 또한 슬픔으로 마음이 상하면 기가 끊어져 죽게 된다고 씌어 있다.

건망증[健忘症]

『영추』에 황제가 묻기를 "사람이 잊어버리기를 잘 하는 것은 어떤 기운 때문인가?" 기백이 대답하기를 "상초上焦의 기운은 부족하고 하초下焦의 기운은 지나쳐서 장위腸胃는 실하고 심폐心肺가 약하면 영위榮衛는 하초에 머물러 있는 것이 오래고 제때에 올라가지 못하기 때문에 잊어버리기를 잘 하는 것이다"라고 하였다. 또한 신腎이 성해서 계속 성내면 지志를 상하고 지가 상하면 전에 한 말을 잘 잊어버린다고 씌어 있다.

- 『내경』에는 혈은 하초에서 기와 어울리고 기가 상초에서 어울리면 혼란을 일으키고 잘 잊어버린다고 씌어 있다.

- 단계는 건망증은 정신이 부족해서 일어나는 것이 많고 또 담痰이 있어서 일어나는 것도 있다고 하였다.
- 대씨戴氏는 건망증이다라고 하였다.
- 대씨는 건망증이란 일을 하는데 시작은 해놓고 끝을 맺지 못하며 말에서도 처음에 한 말과 마지막에 한 말을 알지 못한다. 이것은 병으로 그렇게 된 것이지 태어날 때부터 어리석고 둔하여 아무것도 모르는 것을 두고 한 말은 아니다라고 하였다.
- 건망증이란 갑자기 한 일을 잊어버리고 아무리 애써 생각하여도 생각이 나지 않는 것이다. 이것은 주로 심心과 비脾의 두 경經에 의해서 생긴다. 대개 심비는 사색하는 것을 주로 한다. 건망증은 사색을 지나치게 하여 심이 상하면 혈이 줄어들고 풀어져서[散] 신神이 제자리를 지키지 못하게 되고 비가 상하면 위기胃氣가 쇠약해지고 피곤해져서 생각이 더 깊어진다. 이 두 가지가 다 사람으로 하여금 깜박 잊어버리게 한다. 치료하는 방법은 반드시 먼저 그 심혈을 보양하고 그 비토脾土를 조리하며 정신을 안정시키는 약제를 써서 잘 조리시켜야 한다. 또한 조용한 곳에서 기분을 좋게 하고 근심과 염려를 하지 않도록 하고 6음六淫과 7정七情을 피해야 한다. 이렇게 하면 점차 낫는다[의감].
- 정충증이 오래되면 건망증이 되는 것은 심과 비에 혈이 적어지고 정신이 약해지기 때문이다. 이런 데는 인신귀사단을 주로 쓴다. 혹 원기가 부족하여 잊어버리기를 잘 하는 데는 정지환, 개심산을 주로 쓴다. 만일 늙어서 잊어버리기를 잘 하는 데는 가감고본환을 쓴다[입문].
- 건망증에는 가미복령탕 · 총령탕 · 귀비탕 · 가감보심탕 · 천왕보심단天王補心丹, 처방은 아래에 있다 · 강심단 · 장원 · 가미수성원 · 주자독서환을 쓴다[제방].

| 가감고본환加減固本丸 |

【 효능 】 늙은이가 정신이 흐려서 잊어버리는 것과 중풍 후에 잊어버

리기를 잘 하는 것을 치료한다. 이 약은 즉 풍문에 있는 이삼단이다.二蔘丹, 처방은 풍문에 있다.

| 가미복령탕加味茯苓湯 |

【 효능 】 담이 심포락心包絡에 몰려 건망증이 잘 생겨서 일에서 실수를 하며 말하는 것이 천치[痴]와 비슷한 것을 치료한다.

【 처방 】 인삼 · 끼무릇반하, 법제한 것 · 귤껍질귤피 각각 6g, 흰솔풍령백복령 · 향부자 · 익지인 각각 4g, 감초 2g.

위의 약들을 썰어서 1첩으로 하여 생강 3쪽, 오매 1개와 함께 달여서 먹는다[득효].

| 총명탕聰明湯 |

【 효능 】 잊어버리기를 잘 하는 것을 치료한다. 오랫동안 먹으면 하루에 천 마디의 말을 외울 수 있다.

【 처방 】 백복신, 원지감초를 달인 물로 축여 심을 버린 다음 생강즙으로 법제한 것, 석창포 각각 같은 양.

위의 약들을 썰어서 한 번에 12g씩 물에 달여 먹거나 가루를 내어 한 번에 8g씩 찻물에 타서 하루 세 번 먹는다[종행].

| 귀비탕歸脾湯 |

【 효능 】 근심과 사색을 지나치게 하여 심과 비를 상하여 건망증과 정충증이 생긴 것을 치료한다.

【 처방 】 당귀 · 용안육 · 메대추씨산조인, 덖은 것 · 원지법제한 것 · 인삼 · 황기 · 흰삽주백출 · 복신 각각 4g, 목향 2g, 감초 1.2g.

위의 약들을 썰어서 1첩으로 하여 생강 5쪽, 대추 2개와 함께 물에 넣고 달여서 먹는다[입문].

| 가감보심탕加減補心湯 |

【 효능 】 허약해서 생긴 건망증健忘證을 치료한다.

【 처방 】 귤껍질陳皮 · 흰솔풍령백복령 · 당귀 · 집함박꽃뿌리백작약 · 생지황 · 원지법제한 것 · 맥문동 · 메대추씨산조인, 볶은 것 · 황백 · 지모모두 술로 축여 볶은 것 각각 20g, 인삼 · 흰삽주백출 · 석창포 · 감초 각각 12g.

위의 약들을 썰어서 2첩으로 나누어 물에 달여서 먹는다[의감].

| 강심단降心丹 |

【 효능 】 심心과 신腎이 부족하여 생긴 건망증을 치료한다.

【 처방 】 숙지황 · 당귀 · 천문동 · 맥문동 각각 120g, 흰솔풍령백복령 · 인삼 · 마서여 · 복신 · 원지생강즙으로 법제한 것 각각 80g, 육계 · 주사 각각 20g.

위의 약들을 가루를 내어 꿀로 반죽한 다음 먹기 좋은 크기로 알약을 만든다. 한 번에 30알씩 인삼을 달인 물로 먹는다[국방].

| 장원환壯元丸 |

【 효능 】 심을 강화하여 피를 생기게 하며 정신을 편안하게 하고 마음을 안정시킨다. 자기 맡은 일에 고심하면서 속을 쓰거나 등불 아래에서 고통스럽게 책을 읽어서 건망증 · 정충증 · 잠을 자지 못하는 증이 생기고 잘 기억하지 못하면서 잘 잊어버리는 것을 치료한다.

이 약을 먹으면 하루에 천 마디의 말을 외울 수 있고 만 권의 책의 내용을 기억하게 한다.

【 처방 】 원지생강즙으로 법제한 것 · 용안육 · 생건지황술로 씻은 것 · 현삼 · 주사 · 석창포 각각 12g, 인삼 · 백복신 · 당귀술로 씻은 것 · 메대추씨산조인, 볶은 것 · 맥문동, 측백씨기름을 뺀 것 각각 8g.

위의 약들을 가루를 내어 거세한 돼지 염통피로 반죽한 다음 먹기 좋은 크기로 알약을 만들어 겉에 금박을 입힌다. 한 번에 20~30알씩 찹쌀로 죽을 만들어 같이 먹는다[회춘].

| 가미수성원加味壽星元 |

【 효능 】 담연痰涎이 심포락에 몰려 정신이 없어서 잘 잊어버리고 얼떨떨해하며 혹은 풍담이 발작하여 손발이 가늘어지는 것을 치료한다.

【 처방 】 끼무릇반하, 생강즙으로 법제한 것 240g, 천남성싸서 구운 것 120g, 주사수비한다 40g알약의 겉에 입힌다, 호박 · 백반구운 것 각각 20g, 모진주 4g.

위의 약들을 가루를 내어 생강즙을 넣고 쑨 밀가루풀로 반죽한 다음 먹기 좋은 크기로 알약을 만들어 겉에 주사를 입힌다. 한 번에 30~50알씩 생강을 달인 물로 먹는다[득효].

신병에 두루 쓰는 약[神病通治藥餌]

| 우황청심원牛黃淸心元 |

【 효능 】 심기心氣가 부족하고 정신과 마음이 안정되지 못하고 아무 때나 기뻐하고 화를 내며 또는 전광증이 발작하여 정신이 착란된 증상들을 치료한다처방은 중풍문에 있다.

| 팔물정지원八物定志元 |

【 효능 】 심신心神을 보하고 정신을 안정하며 담을 삭이고 열을 내리며 경계증과 정충증을 치료한다.

【 처방 】 인삼 60g, 석창포 · 원지 · 복신 · 흰솔풍령백복령 각각 40g, 흰삽주백출 · 맥문동 각각 20g, 우황 12g, 주사 8g.

위의 약들을 가루를 내어 꿀로 반죽한 다음 벽오동씨만하게 알약을 만든다. 한 번에 50알씩 죽과 같이 먹는다[해장].

| 십사우원十四友元 |

【 효능 】 심心과 간肝이 허하여 정신이 안정되지 못하고 잠자리가 불안한 것을 치료한다. 『내경』에는 장이 상한 것과 정서의 변화와 무슨 병인지 알지 못할 경우에도 잠잘 때에 불안해진다고 씌어 있다.

【 처방 】 용치따로 간 것 80g, 숙지황 · 흰솔풍령백복령 · 백복신 · 메대추씨산조인, 덖은 것 · 인삼 · 육계 · 아교주 · 원지술로 축여 찐 것 · 당귀 · 황기 · 측백씨백자인 · 자석영달구어 따로 간 것 각각 40g, 주사 20g.

위의 약들을 가루를 내어 꿀로 반죽한 다음 먹기 좋은 크기로 알약을 만든다. 한 번에 30~40알씩 대추를 달인 물로 먹는다[국방].

- 한韓나라의 위공魏公이 오랫동안 심병을 앓으면서 정충증, 건망증이 있었으며 또한 꿈자리가 사납고 흔히 잠을 이루지 못하고 이상한 증상이 많이 나타났다. 그래서 심병에 먹는 약을 쓰지 않은 것이 없었으나 효과를 보지 못했다. 대개 이런 병은 본래 근심 걱정과 사색으로 심혈을 소모시켜서 생기는데 지금 심을 안정시키자면 당귀, 지황 등을 써서 심혈을 자양滋養해야 비로소 효과를 보게 된다. 만약 석창포와 같은 발산시키는 약을 또 먹이면 심기를 더욱 소모시킬 수 있다. 그것은 본래 심신을 지나치게 써서 이 병이 생겼기 때문이다. 이 약을 먹고 매우 효과가 있었다고 한다[경험방].

| 평보진심단平補鎭心丹 |

【 효능 】 사색을 지나치게 하여 심혈이 부족해져서 경계증과 정충증이 생긴 것과 정신이 얼떨떨하고 밤에 이상한 꿈을 꾸고 가슴이 두근거리고 답답하며 신기腎氣가 상해서 유정遺精과 백탁白濁이 나오면서 점차 몸이 쇠약해지는 것을 치료한다.

【 처방 】 용치 100g, 숙지황 · 천문동 · 원지생강즙으로 법제한 것 · 마서여 각각 60g, 흰솔풍령백복령 · 백복신 · 오미자 · 길짱구씨차전자 · 육계 · 맥문동 각각 50g, 주사수비하여 겉에 입힌다. · 인삼 각각 20g, 메 대추씨산조인, 덖은 것 10g.

위의 약들을 가루를 내어 꿀로 반죽한 다음 벽오동씨만하게 알약을 만들어 겉에 주사를 입힌다. 한 번에 30~50알씩 데운 술이나 미음으로 빈속에 먹는다[입문].

| 안신환安神丸 |

【 효능 】 전간과 놀라는 증[癲驚], 미치는 증[狂] 등 담화痰火로 생기는 여러 가지 증을 치료하는 데 마음과 정신을 진정시킨다.

【 처방 】 인삼 · 흰솔풍령백복령 · 메대추씨산조인, 덖은 것 · 당귀 · 생지황술로 축여 덖은 것 · 황련술로 축여 덖은 것 · 귤껍질陳皮 · 흰 속을 버린 것 · 천남성생강즙으로 법제한 것 각각 40g, 주사수비하여 겉에 입힌다. · 천축황 각각 20g, 웅황 · 호박 · 진주 · 우황 각각 8g.

위의 약들을 가루를 내어 꿀로 반죽한 다음 먹기 좋은 크기로 알약을 만들어 겉에 주사를 입힌다. 한 번에 50알씩 미음으로 먹는다. 중풍을 일으킬 수 있는 맵고 뜨거운 음식을 먹지 말아야 한다[회춘].

| 천왕보심단天王補心丹 |

【 효능 】 마음을 편안하게 하고 신기神氣를 보하여 잊어버리지 않게 하며 정충증정충證을 없애고 경계증驚悸證을 멎게 하며 심신心神을 좋게 한다.

【 처방 】 생건지황술로 씻은 것 160g, 황련술을 축여 덖은 것 80g, 석창포 40g, 인삼 · 당귀술로 씻은 것 · 오미자 · 천문동 · 맥문동 · 측백씨백자인 · 메대추씨산조인, 덖은 것 · 현삼 · 백복신 · 단삼 · 도라지길경 · 원지 각각 20g.

위의 약들을 가루를 내어 꿀로 반죽한 다음 먹기 좋은 크기로 알약을 만들어 겉에 주사를 입힌다. 한 번에 30~50알씩 잠잘 무렵에 골풀속살등심초과 참대잎죽엽을 달인 물로 먹는다[회춘].

| 가미영신환加味寧神丸 |

【 효능 】 심혈의 부족으로 오는 경계증 · 정충증 · 건망증 · 정신이 얼떨떨한 증과 담화로 생긴 증상을 치료한다.

【 처방 】 생건지황 60g, 당귀 · 집함박꽃뿌리백작약 · 백복신 · 맥문동 · 귤껍질陳皮 · 패모덖은 것 각각 40g, 원지생강즙으로 법제한 것 · 궁궁이천궁 각각 28g, 메대추씨산조인, 덖은 것 · 황련 · 감초 각각 20g.

위의 약들을 가루를 내어 꿀로 반죽한 다음 먹기 좋은 크기로 알약을 만들어 겉에 주사를 입힌다. 한 번에 50~70알씩 대추를 달인 물로 먹는다[집략].

| 가감온담탕加減溫膽湯 |

【 효능 】 담痰이 심규心竅를 막아서 정신이 없고 지나친 근심과 생각으로 기가 울결된 탓으로 심을 상하며 마음이 불안하고 정신이 나가서 경계증, 정충증이 생겨 가슴이 몹시 답답해하며 슬퍼하고 사람을 알아보지 못하는 것을 치료한다.

【 처방 】 복신 · 끼무릇반하, 법제한 것 · 귤껍질陳皮 · 지실 · 산치자덖은 것 · 흰삽주백출 · 맥문동 · 황련 각각 4g, 당귀 · 메대추씨산조인, 덖은 것 · 참대속껍질죽여 각각 3.2g, 인삼 2.4g, 주사가루를 낸 것 2g, 감초 1.2g.

위의 약들을 썰어서 1첩으로 하여 생강 3쪽, 대추 2개, 오매 1개와 함께 물에 넣고 달인 것에 주사 가루 2g과 참대기름 반 잔을 타서 먹는다[의감].

| 보심환補心丸 |

【효능】 심이 허약하여 손이 떨리는 것을 치료한다.

【처방】 메대추씨산조인, 덖은 것 · 측백씨백자인 각각 120g, 원지생강즙으로 축여 덖은 것 100g, 당귀 · 생건지황 · 감초 각각 60g, 인삼 40g, 복신 28g, 석창포 24g, 우담남성 · 반하국 각각 20g, 호박 12g, 궁궁이천궁 · 사향 각각 4g, 금박 20장.

위의 약들을 가루를 내어 증병으로 반죽한 다음 먹기 좋은 크기로 알약을 만들어 겉에 주사 20g을 입힌다. 한 번에 70~80알씩 먹는다. 또는 생강을 달인 물로 먹기도 한다.

● 즉 이것은 경험 비방經驗秘方이다[정전].

단방單方

모두 15가지이다.

| 주사朱砂 |

【효능】 정신을 맑게 하고 안정시킨다. 오랫동안 먹으면 정신을 맑게 한다. 그리고 심열과 심이 허한 데는 이 약이 아니면 없애지 못한다.

【처방】 부드럽게 가루를 내어 수비한 다음 4g을 꿀물에 타서 먹는다[본초].

| 자석영紫石英 |

【효능】 경계증을 진정시키고 정신을 안정시킨다.

【처방】 위의 약을 쌀이나 잘게 부스러뜨려 물 1말을 붓고 달여 2되 정도의 양이 되면 가라앉힌 웃물을 천천히 마신다. 즉 이것은 지금의 자수정紫水晶이다[본초].

| 황단黃丹 |

【 효능 】 경간驚癎과 전광증癲狂證을 치료하는 데 마음을 진정시키고 정신을 안정시키며 신기를 수렴하여 놀라는 것을 멎게 한다.

【 처방 】 한 가지만으로 알약을 만들어 먹는다. 또는 알약이나 가루약을 만드는 데 같이 넣어 쓰기도 한다[본초].

| 인삼人蔘 |

【 효능 】 정신을 안정시키고 마음을 진정시키며 경계증을 멎게 하고 심기를 잘 통하게 하며 기억력을 좋게 한다.

【 처방 】 인삼가루 40g, 돼지기름을 술에 섞은 것에 타서 먹는다. 이 약을 100일 동안 먹으면 하루에 천 마디의 말을 외우고 피부가 윤택해진다[본초].

| 천문동天門冬 |

【 효능 】 정신을 안정시키고 경계증 · 건망증 · 전광증을 치료한다.

【 처방 】 천문동의 심心을 버리고 가루를 내어 한 번에 8g씩 술이나 미음에 타 먹는다, 오랫동안 먹으면 좋다[본초].

| 석창포石菖蒲 |

【 효능 】 심규를 열어 주고 잘 잊어버리는 것을 치료하며 정신을 좋게 한다. 석창포와 원지를 부드럽게 가루를 내어 한 번에 4g씩 술이나 미음에 타서 하루 세 번 먹는다. 귀와 눈이 밝아진다[천금].

- 전간을 치료하는 데 석창포가루를 낸 것 8g을 돼지염통을 달인 물에 타서 빈속에 먹는다[정전].

| 원지遠志 |

【 효능 】 정신을 안정시키고 지혜를 도와주며 건망증을 치료하고 어지럽지 않게 한다.

【 처방 】 감초를 달인 물에 담갔다가 삶아서 살만 가루를 내어 한 번에 8g씩 술이나 죽에 타서 먹는다[본초].

| 복신茯神 |

【 효능 】 정신을 안정시키고 보양하며 주로 경계증과 잘 잊어버리는 것을 치료한다.

【 처방 】 복신을 가루를 내어 한 번에 8g씩 술이나 미음으로 먹는다. 또는 알약을 만들어 먹는 것도 좋다. 원지와 같이 쓰면 더욱 좋다[본초].

| 황련黃連 |

【 효능 】 경계증과 번조증을 주로 치료하고 심열을 내린다.

【 처방 】 황련을 가루를 내어 4g을 꿀물에 타서 먹는다. 또는 알약을 만들어 먹으면 더욱 좋다[본초].

| 훤초萱草, 원추리 |

【 효능 】 마음과 정신을 편안하게 하고 기쁘게 하며 근심이 없게 한다. 원추리훤초를 정원에 심어 관상하는 것도 좋다[본초].

| 합환合歡, 자귀나무 |

【 효능 】 화내는 마음을 억제 하고 기쁘게 하여 근심을 없게 한다. 자귀나무를 정원에 심어 놓으면 화를 내지 않게 된다[본초].

| 연실蓮實, 연밥 |

【 효능 】 정신을 보양하는 데 많이 먹으면 화내는 것을 없애고 마음을 즐겁게 한다. 오랫동안 먹으면 마음이 즐거워진다. 죽을 쑤어 늘 먹으면 좋다.

【 처방 】 오래 묵은 연밥연실의 검은 껍질을 버리고 살만 사기동이 안에 넣고 마른 채로 문질러서 위에 붙어 있는 붉은 껍질을 버린 다음 푸른 심만을 가루낸 것에 용뇌를 조금 넣고 끓인 물에 타서 먹는다. 마음을 편안하게 하고 정신을 깨끗이 한다[본초].

| 사향麝香 |

【 효능 】 주로 간질에 쓰이며 정신을 안정시키고 놀라는 증과 정신이 얼떨떨한 것을 없앤다.

【 처방 】 좋은 사향을 가루를 내어 끓인 물에 1g을 타서 먹는다[본초].

| 우황牛黃 |

【 효능 】 정신을 안정시키고 경계증과 전광을 치료하며 건망증에 주로 쓴다.

【 처방 】 위의 약을 가루를 내어 먹거나 알약을 만들어 먹어도 좋다[본초].

| 자하거紫河車 |

【 효능 】 주로 전광증癲狂證과 건망증健忘證, 정충증, 정신을 잃은 것과 정신이 얼떨떨하고 무서워하는 것, 정신이 없고 정신없이 말을 많이 하는 것을 치료한다. 심을 안정시키고 혈을 강화하며 정신을 안정시킨다.

【 처방 】 위의 약을 푹 쪄서 알약을 만들어 먹기도 한다. 푹찐 것 한 가지만 먹어도 좋다[본초].

04 혈血

피를 흘리는 여러 가지 증상[失血諸證]

피를 흘리는 데는 여러 가지 증상이 있다. 피가 상초에서 잘 순환하지 못하면 피를 토하거나 코피가 난다. 피가 마르면 허로虛勞가 생기고 피가 아래로 내려와 함부로 순환하게 되면 대변이 벌겋게 된다.

방광에 열이 몰리면 오줌이 잘 나오지 않거나 피오줌이 나온다. 피오줌이 장腸으로 스며들어가면 장풍腸風이 생긴다. 음이 허한데 양이 강해지면 붕중崩中 : 자궁출혈인데 붕루와 같다.이 생기고 습열濕熱이 강해지면 이질이 생기며 열이 몹시 심해서 어혈이 썩으면서 항문으로 피고름이 나온다.

화火가 몹시 강해져 수水와 비슷해지면 피의 색깔이 검붉어진다. 열이 음보다 세어지면 창양瘡瘍이 생긴다. 습이 피에 섞이면 아프고 가려우며 두드러기가 돋고 피부가 차며 저리다.

- 피가 폐를 통해 코로 나오는 것을 뉵혈衄血이라고 한다. 위를 통해 입으로 나오는 것을 구혈嘔血 또는 토혈吐血이라고 한다. 객혈咯血과 타혈唾血은 신腎에서 나오는 것이며 해혈咳血과 수혈嗽血은 폐에서 나오는 것이다. 가래에 섞여 나오는 피는 신이나 폐에서 나오는 것이다. 오줌에 피가 섞여 나오는 것을 요혈尿血 또는 혈림血淋이라고 한다. 대변에 피가 섞여 나오는 것을 장풍腸風 또는 혈치血痔라고 한다[정전].

피의 색깔을 보고 갓 생긴 것과 오래된 것을 분별하는 방법[辨血色新舊]

갓 생긴 피는 선홍색이고 오래된 피는 엉켜 있고 색이 검다. 또한 풍증風證일 때는 색이 퍼렇고 한증寒證일 때는 색이 검으며 서증暑證일 때는 색이 붉고 습증濕證일 때는 색이 그을음이나 지붕에서 새는 물빛과 같다[입문].

- 양증陽證일 때는 새빨간 피가 넘쳐 나오고 음증陰證일 때는 돼지간의 색깔과 같은 피가 나온다[강목].
- 처음에 나오는 대변색이 밤색이면 병이 중한 것이다. 그 다음에 나오는 대변색도 진한 밤색이면 병이 더 중한 것이다. 그리고 세 번째로 나오는 대변 색깔이 검은 것은 병이 몹시 중한 것이다. 피가 화기에 마르면 색이 변한다.

코피

코는 뇌와 통해 있다. 그러므로 피가 뇌로 올라왔다가 넘쳐나면 코피가 나온다. 그리고 양명경陽明經에 열이 몰려도 곧 입과 코로 다 피가 나온다. 또한 코피는 폐肺에서 나오는 것이라고도 한다. 이런 데는 사궁산 · 삼황보혈탕 · 계소산 · 도씨생지금련탕 · 보명생지황산保命生地黃散, 처방은 두루 쓰는 문에 있다. · 청뉵탕 · 해울탕 등을 쓰는 것이 좋다[입문].

- 단계는 "코피가 나오는 것을 치료할 때에는 피를 서늘하게 하고 잘 순환되게 하는 것이 기본이므로 서각지황탕에 울금을 넣고 속썩은풀황금과 승마를 더 넣어야 한다"고 하였다.
- 동원은 "코피는 폐에서 나오는 것이므로 서각 · 승마 · 산치자 · 속썩은풀황금 · 집함박꽃뿌리백작약 · 생지황 · 개미취 · 단삼 · 갖풀아교 같은 약을 위주로 해서 써야 한다"고 하였다.
- 『내경』에는 "비脾에 있던 열이 간肝으로 가면 코피가 나온다. 그리고 봄에는 코가 막히고 코피가 잘 나온다. 또한 소음少陰이 주관하는 때 : 봄철 즉 음력 3

월 21일부터 5월 6일(춘분~입하)까지를 말한다. 이 주관하는 시기에는 코피가 심하게 나온다. 양명경에는 "궐역厥逆 궐과 같다. ① 사기가 위로 치미는 것. ② 팔다리가 싸늘해지는 것. ③ 정신을 잃고 넘어지는 것.이 되면 숨이 차고 기침이 나며 몸에 열이 나고 잘 놀라며 코피가 나오거나 피를 토한다"고 씌어 있다.

- 코피가 멎지 않으면 사향산이나 여러 가지 약으로 코를 막은 다음 피를 멈추는 여러 가지 방법을 써야 한다.

- 상한傷寒에는 반드시 땀을 내야 한다. 땀을 내지 않으면 열이 강해져서 혈을 억누르기 때문에 반드시 코피가 나온다. 이런 데는 마황승마탕 · 마황계지탕 · 활석환 등을 쓰는 것이 좋다. 콧물이 오랫동안 나오다가 코피가 나오는 데는 서각지황탕이 적당하다[입문].

| 사궁산莎芎散 |

【 효능 】 코피가 나오는 것을 치료한다.

【 처방 】 향부자 160g, 궁궁이천궁 80g.

위의 약들을 가루를 내어 한 번에 8g씩 아무 때나 찻물에 타서 먹는다.

- 『단계심법』에 있는 궁부음도 같다. 향부자는 울체된 것을 풀어주고 기를 잘 순환하게 하여 사화邪火병의 원인이 되는 화를 말한다. 를 경락에서 흩어지게 한다. 궁궁이천궁는 피를 고르게 하고 간경을 소통하게 해서 피가 간으로 잘 순환되게 한다. 피의 순환이 잘 되면 사화가 흩어지고 나오던 피도 곧 멎는다[입문].

| 삼황보혈탕三黃補血湯 |

【 효능 】 6맥이 허虛하고 규하면서 코피가 나오거나 피를 토하는 것을 치료한다.

【 처방 】 승마 · 집함박꽃뿌리백작약 각각 8g, 찐지황숙지황 4g, 당귀 ·

궁궁이천궁 각각 3g, 생지황 · 시호 · 황기 · 모란껍질 각각 2g.
위의 약들을 썰어서 1첩으로 하여 달여 먹는다[단심].

| 계소산鷄蘇散 |

【 효능 】 코피가 멈추지 않을 때 치료한다. 이것은 폐금肺金이 상화相火를 받아서 생긴 것이다.

【 처방 】 계소엽 · 황기 · 생지황 · 아교주 · 띠뿌리모근 각각 4g, 맥문동 · 도라지길경 · 부들꽃가루포황, 덖은 것 · 패모덖은 것 · 뽕나무뿌리껍질상백피, 감초덖은 것 각각 2g.
위의 약들을 썰어서 1첩으로 하여 생강 3쪽과 함께 달여서 먹는다.

| 도씨생지금련탕陶氏生地芩連湯 |

【 효능 】 코피가 멎지 않고 계속 나오는 것과 피를 지나치게 흘려서 헛소리를 하며 정신을 잃고 헛손질을 하고 사람을 알아보지 못하는 것을 치료한다.

【 처방 】 생지황 · 속썩은풀황금 · 황련 · 산치자 · 궁궁이천궁 · 함박꽃뿌리작약 · 시호 · 도라지길경 · 서각가루낸 것 · 감초 각각 4g.
위의 약들을 썰어서 1첩으로 하여 대추 1알과 함께 달인 다음 연뿌리즙에 먹물을 타서 먹는다[입문].

| 청뉵탕淸衄湯 |

【 효능 】 코피가 나오는 것을 치료한다.

【 처방 】 당귀 · 함박꽃뿌리작약 · 생지황 · 향부자 · 속썩은풀황금 · 산치자 · 측백잎 각각 4g, 황련 2.8g · 벌건솔풍령적복령 · 도라지길경 각각 2g, 감초생것 1.2g, 연뿌리 5개.
위의 약들을 썰어서 1첩으로 하여 물에 달여서 먹는다[회춘].

| 해울탕解鬱湯 |

【 효능 】 코피가 나오는 것을 치료한다.

【 처방 】 시호 · 황련 · 속썩은풀황금 · 황기 · 지골피 · 생지황 · 찐지황숙지황 · 집함박꽃뿌리백작약 각각 4g.

위의 약들을 썰어서 물에 달여서 먹는다[입문].

| 서각지황탕犀角地黃湯 |

【 효능 】 코피와 피를 토하는 것이 멎지 않는 것과 상초上焦에 어혈瘀血이 있어 얼굴이 누렇고 대변이 검은 것을 치료하며 어혈을 삭인다.

【 처방 】 생지황 12g, 함박꽃뿌리작약 8g, 서각가루낸 것 · 모란뿌리껍질목단피 각각 4g.

위의 약들을 썰어서 1첩으로 하여 물에 달여서 먹는다[입문].

- 회춘에는 당귀 · 속썩은풀황금 · 황련을 각각 4g씩 넣어 쓰면 더 좋다고 씌어 있다.

| 마황승마탕麻黃升麻湯 |

【 효능 】 상한傷寒 때에 표증表證이 아직 풀리지 않고 열이 몰려서 코피가 나오는 것을 치료한다. 민간에서는 이것을 홍한紅汗이라고 한다.

【 처방 】 마황 · 승마 · 함박꽃뿌리작약 · 속썩은풀황금 · 석고 · 벌건솔풍령적복령 · 감초 각각 4g.

위의 약들을 썰어서 1첩으로 하여 생강 3쪽과 함께 달여서 뜨거울 때에 먹고 약간 땀을 낸다[입문].

| 마황계지탕麻黃桂枝湯 |

【 효능 】 상한에 땀을 내지 않아서 코피가 나오는 것을 치료한다. 또한

감기로 코피가 나오고 객혈하는 것을 치료한다.

【 처방 】 마황 · 집함박꽃뿌리백작약 · 황기 · 감초덖은 것 각각 4g, 계지 · 당귀 각각 2g, 맥문동 · 인삼 각각 1.2g, 오미자 5알.

위의 약들을 썰어서 1첩으로 하여 달여 먹는다[동원].

| 사향산麝香散 |

【 효능 】 코피가 멎지 않는 것을 치료한다.

【 처방 】 백반구운 것 · 백룡골 각각 12g, 사향 0.6g.

위의 약들을 보드랍게 가루를 내어 한 번에 조금씩 쓰는데 먼저 찬물로 코 안을 깨끗하게 씻은 다음 불어넣는다. 약을 젖은 종이에 묻혀서 코를 막으면 효과가 더 있다[득효].

- 백초상을 부드럽게 가루를 내어 한 번에 8g씩 물에 타서 먹는다. 이것을 흑신산黑神散이라고 하는데 콧속에 불어넣기도 한다.
- 코피가 멎지 않을 때는 부들꽃가루포 황, 덖은 것나 혈갈가루나 기름 묻은 머리카락을 태운 가루를 콧속에 불어넣는다[본초].

| 활석환滑石丸 |

【 효능 】 상한에 땀을 내지 못해서 코피가 나오는 것을 치료한다. 피가 조금씩 나올 때 빨리 이 약을 써서 멈추어야 한다.

【 처방 】 곱돌활석가루.

위의 약을 밥에 반죽하여 먹기 좋은 크기로 알약을 만든다. 한 번에 10알씩 씹어서 깨끗한 물로 먹으면 곧 멎는다[강목].

피오줌尿血

- 『내경』에는 "포胞의 열이 방광으로 가면 오줌이 막히거나 피오줌이 나온다"

고 씌어 있다.

- 중경은 "열이 하초에 있으면 피오줌이 나온다" 고 하였다.
- 대체로 오줌을 눌 때에 피가 나오다가 임병淋病이 되어 아프면서 오줌에 피가 섞여 나오는 것은 방광 속에서 나오는 것이다. 그리고 아프지는 않으면서 피가 나오는 것이 바로 심心의 열이 소장小腸으로 넘어가서 정규精竅 : 정액이 나오는 구멍.에서 나오는 것이다[정전].
- 오줌에 피가 섞여 나오나 아프지는 않은 것은 피오줌이지 임병은 아니다. 이 때의 피는 정규에서 나오는 것인데 즉 심의 열이 소장에 넘어가서 생긴 것이다. 사물탕에 산치자 · 곱돌활석 · 쇠무릎우슬 · 속썩은풀황금 · 황련을 넣어 쓰거나 발회산, 호박산을 써야 한다[입문].
- 오줌에 피가 섞여 나오는 것은 심의 열이 소장에 넘어가서 잠복했기 때문이다. 그러므로 팔정산八正散, 처방은 오줌문에 있다에 맥문동을 넣고 달여 먹어야 한다[구현]

| 발회산髮灰散 |

【 효능 】 피오줌을 누는 것을 치료한다.

【 처방 】 발회환髮灰丸도 위와 같은 병을 치료하는데 이 약은 난발을 태워 가루를 내어 찹쌀가루를 탄 측백잎즙에 반죽하여 먹기 좋은 크기로 만든 알약이다. 한 번에 50알씩 따뜻한 물로 먹는다[정전].

| 호박산琥珀散 |

【 효능 】 피오줌을 누는 것을 치료한다.

【 처방 】 호박.

위의 약을 가루를 내어 한 번에 8g씩 골풀속살등심초과 박하를 달인 물에 타서 먹는다[입문].

| **청장탕**清腸湯 |

【효능】 피오줌을 누는 것을 치료한다.

【처방】 당귀 · 생지황 · 산치자덖은 것 · 황련 · 함박꽃뿌리작약 · 황백 · 패랭이꽃구맥 · 벌건솔풍령적복령 · 으름덩굴목통 · 마디풀 · 지모 · 맥문동 각각 2.8g, 감초 2g.

위의 약들을 썰어서 1첩으로 하여 골풀속살등심초 2g, 오매 1개를 달여서 먹는다[회춘].

| **청열자음탕**清熱滋陰湯 |

【효능】 피오줌과 피똥을 누는 것을 치료한다.

【처방】 생지황 · 맥문동 · 산치자눋도록 덖은 것 각각 4g, 현삼 · 모란껍질목단피 각각 3.2g, 당귀 · 궁궁이천궁 · 함박꽃뿌리작약 각각 2g, 지모 · 황백다 술에 축여 덖은 것 · 흰삽주백출 · 귤껍질陳皮 · 감초 각각1.2g.

위의 약들을 썰어서 1첩으로 하여 달여서 먹는다[의감].

| **소계음자**小薊飮子 |

【효능】 하초에 열이 몰려 있어서 피오줌이 나오는 것을 치료한다.

【처방】 연뿌리 8g, 당귀 4g, 산치자 3.2g, 조뱅이 · 생지황 · 곱돌활석 · 통초 · 부들꽃가루포황 각각 2g, 감초 1.2g.

위의 약들을 썰어서 1첩으로 하여 참대잎죽엽 7잎과 함께 달여서 먹는다[단심].

| **강밀탕**薑蜜湯 |

【효능】 피오줌을 누는 것을 치료한다.

【처방】 생강 7쪽 · 꿀봉밀 반 잔 · 띠뿌리모근 1줌.

위의 약들을 달여 먹는다[득효].

| 복령조혈탕茯苓調血湯 |

【 효능 】 술이나 국수를 지나치게 먹었거나 성생활을 한 뒤에 오줌에 피가 절반이나 섞여 나오는 것을 치료한다.

【 처방 】 벌건솔풍령적복령 6g, 함박꽃뿌리작약 · 궁궁이천궁 · 반하국 각각 2.8g, 전호 · 시호 · 선귤껍질 · 지각 · 도라지길경 · 뽕나무뿌리껍질상백피 · 띠뿌리모근 · 골풀속살등심초 · 감초 각각 2g.

위의 약들을 썰어서 1첩으로 하여 생강 5쪽, 꿀 2숟가락과 함께 달여서 먹는다[득효].

피똥便血

『내경』에 "음이 몰리면 대변으로 피가 1되나 나오는데 두 번 몰리면 2되, 세 번 몰리면 3되가 나온 다"고 씌어 있다. 주석에는 "음이 몰리면 병이 생긴다. 음기가 속에 몰려서 겉으로 나가지 못하면 피가 갈 곳이 없어져 장으로 스며들기 때문에 피똥이 나온다. 이때의 맥은 허虛하고 삽澁하다"고 씌어 있다. 이것은 피가 몰려서 순환되지 못하기 때문에 나오는 피이다. 그러므로 평위지유탕, 결음단으로 주로 치료한다[강목].

- 『영추』에 5장에 사기가 있으면 음맥이 고르지 못한데 음맥이 고르지 못하면 피가 순환하지 못한다고 씌어 있다. 대체로 5장이 사기를 받으면 3음맥락三陰脈絡 : 태음경맥 · 소음경맥 · 궐음경맥 등 3음경맥에서 갈라진 낙맥을 말한다.이 고르지 못하게 되어 몰리고 뭉친다. 그러면 피가 순환이 되지 않고 넘쳐나서 장으로 스며들기 때문에 피똥이 나온다[입문].
- 중경은 "먼저 대변이 나온 다음에 피가 나올 때는 황토탕을 주로 쓴다. 그리고 먼저 피가 나온 다음에 대변이 나올 때는 적소두당귀산을 주로 쓴 다"고 하였다. 피똥을 누는 데는 위풍탕胃風湯, 처방은 대변문에 있다, 청장탕 · 유사

탕 · 지유산 · 연각환 · 가감사물탕 · 괴화산 등을 쓰는 것이 좋은데 실열實熱이 있으면 당귀승기탕을 써야 한다. 오랫동안 피똥을 누어 원기가 약해진 데는 후박전, 보중익기탕補中益氣湯, 처방은 내상문에 있다을 쓴다. 음식물로 인하여 그럴 때에는 평위산平胃散, 처방은 내상문에 있다에 지각 · 회나무꽃괴화 · 당귀 · 오매를 넣어 쓰고 술독으로 인하여 피똥이 나올 때는 주증황련환을 쓴다[제방].

| 평위지유탕平胃地榆湯 |

【 효능 】 음이 몰려 있어서 피똥이 나오는 것을 치료한다.

【 처방 】 삽주창출 · 승마 · 부자싸서 구운 것 각각 4g · 오이풀뿌리지유 2.8g, 칡뿌리갈근 · 후박 · 흰삽주백출 · 귤껍질陳皮 · 벌건솔풍령적복령 각각 2g, 건강 · 당귀 · 약누룩신국, 닦은 것 · 집함박꽃뿌리백작약 · 익지인 · 인삼 · 감초닦은 것 각각 1.2g.

위의 약들을 썰어서 1첩으로 하여 생강 3쪽, 대추 2알과 함께 달여서 먹는다[보감].

| 결음단結陰丹 |

【 효능 】 음이 몰려 있어서 피똥이 나오는 것을 치료한다.

【 처방 】 지각 · 으아리위령선 · 황기 · 귤껍질陳皮 · 춘근백피 · 은조롱하수오 · 형개수 각각 20g.

위의 약들을 가루를 내어 술에 쑨 풀에 반죽하여 벽오동 씨만하게 알약을 만든다. 한 번에 50~70알씩 묵은 쌀로 쑨 미음에 식초를 타서 먹는다[보감].

| 적소두당귀산赤小豆當歸散 |

【 효능 】 먼저 피가 나온 다음에 대변이 나오는 것을 치료한다.

【 처방 】 붉은 팥물에 담가 싹을 내서 햇볕에 말린 것 200g, 당귀 40g.
위의 약들을 가루를 내어 신좁쌀죽웃물에 개서 한 번에 8g씩 하루 세 번 먹는다[중경].

| 청장탕淸臟湯 |

【 효능 】 피똥을 누는 것을 치료한다.

【 처방 】 생지황 4g, 당귀술에 씻은 것 · 오이풀뿌리지유 각각 3.2g, 속썩은풀황금 · 산치자눋도록 덖은 것 · 황백덖은 것 각각 2.8g, 집함박꽃뿌리백작약 · 황련 · 측백잎, 아교주 각각 2.4g, 궁궁이천궁 · 회나무열매괴실, 덖은 것 각각 2g.
위의 약들을 썰어서 1첩으로 하여 달여 먹는다[회춘].

| 유사탕楡砂湯 |

【 효능 】 음陰이 몰려 있어서 피똥이 나오는 것을 치료한다.

【 처방 】 오이풀뿌리지유 160g, 사인 7개간다 · 감초생것 6g, 감초덖은 것 4g.
위의 약들을 썰어서 달여서 먹는다[입문].

| 연각환連殼丸 |

【 효능 】 내상內傷으로 피똥을 누는 것을 치료하는 데 낙맥絡脈이 맺힌 것도 푼다.

【 처방 】 황련, 지각 각각 80g.
위의 약들을 썰어서 회나무꽃괴화 160g과 함께 덖은 다음 회나무꽃괴화은 버린다. 다음 가루를 내어 반죽하여 먹기 좋은 크기로 알약을 만든다. 한 번에 50~70알씩 끓인 물로 먹는다[입문].

● 정전지각탕도 이와 같으나 썰어서 20g씩 물에 달여 먹게 되어 있다.

| 가감사물탕加減四物湯 |

【효능】 피똥을 누는 것을 치료하는 데 장풍腸風도 낫게 한다.

【처방】 측백잎 · 생지황 · 당귀 · 궁궁이천궁 각각 4g, 지각 · 형개 · 회나무꽃괴화, 덖은 것, 감초덖은 것 각각 2g.

위의 약들을 썰어서 1첩으로 하여 생강 3쪽, 오매 1개와 함께 달여서 먹는다[득효].

| 괴화산槐花散 |

【효능】 장위腸胃에 습사濕邪가 있어서 배가 불러오고 거북하며 하혈下血하는 것을 치료한다.

【효능】 회나무꽃괴화, 덖은 것 8g, 삽주창출 · 후박 · 귤껍질陳皮 · 당귀 · 지각 각각 4g, 오맷살 · 감초덖은 것 각각 2g.

위의 약들을 썰어서 1첩으로 하여 물에 달여서 먹는다[단심].

| 당귀승기탕當歸承氣湯 |

【효능】 실열實熱이 있어서 피똥이 나오는 것을 치료한다.

【처방】 당귀 8g, 후박 · 지실 · 대황 각각 3.2g, 망초 2.8g.

위의 약들을 썰어서 물에 달여서 먹는다[단심].

| 후박전厚朴煎 |

【효능】 피똥을 누는 것과 여러 가지 원인으로 하혈하는 것을 치료한다.

【처방】 후박 · 생강 각각 200g함께 넣고 짓찧어 누렇게 덖는다, 흰삽주백출 · 약누룩신국 · 보리길금맥아 · 오미자 각각 40g함께 넣고 누렇게 덖는다.

위의 약들을 가루를 내어 물에 쑨 풀에 반죽하여 먹기 좋은 크기로 알약을 만든다. 한 번에 1백 알씩 미음으로 먹는다. 비위脾胃에는 본래 피가 없지만 기氣가 허虛하고 장腸이 약해지면 영위榮衛에서 피가 스며들어가기 때문에 피가 나오게 된다. 후박은 창자를 든든하게 하고 보리길금맥아은 술과 음식을 잘 삭이며 흰삽주백출는 물기를 잘 나가게 하기 때문이고 피는 자연히 나가지 못하게 된다. 그러므로 흔히 크게 효과를 얻게 된다[입문].

| 주증황련환酒蒸黃連丸 |

【 효능 】 술독으로 열이 몰려서 피똥이 나오고 항문에 열감이 있는 것을 치료한다.

【 처방 】 황련 160g.

위의 약을 썰어서 술에 하룻밤 재워 두었다가 햇볕에 말려 가루를 낸다. 다음 좁쌀풀에 반죽하여 먹기 좋은 크기로 알약을 만든다. 한 번에 30~50알씩 따뜻한 물로 먹는다[득효].

잇몸에서 피가 나오는 것齒衄

『입문』에 "잇몸에서 피가 나오는 것을 치뉵이라고 한다. 잇몸은 위胃에 속하고 이빨은 신腎에 속한다. 양명경陽明經에서 소음경少陰經으로 병이 전이되어 2개의 경맥이 서로 어울리게 되면 잇몸에서 피가 많이 나오는데 사람들은 흔히 이것을 잇몸에서 나오는 피라는 것을 알지 못하고 찬물로 입을 가셔서 피를 멎게 한다.

그러나 조금 지나면 또 나온다. 이때에 외용약으로는 녹포산을 쓰고 먹는 약으로는 해독탕解毒湯, 처방은 상한문에 있다.을 쓰는데 서각지황탕과 섞어 쓰거나 생지금련탕生地芩連湯, 처방은 아래에 있다.과 섞어서 써야 한다"고 씌어 있다.

● 잇몸에서 피가 나오는 데는 형괴산 · 울금산 · 소계산 등을 쓰는 것이 좋다.

| 녹포산綠袍散 |

【효능】 잇몸에서 피가 계속 나오는 것을 치료한다.

【처방】 황백 · 박하 · 망초 · 청대 각각 같은 양.

위의 약들을 가루를 내어 용 뇌를 조금 섞어서 잇몸에 바르면 곧 멎는다[입문].

| 형괴산荊槐散 |

【효능】 잇몸에서 피가 나오는 것을 치료한다.

【처방】 형개수 · 회나무꽃괴화, 덖은 것 각각 같은 양.

위의 약들을 가루를 내어 이빨을 늘 문지르거나 조금씩 먹는다[득효].

| 울금산鬱金散 |

【효능】 잇몸에서 피가 나오는 것을 치료한다.

【처방】 울금 · 구릿대백지 · 족두리풀 각각 같은 양.

위의 약들을 가루를 내어 이빨을 늘 문지른 다음 이어서 참대잎죽엽과 참대속껍질죽여을 소금과 함께 넣고 달인 물로 양치질해야 한다[득효].

| 소계산小薊散 |

【효능】 잇몸에서 피가 나오는 것을 치료한다.

【처방】 백초상 · 조뱅이소계 · 향부자 · 부들꽃가루포황, 덖은 것 각각 20g.

위의 약들을 가루를 내어 늘 이빨을 문지르면 피가 멎는다[득효].

- 푸른 참대속껍질죽여을 식초에 하룻밤 담가 두었다가 그 물로 양치질하여도 된다. 또 진하게 달인 참대잎죽엽물에 소금을 풀어서 양치질하여도 되고 또한 진하게 달인 찻물로 양치질하여도 낫는다[본초].

- 이빨이 아프고 잇몸에서 피가 나오는 것을 치료하는 데는 향부자 가루를 쓰는데 생강즙에 하룻밤 담가 두었다가 양치질한 후 이어서 가루로 이빨을 문지른다[득효].
- 잇몸에서 피가 많이 나올 때에는 지골피를 달인 물로 먼저 양치질한 다음 달인 물을 먹는다[강목].

피를 흘린 뒤의 어지럼증[失血眩暈]

『해장海藏』은 "여러 가지 원인으로 피를 지나치게 흘리면 반드시 어지럼증이 생기고 속이 답답하며 정신을 잃고 붕중崩中으로 피를 많이 흘리거나 이빨을 빼고 피를 많이 흘리거나 쇠붙이에 다쳐서 피를 많이 흘리거나 몸푼 뒤에 피를 많이 흘리면 모두 이런 증상이 나타난다"고 하였다. 이때에는 대제궁귀탕大劑芎歸湯, 처방은 부인문에 있다.을 달여 먹어야 낫는다.

- 피를 토하거나 코피가 심하게 나오면서 멎지 않을 때에는 띠뿌리모근를 태우는데 식초를 뿌리면서 코로 냄새를 맡으면 어지럼증이 생기지 않는다. 그리고 갑자기 환자의 얼굴에 찬물을 뿜어 주어 놀라게 하여도 피가 멎는다[입문].
- 피를 많이 흘려서 어지러워하고 정신을 차리지 못하는 것은 생지금련탕으로 치료해야 한다. 또는 전생활혈탕全生活血湯, 처방은 포문에 있다.을 써도 좋다[입문].
- 혈훈血暈이란 피를 너무 많이 흘렸기 때문에 허해져서 생긴 어지럼증인데 이때에 맥은 약해진다. 그러므로 빨리 궁귀탕을 쓴 다음 이어서 가미사물탕을 써야 한다[회춘].
- 피를 토하거나 코피를 지나치게 흘려서 정신을 차리지 못하는 데는 생지황 1.8~3kg으로 즙을 내서 2~3회 먹인다. 즙을 짜낼 사이가 없으면 생것으로 즙을 빨아 먹게 한 다음 그 찌꺼기로 코를 막아 주어도 지혈 효과가 있다. 또한 좋

은 먹을 진하게 갈아서 먹인 다음 코 안에 1방울 떨구어도 된다[본초].

| 생지금련탕生地芩連湯 |

【 효능 】 부인이 붕루崩漏로 피가 몹시 부족해진 것과 남자가 피를 많이 흘렸기 때문에 피부가 마르고 열이 나며 불안해하고 잠자리를 어루만지며 허공에 대고 헛손질하고 눈을 뜨지 못하며 사람을 알아보지 못하고 정신이 없으며 코가 마르고 숨결이 거친 것을 치료한다.

【 처방 】 생지황 · 궁궁이천궁 · 당귀 각각 6g, 함박꽃뿌리작약 · 산치자 · 속썩은풀황금 · 황련 각각 2.9g, 방풍 8g.

위의 약들을 썰어서 달여서 천천히 먹인다. 이것은 위급한 증상인데 이 약으로 살려야 한다

| 가미사물탕加味四物湯 |

【 효능 】 혈허血虛로 어지럼증이 나서 쓰러지며 까무러치는 것을 치료한다. 이때에는 뜸을 뜨지도 말고 놀라게 하여 울면서 소리치거나 움직이는 일이 없게 해야 한다. 움직이면 더 심해져서 죽을 수도 있다.

【 처방 】 당귀 · 궁궁이천궁 · 집함박꽃뿌리백작약 · 생지황 · 찐지황숙지황 · 황기 · 인삼 · 흰삽주백출 · 귤껍질陳皮 · 흰솔풍령백복령 · 형개수 · 감초 각각 2.8g.

위의 약을 썰어서 대추 2알, 오매 1개와 달여서 먹는다[회춘].

단방單方

모두 16가지이다.

| 정화수井華水, 새로 길어 온 우물물 |

【 효능 】 9규에서 피가 나오는 것과 코피가 멎지 않는 것을 치료한다.

이 물을 갑자기 환자의 얼굴에 뿜어 주되 환자가 알지 못하게 해야 한다[본초].

| 생지황生地黃 |

【 효능 】 피를 토하는 것, 코피가 나오는 것, 피똥이나 피오줌을 누는 것 등 여러 가지 피를 흘리는 증상을 치료한다.

【 처방 】 생지황을 즙을 내서 반 되씩 하루 세 번 마신다. 박하즙에 타거나 생강즙에 타서 마셔도 다 낫는다[단심].

| 차전초엽과 뿌리車前草葉及根, 길짱구의 잎과 뿌리 |

【 효능 】 코피가 나오는 것, 피를 토하는 것, 피오줌을 누는 것을 멎게 한다.

【 처방 】 즙을 내어 5홉을 먹는다[본초].

| 포황蒲黃, 부들꽃가루 |

【 효능 】 일체의 피가 나오는 것을 멎게 한다. 어혈을 없애는 데는 생으로 쓰고 피를 보하는 데는 볶어서 8~12g씩 찬물에 타서 먹는다[본초].

| 궁궁 |

【 효능 】 피를 잘 순환하게 하는데 피를 토하는 것, 코피가 나오는 것, 피똥이나 피오줌을 누는 것 등 여러 가지 피가 나오는 증상을 모두 치료한다.

【 처방 】 달여 먹거나 가루를 내어 먹어도 좋다[본초].

| 당귀當歸 |

일체의 피가 나오는 증상을 치료하는 데 피를 고르게 하고 잘 순환하게 하며 피를 보충하기도 한다. 궁궁이천궁와 당귀를 섞은 것을 궁귀탕芎歸湯이라고 하는데 혈약 가운데서 제일 좋다[강목].

| 천근꼭두서니 |

【 효능 】 피를 토하는 것, 코피가 나오는 것, 피똥이나 피오줌을 누는 것, 붕증 등 여러 가지 피나는 증상을 치료한다.

【 처방 】 가루내어 한 번에 8g씩 달인 후 식혀서 먹는다[본초].

| 백모근白茅根, 띠뿌리 |

【 효능 】 피를 멎게 하는데 피를 토하는 것, 코피가 나오는 것, 피똥이나 피오줌을 누는 것 등 여러 가지 피나는 증상을 치료한다.

【 처방 】 물에 달여 먹는다. 띠꽃도 효과가 같다[본초].

| 애엽艾葉, 약쑥 |

【 효능 】 피를 토하는 것, 코피가 나오는 것, 피똥이나 피오줌을 누는 것 등 여러 가지 피나는 증상을 치료한다.

처방 짓찧어 즙을 내어 마신다. 마른 것을 달여서 먹어도 된다[본초].

| 지유地楡, 오이풀뿌리 |

【 효능 】 피를 토하는 것, 코피가 나오는 것을 치료하지만 음이 몰려 있어서 피똥이 나오는 데 주로 쓴다.

【 처방 】 물에 달여 먹는다[본초].

| 대소계大小, 엉겅퀴와 조뱅이 |

【 효능 】 이것은 일체의 피나는 증상을 치료하는 데 어혈을 없애며

피를 멈춘다.

【 처방 】 생것을 짓찧어 즙을 내서 작은 잔으로 1잔씩 마신다. 혹은 꿀을 조금 타서 마셔도 된다[본초].

| 울금鬱金 |

【 효능 】 피를 토하는 것, 코피가 나오는 것을 멈추며 어혈을 푼다.

【 처방 】 가루를 내서 생강즙이나 좋은 술에 타서 먹는다. 가래에 피가 섞여 나오는 것을 치료할 때에는 가루를 내어 부추즙에 타서 먹으면 저절로 없어진다.[단심].

| 측백엽側柏葉, 측백나무잎 |

【 효능 】 피를 토하는 것, 코피가 나오는 것, 피똥이나 피오줌을 누는 것 등 일체의 피가 나는 증상을 치료하는 데 피가 나오는 것을 멈추고 음陰을 보한다.

【 처방 】 가루를 내어 미음에 타서 먹거나 달여 먹어도 좋다. 즙을 내어 먹는 것도 역시 좋다[입문].

| 송연묵松烟墨, 좋은 먹 |

일체의 피가 나오는 것을 멎게 하는데 생지황즙을 진하게 갈아서 먹거나 깨끗한 물에 먹을 갈아서 먹는다[단심].

| 생우즙生藕汁, 생연뿌리즙 |

【 효능 】 어혈瘀血을 풀어주고 일체의 피가 나오는 것을 멈추는 데 즙을 그냥 먹거나 여기에 지황즙이나 따뜻한 술에 타서 먹어도 모두 효과가 있다[본초].

| 구즙부추즙 |

【 효능 】 피를 토하는 것, 코피가 나오는 것, 객혈, 타혈하는 것을 멈추고 가슴 속에 뭉친 어혈을 잘 푼다.

【 처방 】 이 약즙을 찬 것으로 3~4잔을 먹으면 잠시 동안 가슴 속이 거북해지면서 불편하다가 시간이 지나면 저절로 낫는다[단심].

| 난발회亂髮灰 |

【 효능 】 일체의 피가 나오는 것, 피를 토하는 것, 코피가 나오는 것, 피똥이나 피오줌을 누는 것을 멎게 하는데 9규에서 피가 나오는 것도 다 치료한다.

【 처방 】 가루를 내어 한 번에 8g씩 식초를 끓인 물이나 깨끗한 물에 타서 먹는다. 알약을 지어 먹어도 좋다[본초].

05 꿈夢

나쁜 꿈을 꾸지 않게 하는 방법[惡夢]

밤에 나쁜 꿈을 꾼 것은 말하지 말아야 한다. 그리고 얼굴을 동쪽으로 향하고 칼을 쥐고 물을 뿜으면서 악몽착초목 호몽성주옥惡夢着草木好夢成珠玉: '부처'를 믿고 운명에 순종하면 복을 받는다고 하는 불교의 교리에서 나온 말이다.이라는 주문을 외우면 아무 일 없다. 또한 꿈이 좋건 나쁘건 다 말하지 않는 것이 좋다[득효].

- 사향을 오랫동안 먹으면 꿈을 꾸지 않고 가위눌리지도 않는다. 또한 좋은 사향 1제를 베개 속에 넣어서 베면 사기邪氣를 막을 수 있고 나쁜 꿈을 꾸지 않는다[본초].
- 소합향은 꿈이나 가위눌리는 일이 없게 하는데 먹거나 차고 다닌다[본초].
- 범머리뼈로 베개를 만들어 베면 나쁜 꿈을 꾸지 않고 가위눌리지 않는다[본초].
- 서각은 가위눌리지 않게 하는 데 먹거나 갖고 있는다[본초].
- 영양각은 심기心氣를 안정시키고 가위눌리지 않게 하여 사기와 놀라는 꿈을 없앤다[본초].

약 쓰는 방법[用藥法]

몸이 허하여 어지러운 꿈을 많이 꾸는 데는 인삼과 용골을 넣어 써야 한다[본초].

- 담膽이 허虛하여 잠을 자지 못하는 것은 한증寒證이다. 이런 데는 메대추씨산조인, 덖어 가루낸 것를 참대잎을 달인 물에 타서 먹는다. 담이 실하여 잠이 많은 것은 열증熱證이다. 이런 데는 메대추씨산조인를 생것으로 가루내어 쓰는데 생강즙에 덖은 좋은 차를 달인 물에 타서 먹는다[해장].
- 어떤 사람이 무서워하다가 병이 생겼는데 마치 누가 잡으러 오는 것 같고 잠자리가 편안치 않으며 음식맛을 몰랐다. 그리하여 인삼 · 흰삽주백출 · 당귀를 주약君藥 : 해당 처방에서 주작용을 나타내는 기본 약으로서 주증 또는 주병을 치료한다.으로 하고 귤껍질陳皮을 좌약佐藥 : 주약을 협조하여 주증을 치료하는 보조 약으로서 주약의 작용으로 해결할 수 없는 따라서 난 병이나 겹친 병이나 부차적인 증상을 치료한다.으로 하며 소금물에 축여 덖은 황백과 구운 현삼 각각 조금씩을 사약使藥 : 인경 작용과 조화시키는 작용을 하는 약으로서 처방에서 주약과 다른 약들의 독작용을 덜어 주며 약맛을 좋게 하고 서로 다른 약성을 가진 약들의 작용을 조화시킨다.으로 넣어 달여 먹었는데 1달 정도 되자 다 나았다. 이것은 무서워한 것으로 하여 신腎이 상한 것이기 때문에 소금물에 축여 덖은 황백과 구운 현삼으로 인삼과 당귀 등의 약기운을 이끌어서 신腎으로 들어가게 하였다[단심].

단방單方

모두 10가지이다.

| 안식향安息香 |

【효능】 부인이 밤에 잘 때 꿈에 헛것과 성교하는 것을 치료한다.

【처방】 석웅황과 섞어서 알약을 만들어 태우면서 그 연기를 단전혈丹田穴에 쏘이면 영영 그런 꿈을 꾸지 않는다[본초].

| 고죽엽苦竹葉 |

【효능】 허번虛煩으로 잠을 자지 못하는 것을 치료하는 데 삶아서 먹는다[본초].

| 소맥小麥, 밀 |

【효능】 번열煩熱이 있어서 잠을 자지 못하는 것을 치료하는 데 달여서먹는다[본초].

| 임금林檎, 능금 |

【효능】 잠을 자지 못하는 것을 치료한다. 많이 먹으면 숙면하게 된다[본초].

| 목근木槿, 무궁화 |

【효능】 달여서 먹으면 잠이 온다[본초].

| 궐蕨, 고사리 |

【효능】 먹으면 잠이 온다[본초].

| 순蓴, 순채 |

【효능】 늘 먹으면 잠이 잘 온다[본초].

| 사삼沙蔘, 더덕 |

【효능】 잠이 많고 늘 졸리는 것을 치료하는 데 달여서 먹거나 무쳐서 먹는다[본초].

| 통초通草 |

【효능】 비달脾疸 : 비와 관련된 황달을 말하는데 이때의 증상은 주로 잠이 많은 것이다.로 늘 졸음이 오는 것을 치료하는 데 달여서 먹는다[본초].

| 오매烏梅 |

【효능】 잠을 자지 못하는 것을 치료한다. 차를 만들어 먹으면 잠이 온다[본초].

| 차茶 |

【효능】 졸음이 덜 오게 한다. 따뜻하게 하여 먹으면 수시로 조는 것을 멎게 한다[본초].

06 목소리

갑자기 목소리가 나오지 않는 것[卒然無音]

황제는 "사람이 갑자기 근심하거나 화낸 뒤에는 목소리를 내지 못하는데 이것은 어느 길이 막히고 무슨 기가 생겼기 때문인가? 목소리가 나오지 못하는 이유를 알려고 한다"고 하였다. 그러자 소사少師가 "식도란 음식물이 들어가는 길이고 울대는 기가 오르내리는 길이며 후비강은 기가 갈라져 빠져 나오는 곳이다."라고 대답했다. 설골[橫骨]

잡병으로 목이 쉰 것[因雜病失音]

중풍中風에 걸렸으나 음식을 먹고 앉고 눕는 것은 보통 때와 같고 오직 목이 쉬어 말만 못 하는 것을 민간에서는 아풍이라고 한다. 이런 데는 소속명탕小續命湯, 처방은 풍문에 있다.에서 부자를 빼고 석창포 4g을 더 넣어 쓰는 것이 좋다. 혹은 가자청음탕訶子淸音湯, 처방은 아래에 있다.을 써도 된다[의감].

- 기침하여 목이 쉰 데는 인삼청폐산 · 행인전 · 합개환 등을 쓴다.
- 담이 막혀서 목이 쉰 데는 옥분환이나 궁신산이 좋다.
- 허손虛損으로 여위어 핼쑥하고 기혈이 부족해서 목소리가 나오지 못하기 때문에 오랫동안 말을 못할 때는 천진원天眞元, 처방은 내상문에 있다을 보름 동

안 먹으면 말을 하게 된다[득효]

- 노래를 많이 불러서 목이 쉰 데는 향성파적환이 좋다[회춘].
- 목 안이 아프고 헐어서 목소리가 나오지 않는 데는 통애산通隘散, 처방은 인후문에 있다.이 좋다.
- 몸풀출산 후 뒤에 목이 쉬어서 말을 못하는 데는 복령보심탕茯笭補心湯, 처방은 혈문에 있다이 좋다.

| 인삼청폐산人蔘淸肺散 |

【 효능 】 가래가 나오면서 기침이 나고 목이 마르며 목소리가 나오지 않는 것을 치료한다.

【 처방 】 인삼 · 귤껍질陳皮 · 패모덖은 것 각각 6g, 끼무릇반하 · 도라지길경 · 흰솔풍령백복령 · 뽕나무뿌리껍질상백피 · 지모 · 지각 · 살구씨행인 · 황련 각각 4g, 관동화 2.8g · 맥문동 · 지골피 · 감초 각각 2g, 오미자 20알.

위의 약들을 썰어서 2첩으로 하여 1첩에 생강 3쪽씩 넣고 달여 먹는다[단심].

| 행인전杏仁煎 |

【 효능 】 기침으로 목이 쉬어 목소리를 내지 못하는 것을 치료한다.

【 처방 】 살구씨행인, 찧은 것 · 꿀봉밀 · 사탕가루 · 생강즙 각각 1잔, 뽕나무뿌리껍질상백피 · 으름덩굴목통 · 패모덖은 것 각각 60g, 개미취 · 오미자 각각 40g, 석창포 20g.

위의 약에서 뒤의 6가지를 썰어 물 5되를 부은 후 반 되의 양이 되게 달여 찌꺼기를 버린다. 여기에 살구씨행인 · 꿀봉밀 · 사탕 · 생강즙을 넣고 다시 묽은 고약처럼 되게 달인다. 한 번에 1숟가락씩 입에 넣고 녹여 먹는다. 지모, 관동화를 넣어서 쓰면 더 좋다[직지].

| 합개환蛤蚧丸 |

【 효능 】 폐肺에 피가 몰려서 아프고 목이 쉰 것과 오랫동안 기침을 하여 목이 쉰 것을 치료한다.

【 처방 】 합개식초를 발라 구운 것 1쌍, 가자육 · 아교주 · 생지황 · 맥문동 · 족두리풀세신 · 감초 각각 20g.

위의 약들을 가루내어 꿀에 반죽한 다음 먹기 좋은 크기로 알약을 만든다. 한 번에 1알씩 입에 넣고 녹여서 먹는다[단심].

| 옥분환玉粉丸 |

【 효능 】 겨울철에 한담寒痰이 뭉쳐 막혀서 목소리를 내지 못하는 것을 치료한다.

【 처방 】 끼무릇반하, 씻어서 생강즙에 법제한 것 20g, 초오익도록 볶은 것 · 계심 각각 1g.

위의 약들을 가루내서 생강즙에 담갔던 증병에 반죽하여 가시연밥검인만하게 알약을 만든다. 한 번에 1알씩 밤에 입에 넣고 녹여서 먹는다. 오래 두었다가 써도 효과가 있다[강목].

| 궁신산(芎辛散) |

【 효능 】 열담熱痰이 성盛하여 막혀서 목이 쉬고 목소리가 나오지 않는 것을 치료한다. 이것은 조열燥熱로 생긴 것인데 이 약을 쓰면 곧 낫는다.

【 처방 】 궁궁이천궁 · 족두리풀세신 · 방풍 · 도라지길경 · 구릿대백지 · 강호리강활 · 뽕나무뿌리껍질상백피 각각 4g, 감초 2g.

위의 약들을 썰어서 1첩으로 하여 생강 2쪽, 박하 3잎과 함께 달여 먹는다[득효].

| 향성파적환響聲破笛丸 |

【 효능 】 노래를 불러서 목이 쉰 것을 치료한다.

【 처방 】 박하 160g, 연교 · 도라지길경 · 감초 각각 100g, 백약전 80g, 궁궁이천궁 60g, 사인, 가자볶은 것 · 대황술에 축여 볶은 것 각각 40g.

위의 약들을 가루내어 달걀 흰자위에 반죽하여 먹기 좋은 크기로 알약을 만든다. 한 번에 1알씩 잠잘 무렵에 입에 넣고 녹여서 먹는다[회춘].

목쉰 소리[聲嘶]

5장에서 생긴 기침이 오래되면 목쉰 소리를 한다. 목쉰 소리는 울대가 상한 것이지 인두의 병은 아니다[득효].

- 힘을 들여 목청을 내서 목쉰 소리를 하는 것은 바로 기氣가 허虛하고 위기衛氣가 몹시 차진 것이다[입문].
- 기침을 하여 목이 쉰 것은 혈血이 허해지고 열을 받은 것이다. 이런 데는 청대와 조가비가루를 꿀에 반죽하여 알약을 만들어 입에 넣고 녹여서 먹는다[단심].
- 목쉰 소리를 하는 데는 시호승마탕 · 윤폐환 · 밀지전이 좋다.

| 시호승마탕柴胡升麻湯 |

【 효능 】 상한傷寒에 기침을 하여 목이 쉰 것과 목구멍이 아픈 것을 치료한다.

【 처방 】 시호 · 속썩은풀황금 · 끼무릇반하 · 승마 · 칡뿌리갈근 · 지실 · 도라지길경 · 지모 · 패모 · 현삼 · 뽕나무뿌리껍질상백피 · 감초 각각 2.8g.

위의 약들을 썰어서 1첩으로 하여 생강 3쪽과 함께 달여서 먹는다[의감].

| **윤폐환**潤肺丸 |

【 효능 】 오랜 기침으로 목이 쉬어 말소리가 나오지 않는 것을 치료한다.

【 처방 】 가지피 · 오배자 · 오미자 · 속썩은풀황금 · 감초 각각 같은 양.

위의 약들을 가루낸 다음 꿀에 반죽해서 먹기 좋은 크기로 알약을 만든다. 한 번에 1알씩 입에 넣고 녹여서 먹는다[입문].

| **밀지전**蜜脂煎 |

【 효능 】 갑자기 목이 쉬어 목쉰 소리를 하는 것을 치료하는 데 늘 먹으면 폐肺가 좋아진다.

【 처방 】 돼지기름저지 1.2kg을 조려서 찌꺼기를 버린 다음 꿀 600g을 넣고 다시 조린다. 이것을 걸러서 사기그릇에 담아 고膏가 되게 한다. 아무 때나 1숟가락씩 먹는다[입문].

단방單方

모두 7가지이다.

| **석창포**石菖蒲 |

목소리를 내게 하는 데 달여서 먹거나 가루내어 먹어도 다 좋다[본초].

| **연복자**燕覆子, 으름덩굴씨 |

오장五藏 기운이 끊어진 것을 잇고 말소리가 힘 있게 나오게 하는 데 늘 먹어야 한다[본초].

| **통초**通草 |

목소리를 내게 하는 데 달여서 먹으면 좋다[본초].

| 귤피橘皮, 귤껍질 |

갑자기 목이 쉬어 목소리가 나오지 않는 것을 치료하는 데 진하게 달여서 즙을 짜서 자주 먹는다[본초].

| 이梨, 배 |

중풍으로 목이 쉬어 말을 하지 못하는 것을 치료하는 데 주로 쓴다. 생것으로 짓찧어 즙을 내어 한 번에 1홉씩 하루 두 번 먹는다[본초].

| 건시乾柿, 곶감 |

목소리를 부드럽게 하는 데 좋다. 물에 담갔다가 자주 먹어야 한다[본초].

| 계자鷄子, 달걀 |

많이 먹으면 목소리가 잘 나온다. 물에 두 번 끓어오르게 삶아서 그 물과 같이 먹는다.

07 언어言語

벙어리가 되어 말을 하지 못하는 것[不得語]

『내경』에 "사기邪氣가 음陰에 들어가서 부딪치면 벙어리가 된다. 혀 때문에 생긴 벙어리와 목구멍 때문에 생긴 벙어리는 차이가 있다"고 씌어 있다자세한 것은 목소리문[聲音門]에 있다.

- 말을 하지 못하는 이유는 1가지가 아니다. 혀가 뻣뻣해서 말을 못 하는 것, 정신이 없어서 말을 못 하는 것, 이를 악물어서 말을 못 하는 것, 혀가 늘어져 말이 잘 되지 않는 것, 혀가 마비되어 잘 되지 않는 것들이 있다. 이 가운데는, 풍風을 치료해야 할 것, 정신을 안정시켜야 할 것, 기혈氣血을 보양해야 할 것 등이 있다. 그러므로 각각에 맞는 방법을 찾아서 치료해야 한다[의감].
- 혈기血氣가 허손虛損되었거나 신腎이 허해져서 갑자기 말을 하지 못하는 것이 있는데 이런 데는 십전대보탕十全大補湯, 처방은 허로문에 있다.에서 육계를 빼고 석창포, 원지를 넣어서 쓰는 것이 좋다[입문].

말소리가 약한 것[言微]

『내경』에 "말소리가 하루 종일 약하다가 다시 제대로 말하게 되는 것은 기가 빠졌기 때문이다"고 하였다.

- 『영추』에 "단중은 기가 모이는 곳인데 이것이 약하면 기력이 부족해져서 말

을 많이 하지 못하게 된다"고 씌어 있다.

- 역로易老는 "진기가 허약하면 맥이 미微하고 말하기가 싫은데 이런 데는 인삼황기탕과 익기환益氣丸, 처방은 모두 기문에 있다을 쓰는 것이 좋다"고 하였다.

웃음[笑]

『영추』에는 "심기心氣가 허虛하면 슬퍼하고 실實하면 계속 웃는 다"고 씌어 있다.

- 『내경』에 "심心은 신神을 간직하는데 신이 실하면 계속 웃고 신이 부족하면 슬퍼한다"고 씌어 있다.
- 『난경』에 "심의 병일 때 겉으로 나타나는 증상은 얼굴이 벌겋고 입이 마르며 웃기를 잘 하는 것이다"고 씌어 있다.
- 『내경』에는 "심에서 나오는 소리가 웃음이 된다. 또한 기뻐하는 것과 웃는 것은 다 심화心火에 속한다"고 씌어 있다.
- 황보사안皇甫士安은 "심이 실하면 웃는데 웃음은 기쁨이다"고 하였다.
- 하간河間은 "기쁨은 심화心火로 생기는데 기쁨이 지나치면 웃는다. 그러나 병으로 웃는 것은 심화가 성한 것이다"고 하였다.

노래하는 것[歌]

『내경』에는 "비에서 나오는 소리가 노래가 된다"고 씌어 있다.

- 『영추』에는 "족양명의 경맥에 병이 심하면 높은 데 올라가서 노래를 부른다"고 씌어 있다.

- 전광癲狂이나 헛것이 들린 병일 때에는 모두 노래를 부르거나 울기도 한다[강목].
- 비脾가 노래를 좋아하는 것은 그것의 본성이다[연수].

우는 것[哭]

『내경』에는 "폐肺에서 나오는 소리가 울음소리인데 울음소리는 폐의 본래 소리이다"고 씌어 있다.

- 『난경』에는 "폐가 좋지 않을 때에 겉으로 나타나는 증상은 얼굴빛이 하얗고 재채기를 잘 하며 슬퍼하고 수심에 싸여 우울하고 울려고만 하는 것"이라고 씌어 있다.
- 부인이 장조증藏燥證일 때에는 슬퍼하면서 울려고 만 한다는 데 대한 것은 부인문에 자세하게 씌어 있다.

재채기

황제가 "무슨 기운이 재채기를 하게 하는가?"고 물었다. 그러자 기백이 "태양경의 기운이양기라고 한다 고르게 잘 순환하여 심에 가득 차서 코로 나오게 되면 재채기가 난다"고 대답하였다[영추].

- 『난경』에는 "폐가 좋지 않을 때에 겉으로 나타나는 증상은 얼굴빛이 허옇고 재채기를 잘 하는 것이다"고 씌어 있다.
- 재채기라는 것은 콧속이 가려운 탓으로 기가 빠지면서 나는 소리이다. 코는 폐肺의 구멍이며 가려움은 화의 작용이므로 이것은 화火가 금金을 이겼기 때문에 생긴 병이다[하간].

- 주리가 치밀하지 못하면 재채기가 멎지 않고 계속 난다[강목].
- 하품하는 것은 기가 부족하기 때문이며 재채기를 하는 것은 기가 소통하는 것이다[강목].

| 밀타승산蜜陀僧散 |

【효능】 놀란 기운이 심에 들어가면 벙어리가 되어 말을 하지 못하는 것을 치료한다.

【처방】 밀타승.

위의 약을 보드랍게 가루내어 한 번에 4g씩 찻물에 타서 먹는다. 열이 있으면 사향을 탄 끓인 물에 풀어 먹는다. 옛날 어떤 사람이 범과 뱀에게 놀라서 오랫동안 말을 못 하다가 이 약을 먹고 곧 나았다[우세].

| 원지환遠志丸 |

【효능】 놀라서 말을 헛갈리게 하는 것을 치료한다.

【처방】 원지생강즙에 법제한 것 · 천남성우담에 법제한 것 · 인삼 · 노랑돌쩌귀 · 백복신 · 메대추씨산조인, 볶은 것 각각 20g, 주사수비한 것 12g, 사향 4g, 금박 5장.

위의 약들을 가루내어 꿀에 반죽한 다음 먹기 좋은 크기로 알약을 만들어 주사를 입힌다. 한 번에 30알씩 박하를 달인 물로 하루 두 번 먹는다[본사].

| 복신산茯神散 |

【효능】 이 약은 위와 같은 병을 치료한다.

【처방】 복신 · 생건지황 · 집함박꽃뿌리백작약 · 궁궁이천궁 · 당귀 · 도라지길경 · 흰솔풍령백복령 · 원지생강즙에 법제한 것.

위의 약들을 가루내어 한 번에 8g씩 물 2잔에 골풀속살등심초 4g, 대추 2알과 함께 넣고 7분이 되게 달여 먹는다. 어떤 부인이 74살에 전쟁으로 놀라는 증상이 생겼을 때 이 2가지 약을 먹고 나았다[본사].

08 진액津液

땀은 습열 때문에 나온다[汗因濕熱]

『내경』에 "심心이 땀을 나게 한다. 또한 음陰에 양陽이 겹치면 땀이 난다"고 씌어 있다. 주석에는 "양기가 위로 치밀 때 음이 제자리에 있으면 훈증되기 때문에 땀으로 된다. 또한 양기로 말미암아 땀이 나오는 것은 비가 오는 것과 같다"고 씌어 있다.

- 『난경』에는 "신腎에 있던 사기邪氣가 심으로 들어가면 땀이 난다"고 씌어 있다.
- 땀은 심心의 액液이므로 심이 동動하면 갑자기 땀이 나게 된다[의감].
- 심은 군화君火이며 비위脾胃는 토土에 속하므로 습濕과 열熱이 서로 부딪치면 땀이 생기는 것은 명백하다.
- 『내경』에 "음식을 지나치게 먹으면 땀이 위胃에서 나오고 놀라서 정기精氣를 잃으면 땀이 심心에서 나오며 무거운 것을 들고 멀리 가면 땀이 신腎에서 나오고 빨리 뛰거나 무서운 일을 당하면 땀이 간肝에서 나오며 지나치게 일을 하면 땀이 비脾에서 나온다"고 씌어 있다.
- 위기衛氣가 허하면 땀이 많고 혈榮血이 허하면 땀이 없다[강목].
- 풍병風病일 때 땀이 많이 나오는 것은 풍사風邪가 기를 헤쳐 놓기 때문이다 자세한 것은 풍문風門에 있다. 담증痰證 때도 역시 땀이 나면서 머리가 어지럽고 구역질이 난다. 이런 데는 궁하탕芎夏湯, 처방은 담음문에 있다.을 쓰는 것이 좋

다. 화기火氣가 훈증하면 위胃 속에 있는 습도 역시 땀으로 되는데 이런 데는 양격산凉膈散, 처방은 화문에 있다을 주로 쓴다[단계].

식은땀[盜汗]

『내경』에는 "신腎에 병에 생기면 잠잘 때 땀이 나고 바람이 싫다"고 씌어 있다. 주해에는 "잠잘 때 나는 땀이 식은땀이다"고 씌어 있다. 성무기成無己는 "식은땀은 잠자는 사이에만 나다가 깨어나면 멎는다"고 하였다.

- 식은땀은 잠자는 사이에 나는데 온 몸이 목욕한 것같이 된다. 이와 같이 된 것은 깨어나서야 알 수 있다. 이것은 음허증陰虛證에 속하는데 영혈榮血이 주관한다. 그러므로 반드시 음을 보하고 화火를 다스려야 한다[정전].
- 식은땀이 나는 것이 바로 음허증인데 이것은 혈이 허하고 화가 있기 때문이다. 당귀육황탕을 쓰면 아주 잘 낫는다. 또한 사물탕四物湯, 처방은 혈문에 있다.에 지모, 황백을 넣어 써도 되는데 기까지 허하면 인삼 · 흰삽주백출 · 황기를 넣어 쓴다[단심].
- 식은땀이 나면서 신화腎火가 몹시 동한 데는 정기탕을 쓰는 것이 좋고 비脾에 습濕이 성盛한 데는 사제백출산이 좋으며 간肝에 열이 있는 데는 용담산이 좋다. 자고만 싶고 눈만 감으면 땀이 나는 것은 담膽에 열이 있기 때문이다. 이런 데는 소시호탕小柴胡湯, 처방은 상한문에 있다.이 좋은데 당귀지황탕 · 모려산 · 삼기탕들도 두루 쓴다.

| 당귀육황탕當歸六黃湯 |

【 효능 】 식은땀이 나는 것을 치료하는 데는 아주 좋은 약이다.

【 처방 】 황기 8g, 생지황 · 찐지황숙지황 · 당귀 각각 4g, 속썩은풀황

금, 황련, 황백 각각 2.8g.
위의 약들을 썰어서 1첩으로 하여 달여 먹는다[하간].

- 황기는 표表의 기를 든든하게 하고 당귀 · 생지황 · 찐지황숙지황은 음혈陰血을 보하며 속썩은풀황금 · 황련 · 황백은 속에 있는 화火를 없애기 때문에 효과를 본다[단심].

| 정기탕正氣湯 |

【 효능 】 음화陰火를 내리고 식은땀을 멎게 한다.

【 처방 】 황백 · 지모덖은 것 6g, 감초덖은 것 2g.
위의 약들을 썰어서 1첩으로 하여 달여서 먹는다[입문].

| 사제백출산四製白朮散 |

【 효능 】 식은땀이 나는 것을 멎게 한다.

【 처방 】 흰삽주백출 160g을 썰어서 4몫으로 나누어 놓는다. 다음 황기 · 석곡 · 굴조개껍질모려 · 밀기울 각각 40g을 따로따로 썰어서 흰삽주백출 1몫과 함께 넣고 흰삽주백출가 누렇게 되도록 볶아서 흰삽주백출만 골라 가루낸다.
위의 약들을 한 번에 12g씩 좁쌀미음에 타서 먹는데 다 먹으면 아주 좋은 효과가 나타난다[단계].

| 용담산龍膽散 |

【 효능 】 간肝에 열熱이 있어서 식은땀이 나는 것을 멎게 한다.

【 처방 】 용담초 · 방풍 각각 같은 양.
위의 약들을 가루내서 한 번에 4g씩 잠잘 무렵에 미음에 타서 먹는다[직지].

| 당귀지황탕當歸地黃湯 |

【효능】 식은땀이 나서 기혈氣血이 모두 허해진 것을 치료한다.

【처방】 당귀 · 찐지황숙지황 · 생지황 · 집함박꽃뿌리백작약, 술에 축여 덖은 것 · 흰삽주백출 · 흰솔풍령백복령 · 황기꿀물에 축여 덖은 것 각각 4g, 황백, 지모다 꿀물에 축여 덖은 것 · 귤껍질陳皮 각각 3.2g, 인삼 2g, 감초 각각 1.2g.

위의 약들을 썰어서 1첩으로 하여 대추 1알, 밀쭉정이와 함께 달여 먹는다[의감].

| 모려산牡蠣散 |

【효능】 식은땀이 나는 것과 저절로 땀이 나는 것을 멎게 한다.

【처방】 굴조개껍질모려, 달군 것 · 황기 · 마황뿌리 각각 같은 양.

위의 약들을 썰어서 한 번에 20g씩 밀쭉정이 1백 알과 함께 달여 먹는다[삼인].

- 다른 한 가지 모려산도 식은땀이 나는 것을 멎게 하는데 굴조개껍질모려 · 흰삽주백출 · 방풍 각각 같은 양으로 되어 있다. 이것을 가루내서 한 번에 8g씩 술에 타서 먹으면 땀이 곧 멎는다[유취].

| 삼기탕(蔘芪湯) |

【효능】 허虛해서 식은땀이 나는 것을 멎게 한다.

【처방】 인삼 · 흰삽주백출 · 흰솔풍령백복령 · 까치콩백편두 · 마서여 · 귤껍질陳皮 · 칡뿌리갈근 · 반하국 · 감초 각각 4g.

위의 약들을 썰어서 1첩으로 하여 물에 달여서 먹는다[단심].

어린이 식은땀 [童子盜汗]

어떤 어린이가 어릴 때부터 소년 시기까지 7년 동안 식은땀이 계속 나서 여러 가지 약을 썼으나 효과를 보지 못하다가 양격산과 삼황원三黃元, 처방은 모두 화문에 있다을 3일 동안 쓰고 나았는데 그 이유는 다음과 같다. 신은 5가지 액을 주관하면서 그것을 5가지 습으로 변화시킨다.

상화相火가 신수腎水를 억누르면 신수는 위로 올라갔다가 심이 허한 틈을 타서 수소음경에 들어간다. 그러면 심화心火가 타올라서 폐肺로 들어간다. 이것이 바로 신수가 자신이 이기지 못하던 심화를 상화로 속인 것이다.

이와 같이 되어 주리가 열리고 땀구멍이 닫혀지지 못해서 나게 된 것이다. 그러므로 먼저 양격산으로 가슴 속의 상화를 내리고 다음에 삼황환으로 심화를 사瀉하여 음분陰分을 도와주었기 때문에 신수가 제자리로 돌아가게 되어 땀이 저절로 멎은 것이다[해장].

머리에서 땀이 나는 것 [頭汗]

머리는 모든 양陽이 모이는 곳이다. 사기邪氣가 모든 양과 부딪치면 진액津液이 위로 몰리기 때문에 머리에서 땀이 나게 된다[명리].

- 머리는 3양경이 모이는 곳이다. 3음맥은 가슴에 와서 되돌아서게 된다. 머리에서 땀이 나는 것은 양이 허하기 때문이다. 그러므로 양이 약하면 땀이 나지만 음이 허해서는 땀이 나지 않는다[본사].

- 머리에서 땀이 나다가 목에서까지 땀이 나는 것은 혈증血證이다. 이마에서 땀이 더 심하게 나는 이유는 다음과 같다. 머리는 6양 경맥이 모이는 곳이므로 열기가 훈증하면 땀이 나게 된다. 그런데 얼굴을 나누어 보면 턱이 신腎에 속하고 이마는 심心에 속한다. 그러므로 삼초三焦의 화火가 신수腎水의 통로를

마르게 하다가 그 나머지가 위[上]로 치밀어 올라 심에 들어가면 머리에서 땀이 나게 되는데 이마에서 더 심하게 나게 된다. 치료법은 상한문에 자세히 씌어 있다[해장].

- 습濕이 많은 사람은 머리와 이마에서 땀이 난다자세한 것은 습문(濕門)에 있다.
- 양명위陽明胃가 실實해도 역시 머리에서 땀이 난다자세한 것은 상한문(傷寒門)에 있다. 수결흉증水結胸證일 때도 역시 머리에서 땀이 난다자세한 것은 가슴문[胸門]에 있다.

음낭 부위에서 땀이 나는 것[陰汗]

음낭 부위에서 땀이 나는 것은 신腎이 허虛하고 양기陽氣가 쇠약하기 때문이다. 이런 데는 국방안신환局方安腎丸, 처방은 허리문에 있다을 쓰는 것이 좋다.

- 음낭 부위에서 땀이 나는 것이 멎지 않는 것을 치료하는 데는 소안신환小安腎丸, 처방은 허로문에 있다을 쓰는 것이 좋다. 그리고 묵은 된장 마른 것을 끓인 다음 소금을 조금 넣어서 이것으로 대산원을 먹는 것도 좋다.
- 다른 한 가지 방법은 뱀도랏씨술에 담갔다가 덖은 것, 백반, 묵은 된장 등을 달인 물에 땀나는 곳을 담그고 씻는 것이다[득효].
- 음낭 부위에서 땀이 나는 것을 치료하는 데는 밀타승을 아주 보드랍게 가루내어 조가비 가루와 섞어서 쓰는데 땀이 나는 곳에 뿌린다[단심].
- 음낭 부위에서 땀이 나는 데는 노감석 10g, 방분 · 황련 · 오배자 각각 5g 등 위의 약들을 가루내서 쓰는데 먼저 말벌집과 빈랑껍질을 달인 물로 씻은 다음 뿌린다[직지].

| **대산원**大蒜元 |

【효능】 음낭 부위에 땀이 나서 축축하고 가려운 것을 치료한다.

【처방】 마늘 적당한 양.

위의 약들을 잿불에 묻어 잘 구운 다음 껍질을 벗겨 버리고 잘 짓찧어 담두시가루와 섞는다. 다음 벽오동씨만하게 알약을 만들어 주사를 입힌다. 한 번에 30알씩 대추와 골풀속살등심초을 달인 물로 빈속에 먹는다[득효].

땀을 멈추는 방법[止汗法]

땀이 나는 것이 멎지 않아 망양증이 될 우려가 있을 때에는 온분溫粉이나 홍분紅粉을 몸에 뿌리면 좋다. 또한 독승산을 배꼽에 가득 채워 넣어도 된다.

- 혹 모려 · 밀기울 · 마황뿌리 · 고본 · 찹쌀 · 방풍 · 구릿대백지를 각각 같은 양으로 하여 가루내서 온 몸에 뿌리기도 한다[입문].
- 마황을 잘못 써서 망양증이 생겨 땀이 멎지 않고 나오면 그 환자로 하여금 머리털을 물에 담그게 하고 몸에는 찹쌀가루나 용골가루나 모려 가루를 뿌려 주어야 한다[입문].

| **온분**溫粉 |

【효능】 저절로 땀이 나는 것을 멎게 한다.

【처방】 흰삽주백출 · 고본 · 궁궁이천궁 · 구릿대백지 각각 같은 양.

위의 약들을 가루내서 40g을 좁쌀가루 40g과 고루 섞은 다음 무명천에 싸서 몸에 뿌린다[단심].

| 홍분紅粉 |

【효능】 위와 같은 증상을 치료한다.

【처방】 마황뿌리 · 모려 가루 각각 40g, 적석지 · 용골 각각 20g.
위의 약들을 가루내어 고루 섞은 다음 무명천에 싸서 뿌린다[득효].

| 독승산獨勝散 |

【효능】 저절로 땀이 나는 것과 식은땀이 나는 것을 멎게 한다.

【처방】 오배자, 고백반 각각 같은 양.
위의 약들을 가루낸 다음 물에 고루 개서 배꼽에 채워 넣고 천으로 싸매면 곧 낫는다[의감].

- 어떤 처방은 은조롱을 가루내어 개어서 쓰게 되어 있는데 배꼽에 붙이면 잘 낫는다[단심].

단방 單方

모두 17가지이다.

| 갈근葛根, 칡뿌리 |

【효능】 해기解肌 시키거나 발표發表 시켜서 땀을 나게 하며 주리를 열어 준다.

【처방】 물에 달여 먹는다[본초].

| 마황麻黃 |

【효능】 마디를 버린 것[去] 은 땀을 나게 하여 표表를 푼다.

【처방】 뿌리와 마디는 표를 든든하게 하여 땀나는 것을 멎게 한다.

물에 달여서 먹는다[본초].

| 생강급건강生薑及乾薑, 생강 및 건강 |

【 효능 】 땀을 나게 하여 표表 를 푸는데 주리를 열어서 땀을 나게 한다.

【 처방 】 물에 달여서 먹는다[본초].

| 형개荊芥 |

【 효능 】 땀을 나게 하여 표表 를 푼다.

【 처방 】 물에 달여서 먹는다[본초].

| 박하薄荷 |

【 효능 】 독毒 을 풀고 땀을 나게 하며 피로를 풀리게 하고 머리와 눈을 시원하게 한다.

【 처방 】 물에 달여서 먹는다.[본초].

| 총백파흰밑 |

【 효능 】 털뿌리가 달린 채로 쓰면 표리[表] 를 풀어주고 땀을 나게 하여 풍사風邪 를 헤친다.

【 처방 】 물에 달여서 먹는다[본초].

| 자소엽紫蘇葉, 차조기잎 |

【 효능 】 표表 에 있는 사기를 풀어주고[散] 땀을 나게 한다[본초].

- 오랫동안 땀이 나지 않는 데는 선귤껍질청피 과 함께 달여서 먹는데 곧 땀이 나게 된다[단계].

| 인동등忍冬藤 **|**

【효능】 오랜 적積과 오랫동안 몰려 있는 기를 풀어주고[散] 하고 땀을 나게 하는 데 달여서 먹는 것이 좋다[단계].

| 세신細辛, 족두리풀 **|**

【효능】 풍사風邪를 풀어주고 땀을 나게 하는 데 물에 달여서 먹는다.

【처방】 가루내어 먹는 것은 좋지 않다. 그것은 가루내어 먹으면 기가 막히기 때문이다[본초].

| 행인杏仁, 살구씨 **|**

【효능】 땀을 나게 하는 데 물에 달여서 먹는다[본초].

| 두시약전국 **|**

【효능】 땀을 나게 한다.

【처방】 식은땀이 오랫동안 나는 데는 약전국 1되를 쓰는데 약간 덖어서 술 3되에 3일간 담가 두었다가 차게 하여 먹거나 데워서 먹되 마음대로 쓴다. 낫지 않으면 다시 만들어 먹어야 한다[본초].

| 백출白朮 **|**

【효능】 땀이 나는 것을 멎게 한다.

【처방】 식은땀이 나는 데 쓰면 잘 낫는다. 흰삽주백출를 적당한 양을 잘게 썰어서 밀쭉정이 1되와 함께 물 1말에 넣고 마르도록 졸여서 꺼낸다. 이것을 약한 불기운에 말린 다음 밀쭉정이는 버리고 가루낸다. 한 번에 8g씩 밀쭉정이를 달인 물에 타서 먹는다[득효].

| 상엽桑葉, 뽕잎 **|**

【 효능 】 식은땀이 나는 것을 잘 멎게 한다. 뽕나무가지상지에 달린 두 번째 푸른 잎을 이슬이 있을 때 따서 그늘에 말린 다음 약한 불기운에 다시 말린다. 이것을 가루내어 미음에 타서 먹는다[입문].

| 모려분牡蠣粉, 굴조개껍질 **|**

【 효능 】 땀이 나는 것을 멎게 한다. 두충과 함께 쓰면 식은땀이 나는 것을 멈추는 데 마황뿌리와 함께 가루내어 몸에 발라도 식은땀이 나는 것이 멎는다[본초].

| 황기黃芪 **|**

【 효능 】 표가 허한 것을 든든하게 하여 저절로 땀이 나는 것을 멈춘다.

【 처방 】 꿀물에 축여 덖어서 감초덖은 것 조금과 함께 물에 달여서 늘 먹어야 한다.

● 저절로 땀이 나는 데는 황기를 쓰는데 봄과 여름에 써야 좋다[동원].

| 마황근麻黃根, 마황뿌리 **|**

【 효능 】 저절로 땀이 나는 것과 식은땀이 나는 것을 멎게 한다.

【 처방 】 물에 달여서 먹는다. 그리고 굴조개껍질모려과 섞어서 몸에 발라도 땀이 멎는다[본초].

| 백복령白茯苓, 흰솔풍령 **|**

【 효능 】 저절로 땀이 나는 것과 식은땀이 나는 것을 멎게 한다.

【 처방 】 가루내어 한 번에 8g씩 오매와 묵은 약쑥을 달인 물에 타서 먹는다[득효].

09 담음痰飮

여러 가지 음병飮病이 있다 [飮病有八]

유음留飮·담음痰飮·현음懸飮·지음支飮·복음伏飮 등이 있는데 모두 술을 먹은 다음 한사寒邪에 감촉되었거나 물을 지나치게 많이 마신 것으로 말미암아 생긴 것이다[중경].

유음留飮

가슴 속에 유음이 있으면 숨결이 밭고 갈증이 나며 팔다리에 역절풍歷節風이 생겨 아픈데 맥은 침세沈細하다[중경].

- 유음이란 물이 명치 밑에 머물러 있고 등에 손바닥 크기만큼 찬 곳이 있는 것을 말한다. 그리고 혹 숨결이 밭고 갈증이 나며 팔다리에 역절풍歷節風이 생겨 아프거나 옆구리가 아프며 결분缺盆 부위가 켕기고 기침이 점차 심해진다[입문].
- 유음의 증상은 팔다리에 역절풍이 생겨 아프며 숨결이 밭고 맥脈이 침沈한 것이다. 오래되면 뼈마디들이 비뚤어지고 전간癲癎이 생길 우려가 있다. 이런 데는 도담탕을 가감하여 쓰는 것이 좋은데 궁하탕芎夏湯, 이 2가지 처방은 아래에 있다도 두루 쓴다[입문].

담음痰飮

원래는 기력이 왕성했는데 갑자기 여위면서 장腸 속에 물이 고여서 소리가 나는 것은 담음이 생겼기 때문이다. 이런 데는 영계출감탕을 쓰는 것이 좋다. 또한 명치 밑에 담음이 있으면 가슴과 옆구리가 벅차고 거북하며 눈 앞이 어질어질하다[중경].

● 담음이란 물이 장위腸胃에 머물러 있어 소리가 나는 것을 말하는데 갑자기 살이 찌기도 하고 여위기도 한다. 이런 데는 신출환을 쓰는 것이 좋다[입문].

| 영계출감탕苓桂朮甘湯 |

【효능】 담음을 치료한다.

【처방】 벌건솔풍령적복령 8g, 계지 · 흰삽주백출 각각 6g, 감초 4g.

위의 약들을 썰어서 1첩으로 하여 물에 달여 먹는다[중경].

| 신출환神朮丸 |

【효능】 담음으로 물주머니가 생겨서 꼬르륵 소리가 나고 혹 신물을 토하는 것을 치료한다.

【처방】 삽주쌀 씻은 물에 담갔다가 껍질을 버리고 약한 불기운에 말린 것 600g.

위의 약을 보드랍게 가루낸다. 그리고 흰참깨 20g을 물 2잔에 넣고 갈아서 걸러 즙을 낸다. 여기에 대추큰것 30알을 물크러지게 삶아 껍질과 씨를 버리고 살만 내서 넣고 묽은 고약처럼 되게 고루 섞는다. 그 다음 삽주 가루를 넣고 반죽하여 먹기 좋은 크기로 알약을 만든다.

한 번에 1백~2백 알씩 매일 빈속에 따뜻한 물로 먹는다. 처음 먹었을 때에는 가슴이 타 는 것 같은 느낌이 약간 나타나는데 산치자산을 한 번 먹으면 없어진다[본사].

| 산치자산山梔子散 |

산치자를 말려 가루내어 한 번에 4g씩 끓인 물에 타서 조금씩 먹는다.

현음懸飮

마신 물이 옆구리 아래로 가서 머물러 있기 때문에 기침이 나거나 침을 뱉을 때, 켕기면서 아픈 것을 현음이라고 한다. 이런 데는 십조탕十棗湯, 처방은 상한문에 있다을 주로 쓴다[중경].

- 현음을 유음流飮이라고도 하는데 이때에는 옆구리에 물이 있어서 몸을 움직이면 소리가 난다[국방].
- 현음이라는 것은 옆구리 아래에 물이 있어서 기침하거나 침을 뱉을 때 켕기고 아프며 계속 물을 마실 생각만 하는 것을 말한다. 이런 데는 삼화신우환三花神祐湯, 처방은 아래에 있다을 주로 쓴다[입문].

지음支飮

기침이 나면서 기운이 치밀기 때문에 등을 기대고 숨을 쉬거나 숨 쉬기 가빠서 눕지 못하며 몸이 마치 부은 것 같은 것을 지음이라고 한다. 이런 데는 소청룡탕小青龍湯, 처방은 상한문에 있다을 주로 쓴다. 그리고 맥이 삭數하고 어지럼증이 나서 아찔한 것은 본래부터 가슴 속에 지음이 있기 때문이다. 이런 데는 복령오미자탕을 주로 쓴다[중경].

- 지음일 때도 역시 숨이 차서 누울 수 없는데 숨결은 더 밭으며 맥은 고르다[平][중경].
- 지음이란 물이 가름막 위에 있어서 기침이 나고 기운이 치밀기 때문에 기대고 숨을 쉬며 숨결이 잦은 것을 말한다[입문].

| 복령오미자탕茯苓五味子湯 |

【 효능 】 지음으로 손발이 차고 저리며 가래침이 많고 기운이 아랫배에서 가슴과 목구멍까지 치밀어 오르고 술에 취한 것같이 얼굴이 달며 때로 어지럼증이 나는 것을 치료한다.

【 처방 】 벌건솔풍령적복령 8g, 계심, 감초, 각각 6g, 오미자 5g.

위의 약들을 썰어서 1첩으로 하여 물에 달여 먹는다. 지음이 생기면 반드시 어지럼증이 나는데 어지럼증이 나면 반드시 구역질이 난다. 그리고 구역질을 하면 가슴이 거북해진다. 이런 데는 끼무릇반하을 넣어 써서 그 음을 없애야 하는데 음이 없어지면 구역질도 멎는다[중경].

복음伏飮

가슴에 담이 그득 차서 숨이 차고 기침이 나면서 또는 토하는 증상이 보이고 춥다가 열이 나고 잔등과 허리가 아프며 눈물이 저절로 나온다. 이때에 몸을 몹시 부들부들 떠는 것은 반드시 복음이 있는 것이다[중경].

- 복음이란 물이 가슴에 머물러 있어서 거북하고 토하며 숨이 차고 기침이 나며 열이 나고 오한이 나며 허리와 등이 아프고 또는 몸이 떨리는 것을 말한다. 이런 데는 삼화신우환三花神祐丸, 처방은 아래에 있다.과 공연단控涎丹, 처방은 아래에 있다을 쓴다[입문].

여러 가지 담 병痰病이 있다[痰病有十]

풍담風痰 · 습담濕痰 · 기담氣痰 · 식담食痰 · 주담酒痰 · 경담驚痰이 있다. 담 병의 원인은 1가지가 아니라 기氣로 생기는 것, 풍風으로 생기는 것, 음飮으로 생기는 것, 음식으로 생기는 것, 더위로 생기는 것, 냉冷에 상하여 생기는 것, 비허脾虛로 생기는 것, 술로 생기는 것, 신허腎虛로 생기는 것이 있다[단계].

풍담風痰

풍담은 흔히 반신불수의 이상한 증상이나 두풍頭風으로 어지럼증이 나는 것과 암풍暗風으로 가슴이 답답하여 거북하고 경련이 일어 살갗이 푸들거리는 증상들을 생기게 한다. 이런 데는 청주백원자나 도담탕을 쓰는 것이 좋다[단심].

| 청주백원자淸州白圓子 |

【 효능 】 풍담이 막혀 토하면서 어지럼증이 나는 것과 반신불수가 된 것을 치료한다.

【 처방 】 끼무릇반하 280g, 천남성 120g, 노랑돌쩌귀 80g, 오두 20g.

위의 약들을 생것으로 가루내서 맑은 물에 봄에는 5일 동안, 여름에는 3일 동안, 가을에는 7일 동안, 겨울에는 10일 동안 아침, 저녁으로 물을 갈아 주면서 담가 두었다가 생명주 주머니에 넣어 거른 다음 그 찌꺼기를 다시 갈아 거르기를 찌꺼기가 다 없어질 때까지 한다. 이것을 가라앉혀서 웃물은 버리고 말려 다시 가루내서 묽은 찹쌀죽물에 반죽한 다음 먹기 좋은 크기로 알약을 만든다. 한 번에 30~50알씩 생강을 달인 물로 먹는다[국방].

| 도담탕導痰湯 |

【 효능 】 풍담증風痰證을 치료한다.

【 처방 】 끼무릇반하, 생강즙에 법제한 것 8g, 천남성싸서 구운 것 · 귤홍 · 지각 · 벌건솔풍령적복령 · 감초 각각 4g.

위의 약들을 썰어서 1첩으로 하여 생강 5쪽과 함께 물에 달여 먹는다[득효].

습담濕痰

몸이 무겁고 힘이 없으며 노곤하면서 나른하고 허약한 데는 신출환神朮丸, 처방은 위에 있다이나 산정환이나 삼선환이나 이진탕에 삽주와 흰삽주백출 를 넣어 쓰는 것이 좋다[국방].

| 산정환山精丸 |

【 효능 】 비脾를 든든하게 하고 화火를 내리며 습담을 마르게 한다.

【 처방 】 삽주쌀 씻은 물에 3일 동안 담갔다가 참대 칼로 껍질을 긁어 버리고 그늘에 말린 것 1200g, 오디 1말잘 익은 것으로 즙을 내고 찌꺼기는 버린다.

위의 삽주를 오디즙에 담갔다가 햇볕에 말리기를 아홉 번 해서 부드럽게 가루내어 구기자, 지골피 각각 600g을 가루낸 것과 함께 꿀에 반죽한 다음 먹기 좋은 크기로 알약을 만든다. 한 번에 1백 알씩 따뜻한 물로 먹는다[필용방].

| 삼선환三仙丸 |

【 효능 】 습담을 치료한다.

【 처방 】 끼무릇반하 · 천남성 각각 600g.

위의 약들을 가루내서 생강즙에 반죽하여 떡을 빚는다. 이것을 채에 담고 닥나무잎이나 쑥잎으로 덮어 놓아 누렇게 띄운 다음 햇볕에 말려 5~6달 동안 두었다가 약을 만드는데 누룩 160g에 향부자 가루 80g을 섞어서 생강즙에 쑨 풀에 반죽하여 먹기 좋은 크기로 알약을 만든다. 한 번에 50알씩 생강을 달인 물로 먹는다[입문].

기담氣痰

7정七情이 울결鬱結되어 목구멍에 담痰이 막혀 있는 것이 헌솜이나 매화씨 같은 것이 걸려 있는 것 같은데 뱉어도 나오지 않고 삼켜도 넘어가지 않으면서 가슴이 더부룩하고 답답한 것이 기담이다. 이런 데는 청화활다탕 · 옥분환 · 가미사칠탕 · 윤화환 · 이현산 · 전호반하탕 · 가미이진탕을 쓰는 것이 좋다[입문].

| 옥분환玉粉丸 |

【효능】 기담을 치료한다. 이 약은 삼선환 1제에서 향부자를 빼고 귤홍가루 80g을 넣은 것이다[입문].

| 가미사칠탕加味四七湯 |

【효능】 담痰의 기운이 몰려서 목구멍을 막았기 때문에 뱉어도 나오지 않고 삼켜도 넘어가지 않는 것을 매핵기梅核氣라고 하는데 이것을 치료한다.

【처방】 끼무릇반하 · 귤껍질陳皮 · 벌건솔풍령적복령 각각 4g, 약누룩신국, 볶은 것 · 지실 · 천남성싸서 구운 것 각각 2.8g, 선귤껍질청피 · 후박 · 차조기잎 · 빈랑 · 사인 각각 2g, 백두구, 익지인 각각 1.2g.

위의 약들을 썰어서 1첩으로 하여 생강 5쪽과 함께 물에 달여서 먹는다[의감].

| 윤하환(潤下丸) |

【효능】 담적痰積으로 기운이 막혀 답답한 것과 담痰으로 기침이 나는 것을 치료하는 데 담을 아주 잘 삭인다.

【처방】 귤껍질陳皮, 흰 속을 버리고 소금 80g을 푼물에 넣어 잘 달여서 약한 불기운에 말린 것 600g, 감초볶은 것 80g.

위의 약들을 가루내서 반죽하여 먹기 좋은 크기로 알약을 만든다. 한 번에 30~50알씩 따뜻한 물로 먹는다[필용].

| 이현산(二賢散) |

【효능】 폐肺의 열을 내리고 담痰을 삭이며 기를 내리고 술독을 푼다.

【처방】 귤홍 600g, 감초 160g, 소금 20g.

위의 약들을 가마에 넣은 다음 물을 약보다 손가락 두께 정도 더 올라오게 붓는다. 다음 물이 다 졸아들 때까지 달여서 약한 불기운에 말려 가루낸다. 한 번에 2숟가락씩 매일 아침과 저녁에 심심하게 달인 생강물로 끓인 물에 타서 먹는다[강목].

- 『회춘』에는 척담산滌痰散이라고 하였다.
- 일명 이현탕二賢湯이라고도 한다.[득효]

| 전호반하탕前胡半夏湯 **|**

【 효능 】 기담氣痰이 몹시 막힌 것을 치료한다.

【 처방 】 전호 · 끼무릇반하 · 벌건솔풍령적복령 각각 4g, 귤껍질陳皮 · 차조기잎자소엽 · 지각 각각 2.8g, 목향 · 감초 각각 2g.

위의 약들을 썰어서 1첩으로 하여 생강 5쪽, 오매 1알과 함께 물에 달여서 먹는다[직지].

| 가미이진탕加味二陳湯 **|**

【 효능 】 기담이 목구멍에 막혀서 매핵기梅核氣가 된 것을 치료한다.

【 처방 】 끼무릇반하 · 귤껍질陳皮 · 벌건솔풍령적복령 · 지각 · 도라지길경 각각 4g · 속썩은풀황금 · 산치자덖은 것 각각 2.8g · 차조기씨자소자 · 백두구 · 감초 각각 2g.

위의 약들을 썰어서 1첩으로 하여 생강 3쪽과 함께 달여서 먹는다[의감].

식담食淡

식담이란 식적食積으로 생긴 담이다. 이것은 음식이 잘 소화되지 않아서 생기는데 혹 어혈瘀血이 겹치게 되면 곧 벽괴癖塊가 생겨 더부룩하면서 거북해진다. 이런 데는 청몽석환 · 황과루환 · 정전가미이진탕을 쓰는 것이 좋다[의감].

| 청몽석환 |

【 효능 】 습담濕痰과 열담熱痰을 치료하고 식적담食積痰을 삭인다.

【 처방 】 청몽석 80g염초 80g과 함께 약탕관에 넣고 소금을 섞어 이긴 진흙으로 잘 싸발라 햇볕에 말려 벌겋게 되도록 구웠다가 식혀서 꺼낸다, 천남성 80g백반 가루 20g 을 넣은 물에 2일 동안 담가 두었던 것, 끼무릇반하, 주염열매를 달인 물에 2일 동안 담가 두었던 것 · 속썩은풀황금, 생강즙에 축여 덖은 것 · 벌건솔풍령적복령 · 지실밀기울과 함께 덖은 것 각각 120g, 풍화초風化硝 : 무와 함께 넣고 풍화초가 녹도록 달여서 무는 버린 다음 걸러서 소담낭에 넣어 바람에 말린 것 20g.

위의 약들을 가루내서 생강즙에 쑨 약누룩풀에 반죽하여 먹기 좋은 크기로 알약을 만든다. 한 번에 30~50알씩 끓인 물로 먹는다. 이 약에서 중요한 것은 풍화초風化硝 : 망초를 바람이 부는 날 햇볕에 놓아 두어 녹아서 물 기운이 다 빠지고 가볍게 된 흰가루이다[입문].

| 황과루환黃瓜蔞丸 |

【 효능 】 식적담食積痰을 치료한다.

【 처방 】 하눌타리씨과루인 · 반하국 · 찔광이산사 · 약누룩신국, 덖은 것 각각 같은 양.

위의 약들을 가루내서 하눌타리즙에 반죽하여 먹기 좋은 크기로 알약을 만든다. 한 번에 30~50알씩 생강을 달인 물이나 참대기름으로 먹는다[입문].

| 정전가미이진탕正傳加味二陳湯 |

【 효능 】 식적담을 치료하는 데 담을 삭이고 비脾를 보하며 음식을 소화시키고 기를 잘 순환하게 한다.

【 처방 】 찔광이산사 6g, 향부자 · 끼무릇반하 각각 4g, 궁궁이천궁 · 흰삽주백출 · 삽주 각각 3.2g, 귤홍 · 솔풍령 · 약누룩신국, 덖은 것 각각 2.8g, 사인간 것 · 보리길금맥아, 덖은 것 각각 2g, 감초덖은 것 1.2g.

위의 약들을 썰어서 1첩으로 하여 생강 3쪽, 대추 2알과 함께 물에 달여서 먹는다[정전].

주담酒痰

술을 마신 것이 소화되지 않았거나 술을 마신 뒤에 찬물을 많이 마신 것으로 생긴 것이 주담이다. 그러므로 술만 마시면 다음날에 토하며 음식을 못 먹고 신물을 토하기도 한다. 이런 데는 서죽당화담환 · 향부과루청대환 · 소조중탕 · 척담산을 쓰는 것이 좋다. 또한 대금음자對金飮子, 처방은 내상문에 있다.에 끼무릇반하, 칡뿌리갈근 각각 4g씩을 넣고 달여서 먹어도 된다[정전].

| 서죽당화담환瑞竹堂化痰丸 |

【 효능 】 주담을 치료하는 데 음식을 소화시키고 비脾를 좋아하게 하며 기氣를 고르게 한다.

【 처방 】 끼무릇반하 · 천남성 · 생강 · 백반 · 주염열매 각각 160g을 함께 사기그릇에 담고 물을 부은 다음 천남성에 있는 흰 점이 없어질 때까지 달여서 주염열매조협는 버린다. 여기에 선귤껍질청피 · 귤껍질陳皮 · 칡뿌리갈근 · 차조기씨자소자 · 약누룩신국 · 보리길금맥아 · 찔광이산사 · 무씨나복자 · 향부자 · 살구씨행인 각각 40g씩 넣고 가루내서 생강즙에 담갔던 증병에 반죽하여 먹기 좋은 크기로 알약을 만든다.

한 번에 50~70알씩 식사 후와 잠잘 무렵에 차나 술로 먹는다[입문].

| 향부과루청대환香附瓜蔞青黛丸 |

【 효능 】 조담燥痰 · 울담鬱痰 · 주담酒痰을 치료한다.

【 처방 】 향부자 · 하늘타리씨과루인 · 청대.

위의 약들을 가루내서 꿀에 반죽하여 먹기 좋은 크기로 알약을 만든다. 한 번에 1알씩 식사 후와 잠잘 무렵에 입에 넣고 녹여 먹는다. 담이 뭉친 것은 청대와 하늘타리씨과루인를 쓰지 않으면 낫지 않는다[입문].

경담驚痰

놀란 것으로 담이 뭉쳐서 가슴이나 배에 덩어리가 생기는데 발작하면 툭툭 뛰면서 참을 수 없이 아픈 것이 경담이다. 혹 전간癲癎을 일으키기도 한다. 경담은 부인에게 많이 생긴다. 이런 데는 묘응단이나 곤담환을 쓰는 것이 좋다.

| 묘응단妙應丹 |

온 몸이 켕기고 은근히 참을 수 없이 아프며 몸이 여기저기 아프기 때문에 풍독風毒 같기도 하고 혹 반신불수가 되기도 하는 것을 보고 혹 옹저癰疽라고도 하는데 실제는 그것이 아니다. 이것은 담연痰涎이 가슴에 잠복해 있기 때문에 생긴 병이다. 그러므로 오직 이 약을 먹어야만 낫는다처방은 아래에 있다.

- 일명 공연단控涎丹이라고도 한다[하간].

가래침을 자주 뱉는 것[喜唾痰]

가슴 속에 찬 기운이 있으면 가래침을 자주 뱉는다[국방].

- 비脾가 허虛하여 신수腎水를 잘 억제하지 못하면 가래침이 많으면서도 기침은 하지 않는다. 이런 데는 팔미원八味元, 처방은 허로문에 있다.을 쓰는 것이 좋다. 또한 팔미원은 비脾와 신腎이 다 허하여 가래침이 많으면서도 기침을 하지 않는 것을 치료한다[단심].

- 중병[大病]을 앓은 뒤에 가래침이 많은 것은 위胃가 차기[冷] 때문이므로 이중탕理中湯, 처방은 상한문에 있다을 쓰는 것이 좋다[입문].
- 거품침이 많은 것은 위胃의 입구에 찬 기운이 머물러 있기 때문이므로 익지인을 넣어 써야 한다[단심].
- 가래침을 자주 뱉는 데는 반하온폐탕[동원]이나 이진탕에 정향, 사인을 넣어서 쓰는 것이 좋다.

| 반하온폐탕半夏溫肺湯 |

【 효능 】 중완中脘에 담수痰水가 있어서 명치 밑이 거북하고 쓰리며 가래침이 많고 멀건 물을 토하며 음식물을 못 먹을 때는 위가 허랭虛冷하기 때문인데 이때의 맥은 침沈 · 현弦 · 세細 · 지遲하다. 이것을 치료한다.

【 처방 】 끼무릇반하 · 귤껍질陳皮 · 선복화 · 인삼 · 족두리풀세신 · 계심 · 도라지길경 · 집함박꽃뿌리백작약 · 벌건솔풍령적복령 · 감초 각각 4g.

위의 약들을 썰어서 1첩으로 하여 생강 5쪽과 함께 물에 달여 먹는다.

담이 뭉친 것[痰結]

목구멍에 무엇이 있는 것 같은데 뱉어도 나오지 않고 삼켜도 넘어가지 않는 것은 담이 뭉쳤기 때문이다[의감].

- 목구멍에 무엇이 있는 것 같은데 뱉어도 나오지 않고 삼켜도 넘어가지 않는 것을 노담老痰이라고 하는데 중重하면 토하게 하고 경輕하면 과체산처방은 구토문에 있다.을 써야 한다. 기氣가 실實하면 반드시 형력을 써야 한다[단심].
- 담이 목구멍에 뭉쳐 멍울이 지고 말랐기 때문에 나오지도 넘어가지도 않는 데는 담을 삭이는 약에 굳은 것을 물렁물렁해지게 하는 짠 맛을 가진 약을 더

넣어 써야 하는데 절재화담환節齋化痰丸, 처방은 위에 있다이 제일 좋다. 노담老痰은 술을 마시는 사람에게 많이 생기는데 술의 열기가 위[上]로 올라와 폐위肺胃에 몰리면 생긴다. 이때에는 천문동과 속썩은풀황금로 폐의 화火를 사瀉하고 맛이 짠 해분과 망초로 굳은 것을 물렁물렁해지게 하며 하눌타리씨과루인로 폐를 눅여 주고 담을 삭이며 향부자로 몰린 것을 헤치고[開] 기를 내리며 연교와 도라지길경로 뭉친 것을 헤치고 화를 내리며 청대로 울화鬱火를 풀어야 한다. 이때에 끼무릇반하이나 천남성같이 맛이 맵고 성질이 조燥한 약은 쓰지 말아야 한다[단심].

단방單方

모두 14가지이다.

| 백반白礬 |

【 효능 】 가슴 속에 있는 담음痰飮을 토하게 한다.

【 처방 】 40g을 물 2되에 넣고 절반이 되게 달인 다음 굴 반 홉을 넣어서 단번에 먹으면 조금 있다가 곧 토한다. 토하지 않으면 뜨거운 물을 조금씩 마시는 것이 좋다[본초].

| 창출倉朮, 삽주 |

【 효능 】 담수痰水를 삭이고 담음이 물주머니처럼 된 것을 낫게 하는데 효과가 매우 좋다. 이것이 바로 위에 있는 신출환인데 잘 말려서 쓴다[본초].

| 패모貝母 |

【 효능 】 담을 삭이며 가슴에 생긴 담병을 잘 낫게 한다[본초].

【 처방 】 패모환은 패모를 동변에 3일 동안 담갔다가 씻어서 햇볕에 말

린 다음 가루내어 사탕물에 반죽해서 만드는데 아무 때나 수시로 먹는다[입문].

| 전호前胡 |

【 효능 】 열담熱痰을 치료한다. 또한 담이 가슴에 가득 차서 막힌 것도 낫게 한다.

【 처방 】 12g을 썰어서 물에 달여서 먹는다[본초].

| 건강乾薑 |

【 효능 】 한담증寒痰證을 치료하는 데 담을 삭이고 기를 내린다.

【 처방 】 알약을 만들어 먹거나 달여서 먹어도 모두 좋다[본초].

| 생강生薑 |

【 효능 】 담을 삭이고 기를 내리며 냉담冷痰을 없애고 위기胃氣를 조화시킨다[본초].

【 처방 】 담벽痰癖 : 담으로 생긴 적인데 주로 옆구리에 생기며 이따금씩 아프다.을 치료하는 데는 생강 16g과 부자생것 8g을 쓰는데 이 약들을 썰어서 물에 달여서 먹는다[본초].

| 반하半夏, 끼무릇 |

【 효능 】 한담寒痰을 치료하는 데 비위脾胃의 습을 억눌러서 담을 삭게 한다[탕액].

- 담연을 잘 삭이고 가슴에 담이 차 있는 것을 없앤다[본초].
- 기름에 덖은 끼무릇반하은 습담을 잘 삭인다[단심].

- 담을 없애는 데는 반드시 끼무릇반하을 써야 하는데 열熱이 있으면 속썩은풀황금을 더 넣고 풍風이 있으면 천남성을 더 넣으며 더부룩하면 귤껍질陳皮과 흰삽주백출를 더 넣어 써야 한다[입문].
- 반하환은 담으로 생긴 숨찬증과 가슴앓이를 낫게 하는데 끼무릇반하을 참기름에 덖어서 가루낸 다음 죽에 반죽하여 벽오동씨만하게 알약을 만든 알약이다. 한 번에 30~50알씩 생강을 달인 물로 먹는다[입문].
- 반하국과 법제한 끼무릇반하은 모두 아래에 있다.

| 과루인瓜蔞仁, 하눌타리씨 **|**

주담酒痰・노담老痰・조담燥痰을 치료하는 데 폐肺를 눅여 주고 담을 삭이며 기를 내리고 가슴 속에 있는 나쁜 것을 씻어 낸다. 알약을 지어 먹어도 좋고 달여서 먹어도 좋다[단심].

| 정력자꽃다지씨 **|**

가슴 속에 있는 담음을 삭이고 폐경肺經에 있는 수기水氣를 몰아낸다. 가루내어 먹어도 좋고 달여 먹어도 좋다[본초]

| 선복화旋覆花 **|**

가슴에 담이 뭉쳐 갖풀아교같이 된 것을 삭이고 가슴과 옆구리에 담수痰水가 있는 것을 없앤다. 물에 달여서 먹거나 알약을 만들어 먹는다[본초].

| 청몽석 |

식적담食積痰을 치료한다. 염초와 함께 불을 구워서 먹으면 담적痰積이 삭아서 대변으로 나온다. 알약을 만들어 먹거나 가루내어 먹어도 다 좋다[입문].

| **목과**木瓜, 모과 |

【 효능 】 담을 삭이고 가래침이 나오는 것을 멎게 한다[본초].

【 처방 】 모과를 달인 물은 담을 치료하는 데 비위를 강화한다. 모과를 푹 쪄서 살만 내어 간다. 이것을 채에 걸러서 찌꺼기는 버린다. 여기에 꿀煉蜜과 생강즙과 참대기름을 적당히 넣고 달여서 한 번에 큰 숟가락으로 하나씩 먹는데 하루에 서너 번 먹는다[속방].

| **오매**烏梅 |

담을 삭이고 갈증을 멈추는 데 차를 만들어 마신다[본초].

| **백개자**白芥子, 흰겨자 |

【 효능 】 가슴에 냉담冷痰이 있는데 주로 쓴다[본초].

【 처방 】 옆구리 아래에 있는 담은 흰 겨자가 아니면 치료하지 못한다. 가루내어 먹거나 달여서 먹어도 다 좋다[단심].

| **과체**참외꼭지 |

【 효능 】 담을 토하게 한다.

【 처방 】 가슴에 담이 막혀서 까무러쳤을 때에는 과체산을 써서 토하게 해야 금세 깨어난다처방은 삼법에 있다.

10 오장 육부五臟六腑

단방單方

모두 14가지이다.

| 소맥면小麥麵, 밀가루 **|**

【 효능 】 오장을 고르게[和] 하는 데 늘 먹는 것이 좋다[본초].

| 대맥大麥, 보리 **|**

【 효능 】 오장을 든든하게[實] 한다.

【 처방 】 밥이나 국수를 만들어 먹거나 죽을 쑤어 먹으면 좋다[본초].

| 교맥蕎麥, 모밀 **|**

【 효능 】 오장에 있는 나쁜 것들을 녹여서 없앤다.

【 처방 】 국수를 해서 먹거나 죽을 쑤어 먹으면 좋다[본초].

| 흑두黑豆, 검정콩 **|**

【 효능 】 오장에 뭉친 적積을 풀어준다[散].

【 처방 】 물에 불려 싹을 틔운 것을 개완두싹[大豆黄卷]이라고 하는데 이것은 주로 오장의 기운과 위기胃氣가 뭉쳐 적이 생긴 데 삶아서 먹으

면 좋다[본초].

| 호마胡麻, 검은참깨 **|**

【 효능 】 오장을 눅여 준다.

【 처방 】 밥을 짓거나 가루내어 늘 먹는 것이 제일 좋다. 검정참깨를 써야 한다[본초].

| 인유人乳, 사람의 젖 **|**

【 효능 】 오장을 보補하는 데 늘 먹으면 좋다[본초].

| 밀蜜, 꿀 **|**

【 효능 】 오장을 편안하게 하고 기가 부족한 것을 보한다.

【 처방 】 죽에 타거나 약에 섞어서 오랫동안 먹으면 좋다[본초].

| 우유牛乳, 소젖 **|**

【 효능 】 오장을 보한다.

【 처방 】 죽을 쑤어서 늘 먹으면 좋다[본초].

| 즉어붕어 **|**

【 효능 】 오장을 보한다.

【 처방 】 끓이거나 달이거나 쪄서 늘 먹으면 좋다[본초].

| 연자蓮子, 연씨 **|**

【 효능 】 주로 오장의 기운이 부족한 것을 보한다.

【 처방 】 가루내어 죽을 쑤어 늘 먹는다. 연뿌리를 우藕라고 하는데 쪄서 먹으면 오장이 아주 좋아 진다[본초].

| 해송자海松子, 잣 **|**

【 효능 】 오장을 든든하게 하고 눅여 준다.

【 처방 】 죽을 쑤어 늘 먹으면 아주 좋다[본초].

| 대조大棗, 대추 **|**

【 효능 】 오장을 보한다.

【 처방 】 달여서 물을 마시면 좋다[본초].

| 규채葵菜, 아욱 **|**

【 효능 】 오장의 막힌 기운을 통하게 한다. 1달에 한 번씩 아욱을 먹으면 오장의 기운을 순환하게 소통하게 한다. 이것이 나물 중에서는 제일 좋은 것이다[본초].

| 생강生薑 **|**

【 효능 】 장부臟腑를 소통하게 한다. 늘 먹으면 좋다.

II 간장肝臟

간이 상한 증상[肝傷證]

높은 데서 떨어져서 속에 나쁜 피[惡血]가 몰려 있거나 몹시 화를 내서[大怒] 기운이 위로 올라갔다가 내려오지 못하고 옆구리 아래로 몰리면 간이 상한다. 또한 몹시 화를 내서 기운이 거슬러 올라가도 간이 상한다[영추].

간병의 증상[肝病證]

사기邪氣가 간에 있으면 양쪽 옆구리가 아픈데 이것은 보통 한사寒邪에 상하여 나쁜 피가 속에 생긴 것이다[영추].

- 간병 때에는 양쪽 옆구리 아래가 아프면서 아랫배[小腹]까지 켕기며 화를 잘 낸다.
- 폐병肺病이 옮아 가서 생긴 간병을 간비肝痺 또는 궐厥이라고 하는데 이때에는 옆구리가 아프고 먹은 것을 모두 토한다.
- 간에 열이 있으면 얼굴빛이 퍼렇고 손톱이 마른다[내경].
- 겉으로 나타나는 증상은 깨끗한 것을 좋아하며 얼굴색이 퍼렇고 화를 잘 내는 것이다. 속으로 나타나는 증상은 배꼽 왼쪽에 동기動氣가 있으며 눌러 보면 단단하고[牢] 약간 아프다. 병으로 팔다리를 잘 쓰지 못하고 오줌이 방울방

울 떨어지며 대변이 잘 나오지 않고 힘줄이 뒤틀리는 증상이 있으면 간병이 다. 이런 증상이 없으면 간병이 아니다[난경].

- 여위어 큰 뼈들이 두드러지고 큰 힘살이 움푹 들어가며 가슴 속에 기운이 가득 차고 뱃속이 아프며 가슴 속이 편안치 않고 어깨와 목덜미와 몸이 달고熱 종아리 살이 빠지며 눈이 꺼져 들어가고 진장맥眞藏脈이 나타나면서 사람도 알아보지 못하면 곧 죽는다. 그러나 사람을 알아보면 그 장이 이기지 못하는 때가 되어야 죽는다. 주해에는 "이것은 간의 기운이 없어졌기 때문이다.

간병을 치료하는 법[肝病治法]

간이 당기고 할 때 이런 때에는 빨리 단것을 먹어서 늦추어 주어야 한다. 그러므로 감초를 쓰는데 흰쌀 · 쇠고기 · 대추 · 아욱을 먹는 것도 좋다. 주해에 간이 당기는 것은 그 기운이 지나치기 때문이라고 씌어 있다. 간은 풀어주는散 것을 좋아한다. 그러므로 빨리 매운 것을 먹어서 풀어야(賓散) 하는데 이때 궁궁이천궁를 쓴다. 간이 허하면 생강과 귤껍질陳皮 같은 것으로 보補해야 한다[내경과 동원].

- 간병일 때에는 단것이 좋은데 흰쌀 · 쇠고기 · 대추 · 아욱을 먹으면 그 단맛이 당기는 것을 잘 늦추어 준다[내경].
- 간병에는 참깨호마 · 개고기 · 추리 · 부추를 먹는 것이 좋은데 이것들은 모두 맛이 시다. 그러니 이것은 본本 장기의 맛을 취取하는 것이다[갑을경].

| 보간환補肝丸 |

【 효능 】 간이 허한 것을 치료하는 데 사물탕四物湯에 방풍防風과 강호리강활를 넣어서 꿀에 반죽하여 만든 알약을 쓴다.

| 사청환瀉靑丸 |

【효능】 간이 실實한 것을 치료한다.

【처방】 당귀 · 용담초 · 궁궁이천궁 · 산치자 · 대황잿불에 묻어 구운 것, 강호리강활 · 방풍 각각 같은 양.

위의 약들을 가루내서 꿀에 반죽하여 가시연밥검인만하게 알약을 만든다. 한 번에 1알씩 참대잎竹葉을 달인 물과 더운 사탕물을 섞은 데에 풀어서 먹는다.

● 일명 양간환凉肝丸이라고도 한다[강목].

| 세간산洗肝散 |

【효능】 간이 실한 것을 치료한다.

【처방】 강호리강활 · 당귀 · 박하 · 방풍 · 대황 · 궁궁이천궁 · 산치자 덖은 것, 감초덖은 것 각각 4g.

위의 약들을 썰어서 물에 달여 먹는다. 용담초 4g을 넣어서 쓰면 더 좋다[해장].

| 당귀용회환 |

【효능】 간에 실열實熱이 있어서 옆구리가 아픈 것을 치료한다.

【처방】 당귀 · 용담초 · 산치자 · 황련 · 황백 · 속썩은풀황금 각각 40g, 대황 · 노회 · 청대 각각 20g, 목향 10g, 사향 2g.

위의 약들을 가루내서 꿀에 반죽하여 먹기 좋은 크기로 알약을 만든다. 한 번에 20~30알씩 생강을 달인 물로 먹는다[강목].

단방單方

모두 17가지이다.

| **초룡담**草龍膽, 용담초 |

【효능】 간과 담膽의 기氣를 보한다[본초].

【처방】 달여서 먹으면 간의 습열증濕熱證을 치료한다[탕액].

| **공청**空靑 |

【효능】 간기를 보한다. 공청은 나무의 기운을 받아 빛이 파랗고 간으로 들어간다.

【처방】 부드럽게 갈아서 수비水飛하여 조금씩 먹거나 약에 섞어서 먹는다[본초].

| **황련**黃連 |

【효능】 간을 편안하게 하고 열독熱毒을 없앤다.

【처방】 가루내어 먹거나 달여서 먹으면 좋다[본초].

| **세신**細辛, 족두리풀 |

【효능】 간과 담을 보한다. 달여서 먹거나 가루내어 먹으면 좋다[본초].

| **결명자**決明子, 결명씨 |

【효능】 간병일 때 열을 내리고 간기를 도와준다. 그리고 간의 열독도 치료하는 데 가루내어 먹는다. 연한 줄기와 잎으로 나물을 만들어 먹어도 된다[본초].

| **복분자**覆盆子 |

【효능】 간을 보하고 눈을 밝게 한다.

【 처방 】 가루내어 먹거나 날것으로 먹어도 좋다[본초].

| **청상자**靑葙子, 개맨드라미씨 |

【 효능 】 간을 편안하게 하는 데 주로 간의 열독熱毒을 없앤다.

【 처방 】 가루내어 먹는다[본초].

| **사삼**沙蔘, 더덕 |

【 효능 】 간기를 보한다.

【 처방 】 달여서 먹거나 나물을 만들어 늘 먹으면 좋다[본초].

| **창이자**蒼耳子, 도꼬마리열매 |

【 효능 】 간병일 때 열을 내리고 눈을 밝게 한다.

【 처방 】 달여서 먹거나 가루내어 먹어도 다 좋다[본초].

| **작약**芍藥, 함박꽃뿌리 |

【 효능 】 간을 보하고 속을 완화[緩]시킨다. 간이 상했을 때에는 속을 완화시켜야 하는데 이것이 바로 그런 약이다.

【 처방 】 가루내어 먹거나 달여서 먹어도 다 좋다[탕액].

| **고삼**苦蔘, 너삼 |

【 효능 】 간과 담의 기운을 도와주는 데 달여서 먹는다[본초].

| **청피**靑皮, 선귤껍질 |

【 효능 】 간기를 잘 순환하게 한다. 간기가 잘 순환하지 않을 때에는

선귤껍질을 써서 순환하게 해야 한다.

【 처방 】 가루내어 먹거나 달여서 먹어도 다 좋다[단심].

| 목과木瓜, 모과 |

【 효능 】 간으로 들어가서 힘줄과 피를 보한다.

【 처방 】 달여서 먹는다[본초].

| 소맥小麥, 밀 |

【 효능 】 간기를 도와준다.

【 처방 】 달여서 먹는다[본초].

| 총백蔥白, 파밑 |

【 효능 】 간에 있는 사기邪氣를 없앤다.

【 처방 】 달여서 물을 마시거나 즙을 내어 마신다[본초].

| 구부추 |

【 효능 】 간기를 든든하게 한다.

【 처방 】 김치를 만들어 늘 먹으면 좋다[본초].

| 이李, 추리 |

간병에 먹으면 좋다[본초].

12 심장心臟

심이 상한 증상[心傷證]

근심과 걱정을 하거나 지나치게 생각을 하면 심心이 상한다[난경].

- 사기邪氣가 침범하면 정신이 불안해지는 것은 혈기血氣가 부족하기 때문이다. 혈기가 부족한 것은 심에 속하는데 심기가 허한 사람은 흔히 잘 무서워하며 눈을 감고 있고 자려고만 하며 멀리 가는 꿈을 꾸고 정신이 산만해지며 음기陰氣가 쇠약하면 전증[癲]이 생기고 양기陽氣가 쇠약하면 광증[狂]이 생긴다.
- 심이 상하면 몹시 피곤해지며 머리와 얼굴이 벌겋게 열이 오르게 되고 아랫도리가 무거우며 가슴 속이 아프면서 답답하고 열이 나며 배꼽 위가 뛰고 맥이 현弦하다. 이것이 심이 상한 증상이다[중경].

심병의 증상[心病證]

- 신腎의 병이 심에 옮아 가면 힘줄이 상하면서 앓게 되는데 이것을 계병이라고도 한다.
- 심에 열이 있으면 얼굴이 벌겋고 낙맥絡脈으로 피가 많이 나간다[내경].
- 겉으로 나타나는 증상은 얼굴이 벌겋고 입이 마르며 잘 웃는 것이다. 속으로

나타나는 증상은 배꼽 위에 동기動氣가 있으며 눌러 보면 단단하고[牢] 아프다. 병으로 가슴이 답답하고 심장 부위가 아프며 헛구역질 등의 증상이 나타나는 것은 심병이다. 이런 증상이 없으면 심병이 아니다[난경].

- 여위어 큰 뼈들이 두드러지고 큰 힘살들이 움푹 들어가며 가슴 속에 기운이 그득 차서 숨이 차고 불편하며 속이 아프다가 어깨와 목이 맞당기는 것은 1달 이내에 죽는데 진장맥眞藏脈이 나타나면 죽을 날짜까지 정할 수 있다. 주해에 "이것은 심기가 다 없어진 것이므로 30일 이내에 죽는다"고 씌어 있다[내경].

심병을 치료하는 방법[心病治法]

심은 늘어지는 것[緩急]을 괴로워하는데 이런 때에는 빨리 신것을 먹어서 거두어들이게 해야 한다. 주해에 "심이 늘어지는 것을 괴로워하는 것은 심기가 허하기 때문이다"고 씌어 있다. 심이 연해지는 것을 요구하면 빨리 짠것을 먹어서 연하게 되게 해야 한다. 또한 짠것으로 보補하고 단것으로 사瀉해야 한다[내경].

- 심은 늘어지는 것을 괴로워하는데 이런 때에는 오미자를 써야 한다. 또한 심이 허하면 볶은[炒] 소금으로 보해야 한다. 심을 연하게 하려면 망초로 보하고 감초로 사해야 하는데 이것은 심기가 실實한 때 쓴다[동원].
- 심병에는 신것을 먹어야 하는데 팥小豆·개고기·추리李·부추 등 여러 가지 신것을 먹으면 잘 거두어들일 수 있다[내경].
- 심병에는 보리·양고기·살구杏, 염교를 먹는데 이것은 본 장기의 맛을 취하는 것이다[갑을경].
- 심이 허한 데는 전씨안신환·주사안신환朱砂安神丸, 처방은 신문에 있다·성심산을 쓰고 심이 실한 데는 사심탕, 도적산을 쓴다[강목].
- 심병일 때에는 더운 것을 먹거나 덥게 입지 말아야 한다[내경].

| 전씨안신환錢氏安神丸 |

【 효능 】 심이 허한 것을 보한다.

【 처방 】 주사수비(水飛)한 것 40g, 맥문동 · 마아초 · 흰솔풍령백복령 · 마서여 · 한수석 · 감초 각각 20g, 용뇌 1g.

위의 약들을 가루내서 꿀에 반죽하여 40g으로 30알씩 알약을 만든다. 한 번에 1알씩 사탕물에 타서 먹는다[전을].

| 성심산醒心散 |

【 효능 】 심이 허하여 열이 나는 것을 치료한다.

【 처방 】 인삼 · 맥문동 · 오미자 · 원지 · 복신 · 생지황 · 석창포 각각 같은 양.

위의 약들을 썰어서 물에 달여서 먹는다.

| 사심탕瀉心湯 |

【 효능 】 심에 열이 있는 것을 치료한다.

【 처방 】 황련 적당한 양.

위의 약을 몹시 보드랍게 가루내어 한 번에 1~2g 또는 4g씩 따뜻한 물에 타서 먹는다일명 황련사심탕(黃連瀉心湯)이라고도 한다[전을].

| 도적산導赤散 |

심에 열이 있는 것을 치료하지만 실지는 소장병小腸病에 쓰는 약이다. 처방은 아래에 있다.

단방單方

모두 16가지이다

| 주사朱砂 |

【 효능 】 화火의 성질을 가지고 있으므로 빛이 벌건데 심으로 들어가서 심신心神을 안정시킨다[본초].

- 심열心熱은 이 약이 아니면 없앨 수 없다. 수비水飛하여 약에 넣어 쓰거나 조금씩 먹는다[탕액].

| 적석지赤石脂 |

【 효능 】 심기를 돕는다.

【 처방 】 불에 달구었다가 수비하여 약에 넣어 쓰거나 가루내어 먹는다[본초].

| 석창포石菖蒲 |

【 효능 】 심규心竅를 열어 주고 심을 보호하며 정신이 좋아지게 한다.

【 처방 】 가루내어 먹거나 달여서 먹어도 다 좋다[본초].

| 맥문동麥門冬 |

【 효능 】 심열을 없애고 심기가 약한 것을 보한다.

【 처방 】 심을 빼어 버리고 달여서 먹으면 아주 좋다[본초].

| 원지遠志 |

【 효능 】 심기를 안정시킨다.

【 처방 】 심을 빼어버리고 가루내어 먹거나 달여서 먹어도 다 좋다[본초].

| 생지황生地黃 |

【 효능 】 심혈心血을 보補하고 심열心熱을 내린다.

【 처방 】 즙을 내서 먹거나 달여서 먹는다[본초].

| 구갑龜甲, 남생이배딱지 |

【 효능 】 심을 보한다. 남생이는 영리한 동물이기 때문에 심을 보하는 데는 효과 가많다.

【 처방 】 가루내어 물에 조금씩 타서 먹는 것이 좋다[단심].

| 행杏, 살구 |

【 효능 】 심병에 먹으면 좋다[본초].

| 소맥小麥, 밀 |

【 효능 】 심기를 도와주므로 심병에 먹으면 좋다[본초].

| 서각犀角, 무소뿔 |

【 효능 】 정신을 진정시킨다.

【 처방 】 가루내어 약에 넣어 쓰거나 물에 갈아 즙을 내서 먹는다[본초].

| 계자달걀 |

【 효능 】 마음을 진정시킨다. 그리고 달걀흰자위는 명치 아래에 잠복해 있는 열을 없앤다.

【 처방 】 생것으로 1알씩 먹는다[본초].

| 고채苦菜, 씀바귀 |

【 효능 】 정신을 안정시키는 데 늘 먹어야 좋다[본초].

| 적소두赤小豆, 붉은 팥 |

【 효능 】 심규心竅를 열어 준다.

【 처방 】 죽을 쑤어 먹거나 달여서 물을 마신다[본초].

| 죽엽竹葉, 참대잎 |

【 효능 】 가슴을 시원하게 하여 가슴이 답답한 것을 없앤다.

【 처방 】 달여서 먹는다[본초].

| 박하즙薄荷汁 |

【 효능 】 심열을 없앤다.

【 처방 】 즙을 내서 마신다[본초].

| 연교連翹, 개나리열매 |

【 효능 】 심열을 없앤다.

【 처방 】 달여서 먹는다[본초].

| 치자梔子, 산치자 |

【 효능 】 심열을 없애는 데 가슴 속이 몹시 답답하고 괴로우며 번조증煩躁證이 나는 것도 치료한다.

【 처방 】 달여서 먹는다[본초].

13 비장脾臟

비가 상한 증상[脾傷證]

타박을 받거나 넘어지거나 술과 음식을 지나치게 먹은 다음 성생활을 하거나 땀을 내고 바람을 쏘이면 비가 상한다[영추].

- 음식을 절도 없이 먹고 힘들게 일하면 비가 상한다[난경].
- 비가 싫어하는 음식은 사람이 몹시 욕심을 내서 먹고 싶어하는 것이다. 그러나 비가 소화시키지 못하면 감히 먹을 수 없다.

비병의 증상[脾病證]

사기邪氣가 비위脾胃에 있으면 피부가 아프다. 양기陽氣가 지나치고 음기陰氣가 부족하면 속에 열이 생겨서 배가 쉽게 고프다. 양기가 부족하고 음기가 지나치면 속이 차가워져서[寒] 아프다[영추].

- 겉으로 나타나는 증상은 얼굴빛이 누렇고 트림이 잘 나며 생각이 깊다. 속으로 나타나는 증상은 배꼽 부위에 동기動氣가 있으며 눌러 보면 단단하고[牢] 아프다. 비병을 앓을 때는 배가 불러오르고 거북하면서 음식이 소화되지 않고 몸이 무거우며 뼈마디가 아프고 권태증[怠惰]이 나서 눕기를 좋아하며 팔다리를 쓰지 못하는 증상이 있는 것은 비병脾病이다. 이런 증상이 없는 것은 비병이 아니다[난경].

- 여위어 큰 뼈가 두드러지고 큰 힘살이 움푹 들어가며 가슴 속에 기가 가득 차서 숨이 차며[不便] 속이 아프면서 어깨와 목까지 켕기고[引] 몸에 열이 나며 종아리 살이 빠지고 진장맥眞藏脈이 나타나면 10달 이내에 죽는다. 주해에 "이것은 비기脾氣가 없어진 것이므로 3백 일 이내에 죽는 다"고 씌어 있다. 간병肝病이 옮아 가서 생긴 비병을 비풍脾風이라고 하는데 이때에는 황달이 생기거나 뱃속이 뜨거우며[熱] 가슴이 답답하고 몸이 누렇게 된다.

비병을 치료하는 방법[脾病治法]

비는 습濕한 것을 괴로워하는데 이런 때에는 빨리 쓴것을 먹어서 마르게 해야 한다. 그리고 비는 늦추어 주는[緩] 것을 요구하는데 이런 때에는 빨리 단것을 먹어서 늦추어 주어야 한다[내경].

- 비가 습한 것을 괴로워하는 것은 습기가 지나치게 많아지기 때문이므로 이런 데는 흰삽주백출가 좋다. 비가 늦추어 주는 것을 요구하는 것은 기가 부족하기 때문이므로 감초를 쓴다. 단것으로 보補한다는 것은 인삼을 써야 하고 쓴 것으로 사瀉한다는 것은 황련을 써야 한다.
- 비가 허하면 감초나 대추 같은 것으로 보補하고 비가 실하면 지실로 사瀉해야 한다.
- 비가 허하면 익황산이나 보비탕을 쓰고 비가 실하면 사황산을 써야 한다[동원].
- 비병일 때에는 짠 것을 먹는 것이 좋은데 콩 · 돼지고기 · 밤 · 미역이 모두 짠 것이다.

| 익황산益黃散 |

【 효능 】 비장이 허랭虛冷하여 배가 아프고 설사하는 것을 치료한다.

【 처방 】 귤껍질 40g, 선귤껍질청피 · 가자육 · 감초덖은 것 각각 20g,

정향 8g.

위의 약들을 가루내어 한 번에 8g 또는 12g씩 물에 달여서 먹는다.

| 보비탕補脾湯 |

【 효능 】 비장이 허랭하여 토[嘔吐]하고 설사하며 음식이 소화되지 않는 것을 치료한다.

【 처방 】 보리길금맥아, 덖은 것[炒], 감초덖은 것 각각 60g, 인삼 · 흰솔풍령백복령 · 초과 · 건강싸서 구운 것 각각 40g, 후박 · 귤껍질橘皮 · 흰삽주백출 각각 30g.

위의 약들을 썰어서 한 번에 20g씩 물에 달여서 먹는다[삼인방].

| 사황산瀉黃散 |

【 효능 】 일명 사비산瀉脾散이라고도 한다. 비에 열이 있어서 입 안이 헐고 냄새가 나는 것을 치료한다.

【 처방 】 산치자 6g, 곽향, 감초 각각 4g, 석고가루낸 것3.2g, 방풍 2.4g.

위의 약들을 썰어서 1첩으로 하여 꿀물과 술에 버무린 다음 물에 달여서 먹는다[해장].

14 폐장肺臟

폐가 상한 증상[肺傷證]

몸이 차가울 때 찬 것을 마시면 폐가 상한다[영추].

- 폐를 상한 사람은 피로하고 노곤해지게 되며 기침이 나면서 가래에 피가 섞여 나온다. 이때에 맥이 세細 · 긴緊 · 부浮 · 삭數하여 피를 토하게 된다. 이것은 몹시 흥분하면서 화를 낸 것[躁擾嗔怒] 으로 말미암아 폐가 상하여 기가 막혔기 때문에 생긴 것이다[맥경].
- 상초上焦에 열이 있으면 기침이 나고 폐위가 생긴다. 기침이 나면서 입 안에 걸쭉한 침[濁唾]과 거품침[涎沫]이 생기고 촌구맥寸口脈이 삭數한 것은 폐위이다. 입 안이 뻣뻣하고 마른기침[燥咳]이 나는데 기침할 때에 가슴이 은은히 아프면서 맥이 활삭滑數한 때는 폐옹肺癰이다[중경].

폐병의 증상[肺病證]

폐에 사기邪氣가 있으면 피부가 아프고 춥다가 열이 나며 기가 위로 치밀어 올라 숨이 차고 땀이 나며 기침할 때에 어깨와 잔등을 들먹거린다[영추].

- 풍 · 한 · 사風寒邪가 폐에 침범한 것을 폐비肺痺라고 하는데 이때에는 기침이 나고 기운이 치밀어 오른다.

- 폐병일 때에는 숨이 차고 기침이 나며 기운이 치밀어 오르고 어깨와 잔등이 아프며 땀이 나고 엉치와 다리, 무릎과 허벅다리 · 종아리 · 정강이, 발이 다 아프다. 폐가 허하면 기운이 적기 때문에 숨결이 약하고 제대로 숨을 쉬지 못하며 귀가 먹고 목구멍이 마른다.
- 겉으로 나타나는 증상은 얼굴빛이 허옇고 재채기를 잘 하며 슬퍼하고 근심하면서 즐거워하지 않고 울려고만 하는 것이다. 속으로 나타나는 증상은 배꼽의 오른쪽에 동기動氣가 있으며 눌러 보면 단단하고[牢] 아픈 것 같다. 이 병 때에는 숨이 차고 기침이 나며 으슬으슬 춥다가 열이 나기도 한다[난경].
- 여위어 큰 뼈가 두드러지고 큰 힘살이 움푹 들어가며 가슴 속에 기가 그득 차서 숨이 차고 숨 쉴 때 몸을 들먹거리면 6달 만에 죽는데 진장맥眞藏脈이 나타나면 날짜까지 예상할 수 있다. 폐의 진장맥이 나타나면 180일 이내에 죽는다[내경].

폐병을 치료하는 법[肺病治法]

폐에 기가 치밀어 오를 때에는 빨리 쓴것을 먹어서 내려가게 해야 한다. 주해에 폐기가 위로 치밀어 오르는 것은 기가 지나치게 세지기 때문이라고 씌어 있다. 신것은 보補하고 매운 것은 사瀉한다[내경].

- 폐에 기가 치밀어 오를 때에는 가자피를 쓰는 것이 좋다어떤 때는 속썩은풀(황금)이라고 하였다. 폐가 거두어 들이게 하는 데는 집함박꽃뿌리백작약가 좋다. 신 것으로 보하는 데는 오미자가 좋다. 매운 것으로 사하는 데는 뽕나무뿌리껍질상백피이 좋다[동원].
- 폐병에는 기장쌀 · 닭고기 · 복숭아 · 파를 먹는 것이 좋은데 이것은 본本 장기의 맛을 취하는 것이다[갑을경].
- 폐병에는 보리 · 양고기 · 살구杏 · 염교를 먹는 것이 좋다. 쓴맛은 기를 잘 내려가게 한다[내경].

- 폐병일 때에는 찬 음식을 먹거나 옷을 차게 입지 말아야 한다[내경].
- 폐가 허한 데는 보폐산이나 독삼탕獨蔘湯, 처방은 기문에 있다이 좋다. 폐가 실實한 데는 사백산 이 좋다.

| 보폐산補肺散 |

【 효능 】 일명 아교산阿膠散이라고도 하는데 폐가 허한 것을 치료한다.

【 처방 】 아교주 8g, 우엉씨대력자, 찹쌀나미, 덖은 것 각각 4.8g, 쥐방울마두령, 덖은 것 2.8g, 감초덖은 것 2g, 살구씨행인, 밀기울과 함께 덖은 것 9개.

위의 약들을 썰어서 1첩으로 하여 물에 달여서 먹는다어떤 데는 기장쌀을 썼다[전을].

| 사백산瀉白散 |

【 효능 】 일명 사폐산瀉肺散이라고도 하는데 폐가 실한 것을 치료한다.

【 처방 】 뽕나무뿌리껍질상백피, 지골피 각각 8g, 감초 4g.

위의 약들을 썰어서 1첩으로 하여 물에 달여 먹는다. 그리고 지모知母 · 패모貝母 · 도라지길경 · 산치자 · 맥문동麥門冬 · 생지황生地黃을 넣어서 쓰는 것도 좋다[입문].

단방單方

모두 14가지이다.

| 인삼人蔘 |

【 효능 】 폐의 양기陽氣를 보한다.

【 처방 】 갑자기 기가 치밀어 올라서 숨이 차고 가래가 끓으며 어깨를 들먹이면서 숨을 쉬다가 숨이 끊어질 것같이 되는 것은 폐기가 끊어지

려는 증상이다. 이런 데는 인삼고人蔘膏나 독삼탕獨蔘湯을 쓰며 인삼을 가루내어 하루에 다섯 번에서 여섯 번씩 먹어도 된다[본초].

| 천문동天門冬 |

【 효능 】 폐기肺氣를 안정시키는 데 달여서 먹거나 가루내어 먹거나 술에 담갔다 먹어도 좋다[본초].

| 맥문동麥門冬 |

【 효능 】 폐열肺熱을 치료한다.

【 처방 】 맥문동 · 인삼 · 오미자로 된 약을 생맥산生脈散이라고 하는데 폐에 열이 잠복되어 있어서 폐기가 끊어질 것같이 아픈 것을 치료한다[탕액].

| 오미자五味子 |

【 효능 】 폐기를 걷어 들인다[收].

【 처방 】 차나 알약을 만들어 늘 먹는다[본초].

| 사삼沙蔘, 더덕 |

【 효능 】 폐기를 보하는 데 폐 속의 음기陰氣도 보한다.

【 처방 】 달여서 먹거나 김치를 만들어 늘 먹으면 좋다[본초].

| 편황금片黃芩, 속썩은풀 |

【 효능 】 폐열肺熱을 치료한다.

【 처방 】 알약을 만들어 먹거나 달여서 먹거나 가루내어 먹으면 좋다[본초].

| **자원**개미취 |

【 효능 】 폐를 보하고 폐의 열을 내린다.

【 처방 】 달여서 먹으면 좋다[본초].

| **패모**貝母 |

【 효능 】 폐를 눅여 준다[潤].

【 처방 】 가루내어 사탕과 섞은 다음 알약을 만들어 입에 넣고 녹여 먹거나 달여서 먹으면 좋다[본초].

| **길경**桔梗, 도라지 |

【 효능 】 폐기를 고르게[理] 하는데 폐열로 숨이 몹시 찬 것을 치료한다.

【 처방 】 가루내어 먹거나 달여서 먹어도 다 좋다[본초].

| **마두령**馬兜鈴, 쥐방울 |

【 효능 】 폐를 보하고 열을 없애며 숨이 몹시 찬 것을 치료하는 데 달여서 먹는다[본초].

| **상백피**桑白皮, 뽕나무뿌리껍질 |

【 처방 】 폐를 사하고 폐 속의 물기를 없애는 데 달여서 먹는다[본초].

| **정력자**꽃다지씨 |

【 효능 】 폐기가 막혀서 숨이 몹시 찬 것을 치료한다.

【 처방 】 덖은 것으로 20g을 대추 5알과 함께 달여서 먹는다.

| **행인**杏仁, 살구씨 |

【 효능 】 폐의 병을 치료하는 데 마른 것을 눅여 주고 맺힌 것[結]을 헤친다[散].

【 처방 】 죽을 쑤어 먹는 것이 좋다[본초].

| **도**桃, 복숭아 |

【 효능 】 폐의 병에 먹으면 좋다[본초].

| **서미**黍米, 기장쌀 |

【 효능 】 폐의 병에 쓰면 좋은데 밥을 지어 먹는다[본초].

15 신장腎臟

신장이 상한 증상[腎傷證]

힘들게 일하거나 무거운 것을 들거나 지나치게 성생활을 하거나 땀이 났을 때 찬물에 목욕하면 신장이 상하는 때가 있다[영추].

- 오랫동안 습기가 있는 땅에 앉아 있거나 억지로 물에 들어가서 참고 있으면 신장이 상한다[난경].

신병을 치료하는 방법[腎病治法]

신은 마르는[燥] 것을 싫어하는데 이런 때에는 빨리 매운 것을 먹어서 눅여 주고 주리를 열어서 진액을 나오게 하고 기를 순환하게 해야 한다. 신을 든든하게[堅] 하려면 빨리 쓴것을 먹어야 한다. 쓴것은 보補하고 짠것은 사瀉한다[내경].

- 신은 마르는 것을 싫어하므로 지모나 황백을 쓰는 것이 좋은데 신을 튼튼하게 하려면 지모를 써야 한다. 황백은 보補하고 택사는 사瀉한다. 신이 허한 데는 찐지황숙지황을 쓰는 것이 좋다[동원].
- 신병일 때는 매운 것을 먹는 것이 좋다. 기장쌀 · 닭고기 · 복숭아 · 파를 먹는 것은 매운 것으로 눅여 주기 위해서이다[내경].
- 신병에는 콩 · 돼지고기 · 밤 · 미역이 좋다.

- 신병에는 불에 태운 것과 뜨거운 음식을 먹지 말며 뜨겁게 쪼인 옷을 입지 말아야 한다[내경].
- 신에는 원래 실한 증상이 생기지 않으므로 사瀉하지 말아야 한다. 전씨錢氏는 오직 신을 보하는 지황원地黃元만이 있고 신을 사하는 약은 없다고 하였다[강목].

| 보신환補腎丸 |

【 효능 】 신수腎水가 부족하고 음이 허한 것을 치료한다.

【 처방 】 남생이배딱지귀판, 술을 발라 구운 것 160g, 지모 · 황백이 2가지는 술에 담갔다가 볶은 것 각각 120g, 건강 40g.

위의 약들을 가루내서 죽에 반죽하여 벽오동씨만하게 알약을 만든다. 한 번에 50~70알씩 빈속에 소금 끓인 물로 먹는다[동원].

| 육미지황환六味地黃丸 |

위와 같은 증에 쓴다.

【 처방 】 찐지황숙지황 320g, 마서여 · 산수유 각각 160g, 택사 · 모란껍질목단피 · 흰솔풍령백복령 각각 120g.

위의 약들을 가루내어 꿀에 반죽하여 벽오동씨만하게 알약을 만든다. 한 번에 50~70알씩 데운 술이나 소금물로 빈속에 먹는다[정전].

- 혈이 허하고 음陰이 부족한 데는 찐지황숙지황을 주약[君]으로 하고 정액이 저절로 나오는 데는 산수유를 주약으로 하며 오줌이 혹 많거나 적거나 벌겋거나 뿌연 데는 솔풍령복령을 주약으로 하고 오줌이 잘 나오지 않는 데는 택사를 주약으로 하고 심기가 부족한 데는 모란껍질목단피을 주약으로 하며 피부가 말라 깔깔하고 윤기가 없는 데는 마서여를 주약으로 해야 한다[강목].

| 자음강화탕滋陰降火湯 |

【 효능 】 신수가 부족하여 음이 허하고 화火가 동動한 것을 치료한다.

【 처방 】 집함박꽃뿌리백작약 5.2g, 당귀 4.8g, 찐지황숙지황 · 천문동 · 맥문동 · 흰삽주백출 각각 4g, 생지황 3.2g · 귤껍질귤피 2.8g · 지모 · 황2가지가 다 꿀물에 축여 덖은 것 · 감덖은 것 각각 2g.

위의 약들을 썰어서 1첩으로 하여 생강 3쪽, 대추 2알과 함께 물에 달여서 먹는다[회춘].

| 가감팔미환加減八味丸 |

【 효능 】 주로 신수를 보하는 데 겸해서 명문의 화火도 보한다.

【 처방 】 찐지황숙지황 80g, 마서여, 약간 덖은 것 · 산수유 각각 40g, 택사술에 축여 찐 것 · 모란껍질목단피 · 흰솔풍령백복령 각각 32g, 오미자약간 덖은 것 60g, 육계 20g.

위의 약들을 가루내서 꿀에 반죽하여 벽오동 씨 만하게 알약을 만든다. 한 번에 50~70알씩 소금 끓인 물이나 데운 술로 이른 새벽 말하기 전에 먹은 다음 저녁 빈속에 또 한 번 먹는다[득효].

● 혹은 이 약재를 잘게 썰어서 달여서 먹기도 하는데 그것을 가감팔미탕加減八味湯이라고 한다.

| 온신산溫腎散 |

【 효능 】 신과 명문이 허하고 차서 허리와 등골이 무겁고 아픈 것을 치료한다.

【 처방 】 찐지황숙지황 6g, 쇠무릎우슬 · 육종용 · 오미자 · 파극 · 맥문동 · 감초덖은 것 각각 3.2g, 복신, 건강, 두충덖은 것 각각 2g.

위의 약들을 썰어서 1첩으로 하여 물에 달여 먹는다. 혹은 가루내어 한 번에 8g씩 데운 술에 타서 먹기도 한다[단심].

단방單方

모두 15가지이다.

| 오미자五味子 |

【 효능 】 신을 따뜻하게 하며 신수를 보한다.

【 처방 】 오미자는 모양이 신장과 비슷한데 알약을 만들어 먹거나 달여서 먹는다[본초].

| 숙지황熟地黃, 찐지황 |

【 효능 】 아홉 번 쪘기 때문에 신정腎精을 잘 보한다.

【 처방 】 팔미환八味丸에 이것을 주약으로 넣는 것은 이것이 자연계[君天]에 처음 생겨난 수水의 근원이기 때문이다[탕액].

| 지모知母 |

【 효능 】 신음腎陰이 부족한 것을 보하고 신에 있는 열을 없앤다.

【 처방 】 소금물에 축여 볶아서 알약을 만들어 먹거나 달여서 먹는다[본초].

| 백자인栢子仁, 측백씨 |

【 효능 】 신장을 눅여 주는데 신이 찬 것을 치료한다.

【 처방 】 알약을 만들어 먹거나 약에 넣어 먹는다[본초].

| 두杜沖 |

【 효능 】 신에 냉기冷氣가 있는 것을 치료한다. 또한 신로腎勞로 허리

와 다리가 차고 아픈 것도 낫게 한다.

【 처방 】 달여서 먹거나 알약을 만들어 먹는다.

| 침향沈香 |

【 효능 】 명문命門의 화火가 부족한 것을 보한다.

【 처방 】 가루내어 약에 넣어 쓰거나 물에 갈아 즙으로 먹는다[본초].

| 산수유山茱萸 |

【 효능 】 신을 보하고 정액을 불리어 주며[添] 신을 따뜻하게 하고 정액이 저절로 나가지 못하게 한다.

【 처방 】 알약을 만들어 먹거나 달여서 먹는다[본초].

| 모려牡蠣, 굴조개껍질 |

【 효능 】 신을 보한다.

【 처방 】 구워서 가루내어 알약에 넣어 쓴다. 굴조개살을 삶아 먹어도 좋다[본초].

| 복분자覆盆子 |

【 효능 】 신을 보하고 따뜻하게 한다.

【 처방 】 술에 담갔다가 약한 불기운에 말려서 약에 넣어 알약을 만들어 먹거나 가루내어 먹는다[본초].

| 파고지破故紙, 보골지 |

【 효능 】 신을 따뜻하게 하고 보하며 약 기운을 신으로 끌어 간다.

【 처방 】 볶아서 가루내어 약에 넣어 쓰거나 가루로 먹어도 된다[본초].

| 녹용鹿茸 |

【 효능 】 신이 허한 것을 보하는데 허리와 신이 허랭한 것을 치료한다.

【 처방 】 졸인 젖을 발라 구운 다음 가루내어 약에 넣어 알약을 만들어 쓰거나 가루로 먹어도 된다[본초].

| 녹각교鹿角膠 |

【 효능 】 신기가 쇠약하여 허손된 것을 치료한다.

【 처방 】 구슬같이 되게 덖어서 가루내어 먹는다[본초].

| 울눌제물개신 |

【 효능 】 신을 보하는 데 신정腎精이 부족한 것과 성생활을 지나치게 하여 몹시 여윈 것을 치료한다. 또한 신을 따뜻하게 한다.

【 처방 】 술에 담갔다가 고소한 냄새가 나게 구워서 가루내어 먹거나 알약을 만드는 데 넣어서 쓴다[본초].

| 율栗, 밤 |

【 효능 】 신을 보한다.

【 처방 】 신병腎病에는 구워서 늘 먹어야 좋다[본초].

| 흑두黑豆, 검정콩 |

【 효능 】 소금과 함께 넣어 삶은 것은 신을 잘 보한다.

【 처방 】 늘 먹어야 좋다[식료].

16 담부膽部

담병의 증상[膽病證]

담병일 때에는 한숨을 잘 쉬며 입이 쓰고 구역嘔逆이 나며 쓴물이 올라오고 가슴이 울렁거리면서 누가 자기를 잡으러 오는 것같이 무섭고 목구멍이 마르며 자주 침을 뱉게 된다[영추].

- 왼쪽 5번째 갈비뼈 부위가 아프고 답답한 것은 피가 몰려서 혹이나 멍울이 생긴 것이다. 그리고 담병의 증상은 목구멍에 나타나기 때문에 담에 열이 몰리면 목구멍이 붓고 헌 데가 생겨 아프다[입문].
- 담병일 때에는 추웠다 열이 나는 일이 많다[입문].

담병을 치료하는 법[膽病治法]

담이 허한 데는 인숙산을 쓰고 담이 실한 데는 반하탕을 쓴다.

- 소시호탕小柴胡湯, 처방은 상한문에 있다은 추웠다 열이 났다 하는 것을 치료하는 소양경병少陽經病의 주약主藥이다. 물에 달여서 가라앉힌 다음 웃물澄淸을 받아 뜨겁게 하여 먹으면 담으로 잘 들어간다[입문].

| 인숙산仁熟散 |

【 효능 】 담이 허하여 무서워하면서 혼자 자지 못하는 것을 치료한다.

【 처방 】 측백씨백자인 · 찐지황 각각 4g, 인삼 · 지각 · 오미자 · 계심 · 산수유 · 단국화감국 · 복신 · 구기자 각각 3g.

위의 약들을 썰어서 1첩으로 하여 물에 달여 먹거나 가루를 내어 한 번에 8g씩 술에 타서 먹는다[입문].

| 반하탕半夏湯 |

【 효능 】 담에 실열이 있어서 안타깝게 답답한 것[煩悶]을 치료한다.

【 처방 】 생지황, 메대추씨산조인, 덖은 것 각각 20g, 끼무릇반하, 생강 각각 12g, 원지, 벌건솔풍령적복령 각각 8g, 속썩은풀황금 4g, 기장쌀 1홉.

위의 약들을 썰어서 한 번에 40g씩 강물에 달인 다음 가라앉혀 웃물을 받아 먹는다[입문].

단방單方

모두 3가지이다.

| 시호柴胡 |

【 효능 】 담병으로 추웠다가 열이 나는 것을 치료하는 데 족소양경병足少陽經病의 주약이다. 그리고 담병은 이 약이 아니면 치료할 수 없다.

【 처방 】 썰어서 물에 달여 가라앉힌 다음 웃물澄淸을 받아 마신다[탕액].

| 건지황乾地黃, 마른 지황 |

【 효능 】 심心과 담의 기를 보한다.

【 처방 】 달여서 먹거나 알약을 만들어 먹는다[본초].

| 황련黃連 |

【 효능 】 담을 보한다.

【 처방 】 달여서 먹거나 알약을 만들어 먹거나 가루를 내어 먹는다[본초].

17 위부胃部

위가 상한 증후[胃傷證]

평상시보다 음식을 두 배로 먹으면 창자[腸胃]가 상한다[내경].

- 위가 상한 증후는 음식 생각이 없고 가슴과 배가 더부룩하고 아프며 구역이 나고 딸꾹질이 나며 메스껍고 트림이 나면서 신물이 올라오고 얼굴빛이 누렇고 몸이 여위며 노곤해서 눕기를 좋아하고 자주 설사하는 것이다[동원].

위병의 증상[胃病證]

위병일 때에는 배가 불러오르고 위완胃脘 부위가 아프며 양쪽 옆구리가 치받치고 음식이 잘 넘어가지 않거나 잘 내려가지 않는다.

- 음식이 내려가지 않거나 넘어가지 않는 것은 위 속에 사기邪氣가 있기 때문이다.
- 위 속이 차면 어제魚際의 낙맥絡脈 부위가 흔히 파랗게 되고 위 속이 뜨거우면 어제의 낙맥 부위가 빨갛게 된다.
- 얼굴이 달아오르는 것은 족양명足陽明에 병이 있기 때문이다. 발등 위에 있는 맥이 일어서서 단단해지는 것[堅堅]은 족양명에 병이 있기 때문이다. 족양명은 위맥胃脈이다.

위병을 치료하는 법[胃病治法]

사람의 근본은 따로 있는 것이 아니라 음식물이 생명의 근본이다. 비위脾胃는 토土에 속하는데 주로 음식물을 받아들이기 때문에 이것이 사람에게 있어서는 근본이다[단심].

- 5가지 맛을 가진 음식을 지나치지 않게 먹으면 정신이 상쾌해지고 기분이 명랑해진다[회춘].
- 위병을 치료하는 방법은 음식을 알맞게 조절해 먹고 차고 더운 것을 알맞게 하며 마음을 깨끗하게 하고 잡생각을 없애서 진기眞氣가 정상으로 회복되게 하는 것이다[동원].
- 위가 허한 데는 이공산이나 보중익기탕補中益氣湯, 처방은 내상문에 있다을 쓴다. 음식을 먹지 못하는 데는 양위진식탕을 쓴다.
- 평위산은 몹시 소모시키고 헤치는[散] 약이지 실제 위를 보하는 약은 아니다. 이 약은 비의 기운을 사瀉하여 불러오르고 그득한 것을 고르게[平] 한다. 이 약을 써서 위기가 고르게[和平] 되면 곧 약을 그만두어야 한다. 늘 쓰지도 않아야 한다[단심].

| 이공산異功散 |

【 효능 】 비위가 허약하여 음식 생각이 없고 배가 아프면서 설사가 나는 것을 치료한다.

【 처방 】 인삼 · 흰삽주백출 · 흰솔풍령백복령 · 귤껍질 · 감초 각각 4g.
위의 약들을 썰어서 1첩으로 하여 생강 3쪽, 대추 2알과 함께 넣고 달여 먹는다[동원].

| 양위진식탕養胃進食湯 |

【 효능 】 비위가 허약하여 음식을 먹지 못하며 얼굴이 누렇고 몸이 여

위며 가슴이 더부룩하고 답답하며 음식이 소화되지 않고 또는 트림이 나면서 신물이 올라오는 것을 치료한다.

【 처방 】 삽주 8g · 인삼 · 흰삽주백출 각각 4g, 귤껍질陳皮 · 후박 · 흰솔풍령백복령 · 감초덖은 것 각각 2.8g, 약누룩신국, 덖은 것 · 보리길금맥아, 덖은 것 각각 2g.

위의 약들을 썰어서 1첩으로 하여 생강 3쪽, 대추 2알과 함께 넣고 달여 먹는다. 혹 가루를 내어 꿀에 반죽해서 먹기 좋은 크기로 알약을 만들어 한 번에 8g씩 미음으로 먹는다[필용].

단방單方

모두 15가지이다.

| 석고石膏 |

【 효능 】 위열胃熱을 없애는 데 주로 위 속에 있는 화火를 사瀉한다.

【 처방 】 가루를 내어 40g씩 물에 달여 먹는다. 혹은 수비水飛하여 한 번에 8g씩 물에 타서 먹기도 한다[본초].

| 갈근葛根, 칡뿌리 |

【 효능 】 위기를 잘 통하게 하고 음식을 내려가게 하며 술독을 푼다.

【 처방 】 물에 달여서 먹거나 농마[水飛澄取粉]을 내어 물에 타서 먹는다[본초].

| 인삼人蔘 |

【 효능 】 위기를 보하고 잘 소통하게 하며 음식물을 소화시킨다.

【 처방 】 달여서 먹거나 가루를 내어 먹어도 모두 좋다[본초].

| **백두구**白豆蔻 |

【 효능 】 위가 찬 것을 치료하는 데 음식을 소화시킨다.

【 처방 】 짓찧어 달여서 먹거나 가루를 내어 먹어도 좋다[본초].

| **창출**蒼朮, 삽주 |

【 효능 】 위를 든든하게 하고 위 속의 습濕을 없앤다.

【 처방 】 달이거나 알약을 만들어 먹거나 가루를 내어 먹어도 좋다[본초].

| **백출**白朮, 흰삽주 |

【 효능 】 위를 보한다. 먹는 방법은 삽주와 같다.

| **대두**大豆, 콩 |

【 효능 】 위에 생긴 열증[熱痺]을 없앤다. 개완두싹大豆黃卷은 위기를 고르게 한다.

【 처방 】 달여서 먹거나 가루를 내어 한 번에 8g씩 물에 타서 먹는다[본초].

| **대맥**大麥, 보리 |

【 효능 】 위기를 고르게 하고 잘 통하게 한다. 밥을 지어 먹거나 죽을 쑤어 늘 먹는 것이 좋다.

【 처방 】 보리길금맥아은 위기를 잘 통하게 하고 음식물을 잘 소화시킨다[본초].

| **갱미**粳米, 멥쌀 |

【 효능 】 위기를 보한다.

【 처방 】 흰죽을 쑤어 늘 먹어야 한다[본초].

| **직미**稷米, 피쌀 |

【 효능 】 위기를 잘 통하게 한다.

【 처방 】 밥을 지어 먹거나 죽을 쑤어 먹어도 좋다[본초].

| **청량미**靑粱米, 푸른 차좁쌀 |

【 효능 】 위병[胃痺]을 치료하는 데 미음을 쑤어 먹어야 좋다[본초].

| **즉어**붕어 |

【 효능 】 위기를 고르게 하고 위를 보한다.

【 처방 】 찌거나, 국을 끓여 먹거나, 회를 쳐서 먹어도 좋다[본초].

| **대조**大棗, 대추 |

【 효능 】 위기를 고르게 하고 장위를 든든하게 하는 데 늘 먹어야 좋다[본초].

| **건시**乾柹, 곶감 |

【 효능 】 위기를 잘 통하게 하고 장위를 든든하게 하는 데 늘 먹어야 한다[본초].

| **구**부추 |

【 효능 】 위 속의 열을 없애는 데 늘 먹어야 좋다[본초].

18 소장부小腸部

소장병의 증상[小腸病證]

중기中氣가 부족하면 배[腸]가 몹시 끓는다[苦鳴].

- 소장병일 때에는 아랫배[小腹]와 허리와 등골이 아프며 음낭이 켕기고 때때로 달아오른다.
- 소장과 음낭이 켕겨서 허리와 등뼈가 치받치는 것 같은 것은 소장에 사기邪氣가 있기 때문이다[영추].
- 소장에 병이 있으면 설사가 난다[내경].

소장병을 치료하는 법[小腸病治法]

소장은 심心의 부腑이다. 소장에 병이 있을 때에는 잘 통하게 하는 것이 좋으므로 도적산이나 적복령탕을 쓴다.

| 도적산導赤散 |

【 효능 】 소장에 열이 있어서 오줌이 잘 나오지 않는 것을 치료한다.

【 처방 】 생지황 · 으름덩굴목통 · 감초 각각 4g.
위의 약들을 썰어서 푸른 참대잎청죽엽 7개와 함께 물에 달여 먹는다

[전을].

| 적복령탕赤茯苓湯 |

【 효능 】 소장에 열이 있어서 얼굴빛이 벌겋고 땀이 많이 나오며 오줌이 잘 나오지 않는 것을 치료한다.

【 처방 】 으름덩굴목통 · 벌건솔풍령적복령 · 빈랑 · 생지황 · 속썩은풀황금 · 함박꽃뿌리작약 · 맥문동 · 감초 각각 4g.

위의 약들을 썰어서 1첩으로 하여 생강 5쪽과 함께 달여서 먹는다[필용방].

단방單方

모두 6가지이다.

| 택사澤瀉 |

【 효능 】 소장을 잘 통하게 하고 오줌을 잘 배설하게 한다.

【 처방 】 물에 달여서 먹는다[본초].

| 목통木通, 으름덩굴 |

소장을 잘 통하게 하고 오줌은 잘 나오게 하는 데 물에 달여서 먹는다[본초].

| 복신茯神 |

【 효능 】 오줌이 잘 나오지 않는 것을 치료한다.

【 처방 】 물에 달여서 먹거나 가루를 내어 먹는다[본초].

| **흑두**黑豆, 검은콩 |

【 효능 】 물에 삶아서 그 물을 마시면 장腸 속에 머물러 있던 물기가 없어진다.

【 처방 】 장이 아픈 것을 치료할 때에는 덖어서[熬] 술에 담갔다가 달여서 먹어야 한다[본초].

| **치자**梔子, 산치자 |

【 효능 】 소장에 열이 있는 것을 치료하는 데 물에 달여서 먹는다[본초].

| **자규즙**煮葵汁, 아욱 달인 즙 |

【 효능 】 소장을 잘 통하게 한다.

【 처방 】 국을 끓이는데 넣어 먹거나 나물에 쳐서 먹는다[본초].

19 대장부大腸部

대장병의 증상[大腸病證]

대장병大腸病일 때에는 뱃속이 끊어지는 것같이 아프면서 꾸르륵거리는 소리가 난다. 그런데 겨울에 찬 기운에 상하면 설사가 나고 배꼽 부위가 아프며 오랫동안 서 있지 못한다.

- 배가 아프면서 끓고[腸鳴] 가슴으로 기가 치밀어 올라서 숨이 차고 오랫동안 서 있지 못하는 것은 대장에 사기邪氣가 있기 때문이다.
- 장 속이 차면[寒] 배가 끓고 삭지 않은 설사가 난다. 장 속에 열이 있으면 누렇고 물크러진 것을 설사한다[영추].
- 대소장병일 때에는 설사가 난다.
- 장비腸痺일 때에는 물을 자주 마시고 오줌이 나오지 않으며 중기中氣로 숨이 차고 때로 삭지 않은 설사가 난다[내경].
- 대장에 찬 기운이 있으면 삭지 않은 대변을 많이 누고 열이 있으면 고약 같은[腸垢] 대변을 눈다[중경].
- 대장이 허해도 배가 끓고 찬 기운과 상박相搏되어도 배가 끓는다[입문].

대장병을 치료하는 법[大腸病治法]

황제黃帝가 "위胃는 더운 것[熱]을 싫어하고 시원하고 찬 것을 좋아하며 대장은 시원하고 찬것을 싫어하고 더운 것을 좋아하는데 이 2가지가 다 고르지[和] 못할 때에는 어떻게 조화시켜야 하가?"라고 물었다. 그러자 기백이 "이것을 조화시키자면 음식이 차고 더운 것과 옷을 춥게 입거나 덥게 입는 것을 알맞게 해야 한다. 차게 할 때에도 선득선득하게는 하지 말며 덥게 할 때도 땀이 나게는 하지 말아야 한다. 음식은 끓는 것을 먹지 말며 이가 시리도록 찬 것도 먹지 말아야 한다. 차고 더운 것을 알맞게 하면 원기가 유지되어 사기가 침범하지 못한다"고 대답하였다[영추].

● 대장에 열이 있으면 사백탕을 쓰고 대장에 찬 기운이 있으면 실장산을 쓴다.

| 사백탕瀉白湯 |

【효능】 대장에 실열實熱이 있어서 배꼽 둘레가 아프고 배가 불러오르며 대변이 배설되지 않는 것을 치료한다.

【처방】 생지황 8g, 벌건솔풍령적복령 · 망초 각각 4g, 귤껍질陳皮 · 참대속껍질죽여 · 속썩은풀황금 · 산치차 · 황백 각각 2g.

위의 약들을 썰어서 1첩으로 하여 생강 3쪽, 대추 2알과 함께 물에 달여서 먹는다[입문].

| 실장산實腸散 |

【효능】 대장이 허하고 차서 배가 아프고 설사가 나는 것을 치료한다.

【처방】 후박 · 육두구잿불에 묻어 구운 것 · 가자피 · 사인가루를 낸 것 · 귤껍질陳皮 · 삽주창출 · 벌건솔풍령적복령 각각 4g, 목향 · 감초덖은 것 각각 2g.

위의 약들을 썰어서 1첩으로 하여 생강 3쪽, 대추 2알과 함께 물에 달여서 먹는다[직지].

단방單方

모두 16가지이다.

| 가자피訶子皮 |

【 효능 】 대장을 수렴[澁]해서 설사를 멎게 한다.

【 처방 】 달여서 먹거나 가루를 내어 먹는다[본초].

| 오배자五倍子 |

【 효능 】 장이 허하여 설사가 나는 것을 치료하는 데 장을 수렴하여 대변이 줄줄 나오는 것을 멎게 한다.

【 처방 】 가루를 내어 물에 타서 먹거나 알약을 만들어 먹는다[본초].

| 석류각石榴殼, 석류껍질 |

【 효능 】 장을 수렴하여 설사를 멈춘다.

【 처방 】 달여서 먹거나 가루를 내어 먹는다[본초].

| 상실橡實, 도토리 |

【 효능 】 장위를 든든하게[厚] 하여 설사를 멈춘다.

【 처방 】 가루를 내어 미음에 타서 먹거나 알약을 만들어 먹어도 모두 좋다[본초].

| 모려분牡蠣粉, 굴조개껍질 |

【 효능 】 대소장大小腸을 수렴한다.

【 처방 】 가루를 내어 미음에 타서 먹거나 알약을 만들어 먹는다[본초].

| **욱리인**郁李仁, 이스라치씨 |

【 효능 】 장 속에 기가 몰린 것을 치료한다.

【 처방 】 가루를 내어 물에 타서 먹는다[본초].

| **대황**大黃 |

【 효능 】 대소장을 잘 소통하게 한다.

【 처방 】 달여서 먹거나 알약을 만들어 먹어도 다 좋다[본초].

| **속수자**續隨子 |

【 효능 】 대소장을 잘 소통하게 한다.

【 처방 】 가루를 내어 물에 타서 먹거나 알약을 만들어 먹는다[본초].

| **상백피**桑白皮, 뽕나무뿌리껍질 |

【 효능 】 대소장을 잘 소통하게 하는 데 물에 달여서 먹는다[본초].

| **치자**梔子, 산치자 |

【 효능 】 대소장에 열이 심한 것을 치료한다.

【 처방 】 물에 달여서 먹거나 가루를 내어 물에 타서 먹는다[본초].

| **도화**桃花, 복숭아꽃 |

【 효능 】 대소장을 잘 소통하게 한다.

【 처방 】 꽃이 떨어질 무렵에 따다가 밀가루에 반죽하여 증병燒餠을 만들어 먹으면 좋다[자화].

| 지마유脂麻油, 참기름 |

【 효능 】 이것이 바로 향유香油인데 대소장을 잘 소통하게 한다.

【 처방 】 이것 1가지만 먹거나 들깨즙水荏粥에 타서 먹기도 한다[본초].

| 마인麻仁, 삼씨 |

【 효능 】 대장에 풍열風熱이 있어서 대변이 몹시 굳어져 잘 나오지 않는 것을 치료한다.

【 처방 】 물에 갈아 낸 즙에 죽을 쑤어 먹는다[본초].

| 수근水芹, 미나리 |

【 효능 】 대소장을 잘 소통하게 한다.

【 처방 】 줄기와 잎을 짓찧어 즙을 내어 마시거나 생채를 만들어 늘 먹는다[본초].

| 사순絲蓴 |

【 효능 】 대소장의 기운이 허한 것을 보한다.

【 처방 】 국이나 김치를 만들어 먹으면 좋다[본초].

| 총백파밑 |

【 효능 】 대소장을 소통하게 한다.

【 처방 】 즙을 내어 마시거나 달인 물을 마셔도 다 좋다[본초].

20 방광부膀胱部

방광병의 증상[膀胱病證]

방광병膀胱病일 때에는 아랫배가 부으면서 아프고 손으로 누르면 곧 오줌을 누고 싶으나 잘 나오지 않으며 어깨가 달고[熱] 맥이 빠진 것[陷] 같으며 새끼발가락의 바깥쪽과 정강이뼈와 복사뼈 뒤가 다 열이 난다[熱][영추].

- 방광이 오줌을 잘 내보내지 못하면 융병이 되고 오줌이 나가는 것을 막지 못하면 유뇨증遺尿證이 된다[내경].
- 방광병일 때 하초下焦에 열이 몰리면 아랫배가 몹시 거북해지고 방광이 뒤틀리기 때문에 오줌이 잘 나오지 않아 미친 것처럼 날뛴다[發狂]. 냉하면 습담濕痰이 위[上]로 넘쳐나기 때문에 침이 많이 나오고 오줌이 방울방울 떨어진다. 그리고 유뇨증이 생기기도 한다.

방광병을 치료하는 법[膀胱病治法]

방광이 허하면 오줌을 참지 못한다. 이런 데는 기제환이나 가감팔미탕加減八味湯, 처방은 신장문에 있다에 산수유는 양量을 곱절로 하여 넣고 오약 · 익지인 · 보골지를 넣어서 쓴다. 방광이 실實하면 오줌이 잘 나오지 않는데 이런 데는 익원산益元散, 처방은 서문에 있다.이나 규자탕을 쓴다.

● 오령산五苓散, 처방은 상한문에 있다.은 방광병에 쓰는 기본약이다.

| 기제환旣濟丸 |

【효능】 방광이 허하여 오줌을 참지 못하는 것을 치료한다.

【처방】 새삼씨토사자, 술에 법제한 것 · 익지인덖은 것 · 흰솔풍령백복령 · 부추씨덖은 것 · 육종용술에 씻은 것 · 당귀 · 찐지황숙지황 각각 20g, 황백 · 지모모두 소금물에 축여 덖은 것 · 굴조개껍질모려, 달군 것 · 산수유술에 축여 쪄서 씨를 버린 것 각각 12g, 오미자 4g.

위의 약들을 가루내어 술에 쑨 밀가루풀에 반죽하여 벽오동씨만하게 알약을 만든다. 한 번에 100알씩 빈속에 소금 끓인 물로 먹는다[의감].

| 규자탕葵子湯 |

【효능】 방광에 실열實熱이 있어서 오줌이 잘 나오지 않는 것을 치료한다.

【처방】 돌아욱씨葵子 · 벌건솔풍령적복령 · 저령 · 지실 · 패랭이꽃구맥 · 곱돌활석 · 으름덩굴목통 · 속썩은풀황금 · 길짱구씨차전자 · 감초 각각 4g.

위의 약들을 썰어서 1첩으로 하여 생강 5쪽과 함께 달여 먹는다[제생].

단방單方

모두 10가지이다.

| 석위石韋 |

【효능】 방광에 열이 심한 것을 치료한다.

【처방】 물에 달여서 먹는다[본초].

| **지부자**地膚子, 댑싸리씨 |

【 효능 】 방광에 열이 있는 것을 치료하는 데 오줌을 잘 나오게 한다.

【 처방 】 물에 달여서 먹거나 가루를 내어 먹는다[본초].

| **구맥**瞿麥, 패랭이꽃 |

【 효능 】 방광에 있는 사기邪氣를 몰아내고 오줌을 잘 배설되게 한다.

【 처방 】 물에 달여서 먹는다[본초].

| **백자인**柏子仁, 측백씨 |

【 효능 】 방광에 있는 찬 고름[冷膿]과 오래된 물[宿水]을 없앤다.

【 처방 】 가루를 내어 먹거나 알약을 만들어 먹어도 다 좋다[본초].

| **청귤피**靑橘皮, 선귤껍질 |

【 효능 】 방광에 있는 오래된 열[留熱]과 머물러 있는 물[停水]을 없앤다.

【 처방 】 달여서 먹거나 가루를 내어 먹는다[본초].

| **오약**烏藥 |

【 효능 】 방광과 신장 사이가 차고 아픈 것을 치료한다.

【 처방 】 달여서 먹거나 알약을 만들어 먹는다[본초].

| **초목**椒目, 조피열매씨 |

【 효능 】 방광이 켕기는 것을 치료한다.

【 처방 】 가루를 내어 먹거나 알약을 만들어 먹는다[본초].

| 저신猪腎, 돼지콩팥 |

【 효능 】 방광을 잘 소통하게 하고 보補한다.

【 처방 】 물에 삶아 국물까지 먹는다. 돼지오줌통[猪胞]이 더 좋다[본초].

| 오수유吳茱萸 |

【 효능 】 방광을 따뜻하게 한다.

【 처방 】 물에 달여서 먹는다[본초].

| 곤포昆布, 다시마 |

【 효능 】 방광이 켕기면서 오줌이 잘 나오지 않는 것을 치료한다.

【 처방 】 160g을 썰어서 파밑총백 3대와 함께 물에 진하게 달인 다음 생강 · 조피열매천초 · 소금가루를 넣고 섞어서 먹는다[본초].

21 삼초부三焦部

삼초병의 증상[三焦病證]

삼초병三焦病일 때에는 배에 기운이 가득 차서 아랫배가 몹시 단단해지며[堅] 오줌을 누지 못한다. 병이 더 심해져서 오줌을 누지 못하면 배가 불러오른다.

- 아랫배가 아프고 부으면서 오줌을 누지 못하는 것은 삼초가 사기邪氣로 약해졌기 때문이다[영추].
- 상초는 안개와 같으므로 안개가 흩어지지 않는 것같이 되면 숨이 몹시 차다[喘滿]. 이것은 상초가 주로 내보내기만 하고 받아들이지 못하기 때문이다. 중초는 거품과 같으므로 거품이 없어지지 않는 것같이 되면 유음留飮이 생긴다. 유음이 오랫동안 흩어지지 않으면 뱃속이 거북해지는데 이것은 중초가 위로 받아들이지도 못하고 아래로 내려보내지도 못하기 때문이다. 하초는 도랑과 같은데 도랑이 막혀 흐르지 못하는 것 이다.
- 하초의 작용이 지나치면 부종浮腫이 생긴다[내경].
- 삼초는 병화지부丙火之府이다. 그러므로 발동할 때에는 뿌리 없는 상화相火가 된다.

삼초병을 치료하는 방법[三焦病治法]

『내경』에 "삼초는 결독지관決瀆之官 : 몸 안의 수분을 처리하는 기관이라는 뜻인데 3초를 달리 부른 이름이다.인데 여기에서 수분이 나온 다"고 씌어 있다. 삼초는 상초 · 중초 · 하초로 되어 있는데 음식물이 내려가는 길이다. 삼초병일 때에는 대소변을 잘 나오게 하는 것이 좋다.

- 지각환 · 목향빈랑환 · 삼화산三和散, 처방은 기문에 있다.을 쓰는 것이 좋다.

| 지각환枳殼丸 |

【 효능 】 삼초가 약해서 대소변이 잘 나오지 않는 것을 치료한다.

【 처방 】 지각 80g, 귤껍질陳皮 40g, 빈랑 20g, 목향 10g, 나팔꽃씨견우자, 검은 것 160g절반은 생것으로 쓰고 절반은 잘 볶아서 맏물가루[頭末]를 내어 60g만 쓴다.

위의 약들을 가루를 내어 꿀에 반죽하여 벽오동 씨 만하게 알약을 만든다. 한 번에 30~50알씩 생강을 달인 물로 먹는다[하간].

| 목향빈랑환木香檳榔丸 |

【 효능 】 삼초를 잘 소통하게 하고 방귀를 잘 뀌게 하며 장을 눅여 준다[潤].

【 처방 】 반하국 · 주염열매조각, 졸인 젖을 발라 구워서 껍질과 시울(弦)과 씨를 버린 것, 이스라치씨욱리인, 껍질을 버리고 따로 가루를 낸 것 각각 80g, 목향 · 빈랑 · 지각 · 살구씨행인 · 선귤껍질청피 각각 40g.

위의 약들을 가루를 낸다. 그리고 주염열매조협 160g을 따로 신좁쌀죽웃물에 담그고 주물러서 진하게 달인 다음 찌꺼기를 버린다. 여기에 꿀 조금과 함께 약가루를 넣고 반죽하여 벽오동씨만하게 알약을 만든다. 한 번에 50~70알씩 빈속에 생강을 달인 물로 먹는다[국방].

단방單方

모두 17가지이다.

| 황기黃芪 |

【 효능 】 삼초를 보하고 위기衛氣를 든든하게[實]한다.

【 처방 】 이것은 상초 · 중초 · 하초의 겉과 속에 생긴 삼초병에 쓰는 약인데 물에 달여서 먹는다[탕액].

| 연복자燕覆子, 으름덩굴열매 |

【 효능 】 삼초에 객열客熱이 있는 것을 없앤다.

【 처방 】 익은 것을 따서 먹어야 한다[본초].

| 우수牛髓, 소의 골수 |

【 처방 】 삼초를 편안하게 하는 데 술에 타서 먹는다[본초].

| 익지인益智仁 |

【 효능 】 삼초를 편안하게 한다.

【 처방 】 가루를 내어 먹거나 알약을 만들어 먹어도 좋다[본초].

| 지마유脂麻油, 참기름 |

【 효능 】 삼초에 있는 열독 기운[熱毒氣]을 없앤다.

【 처방 】 이것 1가지만 먹는다[본초].

| **첨과**甛瓜, 참외 |

【 효능 】 삼초에 기운이 막힌 것을 소통하게 한다.

【 처방 】 익은 것을 먹어야 한다[본초].

| **인삼**人蔘 |

【 효능 】 상초의 원기를 보한다.

【 처방 】 달여서 먹거나 가루를 내어 먹거나 알약을 만들어 먹는다[탕액].

22 포胞

포는 혈실이다[胞爲血室]

충맥衝脈과 임맥任脈은 다 포의 가운데서 시작하여 위로 뱃속으로 올라갔는데 경락이 모이는 곳이다[영추].

- 『내경』에 여자는 14살부터 천계天癸가 시작되고 임맥이 통하며 태충맥太衝脈이 왕성해지면서 생리가 때맞추어 나와 임신을 하게 된다고 씌어 있다. 주해에 계癸라는 것은 임계북방수壬癸北方水를 말하는 것인데 천간天干이라고도 한다. 임맥과 충맥은 다 기경맥奇經脈이다. 충임맥이 잘 통하면 경혈經血이 점차 왕성해져서 제 날짜에 달거리를 하게 된다. 그리고 천진天眞의 기가 내려와 성생활을 할 수 있게 하므로 천계天癸라고 한다. 충맥은 피가 모이는 곳이다. 임맥은 임신하는 것을 주관한다. 이 두 가지가 서로 연관되어야 임신을 하게 된다. 월사月事라는 것은 기가 고르기 때문에 항상 30일에 한 번씩 생리하는 것을 말한다. 생리 날짜가 맞지 않는 것은 병이 있기 때문이다[양방].
- 혈실血室은 혈血이 있는 곳이며 영위榮衛가 멈춰 있는 곳이고 경맥이 흘러들어 모이는 곳인데 이것이 바로 충맥이다.
- 충맥은 혈이 모이는 곳이기 때문에 여기에 모든 경經이 다 모여 있다. 남자는 순환하게 되어 있고 여자는 멈추게 되어 있다. 남자는 순환하기 때문에 쌓이는 것이 생기지 않아 거북해지지 않고 여자는 멈추게 되어 있기 때문에 쌓이는 것이 있어서 차 있다. 차 있던 것이 때맞추어 넘쳐 나오는 것을 월신月信이라고 하는데 이것이 바로 달거리[月水생리]이다. 이것은 달이 둥글어졌다가

이지러지는 데 비유해서 표현한 것이다[강목].

달거리 색깔을 좋아지게 하는 치료법[和血治法]

달거리 색깔이 자줏빛이면 풍증風證이다. 이런 데는 사물탕四物湯, 처방은 혈 문에 있다에 방풍 · 구릿대백지 · 형개를 넣어 쓴다.

- 검은 것은 열이 심하기 때문에 덩어리가 지고 색이 검붉은 것은 피에 열이 있기 때문이다. 이런 데는 사물탕에 속썩은풀황금 · 황련 · 향부자를 넣어 쓴다.
- 빛이 연한 것[淡白者]은 허하기 때문인데 궁귀탕芎歸湯, 처방은 부인문에 있다에 인삼 · 황기 · 집함박꽃뿌리백작약 · 향부자를 넣어 쓴다.
- 흐린 물같이 연한 데는 이진탕二陳湯, 처방은 담음문에 있다에 궁궁이천궁, 당귀를 넣어 쓴다. 또한 빛이 연한 것은 기와 혈이 다 허한 것이므로 팔물탕八物湯, 처방은 허로문에 있다을 쓰는 것이 좋다. 누런 것은 습담濕痰이 있기 때문이다. 그러므로 이진탕에 진교, 방풍, 삽주창출를 넣어 써야 한다. 검정콩흑두 달인 물 같은 데는 사물탕에 속썩은풀황금과 황련을 넣어 쓴다.
- 덩어리는 졌으나 빛이 변하지 않은 것은 기가 막혔기 때문이므로 사물탕에 향부자 · 현호색 · 지각 · 귤껍질陳皮을 넣어 써야 한다.
- 백자부귀환百子附歸丸, 처방은 부인문에 있다. 호박조경환도 두루 쓴다.

| 호박조경환琥珀調經丸 |

【 효능 】 애기집이 차서[冷] 임신을 못 하는 것을 치료하는 데 생리를 고르게[正] 하도록 한다.

【 처방 】 향부자 600g을 2몫으로 나누어 1몫은 동변에, 1몫은 식초에 각각 9일 동안씩 담가 두었다가 깨끗한 약쑥애엽 160g과 섞어서 식초 5사발과 사기그릇에 담아 물이 마르도록 달인다. 여기에 궁궁이천궁 · 당

귀 · 집함박꽃뿌리백작약 · 찐지황숙지황 · 생건지황 · 몰약 각각 80g, 호박 40g을 넣어서 가루 낸 다음 식초에 쑨 풀에 반죽하여 먹기 좋은 크기로 알약을 만든다. 한 번에 1백 알씩 빈속에 쑥과 식초를 넣고 달인 물로 먹는다[입문].

달거리생리를 고르게 하는 치료법[調血治法]

생리 날짜가 앞당겨지거나 늦어지는 것과 양이 많아지거나 적어지는 것, 달이 지나도록 생리가 없거나 1달에 두 번씩 하는 것은 다 고르지 못한 것인데 이런 데는 조경산을 쓴다. 그리고 생리가 고르지 못한[不調] 것은 주로 사물탕으로 치료해야 한다[단심].

- 생리가 있으려고 할 때에 배가 아픈 것은 피가 잘 나오지 못하기 때문이므로 청열조혈탕이나 사물탕에 현호색, 고련근피苦楝根, 봉출, 향부자, 복숭아씨도인, 잇 꽃홍화, 황련을 넣어 써야 한다.
- 생리가 끝난 뒤에 배가 아픈 것은 허하고 열이 있기 때문이므로 팔물탕八物湯, 처방은 허로문에 있다을 가감加減하여 써야 한다.
- 생리 날짜가 앞당겨지는 것은 기혈氣血에 다 열이 있기 때문이므로 청경사물탕이나 사물탕에 시호 · 속썩은풀황금 · 황련을 넣어 써야 한다.
- 날짜가 지나서도 생리가 없는 것은 혈이 허하기 때문이므로 통경사물탕이나 사물탕에 황기 · 귤껍질陳皮 · 승마 · 인삼을 넣어 써야 한다.
- 생리가 고르지 못한[不調] 데는 자부환 · 묵부환 · 사제향부환 · 칠제향부환 등을 두루 쓴다[입문].

| 조경산調經散 |

【 효능 】 일명 온경탕溫經湯이라고도 하는데 생리가 고르지 못한[不調]

것을 치료한다.

【 처방 】 8g, 당귀 6g, 인삼, 끼무릇반하, 법제한 것, 집함박꽃뿌리백작약, 궁궁이천궁, 모란껍질목단피 각각 4g, 아교주, 감초덖은 것 각각 3g, 오수유, 육계 각각 2g.

위의 약들을 썰어서 1첩으로 하여 생강 3쪽과 함께 물에 달여서 먹는다[입문].

- 천금조경탕千金調經湯도 위와 같은 병을 치료하는데 당귀 · 궁궁이천궁 · 집함박꽃뿌리백작약 각각 4g, 맥문동 · 끼무릇반하 각각 2.8g, 인삼 · 아교주 · 모란껍질목단피 · 오수유 · 육계 각각 2g, 감초 1.2g 등 위의 약들을 썰어서 위와 같은 방법으로 만들어 먹는다[회춘].

| 청열조혈탕清熱調血湯 |

【 효능 】 생리가 있으려고 할 때 배가 진통이 있을 때처럼 아픈 것을 치료하는데 이것은 기혈이 실하기 때문이다.

【 처방 】 당귀 · 궁궁이천궁 · 집함박꽃뿌리백작약 · 생건지황 · 황련 · 향부자, · 복숭아씨도인 · 잇꽃홍화 · 봉출 · 현호색 · 모란껍질목단피 각각 2.8g.

위의 약들을 썰어서 1첩으로 하여 물에 달여서 먹는다[의감].

| 청경사물탕清經四物湯 |

【 효능 】 생리 날짜가 앞당겨지는 것은 혈이 허하고 열이 있기 때문인데 이것을 치료한다.

【 처방 】 당귀 6g, 생건지황 · 속썩은풀황금 · 향부자 각각 4g, 집함박꽃뿌리백작약 · 황련생강즙에 축여 덖은 것 각각 3.2g, 궁궁이천궁 · 아교주 · 황백 · 지모 각각 2g, 약쑥잎애엽 · 감초 각각 1.2g.

위의 약들을 썰어서 1첩으로 하여 달여서 먹는다[의감].

| 통경사물탕通經四物湯 |

【 효능 】 생리가 날짜가 지나도록 나오지 않는 것은 혈이 허하고 찬 기운이 있기 때문인데 이것을 치료한다.

【 처방 】 당귀 6g, 찐지황숙지황 · 집함박꽃뿌리백작약 · 향부자 · 봉출 · 소목 각각 4g, 으름덩굴목통 3.2g, 궁궁이천궁 · 육계 · 감초 각각 2g, 잇꽃홍화 1.2g, 복숭아씨도인 20알.

위의 약들을 썰어서 1첩으로 하여 물에 달여 빈속에 먹는다[의감].

| 자부환煮附丸 |

【 효능 】 생리가 고르지 못하고[不調] 배꼽의 둘레가 몹시 아프며 얼굴이 누르스름하고 윤기가 없으며 음식을 적게 먹으면서 혹붕루崩漏나 이슬이 있는 것을 치료한다.

【 처방 】 향부자잔뿌리를 없앤 것.

위의 약들을 좋은 식초에 넣고 한나절 동안 달여서 약한 불기운에 말린다. 다음 가루내어 식초에 쑨 풀에 반죽하여 벽오동씨만하게 알약을 만든다. 한 번에 50~70알씩 미음으로 먹는다[강목].

- 일명 향부환香附丸 또는 초부환醋附丸이라고도 하는데 남의 집에서 일하는 사람이나 첩이 된 사람이 기가 울체[鬱]되어 생리량이 많아졌거나 고르지 못한[不調] 것도 치료한다.

| 묵부환墨附丸 |

【 효능 】 부인이 생리가 고르지 못해서[不調] 오랫동안 임신하지 못하는 것을 치료한다.

【 처방 】 향부자4몫으로 나누어 법제한다 600g, 약쑥애엽, 깨끗한 것으로 볶아서 식초 1사발에 넣고 마르도록 달인다. 다음 돌절구에 찧어서 떡처럼 만들어 새 기왓장 위에 놓아 불에 말린다. 160g, 흰솔풍령백복령 · 당귀 · 인삼 · 궁궁이천

궁 · 찐지황숙지황 · 먹불에 벌겋게 달구었다가 식초에 담갔다 꺼낸 것 각각 40g, 목향 20g.

위의 약들을 가루를 내어 식초에 쑨 풀에 반죽해서 먹기 좋은 크기로 알약을 만든다. 한 번에 70~80알씩 데운 술로 먹는다[입문].

| 사제향부환四製香附丸 |

【 효능 】 달거리가 고르지 못한[不調] 것을 치료하는 데 생리를 고르게[和] 하도록 한다.

【 처방 】 향부자썰은 것 600g 을 4몫으로 나누어 법제한다.

- 한몫은 소금물을 섞은 생강즙에 담갔다가 달여서 약간 덖어서 쓰는데 주로 담痰을 내린다.
- 한몫은 쌀초[米醋]에 담갔다가 달여서 약간 덖어 쓰는데 주로 혈을 보한다.
- 한몫은 산치자 160g과 함께 덖어서 산치자 는 버리고 쓰는데 주로 몰리고 맺힌 것[鬱]을 헤친다[散].
- 한몫은 볶지 않고 동변童便에 씻어서 쓰는데 주로 화火를 내린다. 위의 약을 가루를 내어 궁궁이천궁와 당귀가루 각각 80g씩과 함께 술에 쑨 밀가루 풀에 반죽하여 먹기 좋은 크기로 알약을 만든다. 한 번에 50~70g씩 증상에 따라 쓰는 달임 약물作湯로 먹는다[종행].
- 『입문』에는 "향부자썰은 것 600g 을 4몫으로 나누어 술 · 식초 · 동변 · 소금물에 각각 7일 동안씩 담가 두었다가 약한 불기운에 말려 가루를 낸 다음 식초에 쑨 풀에 반죽하여 알약을 만들어 소금물이나 술로 먹는다"고 씌어 있다.

단방單方

모두 34가지이다.

| 복룡간伏龍肝 |

【 효능 】 즉 아궁바닥흙이다. 피를 멎게 하는 데 제일 좋은 약이다.

【 처방 】 붉은 이슬血露을 치료하는 데는 잠사, 갖풀아교 각각 40g 과 복룡간 20g을 쓰는데 함께 가루내어 한 번에 8g씩 데운 술에 타서 먹는다[본초].

| 백초상百草霜 |

【 효능 】 혈붕을 치료한다.

【 처방 】 가루내어 8g을 구담즙狗膽汁에 반죽하여 두 번에 나누어 당귀술에 타서 먹는다[본초].

| 망초 · 박초芒硝 · 朴硝 |

【 효능 】 이것은 달거리가 나오지 않고 중단된 것과 징가를 치료한다.

【 처방 】 가루내어 4g씩 빈속에 식초 끓인 물로 먹는다[본초].

| 건지황乾地黃, 마른 지황 |

【 효능 】 자궁에서 피가 조금씩 나오는 것을 치료한다.

【 처방 】 달여서 먹거나 알약을 만들어 먹어도 다 좋다[본초].

| 익모초益母草 |

【 효능 】 벌겋고 흰 이슬이 흐르는 것을 치료한다.

【 처방 】 꽃이 필 때 베다가 가루를 내어 한 번에 8g씩 하루 세 번 술에 타서 빈속에 먹는다[본초].

| 포황蒲黃, 부들꽃가루 |

【 효능 】 붕루와 벌겋고 흰 이슬이 흐르는 것을 멎게 한다.

【 처방 】 덖어서 8g씩 더운물에 타서 먹거나 알약을 만들어 먹는다[본초].

| 당귀當歸 |

【 효능 】 붕루와 달거리가 고르지 못한[不利] 것을 치료한다.

【 처방 】 달여서 먹거나 가루를 내어 먹어도 모두 좋다[본초].

- 혈적血積에는 당귀 16g과 마른옻건칠 12g 을 가루를 내어 꿀에 반죽한 다음 알약을 만들어 한 번에 15알씩 술로 먹는다[양방].

| 황금黃芩, 속썩은풀 |

【 효능 】 달거리가 중단된 것과 이슬이 조금씩 나오면서 하혈하는 것을 치료한다[본초].

【 처방 】 혈붕에는 속썩은풀황금을 가루내어 8g씩 쓰는데 술에 타서 빈속에 먹는다[양방].

| 작약芍藥, 함박꽃뿌리 |

【 효능 】 달거리가 중단되어 나오지 않는 것을 치료한다.

【 처방 】 달여서 먹거나 가루를 내어 먹거나 알약을 만들어 먹어도 좋다[본초].

| 백지白芷, 구릿대 |

【 효능 】 붕루와 벌겋고 흰 이슬이 흐르는 것을 치료한다.

【 처방 】 달여서 먹거나 가루를 내어 먹어도 모두 좋다[본초].

- 벌겋고 흰 이슬이 흐르는 데는 구릿대백지 40g, 오징어 뼈오적어골, 불에 태운 것 2개, 태발 1뭉치불에 태운 것 등을 가루내어 한 번에 8g씩 빈속에 술에 타서

먹는다[양방].

| **산장초**酸漿草, 꽈리 |

【 효능 】 벌겋고 흰 이슬이 흐르는 것을 치료한다.

【 처방 】 그늘에 말려 가루내어 한 번에 8g씩 빈속에 술에 타서 먹는다[본초].

| **애엽**艾葉, 약쑥잎 |

【 효능 】 붕루와 이슬이 흐르는 것을 치료하는 데 달여서 먹는다.

【 처방 】 혈붕에는 약쑥잎熟艾 큰 달걀鷄子大만큼, 아교주 20g, 건강싸서 터지게 구운 것 4g을 함께 달여서 먹는다[본초].

| **대계 · 소계**엉겅퀴, 조뱅이 |

【 효능 】 붕루와 벌겋고 흰 이슬이 흐르는 것을 다 치료한다. 짓찧어 즙을 내어 먹는다[본초].

【 처방 】 혈붕에는 엉겅퀴대계와 조뱅이뿌리 200g과 띠뿌리모근 120g을 술에 달여서 먹는다.

| **목단피**牧丹皮, 모란껍질 |

【 효능 】 생리가 나오지 않는 것을 치료한다.

【 처방 】 달여서 먹거나 가루를 내어 먹어도 좋다[본초].

| **삼릉**三稜 |

【 효능 】 생리를 나오게 하고 혈가를 풀어준다[破].

【 처방 】 달여서 먹거나 가루를 내어 먹거나 알약을 만들어 먹어도 좋다[본초].

| 현호색玄胡索 |

【 효능 】 생리가 고르지 못한[不調] 것과 피가 나오면서 이슬이 조금씩 섞여 나오는 것을 치료한다.

【 처방 】 달여서 먹거나 가루를 내어 먹거나 알약을 만들어 먹으면 좋다[본초].

| 대황大黃 |

【 효능 】 생리가 막혀 배가 붓는 것과 여러 가지 원인으로 피가 오랫동안 몰려 있어서 생긴 것을 치료한다.

【 처방 】 달여서 먹거나 알약을 만들어 먹어도 다 좋다[본초].

| 상목이桑木耳, 뽕나무버섯 |

【 효능 】 생리가 고르지 못한[不調] 것과 붕루, 이슬이 흐르는 것, 달거리가 막히고 피가 엉킨 것을 치료한다.

【 처방 】 술에 달여서 먹거나 태워 가루를 내어 한 번에 8g씩 술에 타서 먹는다.

● 회나무버섯도 역시 같다[본초].

| 교맥면蕎麥麵, 메밀가루 |

【 효능 】 벌겋고 흰 이슬이 흐르는 것을 치료한다.

【 처방 】 적당한 양을 달걀흰자위에 반죽하여 알약을 만들어 한 번에 30~50알씩 빈속에 끓인 물로 먹으면 낫는다[회춘].

| 저근백피樗根白皮, 가죽나무껍질 **|**

【 효능 】 붕루와 벌겋고 흰 이슬이 흐르는 것을 치료한다.

【 처방 】 뿌리속껍질을 썰어서 크게 1줌을 물 1되에 넣고 달여 두 번에 나누어 먹는다. 가루를 내어 꿀로 알약을 만들어 먹는 것도 좋다[회춘].

| 상실각橡實殼, 도토리껍질 **|**

【 효능 】 붕루와 이슬이 흐르는 것을 치료한다. 불에 태워 가루를 내어 미음에 타서 먹는다.

【 처방 】 도토리껍질상실각과 도꼬마리창이를 태워 가루내어 쓰는데 사물탕에 구릿대백지와 건강싸서 구운 것을 넣어서 달인 물에 타서 먹는다[정전].

| 종려피棕櫚皮 **|**

【 효능 】 붕루와 이슬이 흐르는 것을 치료한다.

【 처방 】 불에 태워 백반구운 것과 함께 섞어 가루를 내어 한 번에 8g씩 술에 타서 먹는다. 또한 여기에 수세미오이속絲瓜을 태워 같은 양으로 넣어서 가루를 내어 소금 끓인 물에 타서 먹어도 된다[본초].

| 모려牡蠣, 굴조개껍질 **|**

【 효능 】 붕루와 벌겋고 흰 이슬이 흐르는 것을 치료한다.

【 처방 】 가루내어 식초에 반죽하여 알약을 만든다. 만든 알약을 불에 구워 후 부드럽게 가루낸 다음 식초에 달여 만든 약쑥고약에 반죽하여 알약을 만든다. 한 번에 50알씩 식초와 약쑥애엽을 달인 물로 먹는다[강목].

| 별갑鼈甲, 자라등딱지 |

【 효능 】 다섯 가지 빛깔이 나는 이슬이 흐르면서 몸이 여위는 것을 치료한다.

【 처방 】 누렇게 되도록 구워 가루를 내어 한 번에 4g씩 술에 타서 먹는다. 또한 자라 고깃국을 끓여서 늘 먹어도 좋다[본초].

| 잠퇴지蠶退紙, 누에알깐종이 |

【 효능 】 붕루와 이슬이 흐르는 것을 치료한다.

【 처방 】 불에 태워 가루내어 미음에 타서 먹는다[본초].

| 오적어골烏賊魚骨, 오징어뼈 |

【 효능 】 혈고와 붕루를 치료하는 데 달거리를 소통하게도 한다.

【 처방 】 가루를 내어 먹거나 알약을 만들어 먹어도 좋다[본초].

| 만려어뱀장어 |

【 효능 】 부인의 이슬과 여러 가지 병을 치료한다.

【 처방 】 국을 끓여 먹거나 구워 먹어도 좋다[본초].

| 모서시牡鼠屎, 무서시 |

【 효능 】 처녀가 생리가 없는 것을 치료한다.

【 처방 】 불에 태워 가루내어 한 번에 4g씩 술에 타서 먹이되 환자가 알지 못하게 해야 한다[본초].

| 맹충등에 **|**

【 효능 】 처녀가 생리가 없는 것을 치료하는 데 어혈瘀血을 몰아내고 몰린 피[積血]를 흩어지게 하며 생리가 막힌 것을 통하게 한다.

【 처방 】 날개와 발을 떼어 버리고 볶아서 가루를 내어 식초 끓인 물에 타서 먹거나 알약을 만들어 먹는다[본초].

| 수지水蛭, 거머리 **|**

【 효능 】 위와 같은 병을 치료하는 데 피를 흩어지게 하는 데는 제일 좋다.

【 처방 】 여러 토막으로 잘라서 석회와 함께 두세 번 덖어서 가루를 내어 먹거나 알약을 만들어 먹는다[본초].

| 오령지五靈脂 **|**

【 효능 】 생리를 나오게 하는 데 효과가 있다.

【 처방 】 혈붕이 멎지 않는 것과 벌겋고 흰 이슬이 흐르는 것을 치료한다. 절반은 생것으로 절반은 덖은 것으로 가루를 내어 한 번에 4g씩 술에 타서 먹거나 알약을 만들어 먹는다[단심].

| 수근水芹, 미나리 **|**

【 효능 】 붕루와 이슬이 흐르는 것을 치료한다.

【 처방 】 김치를 담가 먹거나 삶아서 먹거나 생것으로 먹어도 다 좋다[본초].

| 녹각교鹿角膠 **|**

【 효능 】 붕루와 벌겋고 흰 이슬이 흐르는 것을 치료한다.

【 처방 】 볶아서 가루를 내어 한 번에 8g씩 술에 타서 먹거나 알약을 만들어 먹거나 달여 먹어도 다 좋다[본초].

| 녹용鹿茸 |

【 효능 】 붕루와 벌겋고 흰 이슬이 흐르는 것을 치료한다.

【 처방 】 구워서 가루를 내어 한 번에 4g씩 술에 타서 먹거나 알약을 만들어 먹는다[본초]. 녹각을 태워 가루를 내어 먹는 것도 좋다.

23 충蟲

아홉 가지 충[九蟲]

모든 충은 다 음식을 조절해서 먹지 못하거나 지나치게 비린 회나 생것, 찬 것을 먹은 것으로 생기는데 처음에는 적積이 생기고 그것이 오래되면 열熱이 생긴다.

그러면 담痰과 어혈瘀血이 뭉쳐서 5행五行의 기가 변화하는 데 따라 여러 가지 괴상한 생김새의 충이 되는데 그 종류는 9가지가 있다.

- 첫째는 복충伏蟲인데 길이가 4치 정도로써 모든 충에 비해 제일 크다즉 장충長蟲. 둘째는 회충인데 길이가 1자 정도이며 심장을 뚫어서 사람을 죽게 한다즉 식충(食蟲). 셋째는 백충白蟲인데 길이가 1치이며 새끼를 낳기 때문에 형태가 점차 커지고 길어지는데 이것 역시 사람을 죽게 한다즉 촌백충寸白蟲. 넷째는 육충肉蟲인데 생김새가 물크러진 살구 같다. 이것이 가슴 속을 그득하고 답답하게 만든다. 다섯째는 폐충肺蟲인데 생김새가 누에 같다. 이것은 기침이 나게 한다. 여섯째는 위충胃蟲인데 생김새가 두꺼비 같다. 이것은 토하고 딸꾹질하며 가슴이 쓰리고 아프며 진흙 · 숯 · 생쌀 · 소금 · 생강 · 후추 등을 먹기 좋아하게 한다. 일곱째는 약충弱蟲인데 격충膈蟲이라고도 한다. 생김새는 오이속 같은데 가래침[唾]이 많아지게 한다. 여덟째는 적충赤蟲인데 생김새는 생고기生肉 같고 배가 끓게 한다. 아홉째는 요충蟯蟲인데 생김새는 채소벌레菜蟲 같으면서 아주 가늘고 작으며 대장에서 산다. 이것이 많으면 치질이 생기는데 심하면 뇌옹癩癰, 개옹疥癰이 생긴다. 9가지 충증에는 관중환을 쓴다[외대].

| 관중환貫衆丸 |

【효능】 3시충과 9가지 충을 죽인다.

【처방】 뇌환적충을 죽인다 60g, 쇠고비관중, 복시충을 죽인다 50g, 짚신나물낭아, 위충을 죽인다, 백강잠격충을 죽인다 각각 40g, 백곽로시충을 죽인다, 마른옻건칠, 백충을 죽인다, 후박폐충을 죽인다, 석웅황웅황, 시충을 죽인다 각각 30g.

위의 약들을 가루내어 꿀에 반죽하여 먹기 좋은 크기로 알약을 만든다. 한번에 5알씩 깨끗한 물로 먹는다. 세 번 먹은 뒤에는 점차 양을 늘여 10알까지 먹는데 20일 동안 쓰면 3시충과 9가지 충이 모두 죽어서 나온다[정전].

5장충[五臟蟲]

피로하면 열이 나는데 열이 나면 충이 생긴다. 심충心蟲을 회충蛔蟲이라고 하고 비충脾蟲을 촌백충寸白蟲이라고 한다. 신충腎蟲은 모나게 자른 실오리 같고 간충肝蟲은 물크러진 살구 같으며 폐충肺蟲은 누에 같은데 다 사람을 죽게 할 수 있다. 그러나 폐충이 제일 위험한 것이다. 폐충은 폐엽肺葉 속에 있으면서 폐엽을 파먹기 때문에 노채병을 생기게 한다. 이때에는 피를 토하고 목이 쉬는데 약 기운이 그곳까지 미치지 못하기 때문에 치료하기도 어렵다[천금].

- 5장충에는 달조산獺爪散, 처방은 아래에 있다.을 쓴다.

습열로 충이 생긴다[濕熱生蟲]

습열이 몰려서 뭉치면 충이 생긴다. 장부臟腑가 허하면 충이 침범하여 파먹는다[단심].

- 습열로 충이 생긴다는 것을 요즘 사람들이 일반적으로 경험하고 있는 것에 비유해서 말한다. 즉 비[雨]를 맞은 벼의 마디에[禾節] 해가 쪼이면 벼의 마디에 벌레가 생기는 것 으로 설명한다. 충적蟲積을 앓는 것은 배가 고플 때 섭생[攝]을 잘하지 못했기 때문이다. 즉 비린내가 나는 회로 술을 마시거나 소나 양의 고기를 구워 먹거나 자라를 먹어서 중완中脘의 기운이 약해지면 습열이 생기고 소화가 잘 되지 않기 때문에 촌백충·회충蛔蟲, 궐충 등 여러 가지 충이 생긴다. 그 생김새는 지렁이 비슷한데 이것을 다 혈자[血鱉]라고 한다. 어린이에게 제일 많이 생긴다[회춘].

충증 때 겉으로 나타나는 증후[蟲外候]

팔꿈치에서 아래로 3~4치 되는 곳에 열이 있는[熱] 것은 창자 속에 충蟲이 있기 때문이다.

- 위胃 속에 열이 있으면 충이 동動하는데 충이 동하면 위가 늘어지고 위가 늘어지면 염천廉泉이 열리기 때문에 침이 나온다[영추].
- 대체로 충증蟲證으로 아플 때의 증상은 다음과 같다. 뱃속에 덩어리[塊]가 생겼다가 손으로 누르면 없어지고 뭉친 것[鍾聚]이 왔다 갔다 하면서 계속 아프며 새벽4~5시이 되면 가슴이 쓰리고 어금니를 꽉 물며 거품침[涎沫]이나 멀건 물[淸水]을 토하고 자면서 이를 갈며 얼굴빛이 퍼러면서 누렇게 되고 음식을 많이 먹어도 살이 찌지 않는다[득효].
- 대체로 충증일 때에는 눈언저리와 코 밑이 검으면서 퍼렇고 얼굴이 핏기가 없이 누르스름하며 관골 부위에 핏줄 몇 개가 뚜렷하게 나타난다.
- 얼굴에 흰 얼룩[白斑]이 생기며 입술이 빨갛고 잘 먹으나 가슴이 쓰리며 얼굴빛이 정상이 아니고 관골 부위에 핏줄이 생기는 것은 충이 있는 것이다[입문].

- 충증일 때에는 통증이 때로 발작했다 멎었다 하면서 속을 물어 뜯는 것같이 아프고 멀건 물을 토하며 인중 부위와 코, 입술이 일시에 검푸르게 된다.
- 배가 아프면서 몹시 불러 오르고 퍼런 줄이 서는[靑筋] 것은 충으로 아픈 것이다[의감].
- 어린이가 배가 아프면서 입에서 멀건 물이 나오는 것은 충으로 아픈 것이다[회춘].
- 3가지 충증일 때에는 다 침을 흘린다[강목].

주충으로 가슴앓이가 생긴 것[酒蟲心痛]

양중신楊仲臣이 가슴앓이[心痛]가 생겼는데 그는 늘 술을 마시기 좋아하였다. 그런데 처음 2~3잔을 마신 다음에는 반드시 뛰어나가서 두 발로 30~50번 구르다가 술기운이 약간 퍼져야 제자리로 와서 먼저 양量만큼 또 마시곤 하는데 한 번 취하게 먹으려면 반드시 다섯에서 일곱 번을 그렇게 하였다. 이처럼 먹은 다음날에는 퍼렇고 누런 물을 토하고 며칠 뒤에는 구역이 나면서 물고기 비린내 같은 것이 올라오다가 6~7일이 지나야 비로소 안정되곤 하였다.

대인戴人이 "이것은 주충증酒蟲證이다"고 하면서 토하게 하는 약을 먹여 토하게 하였는데 길이가 6~7 치가 되고 입과 눈 · 코가 다 있으며 생김새가 뱀 같은 것을 1마리 토하고 그 후 병이 곧 나았다[자화].

여러 가지 기생충병을 치료하는 약[治諸蟲藥]

기생충을 없애는 약을 만들 때에는 소리를 내지 말고 말을 하지 말아야 한다. 이와 같이 만들어 쓰면 기생충이 곧 나온다[본초].

- 여러 가지 기생충은 뱃속에서 새끼를 치면서 점차 성해지는데 이런 때에는 반드시 적積을 헤친[破] 다음 기생충을 죽여야 하므로 목향삼릉산 · 하충산 · 추충취적산追蟲取積散, 처방은 위에 있다 · 묘응환 · 칠전영웅단 · 만응환萬應丸, 처방은 위에 있다, 추충환 · 만병해독단萬病解毒丹, 처방은 해독문에 있다 · 오선환 등을 쓴다.

- 노채를 치료하는 다른 한 가지 방법은 충을 죽여서 그 근본을 없애는 것이다. 또 한 가지는 허한 것을 보하여 진원眞元을 회복시키는 것이다. 병의 상태가 중해져서 원기가 이미 빠졌을 때에는 살릴 수 없다. 오직 충을 없애서 다른 사람에게 옮기는 것만을 막을 수 있을 뿐이다[정전].

- 노채는 음 허陰虛와 담痰과 혈병血病을 주증으로 하기 때문에 사물탕四物湯, 처방은 혈문에 있다에 황백덖은 것 · 참대기름죽력 · 동변 · 생강즙을 넣어야 한다[단심].

- 노채전시로 더웠다, 추웠다 를 계속하고 오랫동안 기침하며 객혈하고 점점 마르는 데는 먼저 삼요탕三拗湯, 처방은 기침문에 있다을 쓴 다음 연심산을 써야 완전히 낫는다[단심].

- 노채충을 죽이는 데는 태을명월단 · 천령개산天靈盖散 · 자금정자 · 오지산 · 등을 쓴다.

- 노채로 허해진 것을 보하는 데는 경옥고 · 자하거환, 응신음자 등을 쓴다[입문].

- 노채전시병일 때 약 연기를 쏘이는 치료법[熏治之藥]이 한 가지가 아니나 효과를 본 사람은 드물다. 오직 죽을 때 약을 태우면 병이 옮아 가는 것을 막을 수 있을 뿐이다[쇄쇄].

| 목향삼릉산木香三稜散 |

【 효능 】 뱃속에 기생충이 있어서 얼굴빛이 누르스름한 것을 치료한다.

【처방】 나팔꽃검은씨견우자, 절반은 생것으로 절반은 볶아서 맏물가루를 낸다 20g, 대황 12g, 대복자 · 빈랑 · 뇌환 · 석회식초에 축여 덖은 것 · 삼릉잿불에 묻어 구운 것 · 봉출잿불에 묻어 구운 것 · 목향 각각 8g.

위의 약들을 가루를 내어 한 번에 12g씩 꿀물에 타서 빈속에 먹는다.

| 하충산下蟲散 |

【효능】 뱃속의 여러 가지 기생충을 없앤다.

【처방】 사군자육 · 빈랑 각각 4g, 대황 2g.

위의 약들을 가루를 내어 고련근을 달인 물에 타서 먹는다[의감].

묘응환(妙應丸)

【효능】 충적蟲積을 치료한다.

【처방】 빈랑 48g, 나팔꽃검은씨견우자, 맏물가루를 낸다 12g, 대황 · 뇌환 · 석회 · 참느릅무이 · 목향 · 사군자 각각 4g.

위의 약들을 가루낸다. 그리고 파밑총백을 달여서 하룻밤 이슬을 맞힌 다음 그 물에 약가루를 넣고 반죽하여 먹기 좋은 크기로 알약을 만든다. 한 번에 16g씩 파밑총백을 달인 물로 새벽4~5시에 먹는다. 촌백충을 없애려면 석류근피를 달인 물로 먹어야 한다. 어린이는 한 번에 2~4g씩 먹는다. 이와 같이 먹으면 날이 샐 무렵에 기생충이 나온다. 이 약은 진기眞氣에는 영향을 주지 않고 기생충이 있으면 기생충을 없애고 적이 있으면 적을 내보내며 기가 몰렸으면 기를 흩어지게 하는데 한 번만 먹어도 효과가 있다[입문].

| 칠전영응단七轉靈應丹 |

【효능】 여러 가지 충적을 치료한다. 이것은 묘응환에서 사군자 1가지를 뺀 것인데 먹는 방법은 위와 같다[단심].

| 추충환追蟲丸 |

【 효능 】 충적을 내려가게 한다.

【 처방 】 나팔꽃검은씨흑견우자, 맏물가루를 낸다 40g, 대황 12g, 사군자육 8g, 목향 · 빈랑 · 참느릅무이 · 석회 각각 4.8g.

위의 약들을 가루낸다. 그리고 먼저 주염열매조각와 고련근피를 진하게 달여서 그 물 2사발을 받아 다시 고약처럼 되게 졸인다. 여기에 약가루를 반죽하여 먹기 좋은 크기로 알약을 만들어 겉에 침향가루를 입힌 다음 뇌환 가루를 또 입힌다. 한 번에 50알씩 빈속에 사탕물로 먹으면 충이 나오고 병이 낫는다[회춘].

| 오선환五仙丸 |

【 효능 】 여러 가지 충을 없애는 데 효과가 있다.

【 처방 】 대황 160g, 주염열매조각 · 뇌환 · 고련근 각각 40g, 목향 8g.

위의 약들을 가루를 내어 술에 쑨 풀에 반죽하여 먹기 좋은 크기로 알약을 만든다. 한 번에 30~40알씩 찻물에 먹는다[회춘].

| 연심산蓮心散 |

【 효능 】 노채를 치료한다.

【 처방 】 당귀 · 황기 · 감초 · 자라등딱지별갑, 식초를 발라 구운 것 · 전호 · 시호 · 따두릅독활 · 강호리강활 · 방풍 · 방기 · 솔풍령복령 · 끼무릇반하 · 속썩은풀황금 · 귤껍질陳皮 · 아교주 · 육계 · 함박꽃뿌리작약 · 마황뿌리와 마디를 버리지 않은 것 · 살구씨행인 · 연화예 · 천남성 · 궁궁이천궁 · 지각 각각 2g, 원화식초에 축여 까맣게 되도록 덖은 것 한 자밤.

위의 약들을 썰어서 1첩으로 하여 생강 3쪽, 대추 2알과 함께 물에 달여 먹은 다음 토하는 것을 기다렸다가 이상한 것이 나오면 원화의 양을 점차 줄여야 한다. 원화는 감초와 상반되는데 충을 죽인다. 원화는 볶아서 써야 열을 내리고 찬 기운을 없앤다. 이것이 묘리이다[단심].

| 태을명월단太乙明月丹 |

【 효능 】 전시노채를 치료한다.

【 처방 】 토시兎屎 80g, 천령개天靈蓋, 조린 젖을 발라 구운 것 · 자라등딱지별갑, 졸인 젖을 발라 구운 것 40g, 석웅황웅황 · 목향 각각 20g, 경분 10g.

위의 약들을 가루를 내어 좋은 술 1홉에 대황가루 20g과 함께 넣고 고약처럼 되게 달인다. 그 다음 반죽하여 달걀노른자위만하게 알약을 만들어 주사를 입힌다. 한 번에 1알씩 새벽4~5시에 술에 타서 환자가 알지 못하고 먹게 해야 한다. 그러면 반드시 충을 토하게 된다. 효과가 없으면 다음날 다시 먹여야 한다[강목].

- 『득효방得效方』에는 웅황원雄黃元으로 되어 있다.

| 자금정자紫金錠子 |

【 효능 】 전시노채를 치료한다.

【 처방 】 어떤 여자가 오랫동안 노채병을 앓아서 시충尸蟲이 생기고 그것한테 물렸을 때 이 약 1알을 갈아 먹자 단번에 토하고 설사하면서 작은 충이 10여 마리가 나왔다. 그 다음 소합향원을 먹었는데 보름 만에 모두 나았다. 이 약을 노채에 써 보았는데 효과를 보지 못한 일이 없다[입문].

- 한 집안에서 다섯 형제가 모두 전시노채에 걸렸다가 3명은 이미 죽었다. 그런데 한 의사가 자금정을 먹으라고 알려 주기에 각각 1알씩 먹었는데 1명은 설사로 고름 같은 궂은 물[惡物]이 나오고 1명은 설사로 죽은 충이 나오고 모두 나았다[의감].
- 일명 만병해독단萬病解毒丹, 처방은 해독문에 있다.이라고도 한다.

| 오지산五枝散 |

【 효능 】 전시노채충을 몰아낸다.

【 처방 】 복숭아나무가지 · 추리나무가지 · 매화나무가지 · 뽕나무가지 · 석류나무가지모두 동쪽으로 뻗은 작은 가지로 길이가 3치 되는 것 각각 7개, 제비쑥 작게 1줌, 고련근 7치 남청생것 7잎 · 파밑총백, 털뿌리가 달린 채로 씻은 것 7대.

위의 약들을 썰어서 물 2되 5홉에 넣고 절반이 되게 달여 찌꺼기를 버린다. 여기에 안식향安香 · 소합향蘇合香 · 아위阿魏 각각 4g씩을 넣고 다시 1잔이 되게 달여 찌꺼기를 버린 다음 주사 · 석웅황웅황 · 뇌환, 백반구운 것, 유황이상 약은 모두 가루를 낸 것 각각 2g, 빈랑가루 4g, 사향 1g을 넣고 고루 섞는다. 이것을 두 번에 나누어 먹는데 초순에는 새벽4~5시에 빈속에 한 번 먹어야 한다.

만일 충이 나오지 않으면 이른 아침에 다시 먹어야 한다. 그러면 충[蟲物]과 궂은 물[惡積]을 토하기도 하고 설사하기도 한다. 만일 큰 충이 나오면 빨리 쇠집게로 집어서 센 불에 태운 다음 사기병에 넣어 깊은 산속에 파묻어야 한다. 그리고 그 환자의 옷과 침대, 이불 등을 모두 불에 태워 땅 속에 파묻어야 한다[직지].

| 자하거환紫河車丸 |

【 효능 】 전시노채를 치료하는데 2달 정도면 모두 나을 수 있다. 기타 허로병은 한 달만 쓰면 낫는다.

【 처방 】 자하거약한 불기운에 말린 것 1보, 자라등딱지별갑, 식초를 발라 구운 것 20g, 도라지길경, 호황련 · 대황 · 너삼고삼 · 황백 · 지모 · 패모 · 헌북가죽 각각 10g, 용담초 · 감초 각각 8g, 서각 · 봉출 · 망초 각각 6g, 주사수비한 것 40g.

위의 약들을 가루를 내어 꿀에 반죽하여 벽오동씨만하게 알약을 만들어 주사를 입힌다. 한 번에 20~30알씩 데운 술로 먹는데 창자[腸]에 열이 있으면 식사 전에 먹고 가슴[服膈]에 열이 있으면 식사 후에 먹는다[입문].

| 응신음자凝神飮子 |

【 효능 】 노채로 춥다가 열이 나며 저절로 땀이 나고 객혈하며 몸이 몹시 여위는 것을 치료한다.

【 처방 】 인삼 · 당귀 · 집함박꽃뿌리백작약 · 백복신 · 흰솔풍령백복령 · 황기 · 흰삽주백출 · 반하국 · 오미자 · 찐지황숙지황 · 연육 · 맥문동 · 도라지길경 · 감초 각각 2.8g.

위의 약들을 썰어서 1첩으로 하여 오매 1개, 대추 2알과 함께 물에 달여 먹는다[득효].

단방單方

모두 23가지이다.

| 황정黃精, 낚시둥굴레 |

【 처방 】 오랫동안 먹으면 3시충三尸蟲이 나오는데 가루를 내어 먹거나 알약을 만들어 먹는다. 상시충上尸蟲은 보물[寶貨]을 좋아하는데 이 약을 100일 동안 먹으면 나온다. 중시충中尸蟲은 5가지 맛을 좋아하는데 이 약을 60일 동안 먹으면 나온다. 하시충下尸蟲은 5가지 색을 좋아하는데 이 약을 30일 동안 먹으면 나온다. 그런데 모두 물크러져서[爛] 나온다[본초].

| 천문동天門冬 |

【 효능 】 3시충 을 죽이고 복시충伏尸蟲을 몰아낸다.

【 처방 】 가루를 내어 먹거나 알약을 만들어 먹어도 모두 좋다[본초].

| 호분胡粉, 연분 |

【 효능 】 3시충을 죽이고 시충을 몰아내는 데는 아주 좋다.

【 처방 】 촌백충증을 치료하는 데는 연분볶은 것 4g을 쓰는데 빈속에 고깃국에 섞어서 먹으면 효과가 아주 좋다[본초].

| 석류황石硫黃 |

【 효능 】 뱃속에 있는 기생충을 죽이는 데 금액단金液丹, 처방은 상한문에 있다을 만들어 먹으면 좋다[본초].

| 흑연회黑鉛灰 |

【 효능 】 충적蟲積이 생겨 저절로 기생충을 토하는 것을 치료한다.

【 처방 】 흑연을 재가 되도록 볶아서 빈랑과 함께 가루를 내어 한 번에 8g씩 미음에 타서 먹는다.

- 촌백충증 을 치료하는 데는 흑연 태운 재 16g을 쓰는데 빈속에 먼저 살찐 고기를 조금 씹어 삼킨 다음 사탕물에 타서 먹으면 촌백충이 모두 나온다[강목].

| 백랍진 |

【 효능 】 노채충을 잘 죽인다. 알약이나 가루약에 넣어 쓴다.

【 처방 】 달걀과 함께 볶은 백랍진을 술에 쑨 풀에 반죽하여 알약을 만들어 먹으면 촌백충증을 치료할 수 있다[정전].

| 석창포石菖蒲 |

【 효능 】 뱃속에 있는 여러 가지 기생충을 모두 죽인다.

【 처방 】 달여서 먹거나 가루를 내어 먹거나 알약을 만들어 먹어도 다

좋다[본초].

| 의이근薏苡根, 율무뿌리 **|**

【 효능 】 3시충을 몰아낸다. 또한 회충으로 가슴앓이[心痛]가 생긴 것도 치료한다.

【 처방 】 뿌리를 달여서 그 즙에 죽을 쑤어 먹거나 진하게 달여 1되의 양을 먹으면 효과가 크다[본초].

| 고삼苦蔘, 너삼 **|**

악충惡蟲을 죽이는 데 이것을 술에 담그고 그 술을 마신다[본초].

| 무이蕪荑, 참느릅 **|**

【 효능 】 3시충을 없애고 촌백충을 몰아내는 데 모든 충을 다 죽인다.

【 처방 】 80g을 밀가루와 섞어서 누렇게 되도록 볶아 가루를 낸다. 한 번에 8g씩 미음에 타서 먹는다[본초].

| 낭아狼牙 **|**

【 효능 】 뱃속에 있는 여러 가지 기생충을 모두 죽인다.

【 처방 】 촌백충을 죽이려면 가루내어 꿀에 반죽한 다음 먹기 좋은 크기로 알약을 만들어 한 번에 4~8g씩 빈속에 미음에 풀어서 먹는다[회춘].

| 사군자使君子 **|**

【 효능 】 기생충을 죽이는 데 어린이의 회충을 치료하는 데 아주 좋다.

【 처방 】 한 번에 7개를 잿불에 묻어 구워 껍질을 버리고 빈속에 씹어서 끓인 물로 넘기면 기생충이 모두 나온다[회춘].

| **학슬**담배풀열매 |

【 효능 】 5장충五藏蟲을 죽이는 데 충을 죽이는 약에서는 제일 중요한 것이다. 회충증과 요충증을 주로 치료한다.

【 처방 】 회궐로 가슴앓이[心痛]가 생긴 데는 가루를 내어 꿀에 반죽한 다음 먹기 좋은 크기로 알약을 만들어 한 번에 40~50알씩 빈속에 꿀물로 먹는다.

- 기생충으로 아픈 데는 가루를 내어 한 번에 8g씩 쓰는데 빈속에 식초 끓인 물에 타서 먹으면 충이 반드시 나온다[본초].
- 대장충大腸蟲이 계속 나오거나 멎었다가 다시 나오는 데도 담배풀열매가루를 쓰는데 물에 타서 먹는다[득효].

| **생지황**生地黃 |

【 효능 】 기생충으로 가슴앓이[心痛]가 생긴 것을 치료한다.

【 처방 】 짓찧어 즙을 낸 다음 여기에 밀가루를 반죽하여 수제비를 만들거나 냉국을 만들어 먹는데 소금을 넣지 않고 쓰면 설사가 나면서 기생충이 몰려나오고 완전히 낫는다.

- 어떤 여자가 가슴앓이[心痛] 가 생겨서 숨이 거의 끊어질 것같이 되었을 때 지황으로 냉국冷淘을 만들어 먹었는데 곧 두꺼비같이 생긴 것을 하나 토하고 나았다[본초].

| **괴목이**槐木耳, 회나무버섯 |

【 효능 】 회충으로 가슴앓이가 생긴 것을 치료한다.

【 처방 】 약성이 남게 태워 가루내어 물에 타서 먹는다. 그래도 통증이 멎지 않으면 더운물 1되를 마셔야 한다. 그러면 회충이 곧 내려간다[본초].

| **천초**川椒, 조피열매 |

【 효능 】 노채충과 모든 기생충을 모두 죽인다. 달여서 먹거나 알약을 만들어 먹어도 좋다[본초].

【 처방 】 노채를 치료하는 데는 홍초 0.8g과 고련근 0.4g을 쓰는데 가루를 내어 알약을 만들어 먹으면 설사가 나면서 시충尸蟲이 모두 나온다. 달여서 먹어도 역시 좋다[정전].

| **건칠**乾漆, 마른 옻 |

【 효능 】 3시충과 전시노채충을 죽인다.

【 처방 】 부스러뜨려서 연기가 나지 않을 때까지 덖은 다음 가루를 내어 꿀에 반죽해서 먹기 좋은 크기로 알약을 만든다. 한 번에 15알씩 따뜻한 물로 먹는다. 또는 가루를 내어 한 번에 4g씩 따뜻한 것을 타서 먹어도 회궐로 생긴 가슴앓이[心痛]가 낫는다[본초].

| **빈랑**檳榔 |

【 효능 】 3시충과 복시伏尸, 촌백충 등 여러 가지 충을 죽인다. 빛이 벌거면서 맛이 쓴 빈랑이 기생충을 죽이는데 싸서 구워 가루를 내어 한 번에 8g씩 빈속에 파와 꿀을 달인 물로 먹으면 곧 효과가 있다[본초].

| **뇌환**雷丸 |

【 효능 】 3시충과 회충, 촌백충을 죽인다.

【 처방 】 물에 담갔다가 껍질을 버리고 썰어서 약한 불기운에 말린 다음 가루를 내어 한 번에 4g씩 쓰는데 새벽4~5시에 미음에 타서 먹는다[본초].

| 백경구인흰 테가 있는 지렁이 |

【 효능 】 3시충과 복시伏尸를 없애고 장충長蟲과 회충을 죽인다.

【 처방 】 흰 테가 있는 지렁이를 불에 말려 가루내어 미음에 타서 먹거나 즙을 내어 먹는다[본초].

| 금선와金線蛙, 노란 줄이 있는 개구리 |

【 효능 】 노채충과 회충을 죽인다.

【 처방 】 굽거나 달여서 먹는다[본초].

| 지마유脂麻油, 참기름 |

【 효능 】 모든 충을 죽인다.

【 처방 】 참기름 1홉, 달걀 2개, 망초 40g을 고루 섞어서 먹으면 충이 곧 나온다[종행].

| 마치현쇠비름 |

【 효능 】 모든 충과 촌백충을 죽인다.

【 처방 】 생것을 짓찧어 즙을 내거나 삶아서 소금과 식초에 무쳐 빈속에 먹으면 충이 저절로 나온다[본초].

| 야압野鴨, 물오리 |

【 효능 】 뱃속에 있는 모든 기생충을 다 죽이는 데 12가지 기생충을 없앤다.

【 처방 】 끓여서 고기를 먹은 다음 국물을 마시면 좋다[본초].

24 오줌小便

오줌색을 감별하는 법[辨尿色]

오줌이 흐린 것[水液渾濁]은 모두 열熱증에 속한다.

- 오줌이 누런[黃] 것은 아랫배[小腹]에 열이 있기 때문이다.
- 간肝에 열이 있으면 오줌이 먼저 누렇게 된다.
- 족양명경맥[足陽明脈]에 병이 생겨 기氣가 성하면 오줌색이 누렇게 된다[내경].
- 황달 때의 오줌색은 황경피나무즙[黃柏汁]과 같다[중경].
- 오줌색은 5가지가 있으나 벌건 것과 흰 것이 많다. 벌건 것은 술을 많이 마신 데 원인이 있고 흰 것은 하초[下]의 원기元氣가 허랭虛冷한 데 있다[자생].
- 하초下焦에 피가 적으면 오줌이 잘 나오지 않으면서 잦고 누렇다[정전].
- 오줌이 나오는 것을 참지 못하면서 오줌색이 벌건[赤] 것은 열이 있기 때문이고 허연[白] 것은 기가 허하기 때문이다[단심].

오줌이 잘 나오지 않는 것[小便不利]

음陰이 허하면 오줌 누기가 힘들다[중경].

- 오줌이 잘 나오지 않는 것은 화火가 피[血]를 조려서 하초下焦에 피가 몹시 적

어지고 기가 잘 내려가지 못하여 내려가는 기능이 잘 되지 못하기 때문이다. 이때에는 음을 보하고 화를 내려야 하므로 사물탕四物湯, 처방은 혈문에 있다.에 지모知母와 황백黃柏을 넣어 쓴다[단심].

● 하초下焦에 피가 몹시 적어서 오줌이 잦고 잘 나오지 않으면서 누런[黃] 데는 사물탕에 지모·황백·쇠무릎우슬·감초잔뿌리를 넣어 써야 한다[단심].

● 오줌을 누기가 힘들다는 것은 오줌이 시원하게 나오지 않는다는 것이다. 『경經』에 "양陽이 음분陰分에 들어가면 방광에 열熱이 생겨 오줌을 누기 힘들게 된다"고 하였다. 그리고 음분이 허하여 양열陽熱이 침범하였기 때문에 오줌이 누렇게 되면서[黃] 벌거면[赤] 만전목통산을 써서 잘 나오게 해야 한다[입문].

● 오줌이 잦으면서 잘 나가지 않는 데는 3가지 원인이 있다. 첫째는 설사를 하여 진액津液이 적어져서 잘 나오지 않는 것인데 이때에는 설사를 멎게 해야 한다. 둘째는 하초에 열이 몰려서 진액이 순환하지 못하기 때문에 잘 나오지 않는 것인데 이때에는 반드시 조금씩 나오게 해야 낫는다. 셋째는 비위脾胃의 기운이 순환하지 못하여 수분[水]이 순환하는 길이 통하지 못하고 고르지[不調] 못하며 방광으로 잘 내려보내지 못하기 때문에 잘 나오지 않는 것이다. 이때에는 기를 고르게[順] 하여 오줌을 잘 나오게 해야 하므로 복령호박산을 써야 한다[강목].

● 상초가 왕성하고 하초가 허하여 오줌이 벌거면서 잘 나오지 않거나 임淋병이 되려고 하는 데는 청심연자음淸心蓮子飮, 처방은 소갈문에 있다.·도적산導赤散, 처방은 5장문에 있다.을 쓴다[득효].

| 만전목통산萬全木通散 |

【효능】 방광에 열熱이 있어서 오줌이 누렇고 누기가 힘든 것을 치료한다.

【처방】 곱돌활석 8g, 으름덩굴목통·벌건솔풍령적복령·길짱구씨차전자, 덖은 것·패랭이꽃구맥 각각 4g.

위의 약들을 가루내어 물에 달여서 먹거나 가루로 한 번에 12g씩 물에 타 먹는다[입문].

| **복령호박산**茯苓琥珀散 |

【효능】 오줌이 잘 나오지 않으면서 잦은 것을 치료하는 데 오줌을 잘 나오게 한다.

【처방】 택사 40g, 곱돌활석 28g, 벌건솔풍령적복령 · 흰삽주백출 · 호박 저령 각각 20g, 육계 · 감초덖은 것 각각 12g.

위의 약들을 가루내어 한 번에 12g씩 강물長流甘爛水 1잔에 타서 먹는다. 그 다음 좋은 음식美饍을 먹어 약 기운을 내려가게 해야 한다[강목].

오줌을 참지 못하는 것[小便不禁]

유뇨遺尿란 저도 모르게 오줌이 나오는 것이다[강목].

- 방광이 늘었다 줄었다 하지 못하면不約 유뇨증遺尿證이 생긴다[내경].
- 수천水泉이 멎지 않는 것은 방광에서 저장하지 못하기 때문이다. 주해에는 "수천이란 오줌길로 흘러나오는 것[流注] 을 말한다" 고 씌어 있다[내경].
- 신腎과 방광이 다 허약[虛]하면 방광 속의 기운[內氣]도 충실하지 못하다. 그러므로 방광이 저절로 열려서 오줌이 많이 나오는데 빛은 뿌옇다[白]. 이것은 밤에 음陰기가 성盛하면 더 심해진다[직지].
- 하초下焦에 축혈蓄血이 있거나 허로虛勞로 속이 상하면 오줌이 알지 못하게 저절로 나온다[직지].
- 하초가 허한虛寒하여 수액水液을 따뜻하게 해 주지 못하면 오줌이 나오는 것을 참지 못한다[직지].

- 폐기肺氣가 허虛하면 오줌색이 갑자기 변하면서 자기도 모르게 쉴 사이 없이 나온다[갑을].
- 『내경』에 "물의 근원은 신腎에 있고 그 끝은 폐肺에 있다"고 씌어 있으므로 천지에 만들어진 물도 위로부터 아래로 통한다는 것을 알 수 있다[직지].
- 『내경』에 "아래[下]가 허虛하면 오줌이 자기도 모르게 나온다"라고 씌어 있다. 아래가 허하다는 것은 방광과 하초가 허하다는 것을 말한다. 중경仲景은 "하초가 마르면[竭] 오줌이 나오는 줄 모르거나 알면서도 참지 못하는데 그것은 기氣가 허虛하기 때문에 스스로 참지 못하는 것이라고 하였다. 그리고 또한 하초에 기가 잘 돌지 못하면 오줌이 나오는 것을 모르는데 민간에서는 사마귀알집상표초과 계내금 같은 것을 쓴다"고 하였다[강목].
- 오줌이 나오는 것을 모르는 것은 폐기肺氣가 허하기 때문이므로 편안하게 누워서 기를 보양[養]하며 힘든 일을 하지 말고 인삼, 황기로 보해야 한다. 그래도 낫지 않는 것은 열熱이 있기 때문이므로 곧 황백과 생지황을 써야 한다[강목].
- 오줌이 나오는 것을 참지 못하고 오줌색이 벌건[赤] 것은 열이 있기 때문이고 오줌색이 흰[白] 것은 허하기 때문이다[입문].
- 오줌이 시도 때도 없이 나오거나 조금씩 방울방울 떨어지는 것[淋瀝]을 참지 못하는 것[不禁]은 음정陰挺이나 위비증이 생긴 것이다. 이런 데는 육미지황환六味地黃丸, 처방은 허로문에 있다에서 택사를 빼고 익지인을 넣어 써야 한다[회춘].
- 오줌을 참지 못하는 것은 열이 있거나 허하기 때문인데 열이 있으면 오령산에 해독탕解毒湯, 처방은 상한문 에 있다을 섞어 쓰고 허하면 오령산과 사물탕四物湯, 처방은 혈문에 있다을 섞어 쓰는데 산수유와 오미자를 더 넣어 쓴다[단심].
- 하초가 허하고 속으로 상하여[內損] 오줌을 참지 못하면 방광膀胱과 음혈陰血을 보하고 화사火邪를 내모는 것을 위주로 해야 하는데 가감팔미환加減八味丸이나 육미지황원六味地黃元에 지모 · 황백 · 오미자를 넣어 쓰거나 보음환補陰丸, 처방은 화문에 있다을 쓰는 것이 제일 좋다.

| 오자원五子元 |

【효능】 오줌을 참지 못하고 밤이면 심해지고 머리가 어지러우며[眩] 다리가 약한 것을 치료한다. 늙은이나 허약한 사람에게 흔히 이런 증상이 있다. 이 증상이 있으면 정액精液이 많이 소모되어 갑자기 죽을 수도 있다.

【처방】 새삼씨토사자, 술에 법제한 것 · 부추씨약간 덖은 것 · 익지인 · 회향덖은 것 · 뱀도랏열매사상자, 덖은 것 각각 같은 양.

위의 약들을 가루내어 술에 쑨 풀에 반죽해서 벽오동 씨 만하게 알약을 만든다. 한 번에 50~70알씩 찹쌀나미미음으로 먹는다[득효].

| 가구자원 |

【효능】 신양腎陽이 허약하고 방광이 차서 오줌이 나오는 것을 알지 못하거나 알면서도 참지 못하는 것을 치료한다.

【처방】 부추씨약간 덖은 것 240g, 녹용불에 그슬러 솜털을 긁어 버린 것 160g, 육종용술에 담갔던 것 · 쇠무릎우슬, 술에 담갔던 것 · 찐지황숙지황 · 당귀술에 씻은 것 각각 80g, 새삼씨토사자, 술에 법제한 것 · 파극천 각각 60g, 두충덖은 것 · 석곡술에 씻은 것 · 건강싸서 구운 것 · 계심 각각 40g.

위의 약들을 가루내어 술에 쑨 풀에 반죽하여 벽오동씨만하게 알약을 만든다. 한 번에 1백 알씩 데운 술이나 소금 끓인 물로 빈속에 먹는다[득효].

| 삼기탕蔘芪湯 |

【효능】 기氣가 허하여 오줌이 나오는 것을 알지 못하는 것을 치료한다.

【처방】 인삼 · 황기꿀물에 축여 덖은 것 · 흰솔풍령백복령 · 당귀 · 찐지황숙지황 · 흰삽주백출 · 귤껍질陳皮 각각 4g, 익지인간 것 3.2g, 승마 · 육계 각각 2g, 감초 1.2g.

위의 약들을 썰어서 1첩으로 하여 생강 3쪽, 대추 2알과 함께 물에 달여서 빈속에 먹는다. 늙은이에게는 포부자를 더 넣어 쓴다[회춘].

| 보포음 |

【 효능 】 부인이산후 몸풀다가 방광이 상하여 오줌이 나오는 것을 참지 못하거나 조금씩 흘러 마를 새 없거나 오줌이 잘 나오지 않는 데 쓴다.

【 처방 】 누른 실로 짠 생명주천 1자잘게 썬다, 흰모란뿌리껍질가루목단피, 만첩 꽃이 핀 것만 쓴다. 다른 것은 효과가 없다 8g, 백급가루 4g.

위의 약들을 물 1사발에 넣고 명주실이 풀어져 엿같이 될 때까지 달여서 빈속에 단번에 먹는데 먹을 때에는 아무런 말도 하지 말아야 한다. 말을 하면 효과가 없다[득효].

| 저포탕 |

【 효능 】 부인이 몸풀다가 방광이 상하여 오줌이 나오는 것을 참지 못하는 것을 치료한다.

【 처방 】 인삼 · 흰삽주백출 각각 8g, 복숭아씨도인 · 귤껍질 · 황기 · 흰솔풍령백복령 · 궁궁이천궁 · 당귀 각각 4g.

위의 약들을 썰어서 1첩으로 하여 돼지오줌통과 양의 오줌통을 함께 넣고 달여서 빈속에 먹는다[단계].

| 계장산鷄腸散 |

【 효능 】 어린이가 오줌이 나오는 것을 모르거나 나오는 것을 참지 못하는 것을 치료한다. 이것은 흔히 방광이 차거나[寒] 타고난 양기陽氣가 부족하기 때문이다.

【 처방 】 닭의 장태운 것 · 굴조개껍질모려 · 흰솔풍령백복령 · 사마귀알집상표초, 찐 것 각각 20g, 육계 · 용골 각각 10g.

위의 약들을 썰어서 한 번에 8g씩 생강 3쪽, 대추 2알과 함께 달여 빈속에 먹거나 가루내어 한 번에 4g씩 미음에 타 먹는다[득효].

| 계비치산 |

【 효능 】 어린이가 오줌이 나오는 것을 알지 못하는 데 쓴다.

【 처방 】 계내금 1개, 닭의 장 1보약성이 남게 태운다, 돼지오줌통눋도록 구운 것[炙焦] 1개.

위의 약들을 가루내어 한 번에 4g씩 술에 타서 먹는다[회춘].

| 대토사자원大兎絲子元 |

【 효능 】 방광의 기운이 허虛하고 냉하여[寒] 오줌이 나오는 것을 참지 못하는 것을 치료한다.

【 처방 】 새삼씨토사자, 술에 법제한 것 · 육종용술에 담갔던 것 각각 80g, 굴조개껍질모려, 불에 달군 것 · 오미자 · 부자싸서 구운 것 · 녹용술에 축여 구운 것 각각 40g, 사마귀알집상표초, 술에 축여 구운 것 · 계내금구운 것 각각 20g.

위의 약들을 가루내어 술에 쑨 풀에 반죽해서 벽오동씨만하게 알약을 만든다. 한 번에 70알씩 빈속에 데운 술이나 소금 끓인 물로 먹는다[득효].

여러 가지 임병[諸淋]을 두루 치료하는 것[通治]

임병[淋證]의 원인은 여러 가지이다. 그것은 성생활을 지나치게 하거나 몹시 성[怒]을 내거나 독한 술을 마시거나 기름진 음식을 먹은 것 등이다. 성생활을 지나치게 하면 음陰이 허虛해지고 화火가 동動한다. 성을 몹시 내면 기氣가 동하여 화가 생긴다. 독한 술과 기름진 음식은 습열濕熱을 생기게 한다.

오랫동안 몰려 있던 열이 하초로 몰리면 오줌이 방울방울 떨어지면서[淋瀝] 대체로 열을 내리게 하고 오줌을 잘 나오게 하면 열림이나 혈림만은 치료할 수 있다. 그러나 고림膏淋 · 사림沙淋 · 석림石淋일 때에는 반드시 몰린 것[鬱]을 풀어주고[開] 기를 잘 순환하게 하며 어혈을 풀고 음陰을 불어나게 해야 나을 수 있다. 고방에는 울금, 호박으로 몰린 것을 풀어주고 선귤껍질청피, 목향으로 기를 잘 순환하게 하며 부들꽃가루포황, 쇠무릎우슬으로 어혈을 풀고 황백, 생지황으로 음을 불어나게 하였다.

동원東垣은 "아랫배가 아픈 데는 선귤껍질청피과 황백을 쓴다"고 하였다. 선귤껍질은 간을 잘 소통하게 하고 황백은 신腎을 보한다. 아랫배는 간肝과 신腎이 있는 부위이다[단심].

● 여러 가지 임병에 두루 쓰는 처방은 사신탕 · 울금황련환 · 오림산 · 통초탕 · 호박산琥珀散, 처방은 위에 있다 · 이신산二神散, 처방은 위에 있다. · 필효산 · 해금사산 · 담료방오림산과 부인에게 쓰는 백모탕, 어린이가 약독藥毒으로 임병이 생긴 데 쓰는 처방들이다.

| 사신탕瀉腎湯 |

【 효능 】 여러 가지 임병으로 아랫배가 몹시 불러오르고 당기는 것을 치료한다.

【 처방 】 썰어서 물에 담가 하룻밤 꼭 덮어 두었던 것 8g, 자석부스러뜨린 것 6.4g, 석창포 · 생지황 각각 4g, 현삼, 족두리풀세신 각각 3.2g, 망초 · 벌건솔풍령적복령 · 속썩은풀황금 각각 2.4g, 감초 1.6g.

위의 약들을 썰어서 물 2잔에 넣고 1잔 반이 되게 달인 다음 대황을 넣고 다시 7분이 되게 달여 찌꺼기를 버린다. 다음 망초를 넣고 고루 저어서 빈속에 먹는다[입문].

내경편

| 울금황련환鬱金黃連丸 |

【 효능 】 소장과 방광에 열이 몰려서 오줌이 잘 나오지 않거나 막힌 것, 오줌이 나오는 것을 알지 못하거나 나가는 것을 알면서도 참지 못하는 것, 백탁白濁이 되어 오줌이 쌀뜨물 같은 것, 고림膏淋으로 오줌이 고름이나 산치자물 같거나 모래나 돌, 쌀알 같거나 쌀가루풀 같은 것이 나오는 것은 모두 열증熱證인데 이것을 모두 치료한다.

【 처방 】 곱돌활석 · 흰솔풍령백복령 각각 160g, 나팔꽃검은씨견우자, 맏물가루낸 것 120g, 속썩은풀황금 · 대황 · 호박 각각 80g, 울금 · 황련 각각 40g.

위의 약들을 가루 내어 물에 반죽하여 먹기 좋은 크기로 알약을 만든다. 한 번에 50~70알씩 끓인 물로 먹는다[단심].

| 오림산五淋散 |

【 효능 】 5가지 임병을 치료한다.

【 처방 】 함박꽃뿌리작약, 산치자 각각 8g, 당귀, 벌건솔풍령적복령 각각 4g, 속썩은풀황금, 감초 각각 2g.

위의 약들을 썰어서 1첩으로 하여 물에 달여 빈속에 먹는다[의감].

| 통초탕通草湯 |

【 효능 】 5가지 임병을 치료한다.

【 처방 】 통초 · 돌아욱씨규자 · 띠뿌리모근 · 복숭아나무진桃膠 · 패랭이꽃구맥 · 당귀 · 부들꽃가루포황 · 곱돌활석 · 장구채왕불류행 각각 4g, 감초 2g.

위의 약들을 썰어서 1첩으로 하여 생강 5쪽과 함께 물에 달여서 빈속에 먹는다[제생].

| 필효산必效散 |

【효능】 모든 임병을 치료한다.

【처방】 당귀 · 생지황 · 벌건솔풍령적복령 · 곱돌활석 · 쇠무릎우슬 · 산치자 · 맥문동 · 지각 · 마디풀 · 으름덩굴목통 · 지모술에 축여 덖은 것 · 황백술에 축여 덖은 것 각각 2.8g, 감초 2g.

위의 약들을 썰어서 1첩으로 하여 골풀속살등심초 2g과 함께 물에 달여서 빈속에 먹는다[의감].

| 해금사산海金沙散 |

【효능】 5가지 임병을 치료하는데 한 번만 먹어도 효과가 있다.

【처방】 당귀술에 씻은 것 · 대황술에 담갔던 것 · 쇠무릎우슬, 술에 씻은 것 · 목향 · 석웅황웅황 · 실고사리알씨해금사 각각 20g.

위의 약들을 가루내어 한 번에 8g씩 잠잘 무렵에 좋은 술에 타서 먹는다[의감].

| 담료오림산澹寮五淋散 |

【효능】 5가지 임병을 치료한다.

【처방】 산치자 6g, 벌건솔풍령적복령 · 함박꽃뿌리작약 각각 4g, 으름덩굴목통 · 곱돌활석 · 감초 각각 3.2g, 참대잎죽엽 · 더위지기인진 각각 2g.

위의 약들을 썰어서 1첩으로 하여 물에 달여서 빈속에 먹는다[영류].

| 백모탕白茅湯 |

【효능】 몸푼 뒤에 생기는 여러 가지 임병 즉 고림, 석림, 냉림, 열림 등을 모두 치료한다.

【 처방 】 띠뿌리모근 20g, 패랭이꽃구맥 · 흰솔풍령백복령 각각 10g, 돌아욱씨규자 · 인삼 각각 5g, 부들꽃가루포황 · 복숭아나무진도교 · 곱돌활석 각각 2.8g, 감초 2g, 자패달군 것 2개, 조기대가리뼈石首魚頭中骨 4개태운다.

위의 약들을 썰어서 2첩으로 만든다. 1첩씩 생강 3쪽, 골풀속살등심초 함께 물에 달여 빈속에 먹는다[입문].

● 가루내어 한 번에 8g씩 으름덩굴목통 달인 물에 타서 먹어도 된다.

단방單方

모두 23가지인데 투격산透膈散과 우슬고牛膝膏도 있다.

| 활석滑石, 곱돌 |

【 효능 】 구멍을 잘 통하게[利竅] 하여 오줌이 잘 나오게 한다. 성질이 몹시 조열한[至燥] 약이다[탕액].

● 오줌을 잘 나오게 하기 때문에 임병淋病으로 오줌이 잘 나오지 않는[澁] 것을 치료한다. 흔히 곱돌 1가지를 쓰는데 그것이 바로 익원산益元散, 처방은 서문에 있다.이다[본초].

| 초석硝石 |

【 효능 】 5가지 임병[五淋]과 오줌이 나오지 않는 것을 치료한다.

【 처방 】 눈같이 흰 초석을 부드럽게 가루내어 한 번에 8g씩 쓰는데 노림勞淋에는 돌아욱씨를 달인 물葵子湯로 먹고 혈림血淋과 열림熱淋에는 찬물에 타서 먹으며 기淋氣淋에는 으름덩굴을 달인 물木通湯로 먹고 석림石淋에는 종이 위에 놓고 덖어서[隔紙炒] 더운물에 타서 먹으며 오줌이 나오지 않는 데는 밀을 달인 물小麥煎湯로 먹는데 모두 빈속에 먹는다. 이것을 투격산透膈散이라고 한다. 여러 가지 약이 효과가 없다가도 이것을 먹으면 곧 낫는다[본초].

| 해금사海金沙, 실고사리알씨 |

【 효능 】 오줌을 잘 나오게 한다. 사림으로 오줌이 나오지 않는 데 쓴다.

【 처방 】 40g을 좋은 찻가루 20g과 고루 섞어서 한 번에 12g씩 생강과 감초를 달인 물에 타서 먹는다[본초].

| 우슬牛膝, 쇠무릎 |

【 효능 】 늙은이가 오줌이 나오는 줄을 모르는 데[遺尿] 쓴다. 오줌이 잘 나오지 않고 음경 속이 아파서 죽을 것 같은 데는 술에 달여서 빈속에 먹어야 한다[본초].

【 처방 】 우슬고牛膝膏는 어혈로 생긴 임병을 치료하는 데 제일 효과가 좋은 약이다. 쇠무릎우슬 40g을 썰어서 물 5잔에 넣고 1잔의 양이 되게 졸인 다음 사향을 조금 넣어서 빈속에 먹는다. 쇠무릎은 임병을 치료하는 데 제일 좋은 약이다[단심].

| 차전초車前草, 길짱구 |

【 효능 】 오줌을 잘 나오게 하는데 5가지 임병[五淋]과 융폐로 오줌이 나오지 않는 것을 치료한다. 뿌리와 잎을 짓찧어 즙을 내 한 번에 1잔씩 꿀 1숟가락에 타서 먹는다.

【 처방 】 사림沙淋과 석림石淋에는 즙을 내어 한수석 가루를 타서 먹고 혈림血淋에는 즙을 내어 빈속에 먹는다. 길짱구의 씨와 뿌리와 잎은 효능이 모두 같은데 달여서 먹거나 가루내어 먹어도 다 좋다[본초].

| 택사澤瀉 |

【 효능 】 5가지 임병[五淋]을 치료하는 데 오줌이 잘 나오지 않으면서 잦은 것을 멎게 한다.

【 처방 】 오줌깨 속에 앉은 깡치[留垢]를 없애고 오줌이 방울방울 떨어

지는[淋瀝] 것을 멎게 한다. 짠 맛은 스며들어간 물을 빠지게 하고 오줌깨 속에 오랫동안 깡치[積物]가 있는 것을 없앤다. 달여서 먹거나 가루내어 먹어도 모두 좋다[탕액].

| 황금黃芩, 속썩은풀 |

【 효능 】 다섯 가지 임병을 치료한다. 또한 열림熱淋과 혈림血淋도 낫게 한다.

【 처방 】 물에 달여서 먹는다[본초].

| 익지인益智仁 |

【 효능 】 오줌이 자주 나오거나 나오는 줄 알면서도 참지 못하는 것을 멎게 한다.

【 처방 】 오줌이 자주 나오는 것[滑數]을 멎게 하는 데는 소금을 조금 넣어서 물에 달여 먹거나 알약을 만들어 먹어도 좋다[의감].

| 산장초酸漿草, 꽈리 |

【 효능 】 여러 가지 임병淋病으로 오줌이 잘 나오지 않으면서 아픈 것을 치료한다.

【 처방 】 짓찧어 낸 즙 1홉을 술 1홉에 타서 빈속에 먹으면 곧 오줌이 나온다[본초].

| 석위石韋 |

【 효능 】 다섯 가지 임병[五淋]과 융폐된 것과 방광에 열이 몰려서 오줌이 잘 나오지 않는 것을 치료하는 데 오줌이 잘 나오게 한다.

【 처방 】 물에 달여서 먹는다[본초].

| 견우자牽牛子, 나팔꽃씨 **|**

【 효능 】 융폐로 오줌이 막힌 것을 치료하는 데 오줌을 잘 나오게 한다.

【 처방 】 만물가루를 내어 한 번에 8g씩 으름덩굴목통과 산치자를 달인 물에 타서 먹는다[본초].

| 유백피楡白皮, 느릅나무껍질 **|**

【 효능 】 다섯 가지 임병을 치료하는 데 주로 석림에 쓴다.

【 처방 】 물에 달여서 빈속에 먹는다. 이 약은 성질이 미끄러워서[滑] 구멍[竅]을 소통하게[利] 한다[본초].

| 복령茯苓, 솔풍령 **|**

【 효능 】 다섯 가지 임병을 치료하는 데 주로 오줌이 나오지 않는 것을 잘 나오게 한다.

【 처방 】 달여서 먹거나 가루내어 먹어도 다 좋다[본초].

| 호박琥珀 **|**

【 효능 】 다섯 가지 임병을 낫게 한다. 그리고 여러 가지 사림이나 석림에 쓰면 오줌이 잘 나온다.

【 처방 】 가루내어 한 번에 8g씩 파밑총백 달인 물에 타서 빈속에 한 번 먹으면 곧 낫는다[강목].

| 호장근虎杖根, 범싱아뿌리 **|**

【 효능 】 다섯 가지 임 병을 낫게 하는 데 오줌을 잘 나오게 한다.

【 처방 】 40g을 물에 달인 다음 사향과 유향가루를 조금씩 타서 빈속

에 먹으면 곧 낫는다. 민간에서는 두우슬杜牛膝이라고 한다[본초].

| 치자梔子, 산치자 |

【 효능 】 다섯 가지 임병을 낫게 하는데 오줌을 잘 나오게 한다. 그리고 피가 몰려 오줌이 잘 나오지 않는 것과 열림과 혈림을 치료하는 데는 더 좋다.

【 처방 】 산치자가 실제는 오줌을 잘 나오게 하는 것이 아니라 폐肺를 서늘하게[淸] 하는데 폐기가 서늘해지면 방광이 그 기를 받아 기화氣化 작용을 잘 할 수 있게 된다. 그러므로 오줌이 나오게 된다[탕액].

| 저령猪苓 |

【 효능 】 오줌을 잘 나오게 하는 데 썰어서 달여 먹는다[본초].

【 처방 】 오령산五苓散에는 저령이 있기 때문에 오줌을 잘 나오게 한다. 여러 가지 달인 약에서 이것처럼 효과가 좋은 약은 없다[탕액].

| 산수유山茱萸 |

【 효능 】 오줌이 술술 자주 나오는 것[滑數]을 멎게 한다. 그리고 늙은이가 오줌이 잘 나왔다 안 나왔다 하는 것도 치료하는 데 달여서 먹거나 알약을 만들어 먹어도 모두 좋다[본초].

| 누고도루래 |

【 효능 】 석림으로 생긴 돌과 오줌을 잘 나오게 한다.

【 처방 】 7마리를 잡아서 소금 80g 과 섞은 다음 새 기왓장 위에 놓고 약한 불기운에 말려 가루낸다. 한 번에 4g씩 데운 술에 타서 먹으면 곧 낫는다[본초].

● 오줌이 나오지 않아 여러 가지 약을 썼으나 효과가 없는 데는 1마리를 산 채로 잡아서 쓰는데 생것으로 갈아 사향 조금과 섞어서 빈속에 깨끗한 물에 타서 먹으면 곧 오줌이 나온다[유취].

| 도교桃膠, 복숭아나무진 **|**

【 효능 】 석림으로 생긴 돌이 부스러져 나오게 한다.

【 처방 】 대추씨만한 것을 하루 세 번 쓰는데 여름에는 찬물로, 겨울에는 따뜻한 물로 빈속에 먹으면 돌이 나온다[본초].

| 미후도다래 **|**

【 효능 】 석림으로 생긴 돌을 나오게 하는 데 익은 것을 따서 먹어야 한다.

【 처방 】 다래덩굴즙藤中汁은 미끄럽기[至滑] 때문에 석림으로 생긴 돌을 잘 나오게 하는데 생강즙을 조금 타서 먹어야 한다[본초].

| 동규자冬葵子, 돌아욱씨 **|**

【 효능 】 다섯 가지 임병을 치료하는 데 오줌을 잘 나오게 한다.

【 처방 】 뿌리로도 역시 임병을 치료하는 데 오줌을 잘 나오게 한다. 모두 물에 달여서 빈속에 먹는다[본초].

| 동과冬瓜, 동아 **|**

【 효능 】 다섯 가지 임병을 치료하는 데 오줌이 잘 나오게 한다. 즙을 내서 1잔씩 마신다[본초].

【 처방 】 홍촉규근경紅蜀葵根莖, 붉은 촉규화의 뿌리와 줄기 임병을 치료하는 데 오줌을 잘 나오게 한다. 꽃과 씨도 효능이 같다. 물에 달여서 먹는다.

25 대변大便

설사증에는 여러 가지가 있다[泄證有五]

위설胃泄 · 비설脾泄 · 대장설大腸泄 · 소장설小腸泄 · 대가설이 있다.

- 위설胃泄이란 음식이 소화되지 않고 대변색이 누런 것인데 이때에는 위풍탕을 쓴다.
- 비설脾泄이란 배가 불러올라서 그득하고 설사하며 먹으면 토하는 것인데 이때에는 위령탕을 쓴다.
- 대장설大腸泄이란 음식을 먹고 나면 곧 대변을 누고 싶으며 대변색이 허옇고[白] 배가 끓으면서 끊어지는 것같이 아픈 것인데 이때에는 오령산五苓散, 처방은 상한문에 있다.을 쓴다.
- 소장설小腸泄이란 오줌이 잘 나오지 않으면서 피고름[膿血]이 섞인 대변을 누며 아랫배가 아픈 것인데 이때에는 작약탕을 쓴다.
- 대가설이란 아랫배가 켕기고[裏急] 뒤가 무직하여[後重] 자주 변소에 가나 대변은 나오지 않고 음경 속이 아픈 것인데 이때에는 대황탕을 쓴다[의림].

| 위풍탕胃風湯 |

【 효능 】 장위腸胃에 습독濕毒이 있어서 배가 아프고 검정콩물黑豆汁 같은 설사를 하거나 어혈瘀血이 나오는 것을 치료한다.

【 처방 】 인삼 · 흰삽주백출 · 벌건솔풍령적복령 · 당귀 · 궁궁이천궁 · 집

함박꽃뿌리백작약 · 계피 · 감초 각각 4g.

위의 약들을 썰어서 1첩으로 하여 좁쌀 한 자밤과 함께 물에 달여 먹는다[득효].

| 위령탕胃苓湯 |

【 효능 】 비위脾胃에 습이 성해서 설사가 나고 배가 아프며 음식이 소화되지 않는 것을 치료한다.

【 처방 】 삽주창출 · 후박 · 귤껍질陳皮 · 저령 · 택사 · 흰삽주백출 · 벌건솔풍령적복령 · 집함박꽃뿌리백작약 각각 4g · 육계 · 감초 각각 2g.

위의 약들을 썰어서 1첩으로 하여 생강 3쪽, 대추 2알과 함께 물에 달여 먹는다[의감].

여러 가지 설사증[泄瀉諸證]

습설濕泄 · 풍설風泄 · 화설火泄 · 주설酒泄 · 담설痰泄 · 식적설食積泄 · 폭설暴泄 · 구설久泄 등 여러 가지가 있다.

- 대체로 설사증일 때에는 초기에는 중초를 잘 통하게 하고 하초를 잘 내려가게 하는 약을 써야 한다. 오랫동안 설사가 나는 데는 끌어올리는 약을 써야 한다. 설사가 참지 못하게 줄줄 나오는 것은 수렴하는 약[澁藥]을 써서 멈추어야 한다[입문].

- 설사를 치료할 때에는 허한 것을 보해야 하는데 달고[甘] 따뜻하거나 지나치게 맛이 단 약만 쓰는 것은 좋지 않다. 왜냐하면 맛이 단것은 습을 생기게 하고 열을 내리기 때문이다. 또한 지나치게 맛이 쓴 약을 쓰는 것도 좋지 않다. 그것은 쓴맛이 비脾를 상하게 하기 때문이다. 오직 맛이 심심한[淡] 약으로 하는 것이 좋다[입문].

- 설사를 치료할 때에는 먼저 오줌과 대변이 잘 갈라지게 해야 한다. 길짱구씨 차전자 달인 물에 오령산五苓散, 처방은 상한문에 있다을 타서 먹은 다음 중초를 고르게[理正]하기 위하여 이중탕理中湯이나 치중탕治中湯, 처방은 상한문에 있다.을 써야 한다. 중초를 고르게[理] 한 다음에도 효과가 없으면 설사를 멎게 해야 하는데 이때에는 고장환 을 쓴다[제생].
- 설사를 치료할 때에는 먼저 중초를 치료해야 하는데 이중이나 이중환을 쓴다. 그 다음 오줌과 대변이 잘 갈라지게 해야 하는데 오령산五苓散을 쓴다. 중초를 치료한 다음에도 효과가 없으면 설사를 멎게 해야 하는데 적석지우여량탕赤石脂禹餘粮湯, 처방은 상한문에 있다.을 쓴다. 설사를 치료하는 데는 흔히 알약을 만들어 쓴다[정전].
- 설사할 때에 오줌이 맑고 희며[清白] 막히지 않는[不澁] 것은 한증寒證이고 오줌이 벌거면서 잘 나가지 않는[赤澁] 것은 증熱證이다[원병].
- 손발이 찬[寒] 것은 냉증冷證이고 손발이 더운[溫] 것은 열증熱證이다[직지].
- 삭지 않은[完穀不化] 대변이 나오고 그 빛도 변하지 않았으며 토하고 설사한 것에서 비린 냄새가 나고 오줌이 맑고 허여면서 막히지는 않고 몸이 차며 갈증은 없고 맥이 미세微細한 것은 다 한증寒證이다. 대체로 음식이나 고기가 소화되지 않는다고 하여 대변의 빛과 그 밖의 증상에 대해서는 알아보지도 않고 열증으로 진단하지는 말아야 한다. 왜냐하면 한설寒泄일 때에도 음식이 잘 소화되지 않을 수 있기 때문이다[원병].
- 여러 가지 설사증을 두루 치료하는 데는 삼백탕 · 조습탕 · 익원산益元散, 처방은 서문에 있다 등을 쓴다.

| 고장환固腸丸 |

【 효능 】 설사가 생긴 지 오래되어 줄줄 나오고[泄痢] 몸이 여위며 약해진 것을 치료한다.

【 처방 】 용골 · 부자싸서 구운 것 · 고백반 · 가자피 각각 40g, 정향 · 양

강 · 적석지 · 백두구 · 사인 각각 20g, 목향 12g.

위의 약들을 가루내어 식초에 쑨 풀醋糊에 반죽해서 벽오동씨만하게 알약을 만든다. 한 번에 30알씩 좁쌀미음粟米飮으로 먹는다[입문].

| 삼백탕三白湯 |

【 효능 】 모든 설사를 치료한다.

【 처방 】 흰삽주백출 · 흰솔풍령백복령 · 집함박꽃뿌리백작약 각각 6g, 감초덖은 것 2g.

위의 약들을 썰어서 1첩으로 하여 물에 달여 먹는다.

- 이 3가지 약은 설사에 중요한 약이다[입문].

습설濕泄

습설이 바로 유설濡泄인데 통설洞泄이라고도 한다. 그 증상은 물을 쏟듯이 설사하며 배가 끓고[腸鳴] 몸이 무거운 것인데 이때에 배는 아프지 않다[입문].

- 『좌전左傳』에 "비[雨]에 상하면 배에 병이 생긴 다"고 한 것이 이것이다.
- 비위脾胃가 한습寒濕에 상하면 음식을 잘 소화시키지 못한다. 그러므로 물 같은 설사를 하게 되는데 이것을 유설濡泄이라고 한다. 이런 데는 위령탕胃苓湯에 초두구草豆蔻를 넣어서 써야 한다[강목].
- 습사로 몸이 아픈 데는 오령산五苓散에 강호리강활와 삽주창출를 넣어 써야 한다[득효].
- 음식이 소화되지 못해서 수분과 찌꺼기가 갈라지지 않는 것을 습설濕泄이라고 한다[회춘].
- 물 같은 설사[瀉水]가 나면서 배가 아프지 않는 것이 습설인데 이런 데는 국궁환을 쓴다[본사].

내경편

| 국궁환麴芎丸 |

【 효능 】 풍습風濕으로 활설滑泄이 생긴 것을 치료한다.

【 처방 】 약누룩신국 · 궁궁이천궁 · 흰삽주백출 · 부자싸서 구운 것 각각 같은 양.

위의 약들을 가루 내어 밀가루 풀에 반죽한 다음 벽오동씨만하게 알약을 만든다. 한 번에 30~50알씩 빈속에 미음으로 먹는다.

● 『좌전』에 "약누룩신국과 궁궁이천궁는 습을 없앤다. 그러므로 비脾가 습사를 받아서 설사가 나는 데 쓰면 낫지 않는 것이 하나도 없다. 또한 손설도 치료한다"고 씌어 있다[본사].

| 사습탕瀉濕湯 |

【 효능 】 심한 설사[洞泄]하는 것을 치료한다.

【 처방 】 흰삽주백출, 덖은 것 12g, 집함박꽃뿌리백작약, 덖은 것 8g, 귤껍질陳皮, 덖은 것 6g, 방풍 4g, 승마 2g.

위의 약들을 썰어서 1첩으로 하여 물에 달여서 먹는다.

● 이것은 유초창劉草窓이 심한 설사하는 것을 치료할 때에 중요하게 쓰던 처방이다.

| 위생탕衛生湯 |

【 효능 】 물을 쏟듯이 설사[洞瀉]하는 것을 치료한다.

【 처방 】 인삼 · 흰삽주백출 · 흰솔풍령백복령 · 마산약 · 귤껍질陳皮 · 율무쌀의이인 · 택사 각각 4g, 황련 · 감초 각각 2g.

위의 약들을 썰어서 1첩으로 하여 물에 달여 빈속에 먹는다[입문].

| 만병오령산萬病五苓散 |

【 효능 】 습설濕泄과 물 같은 설사를 많이 하면서도 배는 아프지 않으나 배에서 꼬르륵 소리가 나고[雷鳴] 맥이 약한 것을 치료한다.

【 처방 】 벌건솔풍령적복령 · 흰삽주백출 · 저령 · 택사 · 마산약 · 귤껍질陳皮 · 삽주창출 · 사인덖은 것 · 육두구잿불에 묻어 구운 것 · 가자잿불에 묻어 구운 것 각각 3.2g, 계피 · 감초 각각 2g.

위의 약들을 썰어서 1첩으로 하여 생강 2쪽, 오매 1개, 골풀속살등심초 2g 과 함께 물에 달여서 빈속에 먹는다[회춘].

풍설風泄

풍설이란 바람을 싫어하고 저절로 땀이 나며 대변으로 선지피[淸血]가 섞여 나오는 것이다. 봄에 풍風에 상하거나 여름에 습에 상하면 갑자기 설사가 난다[입문].

- 장위腸胃에 풍사風邪가 들어가면 걷잡을 수 없이 설사가 난다[직지].
- 설사로 선지피가 섞여 나오는 데는 위풍탕胃風湯을 쓴다[회춘].
- 속에 풍사가 몰려 있으면 계지마황탕桂枝麻黃湯, 처방은 상한문 에 있다으로 땀을 내는 것이 좋다[강목].

화설火泄

이것이 바로 열설熱泄이다. 입이 마르고 찬 것을 좋아하며 한참 동안 아프다가는 몹시 급하게 한참 동안 설사를 하는데 대변은 끈적끈적[稠粘]하다. 이런 데는 황련향유산黃連香散, 처방은 서문에 있다에 사령산을 섞어서 집함박꽃뿌리백작약, 산치자덖은 것와 함께 써야 한다[입문].

- 배가 한참 동안 아프다가는 한참 동안 물을 쏟듯이 설사가 나면서 뒤가 무직하여 이질 같고 설사한 대변색깔과 오줌색깔이 벌거면서 잘 나오지 않고 번갈

이 나며 맥이 삭數한 데는 만병사령산을 쓴다[회춘].

- 배가 아프고 물 같은 설사[瀉水]를 하는데 배가 끓으면서[腸鳴] 한참 동안 아프다가는 한참 동안 설사하는 것이 화설이다. 이런 데는 사령산에 으름덩굴목통 · 곱돌활석 · 속썩은풀황금, 산치자 를 넣어 쓴다[단심].

| 만병사령산萬病四苓散 |

【 효능 】 열사熱瀉를 치료한다.

【 처방 】 벌건솔풍령적복령 · 흰삽주백출 · 저령 · 택사 · 삽주창출, 덖은 것, 마산약 · 집함박꽃뿌리백작약, 덖은 것 · 산치자덖은 것 · 귤껍질陳皮 각각 4g, 감초덖은 것 2g.

위의 약들을 썰어서 1첩으로 하여 오매 1개, 골풀속살등심초 2g과 함께 달여 먹는다[회춘].

| 사령산四苓散 |

오령산에서 육계 1가지를 뺀 것이다처방은 상한문에 있다.

담설痰泄

담설 때에는 설사를 하기도 하고 설사를 하지 않기도 하며 또한 설사를 심하게 하기도 하고 약간 하기도 한다. 이런 데는 이진탕二陳湯, 처방은 담문 에 있다에 칡뿌리갈근 · 흰삽주백출 · 약누룩신국을 넣어 써야 한다. 든든한[實] 사람은 해청환을 쓰고 허약한 사람은 육군자탕六君子湯, 처방은 담음문에 있다을 쓴다[입문].

- 담설 때에 맥이 침沈하고 활滑하면 만병이진탕을 써야 한다[회춘].

| 해청환海青丸 |

【 효능 】 담적痰積으로 생긴 설사를 치료한다.

【 처방 】 조가비가루海粉 40g, 청대 12g, 속썩은풀황금 8g, 약누룩신국 20g.

위의 약들을 가루내어 약누룩신국풀에 반죽한 다음 벽오동 씨 만하게 알약을 만든다. 한 번에 20~30알씩 빈속에 끓인 물白湯로 먹는다[입문].

| 만병이진탕萬病二陳湯 |

【 효능 】 습담濕痰으로 생긴 설사를 치료한다.

【 처방 】 끼무릇반하 · 귤껍질陳皮 · 벌건솔풍령적복령 · 흰삽주백출 · 삽주창출 · 마산약 각각 4g, 사인 · 후박 · 으름덩굴목통 · 길짱구씨차전자, 덖은 것 · 감초덖은 것 각각 2g.

위의 약들을 썰어서 1첩으로 하여 생강 3쪽, 오매 1개, 골풀속살등심초 2g 과 함께 물에 달여서 먹는다[회춘].

식적설食積泄

식적설이란 설사가 나면서 배가 아프다가 몹시 설사한 다음에는 통증이 생기고[減] 썩은 냄새가 나는 트림이 나며 신물이 올라오는 것이다. 평위산平胃散, 처방은 5장문에 있다에 향부자 · 사인 · 초과 · 찔광이산사 · 보리길금맥아을 넣어서 달여서 먹는다[입문].

- 배가 몹시 아프면서 설사가 나다가 그 다음에는 아픔이 덜리고 맥이 현弦하면서 활滑하면 향사평위산香砂平胃散, 처방은 내상문 에 있다에서 지실을 빼고 흰삽주백출, 흰솔풍령백복령을 넣어 써야 한다[회춘].
- 식적食積으로 생긴 설사는 대변색이 허연 것으로 알 수 있다[득효].
- 대체로 적체積滯로 생긴 설사 때에는 배가 구불구불하면서 아프다[耕痛]. 또한 윗배가 그득하고 눌러 보면 단단하다[堅]. 이때에는 약누룩신국 · 보리길금맥아 · 찔광이산사 같은 약들을 써서 적체를 삭여야[消] 한다[단심].
- 음식이 내리지 않고[停] 설사가 여러 날 동안 계속되는 것을 양설이라고 하는

데 이런 데는 지출환枳朮丸, 처방은 내상문에 있다을 써야 한다.

주설酒泄

술을 지나치게 마셔서 상하면 곧 주설이 생긴다. 뼈가 드러날 정도로 여위고 먹지 못하면서 술 1~2잔만 마셔도 설사가 나는 것이 여러 해 동안 낫지 않는 데는 향용환을 쓴다[득효].

- 주설로 앓는 사람이 술을 마신 뒤에 몹시 설사할 때에는 평위산平胃散에 정향 · 사인 · 칡뿌리갈근 · 보리길금맥아 · 약누룩신국을 넣어서 가루 내어 한 번에 8g씩 빈속에 미음에 타 먹으면 곧 낫는다[득효].
- 술에 상하면 새벽에 반드시 설사가 난다. 이때에는 이중탕理中湯에 생강과 칡뿌리갈근를 넣어서 달인 물에 주증황련환酒蒸黃連丸, 처방은 혈문 에 있다 8g을 풀어서 빈속에 먹으면 좋다[단심].

| 향용환香茸丸 |

【 효능 】 주설을 치료한다.

【 처방 】 유향 12g, 녹용불에 그슬려서 털을 없애고 조린 젖을 발라 누렇게 구운 것 20g, 육두구 40g1개를 2쪽으로 쪼개고 그 속에 유향을 넣어 밀가루 반죽에 싼 다음 잿불에 묻어 굽는다, 사향따로 간 것 8g.

위의 약들을 가루내어 묵은 쌀밥陳米飯에 반죽한 다음 먹기 좋은 크기로 알약을 만든다. 한 번에 50알씩 미음으로 먹는다[입문].

비설脾泄

비설이란 팔다리와 몸이 무겁고 중완中脘이 묵직하며 얼굴이 누렇게 시들고[萎黃] 배[腹]가 약간 그득한 것이다. 이때에는 삽주창출 · 흰삽주백출 · 후박 · 목향 · 건강 · 생육두구 같은 것을 쓰는 것이 좋다[직지].

- 비설이란 끼니 뒤에 헛배가 부르다가 설사하면 좀 시원하며 맥이 약한 것인

데 향사육군자탕을 쓴다[회춘].

- 비설은 흔히 신腎기가 허虛한 늙은이에게 생기는데 이것은 신수[水]와 비토[土]가 함께 병든 것이다. 이때에는 오수유탕을 쓴다[득효].
- 비설이 오래되어 신腎으로 넘어가서 이질[腸]이 생겨 여러 해가 되도록 낫지 않는 데는 조중건비환을 쓴다[입문].
- 오래된 비설로 심하게 설사하는 것은 비기脾氣가 이미 망가졌기 때문이다. 이때에는 급히 수렴[急澁]하는 약을 써야 한다. 그러므로 적석지 · 육두구 · 건강 같은 것을 쓴다[단심].
- 비설에는 고중환 을 쓴다[강목].
- 늙은이를 봉양하면서 음식을 지나치게 먹였기 때문에 비脾가 상하여 늘 설사하는 것도 비설이다. 이때에는 산사국출환을 쓴다[입문].

| 향사육군자탕香砂六君子湯 |

【 효능 】 비설을 치료한다.

【 처방 】 향부자 · 사인간것 · 후박 · 귤껍질 · 인삼 · 흰삽주백출 · 집함박꽃뿌리백작약, 덖은 것 · 삽주창출, 덖은 것 · 마산약, 덖은 것 각각 4g, 감초덖은 것 2g.

위의 약들을 썰어서 1첩으로 하여 생강 3쪽, 오매 1개와 함께 물에 달여서 먹는다[회춘].

| 오수유탕吳茱萸湯 |

【 효능 】 비설을 치료한다.

【 처방 】 오수유깨끗하게 가려낸 것.

위의 약을 한 번에 20g씩 물에 달여 찌꺼기를 버린 다음 소금을 조금 넣어서 단번에 먹는다. 대체로 오수유는 방광을 따뜻하게 한다. 오줌이 맑아지면 대변은 저절로 굳어진다[回].

| 조중건비환調中健脾丸 |

【 효능 】 비기脾氣와 신기腎氣가 허하여 아침저녁으로 묽은 설사를 하는 것을 치료한다.

【 처방 】 흰삽주백출 · 보골지덖은 것 · 가자싸서 구운 것 · 육두구잿불에 묻어 구운 것 각각 40g, 벌건솔풍령적복령 · 귤껍질陳皮 각각 32g, 황련오수유 달인 물에 축여 덖은 것 28g, 약누룩신국 24g, 목향 · 후박 · 회향덖은 것, 사인 · 마산약 · 연씨 각각 20g.

위의 약들을 가루내어 죽에 반죽하여 먹기 좋은 크기로 알약을 만든다. 한 번에 70알씩 빈속에 연씨蓮子를 달인 물로 먹는다[입문].

| 고중환固中丸 |

【 효능 】 오래된 비설을 치료한다.

【 처방 】 삽주창출, 육두구잿불에 묻어 구운 것 각각 40g.

위의 약들을 가루내어 죽에 반죽하여 먹기 좋은 크기로 알약을 만든다. 한 번에 50~70알씩 빈속에 미음으로 먹는다.

- 여기에 보골지덖은 것 40g을 넣은 것은 고하환固下丸이라고 한다. 오래된 신설[腎久泄]을 치료한다[강목].

| 산사국출환山査麴朮丸 |

【 효능 】 늙은이를 봉양하면서 음식을 지나치게 먹였기 때문에 비脾가 상하여 늘 설사하는 것을 치료한다.

【 처방 】 흰삽주백출 · 덖은 것 80g, 약누룩신국, 덖은 것 · 찔광이산사, 덖은 것 각각 60g, 속썩은풀황금, 덖은 것 · 집함박꽃뿌리백작약, 술을 축여 덖

은 것 · 끼무릇반하, 생강즙에 법제한 것 각각 20g.

위의 약들을 가루내어 푸른 연잎青荷葉에 싸서 지은 밥에 반죽한 다음 먹기 좋은 크기로 알약을 만든다. 한 번에 50알씩 끓인 물로 먹는다[단심].

폭설暴泄

태양太陽에서 태음太陰으로 전이되어 설사하는 것이다. 그리고 대장이 건전하지 못하면[不能禁固] 갑자기 물 같은 설사를 하는데 딴딴하게 뭉친 작은 대변 덩어리[小結糞硬物]가 섞여 나온다. 그리고 일어나려면 또 설사가 나고 멎으려다가도 멎지 않으며 오줌이 맑다. 이것은 차서[寒] 그런 것이다. 그러므로 덥게 해 주어야 하는데 이중탕理中湯, 처방은 상한문에 있다이나 장수산을 쓴다[역로].

- 갑자기 설사를 하는데 배는 몸이 차며 땀이 저절로 나고 오줌이 맑으며 잘 나오고 대변을 참지 못하며 숨 쉴 기운이 없고 맥이 약하며 토하는 것은 한설寒泄이다. 이때에는 빨리 성질이 더운 약으로 덥혀야 하는데 장수산을 쓴다[역로].
- 폭설에는 장수산, 조진단을 쓴다.

| 장수산漿水散 |

【 효능 】 폭설을 치료하는 데 이때에는 온 몸에 찬 땀이 나고 맥이 침沈하고 약弱하며 기운이 없어서 말을 잘 하지 못한다. 그리고 심하면 토하기까지 하는데 이것은 위급한 병이다.

【 처방 】 끼무릇반하, 법제한 것 80g, 건강싸서 구운 것 · 육계 · 부자싸서 구운 것 · 감초덖은 것 각각 20g, 양강 10g.

위의 약들을 거칠게 가루내어 한 번에 20g씩 물 2잔에 넣고 절반의 양이 되게 달여서 빈속에 먹는다[역로].

| 조진단朝眞丹 |

【 효능 】 찬 기운이 성하여 설사가 멎지 않고 배가 끓으면서[腸鳴] 아프며 손발이 싸늘하고[厥冷] 맥이 미약한 것을 치료한다.

【 처방 】 유황생것을 간 것 120g, 백반태운 것 30g.

위의 약들을 가루내어 물에 불린 증병蒸餅에 반죽한 다음 먹기 좋은 크기로 알약을 만든다. 다음 알약에 주사 12g을 입혀서 한 번에 30알씩 미음으로 먹는다[국방].

구설久泄

궐음경厥陰經이 동動하여 설사가 멎지 않고 맥이 약해지고 손발이 싸늘하고 콧물과 침에 피고름[膿血]이 섞여 나오는 것은 치료하기 어렵다. 치료하는 방법은 다음과 같다. 이것은 풍사風邪가 속으로 몰린[縮] 것이므로 흩어지게 해야 하는데 계지마황탕桂枝麻黃湯, 처방은 상한문에 있다을 써서 땀을 내는 것이 좋다[역로].

- 구설[久瀉]의 원인은 흔히 진음眞陰이 허손虛損되고 원기가 내려처진 데 있다. 그러므로 보중익기탕補中益氣湯, 처방은 내상문에 있다이나 사신환四神丸으로 그 원기[本源]를 보해야 한다. 그렇지 않으면 후에 반드시 가슴이 답답하고 배가 불러오르면서[腹脹] 오줌이 잘 나오지 않아[淋澁] 치료하지 못하게 된다[회춘].
- 구설 때에는 속에 풍사가 몰려 있으므로 땀을 내는 것이 좋다. 마황승마탕으로 땀을 내 사기가 팔다리와 경락에서 흩어지게 해야 한다. 이렇게 하여 겉에 사기가 없어지면 5장의 기운이 편안해진다[단계].
- 허하여 심하게 설사하는 것이 오래도록 낫지 않으면 이질로 변하는데 이런 데는 후박지실탕을 쓴다[보명].
- 구설이 멎지 않는 데는 보골지 · 육두구 · 마산약를 쓴다[단심].

- 구설과 통설洞泄은 간경肝經과 연관되는데 이것은 간[肝經]이 비[土]를 억눌러서 생긴 것이다. 이것을 장벽이라고도 한다. 벽이라는 것은 장腸 속에 물이 몰려 있는 것이다[자화].
- 구설에는 삼출건비환 · 제습건비탕 · 온비산 · 가자산 등을 쓴다.
- 음식을 알맞게 먹지 못하고 일상 생활을 제대로 하지 못하여 위기胃氣가 상하면 위[上]로 올라가던 정미精微한 기운이 도리어 내려가므로 설사가 나게 된다. 설사가 오랫동안 계속되면 태음太陰에서 소음少陰으로 전이되어 장벽이 된다[동원].

| 마황승마탕麻黃升麻湯 |

【 효능 】 속에 풍사가 몰려서 오랫동안 설사가 멎지 않는 데는 이 약을 써서 발산시켜야 한다처방은 혈문에 있다.

| 후박지실탕厚朴枳實湯 |

【 효능 】 허하여 걷잡을 수 없이 설사하는 것이 오랫동안 낫지 않으면 흔히 이질로 변한다. 이것은 태음에서 소음으로 전이된 것이므로 귀적鬼賊 : 5사의 하나인데 관귀, 적사라고도 한다. 즉 상극관계에서 자기를 극(剋)하는 장기에서 전해 오는 사기를 말한다.이라고 한다. 그러므로 이 약을 써서 치료해야 한다.

【 처방 】 후박생강즙에 법제한 것 · 가자피절반은 생것, 절반은 볶은 것 · 지실밀기울과 함께 볶은 것 각각 8g, 목향 4g, 대황 2.4g, 황련 · 감초볶은 것 각각 1.6g.

위의 약들을 1첩으로 하여 달여서 먹는다[보명].

| 삼출건비환蔘朮健脾丸 |

【 효능 】 오래된 설사로 배꼽 부근이 차면서 아픈 것을 치료하는 데 이

약은 비脾와 신腎을 따뜻하게 보한다.

【 처방 】 삽주창출 320g 80g은 소금물에, 80g은 쌀 씻은 물에, 80g은 식초에 담그고, 80g은 파밑(총백)과 함께 덖는다, 인삼 · 흰삽주백출 · 흰솔풍령백복령 · 마산약, 덖은 것 · 보골지파고지, 술에 축여 덖은 것 · 구기자 · 새삼씨토사자, 술에 법제한 것 · 연육 각각 80g, 고련자육 · 오미자 · 쇠무릎우슬 각각 60g, 조피열매천초, 덖은 것 · 회향소금물에 축여 덖은 것 · 귤껍질陳皮 · 목향 · 원지 각각 20g.

위의 약들을 가루내어 술에 쑨 풀에 반죽한 다음 벽오동씨만하게 알약을 만든다. 한 번에 1백 알씩 빈속에 소금 끓인 물로 먹는다[회춘].

| 제습건비탕除濕健脾湯 |

【 효능 】 오랫동안 설사하여 얼굴빛이 창백하고 이빨이 성글어지며 권태감이 있고 밥맛이 없는 것을 치료한다.

【 처방 】 흰삽주백출 6g, 삽주창출, 덖은 것 · 흰솔풍령백복령 · 집함박꽃뿌리백작약, 덖은 것 각각 4g, 당귀 · 귤껍질陳皮 각각 3.2g, 저령 · 택사 각각 2.8g, 후박 · 방풍 각각 2.4g, 승마 · 시호 · 각각 2g, 감초 1.6g.

위의 약들을 썰어서 1첩으로 하여 생강 3쪽, 대추 2알과 함께 물에 달여서 빈속에 먹는다[회춘].

| 온비산溫脾散 |

【 효능 】 오랫동안 설사하면서 음식물이 소화되지 않았는데 먹으면 곧 설사하는 것과 하초의 원기가 허랭 하여 심하게 설사하는 것[滑脫]을 치료한다.

【 처방 】 황기꿀물에 축여 덖은 것 · 인삼 · 흰삽주백출, 흙과 같이 덖은 것 · 흰솔풍령백복령 · 마산약, 덖은 것 · 건강싸서 구운 것 · 가자싸서 구운 것 · 육두구잿불에 묻어 구운 것 · 앵속 각꿀물에 축여 덖은 것 · 초과 · 정향 · 육계 ·

부자싸서 구운 것 · 황련생강즙에 축여 덖은 것 · 사인 · 귤껍질陳皮 · 후박 · 감초 각각 2g.

위의 약들을 썰어서 1첩으로 하여 생강 3쪽, 대추 2알과 함께 물에 달여 먹는다[회춘].

| 가자산訶子散 |

【 효능 】 오랫동안 설사가 멎지 않는 것을 치료한다.

【 처방 】 가자피 40g절반은 생것, 절반은 익힌 것, 목향 20g, 황련 12g, 감초 8g.

위의 약들을 가루내어 한 번에 8g씩 흰삽주백출와 집함박꽃뿌리백작약를 달인 물에 타서 먹는다[보명].

이질 때 두루 쓰는 약[痢疾通治藥]

이질일 때에는 여러 가지 증상이 나타난다. 즉 배꼽 부근이 몹시 아프거나[臍腹疼痛] 선혈鮮血을 누거나 어혈瘀血을 누며 검붉은 피[紫黑血]를 누기도 한다. 그리고 혹 흰 곱이 나오거나 피곱과 흰 곱이 섞여 나오기도 하며 검정콩물黑豆汁 같은 것을 누기도 한다. 또한 뱃속이 당기고 뒤가 묵직하여 변소에 자주 가는데 밤낮으로 자주 간다. 이런 데는 수자목향고 · 육신환 · 향련환香連丸, 처방은 위에 있다 · 가미향련환 · 백출안위산 · 백중산 · 화중음 · 이간단하탕 · 영위산寧胃散, 처방은 위에 있다 · 구명연년환 등을 두루 쓴다.

- 학질을 앓은 뒤에 생긴 이질에는 향련목향탕을 쓴다.

| 수자목향고水煮木香膏 |

【 효능 】 모든 이질을 치료한다.

【 처방 】 앵속각꿀에 축여 덖은 것 120g, 사인 · 육두구잿불에 묻어 구운 것 · 유향 각각 30g, 목향 · 정향 · 가자 · 곽향 · 당귀 · 황련 · 후박 · 귤껍질陳皮 · 선귤껍질청피 · 집함박꽃뿌리백작약 · 감초덖은 것 각각 20g, 지실 · 건강싸서 구운 것 각각 10g.

위의 약들을 가루내어 꿀에 반죽해서 달걀 노른자위만하게 알약을 만들어 물 1잔에 대추 1알과 함께 넣고 달인다. 대추는 버리고 찌꺼기滓째로 먹는다[수진].

| 육신환六神丸 |

【 효능 】 여러 가지 이질을 치료할 때에 꼭 있어야 할 약이다.

【 처방 】 황련 · 목향 · 지각 · 벌건솔풍령적복령 · 약누룩신국, 덖은 것 · 보리길금맥아, 덖은 것 각각 같은 양을 준비한 후 위의 약들을 가루내어 약누룩으로 쑨 풀에 반죽한 다음 먹기 좋은 크기로 알약을 만든다. 한 번에 50~70알씩 적리赤痢에는 감초를 달인 물로 백리白痢에는 건강을 달인 물로, 적백리赤白痢에는 건강과 감초를 달인 물로 먹는다[입문].

| 가미향련환加味香連丸 |

【 효능 】 여러 가지 이질을 다 치료하는 약이다.

【 처방 】 황련덖은 것 80g, 오수유물에 우려서 덖은 것 40g, 목향 4g, 백두구잿불에 묻어 구운 것 6g에 유향, 몰약 각각 4g을 넣는다.

위의 약들을 가루내어 물에 불렸던 오매살에 반죽한 다음 먹기 좋은 크기로 알약을 만든다. 한 번에 30알씩 위의 약과 같은 방법으로 먹는다[의감].

| 백출안위산白朮安胃散 |

【 효능 】 여러 가지 설사나 이질로 피나 곱이 나오는 것을 치료한다.

【 처방 】 앵속각꿀물에 축여 덖은 것 8g, 벌건솔풍령적복령 · 흰삽주백출 · 길짱구씨차전자 각각 4g, 오미자 · 오매육 각각 2g.

위의 약들을 썰어서 1첩으로 하여 물에 달여 먹는다[단심].

| 백중산百中散 |

【 효능 】 모든 이질 때 피가 나오거나 곱이 나오거나에 관계없이 두세 번만 먹으면 곧 낫는다.

【 처방 】 앵속각꿀물에 축여 덖은 것 · 벌건후박생강즙에 법제한 것 각각 100g.

위의 약들을 가루내어 한 번에 8~12g씩 빈속에 미음에 타서 먹는다. 가려야 할 것은 생것, 찬 것, 독이 있는 것 등이다[득효].

| 화중음和中飮 |

【 효능 】 이질 때 피가 나오거나 곱이 나오거나 병이 중하거나 약하거나 관계없이 다 치료하는데 낫지 않는 것이 없다.

【 처방 】 앵속각식초에 축여 덖은 것 6g, 귤껍질陳皮 · 흰삽주백출 · 벌건솔풍령적복령 · 함박꽃뿌리작약 각각 4g, 묵은쌀진창미 8g, 초과 2.8g, 감초 1.2g, 사탕 12g, 오매 1개.

위의 약들을 썰어서 1첩으로 하여 생강 3쪽, 대추 2알과 함께 물에 달여 먹는다[정전].

| 이간단하탕易簡斷下湯 |

【 효능 】 여러 가지 이질을 치료하는 데 허리虛痢, 활리滑痢에 더 좋다.

【 처방 】 막과꼭지筋膜, 꽃받침은 버리고 썰어서 식초에 재웠다가 덖어서 거칠게 가루낸다 14개, 흰삽주백출, 벌건솔풍령적복령 각각 4g, 감초덖은 것 2g, 초과껍질째 1개.

위의 약들을 썰어서 1첩으로 하여 생강 7쪽, 오매, 대추 각각 7알과 함께 물 1사발에 넣고 1잔의 양이 되게 달여 두 번에 나누어 먹는다[해장].

| 황련목향탕黃連木香湯 |

【 효능 】 학질을 앓은 뒤에 생긴 이질을 치료한다.

【 처방 】 집함박꽃뿌리백작약, 덖은 것 8g, 흰삽주백출 6g, 황련덖은 것 · 목향 · 사인간 것 · 속썩은풀황금, 덖은 것 · 귤껍질진피 · 당귀술에 씻은 것 각각 4g, 감초 2g.

위의 약들을 썰어서 1첩으로 하여 생강 3쪽과 함께 물에 달여서 먹는다[의림].

| 구명연년환救命延年丸 |

【 효능 】 남자나 여자의 심한 이질[重痢]을 모두 치료한다.

【 처방 】 황련 · 건강 · 당귀 · 아교주 각각 같은 양.

위의 3가지 약들을 가루 내어 식초에 끓여 녹인 아교주阿膠珠에 반죽한 다음 먹기 좋은 크기로 알약을 만든다. 한 번에 30~50알씩 미음으로 먹는다[본사].

변비[大便秘結]

신腎은 5액五液을 주관한다. 진액津液이 제대로 눅여[潤] 주면 대변이 제대로 나온다. 만일 지나치게 굶었다가 너무 배부르게 먹었거나 힘겨운 일을 했거나 맵고 뜨거운 음식을 먹어서 화사火邪가 혈血 가운데 잠복하면 진음眞陰이 줄어들고[耗散] 진액이 적어지기 때문에 대변이 굳어진다[結燥]. 늙은이는 기운이 허하고 진액이 부족하기 때문에 변비가 생기기도 한다. 『경經』에는 "신은 조燥한 것을 싫어하므로 빨리 매운 것을 먹어서 눅여 주어야 한다"고 하였다[동원].

- 열조熱燥・풍조風燥・양결陽結・음결陰結이 있다. 『경經』에 "맺힌[結] 것은 헤쳐야[散] 한 다"고 씌어 있다. 그러므로 치료할 때에 양결이면 헤쳐 주는 약을 쓰고 음결이면 따뜻하게 하는 약을 써야 한다. 그러므로 양결에는 대황견우산을 쓰고 음결에는 반류환을 쓴다[동원].

- 변비증[秘結之證]일 때에는 허虛증도 있고 실實증도 있다. 실증이면 창자[腸胃]를 깨끗하게 씻어서[蕩滌] 맺힌 것을 풀어주고[開結] 굳은 것을 연하게 해야[軟堅] 하는데 대황・망초・지실・후박이나 승기탕承氣湯, 처방은 상한문에 있다. 같은 약을 쓴다. 허증이면 음혈陰血을 자양滋養하고 마른 것을 눅여 주며[潤燥] 맺힌 것을 풀어야[散結] 한다. 이런 데는 당귀, 지황, 복숭아씨도인, 삼씨마자인, 속썩은풀황금이나 윤조탕 같은 약을 쓴다[단심].

- 복숭아씨와 살구씨행인는 다 변비에 쓰는데 반드시 기와 혈을 분별하고 써야 한다. 낮에 대변 보기 힘들면 양기陽氣를 잘 돌게 해야 하는데 살구씨를 쓴다. 밤에 대변 보기 힘들면 음혈陰血을 잘 순환하게 해야 하는데 이때 복숭아씨를 쓴다. 늙은이나 허한 사람은 대변이 마르면서 변비가 생기는데 맥이 부浮한 것은 기에 병이 있는 것이다. 그러므로 살구씨와 귤껍질陳皮을 쓰고 맥이 침沈한 것은 혈에 병이 있는 것이다. 그러므로 복숭아씨와 귤껍질陳皮을 쓴다. 이와 같이 두 곳에 귤껍질陳皮을 모두 쓰는 것은 수양명手陽明과 수태음手太陰이 표리表裏가 되기 때문이다[해장].

- 혈조血燥이면 복숭아씨도인와 술로 법제한 대황으로 통하게 하고 기조氣燥면 살구씨행인와 지실로 통하게 하며 풍조風燥면 삼씨마자인와 대황으로 잘 나가게 하고 기가 잘 돌지 못하여[氣澁] 대변이 막혔으면 이스라치씨욱리인와 주염열매씨조각인로 눅여 주어야 한다[동원].

- 풍조風燥에는 소풍윤장환・조각원・활혈윤조환 등을 쓴다.

- 혈조血燥에는 윤장환 · 윤마환 · 종침환 · 오인환 · 소마인환 · 통유탕 · 화혈윤장탕 · 당귀윤조탕 등을 쓴다.
- 기체氣滯로 변비가 생긴 데는 삼인환 · 수풍윤장환 · 삼화탕 · 사마탕 · 육마탕 등을 쓴다.
- 부인의 변비에는 통신산 · 대마인환 등을 쓴다.

| 당귀윤조탕當歸潤燥湯 |

【 효능 】 일명 윤조탕潤燥湯이라고도 한다. 혈조血燥로 변비가 생긴 것을 치료한다.

【 처방 】 당귀 · 대황 · 찐지황숙지황 · 복숭아씨도인 · 삼씨마자인 · 감초 각각 4g, 생지황 · 승마 각각 2.8g, 잇꽃홍화 0.8g.

위의 약들을 썰어서 복숭아씨와 삼씨는 버리고 먼저 7가지를 1첩으로 하여 물이 절반이 되게 달인다. 다음 복숭아씨와 삼씨를 넣고 다시 절반이 되게 달여서 빈속에 먹는다[단심].

| 소풍윤장환疎風潤腸丸 |

【 효능 】 풍열風熱이 몰려 막혀서[鬱滯] 변비가 생긴 것[大便閉澁]을 치료한다. 말랐으면 반드시 눅여 준 다음 피를 고르게[和] 하고 풍사를 몰아내야 저절로 대변이 나온다.

【 처방 】 삼씨마자인 100g, 복숭아씨도인 80g, 주염열매조각, 약성이 남게 태운 것 52g, 대황, 강호리강활 각각 40g, 방풍, 당귀 각각 12g.

위의 약들을 가루내어 꿀에 반죽한 다음 먹기 좋은 크기로 알약을 만든다. 한 번에 50~70알씩 따뜻한 물로 먹는다[동원].

| 조각원 |

【 효능 】 풍風이 있는 사람의 변비를 주로 치료한다.

【 처방 】 강호리강활 · 방풍 · 주염열매저아조각 · 지각 · 뽕나무뿌리껍질상백피 · 빈랑 · 살구씨행인 · 삼씨마자인 · 구릿대백지 · 귤껍질陳皮 각각 같은 양.

위의 약들을 가루 내어 꿀에 반죽한 다음 먹기 좋은 크기로 알약을 만든다. 한 번에 30~50알씩 따뜻한 물로 먹는다. 열이 있으면 대황을 넣어서 써야 한다[득효].

| 활혈윤조환活血潤燥丸 |

【 효능 】 풍비風秘와 혈비血秘로 늘 대변이 굳은[燥結] 것을 치료한다.

【 처방 】 아래에 있는 윤장환과 같으나 주염열매조각는 씨仁만 써야 한다[동원].

| 윤장환潤腸丸 |

【 효능 】 변비를 치료한다.

【 처방 】 살구씨행인 · 지각 · 삼씨마자인 · 귤껍질陳皮 각각 20g, 아교주 · 방풍 각각 10g.

위의 약들을 가루내어 꿀에 반죽한 다음 먹기 좋은 크기로 알약을 만든다. 한 번에 50알씩 늙은이는 차조기씨자소자를 달인 물로 먹고 젊은이는 형개를 달인 물로 먹는다[직지].

| 윤마환潤麻丸 |

【 효능 】 혈조血燥로 대변이 나오지 않는 것을 치료하는 데 눅여 준다.

【 처방 】 삼씨마자인 · 복숭아씨도인 · 생지황 · 당귀 · 지각 각각 40g.

위의 약들을 가루 내어 꿀에 반죽한 다음 먹기 좋은 크기로 알약을 만든다. 한 번에 50알씩 따뜻한 물로 먹는다[단심].

● 『정전正傳』에는 윤체환潤體丸이라고 씌어 있다.

| 종침환 |

【 효능 】 일명 종용윤장환蓉潤腸丸이라고도 한다. 진액津液이 없어져서 늘 변비가 생기는 것을 치료한다.

【 처방 】 육종용 80g, 침향 40g.

위의 약들을 가루내어 삼씨즙麻仁汁에 쑨 풀에 반죽한 다음 벽오동씨만하게 알약을 만든다. 한 번에 70알씩 빈속에 미음으로 먹는다[입문].

| 오인환五仁丸 |

【 효능 】 일명 자장오인환滋腸五仁丸이라고도 한다. 진액이 부족하여 생긴 변비를 치료한다.

【 처방 】 귤홍 160g따로 가루낸다, 복숭아씨도인 · 살구씨행인 각각 40g, 측백씨백자인 20g, 이스라치씨욱리인, 덖은 것 8g, 잣씨송자인 5g.

위의 약들을 각각 따로 가루내어 꿀에 반죽한 다음 먹기 좋은 크기로 알약을 만든다. 한 번에 50~70알씩 빈속에 미음으로 먹는다[득효].

| 소마인환小麻仁丸 |

【 효능 】 혈조血燥로 변비가 생긴 것을 치료한다. 이 처방은 위의 윤마환과 같다[입문].

| 통유탕通幽湯 |

【 효능 】 유문幽門이 막혀서 대변 보기가 힘든 것을 치료한다. 이때에는 반드시 맛이 매운 약으로 눅여 주어야 한다.

【 처방 】 승마 · 복숭아씨도인, 잘 짓찧는다 · 당귀 각각 6g, 생지황 · 찐지황숙지황 각각 2.8g, 감초덖은 것 · 잇꽃홍화 각각 1.2g.

위의 약들을 썰어서 1첩으로 하여 물에 달인 다음 찌꺼기를 버리고[去滓] 부드럽게 가루낸 빈랑 2g을 타서 먹는다[동원].

| 화혈윤장탕和血潤腸湯 |

【 효능 】 대변이 굳어져서[燥結] 나오지 않는 것을 치료한다.

【 처방 】 승마 · 복숭아씨도인 · 삼씨마자인 각각 6g, 대황 · 찐지황숙지황 · 당귀잔뿌리 각각 2.8g, 생지황, 감초 각각 2g, 잇꽃홍화 1.2g.

위의 약들을 썰어서 1첩으로 하여 물에 달여서 먹는다[동원].

| 삼인환蔘仁丸 |

【 효능 】 기가 막혀서[氣壅] 변비가 생긴 것을 치료한다.

【 처방 】 삼씨마자인 · 대황 각각 120g, 당귀 40g · 인삼 30g.

위의 약들을 가루내어 꿀에 반죽한 다음 벽오동씨만하게 알약을 만든다. 한 번에 30알씩 빈속에 끓인 물로 먹는다.

| 수풍윤장환搜風潤腸丸 |

【 효능 】 삼초三焦가 고르지 못하여[不和] 기가 잘 오르내리지 못하며 가슴[胸腹]이 더부룩하고 거북하면서 변비가 생긴 것을 치료한다.

【 처방 】 이스라치씨욱리인 40g, 목향 · 빈랑 · 선귤껍질청피 · 귤껍질陳皮 · 침향 · 무씨나복자, 덖은 것 · 회나무열매괴실 · 지각 · 지실 · 삼릉잿불에 묻어 구운 것 · 대황 각각 20g.

위의 약들을 가루내어 꿀에 반죽한 다음 먹기 좋은 크기로 알약을 만든다. 한 번에 50~70알씩 빈속에 미음으로 먹는다[단심].

| 삼화탕三和湯 |

【 효능 】 기가 막혀서[氣滯] 변비가 생긴 것을 치료한다. 이것이 바로

기문氣門에 있는 삼화산三和散이다.

| **사마탕**四磨湯 |

【 효능 】 기가 막혀서 변비가 생긴 것을 치료한다.

【 처방 】 빈랑큰 것 · 침향 · 목향 · 오약 각각 같은 양.

위의 약들을 각각 되직하게 갈아서[濃磨水] 세 번에서 다섯 번 끓어오르게 달여 빈속에 약간 따뜻하게 해서 먹는다[득효].

| **육마탕**六磨湯 |

【 효능 】 변비가 있으면서 열이 나는 것을 치료한다.

【 처방 】 사마탕에 대황과 지각을 넣은 것인데 위의 방법과 같이 걸쭉하게 갈아 즙濃磨汁을 내어 먹는다[득효].

| **통신산**通神散 |

【 효능 】 부인이 대변이 막힌 것을 치료한다.

【 처방 】 대황 · 망초 · 복숭아씨도인 · 이스라치씨욱리인 각각 40g, 목향 20g.

위의 약들을 가루내어 한 번에 8g씩 미음에 타서 먹는다[단심].

단방單方

모두 28가지이다.

| **호황토**好黃土, 좋은 황토 |

【 효능 】 설사와 적백이질赤白痢疾로 배가 아프고 피를 누는[下血] 것을 치료한다.

【 처방 】 좋은 황토를 물에 세 번에서 다섯 번 끓어오르게 달여서 찌꺼기[滓]를 버리고 1~2되의 양을 따뜻하게 하여 먹는다[본초].

| 백초상百草霜 |

【 효능 】 갑자기 물 같은 설사[暴瀉]를 하는 것과 이질을 치료한다.

【 처방 】 보드랍게 가루내어 한 번에 8g씩 미음에 타서 먹는다[본초].

- 설사가 오래되어도 멎지 않는 데는 백초상가루를 죽에 반죽하여 알약을 만들어 끓인 물로 먹는다[강목].

| 창출蒼朮, 삽주 |

【 효능 】 습濕에 상해서 일어나는 설사를 치료한다.

【 처방 】 솔풍령과 섞어서 쓰거나 집함박꽃뿌리백작약와 섞어서 쓰는데 한 번에 20g씩 물에 달여 먹는다. 풍風에 상해서 일어나는 설사일 때에는 방풍과 섞어서 물에 달여서 먹는다[탕액].

| 백출白朮, 흰삽주 |

【 효능 】 모든 설사를 치료한다. 달여 먹거나 가루내어 먹거나 알약을 지어 먹는데 모두 다 좋다.

【 처방 】 집함박꽃뿌리백작약와 흰솔풍령백복령과 함께 달여 먹으면 설사를 멎게 하는 데는 더 좋다[탕액].

| 차전초車前草, 길짱구 |

【 효능 】 열로 생긴 설사[熱泄]를 치료한다.

【 처방 】 줄기와 잎을 짓찧어 즙 1잔을 낸다. 여기에 꿀 1홉을 넣어서 두 번에 나누어 따뜻하게 하여 먹는다[본초].

| 차전자車前子, 길짱구씨 |

【 효능 】 모든 설사를 치료한다.

【 처방 】 볶아서 가루내어 한 번에 8g씩 빈속으로 미음에 타서 먹는 것이 제일 좋은데 물에 달여서 먹어도 좋다[득효].

| 목향木香 |

【 효능 】 여러 가지 설사와 이질을 치료하는 데 다 좋다.

【 처방 】 달여 먹거나 가루내어 먹어도 다 좋다. 또한 황련가루와 섞어서 알약을 만들어 쓰면 적백이질과 여러 가지 이질이 잘 낫는다[본초].

| 백작약白芍藥, 집함박꽃뿌리 |

【 효능 】 설사와 이질을 치료한다. 달여 먹거나 가루내어 먹거나 알약을 만들어 먹어도 좋다.

【 처방 】 신맛은 수렴하고[酸收] 단맛은 늦추어 주므로[甘緩] 이질에는 이 약을 반드시 써야 한다[탕액].

| 황련黃連 |

【 효능 】 적백이질로 배가 아프거나 피곱[膿血]이 나오는 것을 치료한다.

【 처방 】 황련 12g을 술에 달여서 먹거나 가루내어 달걀흰자위에 반죽해서 알약을 만들어 먹어도 역시 좋다. 황련은 이질을 치료하는데 그것은 쓴맛과 조燥한 성질이 있기 때문이다. 그러나 열리熱痢나 혈리血痢에 쓰는 것이 좋다. 냉리冷痢에는 쓰지 못한다[본초].

| 훤초근萱草根, 원추리뿌리 |

【 효능 】 대변이 나오지 않는 것을 치료한다.

【 처방 】 1줌을 생강과 함께 짓찧어 즙을 내어 먹으면 대변이 곧 나온다[강목].

| 황금黃芩, 속썩은풀 |

【 효능 】 이질과 적백리赤白痢로 배가 아프고 열이 나는 것을 주로 치료한다.

【 처방 】 집함박꽃뿌리백작약와 함께 달여서 먹거나 알약을 만들어 먹거나 가루내어 먹어도 모두 좋다[탕액].

| 애엽艾葉, 약쑥잎 |

【 효능 】 적백리赤白痢와 농혈리膿血痢를 주로 치료한다.

【 처방 】 식초에 달여서 빈속에 먹는다[본초].

| 지유地楡, 오이풀뿌리 |

【 효능 】 이질을 치료한다.

【 처방 】 성질이 몹시 찬 것으로[沈寒] 하초로 들어간다. 적백리나 농혈리에는 물에 달여 3홉을 빈속에 먹는다. 물 같은 설사[水瀉]를 하는 데와 백리白痢에는 쓰지 못한다[본초].

| 대황大黃 |

【 효능 】 대소변을 잘 나오게 하는데 열리熱痢로 피곱[膿血]이 나오는 것도 치료한다.

【 처방 】 대변을 나오게 하려면 물에 달여 먹고 열리熱痢에는 술에 달여 먹는다[강목].

| **흑견우자**黑牽牛子, 나팔꽃검은씨 |

【 효능 】 대소변을 잘 나오게 한다.

【 처방 】 대변이 나오지 않는 데는 절반은 생것으로, 절반은 볶은 것으로 가루내어 한 번에 8g씩 생강 달인 물에 타서 먹는다. 그래도 나오지 않으면 다시 뜨거운 찻물에 타서 먹는다.

- 풍으로 변비가 생긴[風秘結澁] 데는 약간 볶어 가루낸 것 40g을 밀기울, 볶은 복숭아가루桃仁末 20g 과 함께 꿀에 반죽하여 벽오동씨만 하게 알약을 만들어 쓰는데 한 번에 30알씩 따뜻한 물로 먹는다[본초].

| **밀**蜜, 꿀 |

【 효능 】 이질을 치료하는 데 아주 좋다.

【 처방 】 꿀과 생강즙 각각 1홉을 더운물에 타서 단번에 먹는다.

| **부어회**붕어회 |

【 효능 】 오래된 적백이질과 이질을 주로 치료한다. 식초 · 장醬 · 마늘로 양념을 하여 먹는다[본초].

- 혈리血痢와 금구리에는 붕어장魚釀을 백반에 버무려 태워 재를 내서 가루 내어 미음에 타 먹는다. 백반을 넣고 쪄 익힌 다음 소금과 식초를 쳐서 먹어도 효과가 있다.

| **연자육**蓮子肉, 연밥 |

【 효능 】 이질을 멎게 하고 금구리를 치료한다.

【 처방 】 껍질은 버리고 심心이 있는 채로 가루내어 한 번에 8g씩 미음에 타서 먹는다[백일방].

| **오매**烏梅 |

【 효능 】 장을 수렴하여[澁腸] 이질을 낫게 한다.

- 혈리血痢에는 백매육 1개와 좋은 차를 식초 끓인 물에 우려서 쓰는데 한 번 먹으면 낫는다.
- 적리赤痢와 오래된 이질[久痢]에는 오매 달인 물에 꿀을 타서 먹는다.
- 휴식리休息痢에는 차와 건강을 함께 가루내어 알약을 만들어 먹으면 효과가 있다[본초].

| **도화**桃花, 복숭아꽃 |

【 효능 】 대소변을 잘 나오게 한다.

【 처방 】 꽃이 떨어질 때 주워서 그늘에 말려 가루내어 물에 타서 먹거나 전병煎餠을 만들어 먹는다. 그러면 대소변이 나오지 않던 것이 나오는 데 곧 효과가 있다[자화방].

| **대마인**大麻仁, 역삼씨 |

대소변이 나오지 않는 것과 풍비風秘 · 열비熱秘 · 혈비血秘를 치료한다. 갈아서 즙을 내어 죽을 쑤어 먹거나 차조기와 함께 즙을 내어서 죽을 쑤어 먹기도 하는데 이것을 소마죽蘇麻粥이라고 한다[본초].

| **생지마유**生脂麻油, 생참기름 |

【 효능 】 열비熱秘로 대변이 나오지 않는 것을 치료한다.

【 처방 】 한 번에 1홉씩 먹는데 대변이 나올 때까지 써야 한다[본초].

| **적소두**赤小豆, 붉은팥 |

【 효능 】 설사와 이질을 낫게 한다. 죽을 쑤어 먹는다.

【 처방 】 적백리는 죽을 쑤어 황랍 40g을 섞어서 단번에 먹으면 낫는다[본초].

| 앵속각아편열매깍지 **|**

【 효능 】 모든 이질에 주로 쓴다.

【 처방 】 이질이 오래되어 배가 아프지 않으면 반드시 장을 수렴하여야[澁腸] 하는데 이때에는 속과 꼭지를 버리고 식초에 축여 볶아서 가루내어 한 번에 4g씩 미음에 타서 먹어야 한다[직지].

- 이 약은 이질 치료에 특효약이다. 그러나 너무 일찍이 쓰면 구역질이 나고 금구리가 생길 수 있다[강목].
- 오래된 이질[久痢]로 허해져 설사[虛滑] 가 하루에도 1백여 번씩 나오는 데는 아편열매 깍지를 생강즙에 하룻밤 담갔다가 볶아서 말려 가루내어 쓰는데 한 번에 8g씩 미음에 타서 먹으면 곧 효과가 난다. 이것을 백중산百中散이라고도 한다[입문].

| 동규자冬葵子, 돌아욱씨 **|**

【 효능 】 대소변이 나오지 않고 배가 그득하여 죽을 것같이 된 것을 치료한다.

【 처방 】 이 약 2되를 물 4되에 넣고 1되가 되게 달인다. 다음 여기에 돼지기름저지 1홉을 타서 먹으면 곧 대변이 나온다[본초].

| 총백蔥白, 파밑 **|**

【 효능 】 대소변이 나오지 않는 것을 치료한다.

【 처방 】 흰 부분을 짓찧어 식초를 타서 아랫배小腹에 붙이면 곧 효과가 난다.

● 적백이질일 때는 파밑 1줌을 잘게 썰어서 쌀과 함께 죽을 쑤어 먹는다[본초].

| 구채부추 |

【 효능 】 여러 가지 이질을 치료한다.

【 처방 】 적리赤痢이면 부추즙에 술을 타서 따뜻하게 하여 1잔 먹고 수곡리水穀痢이면 국이나 죽을 만들어 먹는다. 혹은 데쳐서 임의대로 먹기도 하며 백리白痢에는 삶아서 먹는다[본초].

| 해백염교흰밑 |

【 효능 】 오래된 이질[久痢]과 속이 차서 생긴 설사[冷瀉]를 낫게 하는데 늘 삶아 먹는다.

【 처방 】 적백리에는 흰 부분을 쌀에 섞어 죽을 쑤어 먹는다[본초].

2

동의보감 외형편 外形篇

01 머리頭

두풍증[頭風證]

두풍증의 원인과 증상은 목에서부터 귀 · 눈 · 입 · 코 · 이마까지가 마비되어 감각이 없다. 또한 머리가 무겁고 어지러우며 머리의 피부가 뻣뻣해서 감각을 모르고 입과 혀가 잘 움직여지지 않으며 음식맛을 모르며 귀가 먹고 눈이 아프며 혹은 눈썹이 있는 곳이 아래위가 잡아당기는 것같이 아프고 냄새에 지나치게 예민하며 하품할 때 어지러워지는 증상이 있다.

- 두풍증이 발작할 때 답답하고 아파서 머리를 수건으로 동여매려고 하는 것은 열이 몰렸기 때문이다.
- 이진탕二陳湯, 처방은 담음문에 있다에 술에 법제한 속썩은풀황금 · 형개 · 궁궁이천궁 · 박하 · 석고 · 족두리풀세신을 넣어 쓰거나 소풍백해산消風百解散, 처방은 상한문에 있다.을 쓴다[입문].
- 부인의 두풍증에는 양혈거풍탕이 좋다.

| 소풍산消風散 |

【효능】 여러 가지 풍이 위로 올라와서 머리가 어지럽고 눈 앞이 캄캄해지며 코가 막히고 귀에서 소리가 나며 피부가 저리면서 가려운 것과 부인의 혈풍血風: 피부병의 하나인데 피부가 벌겋게 부어서 작은 물집이 생기고 그 물집 색깔이 자줏색으로 변한다. 증상으로 머리의 피부가 부으면서 가려

운 것을 치료한다.

【 처방 】 형개, 감초 각각 4g, 인삼 · 솔풍령복령 · 백강잠 · 궁궁이천궁 · 방풍 · 곽향 · 매미허물선각 · 강호리강활 각각 2g, 귤껍질陳皮 · 후박 각각 1.2g.

위의 약들을 썰어서 1첩으로 하여 작설차 1잔 반을 넣어서 달여서 먹거나 가루를 내어 한 번에 8g씩 찻물이나 데운 술에 타서 먹는다[입문].

| 추풍산追風散 |

【 효능 】 편두통偏頭痛, 정두풍正頭風과 얼굴에 유풍遊風이 생긴 것을 치료한다.

【 처방 】 오두싸서 구운 것 · 석고달군 것 · 백강잠볶은 것 · 궁궁이천궁 · 방풍 · 형개 · 감초 각각 20g, 천남성싸서 구운 것 · 노랑돌쩌귀싸서 구운 것 · 강호리강활 · 천마 · 전갈 · 지렁이구인 · 구릿대백지 각각 10g, 바꽃초오, 싸서 구운 것 · 몰약 · 유향 · 석웅황웅황 각각 5g.

위의 약들을 가루를 내어 한 번에 2g씩 잠잘 무렵에 찻물이나 데운 술에 타 먹는다[직지].

| 백지산白芷散 |

【 효능 】 머리와 얼굴에 생긴 모든 풍증과 풍현증風眩證: 풍증으로 어지럽고 가슴이 답답하면서 정신이 혼미해지는 것. 을 치료한다.

【 처방 】 구릿대백지를 무즙에 담갔다가 볕에 말려 가루를 내어 한 번에 8g씩 식사 뒤에 끓인 물에 타서 먹는다[입문].

| 천향산天香散 |

【 효능 】 두풍증으로 중하거나 약하거나 마찬가지다. 감각이 몹시 둔해지고 뻣뻣하며 참을 수 없이 가려워서 손톱으로 긁으면 울퉁불퉁하게

되는 것과 담이 뭉쳐서 토하거나 음식을 먹지 못하는 것을 치료하는 데 두 번만 먹으면 다 낫는다.

【 처방 】 천남성 · 끼무릇반하, 모두 끓인 물에 일곱 번 씻은 것 · 오두 · 구릿대백지 · 생것 각각 4g.

위의 약들을 썰어서 1첩으로 하여 물에 달인 다음 생강즙 반 잔을 타서 먹는다.

외형편

| 가감궁신산加減芎辛散 |

【 효능 】 두풍증이 혹시 눈으로 몰린 것을 치료한다.

【 처방 】 궁궁이천궁 · 족두리풀세신 · 구릿대백지 · 석고 · 고본 · 주염열매조협 · 강호리강활 · 방풍 · 형개 · 도라지길경 · 순비기열매만형자 · 단국화감국 · 박하 · 감초 각각 2g.

위의 약들을 썰어서 1첩으로 하여 물에 달여서 먹는다[의감].

| 국화다조산菊花茶調散 |

【 효능 】 두풍증으로 코가 막히는 것과 편두통, 정두통正頭痛을 치료한다.

【 처방 】 단국화감국 · 궁궁이천궁 · 형개 · 강호리강활 · 구릿대백지 · 감초 각각 40g, 방풍 30g, 족두리풀세신 20g, 매미허물선각 · 백강잠 · 박하 각각 10g.

위의 약들을 보드랍게 가루를 내어 한 번에 8g씩 찻물에 타서 식사 후에 먹는다[단심].

| 양혈거풍탕養血祛風湯 |

【 효능 】 부인이 간이 허하고 풍사가 침범하여 두풍증이 생겼는데 발작될 때마다 어지러운 것을 치료한다. 두풍증일 때에는 열 사람에 다섯

사람은 어지럼증이 있다.

【 처방 】 당귀 · 궁궁이천궁 · 생건지황 · 방풍 · 형개 · 강호리강활 · 족두리풀세신 · 고본 · 석고 · 순비기열매만형자 · 끼무릇반하 · 선복화 · 감초 각각 2g.

위의 약들을 썰어서 1첩으로 하여 생강 3쪽, 대추 2알과 함께 물에 달여서 먹는다[의감].

어지럼증[眩暈]

상초上焦가 허해도 어지럽고 상초에 기가 부족해도 눈 앞이 어지럽다이것은 허해서 생긴 어지럼증을 말하는 것이다.

- 장부臟腑와 힘줄 · 뼈 · 혈 · 기의 정기는 경맥과 같이 위로 올라가 뇌에 들어갔다가 목덜미 가운데 쪽으로 나온다. 그 때문에 몸이 허한 때 목에 사기邪氣가 침범하면 그것이 깊이 들어가서 뇌에 들어간다. 그러면 머리가 돌아가고[腦轉] 머리가 돌아가면 목이 당기고 목이 당기면 눈 앞이 어지럽다[目暈以轉]이것은 풍사가 침범하여 생긴 어지럼증이다[영추].
- 『내경』에 "머리가 아프고 정수리까지 아픈 것은 하초가 허하고 상초가 실하기 때문이다. 그 원인은 족소음足少陰과 족태양足太陽에 있다. 병이 심해지면 신腎으로 들어간다"고 씌어 있다.
- 어지럽고 정신이 흐릿하며 특히 눈 앞이 캄캄해지면서 귀가 먹먹해지는 것은 하초下焦가 실하고 상초上焦가 허하기 때문인데 그 원인은 족소양足少陽과 족궐음足厥陰에 있다. 병이 심해지면 간肝으로 들어간다.
- 하초가 허하다는 것은 신腎이 허하다는 것인데 신이 허하면 머리가 아프다. 상초가 허하다는 것은 간肝이 허하다는 것인데 간이 허하면 머리가 어지럽다. 순몽徇蒙이란 것은 어떤 물건을 머리에 씌운 것같이 된다는 말이다. 몸이 중심을 못 잡고 안정하지 못하며 눈 앞이 어지럽고 귀가 먹먹해지는 것은 모두 어

지럼증의 증상이다. 간궐肝厥로 머리가 어지러운 것과 신궐腎厥로 정수리가 아픈 것은 이와 같이 다르다[강목].

- 『내경』에 "풍風으로 도掉하거나 현眩한 것은 모두 간肝에 속한다"고 씌어 있다. 『하간河間』은 도는 흔들린다[搖]는 말이고 현은 어지러워서 빙빙 돈다[昏亂旋]는 말이라고 하였다. 풍風은 움직이는 것을 주관하기 때문에 풍기가 움직여서 머리와 눈이 빙빙 도는 것 같은 것은 풍목風木이 왕성해졌기 때문이다. 이때에는 반드시 폐금이 쇠약해서 간목을 억제하지 못한다. 간목은 또 심화를 생기게 한다. 간풍과 심화는 모두 양에 속하는데 흔히 함께 작용한다. 그런데 양은 움직이는 것을 주관하므로 이 2가지는 움직이는 것이 서로 부딪치게 되어 어지럼증이 생겨서 머리와 눈이 빙빙 돌게 된다. 화火는 본래 움직이는 것이다. 불길이 바람을 만나면 자연히 돌게 되는 것과 같이 사람도 혹 배나 수레를 타거나 빙빙 돌면서 춤을 추게 되면 어지럼증이 생긴다. 이것은 멈춤이 없이 움직이면서 좌우로 빙빙 돌기 때문에 생기는 것이다.

- 현훈眩暈을 현모眩冒라고도 하는데 현은 검다는 말이고 훈은 돈다는 말이므로 모두 어둡다는 말로써 그 의미는 같은 것이다[입문].

- 어지럼증은 중풍中風이 생기려는 초기이다. 그러므로 살찌고 살빛이 허연 사람에게는 사군자탕四君子湯, 처방은 기문에 있다.에 황기꿀물에 축여 볶은 것를 양을 곱절로 하여 넣고 끼무릇반하과 귤껍질陳皮을 넣은 다음 궁궁이천궁와 형개를 조금 넣어 써서 머리와 눈을 시원하게 하여야 한다. 살빛이 검고 여윈 사람은 이진탕二陳湯, 처방은 담음문에 있다과 사물탕四物湯, 처방은 혈문에 있다.을 섞은 데 속썩은풀황금과 박하를 넣고 달여서 참대기름竹瀝과 생강즙을 타서 먹는다[정전].

- 어지럼증은 모두 상초가 실하고 하초가 허해서 생긴다고 한다. 대체로 허하다는 것은 기와 혈이 허하다는 것이고 실하다는 것은 담연痰涎과 풍화風火가 실하다는 것이다[의감].

- 어지럼증은 담화가 동動하면 생긴다. 그러므로 담이 없으면 어지럼증이 생기지 않는다. 비록 풍으로 생기는 것이 있다고 해도 이때에도 반드시 담이

있다[단심].

- 담이 상초에 있는데 하초에 있던 화火가 타올라 그 담을 움직이게 하였을 때에는 이진탕에 속썩은풀황금, 술에 법제한, 산치자 · 황련 · 삽주창출 · 강호리강활를 넣어 쓴다[단심].

- 현훈眩暈에는 풍훈 · 열훈 · 담훈 · 기훈 · 허훈 · 습훈이 있다.

풍훈風暈

풍사를 받아서 생긴 어지럼증을 말하는데 이때에는 바람을 싫어하고 저절로 땀이 난다. 본래 두풍증이 있던 사람이 풍훈이 생겼을 때에는 천궁산이나 궁궁산을 쓰는 것이 좋다.

| 천궁산川芎散 |

【 효능 】 풍風으로 어지럼증이 생긴 것을 치료한다.

【 처방 】 산수유 40g, 마서여 · 단국화감국 · 인삼 · 궁궁이천궁 · 복신 각각 20g.

위의 약들을 가루를 내어 한 번에 8g씩 술에 타서 먹는다[본사].

| 궁궁산芎藭散 |

【 효능 】 두풍증頭風證으로 생긴 어지럼증과 간肝이 허하여 생긴 어지럼증으로 치료하는 데 부인에게 더 좋다.

【 처방 】 궁궁이천궁 4g, 당귀 3g, 강호리강활 · 선복화 · 순비기열매만형자 · 족두리풀세신 · 석고 · 고본 · 형개수 · 반하국 · 찐지황 · 방풍 · 감초 각각 2g.

위의 약들을 썰어서 1첩으로 하여 생강 3쪽과 함께 물에 달여서 먹는다[본사]. 위에 있는 양혈거풍탕과 같으나 양이 다르다.

열훈熱暈

화열火熱이 위로 치밀어 올라 갈증이 나고 물을 찾으며 어지러운 것과 여름철에 열이 심해서 어지럼증이 나는 데는 대황산이나 형황탕이 좋다.

| 대황산大黃散 |

【 효능 】 화火가 떠올라 견딜 수 없이 어지러운 것을 치료한다.

【 처방 】 대황을 술에 담갔다가 덖기[炒]를 세 번 하여 부드럽게 가루를 내어 한 번에 4~8g씩 찻물에 타서 먹는다[단심].

| 형황탕荊黃湯 |

【 효능 】 풍열風熱로 생긴 어지럼증을 치료한다.

【 처방 】 대황술에 축여 덖은 것 · 형개수 · 방풍 각각 8g.

위의 약들을 썰어서 물에 달여 먹는데 설사가 날 때까지 써야 한다[단심].

담훈痰暈

담이 성盛하면 구토를 하며 머리가 무거워진다.

- 어지럼증이 있으면서 가슴이 두근거리는 것은 담음증痰飮證이다. 이런 데는 반하복령탕半夏茯苓湯, 즉 복령반하탕인데 처방은 담음문에 있다.이나 택사탕이 좋다.
- 담훈에는 백부자환 · 천마반하탕 · 인삼전호탕 · 청훈화담탕이 좋다.

| 택사탕澤瀉湯 |

【 효능 】 명치 밑에 지음支飮: 담음의 한 가지 담음이 횡격막 위나 위완부胃脘

部에 머물러 있어 숨이 차서 기대어 숨을 쉬고 반듯이 눕지 못하며 가슴이 답답하고 기침하는 등 주요 증상이 있다.이 있어서 괴로우며 어지럽고 정신이 아찔한 것을 치료한다.

【 처방 】 택사 100g, 흰삽주백출 60g.

위의 약들을 썰어서 물 2되에 넣고 절반의 양이 되게 달여 두 번에 나누어 먹는다[중경].

| 백부자환白附子丸 |

【 효능 】 풍담風痰으로 어지럽거나 머리가 아픈 것을 치료한다.

【 처방 】 노랑돌쩌귀白附子, 싸서 구운 것 · 천남성싸서 구운 것 · 끼무릇반하, 생강즙에 법제한 것 · 선복화 · 단국화감국 · 천마 · 궁궁이천궁 · 귤홍 · 백강잠덖은 것, 건강 각각 40g, 전갈덖은 것 20g.

위의 약들을 가루를 내어 생강 300g으로 낸 즙과 풀을 섞은 데 넣고 반죽하여 먹기 좋은 크기로 알약을 만든다. 한 번에 50알씩 형개를 달인 물로 먹는다[단심].

| 천마반하탕天麻半夏湯 |

【 효능 】 풍담風痰으로 어지럽고 토할 것 같은 것을 치료한다.

【 처방 】 천마, 끼무릇반하, 법제한 것 각각 4g, 귤껍질陳皮, 시호 각각 2.8g, 속썩은풀황금, 술에 축여 덖은 것 · 흰솔풍령백복령 · 전호 · 감초덖은 것 각각 2g, 황련 1.2g.

위의 약들을 썰어서 1첩으로 하여 생강 3쪽과 함께 물에 달여 먹는다[강목].

| 인삼전호탕人蔘前胡湯 |

【 효능 】 풍담風痰으로 머리가 어지럽고 눈 앞이 아찔한 것을 치료한다.

【 처방 】 반하국 4g, 차조기잎자소엽, 지각, 벌건솔풍령적복령 · 천남성싸서 구운 것 · 전호 · 귤홍 · 감초덖은 것 각각 3.2g, 목향 · 인삼 각각 1.2g.
위의 약들을 썰어서 1첩으로 하여 생강 5쪽과 함께 물에 달여서 먹는다[단심].

| 청훈화담탕清暈化痰湯 |

【 효능 】 풍담風痰과 화담火痰으로 생긴 어지럼증을 치료한다.

【 처방 】 귤껍질陳皮 · 끼무릇반하, 법제한 것 · 흰솔풍령백복령 각각 4g, 지실 · 흰삽주백출 각각 2.8g, 궁궁이천궁 · 속썩은풀황금 · 구릿대백지 · 강호리강활 · 인삼 · 천남성싸서 구운 것 · 방풍 각각 2g, 족두리풀세신 · 황련 · 감초 각각 1.2g.
위의 약들을 썰어서 1첩으로 하여 생강 3쪽과 함께 물에 달여서 먹거나 가루를 내어 생강즙과 밀가루풀을 섞은 데에 넣고 반죽해서 알약을 만들어 먹어도 좋다[의감].

기훈氣暈

칠정七情에 몹시 상하여 기가 몰려서 담연痰涎이 생기고 그 담연이 심규心竅를 막았기 때문에 생긴 어지럼증이다. 옥액탕이나 보허음을 쓴다.

| 옥액탕玉液湯 |

【 효능 】 기가 몰려서 담연이 생겼기 때문에 어지럼증이 생기고 놀란 것처럼 가슴이 두근거리며 아픈 것을 치료한다.

【 처방 】 끼무릇반하, 생강즙에 법제한 것 16g, 생강 10쪽.
위의 약들을 물에 달인 다음 여기에 침향을 물에 갈아서 넣고 단번에 먹는다[입문].

| 보허음補虛飮 |

【 효능 】 기가 몰려 담이 성해서 얼굴이 놀란 것처럼 가슴이 두근거리는 것과 풍허風虛로 어지럼증이 생긴 것을 치료한다.

【 처방 】 인삼 · 맥문동 · 마서여 각각 4g, 흰솔풍령백복령 · 복신 각각 3.2g, 끼무릇반하, 법제한 것 · 황기 각각 2.8g, 전호 · 찐지황 각각 2g, 지각 · 원지생강즙에 법제한 것 · 감초덖은 것 각각 1.2g.

위의 약들을 썰어서 생강 5쪽, 차좁쌀 한자밤과 함께 물에 달인 다음 따뜻하게 하여 먹는다[입문].

허훈虛暈

내상內傷으로 기가 허해져 어지럼증이 생긴 데는 보중익기탕補中益氣湯, 처방은 내상문에 있다.이 좋고 피를 너무 많이 흘려서 어지럼증이 생긴 데는 궁귀탕芎歸湯, 처방은 부인문에 있다.이 좋다.

- 허해서 생긴 어지러울 때에는 향귤음, 자음건비탕이 좋다.
- 나이 먹은 사람이 아침에 일어날 때는 어지럼증이 있다가 조금 지나면 진정되는 것은 양陽이 허하기 때문인데 이런 데는 흑석단黑錫丹, 처방은 입문에 있다.이 좋다. 신腎이 허해서 기가 제자리로 순환하지 못하여 어지럼이 생긴 데는 십전대보탕十全大補湯, 처방은 허로문에 있다.이 좋다.

| 향귤음香橘飮 |

【 효능 】 기氣가 허하여 어지럼증이 생긴 것을 치료한다.

【 처방 】 끼무릇반하, 법제한 것 8g, 귤껍질陳皮 · 흰솔풍령백복령 · 흰삽주백출 각각 4g, 목향 · 정향 · 사인보드랍게 간 것, 감초덖은 것 각각 2g.

위의 약들을 썰어서 1첩으로 하여 생강 5쪽과 함께 물에 달여서 먹는다[단심].

| 자음건비탕滋陰健脾湯 |

【 효능 】 일을 하려고 하면 왠지 불안하고 어지럼증이 나며 조잡증이 있는 것은 심비心脾가 허약하기 때문이다. 이 약은 기혈氣血이 허손된 탓으로 담음痰飮이 생겨서 어지럼증이 생긴 것을 치료하는 좋은 약이다.

【 처방 】 흰삽주백출 6g, 귤껍질귤피, 소금물에 씻어서 흰속을 버린 것 · 끼무릇반하, 법제한 것 각각 2g, 궁궁이천궁 · 감초 각각 1.2g.

위의 약들을 썰어서 1첩으로 하여 생강 3쪽, 대추 2알과 함께 물에 달여서 먹는다[회춘].

습훈濕暈

비를 맞고 습기에 상하여 코가 메이고 목소리가 무겁고 탁하면서 어지러운 데는 궁출탕이 좋다.

| 궁출탕芎朮湯 |

【 효능 】 비를 맞고 습에 상해서 머리가 무겁고 코가 메며 어지럼증이 생긴 것을 치료한다.

【 처방 】 궁궁이천궁 · 흰삽주백출 · 끼무릇반하, 생강즙에 법제한 것 각각 8g, 감초볶은 것 2g.

위의 약들을 썰어서 1첩으로 하여 생강 7쪽과 함께 물에 달여서 먹는다[입문].

머리와 눈이 시원하지 못한 것[頭目不淸利]

풍風 · 습濕 · 열熱 · 담연痰涎이 정명지부精明之腑 : 정신 작용을 하는 뇌수가 들어 있는 곳을 말한다.에 몰리면 머리와 눈이 밝지 못하다. 이런 데는

외형편

천궁환 · 방풍산 · 천궁산 · 옥설탕 · 청신양영탕이 좋다.

| 천궁환川芎丸 |

【 효능 】 머리와 눈을 시원하게 하고 어지럼증을 멎게 하며 풍風을 없애고 담痰을 삭인다.

【 처방 】 도라지길경 200g, 궁궁이천궁 · 박하 각각 130g, 족두리풀세신 · 방풍 · 감초 각각 50g.

위의 약들을 가루를 내어 꿀에 반죽해서 60g으로 알약 5알씩 만들어 1알씩 씹어서 찻물로 넘긴다[단심].

| 방풍산防風散 |

【 효능 】 머리와 눈이 시원하지 못한 것을 치료하는데 풍風을 없애고 눈을 밝아지게 한다.

【 처방 】 방풍 · 궁궁이천궁 · 구릿대백지 · 단국화감국 · 감초 각각 40g.

위의 약들을 가루를 내어 한 번에 8g씩 찻물에 타서 먹는다[단심].

| 청신양영탕淸神養榮湯 |

【 효능 】 머리와 눈을 시원하게 하고 귀를 밝게 하며 정신을 돕는다.

【 처방 】 맥문동 · 당귀 각각 4.8g, 궁궁이천궁 4g, 구릿대백지 2.8g, 박하 · 단국화감국 · 강호리강활 · 산치자 각각 2g, 감초 1.6g, 승마 0.8g.

위의 약들을 썰어서 1첩으로 하여 생강 3쪽, 차 한자밤과 함께 달여서 먹는다[집략].

| 옥설탕沃雪湯 |

【 효능 】 머리가 어지럽고 눈 앞이 아찔하며 정신이 맑지 못하고 목이

마르며 코가 메이는 것을 치료한다.

【 처방 】 박하잎 120g, 감초 56g, 형개수 · 소금 각각 48g, 하늘타리 뿌리과루근 10.8g, 사인 4g.

위의 약들을 가루를 내어 한 번에 4g씩 끓인 물에 타서 먹는다[유취].

| 천궁산川芎散 |

【 효능 】 머리와 눈이 시원하지 못한 것을 치료한다.

【 처방 】 황련술에 축여 덖은 것 · 속썩은풀황금, 술에 축여 덖은 것 각각 40g, 생건지황 · 감초덖은 것 각각 30g, 강호리강활 · 방풍 · 고본 · 승마 · 생감초 각각 20g, 시호 14g, 궁궁이천궁 10g.

위의 약들을 가루를 내어 한 번에 8g씩 식사 뒤에 찻물에 타서 먹는다[정전].

편두통偏頭痛

편두통이라는 것은 한 쪽 머리가 아픈 것을 말한다[단심].

- 한 쪽 머리가 아픈 것[寒痛]이 편두통이다[단심].
- 머리의 오른쪽이 아픈 것은 담痰에 속한 것도 있고 열熱에 속한 것도 있다. 담에 속하는 데는 삽주창출, 끼무릇반하을 쓰고 열에 속하는 데는 속썩은풀황금, 술에 법제한 것을 쓴다. 머리의 왼쪽이 아픈 것은 풍風에 속한 것도 있고 혈허血虛에 속한 것도 있다. 풍에 속하는 데는 형개, 박하를 쓰고 혈허에 속하는 데는 궁궁이천궁 · 당귀 · 집함박꽃뿌리백작약 · 황백술에 법제한 것을 쓴다[단심].
- 머리의 오른쪽이 아플 때에는 이진탕에 궁궁이천궁 · 구릿대백지 · 방풍 · 형개 · 박하 · 승마를 넣어 쓰고 왼쪽이 아플 때에는 이진탕과 사물탕을 섞은 데에 방풍 · 형개 · 박하 · 족두리풀세신 · 순비기열매만형자 · 시호 · 속썩은풀황금, 술에 법제한 것을 넣어 쓴다[정전].

- 두풍증이 오랫동안 심하면 눈 앞이 어지럽다. 편두통은 소양상화少陽相火에 속하는데 오래되면 눈귀[目耳]가 작아지고 대변이 굳어져서 잘 나가지 않는다. 이런 때에는 모두 침으로 피를 빼내고 설사를 심하게 하는 것이 좋다[자화].
- 한 쪽 머리가 아픈 것이 여러 해가 되도록 낫지 않고 대변이 몹시 굳으며 눈에 피지고 어지러운 것은 폐肺가 간肝을 억제하여 기가 몰리고 혈이 막혔기 때문이다. 이런 데는 대승기탕大承氣湯, 처방은 한문에 있다을 써서 설사시켜야 한다.
- 한 쪽 머리가 아픈 데는 천궁다조산 · 일자경금산 · 천궁산 · 궁서원을 쓰거나 코에 불어 넣는 방법을 쓰는 것이 좋다[입문].
- 족소양경맥은 눈 끝에서 시작하여 머리 양쪽으로 올라간다. 그 때문에 여기에 병이 생기면 이마의 모서리가 아프다. 이것을 편두통偏頭痛이라 한다[영추].

| 천궁산川芎散 |

【 효능 】 편두통을 치료하면 잘 낫는다.

【 처방 】 단국화감국 · 석고 · 궁궁이천궁 · 백강잠생것 각각 24g.

위의 약들을 보드랍게 가루를 내어 한 번에 12g씩 찻물에 타서 먹는다[강목].

| 궁서원芎犀元 |

【 효능 】 편두통을 치료한다.

【 처방 】 궁궁이천궁 · 석고 각각 40g, 인삼 · 벌건솔풍령적복령 · 족두리풀세신 · 감초 각각 20g, 맥문동 30g, 아교주 16g, 산치자 · 용뇌 · 서각 각각 10g, 주사 22g알약 겉에 입힌다.

위의 약들을 가루를 내어 조린 꿀에 반죽해서 가시연밥검인만하게 알약을 만들어 주사를 입힌다. 한 번에 1~2알씩 잘 씹어 찻물이나 데운 술로 먹는다[득효].

- 한 쪽 머리가 아프고 코가 메어서 냄새를 맡지 못할 때 이 약을 몇 번 먹으면 재채기가 나면서 걸쭉한 고름이 나오고 곧 낫는다[득효].

습열두통濕熱頭痛

가슴이 답답하면서 머리가 아픈 것은 가슴에 병이 생겼기 때문인데 이것을 습열두통濕熱頭痛이라고 한다. 이런 데는 청공고, 소청공고가 좋다. 또는 토하게 하는 방법도 쓴다.

| 청공고淸空膏 |

【효능】 풍사風邪 · 습사濕邪 · 열사熱邪로 생긴 편두통, 정두통을 치료한다.

【처방】 속썩은풀황금, 절반은 생것, 절반은 술에 축여 볶은 것 120g, 감초덖은 것 60g, 방풍 · 강호리강활 · 황련술에 축여 볶은 것 각각 40g, 시호 28g, 궁궁이천궁 20g.

위의 약들을 가루를 내어 한 번에 8g씩 찻물에 고약처럼 되게 개서 잠잘 무렵에 입 안을 문지른 다음 끓인 물로 조금으로 넘긴다.

| 소청공고小淸空膏 |

【효능】 위와 같은 증상을 치료한다.

【처방】 속썩은풀황금.

위의 약을 잘게 썰어서 술에 버무린 다음 볕에 말려 가루를 낸다. 한 번에 8g씩 찻물에 타서 먹거나 술에 타서 먹어도 좋다[단심].

담궐두통痰厥頭痛

머리가 아플 때마다 양쪽 뺨이 누렇게 되고 어지러우며 눈을 뜨려고 하지 않고 말하기를 싫어하며 몸이 무겁고 속이 메슥메슥해서 토하려고 하는 것은 궐음厥陰과 태음太陰에 병이 생긴 것인데 이것을 담궐두통이라고 한다. 이런 데는 국방옥호환, 반하백출천마탕을 쓰는 것이 좋다[동원].

- 담궐두통에는 상청백부자환 · 정풍병자 · 궁신도담탕이 좋다[득효].
- 습담濕痰이 발작하면 끊임없이 아프다. 이런 데는 삼생환이나 이진탕에 천남성 · 삽주창출 · 궁궁이천궁 · 족두리풀세신을 넣어 쓰는 것이 좋다[입문].

| 옥호환玉壺丸 |

【 효능 】 담궐두통과 어지럼증을 치료한다.

【 처방 】 밀가루 120g, 끼무릇반하, 생것 · 천남성생것 각각 40g, 천마 · 흰삽주백출 각각 20g, 석웅황웅황, 수비한 것 14g.

위의 약들을 가루를 내어 생강즙에 반죽해서 먹기 좋은 크기로 알약을 만든다. 한 번에 30알씩 쓰는데 먼저 물 1잔을 끓이다가 여기에 약을 넣고 다섯 번에서 일곱 번 정도 끓어오르게 달이면 약이 물 위에 뜬다. 이때에 꺼내어 걸러서 다시 식힌다. 이것을 식사 후에 생강을 달인 물로 먹는다[국방, 입문].

| 반하백출천마탕半夏白朮天麻湯 |

【 효능 】 비위脾胃가 허약하여 담궐두통이 생겨 머리가 터지는 것같이 심히 아프고 온 몸이 몹시 무거우며 팔다리가 싸늘하고 토하며 어지럽고 눈을 뜰 수 없으며 마치 바람이 불고 구름이 낀 속에 있는 것 같은 것을 치료한다.

【 처방 】 끼무릇반하, 법제한 것 · 귤껍질陳皮 · 보리길금맥아, 덖은 것 각각 6g, 흰삽주백출 · 약누룩신국, 덖은 것 각각 4g, 삽주창출 · 인삼 · 단너삼황기, 천마 · 흰솔풍령백복령 · 택사 각각 2g, 건강 1.2g, 황백술에 씻은 것 0.8g.

위의 약들을 썰어서 1첩으로 하여 생강 5쪽과 함께 물에 달여서 먹는다[동원].

● 머리가 몹시 아픈 것은 족태음足太陰에 담궐痰厥이 있어서 생긴 통증이다. 이런 것은 끼무릇반하을 쓰지 않으면 치료할 수 없다. 그리고 눈 앞이 캄캄해지며 머리가 어지러운 것은 풍허증風虛證이 속에 생긴 것이므로 천마가 아니면 없앨 수 없다. 황기는 맛이 달고 성질이 따뜻하고 화火를 사瀉하고 원기元氣를 보補하며 표表가 허虛한 것을 실實하게 하고 저절로 땀이 나는 것을 멎게 한다. 인삼은 맛이 달고 성질이 따뜻하고 화를 사하고 중기中를 보하며 기운氣을 도와준다[益]. 삽주창출와 희삽주백출는 모두 맛이 쓰면서 달고 성질이 따뜻하고 습濕을 없애고 중초中焦를 보하며 기를 도와준다. 택사와 솔풍령복령은 오줌을 잘 배설하게 하여 습을 없앤다. 귤껍질陳皮은 맛이 쓰고 성질이 따뜻하며 기를 보하고 중초를 고르게[調] 한다. 약누룩신멍은 음식을 소화시켜 체한 것을 없애고 보리길금麥蘗은 속을 시원하게[寬中] 하며 위기胃氣를 돕는다. 건강은 맛이 맵고 성질이 덥기 때문에 속이 찬 것을 없앤다[滌中寒]. 황백은 맛이 몹시 쓰고 성질이 찬데 이것을 술에 씻어서 쓰면 겨울에 소양상화少陽相火가 재천在泉이 되어 생긴 조증燥證을 낫게 한다[동원.]

| 상청백부자환上淸白附子丸 |

【 효능 】 풍담風痰이 성하여 머리가 아프고 눈 앞이 어지러워서 넘어질 것 같고 구역과 딸꾹질이 나며 메스껍고 정신이 없는 것을 치료한다. 늘 이 약을 먹으면 풍이 없어지고 담이 삭으며 머리와 눈이 시원해진다.

【 처방 】 노랑돌쩌귀백부자, 싸서 구운 것 · 끼무릇반하, 법제한 것 · 궁궁이천궁 · 단국화감국 · 천남성싸서 구운 것 · 백강잠덖은 것 · 귤껍질귤피, 흰 속을 버린 것 · 선복화 · 천마 각각 40g, 전갈덖은 것 20g.

위의 약들을 가루를 내어 생강즙에 담근 증병에 반죽해서 먹기 좋은 크기로 알약을 만든다. 한 번에 30알씩 생강을 달인 물로 먹는다[득효].

| 정풍병자定風餠子 |

【 효능 】 담궐두통으로 토하고 어지러운 것을 치료한다.

【 처방 】 오두 · 궁궁이천궁 · 천남성 · 끼무릇반하 · 건강 · 천마 · 흰솔풍령백복령 · 노랑돌쩌귀 · 감초 각각 같은 양모두 생것으로 쓴다.

위의 약들을 가루를 내어 생강즙에 쑨 풀에 반죽해서 가시연밥검인만하게 알약을 만든 다음 눌러서 떡같이 만들어 주사를 입힌다. 한 번에 1개씩 잘 씹어서 생강을 달인 물로 먹는다

| 궁신도담탕芎辛導痰湯 |

【 효능 】 담궐두통을 치료한다.

【 처방 】 끼무릇반하, 법제한 것 8g, 궁궁이천궁 · 족두리풀세신 · 천남성싸서 구운 것 · 귤껍질 · 벌건솔풍령적복령 각각 4g, 지각 · 감초 각각 2g.

위의 약들을 썰어서 1첩으로 하여 생강 7쪽과 함께 물에 달여 먹는다[득효].

| 삼생환三生丸 |

【 효능 】 담궐두통을 치료한다.

【 처방 】 끼무릇반하 · 노랑돌쩌귀백부자 · 천남성 각각 같은 양.

위의 약들을 가루를 내어 생강즙에 담갔던 증병에 반죽해서 먹기 좋은 크기로 알약을 만든다. 한 번에 40~50알씩 식사 뒤에 생강을 달인 물로 먹는다[득효].

열궐두통熱厥頭痛

머리가 아프고 열이 나서 몹시 추운 겨울이라도 찬바람만 좋아하고 차게 하면 아픈 것이 잠깐 동안 멎었다가도 따뜻한 곳에 가거나 연기

나 불만 보면 다시 아프다. 이런 데는 청상사화탕이나 방풍산이 좋다[동원].

| 청상사화탕清上瀉火湯 |

【 효능 】 열궐두통熱厥頭痛을 치료한다.

【 처방 】 시호 4g, 강호리강활 3.2g, 속썩은풀황금, 술에 법제한 것 · 지모술에 법제한 것 각각 2.8g, 황백술에 법제한 것 · 감초볶은 것 · 황기 각각 2g, 생지황 · 황련술에 법제한 것 · 고본 각각 1.6g, 승마 · 방풍 각각 1.4g, 순비기열매만형자 · 당귀 · 삽주창출 · 족두리풀세신 각각 1.2g, 형개수 · 궁궁이천궁 · 감초생것 각각 0.8g, 잇꽃홍화, 술에 법제한 것 0.4g.

위의 약들을 썰어서 1첩으로 하여 물에 달여서 먹는다[동원].

| 방풍산防風散 |

【 효능 】 적열積熱 : 열기가 속에 쌓여 있는 것.이 치밀어 올라와서 머리가 몹시 뜨겁고 아픈 것을 치료한다.

【 처방 】 강호리강활 · 방풍 · 당귀 · 대황 · 궁궁이천궁 · 산치자 · 박하 각각 4g, 매미허물선각 · 감초 각각 2g.

위의 약들을 썰어서 1첩으로 하여 골풀속살등심초 20오리, 고죽엽 10잎과 함께 물에 달여서 먹는다[득효].

외형편

02 얼굴面

얼굴에 열이 있는 것[面熱]

얼굴에 열이 있다는 것은 족양명병足陽明病이다[영추].

- 얼굴이 술에 취한 것같이 벌겋게 되는 것은 위열胃熱이 위로 훈증熏烝하기 때문이다[중경].
- 얼굴에 열이 있다는[熱] 것은 열이 몰렸기[鬱] 때문이다[단심].
- 얼굴에 열이 있다는 것은 위병胃病이다[동원].
- 음식을 과식하면 위에 병이 생기는데 위에 병이 생기면 숨이 가쁘고 정신이 없어지고 열이 몹시 나고 때때로 화기가 올라와 얼굴이 뜨거워진다[동원].
- 어떤 환자가 얼굴이 뜨거워지면서 맥脈이 홍대洪大하고 힘이 있었다. 이렇게 된 원인은 다음과 같다. 양명경陽明經은 혈도 많고 기도 많은 경맥인데 영양분 많은 음식을 많이 먹었기 때문에 열이 몰려서 그렇게 된 것이다. 그리하여 먼저 조위승기탕調胃承氣湯, 처방은 상한문에 있다 28g에 황련 12g, 서각 4g을 넣어 달여 먹여서 설사를 두세 번 하게 한 다음 승마황련탕으로 치료하였는데 나았다[보감].

| 승마황련탕升麻黃連湯 |

【 효능 】 얼굴이 뜨거워지는 것을 치료한다.

【 처방 】 승마 · 칡뿌리갈근 각각 4g, 구릿대백지 2.8g, 집함박꽃뿌리백

작약 · 감초 각각 2g, 황련술에 축여 볶은 것 1.6g, 서각가루낸 것 · 궁궁이천궁 · 형개수 · 박하 각각 1.2g.

위의 약들을 썰어서 먼저 궁궁이천, 형개수, 박하를 물 반 잔에 담그고 나머지 약을 1첩으로 하여 물 2잔에 넣고 절반이 되게 달인다. 여기에 먼저 물에 담근 3가지 약을 넣고 다시 7분 정도 되게 달여서 찌꺼기를 짜서 버리고 따뜻하게 하여 식사 후에 먹는다. 술, 국수, 5가지 매운 것을 먹지 말아야 한다[보감].

외형편

위풍증胃風證

위풍胃風이란 얼굴이 붓는 것을 말한다[입문].

- 얼굴이 붓는 것을 풍風이라고도 한다[내경].
- 음식을 먹은 다음 곧 서늘한 바람을 쐬면 생기는데 증상은 음식이 소화되지 않고 몸이 여위며 배가 불러 오르고 바람을 싫어하며 머리에서 땀이 많이 나오고 목이 메어 잘 넘어가지 않으며 오른쪽 관맥이 현弦하고 완緩하면서 부浮한 것을 겸한다[동원]
- 허풍虛風일 때는 감각이 없어지거나 뻣뻣해지고 이를 악물고 위 속에 풍이 있으면 오직 얼굴만 붓는데 이런 데는 승마위풍탕을 쓰는 것이 좋다[동원].
- 어떤 사람이 코와 이마의 모서리가 아프거나 감각이 마비되면서 입술과 협거頰車 : 아래 이틀 부위와 발제髮際 : 머리털이 난 데와 나지 않은 곳의 경계에서 이빨까지 붓고 아파서 입을 벌릴 수 없으며 이마에서 협거까지는 조이는 감이 있으면서 손만 대도 아파하였다. 이것은 양명경락陽明經絡이 풍열독기風熱毒氣를 받아서 생긴 것이다. 이런 데는 서각승마탕을 쓰는 것이 좋다[본사].

| 승마위풍탕升麻胃風湯 |

【 효능 】 위풍胃風으로 얼굴이 부은 것을 치료한다.

【 처방 】 승마 8g, 구릿대백지 4.8g, 당귀 · 칡뿌리갈근 · 삽주창출 각각

4g, 감초 6g, 마황마디를 버리지 않은 것 2g, 시호 · 고본 · 강호리강활 · 황백 · 초두구 각각 1.2g, 순비기열매 0.8g.

위의 약들을 썰어서 1첩으로 하여 생강 3쪽, 대추 2알과 함께 물에 달여 먹는다[동원].

| 서각승마탕犀角升麻湯 |

【 효능 】 족양명경[陽明胃經]위에 풍열독기가 있는 것을 치료한다.

【 처방 】 서각 6g, 승마 · 강호리강활 · 방풍 각각 4g, 궁궁이천궁 · 노랑돌쩌귀백부자 · 구릿대백지 · 속썩은풀황금 · 감초 각각 2g.

위의 약들을 썰어서 1첩으로 하여 물에 달여서 식사 후와 잠자기 전에 한 번씩 먹는다[본사].

얼굴에 생기는 잡병[面上雜病]

여드름[風刺]과 분독[粉刺]으로 생기는 뾰루지 · 기미 · 뾰두라지 · 땀띠 · 주사비 · 폐풍창肺風瘡, 주사비와 폐풍창에 대한 것은 코문에 자세하게 있다은 모두 얼굴에 생기는 병이다[입문].

- 풍사가 피부에 들어왔고 장부臟腑에 담이 몰려 있으면 얼굴에 기미가 생긴다. 비와 폐에서 풍습風濕과 열기가 부딪치면 헌 데가 나서 벌겋게 되거나 혹은 붓는다. 이런 데는 승마위풍탕升麻胃風湯, 처방은 위에 있다.을 가감하여 쓴다[입문].
- 열독熱毒으로 얼굴에 창절瘡癤 : 피부에 옅게 생긴 작은 헌 데 주사비 · 땀띠가 생긴 데는 백련산 · 유황고 · 백부자산 · 청상방풍탕을 쓰는 것이 좋다.
- 얼굴에 나는 일체의 여드름과 분독으로 나는 뾰두라지[雀卵] · 주근깨 · 기미 · 거먼 사마귀에는 옥용산 · 연교산 · 홍옥산 · 옥용서시산 · 황제도용금면방 · 옥용고 등을 쓰는 것이 좋다. 얼굴에 생긴 흠집을 없애는 처방은 옷좀 21

마리, 백석지 14g, 응분흰 것 30g, 노랑돌쩌귀 10g, 백강잠 20g 으로 되어 있는데 위의 약들을 가루를 내어 돼지기름[猪脂]에 개서 매일 밤 얼굴에 발랐다가 이튿날 아침에 씻어 버린다[유취].

| 백련산栢連散 |

【 효능 】 얼굴에 열독熱毒으로 생긴 악창惡瘡을 치료한다.

【 처방 】 황백덖은 것 · 황련 · 호분덖은 것 각각 같은 양.

위의 약들을 부드럽게 가루를 내어 돼지기름猪脂에 개어서 얼굴에 자주 바른다[득효].

| 유황고硫黃膏 |

【 효능 】 얼굴에 생긴 헌 데와 코나 뺨이 적자색으로 된 것과 여드름, 분독으로 생긴 뾰루지에 여러 가지 약을 써도 낫지 않는 데 쓴다.

【 처방 】 유황생것 · 구릿대백지 · 하눌타리뿌리과루근 · 경분 각각 2g, 전갈 3개, 매미허물선각 5개, 완청날개와 발을 버린 것 7개.

위의 약들을 가루낸다. 그리고 따로 참기름[香油]과 황랍을 섞어서 크림처럼 만들어 불 위에 놓고 녹이면서 약 가루를 넣어 잘 반죽한다. 매일 자기 전에 세수를 깨끗하게 하고 얼굴에 조금씩 바르는데 눈 가까이에는 바르지 말아야 한다. 이렇게 며칠하면 벌겋게 되었던 것이 저절로 없어진다.

| 백부자산白附子散 |

【 효능 】 얼굴에 생긴 열창熱瘡이나 얼굴점[斑點]을 치료한다.

【 처방 】 노랑돌쩌백부자 · 밀타승 · 흰솔풍령백복령 · 구릿대백지 · 관분 각각 같은 양.

위의 약들을 가루를 내어 무를 달인 물로 얼굴을 씻은 다음 양젖에 넣고 고약처럼 되게 개어 병이 생긴 곳에 붙였다가 이튿날 아침에 씻어 버린다. 양젖이 없으면 대신 사람의 젖을 써도 된다[의감].

| 청상방풍탕淸上防風湯 |

【 효능 】 상초上焦에 있는 화火를 내리는 데 머리와 얼굴에 생긴 창절瘡癤과 풍열독風熱毒을 치료한다.

【 처방 】 방풍 4g, 연교 · 구릿대백지 · 도라지길경 각각 3.2g, 속썩은풀황금, 술에 축여 볶은 것 · 궁궁이천궁 각각 2.8g, 형개 · 산치자 · 황련술에 축여 볶은 것 · 지각 · 박하 각각 2g, 감초 1.2g.

위의 약들을 썰어서 1첩으로 하여 물에 달인 다음 짜서 참대기름 5숟가락을 넣어서 먹는다[의감].

| 옥용산玉容散 |

【 효능 】 얼굴에 생긴 기미 · 작은 부스럼 · 뾰루지 · 땀띠 · 분독으로 생기는 뾰루지와 피부가 가려운 것을 치료하며 기름때를 없앤다.

【 처방 】 주엽열매조각 600g, 승마 106g, 닥나무열매저실자 66g, 구릿대백지 · 백급 · 하늘타리뿌리과루근 · 녹두가루 각각 13.4g, 감송 · 사인 · 백정향 각각 6.6g, 찹쌀 3홉 5작.

위의 약들을 가루를 내어 잘 섞어서 항상 얼굴을 문지른다. 어떤 책에는 장뇌 8g을 더 넣게 되어 있다[의감].

| 연교산連翹散 |

【 효능 】 얼굴에 생긴 곡자창穀嘴瘡, 즉 민간에서 분독으로 생긴 뾰루지[粉子]라고 하는 것을 치료한다.

【 처방 】 연교 · 궁궁이천궁 · 구릿대백지 · 속썩은풀황금 · 황련 · 더덕사

삼 · 형개 · 뽕나무뿌리껍질상백피 · 산치자 · 패모 · 감초 각각 2.8g.

위의 약들을 썰어서 1첩으로 하여 물에 달여서 식사 후에 먹는다. 일명 청폐산淸肺散이라고도 한다[회춘].

| 홍옥산紅玉散 |

【 효능 】 얼굴에 생긴 일체 주자酒刺 · 풍자風刺 · 검은 사마귀 · 검버섯[斑子] 등을 치료한다.

【 처방 】 구릿대백지 · 곽향 · 주염열매조각 각각 8g, 감송 · 삼내자三乃子 · 목택木澤 · 백정향 · 족두리풀 · 살구씨행인 · 밀타승 각각 4g, 하눌타리뿌리과루근 · 흰솔풍령백복령 각각 6g, 장뇌 2g, 백급 1.2g.

위의 약들을 가루를 내어 잠잘 때에 젖에 개서 얼굴에 발랐다가 이튿날 아침에 더운물로 씻어 버리면 얼굴이 옥같이 된다.

| 옥용서시산玉容西施散 |

【 효능 】 위와 같은 증상을 치료한다.

【 처방 】 녹두가루 80g, 구릿대백지 · 백급 · 가위톱백렴 · 백강잠 · 노랑돌쩌귀백부자 · 하눌타리뿌리과루근 각각 40g, 감송 · 삼내자 · 모향 각각 20g, 영릉향 · 방풍 · 고본 각각 8g, 주염열매 2꼬투리.

위의 약들을 부드럽게 가루를 내어 세수할 때마다 쓰면 얼굴빛이 옥같이 된다[의림].

| 황제도용금면방皇帝塗容金面方 |

【 처방 】 주사 8g, 마른 연지 4g, 연분 12g, 오매살 5개 · 소뇌 20g, 궁궁이천궁 조금.

위의 약들을 부드럽게 가루를 내어 물에 개서 잠잘 무렵에 얼굴에 발랐다가 이튿날 아침에 더운물로 씻어 버리면 어린이의 얼굴처럼 고와진다.

| 옥용고玉容膏 |

얼굴에 생긴 마른 헌 데와 검버섯 · 여드름 · 분독으로 생긴 뾰루지를 치료한다처방은 잡방에 있다.

얼굴에 나타나는 나쁜 증상[面部凶證]

환자가 얼굴에 윤기가 없어지고 잇몸이 꺼멓게 되면 위험하다[편작].

- 얼굴이 부으면서 검푸르게 되면 살지 못한다[편작].
- 환자가 영위榮衛가 끊어지고 얼굴이 부으면 살지 못한다[편작].
- 얼굴이 거멓게 되고 입술이 퍼렇게 되어도 죽고 얼굴이 퍼렇게 되고 입술이 꺼멓게 되어도 죽는다[화타].

단방單方

모두 24가지이다.

염탕鹽湯, 소금 끓인 물

얼굴에 생긴 5가지 헌 데를 치료한다. 더운 소금 끓인 물에 솜을 적셔서 헌 데를 눌러 주는데 하루에 다섯 번이나 여섯 번 하면 절로 낫는다[본초].

| 백반白礬 |

【효능】 분독으로 생긴 뾰루지를 치료하는 데 가루를 내서 술에 개어

서 바른다[득효].

【 처방 】 얼굴에 적자색이 나는 뾰루지나 두드러기에는 백반과 유황硫黃을 각각 같은 양으로 하고 여기에 황단黃丹을 조금 섞어서 가루를 내서 침에 개어서 바른다[입문].

| 장수漿水, 신좁쌀죽웃물 |

【 효능 】 살빛을 희게 하고 살결이 비단결같이 되게 하며 기미와 사마귀를 없앤다. 신좁쌀죽웃물울 따뜻하게 하여 얼굴을 씻은 다음 천으로 사마귀를 아프도록 문지른다. 그 다음 백단향을 물에 갈아 즙을 내서 바른다[본초].

【 처방 】 좁쌀죽웃물을 받아 놓아 시어진 것이다.

| 주사朱砂 |

【 처방 】 얼굴빛을 좋게 하는데 수비水飛하여 깨끗한 물에 조금씩 타서 먹는다[본초].

| 여회藜灰, 명아주 태운 가루 |

【 처방 】 얼굴에 생긴 거먼 사마귀를 없애는데 물에 개어 덖어서 사마귀에 붙인다[본초].

| 토사자묘兎絲子苗, 새삼씨 싹 |

【 처방 】 얼굴에 생긴 기미와 분가시[粉刺], 얼룩점을 없애는 데 짓찧어 즙을 내서 늘 바른다[본초].

| 익모초益母草 |

【 효능 】 얼굴에 쓰는 약에 넣어 쓰면 얼굴이 윤택해진다.

【 처방 】 음력 5월 5일에 뿌리째로 캐서 햇볕에 말린 다음 가루를 낸다. 이것을 물에 반죽하여 적당하게 만들어 센 불에 약 30분 정도 태운 다음 2시간 정도 두었다가 꺼낸다. 다음 사기그릇에 담고 갈아서 채로 쳐 가지고 가루비누 쓰듯 하면 풍자와 분가시[風粉刺]가 없어지고 얼굴이 고와진다[본초].

| 백지白芷, 구릿대 |

【 효능 】 기미와 주근깨, 흠집을 없애며 얼굴을 윤택하게 한다.

【 처방 】 크림처럼 만들어 늘 바른다[본초].

| 생강즙生薑汁 |

【 효능 】 손톱으로 얼굴을 허빈 것[破]을 치료하는 데 이 즙에 경분을 타서 바르면 흠집이 생기지 않는다[득효].

| 고본藁本 |

【 효능 】 기미 · 여드름 · 주사비 · 분독으로 생긴 뾰루지를 낫게 하고 얼굴을 윤택하게 한다.

【 처방 】 이 약으로 얼굴을 씻거나 크림처럼 만들어 쓰는 것이 좋다[본초].

| 토과근土瓜根, 쥐참외뿌리 |

【 효능 】 얼굴에 생긴 두툴두툴한 흠집을 없앤다.

【 처방 】 보드랍게 가루를 내어 신좁쌀죽웃물에 타서 쓰는데 잘 때에

신좁쌀죽웃물로 얼굴을 씻은 다음 발랐다가 그 이튿날 아침에 씻어 버린다. 이와 같이 하면 곧 얼굴이 윤택해지고 주름이 펴진다. 백 일만 하면 눈이 부실 정도로 얼굴이 윤택해진다[본초].

| **백부자**白附子, 노랑돌쩌귀 |

【 효능 】 얼굴에 생긴 온갖 병을 치료하는 데 기미와 흠집, 주근깨도 없앤다.

【 처방 】 크림에 넣어서 얼굴에 바르거나 가루비누처럼 만들어 쓰는 것이 좋다[본초].

| **백복령**白茯苓, 흰솔풍령 |

【 효능 】 기미와 몸푼 부인의 얼굴에 참새알빛 같은 검버섯이 생긴 것을 없앤다.

【 처방 】 보드랍게 가루를 내어 꿀에 반죽해서 늘 얼굴에 바르면 좋다[본초].

| **상엽**桑葉, 뽕잎 |

【 효능 】 얼굴에 생긴 폐독창肺毒瘡이 대풍창大風瘡같이 된 것을 치료한다.

【 처방 】 뽕잎을 따서 깨끗하게 씻은 다음 쪄서 햇볕에 말린다. 이것을 가루를 내어 한 번에 8g씩 하루 세 번 물에 타서 먹는다. 일명 녹운산綠雲散이라고도 한다[본초].

| **밀**蜜, 꿀 |

【 효능 】 늘 먹으면 얼굴이 꽃과 같이 된다. 오랫동안 먹는 것이 좋다[본초].

외형편

| 진주眞珠 |

【 효능 】 기미와 얼룩점을 없애며 얼굴이 윤택해지고 생기 있게 한다.

【 처방 】 분처럼 되게 갈아 젖에 타서 늘 바른다[본초].

| 백강잠 |

【 효능 】 기미와 흠집을 없애며 얼굴빛이 좋아지게 한다.

【 처방 】 가루를 내어 늘 바른다. 또한 옷좀과 응시백을 같은 양으로 하여 가루를 낸 다음 젖에 개어서 흠집에 바르면 곧 없어진다[본초].

| 복분자覆盆子 |

【 효능 】 얼굴빛을 좋아지게 하는 데 오랫동안 먹는 것이 좋다. 봉류 : 산과 들에 절로 나서 자라는 멍덕딸기의 열매이다.와 효과가 같다[본초].

| 오매육烏梅肉, 오매살 |

【 효능 】 검은 반점[黑點], 검은 사마귀, 군살을 없애는 데 여러 가지 다른 약들과 섞어서 바른다[본초].

【 처방 】 얼굴에 주근깨가 생긴 데는 오매살 · 양두나무가지櫻桃枝 · 주염열매조협 · 개구리밥부평초, 뒷면이 자줏빛이 나는 것 각각 같은 양으로 하여 가루를 내어 가루비누같이 만들어 쓰는데 이것으로 얼굴을 씻으면 주근깨가 절로 없어진다[입문].

● 백매白梅도 효과가 같다.

| 도화桃花, 복숭아꽃 |

【 효능 】 얼굴을 윤택하게 하고 명랑하게 한다. 술에 담가 두고 그 술을 마시는 것이 좋다.

【 처방 】 얼굴에 생긴 헌 데에서 누런 진물이 나오는 데는 복숭아꽃을 가루를 내어 쓰는데 한 번에 4g씩 하루 세 번 물에 타서 먹는 것이 좋다[본초].

| 만청자蔓菁子, 순무씨 **|**

【 효능 】 기름을 짜서 면지面脂 : 얼굴에 바르는 크림의 일종인데 거기에 들어간 조성과 만든 방법에 따라 여러 가지가 있다.에 섞어 바르면 검은 기미가 없어진다. 또한 보드랍게 가루를 내어 면지에 섞어서 얼굴에 늘 바르면 주름살이 없어진다[본초].

| 동과인冬瓜仁, 동아씨 **|**

【 효능 】 얼굴이 윤택해지며 고와지게 하고 검버섯과 기미를 없어지게 한다.

【 처방 】 크림처럼 만들어 늘 바르면 좋다. 동아씨 3~5되를 껍질을 버리고 가루를 내서 꿀에 반죽하여 알약을 만들어 한 번에 30알씩 빈속에 먹는다. 오랫동안 먹으면 얼굴이 옥같이 깨끗해지고 고와진다[본초].

| 총백葱白, 파밑 **|**

【 효능 】 풍사에 상해서 얼굴과 눈이 부은 것을 치료한다. 달여서 먹고 씻는다[본초].

| 고양담羖羊膽, 숫양의 쓸개 **|**

【 효능 】 얼굴에 참새알빛깔 같은 기미가 많이 생긴 것을 치료하는 데 술에 타서 끓여 발랐다가 씻어 버리기를 하루에 세 번 하면 곧 없어진다[본초].

| 녹각鹿角 |

【 처방 】 구워서 가루를 내어 한 번에 8g씩 하루 두 번 술로 먹는다. 오래 먹으면 얼굴빛이 고와진다.

- 신좁쌀죽웃물에 진하게 갈아 얼굴에 바르면 주름살이 생기지 않는다. 겸하여 헌 데, 여드름도 없어지게 하며 얼굴이 윤택해지고 고와지게 한다.
- 기운이 왕성한 청년 시기 얼굴에 여드름이 돋았을 때에는 사슴의 기름을 바르면 곧 없어진다[본초].

한 가지 처방

맞아서 머리나 얼굴이 퍼렇게 멍울이 진 데는 양고기나 쇠고기나 돼지고기를 뜨겁게 구워서 붙이면 곧 낫는다[본초].

03 눈眼

기륜氣輪

기륜에 생긴 병의 원인은 추위와 더위를 받았거나 몸이 허해졌을 때에 한사寒邪가 속에 들어갔기 때문이다. 이때의 증상은 혹시 아프기도 하고 잘 보이지 않기도 한다. 그리고 흰자위에 병이 생기면 힘줄이 벌겋게 붓는데 이때에 해를 보면 안개 낀 것같이 보이고 물건을 보면 연기 나는 데서 보는 것같이 뿌옇게 보인다. 오랫동안 치료하지 않으면 흰 예막[白膜]이 생겨 눈 앞이 새까맣게 되어 볼 수 없다[득효].

풍륜風輪

풍륜에 생긴 병의 원인은 대중 없이 기뻐했거나 화냈거나 속을 몹시 썼거나 밤에 잘게 쓴 글을 읽었기 때문이다. 이때의 증상은 내자와 외자 부위가 몹시 깔깔하고 눈알이 아프며 물건이 똑똑히 보이지 않고 눈두덩이 팽팽해지면서 켕긴다. 이런 데는 풍을 없애는 약을 쓰는 것이 좋다[득효].

육륜肉輪

육륜에 생긴 병이 원인은 뜨거운 것을 많이 먹거나 5가지 매운 것을 즐겨 먹거나 먼 길을 뛰어다니거나 밥을 배부르게 먹고 곧 잠을 자서 풍風이 몰리고 담痰이 막힌 데 있다. 이때의 증상은 눈두덩이 벌겋게 붓고 흐릿하게 보이며 눈물이 많이 나오고 속눈썹이 눈을 찌르기 때문에 깔깔하고 아프며 눈알에 어혈이 진다. 이때에는 비脾를 조리하면서 시원하게 하는 약을 쓰는 것이 좋다[득효].

혈륜血輪

혈륜에 생긴 병의 원인은 7정七情이 지나쳐서 답답해지고 마음이 괴로우며 속으로는 심心을 충동시키고 밖으로는 눈을 피로하게 한 데 있다. 이때의 증상은 붉은 핏줄이 내자와 외자에 얽히고 검은자위에 흰 예막이 가리며 눈두덩이 부어서 눈을 뜰 수 없으며 눈 앞이 뿌옇고 깔깔하다. 오랫동안 치료하지 않으면 눈이 멀게 된다. 이때에는 심을 시원하게 하고 혈의 열을 내리는 약을 쓰는 것이 좋다[득효].

수륜水輪

수륜에 생긴 병의 원인은 힘들게 일하였거나 성욕을 억제하지 못한 데 있다. 또한 7정에 상한 다음 다시 술과 밀가루 음식을 많이 먹거나 짜고 매운 것을 좋아해서 온 신경이 눈동자로 소통하게 된 데 있다. 이때의 증상은 찬 눈물이 뺨으로 흘러내리고 파리가 눈 앞에 날아다니는 것같이 보이며 적취積聚나 풍허風虛로 눈이 깔깔하거나 가려우며 예장이 생겨서 늘 눈이 잘 보이지 않는다. 이런 데는 신腎을 보하는 약을 쓰는 것이 좋다[득효].

단방單方

모두 22가지가 있다[득효].

| 익음신기환益陰腎氣丸 |

【 효능 】 『내경』에 "신수[腎水]를 주로 보충해서 양기를 억누르고 음을 자양하게 한다"고 한 약이 이것이다.

【 처방 】 찐지황 80g, 생건지황술에 축여서 약한 불기운에 말린 것, 산수유 각각 40g, 오미자 · 마서여 · 모란뿌리껍질목단피 · 시호 · 당귀잔뿌리당귀미, 술에 씻은 것 각각 20g, 복신 · 택사 각각 10g.

위의 약들을 가루를 내어 꿀에 반죽한 다음 먹기 좋은 크기로 알약을 만들어 주사를 입힌다. 한 번에 50~70알씩 빈속에 소금 끓인 물로 먹는다[정전].

● 일명 자음신기환滋陰腎氣丸이라고도 한다.

| 양간환養肝丸 |

【 효능 】 간기가 부족하여 눈 앞이 아찔하거나 꽃무늬 같은 것이 어른거리면서 혹 눈곱이 끼거나 눈물이 나는 것과 부인이 혈血이 허하여 생긴 눈병을 치료한다.

【 처방 】 당귀 · 궁궁이천궁 · 집함박꽃뿌리백작약 · 찐지황 각각 40g, 방풍 · 닥나무열매저실자, 덖은 것 · 길짱구씨차전자, 술에 축여 덖은 것 · 유인끓는 물에 담갔다가 껍질을 버린 것 각각 20g.

위의 약들을 가루를 내어 꿀에 반죽해서 먹기 좋은 크기로 알약을 만든다. 한 번에 70알씩 식사 후에 따뜻한 물로 먹는다[의감].

| 생숙지황환生熟地黃丸 |

【 효능 】 혈이 허하여 눈이 잘 보이지 않는 것을 치료한다.

【 처방 】 생건지황 · 찐지황 · 현삼 · 석고 각각 40g.

위의 약들을 가루를 내어 꿀에 반죽해서 먹기 좋은 크기로 알약을 만든다. 한 번에 50~70알씩 빈속에 찻물로 먹는다[입문].

| 주경원駐景元 |

【 효능 】 간肝과 신腎이 허하여 눈 앞이 어른거리고 물건이 잘 보이지

않는 것과 또는 예장이 생기는 것을 치료한다.

【 처방 】 새삼씨토사자, 술에 법제한 것 200g, 길짱구씨차전자, 덖은 것 · 찐지황 각각 120g.

위의 약들을 가루를 내어 꿀에 반죽해서 먹기 좋은 크기로 알약을 만든다. 한 번에 50~70알씩 빈속에 데운 술로 먹는다[국방].

● 어떤 처방에는 구기자 50g을 넣으면 더 좋다고 하였다.

| 가감주경원加減駐景元 |

【 효능 】 간과 신이 허하여 양쪽 눈이 다 잘 보이지 않는 것을 치료한다.

【 처방 】 새삼씨토사자 320g, 구기자 · 오미자 · 길짱구씨차전자 · 닥나무열매저실자 · 조피열매천초, 덖은 것 각각 40g, 찐지황 · 당귀 각각 20g.

위의 약들을 가루를 내어 꿀에 반죽해서 먹기 좋은 크기로 알약을 만든다. 한 번에 50~70알씩 빈속에 데운 술이나 소금 끓인 물로 먹는다[간이].

| 명목장수환明目壯水丸 |

【 효능 】 간肝과 신腎의 기운이 부족하여 눈이 잘 보이지 않으면서 늘 눈 앞이 어른거리고 찬 눈물이 많이 나오는 것을 치료한다. 이 약은 주로 신수를 보충하여 양기를 억누르고 신과 간을 강화하며 피가 생기게 하고 눈이 밝아지게 한다.

【 처방 】 황백 · 지모다 젖에 버무려 햇볕에 말려서 덖은 것 각각 100g, 찐지황 · 생건지황술에 씻은 것 · 천문동 · 맥문동 · 산수유술에 축여 찐 것 · 단국화감국 각각 80g, 구기자술에 씻은 것 64g, 쇠무릎우슬, 술에 씻은 것 52g, 인삼 · 당귀술에 씻은 것 · 오미자 · 새삼씨토사자 · 백복신 · 마서여 · 측백씨백자인, 덖은 것 · 택사 · 모란뿌리껍질목단피, 술에 씻은 것 각각 40g, 백두구 12g.

위의 약들을 가루를 내어 꿀에 반죽해서 먹기 좋은 크기로 알약을 만든다. 한 번에 1백 알씩 빈속에 소금 끓인 물로 먹는다[의감].

| 자음지황환滋陰地黃丸 |

【 효능 】 혈이 부족하고 정신이 피로하며 신腎이 허하여 눈이 잘 보이지 않으면서 동공이 산대散大되어 물건이 어렴풋하게 보이는 것을 치료한다. 치료는 반드시 혈을 보하고 혈에 있는 열을 내리며 화火를 풀어 버리고 풍風을 없애야 한다.

【 처방 】 찐지황 40g, 시호 32g, 생건지황술에 축여서 약한 불기운에 말린 것 30g, 당귀술에 씻은 것 · 속썩은풀황금 각각 20g, 천문동 · 지골피 · 오미자 · 황련 각각 12g, 인삼 · 지각 · 감초덖은 것 각각 8g.

위의 약들을 가루를 내어 꿀에 반죽해서 먹기 좋은 크기로 알약을 만든다. 한 번에 1백 알씩 찻물로 먹는다[단심].

- 일명 숙지황환熟地黃丸이라고도 한다. 대체로 눈이 점차 어두워지면서 금방 어두워졌다 금방 밝아졌다 하는 것은 피를 많이 흘렸기 때문이다. 이런 때에는 이 약과 정지환定志丸, 처방은 신문에 있다을 같이 먹는 것이 더 좋다[보명].

| 자신명목탕滋腎明目湯 |

【 효능 】 혈이 부족하고 정신이 피로하며 신이 허하여 생긴 눈병을 치료한다.

【 처방 】 당귀 · 궁궁이천궁 · 집함박꽃뿌리백작약 · 생지황 · 찐지황 각각 4g · 인삼 · 도라지길경 · 산치자 · 황련 · 구릿대백시 · 순비기열매만형자 · 단국화감국 · 감초 각각 2g.

위의 약들을 썰어서 1첩으로 하여 작설차 한 잔, 골풀속살등심초 2g과 함께 물에 달여서 식사 후에 먹는다[회춘].

| 보간산補肝散 |

【 효능 】 간풍肝風으로 내장이 생겨 아프지도 가렵지도 않으면서 눈 앞에 5가지 빛의 꽃 같은 것이 나타나고 하나의 물건이 둘로 보이는 것을 치료한다.

【 처방 】 영양각 · 방풍 각각 40g, 인삼 · 벌건솔풍령적복령 각각 30g, 강호리강활 · 길짱구씨차전자 · 족두리풀세신 · 현삼 · 속썩은풀황금, 덖은 것 각각 14g.

위의 약들을 가루를 내어 한 번에 8g씩 미음에 타서 식사 뒤에 먹는다.

● 영양각羚羊角은 궐음경으로 가고 현삼, 족두리풀세신은 소음경으로 가며 강호리강활 · 방풍 · 길짱구씨차전자는 태양경으로 간다. 만약 근맥이 당겨서 작용하지 못하면 꿀풀하고초을 넣어서 쓴다. 일찍이 써 보았는데 잘 들었다[강목].

| 추예환墜瞖丸 |

【 효능 】 내장內障으로 예막이 생긴 것을 치료한다.

【 처방 】 푸른 양의 쓸개靑羊膽 · 청어쓸개靑魚膽 · 잉어쓸개鯉魚膽 각각 7개, 곰쓸개웅담 10g, 소쓸개우담 20g, 사향 1.2g, 전복껍질석결명, 수비한 것 40g.

위의 약들을 가루를 내어 밀가루풀에 반죽해서 먹기 좋은 크기로 알약을 만든다. 한 번에 10알씩 빈속에 찻물로 먹는다[입문].

● 만일 청어쓸개靑魚膽가 없으면 대신 수달의 쓸개獺膽 3개를 써도 되는데 이것도 없으면 저담 1개를 쓴다[강목].

| 양간원羊肝元 |

【 효능 】 여러 가지 눈병과 내장 · 예막 · 청맹靑盲을 치료한다.

【 처방 】 황련따로 가루낸 것, 흰양의 간白羊子肝 1보막을 버린다.

위의 약들을 함께 사기그릇에 넣고 갈아서 여러 사람이 빨리 벽오동씨만하게 알약을 만든다. 한 번에 30알씩 빈속에 따뜻한 물로 먹는데 연이어 5재를 먹으면 낫는다. 푸른 양의 간을 쓰면 더 좋다.

| 본사방양간원本事方羊肝元 **|**

【 효능 】 내장內障과 청맹靑盲을 치료한다.

【 처방 】 불알을 깐 흰양의 간작은 쪽 하나만 쓰는데 얇게 설어서 새기왓장 위에 놓고 약한 불기운에 말린다. · 찐지황 60g, 새삼씨토사자 · 결명씨결명자 · 길짱구씨차전자 · 댑싸리씨지부자 · 오미자 · 구기자 · 익모초 · 꽃다지씨정력자 · 개맨드라미씨靑箱子 · 유인 · 맥문동 · 택사 · 방풍 · 속썩은풀황금 · 흰솔풍령백복령 · 계심 · 살구씨행인 · 족두리풀세신 각각 40g.

위의 약들을 가루를 내어 꿀에 반죽해서 먹기 좋은 크기로 알약을 만든다. 한 번에 30~50알씩 하루 세 번 따뜻한 물로 먹는다.

| 보신환補腎丸 **|**

【 효능 】 신腎이 허하여 눈이 잘 보이지 않으면서 점차 내장이 되려고 하는 것을 치료한다.

【 처방 】 자석磁石, 달구었다가 식초에 담그기를 일곱 번 하여 갈아서 수비한 것 · 새삼씨토사자, 술에 법제한 것 각각 80g, 찐지황 · 육종용술에 담갔다가 약한 불기운에 말린 것 · 석곡 · 오미자 · 구기자 · 닥나무열매저실자 · 복분자술에 담갔던 것 · 길짱구씨차전자, 술에 축여서 찐 것 각각 40g, 침향 · 돌소금 각각 20g.

위의 약들을 가루를 내어 꿀에 반죽해서 먹기 좋은 크기로 알약을 만든다. 한 번에 70알씩 빈속에 소금 끓인 물로 먹는다[제생].

| 기령환杞苓丸 **|**

【 효능 】 신腎이 허하여 눈이 잘 보이지 않으면서 점차 내장內障이 되

려고 하는 것을 치료한다.

【 처방 】 솔풍령복령 : 절반은 흰솔풍령(백복령), 절반은 벌건솔풍령(적복령) 160g, 구기자술에 담갔던 것 80g, 새삼씨토사자, 술에 법제한 것 · 당귀 각각 40g, 돌소금청염 20g.

위의 약들을 가루를 내어 꿀에 반죽해서 먹기 좋은 크기로 알약을 만든다. 한 번에 50~70알씩 빈속에 더운물로 먹는다[단심].

| 밀몽화산密蒙花散 |

【 효능 】 16가지 내장과 여러 해 동안 눈이 잘 보이지 않는 것을 치료한다.

【 처방 】 밀몽화 80g, 영양각 · 굼벵이제조, 뽕나무 속에 있던 굼벵이를 쓴다 · 인삼 · 복분자 · 댑싸리씨지부자 · 구기자 · 감초 각각 40g, 익모초씨 · 석명자 · 단국화감국 · 회나무꽃괴화 각각 20g.

위의 약들을 가루를 내어 한 번에 8g씩 미음에 타서 먹는다[득효].

| 충화양위탕沖和養胃湯 |

【 효능 】 비위脾胃가 허약해지고 심화心火와 3초三焦가 동시에 성해져서 내장이 된 것을 치료한다.

【 처방 】 황기 · 강호리강활 각각 4g, 인삼 · 흰삽주백출 · 승마 · 칡뿌리갈근 · 당귀 · 감초덖은 것 각각 2.8g, 시호 · 집함박꽃뿌리백작약 각각 2g, 방풍 · 흰솔풍령백복령 각각 1.2g, 오미자 0.8g, 건강 0.4g.

위의 약들을 썰어서 1첩으로 하여 물에 넣고 절반이 되게 달인다. 다음 여기에 속썩은풀황금, 황련 각각 2g씩 넣고 다시 몇 번 끓어오르게 달여서 찌꺼기를 짜 버리고 따뜻하게 하여 식사 후에 먹는다[동원].

| 당귀탕當歸湯 |

【 효능 】 간肝과 신腎을 보하고 눈을 밝게 한다.

【 처방 】 시호 8g, 생지황 6g, 당귀 · 집함박꽃뿌리백작약 각각 4g, 속썩은황금 · 황련모두 술에 담갔던 것 각각 3g, 감초덖은 것 2g.

위의 약들을 썰어서 1첩으로 하여 달여서 빈속에 먹는다[의림].

| 발운퇴예환정환撥雲退翳還睛丸 |

【 효능 】 내장內障을 치료한다. 늘 먹으면 일생 동안 눈이 잘 보이지 않거나 눈 앞에 꽃 같은 것이 나타나는 일이 없다.

【 처방 】 검은 참깨흑지마 200g, 밀몽화 · 속새목적 · 남가새열매백질려 · 매미허물선퇴 · 돌소금청염 각각 40g, 박하 · 구릿대백지 · 방풍 · 궁궁이천궁 · 지모 · 형개수 · 구기자 · 집함박꽃뿌리백작약 · 감초생것 각각 20g, 단국화감국 24g, 당귀술에 씻은 것 12g.

위의 약들을 가루를 내어 꿀에 반죽해서 달걀 노른자위만하게 알약을 만든다. 한 번에 1알씩 식사 뒤에 잘 씹어서 찻물로 넘긴다[회춘].

책을 많이 읽어서 눈이 보이지 않는 것[讀書損目]

『내경』에 "눈은 혈血을 받아야 잘 볼 수 있다"고 씌어 있다. 오랫동안 보면 혈을 상하게 되고 따라서 눈도 상하게 된다[강목].

● 오랫동안 보면 혈을 상한다. 혈은 간肝을 주관하기 때문에 글을 많이 읽으면 간이 상하고 간이 상하면 저절로 풍열風熱이 생기면서 열기가 올라오므로 눈이 잘 보이지 않게 된다. 그러므로 전적으로 보약만 쓰는 것은 좋지 않다. 혈을 보하고 간을 진정시키며 눈을 밝게 하는 약을 쓰면 저절로 낫는다. 이런 데는 지황원을 먹는 것이 좋다[강목].

● 옛 사람들이 책을 지나치게 오랫동안 읽으면 간이 상하고 눈이 상한다고 한 것은 참으로 옳은 말이다. 글 읽는 것과 도박을 지나치게 하여 눈병을 앓는 것을 간로肝勞라고 한다. 이것을 치료하려면 3년 동안 눈을 감고 아무것도 보지 말아야 한다. 그렇지 않으면 나을 수 없다. 간을 사한다든가 여러 가지 치료를 한다고 해도 효과가 없을 것이다[자생].

| 지황원地黃元 |

【 효능 】 『내경』에 "오랫동안 보면 혈이 상한다"고 씌어 있다. 혈은 간을 주관하므로 간이 상하면 눈이 잘 보이지 않는다. 간이 상하면 저절로 풍열風熱이 생기므로 반드시 혈을 보하고 간을 진정시켜야 눈이 저절로 밝아진다.

【 처방 】 찐지황숙지황 60g, 황련 · 결명씨결명자 각각 40g, 방풍 · 단국화감국 · 강호리강활 · 계심 · 주사수비한 것 · 몰약 각각 20g.

위의 약들을 가루를 내어 꿀에 반죽해서 먹기 좋은 크기로 알약을 만든다. 한 번에 50~70알씩 따뜻한 물로 식사 전에 먹는다[득효].

단방單方

모두 33가지백룡산, 입소산, 염출산도 들어 있다이다.

| 염鹽, 소금 |

【 효능 】 물에 끓여서 따뜻할 때 눈을 씻으면 눈이 잘 보이지 않는 것과 눈에 피멍울이 진 것이 낫는다. 그것은 소금이 피가 몰린 것을 잘 풀어 주기 때문이다[직지].

● 입소산立消散은 부예浮瞖와 속예粟瞖로 안개 같은 막이 눈알을 가린 것을 치료한다. 눈처럼 흰 소금을 아주 보드랍게 갈아 골풀등심초에 묻혀 예막에 살짝 넣어 준다. 여러 번 써 보았는데 효과가 좋다[직지].

【 처방 】 아침 일찍 일어나서 소금 끓인 물로 양치질하거나 눈을 씻으면 눈을 밝게 하고 이빨을 든든하게 하는 데 아주 좋다[본초].

| 청염靑鹽, 돌소금 |

【 효능 】 눈을 밝게 한다. 물에 끓여 눈을 씻으면 좋다[본초].

【 처방 】 눈이 깔깔한 것은 소금 덩어리로 눈을 문지르면 낫는다. 소금 덩어리가 이럴진데 돌소금이야 더 말할 것이 있겠는가. 돌소금을 끓인 물로 눈을 씻거나 돌소금을 약에 넣어 먹어도 모두 좋다[자생].

| 백반白礬 |

【 효능 】 눈에 예막이 생겼거나 군살[胬肉]이 나온 것을 치료한다.

【 처방 】 백반을 기장쌀알만큼씩 떼어 눈에 넣고 눈물이 나오면 씻어 버린다. 오랫동안 하면 예막이나 군살이 저절로 없어진다[본초].

| 정화수井華水 |

【 효능 】 눈에 피진 것과 부예膚瞖를 없앤다.

【 처방 】 눈알이 까닭 없이 부으면서 1~2치 정도 나온 데는 정화수를 자주 부어 넣으면 눈알이 절로 들어간다. 새로 길어 온 물도 좋다. 그리고 맥문동 · 뽕나무뿌리껍질상백피 · 산치자 를 이 물에 달여 먹어도 좋다[본초].

| 붕사鵬砂 |

【 효능 】 눈에 군살이 생긴 것과 피가 뭉쳐서 도드라져 나온 것을 치료한다.

【 처방 】 붕사 4g과 용뇌 0.2g을 가루를 내어 골풀에 묻혀 하루에 세

번 군살에 바른다[입문].

| 노감석爐甘石 |

【 효능 】 풍안風眼으로 눈물이 멎지 않고 나오는 것을 치료한다.

【 처방 】 노감석과 오징어뼈오적골 각각 같은 양에 용뇌를 조금 넣어 보드랍게 가루를 내어 눈에 넣으면 나오던 눈물이 멎는다[입문].

| 석창포石菖蒲 |

【 효능 】 연가시[飛絲]가 눈에 들어가 부으면서 아픈 것을 치료한다.

【 처방 】 석창포를 두드려서 연가시가 왼쪽 눈에 들어갔으면 오른쪽 콧구멍을 막고 오른쪽 눈에 들어갔으면 왼쪽 콧구멍을 막으면 곧 낫는다[득효].

| 감국甘菊, 단국화 |

【 효능 】 예막瞖膜을 없애고 눈을 밝게 하며 눈의 피를 보양하고 내장을 낫게 하며 바람을 맞으면 눈물이 나오는 것을 멎게 한다.

【 처방 】 가루를 내어 먹거나 달여서 먹어도 다 좋다[본초].

| 창출蒼朮, 삽주 |

【 효능 】 내장과 외장外障을 치료한다.

【 처방 】 삽주창출 160g 을 썰어 돌소금 40g과 함께 누렇게 되도록 덖어서 소금은 버린다. 그 다음 속새목적 80g 을 동변에 법제하여 그것과 함께 가루를 내어 한 번에 4g씩 따뜻한 쌀 씻은 물에 타서 하루 두세 번 먹으면 아주 잘 낫는다. 일명 염출산塩朮散이라고도 한다[직지].

● 밤눈증[雀目]을 치료하는 데는 삽주 가루 12g 을 쓰는데 돼지 간저간 80g 을 쪼

간 속에 뿌린 다음 삼실로 동여매서 좁쌀 1홉과 함께 물 1사발을 넣고 삶아 익힌다. 다음 그것을 꺼내어 눈에 김을 쐬이고 먹으면 잘 낫는다[강목].

| 초용담草龍膽, 용담초 **|**

【 효능 】 양쪽 눈이 핏발이 서고 부은 것과 정창睛脹과 예막이 생기며 피가 뭉치고 군살이 나와 참을 수 없이 아픈 것을 치료한다.

【 처방 】 눈병일 때 반드시 써야 할 약이다. 알약을 만들어 먹거나 달여 먹어도 다 좋다[탕액].

| 세신細辛, 족두리풀 **|**

【 효능 】 눈을 밝게 한다.

【 처방 】 결명씨초결명 · 잉어쓸개鯉魚膽 · 푸른 양의 간靑羊肝과 함께 쓰면 눈이 아픈 것도 낫는다[본초].

| 결명자決明子, 결명씨 **|**

【 효능 】 청맹靑盲과 부예膚瞖나 운예雲瞖가 생기고 벌겋거나 흰 막이 끼며 붓고 아프면서 눈물이 나오는 것을 치료하는 데 간열을 없앤다.

【 처방 】 매일 아침에 1숟가락씩 빈속에 먹는다. 1백 일만 지나면 어두운 밤에도 물건을 보게 된다.

- 눈이 보이지 않은 지 오래된 데는 결명씨결명자 2되를 가루를 내어 한 번에 8g씩 미음에 타서 식사 후에 먹으면 좋다.
- 결명잎으로 나물을 만들어 늘 먹으면 눈을 밝게 하는 데 아주 좋다[본초].
- 밤눈증 을 치료하는 데는 결명씨결명자 40g과 댑싸리씨지부자 20g을 쓰는데 가루를 내어 죽에 반죽해서 알약을 만들어 먹으면 낫는다[천금].

| **청상자**靑葙子, 개맨드라미씨 |

【 효능 】 간의 열독熱毒이 눈으로 치밀어 올라 피지고 내장과 예막이 생긴 것과 청맹靑盲이 된 것, 부은 것을 치료하며 또한 내장內障도 낫게 한다.

【 처방 】 덖어서 가루를 내어 한 번에 4g씩 미음에 타서 먹는다[본초].

| **목적**木賊, 속새 |

【 효능 】 간담肝膽을 보하고 눈을 밝게 하며 눈병을 낫게 하고 예막을 없앤다.

【 처방 】 동변에 하룻밤 담갔다가 햇볕에 말린 다음 마디는 버리고 가루를 내어 조금씩 먹거나 달여서 먹어도 좋다[본초].

| **하고초**夏枯草, 꿀풀 |

【 효능 】 눈알이 아픈 것이 밤이 되면 더 심해지는 것을 치료한다.

【 처방 】 꿀풀 20g과 향부자 40g을 가루를 내어 한 번에 4g씩 찻물에 타서 먹는다[본초].

● 이 약초는 음력 3~4월이 되면 꽃이 피고 하지夏至가 되면 음기가 생기면서 말라 버린다. 이 약은 본래 순양純陽의 기를 받아 궐음경의 혈맥을 보양하는 효력이 있으므로 검은자위가 아픈 것을 치료하면 잘 낫는다. 이것이 양약陽藥으로 음병陰病을 치료하는 것이다[강목].

| **괴실**槐實, 회나무열매 |

【 효능 】 눈을 밝게 하고 눈이 잘 보이지 않는 것을 낫게 한다.

【 처방 】 음력 10월 상사일上巳日에 1백 일 동안 두었다가 꺼낸다. 이

것을 첫 날에는 1알을 빈속에 먹고 두 번째 날에는 2알을 먹으며 세 번째 날에는 3알을 먹고 열흘이 되는 날에는 10알을 먹는다. 그 다음날부터는 다시 1알부터 먹기 시작하는데 오래 먹으면 낫는다[본초].

| 저실자楮實子, 닥나무열매 **|**

【 효능 】 간열肝熱로 예 막이 생긴 것과 또한 기로 작은 점 같은 예막이 생긴 것, 눈동자에 덮인 예막을 없앤다.

【 처방 】 부드럽게 가루를 내어 한 번에 4g씩 꿀물에 타서 식사 후에 먹는다[직지].

| 황백黃栢, 황경피나무껍질 **|**

【 효능 】 눈에 열이 있어서 피지고 아프며 눈물이 많이 나오는 것을 치료하는 데 간열을 없애고 눈을 밝게 한다. 달여서 눈을 씻으면 매우 좋다[본초].

【 처방 】 황경피나무껍질을 젖을 발라 잿불에 구워 짜서 즙을 내어 눈이 아픈 데 넣으면 매우 좋다[강목].

| 상지전탕桑枝煎湯, 뽕나무가지 달인 물 **|**

【 효능 】 청맹을 치료하는 데 새매처럼 잘 보이게 한다.

【 처방 】 음력 1월 8일, 2월 8일, 3월 6일, 4월 6일, 5월 5일, 6월 2일, 7월 7일, 8월 25일, 9월 12일, 10월 12일, 11월 26일, 12월 30일에 뽕나무 태운 잿가루 1홉을 사기그릇에 담고 여기에 끓는 물을 붓는다. 그리고 가라앉은 다음 그 물을 따뜻하게 하여 눈을 씻는다. 식으면 다시 따뜻하게 해서 씻는데 신기하게 낫는다[본초].

● 바람을 맞으면 찬 눈물이 나오는 데는 겨울에 뽕나무에서 떨어지지 않은 잎

을 쓰는데 구리그릇에 달여서 그 물을 따뜻하게 하여 눈을 씻는다[강목].

| 죽력竹瀝, 참대기름 |

【 효능 】 눈에 피멍울이 지고 눈귀가 아파서 뜨지 못하며 예장이 생긴 것을 치료한다.

【 처방 】 참대기름에 황련을 하룻밤 담가 두었다가 즙을 짜서 눈에 넣는다[본초].

| 진피秦皮, 물푸레나무껍질 |

【 효능 】 눈에 푸른 예막[靑膜]과 흰 예막[白膜]이 생긴 것과 두 눈이 피멍울이지고 부으며 아프고 눈물이 멎지 않는 것을 치료한다.

【 처방 】 물푸레나무껍질 1되를 물에 달여 가라앉힌 다음 그 웃물을 받아 차게 해서 눈을 씻으면 눈을 좋게 하고 잘 보이게 하는 데 매우 좋다.

- 눈에 피진 것과 눈에 헌 데가 생기거나 예막이 생긴 데는 물푸레나무껍질 40g을 쓰는데 물 1되에 담갔다가 물이 파랗게 되면 꺼내고 그 물을 솜뭉치에 묻혀 반듯이 누워서 눈에 넣는다. 약간 아파도 괜찮다. 한참 있다가 눈에서 더워진 약물을 솜에 묻혀 내고 다시 새 약물을 넣는데 하루에 열 번씩 하면 2일이면 낫는다[본초].

| 석결명石決明, 전복껍질 |

【 효능 】 청맹靑盲과 내장과 예막을 치료한다.

【 처방 】 껍질을 물에 담그고 그 물로 눈을 씻으면 눈이 밝아진다. 또는 불에 달구어 수비水飛해서 눈에 넣고 문지르면 예막이 없어진다.

- 살은 전복[鰒]이라고 하는데 먹으면 눈이 밝아진다[본초].

| 이어담鯉魚膽, 잉어쓸개 |

【 효능 】 눈에 열이 있어서 피지고 아픈 것과 청맹, 예장을 치료한다.

【 처방 】 눈에 넣으면 아주 좋다. 밤눈증일 때에는 잉어의 쓸개와 골을 눈에 넣는데 넣으면 눈이 아프던 것도 곧 낫는다[본초].

| 오적어골烏賊魚骨, 오징어뼈 |

【 효능 】 눈에 부예나 벌거면서 흰 예막이 생긴 것을 치료한다.

【 처방 】 수비水飛하여 꿀에 타서 넣는데 용뇌를 조금 넣어 쓰면 더 좋다[본초].

| 전라즙田螺汁, 우렁이즙 |

【 효능 】 간열肝熱로 눈이 피지고 부으며 아픈 것을 치료한다.

【 처방 】 우렁이전라, 큰 것를 물에 담가 두어 진흙을 다 뱉어 버리게 한 다음 딱지를 떼어 버리고 이것을 황련가루 4g, 사향 조금과 섞어서 땅 위에 놓아 하룻밤 이슬을 맞힌다. 이튿날 닭의 깃에 우렁이즙을 묻혀 눈을 씻으면 곧 낫는다[강목].

| 이즙梨汁, 배즙 |

【 효능 】 갑자기 눈에 피지고 군살이 돋아나는 것을 치료한다.

【 처방 】 좋은 배 1개를 갈아서 즙을 낸다. 여기에 황련뿌리 3개를 썰어 솜에 싸서 담가 둔다. 그러면 노란 물이 우러나는데 이것을 눈에 넣는다[강목].

| 대맥즙大麥汁, 보리 달인 물 |

【 효능 】 보리가시랭이[麥芒]가 눈에 들어가서 나오지 않는 것을 치료

한다.

【 처방 】 보리를 달여서 그 물로 눈을 씻으면 곧 나온다[본초].

| 만청자蔓菁子, 순무씨 |

【 효능 】 청맹靑盲을 치료하는 데 눈이 밝아지게 하며 환히 볼 수 있게 한다. 눈동자가 상하지 않았으면 열에 아홉은 나을 수 있다.

【 처방 】 순무씨 6되를 찐 다음 햇볕에 말리기를 세 번 하여 가루를 낸다. 한 번에 8g씩 하루 두 번 술로 식사 후에 먹는다. 또는 순무씨 3되를 식초 3되에 넣고 삶아 햇볕에 말려 가루를 내서 한 번에 4~8g씩 하루 세 번 깨끗한 물로 먹는데 다 먹고 나면 밤에도 볼 수 있게 된다[본초].

| 제채자薺菜子, 냉이씨 |

【 효능 】 석명자菥蓂子라고도 한다. 청맹으로 아무것도 보지 못하는 것을 치료하는데 눈을 밝게 하고 예장瞖障을 없앤다.

【 처방 】 가루를 내어 먹거나 알약을 만들어 먹어도 다 좋다.

- 뿌리로는 눈이 아픈 것을 치료하는 데 국을 끓여서 늘 먹거나 겉절이를 만들어 먹어도 좋다.
- 갑자기 눈에 피지고 아프며 깔깔한 데는 냉이뿌리를 쓰는데 즙을 내어 눈에 넣으면 낫는다[본초].

| 수생남자유首生男子乳, 첫 아들이 먹는 젖 |

【 효능 】 눈이 피지면서 아프고 눈물이 많이 나오는데 넣으면 좋다.

【 처방 】 젖이 눈병 치료에 좋다. 그 이유는 다음과 같다. 사람의 심은 피를 주관하고 간은 피를 저장한다. 그리고 간은 피를 받아야 잘 볼 수 있게 하고 경맥에 물이 들어가야 피가 생긴다. 그리고 피가 위로 올라가

서는 젖이 되고 아래로 내려가서는 월경이 된다. 그러므로 젖이 곧 피라는 것을 알 수 있다. 그러니 이것을 눈에 넣으면 어찌 좋지 않을 수 있겠는가[본초].

| 웅작시雄雀屎 |

【 효능 】 눈에 군살이 생긴 것과 눈에 피진 것이 눈동자에까지 미친 것과 부예와 벌겋고 흰 막이 가린 것을 치료한다.

【 처방 】 웅작시雄雀屎를 첫 아들을 낳은 어머니의 젖에 타서 눈에 넣으면 곧 삭으면서 낫는다[본초].

- 흰 예막을 없애려면 웅작시와 용뇌龍腦를 각각 조금씩 가루를 내어 젖에 타서 눈에 넣어야 한다[유취].

| 웅담熊膽, 곰쓸개 |

【 효능 】 눈병으로 벌겋게 진 물고 예막이 생겨서 눈물이 많이 흐르는 것을 치료한다.

【 처방 】 웅담좋은 것을 물에 타서 늘 눈에 넣으면 잘 낫는다[자생].

| 우간牛肝, 소간 |

【 효능 】 눈을 밝아지게 하는데 회를 만들어 먹거나 삶아 먹어도 좋다.

【 처방 】 어린이의 밤눈증에는 생것으로 먹인다.

- 검정소의 담즙은 눈을 밝아지게 하므로 눈에 넣으면 좋다[본초].

04 귀耳

귀울이[耳鳴]

황제가 "귀에서 소리가 나게 하는 것은 무슨 기운이 하는가?"고 물었다. 그러자 기백이 "귀는 종맥宗脈이 모인 곳이기 때문에 위胃 속이 비면 종맥이 허해지고 종맥이 허해지면 그 기운이 아래로 내려가서 종맥이 약해지게 되므로 귀에서 소리 난다"라고 대답하였다[영추].

- 상초에 기가 부족하면 귀에서 소리가 몹시 난다.
- 수해髓海가 부족하면 머리가 어지럽고 귀에서 소리가 난다[영추].
- 『내경』에 "1양에서만 휘파람 소리가 나는 것은 소양경이 궐역되었기 때문이다"고 씌어 있다. 주해에 "휘파람 소리 같다고 한 것은 귓속에서 휘파람 소리 같은 것이 나는 것을 말한 다"고 씌어 있다. 1양이란 담경과 3초경을 말한다. 담경맥과 3초경맥은 모두 귀로 들어가기 때문에 기가 치밀어 오르면 귓속에서 소리가 난다.
- 대체로 성생활을 지나치게 하거나 힘들게 일하거나 중년이 지나서 중병을 앓으면 신수腎水가 고갈되고 음화陰火가 떠오르기 때문에 귀가 가렵거나 귀에서 늘 소리가 나는데 매미 우는 소리 같기도 하고 종이나 북 치는 소리 같기도 하다. 이것을 빨리 치료하지 않으면 점차 귀가 먹게 되는데 참으로 안타까운 일이다[정전].
- 허명虛鳴이란 귀에 풍사風邪가 침범하여 기와 부딪쳐서 요란한 소리가 나는 것이다. 이때에는 궁지산을 쓰는 것이 좋다. 신기腎氣가 부족하고 종맥宗脈이

허하여 귀에 풍사가 침입했기 때문에 소리가 나는 데는 먼저 오령산五苓散, 처방은 상한문에 있다.에 지각 · 귤껍질陳皮 · 차조기자소 · 생강을 넣어 쓰는데 달여서 그 물로 청목향원靑木香元, 처방은 전음문에 있다.을 먹으면 풍사가 헤쳐지고 기가 내려간다. 그 다음 계속하여 궁귀음으로 조리해야 한다[직지].

- 풍열風熱과 주열酒熱로 귀에서 소리가 나는 데는 통성산通聖散, 처방은 풍문에 있다에 지각 · 시호 · 천남성 · 도라지길경 · 선귤껍질靑皮 · 형개술에 축여 덖은 것를 넣어 쓰는데 달여서 먹는다[단심].
- 담화痰火가 치밀어 올라 양쪽 귀에서 매미 우는 소리 같은 소리가 나면서 점차 귀가 먹으려고 하는 데는 가감용회환 · 침사주 · 통명이기탕 · 복총탕 등을 쓴다[의감].
- 귀에서 소리가 나는 것은 모두 신정腎精이 부족하여 음陰이 허해져서 화가 동했기 때문이다. 담화로 나는 소리는 세고 신기가 허하여 나는 소리는 약하다. 이런 데는 보신환 · 황기환 · 대보환 · 자신통기탕 등을 쓴다. 또는 전갈 49개누렇게 덖는다.를 가루를 내어 한 번에 8g씩 데운 술에 타서 그것으로 육미지황환六味地黃丸, 처방은 허로문에 있다. 1백 알을 먹기도 한다[득효].

| 궁지산芎芷散 |

【 효능 】 귀에 풍사가 들어가서 허명虛鳴이 된 것을 치료한다.

【 처방 】 궁궁이천궁 6g, 구릿대백지 · 삽주창출 · 귤껍질陳皮 · 족두리풀세신 · 석창포 · 후박 · 끼무릇반하 · 으름덩굴목통 · 차조기잎자소엽 · 육계 · 감초 각각 2.8g.

위의 약들을 썰어서 1첩으로 하여 생강 3쪽, 파밑총백, 뿌리째 2대와 함께 달여서 먹는다[입문].

| 궁귀음芎歸飮 |

【 효능 】 귀에 풍사風邪가 들어가서 허명이 된 것을 치료한다.

【 처방 】 궁궁이천궁 · 당귀 · 족두리풀세신 각각 4g, 육계 · 석창포 · 구릿대백지 각각 2.8g.

위의 약들을 썰어서 1첩으로 하여 생강 3쪽, 대추 2알, 차조기잎자소엽 7잎과 함께 물에 달여서 식사 후에 먹는다[직지].

| 가감용회환加減龍 丸 |

【 효능 】 담화痰火가 치밀어 올라 귀에서 소리가 나는 것을 치료한다.

【 처방 】 용담초술에 씻은 것 · 당귀술에 씻은 것 · 산치자볶은 것 · 속썩은풀황금 · 선귤껍질청피 각각 40g, 대황술에 축여 찐 것 · 청대 · 시호 각각 20g, 노회 · 우담남성 각각 12g, 목향 10g, 사향 2g.

위의 약들을 가루를 내어 약누룩풀에 반죽해서 적당한 크기로 알약을 만든다. 한 번에 20알씩 하루 세 번 생강을 달인 물로 7일 동안 먹고 침사주鍼砂酒를 먹어 약 기운이 소통하게 해야 한다[의감].

| 침사주鍼砂酒 |

【 처방 】 침사 40g, 천산갑가루를 낸 것 4g.

위의 약들을 섞어서 하루 동안 두었다가 천산갑穿山甲은 가려내고 침사鍼砂만 술 1잔에 3~4일 동안 담가 둔다. 이 술을 입에 머금고 있으면서 자석 1덩어리를 솜에 싸서 귀를 막는다. 약을 쓰는 기간에는 화도 내지 말고 성생활도 하지 말아야 한다[의감].

| 통명이기탕通明利氣湯 |

【 효능 】 허화虛火와 담기痰氣가 귀 안에 몰렸기 때문에 귀가 막히거나 소리가 나고 담화가 성하여 명치 아래가 묵직하고 갑갑하며 번조煩躁한 것을 치료한다.

【 처방 】 패모 4.8g, 귤껍질陳皮 4g, 황련 · 속썩은풀황금, 술에 담갔다가

돼지담즙에 버무려서 덖은 것 · 황백술에 축여 덖은 것 · 산치자덖은 것 · 현삼술에 씻은 것 각각 2.8g, 삽주창출, 소금물에 적셔서 덖은 것 · 흰삽주백출 · 향부자동변에 축여 덖은 것 · 생건지황생강즙에 축여 덖은 것 · 빈랑 각각 2g, 궁궁이천궁1.6g, 목향 1g, 감초 0.8g.

위의 약들을 썰어서 1첩으로 하여 생강 3쪽과 함께 물에 달인다. 다음 찌꺼기를 버리고 참대기름 5숟가락을 넣어서 먹는다[의감].

외형편

| 복총탕復聰湯 |

【 효능 】 담화痰火가 치밀어 올라 귀에서 소리가 나거나 귀먹은 것을 치료한다.

【 처방 】 끼무릇반하 · 벌건솔풍령적복령 · 귤껍질陳皮 · 감초 · 마디풀편축, 으름덩굴목통 · 패랭이꽃구맥 · 황백소금물에 축여 덖은 것 각각 4g.

위의 약들을 쓸어서 1첩으로 하여 생강 3쪽과 함께 물에 달여 먹는다[단심].

| 보신환補腎丸 |

【 효능 】 음陰이 허해지고 화火가 동하여 귀에서 소리가 나는 것을 치료한다.

【 처방 】 찐지황숙지황, 새삼씨토사자, 술에 법제한 것 각각 320g, 당귀 140g, 육종용 200g, 산수유 100g, 황백 · 지모모두 술에 축여 덖은 것 각각 40g, 보골지술에 축여 덖은 것 20g.

위의 약들을 가루를 내어 술에 쑨 풀에 반죽해서 먹기 좋은 크기로 알약을 만든다. 한 번에 50~70알씩 빈속에 소금 끓인 물로 먹는다[단심].

| 황기환黃芪丸 |

【 효능 】 신腎이 허하여 귀에서 소리가 나는데 밤에 누우면 북 소리 같

은 소리가 나는 것을 치료한다.

【 처방 】 황기 40g, 백질려덖은 것 · 강호리강활 각각 20g, 부자큰 것으로 싸서 구운 것 1개, 숫양의 콩팥羊腎, 약한 불기운에 말린 것 1쌍.

위의 약들을 가루를 내어 술에 쑨 풀에 반죽하여 먹기 좋은 크기로 알약을 만든다. 한 번에 30~50알씩 잿불에 묻어 구운 파와 소금을 넣고 따뜻한 물로 빈속에 먹는다[보감].

| 자신통이탕滋腎通耳湯 |

【 효능 】 신腎이 허하여 귀에서 소리가 나다가 귀가 먹으려고 하는 것을 치료한다.

【 처방 】 당귀 · 궁궁이천궁 · 집함박꽃뿌리백작약 · 생건지황술에 축여 볶은 것 각각 4g, 지모 · 황백다 술에 축여 볶은 것 · 속썩은풀황금, 술에 축여 볶은 것 · 시호 · 구릿대백지 · 향부자 각각 2.8g.

위의 약들을 썰어서 1첩으로 하여 물에 달인 다음 빈속에 따뜻하게 해서 먹는다[회춘].

귀가 먹은 것[耳聾]

귀가 먹는 것은 모두 열증에 속한다. 귀가 먹는 데는 왼쪽 귀만 먹는 것이 있고 오른쪽 귀만 먹는 것도 있으며 양쪽 귀가 다 먹는 것도 있다. 그러므로 잘 살펴보아야 한다. 대체로 왼쪽 귀가 먹는 것은 족소양경의 화에 의한 것인데 성을 잘 내는 사람에게 많다. 이런 데는 용회환처방은 위에 있다을 주로 쓴다. 오른쪽 귀가 먹은 것은 족태양경의 화에 의한 것인데 색色을 좋아하는 사람에게 많다. 이런 데는 육미지황환六味地黃丸, 처방은 허로문에 있다.을 주로 쓴다. 이 3가지를 종합하여 보면 화를 잘 내서 귀가 먹게 되는 경우가 많은데 그것은 족궐음간경과 족소양담경에 화가 성하기 때문이다[단심].

- 신수腎水가 통하는 구멍은 귀인데 귀가 소리를 들을 수 있는 것은 신수가 폐금肺金에서 생겨나기 때문이다. 폐肺가 기氣를 주관하는데 온 몸의 기는 귀에 통한다. 그러므로 소리를 들을 수 있는 것이다. 귀가 먹은 것을 치료할 때에는 반드시 먼저 기를 조화시키고 몰린 것을 풀어주면서 사이사이에 자석양신환을 써서 관규關竅를 열어 주어야 한다. 일반적으로 귀가 먹은 것은 모두 담화痰火가 몰리고 뭉치기 때문에 생긴 것이다. 자석의 누르는 효능과 오두와 육계, 조피열매천초의 매운맛, 석창포의 매우면서도 풀어주고 소통하게 하는 작용이 아니면 오래된 담과 울화를 풀 수 없다. 그리고 나은 뒤에는 통성산으로 조화시키는 것이 좋다[입문].
- 왼쪽 귀가 먹는 것은 부인에게 많은데 그것은 자주 성내기 때문이다. 오른쪽 귀가 먹는 것은 남자에게 많은데 그것은 성생활을 지나치게 하기 때문이다. 양쪽 귀가 다 먹는 것은 기름진 음식을 먹은 사람에게 많은데 그것은 기름지고 단것을 많이 먹었기 때문이다[의감].
- 갓 귀가 먹은 것은 흔히 열熱로 생긴 것이고 귀먹은 지 오래된 것은 흔히 허해서 생기는 것이다[입문].
- 왼쪽 귀가 먹은 데는 용담탕을 쓰고 오른쪽 귀가 먹은 데는 자음지황탕을 쓰며 양쪽 귀가 다 먹은 데는 주제통성산이나 청총화담환을 쓴다[회춘].

| 자석양신환磁石羊腎丸 |

【효능】 모든 귀머거리를 치료하는 데 허한 것을 보하고 구멍을 열어주며 울체된 것을 풀고 풍사를 풀어주며 습濕을 없앤다.

【처방】 자석 120g달구었다가 파밑(총백), 으름덩굴(목통) 각각 120g을 썬 것과 함께 물에 2시간 정도 달인 다음 자석만 꺼내서 갈아 수비하여 80g을 쓴다, 궁궁이천궁 · 흰삽주백출 · 조피열매천초 · 대추살조육 · 방풍 · 흰솔풍령백복령 · 족두리풀세신 · 마서여 · 원지 · 오두 · 목향 · 당귀 · 녹용 · 새삼씨토사

자 · 황기 각각 40g, 육계 26g, 찐지황숙지황 80g, 석창포 60g.

위의 약들을 가루를 낸다. 그리고 양의 콩팥 2쌍을 술에 뭉크러지게 삶는다. 여기에 약가루를 잘 섞어서 술에 쑨 풀에 반죽하여 먹기 좋은 크기로 알약을 만든다. 한 번에 50알씩 데운 술이나 소금 끓인 물로 빈속에 먹는다[입문].

| 용담탕龍膽湯 |

【 효능 】 성을 내서 담화膽火가 동하여 왼쪽 귀가 먹은 것을 치료한다.

【 처방 】 황련 · 속썩은풀황금 · 산치자 · 당귀 · 귤껍질陳皮 · 우담남성 각각 4g, 용담초 · 향부자 각각 3.2g, 현삼 2.8g, 청대 · 목향 각각 2g, 건강꺼멓게 덖은 것 1.2g.

위의 약들을 썰어서 1첩으로 하여 생강 3쪽과 함께 물에 달인 다음 현명분 1.2g을 넣어서 먹는다[회춘].

| 자음지황탕滋陰地黃湯 |

【 효능 】 성욕이 지나쳐서 상화相火가 동動하여 오른쪽 귀가 먹은 것을 치료한다.

【 처방 】 찐지황숙지황 6g, 마서여 · 산수유 · 당귀 · 궁궁이천궁 · 집함박꽃뿌리백작약 각각 3.2g, 모란껍질목단피 · 택사 · 흰솔풍령백복령 · 석창포 · 원지 · 지모소금물에 축여 덖은 것 · 황백소금물에 축여 덖은 것 각각 2.4g.

위의 약들을 썰어서 1첩으로 하여 물에 달여 빈속에 먹는다. 그리고 중병을 앓은 뒤에 귀가 먹은 것도 치료한다[회춘].

| 청총화담환淸聰化痰丸 |

【 효능 】 기름진 음식을 먹은데 노한 기氣가 겹쳐져서 간과 위의 화火가 동하여 귀먹은 것과 귀에서 소리가 나다가 아주 막혀 듣지 못하는 것

도 치료한다.

【 처방 】 귤홍흰 속을 버리고 소금물에 씻은 것 · 벌건솔풍령적복령 · 순비기열매만형자 각각 40g, 속썩은풀황금, 술에 축여 덖은 것 32g, 황련술에 축여 덖은 것 · 집함박꽃뿌리백작약, 술에 담갔다가 잿불에 묻어 구운 것 · 생지황술에 씻은 것 · 시호 · 끼무릇반하, 생강즙에 법제한 것 각각 28g, 인삼 24g, 선귤껍질청초, 식초에 축여 덖은 것 20g, 생감초 16g.

위의 약들을 가루를 내어 파를 달인 물에 불린 증병에 반죽해서 먹기 좋은 크기로 알약을 만든다. 한번에 1백 알씩 찻물로 먹는다[회춘].

소리가 중복해서 들릴 때[耳重聽]

귀가 잘 들리지 않는 데는 청신산 · 총이탕 · 지황탕 등을 쓴다.

| 청신산淸神散 |

【 효능 】 풍기風氣가 귀를 막으면 늘 잘 들리지 않고 머리와 눈이 깨끗하지 못한 것을 치료한다.

【 처방 】 백강잠, 단국화감국 각각 40g, 강호리강활 · 형개 · 으름덩굴목통 · 궁궁이천궁 · 향부자 · 방풍 각각 20g, 석창포 · 감초 각각 10g.

위의 약들을 가루를 내어 한 번에 8g씩 식사 뒤에 찻물에 타서 먹는다. 썰어서 물에 달여 먹어도 좋다[입문].

| 총이탕聰耳湯 |

【 효능 】 귀가 잘 들리지 않거나 시원치 못한 것을 치료한다.

【 처방 】 황백술에 축여 덖은 것 4g, 당귀술에 씻은 것, 집함박꽃뿌리백작약, 술에 축여 덖은 것 · 생지황술에 씻은 것 · 궁궁이천궁 · 지모술에 축여 덖은

것 · 귤껍질陳皮 · 오약 · 구릿대백지 · 방풍 · 강호리강활, 술에 씻은 것 · 따두릅독활, 술에 씻은 것 · 박하 · 순비기열매만형자 · 고본술에 씻은 것 각각 2g, 족두리풀세신 1.2g.

위의 약들을 썰어서 1첩으로 하여 물에 달여 식사 뒤에 먹는다. 이 약을 먹은 다음에는 머리를 낮게 하고 2시간 동안 잠을 자야 한다[의감].

| 지황탕地黃湯 |

【 효능 】 신경腎經에 열이 있어서 오른쪽 귀가 잘 들리지 않는데 마음에 맞지 않는 일이 있으면 더 들리지 않으면서 허명虛鳴이 나고 아픈 것을 치료한다.

【 처방 】 자석달구어 물에 담갔다가 꺼내어 가루를 낸 것 80g, 생건지황술에 씻은 것 60g, 지각 · 강호리강활 · 뽕나무뿌리껍질상백피 · 방풍 · 속썩은풀황금 · 으름덩굴목통 각각 40g, 감초 20g.

위의 약들을 가루를 내어 한 번에 16g씩 하루 두 번 물에 달여서 먹는다[본초].

귀가 아프다가 고름이 나오는 것[耳痛成膿耳]

소음경에 침범했던 풍사風邪가 귀 안으로 들어가서 열기가 몰리게 되면 아프다가 고름이 생긴다. 또한 풍열風熱이 올라와서 귀에 몰려도 귀가 붓고 아픈데 오래되면 고름이 나온다. 이것을 농膿이라고 한다. 고름이 없어지지 않으면 귀가 막혀서 듣지 못하게 된다[입문].

- 귀 안이 아픈 데는 서점자탕 · 만형자산 · 서각음자 · 형개연교탕 · 동원서점자탕 등을 쓴다.
- 고름을 없애는 데는 홍면산 · 저성산 · 황룡산黃龍散, 처방은 위에 있다. · 명반산 · 취이산 등을 쓴다.

- 귀가 아프면 백룡산 으로 귀를 막아야 한다.
- 귀에서 열이 나고 진물이 나오는 데는 곱돌활석 · 석고 · 하눌타리뿌리과루근 · 방풍 각각 4g 과 용뇌 0.4g을 쓰는데 위의 약들을 부드럽게 가루를 내어 귀 안에 뿌려 넣으면 곧 낫는다[강목].

| 서점자탕鼠粘子湯 |

【 효능 】 귀 안이 앵두알처럼 벌겋게 붓고 몹시 아픈 것을 치료한다.

【 처방 】 연교 · 속썩은풀황금, 술에 축여 덖은 것 · 현삼 · 도라지길경 · 산치자술에 축여 덖은 것 · 우엉씨대력자, 덖은 것 · 용담초술에 축여 덖은 것 · 판람근청대의 원료다 · 감초생것 각각 4g.

위의 약들을 썰어서 1첩으로 하여 물에 달여 식사 뒤에 먹은 다음 술을 1~2잔 마신다[의감].

| 만형자산蔓荊子散 |

【 효능 】 신경腎經에 풍열風熱이 있어서 귀에서 열이 나고 아프며 고름이 나오고 혹시 소리가 나거나 들리지 않는 것을 치료한다.

【 처방 】 순비기열매만형자 · 벌건솔풍령적복령 · 단국화감국 · 전호 · 생지황 · 맥문동 · 뽕나무뿌리껍질상백피 · 함박꽃뿌리작약 · 으름덩굴목통 · 승마 · 감초 각각 2.8g.

위의 약들을 썰어서 1첩으로 하여 생강 3쪽, 대추 2알과 함께 식사 뒤에 물에 달여 먹는다[정전].

| 서각음자犀角飮子 |

【 효능 】 풍열風熱로 귀가 먹은 것과 붓고 아프며 고름이 나오는 것을 치료한다.

【 처방 】 으름덩굴목통 · 석창포 · 현삼 · 함박꽃뿌리작약 · 붉은팥적소두 · 단국화감국 각각 4g, 감초 2g.

위의 약들을 썰어서 1첩으로 하여 생강 5쪽과 함께 물에 달여 먹는다[제생].

| 형개연교탕荊芥連翹湯 |

【 효능 】 신경腎經에 풍열風熱이 있어서 양쪽 귀가 모두 붓고 아픈 것을 치료한다.

【 처방 】 형개 · 연교 · 방풍 · 당귀 · 궁궁이천궁 · 집함박꽃뿌리백작약 · 시호 · 지각 · 속썩은풀황금 · 산치자 · 구릿대백지 · 도라지길경 각각 2.8g, 감초 2g.

위의 약들을 썰어서 1첩으로 하여 물에 달인 다음 식사 뒤에 따뜻하게 하여 먹는다[회춘].

| 동원서점자탕東垣鼠粘子湯 |

【 효능 】 귀 안이 아프고 헌데가 생긴 것을 치료한다.

【 처방 】 도라지길경 6g, 황기 · 시호 각각 2.8g, 우엉씨대력자 · 연교 · 생건지황술에 축여 덖은 것 · 당귀잔뿌리 · 속썩은풀황금 · 감초생것 · 감초덖은 것 각각 2g, 다시마곤포 · 소목 · 황련 · 부들꽃가루포황 · 용담초 각각 1.2g, 복숭아씨도인 3개, 잇꽃 0.4g.

위의 약들을 썰어서 1첩으로 하여 물에 달여서 식사 뒤에 먹는다[동원].

| 홍면산紅綿散 |

【 효능 】 귀에서 고름이 나오는 것을 치료한다.

【 처방 】 백반구운 것 · 오징어뼈오적골 각각 4g, 마른 연지乾脂 2g, 사향 1g.

위의 약들을 부드럽게 가루를 낸다. 그리고 먼저 솜뭉치로 귀 안에 있는 고름을 깨끗하게 씻어 낸 다음 종이심지에 약 가루를 묻혀서 귀 안에 넣어 주면 고름이 곧 없어진다[단심].

| 저성산抵聖散 |

【 효능 】 귀에서 고름이 나오는 것이 여러 해가 지나도록 낫지 않는 것을 치료한다.

【 처방 】 오징어뼈오적골 12g, 유향 8g, 백반구운 것 · 마른 연지乾脂 · 경분 각각 4g, 사향 2g.

위의 약들을 부드럽게 가루를 내어 귓속으로 불어넣거나 심지에 묻혀서 넣는다[동원].

| 명반산明礬散 |

【 효능 】 신경腎經의 열이 귀로 치밀어 올라 진액津液이 엉겨 걸쭉한 고름이나 멀건 진물이 되어 나오는 것과 목욕하다가 귀에 물이 들어간 지 오래되어 고름이 생겼으나 아프지는 않은 것을 치료한다. 이것이 낫지 않으면 곪는다.

【 처방 】 백반구운 것 · 용골 각각 12g, 황단 8g, 마른 연지乾脂 4g, 사향 약간양.

위의 약들을 가루를 내어 먼저 귀 안의 고름을 씻어 낸 다음 불어넣는다[단심].

| 취이산吹耳散 |

【 효능 】 신경腎經에 풍열風熱이 있어서 귀에서 고름이 나오는 것을 치료한다.

【 처방 】 마른 연지乾脂 · 오징어뼈오적골 · 백반구운 것 · 용골 · 적석

지 · 밀타승달군 것 · 담반 · 청대 · 붕사 · 황련 각각 4g, 용뇌 0.8g, 사향 0.4g.

위의 약들을 보드랍게 가루를 내서 먼저 귓속의 고름을 씻어 낸 다음 불어넣는다[회춘].

| 백룡산白龍散 |

【 효능 】 갑자기 귀 안이 몹시 아픈 것을 치료한다.

【 처방 】 한수석달군 것 160g, 오징어뼈오적골 · 곱돌활석 각각 40g, 붕사 12g, 경분 4g.

위의 약들을 가루를 내어 참기름에 풀처럼 되게 타서 종이심지에 묻혀 귓속에 넣으면 곧 아픈 것이 멎는다[동원].

단방單方

모두 14가지이다.

| 백반白礬 |

【 효능 】 귀에서 고름이 나오는 것을 치료한다.

【 처방 】 구워 가루를 내어 사향을 조금 섞은 다음 솜에 싸서 귓구멍을 막는다[본초].

| 염鹽, 소금 |

【 효능 】 귀가 갑자기 아픈 것을 치료한다.

【 처방 】 소금 3~5되를 뜨겁게 덖어서 쪽물을 들인 천에 싸서 벤다. 식으면 다른 것을 갈아 베는데 곧 낫는다[강목].

| **창포**菖蒲, 석창포 |

【 효능 】 귀가 먹은 것을 치료한다.

【 처방 】 석창포 1치와 파두살 1알을 함께 짓찧어 알약을 만든다. 이것을 솜에 싸서 귓구멍을 막는데 하루 한 번씩 갈아 준다.

● 귀가 아플 때에는 석창포즙 을 귓속에 넣으면 잘 낫는다[본초].

외형편

| **생지황**生地黃 |

【 효능 】 귀에서 소리가 나는 것과 귀가 먹은 것을 치료한다.

【 처방 】 생지황을 잿불에 묻어 구워 가루를 내어 솜에 싸서 귀를 막는데 나을 때까지 여러 번 한다[본초].

| **박하**薄荷 |

【 효능 】 귀에 물이 들어간 것을 치료한다.

【 처방 】 즙을 내어 귀에 조금 집어넣으면 곧 낫는다[경험].

| **피마자** 麻子, 아주까리씨 |

【 효능 】 귀가 먹은 것과 귀에서 소리가 나는 것을 치료한다.

【 처방 】 아주까리씨 49알을 껍질을 버리고 대추 10알의 살과 함께 잘 짓찧어 젖에 탄다. 이것을 대추씨만큼씩 솜에 싸서 귓구멍을 막아 두되 귀에서 열이 날 때까지 막아 두어야 한다. 매일 한 번씩 갈아 막아야 한다. 이와 같이 하는 것을 조자정棗子錠이라고 한다[득효].

| **감수**甘遂 |

【 효능 】 귀가 먹은 지 오랜된 것을 치료한다.

【 처방 】 감수 반치를 솜에 싸서 귓구멍을 막은 다음 감초를 입에 넣고 씹으면 곧 귀가 열린다[강목].

- 또한 감수가루를 왼쪽 귀에 불어넣고 감초가루를 오른쪽 귀에 불어넣어도 낫는다. 이 2가지 약은 두 사람이 서로 다른 장소에서 만들어야 잘 낫는다[단심].

| 파두巴豆 |

【 효능 】 귀가 먹은 지 오래되지 않은 것이나 오래된 것, 귀가 아픈 것을 치료한다.

【 처방 】 파두살 40g과 송진송지 120g을 함께 넣고 잘 짓찧은 다음 대추씨만큼을 솜에 싸서 귓구멍을 막는데 매일 한 번씩 갈아야 한다[본초].

- 파두 1알을 껍질을 버리고 황랍으로 싸서 바른 다음 바늘로 양쪽이 서로 통하게 구멍을 뚫는다. 이것으로 귓구멍을 막는다[본초].
- 파두 14알의 살을 갈아서 녹인 게사니기름鵝脂 20g과 함께 반죽하여 알약을 만들어 솜에 싸서 귓구멍을 막는다[단심].

| 이어담鯉魚膽, 잉어쓸개 |

【 효능 】 귀가 먹은 것을 치료한다.

【 처방 】 즙을 내어 귓속에 조금 집어넣는다[본초].

- 잉어골鯉腦髓을 솜에 싸서 귓구멍을 막아도 귀먹은 것이 낫는다[직지].
- 갑자기 귀먹은 것을 치료하는 데는 잉어골 80g 을 쓰는데 멥쌀 3홉, 소금, 간장과 함께 넣고 죽을 쑤어 먹는다[입문].

| 행인杏仁, 살구씨 |

【 효능 】 귀가 아프면서 고름이 나오는 것을 치료한다.

【처방】 살구씨행인를 벌겋게 되도록 덖어 가루를 내어 파즙에 반죽한 다음 알약을 만든다. 이것을 솜에 싸서 귓속에 넣는데 하루 세 번 갈아 넣는다[본초].

| 개자芥子, 겨자 |

【효능】 귀가 먹은 것을 치료한다.

【처방】 겨자를 짓찧어 가루를 내어 젖에 반죽한 다음 알약을 만든다. 이것을 솜에 싸서 귀를 막는데 하루에 두 번씩 갈아 준다[본초].

| 계포란각鷄抱卵殼, 병아리가 부화한 달걀껍질 |

【효능】 귀 안에 고름이 있고 참을 수 없이 아픈 것을 치료한다.

【처방】 이 달걀껍질을 누렇게 덖어 가루를 내서 참기름에 개어 귀 안에 넣으면 아픈 것이 곧 멎는다[종행].

| 사향麝香 |

【효능】 기氣가 막혀 귀가 먹은 것을 치료한다.

【처방】 좋은 사향을 가루를 내어 파잎으로 귓속에 불어넣고 파로 귓구멍을 막으면 귀가 잘 들리게 된다[회춘].

| 여생지驢生脂, 당나귀비계 날것 |

【효능】 귀가 먹은 지 오래된 것을 치료한다.

【처방】 이 비계를 조피열천초, 생것와 함께 넣고 잘 짓찧어 솜에 싸서 귀를 막으면 효과가 있다.

05 코鼻

비연증[鼻淵證]

『내경』에 "담膽에 있던 열熱이 뇌腦로 가면 콧마루가 괴롭고 비연증이 생긴다. 비연鼻淵이라는 것은 탁한 콧물이 멎지 않고 흐르는 것인데 이것이 심해지면 코피가 나오고 눈이 어두워진다"고 씌어 있다. 주해에 "뇌액이 흘러내리면 탁한 콧물이 멎지 않고 샘물처럼 나오는데 이것을 비연이라고 한다"고 씌어 있다.

- 비연은 밖의 찬 기운이 속에 있는 열을 억눌러서 생긴 증후이다[정전].
- 탁한 콧물을 흘리는 것은 풍열風熱에 속한다[회춘].
- 비연증에는 황련통성산 · 방풍탕 · 창이산 · 형개연교탕을 쓴다.
- 어떤 사람이 탁하고 더러운 냄새가 나는 콧물을 흘리는데 맥은 현소弦小하였다. 그리고 오른쪽 촌맥은 활滑하고 왼쪽 촌맥은 삽澁하였다. 그리하여 먼저 상성上星 · 삼리三里 · 합곡合谷혈에 뜸을 뜬 다음 속썩은풀황금, 법제한 것 80g, 삽주창출 · 끼무릇반하 각각 40g, 목련꽃봉오리辛夷 · 족두리풀세신 · 궁궁이천궁 · 구릿대백지 · 석고 · 인삼 · 칡뿌리갈근 각각 20g 등의 약들을 썰어서 7첩으로 나누어 먹었는데 다 나았다[단계].
- 코에서 늘 냄새가 나는 누런 물이 몹시 나오면서 골 속까지 아픈 것을 민간에서는 공뇌사控腦砂라고 하는데 이것은 벌레가 뇌 속을 파먹기 때문에 생긴 것이다. 이런 데는 수세미오이덩굴絲瓜藤을 뿌리에서부터 3~5자 정도 되게 갈라서 쓰는데 가루를 내어 술에 타서 먹으면 곧 낫는다[정전].

| 황련통산黃連通聖散 |

【 효능 】 비연증鼻淵證을 치료한다.

【 처방 】 풍문에 있는 방풍통성산에 황련술에 축여 덖은 것과 박하잎을 넣고 달여서 먹는다[의감].

| 방풍탕防風湯 |

【 효능 】 비연증鼻淵證으로 탁한 콧물이 계속 나오는 것을 치료한다.

【 처방 】 방풍 80g, 속썩은풀황금, 술에 축여 볶은 것 · 인삼 · 궁궁이천궁 · 맥문동 · 감초덖은 것 각각 40g.

위의 약들을 보드랍게 가루를 내어 한 번에 8g을 식사 뒤에 끓인 물로 먹는데 조금씩 여러 번 나누어 먹는다. 하루 세 번 쓴다. 또한 썰어서 28g씩 물에 달여서 먹어도 좋다[하간].

| 창이산蒼耳散 |

【 효능 】 비연증鼻淵證을 치료한다.

【 처방 】 구릿대백지 40g, 목련꽃봉오리신이 20g, 도꼬마리창이자, 덖은 것 10g, 박하 4g.

위의 약들을 가루를 내어 한 번에 8g씩 식사 후에 파밑총백을 달인 물이나 찻물에 타서 먹는다[삼인].

| 형개연교탕荊芥連翹湯 |

【 효능 】 비연증鼻淵證을 치료한다.

【 처방 】 형개 · 시호 · 궁궁이천궁 · 당귀 · 생지황 · 함박꽃뿌리작약 · 구릿대백 · 방풍 · 박하 · 산치자 · 속썩은풀황금 · 도라길경 · 연교 각각 2g, 감초 1.2g.

위의 약들을 썰어서 1첩으로 하여 물에 달여 먹는다[회춘].

코가 메는 것[鼻塞]

코가 메이는 것은 모두 폐肺에 속한다[강목].

- 한사에 피모皮毛가 상하면 코가 메어서 순조롭지 못하다. 그리고 화火가 기도에 몰리면 좋고 나쁜 냄새를 알지 못한다. 갑자기 찬바람을 맞아서 코가 메이고 목소리가 변하여 맑은 콧물이 나오고 재채기가 나는 데는 강활충화탕과 삼소음蔘蘇飮, 처방은 모두 상한문에 있다.을 쓴다. 이것이 오래되면 찬바람을 약간 쏘여도 곧 코가 메이는데 이때에는 폐금을 맑게 하고 심화를 내려야 한다. 그러므로 양격산凉膈散, 처방은 화문에 있다.에 궁궁이천궁 · 형개 · 구릿대백지를 넣어서 쓴다[입문].
- 코가 몹시 메이면 어한탕, 필징가환을 쓰고 냄새를 맡지 못하는 데는 여택통기탕을 쓰고 콧구멍 속에 단단한 것이 생긴 데는 남성음을 쓴다. 그리고 필발병을 숫구멍 자리에 붙여야 한다. 또한 석창포와 주염열매 가루를 솜에 싸서 코를 막아도 된다[입문].
- 코가 막히는 것은 폐가 풍랭風冷에 상했기 때문인데 이때에는 진액이 잘 순환하지 못하며 비기鼻氣가 잘 퍼지지 못하므로 냄새를 맡지 못한다. 이런 데는 궁궁산 을 쓴다[직지].

| 어한탕禦寒湯 |

【 효능 】 한사寒邪에 감촉되어 코가 멘 것을 치료한다.

【 처방 】 황기 4g, 삽주창출 2.8g, 귤껍질陳皮 · 인삼 · 승마 각각 2g, 방풍 · 구릿대백지 · 불이초佛耳草 · 관동화 · 감초 각각 1.2g, 황련 · 황백 · 강호리강활 각각 0.8g.

위의 약들을 썰어서 1첩으로 하여 물에 달여서 먹는다[동원].

| 필징가환 |

【 효능 】 코가 막혀서 숨이 잘 통하지 않는 것을 치료한다.

【 처방 】 박하잎 12g, 형개수 6g, 필징가 2g.

위의 약들을 가루를 내어 꿀에 반죽한 다음 적당한 크기로 알약을 만들어 늘 입에 넣고 녹여 먹는다[강목].

| 여택통기탕麗澤通氣湯 |

【 효능 】 폐경肺經에 풍열風熱이 있어서 코로 냄새를 맡지 못하는 것을 치료한다.

【 처방 】 황기 4g, 삽주창출, 강호리강활 · 따두릅독활 · 방풍 · 승마 · 칡뿌리갈근 각각 2.8g, 감초볶은 것 2g, 마황 · 조피열매천초 · 구릿대백지 각각 1.2g.

위의 약들을 썰어서 1첩으로 하여 생강 3쪽, 대추 2알, 파밑총백 3치와 함께 물에 달여서 먹는다[하간].

| 궁궁산 |

【 효능 】 코가 몹시 멘 것을 치료한다.

【 처방 】 궁궁이천궁 · 빈랑 · 마황 · 육계 · 방기 · 으름덩굴목통 · 족두리풀세신 · 구릿대백지 · 석창포 각각 2.8g, 목향 · 조피열매천초 · 감초 각각 1.4g.

위의 약들을 썰어서 1첩으로 하여 생강 3쪽, 차조기잎자소엽 5잎과 함께 물에 달여서 먹는다[직지].

| 온폐탕溫肺湯 |

【 효능 】 코로 냄새를 맡지 못하는 것을 치료한다.

【 처방 】 마황 8g, 황기, 승마 각각 6g, 방풍 · 칡뿌리갈근 · 강호리강활 감초덖은 것 각각 4g, 정향 0.8g.

위의 약들을 거칠게 가루를 내어 파밑총백 3개와 함께 물 2잔에 넣고 절반이 되게 달인다. 다음 찌꺼기를 버리고 식사 뒤에 따뜻하게 하여 먹는다[동원].

| 온위탕溫衛湯 |

【 효능 】 코로 냄새를 맡지 못하고 눈 앞에 번쩍거리며 음낭이 냉하고 다리에 힘이 없어지는 것을 치료한다.

【 처방 】 당귀 6g, 황기 · 삽주창출 · 승마 · 지모 · 시호 · 강호리강활 각각 4g, 인삼 · 방풍 · 구릿대백지 · 황백 · 택사 · 감초 각각 2g, 귤껍질陳皮 · 선귤껍질청피 · 황련 · 목향 각각 1.2g.

위의 약들을 썰어서 1첩으로 하여 물에 달여서 먹는다[동원].

| 통규탕通竅湯 |

【 효능 】 풍한사에 감촉되어 코가 메이고 목소리가 변하며 콧물이 나오면서 냄새를 맡지 못하는 것을 치료한다.

【 처방 】 방풍 · 강호리강활 · 고본 · 승마 · 칡뿌리갈근 · 궁궁이천궁 · 삽주창출 각각 4g, 구릿대백지 2g, 마황 · 조피열매천초 · 족두리풀세신 · 감초 각각 1.2g.

위의 약들을 썰어서 1첩으로 하여 생강 3쪽, 파밑총백 2개와 함께 물에 달여서 먹는다[의감].

| 창포산菖蒲散 |

【 효능 】 코가 메어서 숨 쉬기가 곤란한 것을 치료한다.

【 처방 】 석창포, 주염열매조각 각각 같은 양.

위의 약들을 짓찧어 가루를 내서 한 번에 4g씩 솜에 싸서 코를 막은 다음 잠시 동안 반듯하게 누워 있으면 낫는다[강목].

코로 냄새를 맡지 못하는 데 쓰는 처방鼻不聞香臭方

【 처방 】 박하 12g, 족두리풀세신 · 구릿대백지 · 방풍 · 강호리강활 · 당귀 · 궁궁이천궁 · 끼무릇반하 · 도라지길경 · 귤껍질陳皮 · 벌건솔풍령적복령 각각 4g.

위의 약들을 썰어서 1첩으로 하여 물에 달여서 먹는다[회춘].

코 안이 허는 것[鼻瘡]

코 안에 헌 데가 생기는 것은 폐肺에 열熱이 있기 때문이다. 이런 데는 황금탕, 세폐산을 쓴다[회춘].

- 코 안에 생긴 헌 데에는 사백산瀉白散, 처방은 5장문에 있다에 속썩은풀황금, 술에 축여 볶은 것 · 산치자 · 도라지길경 · 박하를 넣어서 쓴다.
- 코 안에 생긴 헌 데에는 황백 · 너삼고삼 · 빈랑을 각각 같은 양으로 하여 가루를 내서 돼지기름저지에 반죽하여 코 안에 바르거나 청대 · 회나무꽃괴화 · 살구씨행인 등을 갈아서 코 안에 바르기도 한다[득효].
- 대풍창大風瘡과 천포창天疱瘡일 때에도 코 안에 헌 데가 생기고 코가 뭉크러진다이것들은 모두 해당된 문에 있다.

| 황금탕黃芩湯 |

【 효능 】 폐肺에 화火가 성하여 콧구멍이 마르거나 헌 데가 생겨 부으면서 아픈 것을 치료한다.

【 처방 】 속썩은풀황금, 술에 축여 볶은 것 · 산치자껍질째로 술에 축여 덖은 것 · 도라지길경 · 함박꽃뿌리작약 · 뽕나무뿌리껍질상백피 · 맥문동 · 형개수 · 박하 · 연교 각각 4g, 감초 1.2g.

위의 약들을 썰어서 1첩으로 하여 물에 달여서 끼니 뒤에 먹는다[회춘].

| 세폐산洗肺散 |

【 효능 】 코 안에 헌 데가 생긴 것을 치료한다.

【 처방 】 속썩은풀황금, 술에 축여 덖은 것 8g, 오미자 · 천문동 · 맥문동 · 끼무릇반하 · 살구씨행인 각각 4g, 감초 2g.

위의 약들을 썰어서 1첩으로 하여 생강 5쪽과 함께 물에 넣고 달여서 식사 뒤에 먹는다[회춘].

코가 아픈 것鼻痛

【 효능 】 코가 아픈 것은 풍사風邪가 정기正氣와 서로 부딪쳐서 코 안이 잘 통하지 못하기 때문이다. 이런 데는 인삼순기산이나 통기구풍탕通氣驅風湯, 처방은 모두 풍문에 있다.을 쓴다.

【 처방 】 만약 담화痰火가 폐로 치밀면 코가 막히면서 은근히 아픈데 이때에는 이진탕二陳湯, 처방은 담음문에 있다.에 속썩은풀황금 · 산치자 · 도라지길경 · 맥문동을 넣어서 쓰는데 달여서 먹는다[입문].

비사[鼻齇]

비사라는 것은 코 끝이 붉어지는 것인데 심하면 자주색이나 검은색이 난다. 이런 병은 술을 즐겨 마시는 사람에게 많다. 그것은 혈의 열기가 폐에 들어가 오랫동안 몰려 있어서 혈이 엉키고 탁해지기 때문에 코가 붉어진다. 간혹 술은 먹지 않아도 코가 붉어지는 것은 폐풍창肺風瘡이라고 하는데 이것도 혈의 열기가 폐에 침입한 것이다. 이런 데는 다 청혈사물탕에 치자인환을 겸하여 쓰고 유황산을 겉에 바른다[입문].

- 폐肺는 높은 곳에 위치하고 있으며 형체는 연하다. 그의 성질은 찬 기운을 싫어하고 뜨거운 기운도 싫어한다. 그러므로 뜨거운 술을 잘 마시는 사람은 우선 폐를 상하게 된다. 열이 오랫동안 몰려 있으면 코 끝이 붉어진다. 콧마루가 붉어지는 병이 생길 때에 더운 기운을 만나면 벌겋게 되고 찬 기운을 만나면 꺼멓게 된다[정전].
- 술을 마셔 코끝이 붉어지는 것은 혈血의 열熱이 폐肺로 들어갔기 때문이다[정전].
- 술을 마셔 코 끝이 붉어진 때와 폐풍창肺風瘡 때에는 백룡환 으로 매일 얼굴을 씻고 늘 용호단을 먹으면 보름이 지나서 깨끗해진다[직지].
- 술을 마셔 코 끝이 붉어지는 데는 능소화산이나 삼귀환을 쓴다.
- 폐풍창일 때에는 폐풍환과 승마탕, 청폐음자 등을 쓴다.

| 청혈사물탕清血四物湯 |

【 효능 】 술을 마셔 코 끝이 붉어지는 것을 치료한다.

【 처방 】 궁궁이천궁 · 당귀 · 함박꽃뿌리작약 · 생지황 · 속썩은풀황금, 술에 적셔 덖은 것 · 잇꽃홍화, 술에 적셔 약한 불기운에 말린 것 · 벌건솔풍령적복령 · 귤껍질陳皮 각각 4g, 감초 2g.

위의 약들을 썰어서 1첩으로 하여 생강 2쪽과 함께 달인 물에 오령지 가루 4g 을 타서 식사 후에 먹는다[회춘].

| 치자인환梔子仁丸 |

【 효능 】 술을 마셔 코 끝이 붉어지는 것을 치료한다.

【 처방 】 산치자가루를 낸 것, 황랍 각각 같은 양.

위의 약에서 황랍을 녹인 다음 약 가루를 넣고 반죽하여 적당한 크기로 알약을 만들어 찻물로 먹는다. 열이 생기는 음식은 15일 동안 먹지 말아야 한다. 그래야 효과가 있다[득효].

| 유황산硫黃散 |

【 효능 】 코 끝이 붉어지는 것을 치료한다.

【 처방 】 생유황 20g, 살구씨행인 10g, 경분 4g.

위의 약들을 가루를 내어 술에 개서 자기 전에 코에 발랐다가 다음날 아침에 씻어 버린다[회춘].

| 백룡환白龍丸 |

【 효능 】 술을 마셔 코 끝이 붉어지는 것과 얼굴이 모두 검붉게 된 것을 치료한다.

【 처방 】 궁궁이천궁 · 고본 · 족두리풀세신 · 구릿대백지 · 감초 각각 같은 양.

위의 약들을 가루를 낸 것 160g에 구운 석고가루 600g을 넣고 물로 반죽해서 적당한 크기로 알약을 만든다.

| 능소화산 |

【 효능 】 술을 마셔 코 끝이 붉어진 것을 치료하는 데 세 번을 바르지

않아서 다 낫는다.

【 처방 】 능소화 · 산치자 각각 같은 양.
위의 약들을 가루를 내어 한 번에 8g씩 찻물에 타서 식사 뒤에 먹는다[득효].

외형편

| 삼귀환蔘歸丸 |

【 효능 】 술을 마셔 코 끝이 붉어진 것을 치료한다. 이것은 혈血의 열熱이 폐肺에 들어간 것이다.

【 처방 】 너삼고삼 160g, 당귀 80g.
위의 약들을 가루를 내어 술로 쑨 풀에 반죽해서 먹기 좋은 크기로 알약을 만든다. 한 번에 70~80알씩 뜨거운 찻물로 먹는다[의감].

| 폐풍환肺風丸 |

【 효능 】 얼굴과 코에 생긴 풍사 : 코 끝이 벌겋게 되는 병인데 술을 먹지 않는 사람에게 생긴다.와 사포 : 코 끝이 벌겋게 되면서 겉이 약간 두툴두툴해지는 병.증을 치료한다.

【 처방 】 족두리풀세신 · 선복화 · 강호리강활 각각 80g, 만잠아晩蠶蛾, 볶은 것 · 너삼고삼 각각 4g.
위의 약들을 가루를 내어 진밥에 반죽하여 먹기 좋은 크기로 알약을 만든다. 한 번에 50~70알씩 식사 후에 찻물로 먹는다[동원].

| 승마탕升麻湯 |

【 효능 】 폐풍창肺風瘡을 치료한다.

【 처방 】 귤껍질陳皮, 감초 각각 4g, 삽주창출 칡뿌리갈근 · 도라지길경 · 승마 각각 2.8g, 함박꽃뿌리작약 · 대황술에 축여 찐 것 각각 2g, 끼무

릇반하 · 벌건솔풍령적복령 · 구릿대백지 · 당귀 각각 1.2g, 지각 · 건강 각각 0.8g.

위의 약들을 썰어서 1첩으로 하여 생강 3쪽, 골풀속살등심초 한 잔과 함께 달여서 먹는다[단심].

| 청폐음자淸肺飮子 |

【 효능 】 코가 붉어진 것과 폐풍창을 치료한다.

【 처방 】 박하 40g, 산다화山茶花, 검은참깨胡麻仁 · 속썩은풀황금, 술에 축여 볶은 것 · 산치자 · 칡뿌리꽃葛花 · 너삼고삼 · 감초 각각 2.8g · 연교 · 형개 · 집함박꽃뿌리백작약 · 방풍 각각 12g.

위의 약들을 가루를 내어 한 번에 8g씩 찻물에 타서 먹은 다음 바르는 약을 쓴다[의감].

| 차비거홍방 |

【 처방 】 백반 · 수은 · 참먹京墨 각각 4g, 살구씨행인 49개, 경분 2.8g, 백양나무잎白楊葉 7잎, 대풍자 49개, 오미자 49알, 호두 7개.

위의 약들을 가루를 내어 달걀 흰자위에 개어 붉어진 곳에 바른다[의감].

단방單方

모두 9가지이다.

| 백염白鹽, 소금 |

【 효능 】 술을 마셔서 코가 벌겋게 된 것을 치료한다.

【 처방 】 물에 개어 코를 늘 문지르면 잘 낫는다[득효].

| 유황硫黃 |

【효능】 코가 벌겋게 된 것을 치료하는 데 아주 잘 낫는다.

【처방】 유황을 녹여서 소주燒酒에 세 번 담가 낸 다음 가루를 내어 가자즙茄子汁에 개어서 세 번만 바르면 곧 낫는다[종행].

외형편

| 경분輕粉 |

【효능】 술을 마셔서 코가 벌겋게 된 것을 치료한다.

【처방】 경분과 유황을 가루를 내어 물에 개서 문지른다. 또한 경분·유황·유향·족두리풀세신을 가루를 내어 물에 개어서 붙이기도 한다[강목].

| 세신細辛, 족두리풀 |

【효능】 코가 메이고 냄새가 나며 군살이 생긴 것을 치료한다.

【처방】 참외꼭지과체와 섞으면 과정산瓜丁散이 된다. 어떤 사람이 코 안에 군살이 생긴 것이 밖에까지 나왔을 때 외용약으로 이 약을 썼는데 사라졌다[강목].

| 궁궁궁궁이 |

【효능】 콧물이 많이 나오는 것을 치료한다.

【처방】 달여서 먹거나 가루를 내어 먹어도 좋다[본초].

| 건강乾薑 |

【효능】 코가 멘 것을 치료한다.

【처방】 가루를 내어 꿀에 반죽해서 콧구멍을 막는다[본초].

| 신이辛夷, 목련꽃봉오리 |

【 효능 】 코가 멘 것을 열리게 한다.

【 처방 】 가루를 내어 한 번에 4g씩 파밑총백과 차를 달인 물로 먹는데 조금씩 자주 먹는다. 또는 솜에 싸서 콧구멍을 막아도 된다[본초].

| 백초상百草霜 |

【 효능 】 코에 생긴 헌 데가 오래되어 고름이 나오면서 냄새가 몹시 나는 것을 치료한다.

【 처방 】 보드랍게 가루를 내어 한 번에 8g씩 찬물에 타서 먹는다[강목].

| 과체참외꼭지 |

【 효능 】 코 안에 생긴 군살을 없앤다.

【 처방 】 가루를 내어 솜에 싸서 코를 막는다. 양기름이나 족두리풀세신과 섞어서 써도 잘 듣는다[본초].

06 입과 혀口舌

입맛이 신 것[口酸]

간에 열이 있으면 입맛이 시다. 간기가 비기를 억눌러도 입이 또한 시다. 이런 데는 소시호탕小柴胡湯, 처방은 상한문에 있다.에 용담초, 선귤껍질청피을 넣어서 쓰는데 병이 심하면 당귀용회환當歸龍丸, 처방은 5장문에 있다.을 써야 한다[입문].

입맛이 쓴 것[口苦]

심心에 열熱이 있으면 입맛이 쓰고 헌 데가 생긴다. 이런 데는 양격산凉膈散, 처방은 화문에 있다.이나 사심탕瀉心湯, 처방은 5장문에 있다.을 쓴다. 간肝의 열熱이 담膽으로 넘어가도 입이 또한 쓴데 이런 데는 소시호탕에 맥문동·메대추씨산조인·지골피·원지를 넣어 쓴다[단심].

- 『내경』에 "병이 생겨 입맛이 쓴 것을 담단이라고 하는데 이것은 여러 가지 생각을 많이 하면서도 결단을 내리지 못하여 담이 허해지고 그 기가 위로 넘쳐 올라갔기 때문이다. 그러므로 입이 쓰다"고 씌어 있다.
- 또한 간기肝氣에 열이 있으면 담즙이 새어 나오기 때문에 입이 쓰고 힘줄막들이 마른다. 주해에 "간은 생각하고 염려하는 것을 주관하고 담膽은 결단하는 것을 주관하는데 여기에는 담즙 3홉이 들어 있다. 성급하게 화를 내면 기가

거슬러 오르면서 담즙이 위로 넘쳐나게 되기 때문에 입이 쓰다"고 씌어 있다. 이런 데는 용담사간탕을 주로 쓴다[강목].

- 입이 쓴 데는 익담탕이 좋다[정전].

입맛이 단 것[口甘]

비脾에 열熱이 있으면 입맛이 달고 혹 냄새가 나기도 하는데 이런 데는 사황산瀉黃散, 처방은 5장문에 있다.이나 삼황탕을 쓴다[입문].

- 『내경』에 "병이 생겨 입맛이 단것은 무슨 병인가. 그것은 5장의 기가 넘쳐나서 생긴 것인데 비단이라고 한다"고 씌어 있다. 단이라는 것은 열이 있다는 말이다.
- 위胃에 열이 있으면 입맛이 달고 위가 허하면 입맛이 심심하다[淡][입문].

입맛이 매운 것[口辛]

폐肺에 열이 있으면 입맛이 매운데 이런 데는 감길탕甘桔湯, 처방은 인후문에 있다.이나 사백산瀉白散, 처방은 5장문에 있다.을 쓴다.

- 폐에 열이 있어 목구멍에서 비린내가 나는 데는 가감사백산을 쓴다.

입맛이 짠 것

신腎에 열이 있으면 입맛이 짠데 이런 데는 자신환滋腎丸, 처방은 오줌문에 있다.이나 자음대보환滋陰大補丸, 처방은 허로문에 있다.을 쓴다[입문].

| 용담사간탕龍膽瀉肝湯 |

【 효능 】 입맛이 쓴 것을 치료한다.

【 처방 】 시호 4g, 속썩은풀황금 2.8g, 감초 · 인삼 · 천문동 · 황련 · 용담초 · 산치자 · 맥문동 · 지모 각각 2g, 오미자 7알.

위의 약들을 썰어서 1첩으로 하여 물에 달여 빈속에 먹는다.

| 익담탕益膽湯 |

【 효능 】 여러 가지 생각을 하면서 결단을 내리지 못하여 담膽이 허약해지고 기가 위로 치밀어 올라 입이 쓴 것을 치료한다.

【 처방 】 속썩은풀황금, 인삼, 감초 각각 4g, 원지 2.8g, 육계 2g, 너삼고삼, 복신 각각 1.2g.

위의 약들을 썰어서 1첩으로 하여 물에 달여서 먹는다[하간].

| 삼황탕三黃湯 |

【 효능 】 비脾에 열이 있어서 입이 단것을 치료한다.

【 처방 】 황련 · 속썩은풀황금 · 산치자 · 석고, 집함박꽃뿌리백작약 · 도라지길경 · 귤껍질陳皮 · 솔풍령복령 각각 3.2g, 흰삽주백출 · 감초 각각 1.2g.

위의 약들을 썰어서 1첩으로 하여 오매 1개와 함께 물에 달여서 먹는다[회춘].

입에서 냄새가 나는 것[口臭]

입에서 냄새가 나는 것은 위胃에 열熱이 있기 때문이다.

● 허화虛火나 울열鬱熱이 가슴 속에 몰려 있기 때문에 입에서 냄새가 나는 데는

궁지고 를 쓴다[입문].

- 입에서 냄새가 나는 증상은 열기熱氣가 가슴에 몰려 있다가 잠복된 열을 끼고 입으로 올라오기 때문에 생긴다[직지]. 기름진 음식을 많이 먹었기 때문에 숨쉴 때 비린내가 나는 데는 가감사백산처방은 위에 있다.을 쓴다.
- 고기를 많이 먹는 사람이 가까이 할 수 없을 정도로 입에서 냄새가 나는 데는 신공환神功丸, 처방은 이빨문에 있다.을 쓴다.
- 위에 열이 있어서 입에서 냄새가 나는 데는 용뇌계소원처방은 혈문에 있다, 가감감로음, 승마황련환 등을 쓴다.
- 폐옹肺癰 때처럼 피고름을 토하면서 입에서 냄새가 나는 것이 어떤 약으로도 낫지 않을 때에는 소풍산消風散, 처방은 풍문에 있다.에 난발을 태운 가루를 넣어서 묽은 미음에 타서 두 번 마시면 낫는다[단심].

| 궁지고芎芷膏 |

【 효능 】 입에서 단 김[氣熱]과 냄새가 나는 것을 치료한다.

【 처방 】 궁궁이천궁 · 구릿대백지 같은 양.

위의 약들을 가루를 내어 꿀에 반죽하여 적당한 크기로 알약을 만든다. 한 번에 1알씩 잠잘 무렵에 입에 넣고 녹여서 먹는다[득효].

| 가감감로음加減甘露飮 |

【 효능 】 위에 열熱이 있어서 입에서 냄새가 나고 입이 헐면서 잇몸이 붓는 것을 치료한다.

【 처방 】 찐지황숙지황 · 생지황 · 천문동 · 속썩은풀황금 · 비파엽枇杷葉 · 더위지기인진 · 지각 · 석곡 · 감초 각각 40g, 서각 12g.

위의 약들을 가루를 내어 한 번에 8g씩 물에 달여서 먹는다. 이 처방에 들어 있는 서각은 아주 좋은 효과를 나타내므로 매우 중요한 약이다[본사].

| 승마황련환升麻黃連丸 |

【 효능 】 입에서 아주 역한 냄새가 나서 가까이 할 수 없는 것을 치료한다.

【 처방 】 속썩은풀황금, 술에 씻은 것 80g, 황련 40g, 생강즙을 낸 것 · 연화 · 선귤껍질청피 · 승마 각각 20g, 감초 12g, 백단향 8g.

위의 약들을 가루를 내어 증병에 반죽해서 적당한 크기로 알약을 만든다. 한 번에 1알씩 따뜻한 물로 먹는다[정전].

외형편

허화로 입 안이 허는 것[虛火口瘡]

입 안이 헐어서 성질이 찬 약을 썼는데도 낫지 않는 것은 중초中焦의 기가 부족하여 허화虛火가 떠오르기 때문이다. 이때에는 먼저 이중탕理中湯, 처방은 상한문에 있다을 써야 하는데 병증이 심하면 부자를 넣어 써야 한다[단심].

- 음이 허한 데는 사물탕四物湯, 처방은 혈문에 있다에 지모, 황백을 넣어 쓴다. 허화가 떠오른 데는 감초와 건강을 가루를 내어 먹는다[입문].

입술이 붓거나 허는 것[唇腫唇瘡]

사위탕, 작약탕 등을 쓴다.

- 입술과 혀가 마르고 입술이 터지거나 헌 데가 생기는 것은 대체로 심心과 비脾가 열을 받았기 때문이다. 이런 데는 황련을 물에 담갔다가 중탕하여 마셔야 하는데 몹시 갈증이 나면 죽엽석고탕竹葉石膏湯, 처방은 상한문에 있다.을 조금씩 먹는다[직지].

- 입술이 헐어서 오랫동안 낫지 않는 데는 음력 8월의 쪽잎[藍葉]을 쓰는데 짓찧어 즙을 내어 씻으면 3일이 지나지 않아 낫는다[단심].
- 흰 연꽃잎을 붙여도 효과가 좋은데 터져서 피가 나오는 것도 곧 멎게 한다[단심].

| 사위탕瀉胃湯 |

【 효능 】 위에 실열實熱이 있어서 입술과 입 안이 말라 터지고 속이 답답하며 목이 마르는 것을 치료한다.

【 처방 】 대황 10g, 칡뿌리갈근 4g, 도라지길경 · 지각 · 전호 · 살구씨행인 각각 2g.

위의 약들을 썰어서 1첩으로 하여 생강 3쪽과 함께 물에 달여서 먹는다[입문].

| 작약탕芍藥湯 |

【 효능 】 비脾에 화火가 성하여 입술이 허는 것과 많이 먹어도 배가 고픈 것을 치료한다.

【 처방 】 함박꽃뿌리작약 · 산치자 · 황련 · 석고 · 연교 · 박하 각각 4g, 감초 2g.

위의 약들을 썰어서 1첩으로 하여 물에 달여서 먹는다[회춘].

혀가 부은 것[舌腫]

혀가 입 안에 가득 차도록 부어서 숨을 쉬지 못하는 것을 목설木舌이라고 한다[입문].

- 목설은 심心과 비脾에 열이 몰려서 생긴다[입문].
- 목설 때에는 혀가 점차 더 심하게 붓고 단단해지면서 입 안에 가득 차게 된다.

이것을 빨리 치료하지 않으면 숨이 막혀서 위험해진다[강목].

- 목설木舌이란 혀가 붓고 단단해져서 부드럽지 못한 것이다. 이런 데는 백초상・망초・곱돌활석을 가루를 내어 술에 개어서 바른다[단심].
- 목설을 치료하는 방법은 자설紫雪, 처방은 화문에 있다 8g을 참대기름에 개서 자주 입 안에 바르는 것인데 이와 같이 하면 저절로 낫는다[강목].
- 여러 가지 원인으로 혀가 부은 데는 용뇌파독산龍腦破毒散, 처방은 인후문에 있다 2g 을 손가락에 묻혀서 혀의 위아래에 발랐다가 침과 함께 넘긴다[단심].
- 어떤 늙은이가 혀뿌리가 점점 부어서 입 안에 가득 차게 되어 몹시 위험하였다. 이때에 대인이 보고 피가 몰려서 실해진 것은 터뜨려야 한다고 하면서 피침끝의 양쪽에 날이 있는 칼처럼 된 침인데 곪은 것을 째거나 피를 빼내는 데 쓴다. 으로 하루에 여덟에서 아홉 번씩 찔러서 피를 약 2~3잔 빼냈는데 부은 것이 점차 가라앉으면서 통증도 덜해졌다. 혀라는 것은 심의 상태가 겉으로 나타나는 곳인데 심은 피를 주관하기 때문에 피가 나오면 낫는다[자화].
- 혀가 부은 데는 황련탕・청열여성산・호박서각고・상염산 등을 쓴다.

| 황련탕黃連湯 |

【 효능 】 심화心火로 혓바닥에 헌 데가 생긴 것이나 혓바닥이 붓고 말라 터진 것, 혀 끝에서 피가 나오는 것, 혀가 단단해진 것 등을 치료한다.

【 처방 】 술에 축여 덖은 것, 산치자덖은 것・생지황술에 씻은 것・맥문동・당귀술에 씻은 것・함박꽃뿌리작약 각각 4g, 서각・박하・감초 각각 2g.

위의 약들을 썰어서 1첩으로 하여 물에 달여 식사 뒤에 먹는다[회춘].

| 청열여성산淸熱如聖散 |

【 효능 】 혀 밑이 부어 터져서 누런 담痰이 나오는 것이 나았다가는 다시 도지는 것을 치료한다.

【 처방 】 연교 6g, 우엉씨대력자 · 황련 각각 4g, 하눌타리뿌리과루근 · 산치자 각각 2.8g, 지각 · 시호 · 형개 · 박하 각각 2g, 감초 1.2g.

위의 약들을 썰어서 1첩으로 하여 등심 2g 과 함께 물에 달인 다음 약간 식혀서 먹는다[회춘].

| 호박서각고琥珀犀角膏 |

【 효능 】 인후咽喉와 입 안, 혀가 허는 것이나 군살이 돋아나는 것을 치료하는 데 효과가 좋다.

【 처방 】 메대추씨산조인 · 복신 · 인삼 각각 8g, 서각 · 호박 · 주사 각각 4g, 용뇌 1g.

위의 약들을 부드럽게 가루를 내어 꿀에 반죽해서 먹기 좋은 크기로 알약을 만든다. 한 번에 1알씩 하루에 3~5알을 맥문동을 달인 물에 풀어서 먹는다[입문].

| 상염산霜鹽散 |

【 효능 】 혀가 갑자기 부은 것을 치료한다.

【 처방 】 百草霜, 돌소금청염 각각 같은 양.

위의 약들을 가루를 내어 물에 개서 혀 위에 바른다. 돌소금이 없으면 흰 소금도 좋다[입문].

설태가 낀 것[舌上生胎]

혀는 심의 외부 기관인데 이것은 남방화南方火와 상응하므로 빛이 벌겋고 윤기가 있다. 상한 때에 사기가 표表에 있으면 설태가 끼지 않지만 사기邪氣가 속으로 들어가면 진액이 엉키게 되므로 설태가 낀다[명리].

- 설태가 미끄러운 것은 단전丹田에 열이 있고 가슴 속에 찬 기운이 있기 때문인데 이것은 사기가 속으로 들어간 초기이다[중경].
- 찬 기운이 열로 변하였을 때에는 설태가 미끄럽지 않고 깔깔하다. 그것은 열熱로 진액津液이 소모되었기 때문이다. 위胃에 열이 몰리면 누런 설태가 낀다. 금궤에 "누런 설태가 끼었을 때에 설사시키면 누런 설태가 저절로 없어진다"고 씌어 있다. 검은 설태가 낀 것은 열이 심하기 때문이다. 『영추』에 "열병으로 입이 마르고 혀가 꺼멓게 되면 죽는다"고 씌어 있다. 심규心竅는 혀와 연결되어 있기 때문에 혀의 빛이 검은 것은 수화水火가 서로 상극된 것이므로 반드시 죽게 된다는 것을 알아야 한다[명리].
- 신腎이 허하여 생긴 화는 허화虛火이기 때문에 혀에 1-2개의 연한 검은 점이 나타나게 된다. 이때에는 신腎을 보하고 화火를 내리는 약을 써야 한다[입문].
- 혀에 설태가 꼈을 때에는 혀를 문지르는 방법을 써야 한다.
- 대체로 혀가 꺼멓게 된 것은 다 위급한 증상인데 혀가 차고 미끄러우면서 연한 먹빛이 나는 것은 무근지화無根之火 : 명문(命門)과 원양(元陽)의 병 기운으로 되는 화를 말한다. 허해서 생기는 화(허화)라고도 한다. 로 생긴 것이다[입문].

하품하다가 턱이 어긋난 것[失欠脫]

하품하다가 아래턱이 어긋나서 벌리기만 하고 다물지 못할 때에는 술을 많이 마시게 한 다음 취해서 잠든 사이에 주염열매가루를 코에 불어넣어 주어 재채기를 시키면 곧 저절로 제대로 들어간다[삼인].

- 하품하다가 턱이 다시 어긋나서 입을 벌리지 못할 때에는 다른 사람이 두 손으로 턱을 당겼다가 천천히 밀어 넣으면 다시 들어가는데 반드시 손가락을 빨리 꺼내야 한다. 그렇지 않으면 물려서 상할 우려가 있다[득효].
- 턱이 어긋나서 입을 벌리고 다물지 못할 때에는 천남성을 가루를 내서 생강

즙에 개어 붙인 다음 천으로 잘 싸매고 하룻밤 자면 낫는다, 그것은 풍이 없어지기 때문이다[득효].

- 턱이 어긋났을 때에는 그 환자를 앉힌 다음 손으로 뺨을 110여 번 비벼 주고 입을 벌리게 한다. 그 다음 양쪽 엄지손가락은 환자의 이빨에 대고 나머지 양쪽 손가락으로 아래턱을 잡고 밀어 넣으면 곧 턱이 바로 들어가 맞는다[의림].

입술과 혀를 보고 병을 알아내는 것[視唇舌占病]

비脾나 폐肺의 병을 오래 앓으면 허약해져 입술이 허옇게 된다. 비는 폐의 어머니격인데 이 모자母子가 모두 약하면 서로 도와주지 못하게 된다. 이것을 겁증怯證이라고 한다. 비가 입술을 주관하므로 입술이 허여면서 윤기가 있으면 예후가 좋고 입술이 하얘지면서 마른 뼈같이 되면 죽는다[전을].

- 혈기血氣가 허하고 냉기가 침범하면 입술이 퍼렇게 된다. 그리고 이마가 검으면서 입술이 퍼런 것은 한증이다[전을].
- 족태음경의 기가 끊어지면 입술이 뒤집어지는데 입술이 뒤집어지면 죽는다. 그것은 입술이 살의 기본이므로 입술이 뒤집어지는 것은 살이 먼저 죽는 것이기 때문이다[영추].
- 혀가 말려들어 짧아졌을 때 입술이 퍼렇게 되고 음낭이 졸아들면 반드시 죽는다. 그것은 간기가 끊어진 것이기 때문이다[강목].
- 병이 생겼을 때 입을 벌리고 있는 것도 3일 만에 죽는다[편작].
- 입술과 입 안이 모두 붓고 벌건 것은 열이 몹시 심한 것이고 입술과 입이 모두 퍼렇고 검은 것은 찬 기운이 몹시 상한 것이다[회춘].

단방單方

모두 32가지이다.

| 백반白礬 |

【 효능 】 입이 허는 것을 치료한다.

【 처방 】 뜨거운 물 반 사발에 백반을 한 자밤 푼 다음 따뜻하게 하여 몇 번 양치질하면 낫는다[종행].

- 생백반을 가루를 내서 붙여도 낫는다[단심].

| 담반膽礬 |

【 효능 】 입이 허는 것을 치료한다.

【 처방 】 담반膽礬을 불에 달구었다가 가루를 내서 허는 데 붙이면 침이 나오고 곧 낫는다[본초].

- 담반 1덩어리를 끓인 물에 타서 양치질하여도 곧 낫는다[강목].

| 백초상百草霜 |

【 효능 】 혀가 갑자기 부어서 돼지오줌통猪胞 같이 되어 입 안에 가득 찬 것을 치료하는 데 이것을 치료하지 않으면 곧 죽는다. 백초상을 보드랍게 갈아 식초에 개어서 바르면 곧 낫는다[단심].

【 처방 】 혀가 갑자기 부으면서 헤질[破] 때에는 백초상을 보드랍게 갈아서 식초에 개어 혀의 위아래에 바르는데 약이 씻겨지면 다시 발라야 한다. 소금을 넣어 쓰면 아주 좋다. 그리고 먼저 침으로 피를 뺀 다음 약을 붙이면 더욱 좋다[강목].

| 정화수井華水, 깨끗한 물 |

【 효능 】 입에서 냄새나는 것을 치료한다.

【 처방 】 이른 아침 물을 입에 머금었다가 뱉어 버린다. 몇 번 하면 낫는다[본초].

| 붕사鵬砂 |

【 효능 】 혀가 부어서 밖으로 나온 것을 치료하는 데 가루를 내어 생강 조각에 묻혀서 부은 곳을 문지르면 곧 낫는다[강목].

【 처방 】 입 안이 헌 것은 붕사와 염초를 입에 물고 천남성을 가루를 내서 식초에 개어 발바닥 가운데 붙이면 잘 낫는다[정전].

| 마아초馬牙硝 |

【 효능 】 중설重舌을 치료하는 데 가루를 내어 혀 밑에 하루 세 번 바른다[본초].

| 승마升麻 |

【 효능 】 입 안이 헐어 입에서 냄새가 나는 것을 치료하는 데 진하게 달인 다음 소금을 넣어서 자주 양치질한다[본초].

| 세신細辛, 족두리풀 |

【 효능 】 입에서 냄새가 나는 것과 충치로 붓고 아픈 것을 치료하는 데 진하게 달여서 뜨거울 때에 입에 머금었다가 식은 다음 뱉어 버리면 낫는다[본초].

| 황련黃連 |

【효능】 입 안과 혀가 허는 것을 치료하는 데 술에 달여서 그 술을 입에 머금었다가 넘기면 곧 낫는다[단심].

| 포황蒲黃, 부들꽃가루 |

【효능】 중설重舌과 혀가 허는 것을 치료하는 데 약간 덖어서微炒 뿌리면 곧 낫는다[본초].

【처방】 혀가 입 안에 가득 차게 부었을 때에는 부들꽃가루를 혓바닥에 뿌린 다음 황련탕을 달여서 먹어 심화心火를 내리게 해야 한다[정전].

| 익지益智, 익지인 |

【효능】 심기心氣가 부족하여 입에서 냄새가 나는 것을 치료하는 데 껍질을 버린 다음 감초와 함께 가루를 내어 먹거나 끓는 물에 조금씩 타서 먹는다[득효].

| 회향茴香 |

【효능】 입에서 냄새가 나는 것을 없애는 데 싹과 줄기로 국을 끓여서 먹거나 생것을 먹는다[본초].

| 사간射干, 범부채 |

【효능】 나쁜 피가 심心과 비脾에 있어서 기침하거나 침을 뱉거나 말할 때에 냄새가 나는 것을 치료하는 데 뿌리를 달여서 먹는다[본초].

| 향유노야기 |

【효능】 입에서 냄새가 나는 것을 치료하는 데 효과가 대단히 빠르므

로 정향丁香보다 낫다. 이 약을 달여 즙을 내어 마시거나 양치질하면 잘 낫는다[단심].

| 오배자五倍子, 붉나무벌레집 |

【 효능 】 입 안이 허는 것을 치료하는 데 가루를 내어 뿌리면 곧 음식을 먹을 수 있게 된다[본초].

【 처방 】 입이 헐어서 헤어지고 아픈 데는 붉나무벌레집 40g, 황백꿀물에 축여 볶은 것, 곱돌활석 각각 20g, 동록 8g, 사향 1g을 쓰는데 위의 약들을 가루를 내어 뿌리면 잘 낫는다[정전].

- 긴순緊脣을 치료하는 데는 붉나무벌레집과 가자육을 같은 양으로 하여 쓰는데 가루를 내서 입술에 붙이면 곧 낫는다[단심].

| 장미근薔薇根, 장미뿌리 |

【 효능 】 입 안과 혀가 헐어서 헤어진 것이 오랫동안 낫지 않는 것을 치료한다.

【 처방 】 진하게 달여서 그 물로 양치질하는 데 더울 때에 머금었다가 식은 다음 뱉어 버리기를 자주 하면 낫는다. 겨울에는 뿌리를 쓰고 여름에는 줄기와 잎을 써야 한다[본초].

| 백양수지白楊樹枝, 백양나무가지 |

【 효능 】 입 안이 허는 것을 치료하는 데 신좁쌀죽웃물에 달여 소금을 타서 양치한다[본초].

| 빈랑檳榔 |

【 효능 】 입가에 헌 데가 나서 허옇게 짓무르는 것을 치료하는 데 태워 가루를 낸 다음 경분을 조금 섞어 마른 채로 뿌린다[득효].

| **황백**黃柏 |

【 효능 】 입 안이 허는 것을 치료하는 데 아주 잘 듣는다.

【 처방 】 꿀물에 축여 덖어서 가루를 내어 바른다[탕액].

- 황백을 식초에 담갔다가 머금고 있어도 낫는다[본초].
- 심心과 비脾에 열이 있어서 혀와 볼이 헐었을 때에는 꿀물에 축여 덖은 황백과 청대를 가루를 내서 입 안에 뿌리면 낫는다[본초].

고죽엽급력苦竹葉及瀝, 고죽엽과 고죽력 입 안이 허는 것을 치료하는 데 고죽엽을 달인 물로 양치질한 다음 고죽력 을 바른다[본초].

| **밀**蜜, 꿀 |

【 효능 】 입술과 입 안이 허는 것을 치료하는 데 늘 머금고 있어야 낫는다[본초].

| **누고**도루래 |

【 효능 】 입 안이 허는 것을 치료하는 데 참먹물[好墨]에 잘 갈아서 입 안에 바르면 곧 낫는다. 대체로 도루래의 약 기운은 소장과 방광으로 들어가므로 효과가 대단히 빠르다[강목].

| **사태**뱀허물 |

【 효능 】 긴순緊脣과 볼 안쪽, 입천장이 허는 것과 잇몸이 부은 것을 치료하는 데 태워 가루를 내서 먼저 입 안을 씻어 낸 다음 바른다[본초].

| **백배**白梅, 소금에 절인 매화나무열매 |

【 효능 】 입 안에서 냄새가 나는 것을 치료하는 데 늘 물고 있으면 입 안이 향기롭다[본초].

| **유자**柚子, 유자나무열매 |

【효능】 술을 마시는 사람의 입에서 냄새가 나는 것을 치료하는 데 늘 물고 있어도 좋고 달여서 물을 마셔도 좋다[본초].

| **첨과**甛瓜, 참외 |

【효능】 입에서 냄새가 나는 것을 치료한다.

【처방】 참외씨를 가루를 내어 꿀에 반죽한 다음 적당한 크기로 알약을 만들어 매일 아침 양치질를 한 다음 1알씩 입에 넣고 녹여 먹는다.

○ 입 안이 허는 데는 참외 속의 물을 먹는다[본초].

| **서과**西瓜, 수박 |

【효능】 입 안이 허는 것을 치료하는 데 수박 속의 물을 천천히 마셔야 한다. 겨울에는 껍질을 태워 가루를 내어 물고 있는다[단심].

| **인유즙**人乳汁, 젖 |

【효능】 늙은이가 입 안이 헐어서 음식을 먹지 못하는 것을 치료한다.

【처방】 젖을 뜨겁게 하여 먹으면 아주 좋다[본초].

| **난발회**亂髮灰 |

【효능】 입에서 냄새가 나서 가까이 할 수 없는 것을 치료하는 데 난발회 4g을 깨끗한 물에 타서 빈속에 먹는다[의설].

● 혀가 부은 데는 난발회를 물에 타서 먹는다[강목].

| **양유**羊乳, 양의 젖 |

【효능】 어린이가 입 안이 헐어서 헤진 것을 치료하는 데 늘 먹어야 한

다. 혀가 부었을 때에는 양의 젖을 빨게 하면 낫는다[본초].

| 피마자麻子, 아주까리씨 **|**

【 효능 】 혀가 부어서 밖으로 나온 것을 치료한다.

【 처방 】 기름을 내어 종이심지에 묻혀 태우면서 연기를 쏘이면 곧 낫는다[강목].

| 자소엽紫蘇葉, 차조기잎 **|**

【 효능 】 연가시[飛絲]가 입에 들어가서 혀에 물집이 생긴 것을 치료하는 데 잘 씹어서 끓인 물로 넘기면 곧 낫는다[단심].

07 이빨牙齒

치통에는 7가지가 있다[牙齒痛有七]

치통은 위胃 속에 있던 습열濕熱이 잇몸 사이에 올라갔을 때 풍한에 감촉되거나 찬 것을 마신 것으로 말미암아 습열이 몰리고 맺혀서 밖으로 나가지 못하기 때문이다. 한寒은 표標이기 때문에 맛이 맵고 성질이 더운 약으로 문지르고 양치질해야 한다. 병의 근본은 열이기 때문에 속으로 맛이 맵고 성질이 찬약을 써서 열을 발산시켜야 한다[단심].

- 이빨을 닦는 약처방이나 사부소거산謝傅笑去散, 처방은 아래에 있다.을 두루 쓴다.
- 수양명경의 한 가지가 이빨에 들어가 그 맥이 막히면 이빨이 들뜨고 허하면 이빨이 드러나고 풍을 끼면 머리와 얼굴에까지 올려 치밀어서 아프며 감닉이 되면 충치가 되거나 이빨이 빠진다[직지].
- 이빨이 아플 때 입을 벌리고 바람을 맞으면 더 아픈 것은 위胃 속에 풍사風邪가 있기 때문이다. 입을 벌리면 더러운 냄새가 나서 가까이 할 수 없는 것은 장위腸胃 속에 열이 몰려 있기 때문이다. 이뿌리가 붓고 아픈 것은 위胃에 열이 있는 것이고 이빨이 아프면서 흔들리는 것은 신腎의 원기가 허한 것이며 구멍이 생기고 아픈 것은 벌레가 먹은 것이다[의감].
- 바람을 들이마시면 더 아프고 입을 벌리면 더러운 냄새가 나는 데는 당귀연교음을 쓴다[회춘].
- 한증일 때에는 이빨이 든든하면서[堅牢] 아프고 열이 심할 때에는 이빨이 흔들

리고 잇몸이 벗어지면서 아픈 것이 멎지 않는다[동원].

- 찬 것을 만나면 더 아픈 것은 한증이고 서늘한 바람을 들이마시면 통증이 멎는 것은 열증이다[강목].

단방單方

모두 27가지인데 여신산如神散도 들어 있다.

| 백반白礬 |

【효능】 이빨이 붓고 아픈 것을 치료한다.

【처방】 백반구운 것과 말벌집노봉방을 같은 양으로 하여 한 번에 8g씩 물에 달인 다음 따뜻하게 해서 아픈 쪽으로 물었다가 식으면 뱉어 버린다.

| 웅황雄黃, 석웅황 |

【효능】 이빨을 파먹는 벌레를 죽인다.

【처방】 가루를 내어 대추살에 반죽해서 알약을 만들어 벌레 먹은 구멍을 막는다[본초].

| 담반膽礬 |

【효능】 이빨이 벌레가 먹어서 아픈 것을 치료한다.

【처방】 이빨이 아프다가 빠지려고 할 때에는 담반을 가루를 내어 젖에 개서 병든 이빨에 문지르는데 파먹은 구멍 속에까지 닿도록 하루 세 번 문지르면 통증이 멎는다. 그리고 빠진 이빨도 다시 돋는데 1백 일이면 전과 같이 된다[본초].

외형편

| **백염**白鹽, 소금 |

【 효능 】 이뿌리齒根가 드러나고 이빨이 흔들리는 것을 치료한다.

【 처방 】 소금을 가루를 내서 이빨을 닦은 다음 더운물로 100여 번 양치질하면 5일이 지나지 않아 이빨이 든든해진다[본초].

● 잇몸에서 피가 나올 때에는 소금 끓인 물로 양치질하면 곧 멎는다[본초].

● 백하염 가루로 이빨을 닦으면 이빨을 든든하게 하는 데 아주 좋다.

| **청염**靑鹽, 돌소금 |

【 효능 】 신腎에 들어가고 뼈에 들어가서 이빨을 든든하게 한다. 이것으로 이빨을 닦거나 입에 물고 있어도 다 좋다[득효].

【 처방 】 여러 가지로 이빨이 아픈 것을 치료하는 데는 돌소금청염 80g과 흰 소금백염 160g을 조피열매천초 160g을 달인 물에 축여 덖어서 쓰는데 가루를 내어 이빨을 닦은 다음 곧 더운물로 양치질하고 뱉어 버린다[입문].

| **승마**升麻 |

【 효능 】 이빨이 풍風이나 감닉으로 붓고 아프며 이뿌리牙根가 들뜨고 뭉크러져서 피고름膿血이 나오는 데 달여서 먹는다. 그리고 자주 양치질해야 한다[본초].

| **백질려**남가새열매 |

【 효능 】 풍으로 이빨이 아프거나 치감[疳]으로 패어 들어가는 것을 치료한다.

【 처방 】 가루를 내서 8g 을 소금 1숟가락과 함께 물에 달인 다음 뜨겁게 하여 양치질하면 통증이 잘 멎는데 이빨도 든든해진다[입문].

| 골쇄보骨碎補 |

【 효능 】 이빨이 아프고 흔들리면서 피가 나오는 것을 치료한다.

【 처방 】 골쇄보 80g을 썰어서 꺼멓게 되도록 볶은 다음 가루를 내어 양치질한다. 다음 이뿌리를 문지르고 한참 있다가 뱉어 버린다[강목].

- 골쇄보를 구리칼로 썰어서 구리그릇에 담고 회나무가지로 저으면서 약간 꺼멓게 되도록 볶은 다음 불을 끄고 식힌다. 이것을 다시 아주 꺼멓게 되도록 볶어서 가루를 내어 때때로 이빨을 문지르면 이빨이 든든해진다. 그리고 이빨이 다시 아프지도 않다. 이빨이 흔들리면서 빠지려고 할 때에 자주 이 약을 쓰면 흔들리던 것이 멎어서 다시는 흔들리지 않게 된다[의감].

| 세신細辛, 족두리풀 |

【 효능 】 풍랭風冷으로 이빨이 아픈 것과 이빨이 벌레가 먹어 아픈 것을 치료한다.

【 처방 】 족두리풀세신과 구릿대백지를 달인 물로 양치질한다[강목].

| 고삼苦蔘, 너삼 |

【 효능 】 이빨이 벌레가 먹어 아픈 것을 치료하는 데 매일 이것을 달인 물 3되로 양치질하면 5~6일 만에 낫는다. 그 다음 열결혈列缺穴에 뜸을 떠야 한다[한사].

| 천선자天仙子, 사리풀씨 |

【 효능 】 즉 낭탕자이다. 이빨이 아픈 것을 치료하는 데 벌레를 나오게 한다[본초].

- 벌레가 먹은 이빨이 아플 때 이 약을 구멍에 대고 물고 있으면 벌레가 나온다[본초].

- 벌레가 먹은 이빨이 아플 때 사리풀씨를 태우면서 연기를 참대대롱으로 빨아서 쏘이면 벌레가 죽고 완전히 낫는다[강목].

| **파두**巴豆 |

【효능】 이빨이 아픈 것을 치료한다.

【처방】 파두 1알을 잿불에 묻어 구워서 껍질을 버린다. 다음 마늘쪽 가운데를 파고 그 안에 파두를 넣고 봉한다. 이것을 솜에 싸서 아픈 이빨이 있는 쪽 귓구멍을 막는다[본초].

- 벌레가 먹은 이빨이 아픈 데는 파두살 1개와 조피열매천초 가루 4g을 쓰는데 밥에 반죽하여 삼씨마자만하게 알약을 만든 다음 솜에 싸서 귓구멍을 막는다[직지].
- 벌레가 먹은 이빨이 아픈 것을 치료하는 데는 파두 1알의 살을 쓰는데 기름불에 태워서 벌레가 먹은 구멍을 막는다[강목].

| **호동루**胡桐淚 |

【효능】 풍風이나 감닉으로 이빨이 아픈 것이나 골조풍骨槽風이 오래된 것을 치료하는 데 가루를 내서 이빨을 문지른다[본초].

- 이 약은 이빨병口齒을 치료하는 데 아주 좋은 약이다[본초].
- 한사로 이빨이 아픈 데는 쓰지 말아야 한다[강목].

| **천초**川椒, 조피열매 |

【효능】 이빨과 머리털을 충실하게 하고 이빨이 아픈 것을 멎게 한다[본초].

- 이빨이 아플 때에는 식초에 달여서 양치질한 다음 뱉아 버리면 된다[본초].
- 이빨이 아픈 데는 반드시 조피열매천초를 써야 통증이 멎는다. 그러나 열로 아

픈 데는 쓰지 말아야 한다[직지].

- 이빨이 아픈 데는 조피열매천초와 말벌집노봉방을 같은 양으로 하여 쓰는데 가루를 내서 한 번에 8g씩 소금 1숟가락과 함께 물에 달여서 물고 양치질한 다음 뱉어 버린다. 이 약을 여신산如神散이라고도 한다[국방].

| 욱리근郁李根, 이스라치나무뿌리 |

【 효능 】 이빨이 아픈 것을 치료하는 데 이빨을 든든하게 한다[본초].

【 처방 】 이빨에 벌레가 먹어서 잇몸이 붓고 아픈 데는 이스라치뿌리 속껍질욱리근백피을 쓰는데 썰어서 물에 진하게 달여서 그 물로 양치질하다가 식으면 뱉어 버린다. 그러면 벌레가 나오고 낫는다[본초].

| 백양수피白楊樹皮, 백양나무껍질 |

【 효능 】 이빨이 아픈 것을 치료하는 데 식초에 달여서 양치질하고 뱉어 버린다[본초].

【 처방 】 이빨이 아픈 데는 백양나무의 껍질이나 잎을 달인 물로 양치질하고 뱉어 버린다[유취].

| 노봉방露蜂房 |

【 효능 】 이빨이 아픈 것을 치료한다.

【 효능 】 말벌집노봉방을 달인 물로 양치질하면 낫는다[본초].

- 벌레가 먹은 이빨이 아프고 구멍이 뚫린 데는 말벌집노봉방과 족두리풀세신을 달인 물로 양치질한다[본초].

| 탁목조啄木鳥, 딱따구리 |

【 효능 】 딱따구리가 쪼은 나무 조각은 벌레가 먹은 이빨을 낫게 한

다[회남].

- 이빨에 벌레가 먹어 구멍이 뚫리고 아픈 데는 딱따구리의 혀 끝을 잘라서 쓰는데 솜에 싸서 아픈 곳에 대고 물고 있으면 곧 낫는다[본초].
- 이빨 감닉창에는 딱따구리를 태워 가루를 내어서 쓰는데 벌레 먹은 구멍에 넣으면 세 번 넘지 않아 낫는다[본초].

| 섬소 두꺼비진 |

【효능】 벌레가 먹은 이빨이 아픈 데 주로 쓴다. 자그마한 것을 벌레가 먹은 구멍에 넣으면 침이 나오는데 뱉어 버리고 삼키지 말아야 한다[본초].

【처방】 이빨이 아픈 데는 두꺼비진섬소을 은주銀珠에 넣고 반죽해서 무씨만하게 알약을 만들어 쓰는데 아픈 이빨에 바르면 곧 통증이 멎는다. 3알을 더 쓰지 않아 건침[濃涎]을 몇 번 뱉어 버리게 되고 곧 낫는다[강목].

| 지주 蜘蛛, 말거미 |

【효능】 치감[牙疳]으로 냄새가 나는 것을 치료하는 데 말거미껍질지주각을 가루를 내어 연지, 사향과 섞어서 붙인다[직지].

- 또한 큰거미[大蜘蛛]를 태워 가루를 내어 사향 조금과 섞어 붙이기도 한다[직지].

| 행인 杏仁, 살구씨 |

【처방】 이빨과 잇몸이 아픈 데는 살구씨 1백 알과 소금 4g을 물 1되에 넣고 거품이 나도록 달여서 쓰는데 그 물로 양치질하고 뱉어 버리는 것을 세 번 하면 낫는다[본초].

- 살구씨 를 태워서 끈적끈적하게 갈아 솜에 싸서 감닉창으로 이빨에 구멍이 난 데 넣으면 벌레가 잘 죽는다[본초].
- 풍으로나 벌레가 먹어서 이빨이 아픈 데는 살구씨 를 쓰는데 침에 꽂아 가지고 참기름 등불에서 나는 연기에 뜨겁게 쏘여 병든 이빨에 붙인다. 7알을 연거푸 쓰면 아픈 것이 완전히 낫는다[득효].

| 사과絲瓜, 수세미오이 **|**

【 효능 】 이빨에 벌레가 먹어서 아플 때에는 먼저 뜨거운 쌀초로 양치질하면 벌레가 나온다. 그 다음 수세미오이를 약성이 남게 태워서 가루를 내어 아픈 곳에 문질러야 한다[강목].

- 풍으로나 벌레가 먹어 이빨이 아픈 데는 서리 맞은 늙은 수세미와 오이를 쓰는데 약성이 남게 태워 가루를 내어 아픈 이빨에 문지르면 곧 멎는다[득효].

| 웅작시雄雀屎 **|**

【 효능 】 이빨에 벌레가 먹는 데 주로 쓴다. 웅작시를 솜에 싸서 벌레가 파먹은 구멍에 막되 하루 한 번씩 바꾸어 막는다[본초].

| 녹용鹿茸 **|**

【 효능 】 이빨이 나오게도 하고 든든하게도 하며 사람을 늙지 않게도 하는데 가루를 내어 먹거나 알약을 만들어 먹어도 좋다[본초].

| 양경골회羊脛骨灰, 양의 정강이뼈 태운 재 **|**

【 효능 】 이빨을 든든하게 하는 데 신이 허하여 이빨이 흔들리는 것을 낫게 한다. 늘 문지르면 잘 낫는다[입문].

- 이빨 사이가 벌어지는 데는 이것을 반드시 써야 한다[단심].

| 우치牛齒, 소 이빨 |

【 처방 】 이빨을 든든하게 하는데 소 이빨 30개를 불에 달구었다가 가루를 내어 8g을 물에 달여서 뜨거울 때에 양치질하는데 식으면 뱉어 버린다. 또는 가루를 이빨에 문질러도 흔들리던 것이 모두 든든해진다[본초].

| 마야안馬夜眼 |

【 효능 】 풍으로나 벌레가 먹어 이빨이 아픈 것을 치료한다.

【 처방 】 칼로 마야안馬夜眼: 말의 앞 종아리 안쪽에 있는 티눈 같은 것. 을 쌀알만큼 긁어서 벌레가 먹은 구멍에 넣거나 아픈 곳에 물고 있는다. 그러면 침이 나오는데 그 침을 삼키지 말아야 한다. 이와 같이 하면 곧 완전히 낫는다[득효].

08 목구멍咽喉

외형편

인후병의 종류[咽喉病名]

인후병에는 단유아 · 쌍유아 · 단후폐 · 쌍후폐 · 전후풍 · 급후비 · 현옹수 · 등이 있다.

- 인후咽喉와 현옹懸癰은 몸의 관문이나 요새와 같은 것이므로 여기에 생긴 병을 빨리 치료하지 않으면 죽을 수 있다[직지].

단유아 · 쌍유아 · 후비[單乳蛾雙乳蛾喉痺]

회염會厭의 양쪽이 부은 것을 민간에서는 쌍유아雙乳蛾라고 하는데 이것은 치료하기 쉽다. 회염의 한 쪽이 부은 것을 민간에서는 단유아單乳蛾라고 하는데 이것은 치료하기 어렵다.

- 열기가 모두 후두 양쪽으로 올라가 바깥쪽으로 부었을 때에는 그 생김새가 유아乳蛾와 비슷하다. 한 쪽만 부은 것을 단유아라고 하며 양쪽이 모두 부은 것을 쌍유아라고 한다[의감].
- 단아풍單蛾風이라는 것은 동그랗게 생겼는데 이것은 인후와 회염 위의 왼쪽이나 오른쪽에 생긴다. 회염 아래에 생겼을 때에는 치료하기 어렵다. 쌍아풍雙蛾風이라는 것은 2개씩 생기는데 후두와 회염의 양쪽에 생긴다. 이것 역시 동그랗다. 회염 아래에 생기면 치료하기 힘들다[득효].

- 전후풍纏喉風 과 후폐증喉閉證 은 모두 가슴 속에 본래 담이 있었거나 주색酒色 과 7정七情 으로 화가 동하여 담이 올라와 인후를 막아서 생긴 것이다. 그러므로 속과 겉이 모두 부으면서 아프고 물도 넘기지 못하게 되는데 위험하고 급한 병이다[단심].
- 후비라는 것은 목구멍으로 숨이 잘 통하지 못하고 목소리가 잘 나오지 않는 것인데 이것은 천기天氣 가 막혔기 때문이다[강목].
- 여성승금정 · 해독웅황원 · 우황양격원 · 칠보산 · 담반산 · 계내금산 · 비급단 · 용뇌고 · 청룡담 · 취후산 등을 쓴다. 실화實火 에는 청량산 · 허화虛火 에는 가미사물탕을 쓴다.

| 여성승금정如聖勝金錠 |

【 효능 】 인후咽喉 가 갑자기 막힌 것과 단아單蛾 · 쌍아雙蛾 · 결후結喉 · 중설重舌 · 목설木舌 등을 치료한다.

【 처방 】 유황 · 궁궁이천궁 · 작설차 · 박하 · 오두 · 초석 · 생지황 각각 같은 양.

위의 약들을 가루를 내어 생파즙에 반죽해서 40g으로 알약 10알씩 만든다. 한 번에 1알씩 먹되 먼저 찬물로 양치질한 다음 박하잎 5~7잎을 씹고 나서 먹어야 한다. 병이 심할 때에는 세 번은 먹어야 한다.

| 해독웅황원解毒雄黃元 |

【 효능 】 후폐喉閉 로 이를 악물어서 물도 잘 넘기지 못하며 위급해진 것을 치료한다.

【 처방 】 석웅황웅황, 수비한 것 · 울금 각각 10g, 파두 14알껍질을 버리고 기름을 뺀다.

위의 약들을 가루를 내어 식초에 쑨 밀가루풀에 반죽해서 녹두알만하게 알약을 만든다. 한 번에 7알씩 찻물로 먹는다. 이를 악물었을 때에는 식초에 약을 개어 콧구멍에 밀어 넣어 준다. 그러면 조금 있다가 뭉친 가래를 토하고 설사한 다음 곧 깨어난다[국방].

| 우황양격원牛黃凉膈元 |

【 효능 】 인후가 부으면서 아프고 입 안과 혀가 헐며 뺨이 벌겋게 붓고 열이 나면서 가래가 막히는 것을 치료한다.

【 처방 】 마아초 · 한수석달군 것 · 석고달군 것 각각 80g, 감초볶은 것 40g, 우담남성 30g, 자석영달구어 수비한 것 20g, 우황 · 용뇌 · 사향 각각 10g.

위의 약들을 가루를 내어 꿀에 반죽해서 40g으로 알약 30알씩 만든다. 한 번에 1알씩 박하를 달인 물로 먹는다[국방].

| 칠보산七寶散 |

【 효능 】 후폐喉閉와 단아, 쌍아雙蛾를 치료한다.

【 처방 】 주염열매조각 1꼬투리, 전갈 10개독을 뺀다 · 붕사 · 석웅황웅황 · 백반 · 담반 각각 4g.

위의 약들을 부드럽게 가루를 내어 한 번에 1g씩 목 안에 불어넣으면 곧 낫는다[단심].

| 담반산膽礬散 |

【 효능 】 목구멍이 마비되고 부어서 막힌 것을 치료한다.

【 처방 】 담반 2g, 전갈 2개.

위의 약들을 가루를 내어 닭의 깃[鷄羽]에 묻혀서 목 안에 넣으면 조금 있다가 목이 열리면서 말소리가 나온다. 그 다음 연잎을 보드랍게 가루를 내서 물에 타서 먹으면 독한 담을 토하고 곧 낫는다. 만일 토하지 않으면 다시 먹어야 한다[직지].

| 계내금산鷄內金散 |

【효능】 후폐喉閉와 단아單蛾, 쌍아雙蛾를 치료한다.

【처방】 계내금음력 섣달에 받아서 그늘에 말려 가루를 낸 것 4g, 녹두 가루 12g.

위의 약들을 꿀에 반죽해서 알약 3알을 만들어 먹으면 잘 낫는다[필용].

| 비급단備急丹 |

【효능】 인후咽喉가 막힌 것을 치료한다.

【처방】 청대 · 망초 · 백강잠 각각 40g, 감초 160g.

위의 약들을 가루를 내어 음력 섣달에 잡은 소의 담낭牛膽, 우황이 생긴 것에 넣어서 49일 동안 그늘에 말린다. 이것을 가루를 내서 목 안에 불어넣으면 잘 낫는다[강목].

| 용뇌고龍腦膏 |

【효능】 후비喉痺로 붓고 아픈 것을 치료한다.

【처방】 박하잎 600g, 감초 120g, 방풍 · 궁궁이천궁 · 도라지길경 각각 80g, 염초 40g, 백두구 30알, 사인 5알, 용뇌 4g.

위의 약들을 가루를 내어 꿀에 반죽해서 먹기 좋은 크기로 알약을 만들어 먹는다[별방].

| 청룡담靑龍膽 |

【효능】 목구멍이 부어 막히고 아픈 것과 단아와 쌍아를 치료하는 데 효과가 있다.

【처방】 담반膽礬을 청어 담낭에 넣어서 그늘에 말린 다음 가루를 내

서 목 안에 불어넣으면 낫는다. 청어가 없을 때에는 대신 가물치를 써도 되는데 음력 섣달에 잡은 것이 좋다[활인].

| 취후산吹喉散 |

【 효능 】 목구멍이 부어서 막힌 것을 치료한다.

【 처방 】 담반 20g담반이 없으면 녹반을 대신 쓰는데 청어를 담낭에 넣어 바람에 말린다. 청어 담이 없으면 대신 가물치의 담을 쓴다 · 파두껍질을 버린 것 7개, 염초따로 가루를 낸 것 10g, 동청銅靑 4g, 경분 2g, 청대 1g을 쓴다. 담반을 파두와 함께 구리그릇에 넣고 덖은 다음 파두는 버린다. 다음 여기에 염초 등 4가지 약과 사향을 조금 넣어서 한 번에 1g씩 목 안에 불어넣으면 가래와 피를 토하고 곧 낫는다[강목].

| 청량산淸凉散 |

【 효능 】 실화實火로 인후咽喉가 붓고 아픈 것을 치료한다.

【 처방 】 도라지길경 6g, 산치자 · 연교 · 속썩은풀황금 · 방풍 · 지각 · 황련 · 당귀 · 생지황 · 감초 각각 2.8g, 박하 · 구릿대백지 각각 1.2g.

위의 약들을 썰어서 1첩으로 하여 골풀속살등심초 2g, 차 한 잔과 함께 물에 달여서 먹는다[회춘].

| 가미사물탕加味四物湯 |

【 효능 】 허화虛火로 생긴 후비喉痺와 목구멍이 아픈 것과 헌 것을 치료하는 데 화火를 아주 잘 내린다.

【 처방 】 도라지길경 · 감초 각각 6g, 숙지황 · 집함박꽃뿌리백작약 각각 2.8g, 당귀 · 궁궁이천궁 · 황백꿀물에 축여 덖은 것 · 지모 · 하눌타리뿌리과루근 각각 2g.

위의 약들을 쓸어서 1첩으로 하여 물에 달인 다음 찌꺼기를 버린다. 여기에 참대기름 1종지를 타서 먹는다[회춘].

급후비急喉痺

『영추』 "목구멍에 헌 데가 생긴 것을 맹저猛疽라고 하는데 빨리 치료하지 않으면 목구멍이 막혀서 숨이 잘 소통하지 못하게 된다. 숨이 잘 소통하지 못하면 한나절이 못 되어 죽는다"고 씌어 있다.

- 갑자기 목구멍이 막혀서 갑자기 죽는 것을 주마후비走馬喉痺라고 한다[의감].
- 빨리 침 치료나 토하게 하는 방법을 써서 낫게 해야 한다. 만약 약을 넘기지 못할 때에는 구부러진 참대 대롱으로 약을 목 안에 넣어 주면 좋다[유취].
- 급후폐急喉閉로 코고는 소리를 내는 것도 있고 목에서 가래 소리가 나는 것도 있는데 이것은 폐기가 끊어진 증상이다. 이런 때에는 인삼고人蔘膏를 써서 살린 다음 입을 벌리고 생강즙과 참대기름죽력을 자주 떠서 먹어야 한다. 그리고 인삼고 를 써도 살아나지 못하면 독삼탕獨蔘湯을 달여서 먹어서 살려야 한다. 이 병은 빨리 치료해야 10명에 7~8명이 나을 수 있다. 그러나 조금이라도 뒤늦게 치료하면 10명에 4~5명밖에 낫게 할 수 없다. 늦게 치료하면 10명에 1명도 낫게 할 수 없다[강목].
- 이를 악문 것을 열어 주는 데는 일자산, 이선산을 쓰며 독이 몰린 데는 여성승금정 · 해독웅황원解毒雄黃元, 처방은 다 위에 있다. · 용뇌파독산 · 탈명산 · 옥약시 · 금쇄시 · 파두연 등을 쓴다. 후두喉頭가 헐어서 숨이 잘 통하지 않을 때에는 찬물을 천천히 마시면 된다[산거].

| 용뇌파독산龍腦破毒散 |

【효능】 급성 또는 만성으로 후두가 부어서 숨이 잘 통하지 않는 것을 치료한다.

【처방】 망초 160g, 청대 · 백강잠 · 감초 각각 32g, 부들꽃가루포황

20g, 마발 12g, 용뇌, 사향 각각 4g.

위의 약들을 가루를 내어 한 번에 4g씩 깨끗한 물에 고약처럼 되게 개서 천천히 먹으면 아픈 곳이 터지면서 피가 나오고 곧 낫는다. 만일 후비가 아니면 저절로 없어진다.

망초가 없을 때에는 대신 염초를 쓴다[어원].

외형편

| 일자산一字散 |

【효능】 급성후비증[急喉]이나 전후풍[纏喉]으로 인후咽喉가 꽉 막혀서 음식이 내리지 않고 이를 악물며 정신을 잃는 것을 치료한다.

【처방】 주염열매저아조각 28g, 석웅황웅황 8g, 백반 · 박새뿌리여로 각각 4g, 전갈꼬리 7개.

위의 약들을 가루를 내어 한 번에 1g씩 코 안에 불어넣으면 가래를 토한다[입문].

| 이선산二仙散 |

【효능】 급성후폐증과 전후풍纏喉風으로 위급하게 된 것을 치료한다.

【처방】 담반 4g, 백강잠 8g.

위의 약들을 가루를 내서 조금씩 목구멍에 불어넣는다[입문].

| 탈명산奪命散 |

【효능】 급성후폐증을 치료한다.

【처방】 백반구운 것 · 백강잠덖은 것 · 붕사 · 주염열매조각 각각 같은 양.

위의 약들을 가루를 내어 목 안에 조금씩 불어넣으면 가래가 나오고 곧 낫는다[단심].

| 옥약시 |

【 효능 】 급성후폐증과 전후풍을 치료한다.

【 처방 】 염초 30g, 붕사 10g, 백강잠 5g, 용뇌 1g.

위의 약들을 가루를 내어 한 번에 2g씩 참대 대롱으로 목구멍에 불어넣으면 잘 낫는다[직지].

| 금쇄시金鎖匙 |

【 효능 】 급성후폐증과 전후풍을 치료한다.

【 처방 】 주사 1.3g, 백반구운 것 · 담반 각각 0.6g, 붕사 0.5g, 곰열웅담 · 염초 · 용뇌 · 사향 각각 0.4g.

위의 약들을 가루를 내어 2g씩 목구멍에 불어넣는다[의감].

| 파두연巴豆烟 |

【 효능 】 후폐증이 생겨 위급하게 되었을 때에는 먼저 이를 악문 것을 열리게 해야 한다.

【 처방 】 파두살을 종이에 싸서 눌러 기름을 뺀 다음 그 종이로 심지를 만들어 불을 붙였다가 끄면 연기가 나는데 그 연기를 2시간 동안 코에 쏘이면 입과 코에서 콧물과 침이 나오면서 악문 이가 저절로 열린다[경험].

- 또 한 가지 방법은 파두살을 솜에 싸서 왼쪽 코나 오른쪽 코에 관계 없이 막힌 코를 막는 것인데 양쪽 코가 다 막혔으면 양쪽 코를 다 막아야 한다. 그러면 곧 숨이 통한다[입문].
- 파두巴豆는 닫힌 문을 여는 데는 장군과 같은 약이다. 이 약은 열한 성질로 통하게 한다. 그러므로 열로써 열을 치더라도 해롭지는 않다[단심].

전후풍纏喉風

인후咽喉에 열이 몰려서 목의 겉이 돌려 붓고 혹 저리기도 하고 가렵기도 하면서 몹시 부어서 커지는 것을 전후풍이라고 한다[의감].

- 전후풍이라는 것은 귀 부근에서부터 턱 아래까지 벌겋게 되는 것이다. 대체로 목 안과 겉이 모두 붓는 것을 전후풍이라고 한다[득효].
- 전후풍의 증상은 다음과 같다. 처음 2일 동안은 가슴이 당기는 감이 느껴지면서 내쉬는 숨이 가쁘다가 갑자기 목구멍이 붓고 아프며 손발이 싸늘해지고 숨이 막혀 통하지 않는다. 이와 같이 되면 잠시 사이에 치료할 수 없게 된다[단심].
- 전후풍은 담열痰熱에 속하는데 목의 안팎이 다 붓는 병이다[단심].
- 해독웅황원 · 여성승금정 · 용뇌파독단 · 일자산 · 이선산 · 옥약시 · 파두연기이상 7가지 처방은 다 위에 있다. · 웅황산 · 불수산 · 백반산 · 빙매환氷梅丸, 이상의 처방은 아래에 있다. 등을 쓰면서 겸해 침 치료를 하고 토하게 하는 방법을 쓰면 낫는다.

| 웅황산雄黃散 |

【 효능 】 전후풍纏喉風으로 위급하게 된 것을 치료한다.

【 처방 】 파두 7알3알은 생것으로, 4알은 익혀서 쓰는데 생것은 껍질만 버리고 갈고 익힌 것은 껍질을 버리고 등불에 약성이 남게 태워서 간다. · 마른 뽕나무버섯乾桑黃茹 2쪽, 석웅황웅황 1덩어리부드럽게 간다. · 울금 1개.

위의 약들을 한 번 더 갈아서 한 번에 0.5g씩 찻물에 타서 조금씩 먹인다. 이를 악물고 목구멍이 막혔으면 참대대롱으로 이 약을 목구멍에 불어넣는다. 그러면 얼마 동안 지나지 않아서 토하고 설사한 다음 곧 낫는다[득효].

| 불수산佛手散 |

【 효능 】 전후풍을 치료하는 데 잘 낫는다.

【 처방 】 망초 40g, 백강잠 20g, 감초 10g, 청대 4g.

위의 약들을 가루를 내어 조금씩 목구멍에 뿌린다. 목구멍이 심하게 막혔으면 참대대롱으로 불어넣어야 한다[유취].

| 백반산白礬散 |

【 효능 】 전후풍과 급성후폐증을 치료한다.

【 처방 】 백반 12g, 파두 3알껍질을 버리고 6쪽으로 만든다.

위의 약들을 냄비에 함께 넣고 백반이 구워지게 볶아서 파두는 버린 다음 백반만 가루를 내어 물에 타서 마신다. 목구멍에 불어넣거나 달걀 흰자위에 개어서 목구멍에 떠서 넣기도 한다[유취].

곡적穀賊

곡적穀賊이라는 것은 뻣뻣하고 깔깔한 곡식 찌꺼기가 든 쌀을 잘못 먹어서 목에 걸려 내려가지 않을 때 풍열이 한데 뭉쳐 혈기와 엉켜서 붓고 쑤시는 것을 말한다. 빨리 치료하지 않으면 죽을 수 있다[직지].

- 벼나 보리의 찌꺼기를 잘못 먹어서 목에 걸려 내려가지 않을 때에 게사니입 안의 침을 받아서 먹으면 곧 내려가는데 그것은 게사니의 침이 곡식을 잘 삭이기 때문이다[강목].

| 치곡적방治穀賊方 |

【 처방 】 호박 · 송진松脂 각각 20g, 노사 10g, 유향 5g.

위의 약들을 가루를 내어 녹인 황랍에 반죽한 다음 가시연밥검인만하게 알약을 만들어 먹는데 늘 입 안에 머금고 녹여서 먹는다[유취].

- 또 한 가지 처방은 마아초馬牙硝를 부드럽게 가루를 내어 2g씩 천에 싸서 입에 물고 녹여서 먹는 것인데 나올 때까지 써야 한다. 또한 침으로 아픈 곳을 찔러 죽은피를 빼낸 다음 소금물로 양치질하여도 된다[유취].

외형편

목구멍이 아픈 것[咽喉痛]

인咽이 아픈 것을 액통이라고 하는 것은 인후咽喉가 침과 음식을 넘기는 작용을 잘못해서 탁기[地氣]가 막혔다는 것을 말하는 것이다. 후비로 인액이 아픈 것은 인후에 병이 생겨서 맑은 기[天氣]와 탁기[地氣]가 막혔기 때문이다. 대체로 후비증일 때에는 인액이 아픈 것을 겸한다. 그러나 인액이 아플 때에는 다 후비증을 겸하지는 않는다[강목].

- 인이 아픈 것은 풍사風邪가 인후 사이에 침범하여 기가 몰려서 열이 생겼기 때문이다[직지].
- 목구멍이 마르고 늘 털로 찌르는 것 같으면서 음식을 잘 넘길 수 없는 것을 풍조風燥라고 한다. 이런 데는 형방패독산荊防敗毒散, 처방은 상한문에 있다.에 박하 · 속썩은풀황금 · 끼무릇반하 · 생강을 넣고 도라지길경는 양을 곱절으로 하여 넣어서 달여서 먹어야 한다[입문].
- 목구멍이 아픈 데는 상청원 · 가감박하전원 · 용뇌고龍腦膏, 처방은 위에 있다 · 형황탕 · 필용방감길탕 · 금소환 · 청화보음탕 · 강설산 등을 쓴다.

| 상청원上淸元 |

【 효능 】 목구멍이 붓고 아프며 입 안과 혀가 허는 것을 치료하며 정신을 맑게 한다.

【 처방 】 박하잎 600g, 사인 160g, 감초 80g, 방풍 · 속썩은풀황금 · 도라지길경 각각 40g.

위의 약들을 가루를 내어 꿀에 반죽해서 40g으로 알약 20알씩 만든다. 한 번에 1알씩 늘 입에 물고 녹여서 먹는다[기효].

| 가감박하전원加減薄荷煎元 |

【 효능 】 풍열風熱로 목구멍이 붓고 아픈 것을 치료한다.

【 처방 】 박하잎 320g, 방풍 · 궁궁이천궁, 백두구 각각 40g, 사인 · 감초 각각 20g, 용뇌 2g, 도라지길경 80g.

위의 약들을 가루를 내어 꿀에 반죽해서 40g으로 알약 30알씩 만든다. 한 번에 1백 알씩 입에 물고 녹여서 먹는다[어약].

| 형황탕荊黃湯 |

【 효능 】 풍열이 뭉쳐서 목구멍이 붓고 아프며 대변이 굳어 잘 나오지 않는 것을 치료한다.

【 처방 】 형개 16g, 대황 4g.

위의 약들을 썰어서 물에 달여서 빈속에 먹는다[입문].

| 필용방감길탕必用方甘桔湯 |

【 효능 】 풍열風熱로 목구멍이 붓고 아픈 것과 후비喉痺를 치료하는 데 잘 낫는다.

【 처방 】 도라지길경 8, 감초 · 형개 · 방풍 · 속썩은풀황금 · 박하 각각 4g.

위의 약들을 썰어서 1첩으로 하여 물에 달여서 천천히 먹는다. 현삼 4g을 넣으면 더 좋다.

| 금소환金消丸 |

【 효능 】 목구멍이 붓고 아픈 것을 치료한다.

【 처방 】 황백 · 형개 · 범부채사간 · 속썩은풀황금 각각 같은 양.

위의 약들을 가루를 내어 꿀에 반죽해서 적당한 크기로 알약을 만든다. 한 번에 1알씩 입에 넣고 녹여서 먹는다[간이].

| 청화보음탕淸火補陰湯 |

【 효능 】 허화가 떠올라서 목 안이 아프거나 막힌 것과 헌 데가 생긴 것을 치료한다.

【 처방 】 현삼 8g, 집함박꽃뿌리백작약 · 숙지황 각각 4g, 당귀 · 궁궁이천궁 · 황백동변에 축여 덖은 것 · 지모 · 하눌타리뿌리과루근 · 감초 각각 2.8g.

위의 약들을 썰어서 1첩으로 하여 물에 달인 다음 참대기름죽력 3숟가락을 넣어서 따뜻하게 하여 먹는다[의감].

- 후두가 마르고 아플 때에는 사물탕四物湯, 처방은 혈문에 있다.에 도라지길경 · 형개 · 황백 · 지모를 넣어서 달여 먹으면 곧 낫는다[정전].

| 강설산絳雪散 |

【 효능 】 목구멍이 달아 오르면서 아프고 부어 막힌 것을 치료한다.

【 처방 】 한수석달군 것 20g, 붕사, 마아초, 주사 각각 4g, 용뇌 2g.

위의 약들을 부드럽게 가루를 내어 한 번에 1g씩 입 안에 뿌린 다음 나오는 침을 넘긴다[직지].

후비로 목이 쉰 것[喉痺失音]

인후咽喉가 헐고 막혀서 소리가 잘 나오지 않는 데는 비전강기탕秘傳降氣湯, 처방은 기문에 있다에서 귤껍질陳皮을 빼고 속썩은풀황금을 넣어서 쓴다. 거듭 성질이 찬 약을 먹어서 설사가 나고 목소리가 헷갈리는 것도 비전강기탕으로 치료한다[입문].

- 후비증으로 목이 쉰 데는 통애산 · 증손여성탕 · 형개탕 · 통관음 · 길경탕 · 신효산을 쓴다.
- 후두가 헐고 막혀서 목이 쉰 것은 자설紫雪, 처방은 화문에 있다을 써야 잘 낫는다.

| 통애산通隘散 |

【 효능 】 목구멍이 아프고 헐어서 말소리가 나오지 않는 것을 치료한다.

【 처방 】 백붕사 8g, 해아다 · 청대 · 곱돌활석 · 한수석 각각 4g, 부들꽃가루포황 · 마아초 · 백반구운 것 각각 2.4g, 황련 · 황백 각각 2g, 용뇌 0.8g.

위의 약들을 보드랍게 가루를 내어 흰 사탕 끓인 물에 반죽해서 가시연밥검인만하게 알약을 만든다. 한 번에 1알씩 쓰는데 잠잘 무렵에 입에 머금고 혀로 누르고 있으면 저절로 녹아서 목구멍에 불어넣어 주게 되어 있는데 잘 낫는다. 어떤 처방은 갈대대롱으로 약을 조금씩 목구멍에 불어넣어 주게 되어 있는데 잘 낫는다.

| 증손여성탕增損如聖湯 |

【 효능 】 인후咽喉가 붓고 아프면서 답답하며 말소리가 나오지 않는 것을 치료한다.

【 처방 】 도라지길경 80g, 감초볶은 것 60g, 지각 · 방풍 각각 20g.

위의 약들을 가루를 내어 한 번에 12g씩 달인 다음 조린 젖을 넣고 섞어서 먹는다[강목].

| 형개탕荊芥湯 |

【 효능 】 인후가 붓고 아프면서 말소리가 나오지 않을 때 이 약을 먹으

면 잘 낫는다.

【처방】 도라지길경 80g, 감초 40g, 형개수 20g.

위의 약들을 거칠게 가루를 내어 한 번에 16g씩 생강 3쪽과 함께 물에 달여서 조금씩 먹는다[삼인].

| 통관음通關飮 |

【효능】 후비喉痺로 붓고 아파서 말을 하지 못하는 것을 치료한다. 이 약은 병을 따라가면서 낫게 하는 약인데 낫지 않는 것이 없다.

【처방】 도라지길경 8g, 감초덖은 것 6g, 인삼 · 흰삽주백출 · 벌건솔풍령적복령 각각 4g, 방풍 2.8g, 형개 · 박하 · 건강싸서 구운 것 각각 2g.

위의 약들을 썰어서 1첩으로 하여 물에 달여서 먹는다[정전].

| 길경탕桔梗湯 |

【효능】 인후가 붓고 아프며 목소리가 갈려서 말하기가 힘든 것을 치료한다.

【처방】 도라지길경, 감초 각각 6g, 당귀 · 마발 각각 4g, 마황 2g, 백강잠 · 속썩은풀황금 각각 1.2g, 계지 적은 양.

위의 약들을 썰어서 1첩으로 하여 물에 달여서 먹는다[동원].

| 신효산 |

【효능】 후비증으로 말소리가 나오지 않는 것을 치료한다.

【처방】 형개수, 아주까리살비마육 각각 같은 양.

위의 약들을 가루를 내어 꿀에 반죽해서 주염열매만하게 알약을 만든 다음 솜에 싸서 입에 넣고 녹여서 먹는다.

- 또 한 가지 방법은 주염열매저아조각와 서리 맞은 매화열매霜梅를 가루를 내어 입에 머금고 있다가 먹는 것이다[삼인].

가래를 끌어 올리는 데 아주 빠른 방법[引痰直捷法]

후비喉痺를 치료하는 데는 겨울에 청어쓸개 속에 넣어 두었던 백반을 쓰는데 쓸 때마다 백초상과 덖은 소금을 조금 섞어서 식초에 갠 다음 오리털에 묻혀서 코에 넣으면 가래를 끌어올려 토하게 한다. 청어쓸개가 없으면 백반 20g을 파두 10알의 살과 함께 구워 말린다. 다음 파두살은 버리고 백반만 쓴다. 쓰는 방법은 앞에서와 같다.

| **거연방**去涎方 |

【 효능 】 후비증을 치료한다.

【 처방 】 주염열매저아조각 20g, 담반 6g, 청대 2g.

위의 약들을 가루를 내서 식초에 쑨 풀에 반죽하여 앵두알만하게 알약을 만든다. 한 번에 1알씩 명주천에 싸서 젓가락대가리에 잡아매어 좋은 식초에 푹 불렸다가 목 안에 넣는데 약이 인후가 헐은 데까지 닿도록 하고 젓가락을 물고 있으면 담연이 물과 같이 되면서 곧 풀린다. 그 다음 방풍통성산防風通聖散, 처방은 풍문(風門)에 있다.을 써야 한다[단심].

인후가 막힌 것을 두루 치료하는 방법[咽喉閉通治]

화火의 성질은 몹시 빠르기 때문에 화로 생긴 병은 몹시 심하다. 이런 때에는 침을 놓거나 토하게 하여 독기가 흩어지도록 해야 한다. 이것이 급할 때에 먼저 표標를 치료하는 방법이다. 그리고 반드시 겸해서 『내경』에 씌어 있는 종치從治: 병을 치료하는 데서 정면으로 치는 약을 쓰지 않고 병을 유도하는 방향으로 약을 쓰는 치료법의 한 가지 _ 열증(熱證)에 성질이 찬 약을 쓰고 한증(寒證)에 더운 약을 정면으로 쓰는 정치법(正治法)과 반대되는 치료법이라고 하여 반치법(反治法)이라고도 한다. 하는 방법을 써야 한다.

그러므로 도라지길경 · 감초 · 현삼 · 승마 · 방풍 · 강호리강활 · 형개 · 인삼 · 흰삽주백출 · 솔풍령복령 등의 약에 건강과 부자를 조금 넣어서 써야 하는데 약 기운이 지속되도록 천천히 자주 먹어야지 단번에 먹어서는 안 된다. 이것이 기본 치료 방법이다. 그리고 반드시 성질이 차거나 서늘한 약을 몰아 쓰지 말아야 한다. 이것을 모르고 성질이 찬 약을 쓰면 상초의 열은 없어지지 않으면서 중초에 찬 기운만 더 생겨서 숨이 차고 배가 불러 오르게 되는데 다 치료할 수 없는 증상이다[정전].

외형편

- 목구멍이 아프면 형개를 써야 하고 음陰이 허하여 화火가 타오르면 반드시 현삼을 써야 한다[단심].
- 인후咽喉가 부으면서 아픈 모든 증상에는 청량산淸凉散, 처방은 위에 있다을 가감하여 써야 한다[회춘].
- 빙매환 · 용뇌천궁원 · 청인이격산 · 필용방감길탕必用方甘桔湯, 처방은 위에 있다. · 용뇌파독산龍腦破毒散, 처방은 위에 있다. · 금쇄시처방은 위에 있다. · 호박서각고琥珀犀角膏, 처방은 입과 혀문〈口舌門〉에 있다를 쓴다.

| **빙매환**氷梅丸 |

【 효능 】 18가지의 후비증과 후풍喉風으로 인후가 부으면서 아픈 것을 치료하는데 효과가 있다.

【 처방 】 천남성큰 것 35개, 끼무릇반하, 큰 것 · 백반 · 소금 · 방풍 · 박초 각 160g, 도라지길경 80g, 감초 40g, 매화열매오매, 큰 것으로 7분 정도 익은 것 100개.

위의 약에서 먼저 박초를 2시간 정도 소금물에 담가 두었다가 여기에 나머지 약들을 가루를 내어 넣고 고루 젓는다. 그 다음 매화열매오매를 넣고 매화열매 위로 3손가락 높이만큼 올라오게 물을 붓고 7일 동안 두었다가 꺼내어 볕에 말려서 다시 그 물 속에 담갔다가 말리기를 약물이 다 없어질 때까지 한다. 다음 매화열매를 사기항아리에 넣고 잘 막아 두는데 이때에 약에 서리 같은 흰 꺼풀이 돋으면 더 좋다. 쓸 때에는 솜에 싸서 입에 물고 나오는 물을 천천히 삼킨다. 그러면 가래가 나오고 곧 낫는다[회춘].

● 『입문』에는 주염열매조각는 160g 을 넣고 감초는 쓰지 않았다.

| 용뇌천궁환龍腦川芎丸 |

【 효능 】 인후咽喉에 생긴 여러 가지 병을 치료하는데 7규七竅를 통하게 하고 기분을 상쾌하게 하며 정신을 맑게 하고 열熱을 없애며 담痰을 삭이고 풍風을 없애며 체한 것을 풀리게 한다.

【 처방 】 박하잎 212g, 도라지길경 60g, 궁궁이천궁 · 방풍 · 감초 각각 40g, 백두구 20g, 용뇌 12g, 사인 8g.

위의 약들을 가루를 내어 꿀에 반죽해서 40g으로 알약 20알을 만든다. 한 번에 1알씩 잘 씹어 찻물로 먹거나 녹여 먹어도 좋다[어원].

● 이 약은 가감박하전원加減薄荷煎元과 같으나 양이 다르다.

| 청인이격산淸咽利膈散 |

【 효능 】 유아乳蛾 : 편도가 벌겋게 붓고 아픈 것. 한 쪽만 부은 것을 단유아단아라고 하고 양쪽이 모두 부은 것을 쌍유아라고 한다. 증과 후폐증喉閉證 등을 치료한다.

【 처방 】 도라지길경 · 연교 각각 4g, 대황 · 망초 · 우엉씨대력자 · 형개 각각 2.8g, 속썩은풀황금 · 산치자 · 박하 · 방풍 · 현삼 · 황련 · 금은화 · 감초 각각 2g이 약 가운데서 대황, 속썩은풀황금, 황련, 산치자는 술에 축여 볶는다.

위의 약들을 썰어서 1첩으로 하여 물에 달인 다음 식사 후에 따뜻하게 하여 먹는다[의감].

단방單方

모두 18가지이다성연통과 취후산도 들어 있다.

| 백반白礬 |

【 효능 】 목구멍이 막힌 것을 치료한다.

【 처방 】 백반가루 4g 과 파두살 1알을 함께 넣고 덖어서 말린 다음 백반가루만 다시 보드랍게 가루를 내어 목 안에 불어넣으면 가래가 나오고 저절로 낫는다[직지].

- 전후풍纏喉風에는 백반 가루 2g을 살 검은 닭걀 흰자위에 고루 타서 쓰는데 목 안에 넣으면 곧 낫는다[강목].

| 박초朴硝 |

【 효능 】 후비증을 치료하는 데 잘 듣는다.

【 처방 】 입에 머금고 천천히 물을 빨아 먹으면 곧 낫는다. 마아초나 염초도 효과가 같다[본초].

- 목 안이 헐고 부은 것은 박초 4g과 껍질을 버린 아주까리씨피마자 1알을 함께 갈아서 깨끗한 물에 타서 먹으면 곧 낫는다[강목].

| 붕사鵬砂 |

【 효능 】 인후비咽喉痺를 치료하는 데 제일 좋은 약이다. 입에 머금고 녹여서 먹는다[본초].

【 처방 】 곡적穀賊을 치료하는 데는 붕사와 마아초를 같은 양으로 해서 쓰는데 가루를 내어 한 번에 2g씩 솜에 싸서 입에 머금고 녹여서 먹는다[직지].

| 승마升麻 |

【 처방 】 인후비咽喉痺로 아픈 것을 치료하는 데 잘게 썰어서 달여 그 물을 머금고 있는다[본초].

| 마린근馬藺根, 타래붓꽃뿌리 **|**

【 효능 】 후폐喉閉로 죽을 것같이 된 것을 치료한다.

【 처방 】 뿌리를 캐어 짓찧어 즙을 내서 조금씩 먹는다. 입을 벌리지 못할 때에는 떠서 넣어 주어야 한다. 잎이나 씨도 효과가 같다. 씨를 쓸 때에는 49알을 가루를 내어 물에 타서 먹고 잎을 쓸 때에는 80g을 물에 달여서 먹는다[본초].

| 우방자牛蒡子, 우엉씨 **|**

【 효능 】 후비증을 치료한다.

【 처방 】 우엉씨 1홉을 절반은 덖고 절반은 생것으로 가루를 내서 한 번에 4g씩 뜨거운 술에 타서 먹는다. 또는 우엉씨 2.4g과 타래붓꽃씨마린자 3.2g을 함께 가루를 내서 한 번에 4g씩 더운 물에 타서 먹어도 곧 낫는다[본초].

| 길경桔梗, 도라지 **|**

【 효능 】 목구멍이 아픈 것과 후비증을 치료한다.

【 처방 】 도라지와 감초를 같은 양으로 해서 물에 달여서 조금씩 먹는다.

● 후비증이 심해져서 뺨까지 붓고 메스꺼운 증상이 자주 생기는 것을 마후비馬喉痺라고 한다. 이런 데는 도라지길경 80g을 썰어서 물 3되에 넣고 1되가 되도록 달여 세 번에 나누어 먹는다[본초].

| 사간射干, 범부채 **|**

【 효능 】 후폐喉閉로 물도 넘기지 못하는 것을 치료한다.

【 처방 】 뿌리를 캐어 짓찧어 즙을 내어 조금씩 먹는다. 후비증을 낫게 하는 데는 가장 빠르다. 식초에 갈아 즙을 내어 입에 머금고 있으면 된

다. 가래를 나오게 하면 더욱 좋다[단심].

| **피마자**아주까리씨 |

【 효능 】 후비喉痺와 목구멍이 붓고 헌 데를 치료한다.

【 처방 】 아주까리씨 1알을 껍질을 버리고 박초 4g과 함께 깨끗한 물에 갈아서 먹는데 계속 몇 번 먹으면 낫는다[단심].

- 또 한 가지 방법은 아주까리씨를 껍질을 버리고 짓찧은 다음 종이에 말아 참대대롱같이 만들어 불에 태우면서 그 연기를 빨아 삼키게 하는 것인데 후비증을 낫게 한다. 이것을 일명 성연통聖烟筒이라고도 한다[정전].

| **마발**馬勃, 말버섯 |

【 효능 】 후폐喉閉로 목구멍이 아픈 것을 치료한다.

【 처방 】 꿀에 개어서 조금씩 물에 타서 먹는다[본초].

- 또는 백반과 같은 양으로 하여 가루를 내서 게사니깃관으로 목 안에 불어넣어도 가래를 토하고 낫는다[강목].

| **조협**주염열매 |

【 효능 】 급성후폐증을 치료한다.

【 처방 】 두드려서 껍질과 씨를 버린 다음 물에 넣고 주물러서 1잔을 마시면 혹시 토하고 낫거나 토하지 않고도 낫는다[득효].

| **여어담**가물치쓸개 |

【 효능 】 급성후폐증을 치료한다.

【 처방 】 조금씩 아픈 곳에 넣는데 약을 넣으면 곧 낫는다. 병이 오래

되었으면 물에 타서 떠 넣어야 한다. 음력 섣달에 잡은 것이 좋다[본초].

| 백강잠 |

【 효능 】 급성후폐증을 치료한다. 보드랍게 가루를 내어 생강즙에 개어서 먹으면 곧 낫는다[본초].

- 또는 백강잠덖은 것과 백반을 같은 양으로 하여 가루를 내서 소금에 절인 매화열매살白梅肉에 반죽한 다음 주염열매만하게 알약을 만들어 솜에 싸서 입에 머금고 녹여서 먹어도 낫는다[직지].

| 이즙梨汁, 배즙 |

【 효능 】 후비喉痺 증상으로 열熱이 나면서 아픈 것을 치료한다.

【 처방 】 제일 좋은 배를 짓찧어 즙을 내어 자주 마시는데 많이 쓰는 것이 좋다[정전].

| 나복즙蘿蔔汁, 무즙 |

【 효능 】 후비증으로 음식을 넘기지 못하는 것을 치료한다.

【 처방 】 즙을 내어 천천히 마시면 곧 낫는다[강목].

| 이당飴糖, 엿 |

【 효능 】 물고기 가시가 목에 걸려서 내려가지 않는 것을 치료한다.

【 처방 】 먹기 좋은 크기로 빚어서 넘기는데 그래도 내려가지 않으면 더 크게 빚어서 넘겨도 좋다[본초].

| 미초米醋, 쌀초 |

【 효능 】 목구멍이 헌 것을 아물게 하고 후비증을 낫게 한다.

【 처방 】 쌀초로 입을 가셔서 가래를 토하게 하면 좋다[회춘].

| 대맥면大麥麵, 보릿가루 |

【 효능 】 전후풍纏喉風으로 음식을 넘기지 못하는 것을 치료한다.

【 처방 】 보릿가루로 죽을 묽게 쑤어 먹는다. 보릿가루죽은 위기胃氣를 돕는데 미끄러워서 넘기기도 쉽다[본초].

| 지마脂麻, 참깨 |

【 효능 】 곡적穀積을 치료한다.

【 처방 】 볶어서 가루를 내어 끓인 물로 조금씩 먹는다[직지].

외형편

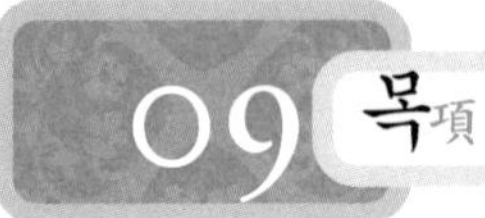

목項

목이 뻣뻣한 것[項强]

앞뒤의 목이 뻣뻣한 증상은 모두 습濕에 속한다[내경].

- 목이 뻣뻣하면서 갑자기 이를 악물고 등이 뒤로 젖혀지는 것은 치병痓病이다[중경].
- 목은 족태양방광경에 속하는데 방광경은 족소음신경과 표리表裏 관계를 가지고 있다. 그러므로 태양경이 풍습風濕을 받으면 목이 뻣뻣해지고 아프며 몸이 뒤로 젖혀지는데 이것을 치병痓病이라고 한다[본사].
- 목이 뻣뻣한 데는 모과전 · 초부산 · 회수산 · 강활승습탕을 쓴다.
- 어떤 사람이 목이 뻣뻣하여 목을 잘 돌리지 못하고 몸을 움직이면 약간씩 아프고 맥은 현삭弦數하면서 실實하였는데 이것은 담열痰熱이 태양경에 침범하여 생긴 것이다. 그래서 이진탕二陳湯, 처방은 담음문에 있다에 속썩은풀황금, 술에 법제한 것 · 강호리강활 · 잇꽃홍화을 넣어서 두 번 먹였는데 나았다[단심].
- 목이 뻣뻣한 증상은 상한 때와 결흉증結胸證, 치병일 때에 생긴다모두 본문에 있다.

| **모과전**木瓜煎 |

【효능】 힘줄이 켕겨서 목을 잘 돌리지 못하는 것을 치료한다.

【처방】 모과 2개를 쓰는데 꼭지 있는 쪽을 뚜껑처럼 떼고 속을 파낸

다. 다음 여기에 몰약 20g과 유향 10g을 함께 갈아서 넣고 뚜껑을 덮어서 참대꼬챙이를 박아 떨어지지 않게 한다. 이것을 밥 위에 놓고 서너 번 쪄서 갈아 고약처럼 만든다. 한 번에 3~5숟가락씩 지황술에 타서 먹는다. 지황술은 지황즙 반 잔에 좋은 술 2잔을 탄 것인데 따뜻하게 하여 먹는다.

| 초부산椒附散 |

【 효능 】 신기腎氣가 치밀어서 목과 등을 잘 돌릴 수 없는 것을 치료한다.

【 처방 】 부자큰 것 1개를 싸서 구워 껍질과 배꼽을 버리고 가루를 낸다. 한 번에 8g씩 쓰는데 조피열매천초 좋은 것으로 20알에 밀가루를 채워 넣은 것, 생강 7쪽과 함께 물 1잔 반에 넣고 7분이 되게 달인다. 다음 조피열매천초를 건져 내고 소금을 넣어 빈속에 따뜻하게 하여 먹는다.

| 회수산回首散 |

【 효능 】 머리와 목이 뻣뻣하면서 힘줄이 당기거나 베개에서 떨어져 목을 잘 놀리지 못하는 것을 치료한다.

【 처방 】 오약순기산烏藥順氣散, 처방은 풍문에 있다약재에 강호리강활 · 따두릅독활 · 모과를 넣어 물에 달여서 먹는다[의감].

| 강활승습탕羌活勝濕湯 |

【 효능 】 태양경太陽經에 한습寒濕이 침습하여 목이 뻣뻣하거나 목이 빠지는 듯하면서 돌리지 못하는 것을 치료한다.

【 처방 】 강호리강활, 따두릅독활 각각 8g, 고본 · 방풍 · 감초 각각 4g, 궁궁이천궁 · 순비기열매만형자 각각 2g.

위의 약들을 썰어서 1첩으로 하여 물에 달여서 먹는다[동원].

단방單方

모두 3가지이다.

| 흑두黑豆, 검정콩 |

【효능】 머리와 목덜미가 뻣뻣해서 잘 돌리지 못하는 것을 치료한다.

【처방】 검정콩을 쪄서 주머니에 넣어 베면 좋다[본초].

| 도엽桃葉, 복숭아나뭇잎 |

풍風으로 목이 뻣뻣하여 잘 돌리지 못하는 것을 치료한다. 생복숭아나뭇잎을 뜨겁게 쪄서 주머니에 넣어 목에 찜질한다[본초].

| 활서活鼠, 산 쥐 |

【효능】 목이 뻣뻣하면서 등뼈가 당기는 것을 치료한다.

【처방】 산 쥐를 잡아서 배를 가르고 내장은 버린 다음 따뜻하게 하여 목에 붙이면 곧 낫는다[본초].

10 잔등背

등이 시린 것[背寒]

속에 한담寒痰이 잠복되어 있으면 등에 손바닥만큼 찬 데가 있다[직지].

- 등이 오싹오싹한 것은 담음증痰飮證이다. 중경은 "명치 밑에 유음이 있으면 등이 오싹오싹하면서 얼음같이 차다"고 하였다. 이런 데는 복령환茯苓丸, 처방은 담음문에 있다.을 주로 쓴다[강목].
- 등 한복판에 늘 한 조각의 얼음이 있는 것같이 찬 곳이 있는 것은 담음痰飮이 있는 것이다. 이런 데는 도담탕導痰湯, 처방은 담음문에 있다.과 소자강기탕蘇子降氣湯, 처방은 기문에 있다.을 함께 쓴다[입문].
- 대체로 매일 등에서 찬 기운이 줄기로 뻗치는 것은 담이 있기 때문이므로 토하게 하든 가 설사시켜야 한다[단심].
- 등이 찬 증상에는 음증도 있고 양증도 있다. 상한소음증傷寒少陰證으로 등이 오싹오싹할 때는 입 안은 아무렇지도 않으나 양명증으로 등이 오싹오싹할 때는 입 안이 마른다. 이것은 한열寒熱의 다른 표현이다[입문].
- 등이 찬 데는 어한고를 붙이는 것이 좋다[의감].

| 어한고禦寒膏 |

【 효능 】 몸이 허약한 사람이 등이 오싹해서 여름에 옷 벗기를 싫어하

는 것과 부인이 몸푼 뒤에 풍랭風冷을 받아서 손발이 차고 아프며 뼈까지 쏘는[痛] 것과 허리가 아픈 것을 치료한다.

【처방】 생강 320g즙을 낸다, 좋은 아교 120g, 유향, 몰약 각각 6g.

위의 약들을 동으로 만든 냄비에 넣고 달여 녹인 다음 그 냄비를 끓인 물 속에 옮겨 놓고 버드나무가지로 빨리 저어서 고약을 만든다. 여기에 조피열매가루를 조금 넣고 다시 고루 저어서 피지皮紙 : 닥나무껍질로 만든 품질이 낮은 종이. 에 발라 시린 곳에 붙인 후 뜨거운 것으로 문지르고 5~6일 후에 떼어낸다.

등이 아픈 것[背痛]

어깨와 등이 아픈 것은 폐肺와 연관된다. 『내경』에 "서풍은 가을에 부는데 이 바람에 의해서는 폐에 병이 생긴다. 그 수혈腧穴은 어깨와 등에 있으므로 가을 기운으로 생기는 병은 어깨와 등에 생긴다. 가을에 맥이 너무 지나치면 기가 치밀어 올라 등이 아프다"고 씌어 있다[강목].

- 폐에 병이 생기면 숨이 차고 기침이 나며 기氣가 치밀어 오르고 어깨와 등이 아프며 땀이 난다. 또 사기가 신腎에 있으면 어깨와 등과 목이 아프다[영추].
- 어깨와 등이 아픈 데는 통기방풍탕을 쓰고 등뼈가 아프고 목이 뻣뻣해지며 허리가 끊어지는 것 같고 목이 빠지는 것 같은 데는 강활승습탕羌活勝濕湯, 처방은 목문에 있다을 쓴다.
- 잔등 한복판의 한 곳이 아픈 데는 삼합탕을 쓴다[의감].
- 등뼈와 어깨박죽[胛]의 한가운데가 아픈 데는 창출복전탕을 쓴다[단심].
- 엉덩이 끝이 아픈 것은 음陰이 허虛하고 방광에 화火가 있는 것인데 이때에는 사물탕四物湯, 처방은 혈문에 있다에 지모와 황백, 계지를 조금 넣어 쓰고 담이 있으면 사물탕과 이진탕二陳湯, 처방은 담음문 에 있다에 택사 · 전호 · 목향을

인경약 으로 넣어 쓰며 몹시 아플 때에는 유향, 몰약을 넣어 쓴다[입문].

- 등이 아픈 것은 지나치게 과로해서 생기는 것인데 손으로 일하는 기술자들과 선비나 부인들이 많다. 또한 지나치게 성생활하는 사람에게도 생긴다. 이런 때에는 고황혈에 뜸을 뜨면 잘 낫는다[자생].

- 어떤 남자가 한 줄기의 통증이 등과 어깨박죽[胛]이 붙은 곳에서부터 어깨로 올라갔다가 앞 가슴으로 넘어와 양 옆구리에까지 뻗는데 그 통증이 밤낮으로 멎지 않았다. 그리하여 맥을 짚어 보니 현삭弦數한데 꾹 누르면 더 크게 뛰고 좌측맥이 우측맥보다 더 컸다. 그리하여 나는 등과 어깻죽지脾는 소장경小腸經에 속하고 가슴과 옆구리는 담경膽經에 속하니 이것은 지나치게 사색하여 심을 상한 것이라고 생각하였다. 그러나 이것은 아직 심에는 병이 생기지 않고 소장에 먼저 병이 생긴 것이다. 그러므로 병이 등과 어깻죽지에서부터 생긴 것이다. 여러 가지로 사고하면서 결단하지 못하는 것은 담膽과 연관된 것이다. 그 때문에 통증이 가슴과 옆구리에까지 미치게 된다. 이것은 소장小腸의 화가 담목膽木을 타고 누르는 것인데 실사實邪라고 한다. 환자에게 사연을 물어보니 과연 무슨 일을 하려다가 성공하지 못해서 병이 생겼다고 하였다. 그리하여 인삼 1.6g과 으름덩굴목통 0.8g을 달인 물로 용회환처방은 5장문에 있다.을 몇 번 먹였는데 나았다[단계].

| 통기방풍탕通氣防風湯 |

【 효능 】 태양경太陽經에 한습寒濕이 침범하여 어깨와 등이 아파서 목을 잘 돌리지 못하는 것을 치료한다. 또한 풍열風熱이 폐를 침범해서 폐기肺氣가 몹시 몰려 어깨와 등이 아픈 것도 낫게 한다.

【 처방 】 황기 · 승마 · 시호 각각 4g, 방풍 · 강호리강활 · 귤껍질陳皮 · 인삼 · 감초 각각 2g, 선귤껍질청피 1.2g, 백두구 · 황백 각각 0.8g.
위의 약들을 썰어서 함께 물에 달여서 먹는다[동원].

| 삼합탕三合湯 |

【효능】 잔등 가운데의 한 곳이 아픈 것을 치료한다.

【처방】 오약순기산烏藥順氣散, 처방은 풍문에 있다. · 이진탕二陳湯, 처방은 담음문에 있다. · 향소香蘇散, 처방은 상한문에 있다.을 섞은 데에 강호리강활, 삽주창출를 넣어서 물에 달여 먹는다[의감].

| 창출복전탕蒼朮復煎湯 |

【효능】 한습이 함께 침범하여 속골과 등뼈, 어깨박죽[胛] 가운데와 무릎이 아픈 것을 치료한다.

【처방】 삽주창출 160g.

위의 약들을 물 2사발에 넣고 절반이 되게 달인 다음 찌꺼기를 버린다. 여기에 강호리강활 · 승마 · 택사 · 시호 · 고본 · 흰삽주백출 각각 2g과 황백 1.2g, 잇꽃홍화 적은 양을 썰어서 넣고 다시 절반이 되게 달여서 찌꺼기를 버리고 먹는다[단심].

등뼈가 뻣뻣한 것[背强]

독맥의 별락[別名]을 장강長强이라고 하는데 그 경맥이 병들어 실해지면 등뼈가 뻣뻣해진다[영추].

- 족태양경맥이 병들면 허리와 등이 뻣뻣하고 아프다[영추].
- 방광膀胱과 신腎 사이에 냉기冷氣가 침범하여 치밀면 등심과 허리, 등뼈가 뻣뻣해서 구부렸다 폈다 하지 못한다. 이럴 때는 오침탕烏沈湯, 처방은 기문에 있다.을 쓴다.
- 등뼈가 아프고 목이 뻣뻣하며 등이 아파서 목을 돌리지 못하는 것은 족태양경과 수태양경에 습濕이 침범하여 기가 몰려서 잘 돌아가지 못하기 때문이다.

이런 데는 강활승습탕羌活勝濕湯, 처방은 목문에 있다.을 쓴다.

단방單方

모두 4가지이다.

| 강활羌活, 강호리 |

【 효능 】 풍습으로 등뼈가 아프고 목이 뻣뻣하여 돌리지 못하는 것을 치료하는 데 썰어서 물에 달여서 먹는다[탕액].

| 독활獨活, 땃두릅 |

【 효능 】 습濕에 상하여 목을 들기 힘들어 하는 것을 치료하는 데 썰어서 술과 물을 섞은 데 달여서 먹는다[본초].

| 오약烏藥 |

【 효능 】 방광膀胱과 신腎 사이에 있던 냉기가 등심으로 치미는 것을 치료하는 데 썰어서 물에 달여서 먹거나 가루를 내어 먹는다[탕액].

| 울눌제해구신 |

【 효능 】 주로 등뼈와 어깨뼈가 빼근하거나 아픈 것을 치료하는 데 술에 담갔다가 구워 가루를 내어 먹거나 알약을 만들어 먹는다[본초].

II 가슴胸

가슴앓이와 위완통의 원인은 다르다[心痛與胃脘痛病因不同]

심포락心包絡이 위의 윗구멍과 서로 통해 있으므로 비脾의 통증이 심心에까지 미치는 일이 이따금 있다. 혹시 양기가 허약하여 음궐陰厥이 되어도 역시 명치 밑이 몹시 아프다[직지].

- 진심통眞心痛은 곧 죽으므로 치료하지 못한다. 오랫동안 가슴앓이를 앓는 것은 심에서 갈라져 나간 낙맥이 풍사風邪와 냉열冷熱의 침습을 받아서 아픈 것이다. 그러므로 병이 생겼으나 죽지 않고 때로 발작하면서 오래도록 낫지 않는다[득효].
- 위胃의 윗구멍을 분문賁門이라고 한다. 분문은 心과 서로 연결되어 있으므로 『내경』에는 "가슴이 아프면 반드시 위가 아프다"고 하였다. 요새 민간에서 가슴만 아프다고 하는 것은 잘못된 것이다. 대체로 9가지 심통의 원인을 자세히 규명해 보면 모두 위완胃脘에 병이 있는 것이지 실제 가슴에 병이 있는 것이 아니다[정전].
- 가슴이 아프면 반드시 위胃가 아픈 것은 비脾와 심心이 서로 연결되었기 때문이다. 그래서 『국방』에서는 "이것을 모두 가슴이 아프다"고만 하였다. 대개 가슴은 약간 아프면서 비위脾胃는 몹시 아프다. 가슴이 아픈 것은 사색을 지나치게 한 데서 생긴 것이고 비위가 아픈 것은 음식에 상했거나 담음痰飮이 있기 때문이다[입문].
- 심이 병들면 가슴 속이 아프다[내경].

● 여러 경락의 병으로 가슴이 아프고 잔등이 켕기는 것은 흔히 풍랭風冷에 속하고 여러 가지 병으로 가슴이 아프고 몸을 폈다 구부렸다 하기 힘들며 토하고 설사하는 것은 흔히 열熱에 속한다[입문].

심통에는 여러 가지가 있다[心痛有九種]

첫째로 충심통蟲心痛, 둘째로 주심통疰心痛, 셋째로 풍심통風心痛, 넷째로 계심통悸心痛, 다섯째로 식심통食心痛, 여섯째로 음심통飮心痛, 등이다. 두루 쓰는 약은 수점산 · 구통원 · 통령산 · 점통원 · 신성대침산神聖代鍼散, 처방은 전음문(前陰門)에 있다. 등이다.

| 수념산手拈散 |

【 효능 】 9가지 가슴앓이와 심비통心脾痛을 치료하는 데 효과가 아주 좋다.

【 처방 】 『시詩』에는 "현호색과 오령지와 초과, 몰약 등을 가루내어, 7.5g이나 11.25g을 술에 타서 먹고 나면, 9가지 가슴앓이병이 사라진다."고 씌어 있다[강목].

| 구통원九痛元 |

【 효능 】 9가지 가슴앓이와 냉冷이 쌓여서 가슴이 아픈 것心胸痛을 치료한다.

【 처방 】 부자싸서 구운 것 120g, 오수유 · 인삼 · 건강싸서 구운 것 · 파두껍질을 버리고 기름을 뺀 것 각각 40g, 오독도기 20g.

위의 약들을 가루를 내어 꿀로 반죽한 다음 알약을 만든다. 한 번에 3~5알씩 따뜻한 술로 먹는다[국방].

| 통령산通靈散 |

【 효능 】 9가지 가슴앓이를 치료한다.

【 처방 】 부들꽃가루포황 · 오령지 각각 40g, 으름덩굴목통 · 함박꽃뿌리작약 각각 20g.

위의 약들을 썰어서 한 번에 20g씩 물에 달여서 소금을 조금 넣고 먹는다[입문].

| 염통원拈痛元 |

【 효능 】 9가지 가슴앓이를 치료한다.

【 처방 】 건강생것 30g, 오령지 · 목향 · 당귀 · 봉출 각각 20g.

위의 약들을 가루를 내어 꿀로 반죽한 다음 알약을 만든다. 한 번에 20~30알씩 귤껍질陳皮을 달인 물로 먹는다[직지].

충심통蟲心痛

위완胃脘이 아프다가 멎으면 곧 밥을 먹을 수 있고 아팠다 멎었다 하는 것은 충蟲으로 생긴 것이다[단심].

- 가슴앓이에 물을 토하는 것은 충심통蟲心痛이고 물을 토하지 않는 것은 냉심통冷心痛이다[강목].
- 충심통의 증상은 가슴과 배의 위아래를 쿡쿡 찌르는 것같이 아픈 것이고 토하며 딸꾹질하고 거품 침이나 멀건 물을 토하며 얼굴빛이 퍼렇고 누르다. 이때는 화충환 · 화충산 · 묘응환妙應丸, 3가지 처방은 모두 충문(蟲門)에 있다.을 쓴다.
- 충심통에는 이진탕二陳湯, 처방은 담음문(痰飮門)에 있다.에 고련근 을 더 넣어 달여 먹는다[의감].
- 충심통은 어린이들에게 많이 있는데 충문을 참고해서 치료할 것이다.

주심통疰心痛

악오惡忤: 어린이가 갑자기 큰 소리를 듣거나 혹은 보지 못했던 물건이나 낯선 사람의 무서운 모양을 보고 놀란 것이 원인이 되어 생기는 병.로 갑자기 정신을 잃어 넘어지고 이를 악물며 깨어나지 못하는 데는 소합향원蘇合香元, 처방은 기문(氣門)에 있다.을 쓴다.

- 비급환備急丸, 처방은 구급문(救急門)에 있다을 쓴다.
- 이 병은 중악中惡과 같이 치료한다[입문].

풍심통風心痛

풍랭風冷에 상했거나 간肝의 사기가 심心에 들어가서 양쪽 옆구리가 당기면서 아픈 데는 마황계지탕이나 분심기음分心氣飮, 처방은 기문(氣門)에 있다. 쓴다[입문].

계심통悸心痛

7정七情으로 정충 경계증驚悸證이 생겨서 가슴이 아픈 데는 사칠탕四七湯, 처방은 기문(氣門)에 있다. · 가미사칠탕加味四七湯, 처방은 신문(神門)에 있다. · 칠기탕 · 정기천향탕正氣天香湯, 처방은 모두 기문(氣門)에 있다을 쓴다[입문].

- 심이 상한 데다 일을 지나치게 하면 머리와 얼굴이 벌개지고 뒤가 무직하며 가슴 속이 아프고 답답하며 열이 나고 배꼽 부위에서 맥이 뛰는데 그 맥은 현弦하다. 이때는 진사묘향산辰砂妙香散, 처방은 신문(神門)에 있다.을 쓴다[입문].

식심통食心痛

날것과 찬것을 먹었거나 음식을 너무 많이 먹어서 가슴앓이가 생긴 데는 향소산香蘇散, 처방은 상한문傷寒門에 있다. · 평위산平胃散, 처방은 5장문(五臟門)에 있다. · 향사양위탕香砂養胃湯, 처방은 내상문(內傷門)에 있다.을 쓴다[입문].

음심통飮心痛

물을 마시고 상해서 담연痰涎이 몰려 가슴이 찌르는 듯이 아픈 데는 궁하탕芎夏湯, 처방은 담음문(痰飮門)에 있다. 오령산五苓散, 처방은 상한문(傷寒門)에 있다.을 쓴다. 수음水飮이 가슴과 옆구리로 돌아다니면서 아픈 데는 삼화신우환(三花神祐丸, 처방은 설사문에 있다.)을 쓴다[입문].

가슴과 위가 아픈 것을 치료하는 방법[心胃痛治法]

가슴과 위가 아픈 것은 반드시 오래된 것과 갓 생긴 것을 구분하여야 한다. 만일 몸에 찬 기운을 받았거나 찬 음식을 먹어서 생긴 거라면 초기에 반드시 성질이 따뜻한 약으로 발산시키거나 설사시켜야 한다. 성질이 따뜻한 약으로 발산시킬 때는 마황계지탕, 계지사칠탕桂枝四七湯, 처방은 위에 있다을 쓰고 성질이 따뜻한 약으로 설사시킬 때는 구통원, 자황환煮黃丸, 처방은 모두 위에 있다을 쓴다. 병든 지 좀 오래면 울증鬱證이 된다. 울증이 오래면 열이 나고 열이 오랫동안 나면 반드시 화火가 생긴다. 이때 만약 성질이 따뜻한 약으로 발산시키거나 설사시킨다면 화를 도와서 병을 더하게 하지 않겠는가? 그러므로 이런 때는 처방 속에 산치자를 많이 넣어 성질이 더운 약으로 이끌어 가게 하면 사기는 쉽게 굴복되고 병은 쉽게 없어지며 정기가 회복되어 병이 낫게 된다[단심].

- 한랭寒冷의 사기가 밖으로부터 들어오면 처음에는 한사가 몰려 있지만 오래되면 열로 변한다. 처음부터 마지막까지 모두 열인 것도 있다. 그러므로 반드시 한寒 · 열熱 · 혈血 · 충蟲의 4가지 증으로 구분해야 한다. 한증이면 따뜻하게 하고 열증이면 열을 내리며 혈증이면 풀어주어야 하고 충증이면 충을 죽이는 것이 좋을 것이다[단심].

| 마황계지탕麻黃桂枝湯 |

【 효능 】 한랭寒冷이 침범해서 가슴이 아프고 오한惡寒이 나며 열이 나고 한랭이 5장五藏으로 깊이 들어가서 몸을 잘 펴지 못하는 것을 치료한다.

【 처방 】 마황 · 계지 · 집함박꽃뿌리백작약 · 족두리풀세신 · 건강 · 감초 각각 4g, 향부자 · 끼무릇반하 각각 2.8g.

위의 약들을 썰어서 1첩으로 하여 생강 5쪽과 함께 물에 넣고 달여서 먹는다[삼인].

단방單方

모두 24가지이다.

| 백반白礬 |

【 효능 】 가슴앓이心痛를 치료한다.

【 처방 】 백반을 보드랍게 가루를 내어 한 번에 4g씩 찻물에 타서 먹는다[강목].

- 또 한 가지 방법은 백반가루 8g을 식초 반 잔에 넣고 끓여 녹여서 따뜻하게 하여 먹으면 곧 통증이 멎는다. 이것은 열담熱痰을 삭게 하는 효과가 있다[단심].

| 백초상白草霜 |

【 효능 】 가슴앓이를 치료한다.

【 처방 】 백초상을 보드랍게 가루를 내어 한 번에 8g씩 따뜻한 물에 타서 먹으면 곧 낫는다[단심].

| 염鹽, 소금 |

위가 아픈데 갑자기 약이 없을 때에는 소금을 칼 끝에 놓고 벌겋게 달구어 물 속에 담그는데 뜨거울 때에 마시게 한다. 담痰을 토하면 곧 낫는다[정전].

| 목향木香 |

【 효능 】 9가지 가슴앓이를 치료한다.

【 처방 】 목향을 가루를 내어 술에 타서 먹는다.

- 목향은 가슴과 배에 몰려 있는 냉기를 주로 몰아낸다. 귤껍질陳皮 · 육두구 · 생강을 서로 엇바꾸어가면서 좌약佐藥으로 해서 같이 쓰면 더 좋다[본초].

| 생지황生地黃 |

【 효능 】 오래되었거나 갓 생겼거나 할 것 없이 일체의 가슴앓이心痛를 치료한다.

【 처방 】 생지황을 짓찧어 즙을 내어 밀가루와 함께 반죽한 다음 수제비나 냉국수를 만들어 먹는다. 얼마 후에 설사를 하는데 길이가 1자 가량 되는 회충이 나오고 다시는 앓지 않는다.

| 생강生薑 |

【 효능 】 끼무릇반하과 같이 달여 먹으면 명치 아래가 갑자기 아픈 것을 치료한다. 또 생강즙과 살구씨행인를 같이 달여서 먹으면 기가 몰려서 가슴이 아프고 더부룩하던 것이 없어진다.

| 황련黃連 |

【 효능 】 갑자기 가슴이 아픈 것을 치료한다.

【 처방 】 황련을 썰어서 물에 달여 하루에 세 번 먹는다.

● 황련은 명치 아래가 묵직하고 갑갑한 것을 치료하는 데 반드시 써야 할 약이다. 중경은 명치 아래가 묵직한 9가지 병을 치료하는 데 5가지의 사심탕을 쓴다.

● 황련은 명치 아래의 습토濕土의 사기를 없애 버리므로 더부룩한 증상을 치료하는 데 가장 효과가 있다[탕액].

| 과루실瓜蔞實, 하눌타리열매 |

【 효능 】 가슴이 더부룩하고 아파서 눕지 못하며 명치가 아픈 것이 잔등까지 뻗친 것을 치료한다.

【 처방 】 누런 하눌타리열매黃瓜蔞, 큰 것 1개, 염교흰밑 120g, 끼무릇반하, 법제한 것 160g 등을 썰어서 소주 7되에 넣고 달여 2되가 되면 짜서 두 번에 나누어 먹는다[강목].

● 가슴이 아픈 것과 담이 많아서 기침하는 것을 치료한다. 하눌타리씨과루인, 껍질째로 덖은 것를 보드랍게 가루를 내어 밀가루풀 로 반죽한 다음 알약을 만든다. 한 번에 50알씩 미음으로 먹는다[본초].

| 초두구草豆蔻 |

【 효능 】 가슴과 배가 냉으로 아픈 것을 주로 치료한다.

【 처방 】 초두구씨 , 산치자덖은 것 등을 가루를 내어 생강즙을 넣고 쑨 풀로 반죽한 다음 알약을 만들어 먹거나 초두구만 달여서 먹어도 좋다[단심].

● 이 약은 성질이 따뜻하여 체기滯氣를 잘 풀어준다. 만일 위가 차서 아플 때 쓰면 효과가 좋다. 습담으로 아플 때 먹어도 역시 효과가 있다. 다만 열로 아픈 데는 쓰지 못한다[정전].

| 진애엽陳艾葉, 묵은 약쑥잎 |

【 효능 】 갑자기 가슴이 아픈 것을 치료한다.

【 처방 】 비빈쑥을 진하게 달여서 먹으면 곧 낫는다[본초].

| 현호색玄胡索 |

【 효능 】 가슴앓이를 멎게 한다. 현호색을 가루를 내어 술에 타서 먹는다. 뇌공雷公은 가슴앓이로 죽을 것 같은 데는 빨리 현호색을 찾으라고 한 것은 이것을 말한 것이다[본초].

- 또한 어혈瘀血로 찌르는 듯이 가슴이 아픈 것을 치료하는 데 현호색을 기와 위에 놓고 덖어서 가루를 내어 8g 을 데운 술에 타서 먹으면 곧 낫는다[득효].

| 백부자白附子, 노랑돌쩌귀 |

【 효능 】 가슴앓이를 치료한다.

【 처방 】 위의 약을 싸서 구워 가루를 내어 한 번에 8g씩 따뜻한 물에 타서 먹으면 곧 낫는다[본초].

| 반하半夏, 끼무릇 |

【 효능 】 가슴이 묵직한 것을 없애며 담을 삭이고 또 명치 아래가 몹시 아프고 단단하면서 묵직한 것을 치료한다.

【 처방 】 끼무릇을 가루를 내어 참기름을 넣고 덖어 익혀서 생강즙에 불린 증병으로 반죽한 다음 알약을 만든다. 한 번에 30~50알씩 생강을 달인 물로 먹는다. 또 숨이 차면서 가슴이 아픈 것도 치료한다[강목].

| 건칠乾漆, 마른옻 |

【 효능 】 9가지 가슴앓이와 어혈瘀血로 가슴이 아픈 것을 치료한다.

【 처방 】 마른 옻을 연기가 나지 않을 때까지 덖어서 가루를 내어 식초를 넣고 쑨 풀로 반죽한 다음 알약을 만든다. 한 번에 5~7알씩 따뜻한 술이나 식초를 끓인 물로 먹는다[본초].

| 치자梔子, 산치자 **|**

【 효능 】 위구胃口에 열이 있어 아플 때에는 산치자가 아니면 안 된다. 반드시 생강즙을 좌약으로 하고 궁궁이천궁로 풀어주어야 한다.

【 처방 】 가슴앓이[心痛]에는 큰 산치자 15개껍질을 버리고 닦는다를 진하게 달여 작은 잔으로 생강즙 1잔을 넣어 맵게 한 다음 궁궁이천궁가루 4g을 넣고 다시 달여 먹으면 곧 효과가 나타난다.

- 또 한 가지 방법은 산치자덖은 것를 가루를 내어 생강즙을 넣고 쑨 풀로 반죽한 다음 알약을 만들어 먹어도 효과가 있다[단심].

| 호초胡椒, 후추 **|**

【 처방 】 가슴과 배가 냉으로 아픈 것을 치료한다. 술에 달여서 즙을 내어 먹는다.

- 또 후추 49알과 유향 4g을 가루를 내어 남자는 생강을 달인 물로 먹고 여자는 당귀를 달인 물로 먹는다[단심].

| 천초川椒, 조피열매 **|**

【 효능 】 냉으로 명치 밑이 아픈 것을 치료한다.

【 처방 】 술에 달여 즙을 짜서 마신다.

- 쓰고 뜨거운 것을 먹거나 얼음과 눈 등 찬 것을 너무 먹어서 적랭積冷이 생겨 명치 밑이 아픈 지 반 년이 되어도 낫지 않는 데는 조피열매 30알을 신좁쌀죽웃물에 하룻밤 담갔다가 건져 내어 신좁쌀죽웃물로 먹으면 곧 낫고 다시는

도지지 않는다[득효].

| 합분蛤粉, 조가비가루 **|**

【 처방 】 가슴이 참을 수 없이 아픈 데는 조가비가루를 덖어서 끓인 물에 타서 먹으면 좋다[단심].

- 조가비가루와 향부자 가루를 섞어서 생강즙에 타서 먹으면 담으로 가슴이 아픈 데 효과가 좋다[단심].
- 열심통熱心痛에는 조가비가루와 가루를 낸 백초상을 찻물이나 찬물에 타서 먹는다[단심].

| 밀蜜, 꿀 **|**

【 효능 】 갑자기 가슴이 아픈 것을 치료한다.

【 처방 】 꿀과 생강즙을 각각 1홉씩 물에 타서 단번에 먹으면 곧 멎는다[본초].

| 도인桃仁, 복숭아씨 **|**

【 효능 】 가슴앓이를 낫게 한다.

【 처방 】 복숭아씨도인, 꺼풀과 끝을 버린 것 7개를 잘 갈아서 1홉의 물에 탄 다음 단번에 마시면 좋다. 30년이나 된 가슴앓이도 치료한다[본초].

| 도노桃奴, 나무에 달린 마른 복숭아 **|**

【 효능 】 가슴앓이와 주심통을 치료한다.

【 처방 】 위의 약을 가루를 내어 한 번에 8g씩 데운 술로 빈속에 먹는다. 일명 반도주蟠桃酒라고도 한다[의감].

| **도지**桃枝, 복숭아 나뭇가지 |

【효능】 갑자기 가슴이 아픈 것을 치료한다.

【처방】 복숭아 나뭇가지 한 줌을 썰어서 술 1되에 넣고 달여서 반 되쯤 되면 단번에 먹으면 매우 효과가 있다[본초].

| **개자**芥子, 겨자 |

【효능】 가슴앓이를 치료한다.

【처방】 겨자에 술과 식초를 넣고 갈아서 즙을 내어 먹는다[본초].

| **지마유**脂麻油, 참기름 |

【효능】 가슴앓이가 냉증이거나 열증이거나 할 것 없이 모두 치료한다.

【처방】 참기름 1홉을 날것으로 먹는다.

- 또한 회충으로 인한 가슴앓이에 먹으면 좋다.
- 어떤 사람이 요통이 명치에까지 뻗치면서 발작하여 숨이 끊어질 듯하였다. 서문백徐文伯이 진찰하고 나서 이것을 발가라고 하였다. 기름을 먹이자 눈이 없는 뱀 같은 것을 토했다. 이것을 매달아 두었더니 물이 모두 빠지고 오직 한 올의 털만 남아 있었다[본초].

12 젖乳

젖을 나오게 하는 것[下乳汁]

기운이 막혀서 젖이 적으면 누로산을 쓰고 기운이 몰려서 젖이 적으면 용천산을 쓴다[입문].

- 익원산益元散, 처방은 서문(暑門)에 있다을 하루 세 번씩 생강을 달여 식힌 물이나 깨끗한 물에 타서 먹으면 젖이 잘 나온다[입문].
- 젖이 나오게 하려면 저제탕猪蹄湯, 처방은 위에 있다. · 통유탕 · 통초탕 · 입효방 · 종유산鍾乳散, 즉 위에서 말한 종유분 을 먹는 방법이다.을 쓴다.

| 누로산漏蘆散 |

【 효능 】 젖이 몰리고 막혀서 잘 나오지 않고 젖몸이 붓고 아프면서 옹종癰腫이 되려고 할 때에 이 약을 먹으면 저절로 사그라진다.

【 처방 】 뻐꾹채漏蘆 10g, 뱀허물사태, 태운 것 1개, 하눌타리瓜蔞 1개.
위의 약들을 가루를 내어 한 번에 8g씩 술에 타서 아무 때나 먹고 나서 더운 국을 먹는다. 만일 젖이 많으면서 몹시 아프면 뜨거운 천으로 찜질한다[양방].

| 용천산涌泉散 |

【 효능 】 젖이 아주 적게 나오거나 나오지 않고 젖몸이 부으면서 아픈

것을 치료한다.

【 처방 】 패랭이꽃이삭瞿麥穗 · 맥문동 · 천산갑싸서 노랗게 구운 것 · 용골 · 장구채왕불류행 각각 같은 양.

위의 약들을 가루를 내어 돼지족발猪蹄로 국을 끓여 먹은 다음 이 약 4g을 데운 술에 타서 먹고 나서 나무빗으로 양쪽 젖몸을 20~30번씩 긁어 준다[강목].

단방單方

모두 12가지이다.

| 산약山藥, 마 |

【 효능 】 마산약, 생것는 취유吹乳로 붓고 아픈 것을 치료한다.

【 처방 】 마를 짓찧어 젖 위에 붙이면 곧 삭아진다. 삭아지면 빨리 떼어 버린다. 그것은 살이 썩을 염려가 있기 때문이다[의감].

| 익모초益母草 |

【 효능 】 투유妬乳가 유옹이 되려는 것을 치료한다.

【 처방 】 익모초생것를 짓찧어 붙이면 낫는다. 마른 것이면 가루를 내어 물에 개어서 붙인다[본초].

| 포황초蒲黃草, 부들 |

【 효능 】 투유와 유옹으로 붓고 아픈 것을 치료한다.

【 처방 】 부들생뿌리을 짓찧어 부은 위에 붙이되 하루 두 번 갈아 붙인다. 먹어도 좋다. 잎을 달여서 먹는 것도 역시 좋다[본초].

| 맥문동麥門冬 **|**

【 효능 】 젖을 나오게 한다.

【 처방 】 맥문동심을 버린다을 가루를 내어 한 번에 8g씩 서각 4g술로 간다에 타서 먹으면 두 번을 넘지 않아 젖이 나온다[득효].

| 왕과근王瓜根, 쥐참외뿌리 **|**

【 효능 】 젖을 나오게 한다.

【 처방 】 쥐참외뿌리를 짓찧어 가루를 낸 다음 한 번에 4g씩 하루 세 번 술로 먹는다[본초].

| 포공영蒲公英, 민들레 **|**

【 효능 】 투유妬乳와 유옹乳癰으로 붓고 아픈 것을 치료한다.

【 처방 】 민들레를 깨끗이 씻어서 짓찧어 인동덩굴과 함께 진하게 달여 술을 조금 넣고 먹으면 곧 잠을 자려고 한다. 이것은 약효가 나는 것이다. 잠을 자고 나면 곧 편안해진다[단심].

| 청상엽靑桑葉, 푸른뽕잎 **|**

【 효능 】 젖이 단단하면서 아픈 것을 치료한다.

【 처방 】 푸른뽕잎의 연한 잎생것을 따서 잘 짓찧어 미음으로 개어서 아픈 곳에 붙인다[득효].

| 적소두赤小豆, 붉은팥 **|**

【 효능 】 젖을 나오게 한다. 붉은팥을 물에 달여서 그 즙을 마시면 곧 나온다[본초]. 투유와 유옹을 치료한다.

【 처방 】 붉은팥적소두을 술과 같이 갈아서 찌꺼기를 버리고 따뜻하게 하여 먹고 찌꺼기는 아픈 곳에 붙이면 곧 낫는다[득효].

| 만청蔓菁, 순무 |

【 효능 】 유옹으로 아프고 추워하다가 열熱이 나는 것을 치료한다.

【 처방 】 순무와 그 잎을 깨끗하게 씻어서 소금을 넣고 짓찧어 붙인다. 더워지면 바꾸어 붙이는데 세 번에서 다섯 번 하면 낫는다[본초].

| 녹각鹿角 |

【 효능 】 투유를 치료한다.

【 처방 】 녹각을 돌에 갈아서 흰죽을 만들어 바른다. 마르면 또 바르는데 빨아서 노란 물이 나오면 곧 낫는다[본초].

| 우비牛鼻, 소코 |

【 효능 】 젖이 없는 것을 나오게 한다.

【 처방 】 국을 끓여 2~3일 동안 빈속에 먹으면 젖이 잘 나온다[본초].

| 저사제猪四蹄, 돼지의 네 개 발 |

【 효능 】 젖줄을 잘 소통하게 한다[본초].

【 처방 】 산모의 기혈이 쇠약하고 적어서 젖이 조금도 없는 데는 돼지 발 4개와 통초 160g을 함께 물 1말에 넣고 달여 4~5되가 되면 즙을 짜서 연거푸 먹는다. 모두 먹고 나서 빗등으로 젖몸 위를 문질러 주면 곧 효과가 있다[단심].

13 배腹

복통에는 여러 가지가 있다[腹痛有六]

첫째로 차서 아픈 것, 둘째로 열로 아픈 것, 셋째로 식적食積으로 아픈 것 등이다.

- 기혈氣血 · 담수痰水 · 식적食積 · 풍랭風冷 등 여러 가지 증으로 아픈 것은 대체로 아픈 것이 몰려 있으면서 잘 풀어지지 않는다. 그러나 충蟲으로 아픈 것은 잠깐 아팠다가 잠깐 멎었다 하고 여기저기 아프며 또 멀건 군침을 토하는 것이다[직지].

차서 배가 아픈 것[寒腹痛]

찬 기운이 맥경脈經 밖에 침습하면 경맥經脈이 차진다. 경맥이 차지면 짜그라든다. 짜그라들면 경맥이 당기고 경맥이 당기면 겉으로 작은 맥락을 당기기 때문에 갑자기 아프게 된다. 계속해서 찬 기운을 맞으면 오랫동안 아프게 된다[내경].

- 찬 기운이 잔등의 유혈[俞]에 침범하면 그것이 유혈을 따라 속으로 들어가기 때문에 서로 당기면서 아프게 된다[내경].
- 찬 기운이 궐음맥厥陰脈에 침범하면 혈이 잘 순환하지 못하고 경맥이 죄어들기 때문에 옆구리와 아랫배가 서로 당기면서 아프게 된다[내경].

- 찬 기운이 5장五臟에 침범하면 팔다리가 싸늘하고 토하며 설사하면서 음기는 줄어들고 양기는 속으로 들어오지 못하게 되므로 갑자기 아파서 정신을 차리지 못하게 된다. 원기가 회복되면 다시 깨어난다[내경].
- 계속 은근히 아프면서 낫지도 않고 더하지도 않는 것은 차서 아픈 것이다[단심].
- 차서 아픈 데는 후박온중탕 · 계향산 · 온위탕溫胃湯, 처방은 가슴문[胸門]에 있다. · 침향마비산 · 주자당귀환酒煮當歸丸, 처방은 포문(胞門)에 있다. · 대구도제고代灸塗臍膏, 처방은 배꼽문[臍門]에 있다. · 옥포두를 쓴다.
- 찬 기운을 받아서 갑자기 배가 아픈 데는 오적산五積散, 처방은 상한문(傷寒門)에 있다에 오수유와 파밑총백을 더 넣어 쓴다[입문].

| 후박온중탕厚朴溫中湯 |

【 효능 】 찬 기운이 위胃를 침범해서 명치 밑이 허랭虛冷하고 불러오르면서 아픈 것을 치료한다.

【 처방 】 건강싸서 구운 것 8g, 후박, 귤껍질陳皮 각각 6g, 벌건솔풍령적복령, 초두구잿불에 묻어 구운 것 각각 2.8g, 목향, 감초볶은 것 각각 2g.

위의 약들을 썰어서 1첩으로 하여 생강 3쪽, 대추 2알과 함께 물에 넣고 달여 먹는다.

- 비위脾胃의 화火가 쇠약하여 음식을 잘 소화시키지 못하는데다 또 찬 기운을 받으면 배가 그득하면서 아프게 된다. 이때는 맵고 성질이 더운 약으로 찬 기운을 풀어주고 쓰고 단 약으로 위기胃氣를 따뜻하게 하고 위를 고르게 하면 아픈 것이 저절로 멎는다[동원].

| 계향산桂香散 |

【 효능 】 비脾가 오랫동안 찬 관계로 배가 아픈 것을 치료한다.

【 처방 】 초두구잿불에 묻어 구운 것 · 양강덖은 것 · 흰삽주백출 · 사인 · 감초덖은 것 · 생강잿불에 묻어 구운 것 · 후박생강즙으로 법제한 것 · 대추살大棗肉 각각 40g, 선귤껍질청피, 덖은 것 · 가자육 각각 20g, 육계 10g.

위의 약들을 썰어서 물 1사발에 넣고 물이 마르도록 달인다. 이것을 짓찧어 덩어리를 만든 다음 말려 다시 거칠게 가루를 내어 한 번에 12g씩 끓인 물에 소금을 조금 넣은 것에 타서 먹는다. 이 약은 특히 배가 아픈 것을 잘 멈추게 한다는 것을 알아야 한다[득효].

| 침향마비산沈香磨脾散 |

【 효능 】 비위脾胃가 허하고 차서 뱃속이 불러오르면서 아픈 것을 치료한다.

【 처방 】 곽향 4g, 정향 · 백단향 · 목향 · 백두구 · 사인 · 반하국 · 육계 · 오약 각각 2.8g, 감초덖은 것 2g, 인삼, 침향 각각 1.2g.

위의 약들을 썰어서 1첩으로 하여 생강 3쪽, 대추 2알과 함께 물에 넣고 달여서 먹는다.

| 옥포두법 |

【 효능 】 가슴과 배가 차고 아픈 것을 치료한다.

【 처방 】 침사鍼砂 160g을 연기가 날 때까지 볶다가 백반 20g, 노사, 분상 각각 2g 을 넣고 깨끗한 물로 고루 버무리되 약간 물기가 있게 해서 종이에 싸서 따뜻하게 품었다가 더워진 다음 배꼽이나 기해氣海혈이나 관원關元혈에 붙여 두면 원기元氣를 더욱더 보해 준다. 다른 찬 곳에 붙인 후 땀이 나면 곧 낫는다. 이 약은 마르면 뜨겁지 않기 때문에 식으면 새로운 물을 넣고 버무려 뜨겁게 해서 붙인다. 이렇게 십여 번 붙일 수 있다. 만일 약 기운이 다 없어지면 햇볕에 말린 다음 백반 가루를 넣으면 처음과 같이 약효가 좋아진다. 침사와 백반만 써도 효과가 있다[자생].

열로 배가 아픈 것[熱腹痛]

열기熱氣가 소장에 머물러 있으면 그 속이 아프고 단열이 있어서 진액津液이 말라 줄어든다. 줄어들면 굳어지고 말라서 잘 나가지 못한다. 그렇기 때문에 아프고 막혀서 대변이 소통하지 못한다[내경].

- 때에 따라 아팠다 멎었다 하는 것은 열증이다[단심].
- 뱃속에 늘 열감이 있으면서 갑자기 배가 아팠다 멎었다 하는 것은 쌓인 열 때문이다. 이때는 조위승기탕調胃承氣湯, 처방은 상한문(傷寒門)에 있다.으로 설사시키는 것이 좋다[정전]
- 쌓인 열로 배가 아팠다 멎었다 하며 아픈 부위가 뜨겁고 손을 가까이 대지 못하게 하며 찬 것을 찾고 대변이 막혔을 때에는 조위승기탕, 사순청량음四順淸凉飮, 처방은 화문(火門)에 있다.을 쓴다[입문].
- 열로 배가 아픈 데는 황금작약탕黃芩芍藥湯, 처방은 대변문(大便門)에 있다.을 쓴다.

식적으로 배가 아픈 것[食積腹痛]

식적食積으로 배가 아프고 맥이 현弦한 것은 성질이 따뜻한 약으로 풀어주어야 한다[단심].

- 윗배가 아픈 것은 흔히 음식으로 생긴다. 음식 관계로 아픈 것은 성질이 따뜻한 약으로 풀어주는 것이 좋다. 예를 들면 건강덖은 것 · 삽주창출 · 궁궁이천궁 · 구릿대백지 · 향부자 · 생강즙과 같은 약들이다. 심하게 설사하는 약은 함부로 쓰지 말아야 한다. 대개 음식물은 차면 엉키고 더우면 삭는다. 식적食積에는 또 기를 잘 순환하게 하고 기분을 상쾌하게 하는 약을 쓰면 낫지 않는 것이 없다[단심].

외형편

● 몹시 아플 때에 설사시킨 다음에 통증이 덜어지는 것은 식적과 관련된다[단심].

● 식적으로 아픈 데는 평위산平胃散, 처방은 내상문(內傷門)에 있다.에 찔광이산사, 약누룩신국 · 보리길금맥아 · 사인 · 선귤껍질청피을 더 넣어 쓰고 혹 가미이진탕加味二陳湯, 처방은 담음문(痰飮門)에 있다.으로 조리하며 목향빈랑환이나 이기환 으로 설사시킨다[입문].

● 명치에 먹은 것이 맺혀서 아픈 데는 토하게 하는 것이 좋다. 이때는 과체산瓜散, 처방은 구토문(嘔吐門)에 있다.이나 생강, 소금을 달인 물을 쓴다[입문].

● 식적食積으로 배가 아픈 데는 정향비적환을 쓴다[단심].

| 목향빈랑환木香檳榔丸 |

【 효능 】 식적과 기氣가 막혀서 배가 아픈 것을 치료한다.

【 처방 】 보리길금맥아 28g, 지실 24g, 흰삽주백출 · 선귤껍질청피 · 귤껍질陳皮 각각 20g, 후박 16g, 목향 · 빈랑 각각 12g.

위의 약들을 가루를 내어 증병으로 반죽한 다음 먹기 좋은 크기로 알약을 만든다. 한 번에 50~70알씩 더운물로 먹는다[정전].

| 이기환利氣丸 |

【 효능 】 식적과 술독, 일체의 기운이 막혀서 대변이 굳고 오줌이 잘 나오지 않는 것을 치료한다.

【 처방 】 대황생것, 나팔꽃검은씨견우자, 맏물가루를 낸 것 각각 80g, 향부자볶은 것 52g, 황백 40g, 목향 · 빈랑 · 지각 · 선귤껍질청피 · 귤껍질陳皮 · 봉출, 황련 각각 12g.

위의 약들을 가루를 내어 물로 반죽한 다음 먹기 좋은 크기로 알약을 만든다. 한 번에 1백 알씩 심심하게 달인 생강물로 먹는다[의감].

| 정향비적환丁香脾積丸 |

【 효능 】 식적과 기운이 막혀서 가슴이 그득하고 배가 아픈 것을 치료한다.

【 처방 】 삼릉 · 봉출 각각 28g, 선귤껍질청피 14g, 양강식초에 넣고 삶은 것, 정향 · 목향 · 파두상 각각 6.8g, 주염열매조협, 태워 재를 낸다 1개, 백초상 1숟가락.

위의 약들을 가루를 내어 밀가루 풀로 반죽한 다음 알약을 만든다. 한 번에 20~30알씩 끓인 물로 먹는다[동원].

외형편

단방單方

모두 8가지가 있다.

| 염鹽, 소금 |

【 효능 】 배가 불러오르고 아프며 묵직하고 답답해서 죽으려고 할 때 몹시 짜게 끓인 소금물 1~2사발을 단번에 먹여서 토하게 하거나 설사시키면 진정된다[본초].

| 조중열회 中熱灰, 아궁이 속의 뜨거운 재 |

【 효능 】 가슴과 배가 차서 아픈 것을 치료한다.

【 처방 】 식초로 개어서 찜질하되 식으면 갈아 댄다[본초].

| 작약芍藥, 함박꽃뿌리 |

뱃속이 많이 아픈 것을 치료한다. 집함박꽃뿌리를 주약[君]으로 하고 감초를 좌약[佐] 으로 하여 달여서 먹는다.

● 열이 허하여 배가 아픈 것을 치료하는 데는 좋으나 기로 인한 여러 가지 통증

에 쓰는 것은 나쁘다[단심].

| **애엽**艾葉, 약쑥잎 |

【 효능 】 나쁜 기운으로 명치 밑이 아픈 것을 치료한다.

【 처방 】 짓찧어 낸 약쑥잎애엽의 즙을 마신다. 마른쑥이면 진하게 달여 먹는다[본초].

| **길경**桔梗, 도라지 |

【 효능 】 뱃속이 그득하고 아픈 것을 치료한다.

【 처방 】 도라지를 진하게 달여서 먹는다[본초].

| **정향**丁香 |

【 효능 】 뱃속이 차서 아픈 것을 멎게 한다.

【 처방 】 정향을 물에 달여서 먹는다. 혹은 가루를 내어 끓인 물에 타서 먹는다[본초].

| **계피**桂皮 |

【 효능 】 뱃속이 차서 참을 수 없이 아픈 것을 치료한다.

【 처방 】 계피를 달여 먹거나 가루를 내어 먹어도 다 좋다. 가을과 겨울에 배가 아픈 데는 계피가 아니면 고칠 수 없다[탕액].

| **산초**山椒, 조피열매 |

【 효능 】 뱃속이 차서 아픈 것을 치료한다.

【 처방 】 조피열매 49알을 신좁쌀죽웃물에 하룻밤 담갔다가 입에 넣

고 깨끗한 물로 빈속에 먹는다[본초].

| 총백파밑 **|**

【 효능 】 배가 차서 아픈 것을 주로 치료한다.

【 처방 】 진하게 달여 먹거나 또는 잘게 썰어서 소금을 넣고 뜨겁게 덖어서 찜질하여도 좋다[속방].

14 배꼽臍

배꼽을 덥게 하는 것이 좋다[臍宜溫煖]

뜸 대신 배꼽에 바르는 고약, 배꼽을 덥게 하여 아이를 낳게 하는 처방, 배꼽을 덥게 하기 위해 배를 덮는 방법, 배꼽을 약쑥애엽으로 봉해 두는 방법이 좋다.

뜸 대신 배꼽에 바르는 고약[代灸塗臍膏]

하초下焦의 원기元氣가 허하고 차서 배꼽 부위가 차고 아픈 것을 치료한다. 부자큰 것 · 타래붓꽃씨마린자 · 뱀도랏열매사상자 · 목향 · 육계 · 오수유 각각 같은 양.

위의 약들을 가루를 내어 밀가루와 함께 생강즙으로 반죽한 다음 고약처럼 만들어 납작하게 만든다. 이것을 배꼽 위에 붙이고 천으로 싸맨다[의림].

배꼽을 덥게 하여 아이를 낳게 하는 처방[溫臍種子方]

오령지 · 구릿대백지 · 돌소금 각각 8g, 사향 0.4g.

위의 약들을 가루를 낸다. 메밀가루에 물을 넣고 반죽한 다음 똬리를 만들어 배꼽 둘레에 놓는다. 그 다음 약 가루를 배꼽에 채우고 나서 그 위에다 뜸을 뜬다. 부인병에 더욱 좋다. 배꼽이 더워질 때까지 뜨는 것이 좋다. 며칠 지나서 다시 뜨면 열이 나서 좋다[입문].

배꼽을 덥게 해 주기 위해서 배를 싸매 주는 방법

비적 · 유정遺精 · 백탁白濁 · 적백대赤白帶下와 월경이 고르지 못하여 오랫동안 임신하지 못하는 것을 치료한다.

백단향 · 영양각 각각 40g, 영릉향 · 침향 · 구릿대백지 · 마두령 · 목별자 · 감송향 · 승마 · 혈갈 각각 20g, 정향피 28g, 사향 3.6g.

위의 약들을 가루를 내어 세 몫으로 나누어 한 번에 한 몫씩 쓰되 비빈 쑥과 솜에 약 가루를 넣은 것으로 배싸개를 만들어 배를 싸맨다. 처음 싸맨 것은 3일 후에 한 번씩 풀어주고 5일 만에 또 한 번 싸매 준다. 한 달이 지난 후부터는 늘 싸매 둔다[입문].

15 허리腰

요통에는 여러 가지가 있다[腰痛有十]

신허腎虛로 아픈 것, 식적食積으로 아픈 것, 접질려서[挫閃] 아픈 것, 어혈瘀血로 아픈 것, 풍風으로 아픈 것, 습濕으로 아픈 것, 등 여러 가지가 있다.

신허로 허리가 아픈 것[腎虛腰痛]

맥이 대大한 것은 신허腎虛로 허리가 아픈 것이다[단심].

- 신이 허하면 아픔이 멎지 않는다[단심].
- 지나친 성생활로 신을 상하여 정혈精血이 힘줄을 잘 보하지 못하고 음이 허해져서 은은히 아프면서 허리를 잘 쓰지 못한다. 이때는 육미지황원이나 팔미원八味元, 처방은 모두 허로문(虛勞門)에 있다.에 녹용 · 당귀 · 모과 · 속단 등을 더 넣어 쓴다[동원].
- 신이 허하여 허리가 아픈 데는 청아원 · 가미청아원 · 장본단 · 국방안신환 · 보수단을 쓴다.
- 양기가 허해서 허리에 힘이 없어 잘 놀릴 수 없는 데는 구미안신환 · 백배환 · 두충환 · 보신탕을 쓴다.

- 허리에 힘이 없는 것은 간肝과 신腎에 열이 있는 것이므로 황백과 방기로 치료한다[의감].

| 청아원靑娥元 |

【 효능 】 신허腎虛로 허리가 아픈 것을 치료한다.

【 처방 】 두충생강즙으로 축여 덖은 것, 파고지덖은 것 각각 160g, 호두살 30개.

위의 약들을 가루를 내어 100g의 생강에서 낸 즙과 졸인 꿀을 섞은 것으로 반죽한 다음 먹기 좋은 크기로 알약을 만든다. 한 번에 1백 알씩 데운 술이나 소금 끓인 물로 빈속에 먹는다[단심].

| 가미청아원加味靑娥元 |

【 효능 】 신허로 허리가 아픈 것과 풍한風寒의 사기와 혈기가 서로 어우러져서 아픈 것도 치료한다.

【 처방 】 파고지참깨와 함께 덖어서 빛이 변하도록 닦아서 참깨를 버린다. 240g, 두충생강즙에 담갔다가 덖은 것 240g, 호두살 · 침향 · 유향 · 몰약 각각 120g.

위의 약들을 가루를 내어 육종용 240g을 술에 담가 고약처럼 만든 것으로 반죽한 다음 잘 짓찧어 먹기 좋은 크기로 알약을 만든다. 한 번에 50~70알씩 데운 술이나 소금 끓인 물로 먹는다[의감].

| 장본단壯本丹 |

【 효능 】 신허腎虛로 허리가 아픈 것을 치료하는 데 잘 낫는다.

【 처방 】 두충술에 축여 덖은 것 · 파고지소금물로 축여 볶은 것 · 회향덖은 것 각각 40g, 육종용술로 씻은 것 · 파극술에 담갔다 꺼낸 것 · 돌소금 각각 20g.

위의 약들을 가루를 내어 쪼갠 돼지콩팥猪腰子 속에 약 가루를 넣고 봉한 다음 종이로 싸서 잿불에 묻어 구워 익힌다. 한 번에 1개씩 황주로 먹는다[의감].

| 국방안신원局方安腎元 |

【효능】 신허로 허리가 아픈 것과 하초下焦의 원기가 허랭虛冷해서 오줌이 자주 나오는 것을 치료한다.

【처방】 복숭아씨도인 · 남가새 · 파극 · 육종용 · 마서여 · 파고지 · 흰솔풍령백복령 · 석곡 · 비해 · 흰삽주백출 각각 96g, 오두싸서 구운 것 · 육계 각각 52g.

위의 약들을 가루를 내어 꿀로 반죽한 다음 먹기 좋은 크기로 알약을 만든다. 한 번에 50~70알씩 따뜻한 술로 빈속에 먹는다[입문].

| 보수단補髓丹 |

【효능】 신허 로 허리가 아픈 것을 치료한다.

【처방】 파고지 참깨 100g과 함께 덖어서 참깨는 버린다. 200g, 두충생강즙으로 축여 덖은 것 200g, 녹용 40g, 몰약 20g.

위의 약들을 가루를 낸다. 호두살 15개를 된 엿처럼 한 데다 약간의 밀가루를 술에 넣고 쑨 풀을 섞은 것으로 위의 약 가루를 넣고 반죽한 다음 먹기 좋은 크기로 알약을 만든다. 한 번에 1백 알씩 소금 끓인 물로 빈속에 먹는다[동원].

| 구미안신환九味安腎丸 |

【효능】 신허로 허리가 아프고 눈이 아찔하며 귀가 먹고 얼굴색이 검어지고 여위는 것을 치료한다.

【처방】 호로파 · 파고지덖은 것 · 고련자육 · 회향 · 속단 각각 60g · 복숭아씨도인 · 살구씨행인 · 마서여 · 흰솔풍령백복령 각각 40g.

위의 약들을 가루를 내어 꿀로 반죽한 다음 먹기 좋은 크기로 알약을 만든다. 한 번에 50~70알씩 소금 끓인 물로 빈속에 먹는다[삼인].

| 백배환百倍丸 |

【 효능 】 신허로 허리와 허벅다리가 아픈 것과 뼈가 부러졌거나 접질린[挫閃] 것을 치료하는 데 비교할 것이 없을 만큼 아주 효과가 있다.

【 처방 】 파고지덖은 것 · 쇠무릎우슬, 술에 씻은 것 · 남생이배딱지龜板, 조린 젖을 발라 구운 것 각각 40g, 육종용 · 범뼈호골 각각 20g, 목별자 · 유향 · 몰약 · 자연동불에 달구어 식초에 담그기를 아홉 번 한 것 각각 8g.

위의 약들을 가루를 내어 꿀로 반죽한 다음 알약을 만든다. 한 번에 30~50알씩 데운 술이나 소금 끓인 물로 빈속에 먹는다[입문].

| 두충환 |

【 효능 】 신허로 허리가 아프며 움직이는 데 힘이 없고 맥이 대大하면서 허하고 통증이 멎지 않는 것을 치료한다.

【 처방 】 두충생강즙으로 축여 덖은 것 · 남생이배딱지龜板, 조린 젖을 발라 구운 것 · 황백 · 지모다 소금물로 축여 덖은 것 · 구기자 · 오배자 · 당귀 · 집함박꽃뿌리백작약 · 황기 · 파고지덖은 것 각각 40g.

위의 약들을 가루를 내어 졸인 꿀에 돼지 척수를 섞은 것으로 반죽한 다음 먹기 좋은 크기로 알약을 만든다. 한 번에 80~100알씩 소금 끓인 물로 먹는다[입문].

| 보신탕補腎湯 |

【 효능 】 신허로 허리가 아픈 것을 치료한다.

【 처방 】 파고지덖은 것 · 회향소금을 탄 술로 축여 덖은 것 · 현호색 · 쇠무릎우슬, 술로 씻은 것 · 당귀술로 씻은 것 · 두충술에 축여 덖은 것 · 황백 · 지모다 소금을 탄 술로 축여 덖은 것 각각 4g.

위의 약들을 썰어서 1첩으로 하여 생강 3쪽을 넣고 물에 달여서 빈속에 먹는다[의감].

식적으로 허리가 아픈 것[食積腰痛]

술에 취하고 배불리 먹고 성생활을 한 탓으로 습열濕熱이 허한 틈을 타서 신腎에 들어가 허리가 아파 구부렸다 폈다 하기 어려운 것을 치료한다.

사물탕四物湯, 처방은 혈문(血門)에 있다에 이진탕二陳湯, 처방은 담음문(痰飮門)에 있다을 합친 것에 보리길금맥아 · 약누룩신국 · 칡꽃葛花 · 사인 · 두충 · 황백 · 육계 · 지각 · 도라지길경를 더 넣고 달여서 먹는다. 몹시 아픈 데는 속효산을 쓴다[입문].

| 속효산 |

【 효능 】 허리가 참을 수 없이 아픈 것을 치료한다.

【 처방 】 고련자육파두살 5개와 함께 벌겋게 볶은 다음 파두는 버린다. · 회향소금을 넣고 볶은 것 · 파고지볶은 것 각각 40g.

위의 약들을 가루를 내어 한 번에 4g씩 뜨거운 술에 타서 빈속에 먹는다[입문].

접질려서 허리가 아픈 것[挫閃腰痛]

무거운 것을 들다가 힘에 겨워 허리를 상했거나 접질렸거나[挫閃] 떨어져서 아픈 것인데 이것을 궤요통이라고도 한다. 이때에는 독활탕 · 유향진통산 · 여신탕 · 서근산 · 입안산 · 신국술을 사용한다.

| 독활탕獨活湯 |

【 효능 】 지나친 노동을 하여 허리가 끊어지는 것같이 아픈 것을 치료한다.

【 처방 】 당귀 · 연교 각각 6g, 강호리강활 · 따두릅독활 · 방풍 · 택사 · 육계 각각 4g, 방기 · 황백 · 대황 · 감초 각각 2g, 복숭아씨도인, 끝이 있는 것 9개.

위의 약들을 썰어서 1첩으로 하여 술과 물을 각각 절반씩 넣고 달여서 빈속에 먹는다[동원].

| 유향진통산 |

【 효능 】 접질렸거나 얻어맞았거나 떨어져서 허리가 아픈 것을 치료한다.

【 처방 】 골쇄보덖은 것 · 도꼬마리씨덖은 것 · 자연동불에 달구어 식초에 담갔다 낸 것 · 구릿대백지 · 계피´· 방풍 · 당귀 · 함박꽃뿌리작약 · 혈갈 · 몰약 · 노랑돌쩌귀白附子 각각 12g, 범의 정강이뼈술에 축여 구운 것 · 남생이배딱지龜板, 술에 축여 구운 것 각각 8g, 쇠무릎우슬 · 천마 · 빈랑 · 오갈피오가피 · 강호리강활 각각 4g, 전갈 4g을 더 넣어 쓰기도 한다.

위의 약들을 가루를 내어 한번에 8g씩 데운 술에 타서 먹는다[동원].

| 여신탕如神湯 |

【 효능 】 접질려서[挫閃] 허리가 아픈 것을 치료한다.

【 처방 】 현호색 · 당귀 · 계심 · 두충생강즙으로 축여 덖은 것 각각 같은 양.

위의 약들을 가루를 내어 한 번에 8g씩 데운 술에 타서 먹는다[운기].

| 서근산舒筋散 |

【 효능 】 접질려서 피가 몰려 허리가 아픈 것을 치료한다.

【 처방 】 현호색 · 당귀 · 계심 각각 같은 양.

위의 약들을 가루를 내어 한 번에 8g씩 데운 술에 타서 빈속에 먹는다. 혹은 쇠무릎우슬 · 복숭아씨도인 · 속단을 더 넣어 써도 효과가 있다[득효].

| 입안산立安散 |

【 효능 】 접질려서 기氣가 뭉쳐 허리가 아픈 것을 치료한다.

【 처방 】 나팔꽃씨견우자, 맏물가루를 내어 절반은 생것, 절반은 덖은 것 8g, 당귀 · 육계 · 현호색덖은 것 · 두충생강즙으로 축여 덖은 것 · 회향덖은 것 각각 4g, 목향 2g.

위의 약들을 가루를 내어 2숟가락씩 데운 술에 타서 빈속에 먹는다[의감].

| 신국술神麴酒 |

【 효능 】 접질려서 허리가 아픈 것을 치료한다.

【 처방 】 약누룩신국 주먹만한 것 1덩어리를 빨갛게 구워 큰 잔으로 좋은 술 2잔에 담근다. 이 술을 바로 마시고 나서 잠깐 동안 반듯이 누워 있으면 곧 낫는다. 혹은 이 술로 청아원青蛾元을 먹으면 더 좋다[득효].

풍으로 허리가 아픈 것[風腰痛]

풍風으로 신腎이 상하여 허리가 일정한 곳이 없이 아프고 왼쪽 혹은 오른쪽이 아프며 두 다리가 켕기면서 뻣뻣하다. 이때는 오적산五積散, 처방은 상한문(傷寒門)에 있다에 방풍과 전갈을 더 넣어 쓰거나 오약순기산烏藥順氣散, 처방은 풍문(風門)에 있다에 오갈피오가피를 더 넣어 쓴다. 몹시 아픈 데는 가미용호산을 쓴다[입문].

- 풍열風熱로 허리가 아픈 데는 패독산敗毒散, 처방은 상한문(傷寒門)에 있다에 속단 · 천마 · 모과 · 박하를 더 넣어 쓴다[득효].

| 가미용호산加味龍虎散 |

【 효능 】 풍한風寒으로 허리가 아프고 힘줄과 뼈가 가라드는 것을 치료한다.

【 처방 】 삽주창출 40g, 전갈 20g, 바꽃초오 · 부자다 싸서 구운 것 각각 8g, 천마 12g.

위의 약들을 가루를 내어 한 번에 4g씩 두림주에 타서 빈속에 먹는다[득효].

찬 기운으로 허리가 아픈 것[寒腰痛]

찬 기운이 신경을 상하면 허리가 아프고 몸을 잘 돌리지 못할 때 덥게 해 주면 덜 아프고 차게 하면 더 아파진다. 맥은 침沈 · 현弦 · 급急하다. 이때는 오적산에 오수유 · 두충 · 복숭아씨도인를 더 넣어 쓰며 몹시 아프면 나팔꽃검은씨견우자, 맏물가루를 낸 것 4g 을 더 넣어 먹는다[입문].

- 통증이 심하면 가미용호산을 먹는다[입문].
- 대구고代灸膏, 처방은 상한문(傷寒門)에 있다.를 요안혈腰眼穴에 붙인다.

습으로 허리가 아픈 것[濕腰痛]

지대가 낮고 습한 곳에 오랫동안 있거나 비와 이슬을 맞아서 허리가 찬 돌이나 얼음을 매단 것처럼 무겁고 아픈 데는 오산에 복숭아씨도인와 오수유를 더 넣어 쓰면 잘 낫는다[득효].

- 습으로 허리가 아픈 데는 출부탕, 통경산을 쓴다. 천궁육계탕川芎肉桂湯, 처방은 위에 있다은 차고 습한 한지에서 잠을 자고 허리가 아파서 몸을 잘 움직일 수 없는 것을 치료한다[의감].
- 신착증腎着證의 치료법을 함께 참고해서 치료할 것이다.

| **출부탕**朮附湯 |

【효능】 습기로 신경이 상하여 허리가 무겁고 차면서 아픈 것을 치료한다.

【처방】 흰삽주백출 · 부자싸서 구운 것 각각 8g, 두충볶은 것 4g.
위의 약들을 썰어서 1첩으로 하여 생강 3쪽과 함께 물에 달여서 먹는다[제생].

| **통경산**通經散 |

【효능】 요통을 치료하는 데 수습水濕을 나가게 한다.

【처방】 귤껍질陳皮 · 당귀 · 감수 각각 같은 양.
위의 약들을 가루를 내어 한 번에 12g씩 잠잘 무렵에 따뜻한 술에 타서 먹는다[자화].

단방單方

모두 12가지인데 고양단, 외신환이 들어 있다

| **토사자**兎絲子, 새삼씨 |

허리가 아프고 무릎이 시린 것을 치료한다. 술에 달여 가루를 낸 다음 한 번에 8g씩 데운 술로 먹는다.

- 새삼씨, 쇠무릎우슬 각각 40g을 5일 동안 술에 담갔다가 햇볕에 말린다. 이것을 가루를 내어 술을 넣고 쑨 풀로 반죽한 다음 알약을 만들어 먹는다.

- 새삼씨 가루 80g 과 두충꿀을 발라 구워 가루를 낸 것 40g 을 마 가루에 술을 넣고 쑨 풀로 반죽한 다음 알약을 만든다. 한 번에 50~70알씩 술로 먹는다. 이것을 고양단固陽丹이라고 한다[본초].

| 질려자 蒺子, 남가새열매 |

【 효능 】 허리와 등뼈가 아픈 것을 치료한다.

【 처방 】 남가새 열매를 가루를 내어 꿀로 반죽한 다음 알약을 만들어 먹거나 가루를 내어 술을 타서 먹어도 좋다[본초].

| 견우자牽牛子, 나팔꽃씨 |

허리가 아프고 고름이 나오는 것을 치료한다.

- 나팔꽃씨견우자, 절반은 생것, 절반은 덖아서 맏물가루를 낸다 40g에 유황 0.4g을 넣고 함께 갈아서 세 번에 나누어 먹는다. 매번 먹을 때마다 밀가루 1숟가락을 물로 개어 약 가루를 속에 넣고 먹기 좋게 만든다. 이 약을 물 1잔에 넣고 달여 익혀서 새벽에 물까지 모두 먹는다. 한 번 먹으면 통증이 멎는다[강목].

| 파고지破故紙 |

【 효능 】 요통이 신기하게 낫는다.

【 처방 】 파고지를 덖어서 가루를 내어 한 번에 8g씩 술로 먹는다[본초].

| 오가피五加皮 |

【 효능 】 허리와 등뼈가 아픈 것과 허리가 갑자기 아픈 것을 치료한다.

【 처방 】 오가피를 잘게 썰어서 술에 담갔다가 우러난 술을 마신다[본초].

| 두충 |

【 효능 】 허리와 등뼈가 아픈 것과 허리가 갑자기 아픈 것을 치료한다. 또한 신로腎勞로 허리와 등뼈가 오그라드는 것도 치료한다[본초].

【 처방 】 생강즙으로 축여 덖어서 가루를 내어 한 번에 4g씩 술로 빈속에 먹는다.

- 또한 두충 40g을 실이 없어지도록 덖어서 술 2되에 담가 두고 그 술을 한 번에 3홉씩 하루 세 번 마신다[강목].

| 귤핵橘核, 귤씨 |

【 효능 】 요통을 치료한다.

【 처방 】 약간 덖어서 꺼풀을 버리고 가루를 내어 한 번에 8g씩 술로 빈속에 먹는다[본초].

| 호도胡桃, 호두 |

【 효능 】 허손虛損으로 허리가 아픈 것을 치료한다.

【 처방 】 호두살을 두충, 회향과 함께 술에 담갔다가 우러난 술을 빈속에 마신다[입문].

| 검인가시연밥 |

【 효능 】 허리와 등뼈가 아픈 것을 치료한다.

【 처방 】 가시연밥을 가루를 내어 죽을 쑤어 빈속에 먹는다[입문].

| 호마胡麻, 참깨 |

【 효능 】 요통을 치료한다.

【 처방 】 참깨를 고소하게 볶어서 가루를 내어 한 번에 12g씩 술이나 미음, 꿀물이나 생강을 달인 물에 타서 먹되 하루 세 번 먹으면 다시 도지지 않는다[본초].

| 녹용鹿茸 |

【 효능 】 허리와 등뼈가 아픈 것을 치료한다.

【 처방 】 녹용솜털을 훔쳐 버리고 졸인 젖을 발라 자줏빛이 나도록 구운 것을 가루를 내어 한 번에 4g씩 날마다 따뜻한 술로 빈속에 먹는다[본초].

외형편

16 옆구리脇

협통 에는 3가지가 있다[脇痛有五]

옆구리가 아픈 것은 간화肝火가 성盛하고 간의 기운이 실實한 것이다[의감].

- 간은 조여드는 것을 싫어한다. 그것은 한기가 지나친 것이므로 빨리 매운 것을 먹어 풀어주어야 한다. 이때는 궁궁이천궁 · 삽주창출 · 선귤껍질청피 등을 쓰는 것이 좋다[단심].
- 간화가 성하여 양쪽 옆구리가 아파서 펴지 못하는 데는 먼저 호박고琥珀膏, 처방은 적취문(積聚門)에 있다.를 아픈 곳에 붙이고 꿀에 개어 만든 알약인 당귀용회환처방은 5장문(五臟門)에 있다.을 생강 달인 물로 먹으면 잘 낫는다. 이 약을 꿀로 반죽하여 알약을 만드는데 옆구리가 아픈 것을 치료한다[단심].
- 용회환은 또한 음식을 너무 배불리 먹었거나 힘든 일을 지나치게 하였거나 성생활을 지나치게 하여 옆구리가 아픈 것을 치료하는데 간화를 사瀉해 주는 중요한 약이다[단심].
- 옆구리가 아픈 것은 기울氣鬱 · 어혈[死血] · 담음痰飮 · 식적食積 · 풍한風寒 등으로 오는 것이다.
- 간열肝熱이 몰리면 옆구리가 반드시 아프다[입문].

기울로 옆구리가 아픈 것[氣鬱脇痛]

몹시 성내어 기가 치민 것과 지나치게 여러 가지를 생각하는 것은 다 간화肝火를 몹시 발동시켜 옆구리가 견딜 수 없이 아프게 한다. 이때는 당귀용회환을 쓴다. 경한 데는 소시호탕에 황련 · 굴조개껍질모려 · 지각 등을 더 넣어 쓴다[입문].

- 성질이 급하고 성을 잘 내는 사람이 때로 배와 옆구리가 아픈 데는 소시호탕에 궁궁이천궁 · 집함박꽃뿌리백작약 · 선귤껍질청피 등을 더 넣어 달인 물로 용회환을 먹으면 빨리 낫는다[정전].
- 기울氣鬱로 옆구리가 아픈 데는 지각자산 · 침향강기산 · 지각산 · 계지탕 · 복원통기산復元通氣散, 처방은 기문(氣門)에 있다 · 목통산 · 신보원 · 소용회환 등을 쓴다.

| 지각자산枳殼煮散 |

【 효능 】 슬퍼하고 서러워하여 간을 상한 탓으로 양쪽 옆구리가 아픈 것을 치료한다. 또한 7정七情으로 간을 상하여 양쪽 겨드랑이와 양쪽 옆구리가 결리면서 아픈 것도 치료한다.

【 처방 】 지각 8g, 족두리풀세신 · 도라지길경 · 방풍 · 궁궁이천궁 각각 4g, 칡뿌리갈근 2.8g, 감초 2g.

위의 약들을 썰어서 1첩으로 하여 생강 3쪽, 대추 2알과 함께 물에 넣고 달여서 먹는다[본초].

| 침향강기산沈香降氣散 |

【 효능 】 기가 몰려서 옆구리가 찌르는 듯이 아프고 가슴 속이 더부룩하여 막힌 것 같은 것을 치료한다.

【 처방 】 강황 · 귤껍질陳皮 · 감초 각각 4g, 삼릉 · 봉출모두 잿불에 묻어

구운 것 · 익지인 · 후박 각각 2.8g, 흰삽주백출 · 차조기잎자소엽 · 향부자 · 약누룩신국 · 보리길금맥아 · 오약 각각 2g, 인삼 · 가자 · 빈랑껍질大腹皮 각각 1g.

위의 약들을 썰어서 1첩을 만들어 달여 먹는다[단심].

| 지각산枳殼散 |

【 효능 】 옆구리가 무엇에 찔린 것같이 아픈 것을 치료한다. 이것은 기가 실한 것이다.

【 처방 】 지각 50g, 감초덖은 것 15g.

위의 약들을 가루를 내어 한 번에 8g씩 파밑총백을 진하게 달인 물에 타서 먹는다[득효].

| 계지탕桂枝湯 |

【 효능 】 놀라서 간肝을 상하여 갈빗대가 아픈 것을 치료한다.

【 처방 】 지각작은 것 40g, 계지 20g.

위의 약들을 가루를 내어 한 번에 8g씩 생강과 대추를 달인 물에 타서 먹는다[본사].

| 목통산木通散 |

【 효능 】 옆구리가 몹시 아픈 것을 치료한다.

【 처방 】 으름덩굴목통 · 선귤껍질청피 · 고련자 각각 26g파두살 10g과 같이 덖어서 파두가 누렇게 되면 버린다. · 무씨나복자, 덖은 것 · 회향덖은 것 각각 20g, 봉출 · 목향 · 곱돌활석 각각 10g.

위의 약들을 가루를 내어 한 번에 12g씩 파밑총백을 진하게 달인 물에 타서 먹으면 낫는다[득효].

| **신보원**神保元 |

여러 가지 기병氣病 중에 방광기膀胱氣로 옆구리 아래가 아픈 것은 가장 치료하기 어려운데 이 약으로 치료할 수 있다. 어떤 사람이 목덜미의 힘줄이 아팠는데 치료하여도 오랫동안 낫지 않고 등뼈까지 아팠다. 오래 있다가 또 오른쪽 옆구리로 쏠려 당기면서 몹시 아파서 괴로워하였다. 이 약을 한번 먹었더니 나았다처방은 기문(氣門)에 있다.[국방].

| **소용회환** |

【 효능 】 간화肝火가 성盛하여 옆구리가 아픈 것을 치료한다.

【 처방 】 당귀 · 용담초 · 산치자 · 황련 · 궁궁이천궁 · 대황 각각 20g, 노회 12g, 목향 4g.

위의 약들을 가루를 내어 사향을 조금 넣고 죽으로 반죽한 다음 알약을 만든다. 한 번에 50~70알씩 생강을 달인 물로 먹고 이어서 호박고를 아픈 곳에 붙인다[단심].

어혈로 옆구리가 아픈 것[死血脇痛]

어혈이 옆구리 아래, 간이 있는 곳에 있어서 누르면 몹시 더 아프다[단심].

- 어혈이 간경肝經에 들어가서 밤에 옆구리가 아프거나 오후에 아픈 데는 소시호탕과 사물탕을 합한 것에 복숭아씨도인 · 잇꽃홍화 · 유향 · 몰약 등을 더 넣어 쓴다. 대변이 굳고 검은 데는 도인승기탕桃仁承氣湯, 처방은 상한문(傷寒門)에 있다.으로 설사시킨다[입문].
- 옆구리가 아프면서 어혈이 있는 데는 복숭아씨도인 · 잇꽃홍화 · 궁궁이천궁 같은 것을 쓴다. 넘어졌거나 맞아서 옆구리가 아픈 것은 어혈이 옆구리 밑에 몰려서 아픈 것이다. 복원활혈탕復元活血湯, 처방은 제상문(諸傷門)에 있다. 갈

은 것을 쓰는 것이 좋다[단심].

식적으로 옆구리가 아픈 것[食積脇痛]

식적으로 옆구리가 아플 때에는 신보원神保元, 처방은 기문(氣門)에 있다을 지실을 달인 물로 먹는다[입문].

- 오한이 나면서 열이 나고 옆구리가 아프며 적積의 덩어리가 있는 것 같은 것은 반드시 음식을 너무 많이 먹고 힘든 일을 지나치게 한 탓이므로 당귀용회환으로 치료한다[정전].

17 피부皮

피부가 가렵고 아픈 것[痒痛]

가렵고 아픈 것은 피모에서 생긴다.

- 『내경』에는 "여러 가지의 가려운 증상은 모두 허증虛證이다"고 씌어 있다. 혈이 피부를 잘 보호하지 못하기 때문에 가렵게 된다. 이때는 반드시 몹시 보하는 약으로 음혈을 보양해서 혈이 고르게 되면 피부가 윤택해지면서 가려운 증상이 저절로 멎는다[단심].
- 가려울 때 긁으면 멎는 것은 긁는 것이 화火의 작용이기 때문이다. 그러나 약간 긁으면 오히려 더 가렵고 몹시 긁으면 가려운 것이 멎는 것은 피부가 얼얼하게 되면서 금金의 작용이 일어나기 때문이다. 얼얼한 것이 화의 작용을 멎게 하기 때문에 금의 기운이 작용하면 화의 기운이 풀린다[하간].
- 온갖 통증은 모두 화火에 속한다[내경].
- 피부가 아픈 것은 심心이 실實한 데 속한다. 『내경』에는 "여름 맥은 심의 맥이다. 여름 맥이 너무 지나치면 몸에서 열이 나고 피부가 아프며 상처가 난다"고 씌어 있다[강목].
- 몸이 허해서 가려운 증상이 나는 데는 사물탕에 속썩은풀황금을 더 넣어 달인 물에 개구리밥 가루를 타서 먹는다[단심].
- 몸에 벌레가 기어가는 것처럼 가려운 것은 혈허血虛한 것이므로 사물탕을 많이 먹으면서 겸하여 씻는 약으로 씻는다[단심].

- 술을 마신 뒤 온 몸이 가려워진 것이 풍창風瘡과 같아서 피가 나올 때까지 긁는 데는 선태산 을 쓴다[입문].

씻는 약

풍風, 조燥로 몸이 가려운 것을 치료한다.

으아리위령선 · 영릉향 · 모향茅香 각각 300g · 마른 연잎乾荷葉 · 고본 · 곽향 · 구릿대백지 · 감송향 각각 150g.

위의 약들을 썰어서 한 번에 150g을 물 3통에 넣고 몇 번 끓어오르게 달인 다음 바람이 들어오지 않는 방 안에서 목욕을 한다[단심].

| 선태산 |

【 효능 】 술을 마신 뒤에 몸이 가려운 것을 치료한다.

【 처방 】 매미허물선각, 박하 각 각 같은 양.

위의 약들을 가루를 내어 한 번에 8g씩 술과 물을 타서 먹는다. 일명 선퇴산蟬退散이라고도 한다[득효].

비사와 뾰루지, 땀띠

『내경』에는 "일을 하고 난 뒤에 땀이 났을 때 풍한을 받으면 비사가 되고 그것이 몰리면 뾰루지가 된 다"고 씌어 있다. 뾰루지는 일을 했을 때 땀구멍에서 땀이 나와 기름기와 엉켜서 생기게 된다. 이런 데는 방풍통성산 에서 망초를 빼고 집함박꽃뿌리백작약와 당귀를 2배를 넣어 땀구멍에 들어 있는 풍사風邪를 발산시키고 영위榮衛를 조화시켜야 한다. 이것을 민간에서 풍자風刺라고 한다[강목].

- 『내경』에는 "땀이 난 뒤에 습사를 받으면 좌와 비가 생긴다"고 씌어 있다. 좌라는 것은 뾰루지인데 크기가 메대추씨산조인나 콩알만하며 색깔이 붉으면서

속에 피고름이 차 있다[강목].

- 여름철에 땀을 지나치게 흘려 피부에 좁쌀알만한 것들이 붉게 돋은 것을 땀띠라고 한다. 이것이 짓무르고 헌 데가 된 것을 비창이라고 한다. 이런 데는 옥녀영을 쓴다[기효].
- 뾰루지와 땀띠는 제비쑥靑蒿을 달인 물로 씻는다[입문].
- 땀띠가 돋아 가렵고 아픈 데는 우물물에 제비쑥靑蒿을 담가 주물러 즙을 내어 조가비가루蛤粉와 함께 개어서 붙인다[득효].
- 대추잎을 짓찧어 낸 즙을 땀띠로 생긴 헌 데에 바르면 좋다[본초].
- 좁쌀을 여러 날 물에 담가 약간 썩게 한 다음 갈아서 가라앉힌 웃물로 땀띠로 생긴 상처를 치료하면 매우 좋다. 이것을 영분英粉이라고 한다[본초].
- 땀띠로 생긴 상처에는 옥분산을 쓰는 것이 좋다.

| 옥녀영玉女英 |

【 효능 】 땀띠로 생긴 헌 데가 가렵고 아픈 것을 치료한다.

【 처방 】 곱돌활석 · 녹두가루綠豆粉 각각 같은 양.
위의 약들을 가루를 내어 솜에 묻혀 헌 데에 묻혀 준다. 혹은 황백, 대춧잎棗葉 각각 20g, 용뇌 조금을 넣으면 더 좋다.

| 옥분산玉粉散 |

【 효능 】 더워서 땀이 축축하게 난 탓으로 헌 데가 생겨 붓고 가려우며 달면서 아픈 것을 치료한다.

【 처방 】 조가비가루蛤粉 190g, 곱돌활석 170g, 한수석달군 것 · 좁쌀가루粟米粉 각각 40g, 연분 20g, 석고 · 백석지 · 용골 각각 10g.
위의 약들을 가루를 내어 마른 것을 헌 데에 뿌려 준다[단심].

단독丹毒

단독이란 갑자기 몸에 연지를 바른 것같이 벌겋게 된 것이다. 민간에서는 적류赤瘤라고 한다. 간혹 헌 데를 잘못 다쳐서 그 둘레가 벌겋게 된 것을 창류瘡瘤라고 한다. 어린이가 이 병에 걸리면 좋지 않다. 백 일도 못 되는 갓난아이에게 생긴 것은 태류胎瘤라고 하는데 제일 치료하기 어렵다[동원].

- 단진丹疹은 모두 나쁜 독과 열혈熱血이 명문命門에 몰렸다가 군화君火와 상화相火가 성할 때를 만나면 생긴다. 더운 시기에는 통성산 등 맵고 성질이 서늘한 약을 써서 풀어주고 추운 시기에는 칡뿌리갈근, 승마와 같은 맵고 성질이 따뜻한 약으로 풀어준다. 대체로 단독은 팔다리에서 생겨 배로 올라오면 죽는다[단심].
- 어린이의 단독丹毒과 태단胎丹은 모두 소아문에 자세히 씌어 있다.
- 단독에는 남엽산 · 발독산 · 서각소독음 등을 쓴다.

| 남엽산藍葉散 |

【 효능 】 단독을 치료한다.

【 처방 】 쪽잎藍葉 · 칡뿌리갈근 · 승마 · 생지황 · 함박꽃뿌리작약 · 궁궁이천궁 · 살구씨행인 · 지모 · 시호 · 구릿대백지 · 감초생것 각각 4g, 석고 · 산치자 각각 2g.

위의 약들을 썰어서 1첩으로 하여 물에 달여서 먹는다[직지].

| 발독산拔毒散 |

【 효능 】 단독이 여기저기로 퍼져나가는 것을 치료한다.

【 처방 】 한수석, 석고생것 각각 80g, 황백, 감초 각각 20g.

위의 약들을 가루를 내어 새로 길어 온 물로 개어 닭의 깃에 묻혀 아픈 곳에 발라 준다. 종이에 발라서 붙이기도 한다[동원].

| 서각소독음犀角消毒飮 |

【 효능 】 단독과 반진, 은진을 치료한다.

【 처방 】 우엉씨대력자 16g, 형개 · 방풍 각각 8g, 감초 4g, 서각따로 물로 갈아 즙을 낸다 6g.

위의 약들을 썰어서 1첩으로 하여 물에 달인 다음 서각즙을 타서 먹는다[단심].

단방單方

모두 18가지이다.

| 염탕鹽湯, 소금 끓인 물 |

【 효능 】 여러 가지 풍증[風痒]으로 가려운 것을 치료한다. 소금 1말을 물 10말에 넣고 끓여 절반쯤 줄면 따뜻하게 해서 세 번 목욕한다.

【 처방 】 가려움증일 때 목욕하는 데는 소금보다 나은 것이 없다. 목욕은 진하게 달인 소금물로 하는 것이 제일 좋다[강목].

- 해수욕을 하면 더욱 좋다[속방].

| 유황硫黃 |

【 효능 】 자전풍과 백전풍을 치료한다.

【 처방 】 유황풍화된 것을 식초에 넣고 하루 동안 달인 것 40g 과 오징어뼈오적골 2개를 한데 가루를 내어 목욕한 뒤에 생강쪽에 약 가루를 묻혀 여러 번 잘 문지르면 완전히 낫는다[득효].

| **충위경모**익모초의 줄기와 잎 |

【 처방 】 은진으로 가려운 데는 진하게 달인 물로 목욕한다[본초].

| **남엽즙**藍葉汁, 쪽잎즙 |

【 효능 】 풍진風疹과 단독丹毒을 치료한다.

【 처방 】 마시거나 바르거나 다 좋다[본초].

| **질려자**남가새열매 |

【 효능 】 풍으로 가려운 데와 백전풍에 쓴다.

【 처방 】 달여서 먹기도 하고 씻기도 한다[본초].

| **경천**景天, 꿩의 비름 |

【 처방 】 은진으로 몹시 가려운 데는 짓찧어 낸 즙을 바른다[본초].

| **고삼**苦蔘, 너삼 |

【 효능 】 풍열風熱로 온 몸에 아주 작은 두드러기가 돋아서 참을 수 없이 가렵고 아픈 데 쓴다.

【 처방 】 너삼가루 40g, 주염열매조각 80g을 물 1되에 넣고 비벼서 즙을 내어 은그릇이나 돌그릇에 넣고 고약처럼 졸인 다음 먹기 좋은 크기로 알약을 만든다. 30~50알씩 따뜻한 물로 식사 후에 먹으면 다음날에는 낫는다[본초].

| **우방자**牛蒡子, 우엉씨 |

【 효능 】 피부에 풍열이 있어 온 몸에 은진이 나서 가려운 것을 치료한다.

【 처방 】 우엉씨대력자와 개구리밥부평초을 각각 같은 양으로 가루를 내어 박하를 달인 물에 8g씩 타서 하루 두 번 먹는다[본초].

| 나마초蘿摩草 |

【 효능 】 백전풍에 쓴다. 줄기 속의 흰 즙을 세 번만 바르면 낫는다[본초].

| 하고초夏枯草, 꿀풀 |

【 처방 】 자전풍과 백전풍에 쓴다. 꿀풀을 진하게 달인 물로 하루 여러 번 씻는다[단심].

| 파초유芭蕉油, 파초진 |

【 효능 】 유풍遊風 · 풍진風疹 · 단독丹毒 등을 치료한다.

【 처방 】 진을 내어 바른다[본초].

| 삭조말오줌나무 |

【 효능 】 풍으로 가려운 것과 은진이 돋아서 몸이 가려운 것을 치료한다.

【 처방 】 말오줌나무를 진하게 달인 물로 목욕하면 곧 낫는다[본초].

| 양제근羊蹄根, 소루쟁이뿌리 |

【 효능 】 역양풍을 치료한다.

【 처방 】 뿌리를 캐어 철판 위에 놓고 좋은 식초를 치면서 갈아 낸 즙을 바른다. 유황 가루를 조금 넣으면 더욱 좋다[본초].

외형편

| 능소화 |

【 효능 】 온 몸이 풍으로 가렵거나 은진이 돋은 것을 치료한다.

【 처방 】 능소화 를 보드랍게 가루를 내어 한 번에 4g씩 술에 타서 먹으면 낫는다[단심].

| 유목중충설柳木中蟲屑, 버드나무의 좀똥 |

【 처방 】 풍으로 가렵거나 은진이 돋은 데 쓴다. 물에 달여서 목욕하면 낫는다[본초].

| 화피樺皮, 봇나무껍질 |

【 처방 】 폐의 풍독風毒으로 몸이 가려운 데 쓴다. 봇나무껍질을 달여서 먹는다[본초].

| 만려어뱀장어 |

【 효능 】 풍으로 가려운 것과 백철, 역양풍을 치료한다.

【 처방 】 뱀장어를 구워 늘 먹는다. 또는 불에 구워 기름을 내어 바르기도 한다[본초].

| 우락牛酪, 졸인 젖 |

【 효능 】 붉은 은진을 치료한다.

【 처방 】 조린 젖酪에 소금을 조금 넣어 끓인 다음 바르면 곧 낫는다[본초].

| 계란鷄卵, 달걀 |

【 효능 】 자전풍과 백전풍을 치료한다.

【 처방 】 달걀생것 1개를 식초에 하룻밤 담갔다가 바늘로 찔러서 흰자위를 뺀 다음 비상과 녹두가루를 조금씩 넣어 고루 섞어서 돌로 전풍을 문질러 껍질이 벗겨진 다음 쪽물 들인 천에 약을 묻혀 문지르면 낫는다[득효].

18 살肉

식역증

『내경』에는 "대장에 있는 열이 위胃로 옮겨 가면 음식을 잘 먹으면서도 여윈다. 이것을 식역이라 한다. 위胃에 있는 열熱이 담痰에 옮겨 가도 식역증이 생긴다"고 씌어 있다. 주해에는 "식역증은 음식 기운이 쉽게 빠져 나가면서 잘 먹어도 살로 가지 않고 배도 쉽게 고파한다"라고 씌어 있다. 이런 데는 삼령원을 쓴다[하간].

| 삼령원蔘苓元 |

【 효능 】 위胃 속에 열이 몰려서 음식이 지나치게 소화되어 잘 먹어도 살로 가지 않는 것을 식역증이라고 하는데 이것을 치료한다.

【 처방 】 인삼 · 석창포 · 원지 · 벌건솔풍령적복령 · 지골피 · 쇠무릎우슬, 술에 담갔다 낸 것 각각 40g.

위의 약들을 가루를 내어 꿀로 반죽한 다음 벽오동씨만하게 알약을 만든다. 한 번에 30~50알씩 아무 때나 미음으로 먹는다[하간].

육가증肉苛證

황제가 묻기를 "육가증은 비록 의복이나 솜이 닿기만 해도 껄그러운데 이것은 무엇 때문인가?" 기백이 대답하기를 "영기榮氣가 허虛하고 위기衛氣가 실實한 것이다. 영기가 허하면 피부에 감각이 없고 위기가 허하면 팔다리를 쓰지 못한다. 영위榮衛가 모두 허하면 감각이 없고 또 쓰지 못하며 살은 평소와 같으나 몸은 뜻대로 움직일 수 없게 된다. 이렇게 되면 죽는다"라고 대답하였다[내경].

● 이때는 전호산 이 좋다.

| 전호산前胡散 |

【 효능 】 육가증肉苛證을 치료한다. 가苛라는 것은 수족 마비가 심한 것이다.

【 처방 】 전호 · 구릿대백지 · 족두리풀세신 · 육계 · 흰삽주백출 · 궁궁이천궁 각각 120g · 오수유 · 부자싸서 구운 것 · 당귀 각각 80g, 조피열매산초 12g.

위의 약들을 짓찧어 차와 술 3되에 넣고 고루 섞어서 하룻밤 움에 두었다가 돼지기름 3kg에 약을 넣고 약간 달여 구릿대백지가 누렇게 되면 찌꺼기를 버리고 졸여 고약을 만들어 병난 곳에 뜨거워질 때까지 문질러 준다[하간].

무사마귀

무사마귀는 사람의 손발에 갑자기 콩알 같거나 뭉친 힘줄 같은 것이 5~10개 연달아 생기는데 이것은 모두 풍사風邪가 기육肌肉에 들어가서 부딪쳐 변해서 생기는 것이다[유취].

● 흔히 손등과 발등 손가락 사이에 생기는데 뽑으면 실 같고 그 길이가 3~4치쯤 된다[입문].

● 말오줌 나무의 붉은 씨를 부스러뜨려 사마귀 위에 바르면 곧 낫는다[본초].

● 씀바귀苦菜를 꺾어 나오는 흰 진을 늘 사마귀에 찍어 놓으면 저절로 떨어진다[본초].

- 버마재비를 산 채로 사마귀 위에 올려놓아 성한 살과 평면이 될 때까지 파먹게 한다[의림].
- 거미줄로 동여매면 저절로 떨어진다[본초].
- 오계烏鷄의 열물[膽汁]을 하루 세 번씩 바르면 묘하게 떨어진다[본초].
- 살구씨행인를 태워 갈아서 바른다[자생].

단방單方

모두 13가지이다.

| 하수오何首烏, 은조롱 |

【 효능 】 여러 해 동안 허로로 몸이 여윈 것을 치료하여 살찌게 한다.

【 처방 】 은조롱 을 가루를 내어 먹거나 알약을 만들어 먹어도 모두 좋다[본초].

| 오가피五加皮, 오갈피 |

【 효능 】 허해서 몸이 여윈 것을 치료하여 살찌게 한다.

【 처방 】 오가피로 술을 빚어 먹거나 달여서 먹어도 다 좋다[본초].

| 해송자海松子, 잣 |

【 효능 】 허해서 몸이 여윈 것을 치료하여 살찌고 건강하게 한다.

【 처방 】 잣으로 죽을 쑤어 늘 먹으면 매우 좋다[본초].

| 부어붕어 |

【 효능 】 허해서 몸이 여윈 것을 치료하여 살찌게 한다.

【 처방 】 붕어로 국을 끓여서 먹거나 쪄서 먹어도 좋다[본초].

| **별**鼈, 자라 |

【 효능 】 허로로 몸이 여윈 것을 치료하여 살찌게 한다.

【 처방 】 자라의 살을 발라 국을 끓여서 늘 먹는다. 또 자라등딱지별갑를 발라 구운 다음 가루를 내어 한 번에 4g씩 술에 타서 먹는다[본초].

| **우**芋, 토란 |

【 효능 】 살과 피부를 좋게 하고 살찌게 하여 멀쑥하게 한다.

【 처방 】 토란으로 국을 끓여서 늘 먹으면 좋다[본초].

| **호마**胡麻, 참깨 |

【 효능 】 살찌고 건강하게 한다.

【 처방 】 참깨를 쪄서 햇볕에 말려 오랫동안 먹으면 좋다[본초].

| **대두황말**大豆黃末, 대두황가루 |

【 효능 】 허로로 몸이 여윈 것을 보하고 살찌고 건강하게 한다.

【 처방 】 조린 돼지기름저지에 섞어서 알약을 만들어 먹는다. 또 기러기 기름으로 반죽한 다음 알약을 만들어 먹는 것도 좋다[본초].

| **대맥**大麥, 보리 |

【 효능 】 살과 피부를 좋아지게 하여 살찌고 건강하게 한다.

【 처방 】 밥을 지어 먹거나 죽을 쑤어 먹되 오랫동안 먹으면 좋다[본초].

| 구해부추와 염교 |

【효능】 모두 살찌고 건강하게 한다.

【처방】 2가지를 모두 나물을 무쳐 먹는 것이 좋다[본초].

| 우유牛乳, 소젖 |

【효능】 허하여 몸이 여윈 것을 보하고 살찌게 한다.

【처방】 우유로 죽을 쑤어 먹는 것이 좋다[본초].

| 다茶, 차 |

【효능】 오랫동안 먹으면 사람의 기름이 빠져서 여위게 된다. 그러므로 많이 살찐 사람이 먹는 것이 좋다[본초].

| 동과冬瓜, 동아 |

【효능】 너무 살쪄서 몸을 좀 여위게 하고 가볍게 하면서 건강하게 하려면 동아국을 끓여 먹거나 나물을 무쳐 오랫동안 먹는 것이 좋다. 살찌는 것을 원하면 먹지 말아야 한다[본초].

| 상지다桑枝茶, 뽕나무가지차 |

습기를 내몰아 여위게 한다. 지나치게 살찐 사람은 오랫동안 먹는 것이 좋다[본초].

19 맥脈

맥이 뛰는 데는 기준이 있다[脈動有準]

사람이 숨을 한 번 내쉴 동안에 맥이 두 번 뛰고 숨을 한 번 들이쉴 동안에도 역시 두 번 뛴다. 숨을 내쉬고 들이쉬는 동안에는 맥이 다섯 번 뛰는데 간간이 길게 한숨을 쉴 수 있는 것을 정상적인 사람이라고 한다. 정상적인 사람이란 병들지 않은 사람을 말한다. 언제나 병들지 않은 사람이 환자의 맥을 보아야 한다. 의사가 병들지 않았기 때문에 환자를 위하여 숨을 보통으로 쉬면서 보아야 기준이 된다. 사람이 숨을 한 번 내쉴 동안 맥이 한 번 뛰고 숨을 한 번 들이쉴 동안에 맥이 한 번 뛰는 것은 기운이 적은 것이다.

- 숨을 한 번 쉴 동안에 맥이 네 번 뛰면 정상 한 번쯤 더 뛰는 것은 크게 탈이 없지마는 두세 번은 지맥遲脈 패맥敗脈에 냉이 심해 위태롭고 여섯 삭맥數脈 일곱 극맥極脈 열이 많이 나는구나 여덟아홉 탈맥脫脈 사맥死脈 열 번 뛰면 무덤을 파고 열한두 번 뛰는 것은 혼魂이 벌써 나갔다네 세 번 뛰면 지맥이요 한두 번은 패맥敗脈이며 숨을 두 번 쉴 동안에 한 번 뛰면 사맥死脈일세[맥결].

촌구는 맥의 가장 중요한 곳이고 모이는 곳이다[寸口者脈之大要會]

사람이 숨을 한 번 내쉴 동안에 맥이 3치를 돌아가고 숨을 한 번 들이쉴 동안에 맥이 또 3치를 돌아가고 숨을 한 번 쉴 동안에 맥이 6치를 돌아간다. 사람이 하루 낮, 하룻밤에 13,500번 숨을 쉬며 맥은 온 몸을 30번 돌아간다. 누수漏水가 100각刻이 차게 떨어질 동안에 영榮과 위衛는 양분에 25도를 돌고 음분에 또한 25도를 돌아 1주기를 모두 돌게 된다. 그러므로 50도를 돌고 나서는 수태음경맥[手太陰] 즉 영과 위가 다시 촌구에 모인다[입문].

- 음식물이 입으로 들어가면 위에 간직되어 5장의 기를 보양한다. 기구氣口는 또한 태음太陰이다. 그러므로 5장 6부에 가는 기는 모두 위에서 나와 변화되어 기구에 나타난다. 기구를 촌구寸口라고도 한다. 그래서 촌구만을 보고도 사람이 죽고 사는 것과 예후가 좋고 나쁜 것을 알 수 있다[내경].

여러 가지 맥脈

부맥浮脈

양맥陽脈이다. 꾹 누르면 좀 부족하고 손가락을 들어 살짝 누르면 여유가 있어 맥이 살 위로 지나가는 것 같다.

- 부맥은 풍증風證이고 허증虛證이다. 즉 부하면서 힘이 있으면 풍증이고 부하면서 힘이 없으면 허증이다. 또한 부맥은 풍허風虛증이며 움직이는 증후이다[입문].

활맥滑脈

양맥이다. 눌러 보면 구슬이 빨리 굴러 가듯이 뛰는 맥이다. 또한 맥이 뛰는 것이 순조로워 손가락에 닿는 감각이 구슬이 잘 굴러 가는 것 같다.

- 활맥이 나타나면 담痰이 많은 것이다. 활맥은 혈이 실하고 기가 막힌 증상이다. 맥이 활하면서 끊어지지 않는 것은 월경이 끊어지지 않는 것이고 활하면

서 간혹 끊어지는 것은 월경이 중단된 것이다. 그것은 활맥이 주로 월경이 중단되었을 때에 나타난다[입문].

실맥實脈

양맥이다. 살짝 누르나 꾹 누르나 다 힘이 있으며 손가락에 닿는 감이 단단하고 건강하다. 살짝 누르나 중간쯤 누르나 꾹 누르나 모두 힘이 있는 것을 실맥이라 한다. 또한 고르게 뛰면서 힘이 있는 것은 실맥 이다.

- 실맥은 3초三焦에 기가 그득한 증후이다. 또 맥이 실하면 열이 있거나 토한다[입문].

긴맥緊脈

양맥이다. 삭數하면서 힘이 있는 것은 긴맥이다. 또 살짝 누르나 꾹 누르나 다 급하고 빠르며 손가락에 닿는 감각이 단단한 노끈이나 꼰 새끼줄 같다고 한 말은 참으로 잘 표현한 것이다.

- 긴맥은 풍한風寒의 사기가 갑자기 세게 충돌되어 양맥락에 잠복된 징조이다. 또한 현긴弦緊한 맥을 상한傷寒이라 하고 인영맥人迎脈이 긴하고 성한 것은 찬 기운에 상한 것이며 기구맥氣口脈이 긴하고 성한 것은 음식에 상한 것이다[단심].

미맥微脈

음맥陰脈이다. 있는 것 같기도 하고 없는 것 같기도 하고 몹시 가늘면서 연軟하며 살짝 누르나 꾹 누르나 별로 차이가 없는 맥을 미맥이라 한다. 미맥은 가는 실처럼 약하면서 때로 끊어지려고 한다.

- 미맥은 혈기가 모두 허한 징조이다[단심].

완맥緩脈

음맥이다. 한 번 숨 쉴 동안에 네 번 뛰면서 오가는 것이 고르면서 완만하지만 지맥遲脈보다는 조금 빠르다. 또 살짝 누르나 꾹 누르나 다 크면서 완만하다고도 한다.

- 완맥은 위기衛氣는 여유가 있고 영기榮氣가 부족할 때 나타난다[단심].

지맥遲脈

음맥이다. 한 번 숨 쉴 동안에 세 번 맥이 뛰며 오가는 것이 몹시 더디어 살짝 누르나 꾹 누르나 모두 나타나는 맥을 지맥이라 한다. 지맥은 음陰이 성하고 양陽이 허할 때 나타난다. 그러므로 지맥이 나타나면 허한증虛寒症이다[단심].

약맥弱脈

음맥 이다. 몹시 연하면서 약하다. 꾹 누르면 끊어지려고 하면서 힘이 없다.

- 6극六極일 때 나타나는 맥이다. 이 맥이 늙은이에게서 나타나면 순증順證이고 젊은이에게서 나타나면 역증逆證이다. 약맥이 나타나면 양기가 없는 것이다. 또한 풍사風邪가 침범하여 풍으로 얼굴이 부었을 때에 나타난다[단심].

장맥長脈

양맥이다. 꾹 누르면 넓고 크게 나타나면서 제자리에서 벗어나 3부에 모두 나타난다.

- 장맥이 나타나면 기혈이 다 충실한 것이다. 장맥은 양독陽毒일 때에 주로 나타나며 삼초三焦의 열과 온 몸에 심한 열이 있을 때 나타난다. 또한 맥이 장長하면서 완緩한 것은 위맥胃脈이다. 모든 병이 다 나을 징조이다. 맥이 장하면 기를 치료해야 한다[단심].

허맥虛脈

음맥이다. 뜨고 크면서 연하고 살짝 누르면 손가락에 닿는 감이 텅 빈 것 같다. 꾹 눌러서 짚어 보면 부족하고 눌렀던 손가락을 쳐들면 여유가 있다.

- 허맥은 혈기血氣가 모두 허한 증후이다. 또한 허맥은 더위에 상했을 때 나타나는 맥이다[단심].
- 촉맥은 성을 냈거나 궐열厥熱이 몹시 심할 때 나타난다. 촉맥이 늙은이나 오래 앓는 환자에게서 나타나면 좋지 않다[단심].

외형편

대맥代脈

음맥이다. 맥이 뛰다가 멎었다가 다시 뛰고 또 멎었다가 짚고 한참 있어야 다시 세게 뛰는 것을 대맥이라 한다. 또는 뛰다가 중간에 한 번씩 멎고 한참 있다가 뛰는 것이라고 했다. 대라는 말은 교대한다는[更代] 말이다. 맥이 일정한 수를 뛰다가 멎는 것이 대중 없이 멎는 촉맥이나 결맥 같지는 않다.

- 대맥은 5장의 기운이 끊어져 위험한 때 나타나는 맥이다. 대맥은 비脾의 원기元氣가 쇠약한 때 나타나기도 한다[단심].

세맥細脈

음맥이다. 미맥微脈보다는 약간 큰 맥이다. 실날같이 작으면서 힘이 있는 맥이다. 또한 실같이 가는 맥이 몹시 약하게 된다.

- 세맥은 정혈精血이 부족하여 정강이가 시리고 골수가 찬 때에 나타난다. 또한 세맥은 기운이 적은 때에 나타난다[단심].

단방單方

모두 8가지이다.

| 건지황乾地黃, 마른지황 |

【 효능 】 혈맥血脈을 소통하게 해 주고 보한다.

【 처방 】 알약을 만들어 먹거나 술을 빚어 먹되 오랫동안 먹으면 더욱 좋다[본초].

| 감초甘草 |

【 효능 】 맥이 결대結代하면서 가슴이 두근거리는 것을 치료한다.

【 처방 】 감초덖은 것80g을 쓸어서 물 3되에 넣고 달여 절반의 양이 되면 세 번에 나누어 먹는다[본초].

| 우슬牛膝, 쇠무릎 |

【 효능 】 12경맥을 돕는다.

【 처방 】 쇠무릎을 물에 달여 먹거나 술을 빚어 먹으면 더욱 좋다[본초].

| 통초通草 |

【 효능 】 9규九竅와 혈맥을 잘 소통하게 하고 또 여러 경맥이 막혀 기가 잘 소통하지 못하는 것을 소통하게 한다.

【 처방 】 통초를 물에 달여 먹는다[본초].

| 하수오何首烏, 은조롱 |

【 효능 】 기氣가 웅장雄壯하여 12경락을 잘 소통하게 한다.

【 처방 】 은조롱을 가루를 내어 먹거나 알약을 만들어 먹어도 모두 좋다[입문].

| 대조大棗, 대추 **|**

【 효능 】 12경맥을 도와준다.

【 처방 】 대추를 달여서 늘 먹는 것이 좋다. 그 맛이 달아서 경맥의 기가 부족한 것을 보하면서 음혈陰血을 완화하게 한다. 음혈이 완화해져서 맥에 생기가 나기 때문에 12경맥을 도울 수 있는 것이다[탕액].

| 연자蓮子, 연밥 **|**

【 효능 】 12경맥의 혈기를 좋게 한다.

【 처방 】 연밥을 달여서 늘 먹는 것이 좋다. 연밥을 가루를 내어 죽을 쑤어 늘 먹으면 더욱 좋다[본초].

| 녹두菉豆 **|**

【 효능 】 12경맥을 잘 순환하게 한다.

【 처방 】 녹두를 물에 넣고 달여서 먹는다. 죽을 쑤어 먹기도 한다[본초].

20 힘줄筋

힘줄이 당기거나 늘어지는 것[筋急筋緩]

『내경』에는 "습열濕熱이 있으면 큰 힘줄은 졸아들어 짧아지고 작은 힘줄은 늘어져서 길어진다. 졸아들어 짧아지면 짜그라들고 늘어져서 길어지면 힘이 없다"고 씌어 있다. 주해에는 "큰 힘줄이 열을 받으면 짜그라져서 짧아지고 작은 힘줄이 습기를 만나면 늘어져서 길어진다. 짜그라져 짧아지기 때문에 당기면서 펴지 못하고 늘어져서 길어지기 때문에 약해지면서 힘이 없게 된다"고 씌어 있다.

- 『영추』에는 "힘줄에 찬 기운으로 병이 생기면 뒤로 젖혀지면서 힘줄이 당기고 열로 생기면 힘줄이 늘어져서 잘 쓰지 못하며 음위증이 생겨 쓰지 못한다. 찬 기운으로 힘줄이 당기는 데는 화침[燔鍼]을 놓고 열로 늘어진 데는 화침을 놓지 말아야 한 다"고 씌어 있다.
- 맥이 보호하지 못하면 힘줄이 당긴다. 중경은 혈이 허하면 힘줄이 당긴다고 한 것도 모두 혈맥이 힘줄을 보호하지 못하여 힘줄이 짜그라드는 것을 말한 것이다. 그러므로 단계가 힘줄이 가느라드는 것을 치료하는 데는 사물탕四物湯, 처방은 혈문(血門)에 있다을 가감하여 썼고 『본사방本事方』에서 힘줄이 당기는 것을 치료하는 데 양혈지황원을 쓴 것들은 모두 이 원칙에 근거한 것이다[강목].
- 찬 기운을 받으면 힘줄이 당기고 열을 받으면 힘줄이 짜그라든다. 당기는 것은 굳세기 때문이고 가느라드는 것은 짧아져서이다. 만일 습기를 받으면 늘어

지는데 늘어지는 것은 넓어지면서 길어지는 것이다. 대개 찬 기운을 받으면 힘줄이 당기게 되고 열을 받으면 힘줄에 경련이 일게 된다. 만일 열만 받고 전에 찬 기운을 받은 일이 전혀 없었으면 역시 힘줄이 늘어진다. 만일 습기만 받으면 또 힘줄이 늘어져 힘이 없게 된다[득효].

- 술을 넣고 쑨 모과죽으로 힘줄이 아픈 곳을 싸 주면 좋다[강목].
- 금사고金絲膏, 처방은 잡방(雜方)에 있다는 풍습風濕으로 힘줄이 차가워진[寒] 여러 가지 병의 겉에 붙여 주면 좋다[단심].

술을 두고 쑨 모과죽[酒煮木瓜粥]

다리와 무릎의 힘줄이 당기면서 아픈 것을 치료한다. 큰 모과를 술과 물을 탄 것에 넣고 달여 푹 무르게 한 다음 갈아 고약처럼 만든 것을 뜨겁게 하여 아픈 곳에 싼다. 식으면 더운 것으로 바꾸어 붙이는데 하룻밤에 세 번에서 다섯 번 하면 낫는다[본초].

힘줄에 경련이 이는 것

『내경』에는 "힘줄과 맥이 서로 당기면서 가드라드는 병을 계라고 한다. 또 계종이라고 하는 것은 민간에서 경련이라는 것이다"고 씌어 있다[강목].

- 힘줄에 경련이 이는 것은 모두 간肝에 속한다[강목].
- 열기가 힘줄을 말리면 경련이 일면서 아프다[하간].
- 여러 가지 열로 정신을 잃고 경련이 일어나는 것들은 모두 화에 속한다. 열이 성해서 풍風이 생겨 경락에 부딪치고 또 풍과 화火가 서로 억눌러서 정신을

잃게 되고 경련이 일게 된다. 이런 데는 풍을 몰아내고 열을 내리는 약으로 그 화열火熱만 없애 버리면 곧 낫는다[하간].

힘줄이 상한 것[筋傷證]

『내경』에는 "너무 오랫동안 걸으면 힘줄을 상한 다"고 씌어 있다.

- 힘줄이 상하면 늘어져서 잡아당기지 못하게 된다[내경].
- 육체는 고통스럽고 마음만 즐거우면 힘줄에 병이 생긴다. 이런 데는 찜질과 도인법으로 치료한다[내경].

단방單方

모두 8가지이다.

| 의이인薏苡仁, 율무쌀 |

【 처방 】 열熱과 풍으로 근맥筋脈이 짜그라들고 당기는 것과 힘줄에 갑자기 경련이 일어 짜그라드는 데는 율무쌀죽을 쑤어 늘 먹는다[본초].

| 독활獨活, 땃두릅 |

【 효능 】 힘줄과 뼈가 가느라드는 것을 치료하는 데 물에 달여서 먹는다[본초].

| 하수오何首烏, 은조롱 |

【 효능 】 힘이 나게 한다.

【 처방 】 알약을 만들거나 가루를 내거나 술에 담갔다가 먹되 다 오랫동안 먹으면 좋다[본초].

| 오가피五加皮, 오갈피 |

【 효능 】 힘줄과 뼈를 든든하게 한다.

【 처방 】 오가피를 달여서 먹거나 술을 빚어서 오랫동안 복용하면 좋다[본초].

| 산조인酸棗仁, 메대추씨 |

【 효능 】 풍風으로 힘줄과 뼈가 오그라들고 아픈 것을 치료한다.

【 처방 】 메대추씨를 가루를 내어 술에 타서 먹거나 죽을 쑤어 먹는다[본초].

| 두충 |

【 효능 】 힘줄과 뼈를 든든하게 한다.

【 처방 】 두충을 달여 먹거나 알약을 만들어 먹어도 다 좋다[본초].

| 목과木瓜, 모과 |

【 효능 】 간肝으로 가는 약이기 때문에 힘줄을 좋게 하며 힘줄과 뼈를 든든하게 한다. 모든 힘줄의 병을 모두 치료할 수 있다.

【 처방 】 물에 달여서 먹거나 알약을 만들어 먹어도 좋다[본초].

| 복분자覆盆子 |

【 효능 】 힘이 나게 하고 또한 힘을 곱절 쓰게 한다.

【 처방 】 복분자를 가루를 내어 먹거나 알약을 만들어 복용하면 좋다[본초].

21 뼈骨

뼈가 아픈 것[骨痛]

대체로 몸에 풍사風邪가 침습하였거나 습濕이 막혔거나 어혈로 찌르는 것 같거나 담痰이 몰리면 모두 아프게 되는데 심지어 뼈도 시리고 아프게 된다. 그런데 한사寒邪나 열이 뼛속까지 뚫고 들어가면 몇 곱절 더 아파서 다른 통증과 비할 바가 없다. 병이 뼈에까지 들어간 것은 허로와 손상損傷이 극도에 달한 것이므로 약으로는 치료할 수 없다[직지].

- 『편작扁鵲』에는 "병이 주리에 있는 것은 탕약이나 찜질로 치료할 수 있다. 장위腸胃에 있으면 약술로 치료할 수 있지만 골수에 있으면 그 어떤 의사라도 고칠 수 없다"고 씌어 있다. 골수에 있는 병은 편작도 치료하기 어렵다고 한 것으로 보아 골수병은 매우 어려운 병이라고 볼 수 있다.[자생].
- 통풍痛風으로 골수가 아픈 데는 호골산虎骨散, 처방은 풍문(風門)에 있다.을 주로 쓰고 습열로 힘줄과 뼈가 아픈 데는 이묘산二妙散, 처방은 풍문(風門)에 있다.을 쓴다.

단방單方

모두 8가지이다.

| 지황地黃 |

【 효능 】 골수骨髓와 뼈를 보한다.

【 처방 】 알약을 만들어 먹거나 달여 먹거나 술을 빚어 먹어도 다 좋다[본초].

| 오미자五味子 **|**

【 효능 】 힘줄과 뼈를 든든하게 한다.

【 처방 】 알약을 만들어 오랫동안 먹는 것이 좋다[본초].

| 지모知母 **|**

【 효능 】 골증노열[骨熱勞]을 치료한다.

【 처방 】 알약을 만들어 먹거나 달여 먹어도 모두 좋다[본초].

| 보골지補骨脂 **|**

【 효능 】 골수가 상한 데 쓴다.

【 처방 】 알약을 만들어 먹거나 가루를 내어 먹어도 다 좋다[본초].

| 지골피地骨皮, 구기나무뿌리껍질 **|**

【 효능 】 뼈가 닳는 것을 낫게 한다.

【 처방 】 달여서 늘 먹으면 좋다[본초].

| 해송자海松子, 잣 **|**

【 효능 】 골절풍骨節風을 치료한다.

【 처방 】 잣으로 죽을 쑤어 늘 먹는다[본초].

| **녹용**鹿茸 |

【효능】 힘줄과 뼈를 든든하게 한다.

【처방】 구워 가루를 내어 술에 타서 먹는다[본초].

| **우수**牛髓, 소의 골수 |

【효능】 골수를 보한다.

【처방】 소의 골수를 술에 타서 먹는 것이 좋다[본초].

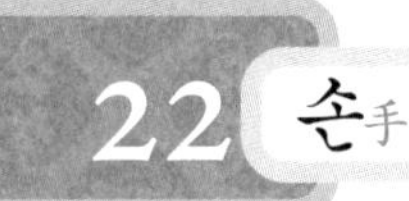

22 손手

어깻죽지와 팔의 병의 원인[肩臂病因]

『영추』에 "폐肺와 심心에 있는 사기邪氣는 양쪽 팔굽으로 간다"고 씌어 있다.

- 팔을 굽혔다가 펴지 못하는 것은 힘줄에 병이 생긴 것이고 폈다가 굽히지 못하는 것은 뼈에 병이 생긴 것이다. 병이 뼈에 있으면 뼈를 보하고 힘줄에 병이 있으면 힘줄을 보해야 한다[영추].
- 술을 많은 양을 먹는 사람은 흔히 목덜미가 붓고 팔이 아프다. 그 이유는 다음과 같다. 상초上焦에 있는 열이 깨끗하게 없어지지 않고 오랫동안 남아 있으면 담연痰涎이 생기는데 그것이 몰려서 목덜미와 팔다리로 돌아다니게 된다. 그래서 붓거나 아프다[직지].
- 팔이 풍·한·습의 침범을 받거나 잠자면서 이불 밖으로 손을 내놓아서 한사寒邪의 침범을 받으면 팔이 아프다. 그리고 어머니가 팔을 어린이에게 베어 주었다가 풍한風寒에 상해도 역시 팔이 아프다. 한사로 아픈 데는 오적산五積散, 처방은 상한문(傷寒門)에 있다.을 쓰고 풍사風邪로 아픈 데는 오약순기산烏藥順氣散을 쓰며 습사濕邪로 아픈 데는 견비탕, 이 2가지 처방은 풍문(風門)에 있다.에 삽주술에 법제한 것와 방기防己를 넣어 쓴다[의감].
- 기혈氣血이 잘 통하지 못하여 팔이 아픈 데는 강황산, 서경탕 등을 쓴다.
- 풍습風濕으로 팔이 아픈 데는 활락탕을 쓴다.

- 7정七情으로 팔이 아픈 데는 백개자산을 쓴다.
- 팔과 어깨박죽[胛]이 아픈 데는 오령지산을 쓴다.
- 손발이 다쳐서 부러져 아픈 데는 응통원을 쓴다.

| 강황산薑黃散 |

【 효능 】 팔이 아픈 것을 치료하는 데 풍風이나 담痰으로 아픈 것이 아니라 기혈氣血이 막혀서 아픈 것으로 처방하고 치료한다.

【 처방 】 강황 12g, 흰삽주백출 6g, 강호리강활 · 감초 각각 1g.
위의 약들을 썰어서 1첩으로 하여 물에 달여서 먹는다[강목].

| 서경탕舒經湯 |

【 효능 】 기혈이 경맥에 막혀서 팔이 들지 못하게 아픈 것을 치료한다.

【 처방 】 강황 8g, 당귀 · 엄나무껍질海東皮 · 흰삽주백출 · 함박꽃뿌리작약 각각 4g, 강호리강활 · 감초 각각 2g.
위의 약들을 썰어서 1첩으로 하여 생강 3쪽과 함께 달인다. 여기에 침향沈香을 갈아서 낸 즙을 조금 넣어서 먹는다[정전]

- 일명 통기음자通氣飮子라고도 한다. 어떤 환자가 항상 왼쪽 팔이 들지 못하게 아팠는데 의사들이 풍증風證이라고도 하고 담증痰證이라고도 하며 습증濕證이라고도 하기에 여러 가지 약을 쓰고 또 침과 뜸도 놓아 보았으나 다 효과가 없었다. 그런데 이 처방을 쓰고 나았다. 그러니 그 병은 기혈氣血이 경맥에 막혀서 잘 순환하지 못하기 때문에 생긴 것이다[담료].

| 활락탕活絡湯 |

【 효능 】 풍습으로 팔이 아픈 것을 치료한다.

【 처방 】 강호리강활 · 따두릅독활 · 궁궁이천궁 · 당귀 · 감초 각각 4g,

흰삽주백출 8g.

위의 약들을 썰어서 1첩으로 하여 생강 5쪽과 함께 달여서 먹는다[득효].

| 백개자산白芥子散 |

【 효능 】 7정七情이 울결鬱結되었거나 영위榮衛가 막혀서 어깻죽지[肩]·팔뚝[臂]·잔등[背]·어깨박죽[胛]이 땅기면서 아픈 것이 때때로 발작했다 멎었다 하는 것을 치료한다.

【 처방 】 흰겨자白芥子·목별자 각각 40g, 몰약·목향·계심 각각 10g.

위의 약들을 가루내어 한 번에 4g씩 데운 술에 타서 먹는다[득효].

| 오령지산五靈脂散 |

【 효능 】 풍사·한사·습사로 기혈氣血이 막혀서 팔과 어깻박죽[胛]이 아픈 것을 치료한다.

【 처방 】 오령지·형개수·방풍·강호리강활·따두릅독활·천산갑·골쇄보·바꽃초오, 법제한 것·감초마디 각각 20g·사향 2g.

위의 약들을 가루 내어 한번에 8g씩 데운 술에 타서 잘 무렵에 먹는다[득효].

| 응통원應痛元 |

【 효능 】 다쳐서 부러진 후에 풍사, 한사, 습사가 침범하여 손발이 아픈 것을 치료한다.

【 처방 】 삽주창출·보골지절반은 생것, 절반은 덖은 것·골쇄보·천산갑뽕나무 잿불에 구슬같이 되도록 덖은 것·바꽃초오 각각 80g·회향 60g.

위의 약에서 먼저 바꽃초오을 잘게 썰어서 생강 160g을 껍질째로 간 것과 함께 버무려 이틀 밤을 재운다. 그런 다음 이것을 약한 불 기운에 말려 나머지 약들과 함께 가루내서 술에 쑨 풀에 반죽하여 먹기 좋은 크기로 알약을 만든다. 한 번에 60알씩 따뜻한 술로 먹을 때 좀 마비되는 감은 있으나 조금 지나면 없어진다[득효].

손톱을 보고 병을 알 수 있다[手爪占病]

『내경』에 "간은 힘줄과 연관이 있고 그 상태는 손톱에 나타난다"고 씌어 있다.

- 간肝에 열熱이 있으면 손톱이 퍼렇게 되면서 마른다[내경].
- 환자의 손톱이 허연 것은 치료하지 못한다.
- 환자의 손톱이 퍼런 것은 위험하다.
- 환자의 손발톱 밑의 살이 꺼멓게 되면 8일을 넘기지 못한다.
- 환자의 손바닥이 부어서 손금이 보이지 않는 것은 위험하다[편작].

손발이 트는 것

겨울에 손발이 터서 아픈 데는 황랍고나 납향고臘享膏, 처방은 잡방문(雜方門)에 있다.를 쓴다.

- 손발이 트는 데는 생강즙 · 홍주지게미紅糟 · 소금백염을 음력 섣달에 잡은 돼지기름저지과 함께 갈아서 쓰는데 뜨겁게 덖어 튼 데 문지르면 처음에는 아프다가 조금 있으면 편안해진다[강목].
- 겨울에 찬 데 돌아다녀 얼굴 · 눈 · 손발이 터서 피가 나고 아픈 데는 돼지골猪髓을 쓰는데 뜨거운 술에 타서 씻으면 낫는다[본초].
- 토끼골兎腦髓을 생것으로 바르는데 참새골雀腦髓도 좋다[본초].

- 또한 끓인 물로 씻은 다음 기름 묻은 머리털을 태워 가루내서 발라도 곧 낫는다. 백급 가루를 물에 개어 발라도 낫는다[단심].

단방單方

모두 8가지이다.

| 세신細辛, 족두리풀 |

【 효능 】 손발이 켕기는 것을 치료한다.

【 처방 】 물에 달여서 먹거나 가루내어 먹어도 다 좋다[본초].

| 천마天麻 |

【 효능 】 팔다리가 경련이 일어 짜그라드는 데 사용한다.

【 처방 】 물에 달여서 먹거나 쪄서 먹거나 생것으로 먹어도 다 좋다[본초].

| 음양곽淫羊藿, 팔파리 |

【 효능 】 팔다리를 잘 쓰지 못하는 것을 치료한다.

【 처방 】 물에 달여서 먹거나 술에 담갔다가 먹어도 좋다[본초].

| 지부초地膚草, 댑싸리 |

【 효능 】 손발이 화끈거리면서 아픈 것을 치료한다.

【 처방 】 물에 달여서 하루 세 번 먹는다[본초].

| 상지다桑枝茶, 뽕나무가지차 |

【 효능 】 팔이 아픈 것을 치료하는 데 늘 먹어야 한다. 어떤 사람이 양

팔이 모두 아파서 여러 가지 약을 썼으나 효과가 없었다. 그런데 이 약을 먹고 곧 나았다[강목].

| 오배자五倍子, 붉나무벌레집 **|**

【 효능 】 손발이 트는 것을 치료한다.

【 처방 】 가루내어 소의 골에 개서 튼 곳에 바르고 잘 싸매면 곧 낫는다[득효].

| 장청醬淸, 간장 **|**

【 효능 】 손가락이 가느라들면서 아픈 것을 치료한다.

【 처방 】 꿀에 타서 따뜻하게 한 다음 거기에 손을 담그면 곧 낫는다[본초].

| 녹수지鹿髓脂, 사슴의 골수와 기름 **|**

【 효능 】 팔다리를 잘 쓰지 못하는 데 쓴다.

【 처방 】 술에 타서 먹으면 좋다[본초].

23 발足

각기병의 증상[脚氣病證]

『영추』에 "비脾에 있는 사기는 양쪽 허벅지어떤 때는 넓적다리로 들어가고 신腎에 있는 사기는 양쪽 무릎 오금으로 들어간 다"고 씌어 있다.

- 다리를 절면서 싸늘한 것은 풍습風濕으로 생긴 병이다[내경].
- 각기병일 때 겉으로 나타나는 증상은 모두 비슷하다. 그러나 처음 병이 생길 때에는 다리와 무릎이 연약해지고 감각이 없어지며 힘줄이 뒤틀리면서 아프고 벌겋게 붓는데 이것이 다르다[입문].
- 각기병은 발에서부터 시작되서 온 몸에 모두 퍼지기 때문에 열이 심하고 머리가 아프다. 그리고 또는 모든 뼈마디가 짜그라들고 병이 열 발가락으로 몰리거나 힘줄이 뒤틀리고 켕기며 아프거나 아랫배에 감각이 둔해지면서 가슴이 그득하고 숨이 차며 안타깝게 답답하고 가슴이 두근거리며 정신이 없고 눈이 부시며 배가 아프고 설사가 나며 딸꾹질이 나고 담음이 생기며 허벅다리에서 무릎까지 또는 정강이에서 복사뼈까지 힘이 없거나 감각이 없어지며 짜그라들고 아프고 또는 달아오르기도 한다. 그리고 또는 붓기도 하고 붓지 않기도 하는데 이것은 모두 이 병의 증상이다. 이 병은 발에 있는 6경六經맥에도 전해지는데 이때에 겉으로 나타나는 증상은 상한 때와 아주 비슷하나 갑자기 다리가 아픈 것이 다르다[직지].
- 환자의 피부색이 꺼멓고 몸이 여위었으면 치료하기 쉽고 살쪄서 살이 두텁고 벌거면서 허여면 치료하기 어렵다. 피부색이 검은 사람은 풍습을 견뎌 내고 벌

겅고 허연 사람은 풍습을 견뎌 내지 못한다. 여윈 사람은 살이 단단하고 살찐 사람은 살이 연하다. 살이 연한 사람이 이 병에 걸리면 치료하기 어렵다[천금].

각기병을 치료하는 방법[脚氣治法]

각기병은 기가 막혀서 생긴 병이기 때문에 치료는 기가 잘 순환하게 하는 약을 써서 기가 막히지 않게 해야 한다. 기가 이미 막혀서 왕성해졌을 때에는 침으로 궂은 피[惡血]을 빼내야 중한 증상이 없어진다. 『내경』에 "기가 몰려 쌓이면 붓고 열이 난다"고 씌어 있다. 그러므로 이런 때에는 침으로 찔러서 피를 빼낸 다음 약으로 치료해야 한다[강목].

- 각기병에는 옛날부터 모두 설사약을 쓰는 것을 좋아하였는데 그것은 기가 막혀서 생긴 병이기 때문이다. 그러나 설사약을 너무 지나치게 써서는 안 된다. 너무 지나치게 쓰면 비위脾胃가 상한다. 또한 설사약을 너무 적게 써도 안 된다. 너무 적게 쓰면 막힌 기를 풀어 버리지 못한다[동원].
- 각기병으로 죽는 것은 모두 기가 실實해져서 죽는 것이지 약을 먹고 허虛해져서 죽는 것은 하나도 없다. 그러므로 이 병일 때에는 모두 몹시 보補해도 안 되고 몹시 사瀉하여 심히 허약해지게 하여도 안 된다. 그리고 몸이 여위었어도 반드시 설사를 약간 시켜야 한다. 또한 적당한 때에 땀도 내게 해야 한다[천금].
- 각기병을 치료하는 방법에서 가장 중요한 것은 대변을 잘 통하게 하여 독기毒氣를 모두 나오게 한 뒤에 보하는 탕약을 쓰겠는가[補湯] 씻는 약을 쓰겠는가[淋洗] 하는 것인데 이것은 모든 의사들이 몹시 주의해야 할 일이다[직지].
- 다리가 아픈 것은 풍습風濕이 있기 때문이다. 풍이 있으면 오약순기산烏藥順氣散, 처방은 풍문(風門)에 있다을 쓰고 습이 있으면 불환금정기산不換金正氣散, 처방은 상한문(傷寒門)에 있다.에 벌건솔풍령적복령과 건강을 더 넣어 쓴다[직지].
- 치료하는 법은 삽주창출와 흰삽주백출를 써서 습濕을 없애고 속썩은풀황금 · 황백 · 지모를 써서 열熱을 내리며 당귀 · 함박꽃뿌리작약 · 지황을 써서 피를

고르롭게[調血] 하고 모과, 빈랑을 써서 기氣를 고르게 하며[調氣] 강호리강활, 따두릅독활을 써서 뼈마디를 윤활하게 하고 풍습을 헤치며 으름덩굴목통 · 방기 · 쇠무릎우슬을 겸하여 써서 모든 약들을 아래로 끌고 내려가게 하는 것이다. 이것이 중요한 치료법이다. 청열사습탕을 써도 된다[의감].

- 습열濕熱이 3양경[三陽]에 모두 있으면 신비좌경탕을 쓰고 태양경[太陽]에 있으면 마황좌경탕을 쓰며 소양경[少陽]에 있으면 반하좌경탕을 쓰고 양명경[陽明]에 있으면 대황좌경탕이나 가미패독산을 쓴다. 소통시키는 약으로는 빈소산을 쓴다[입문].
- 습열이 3음경[三陰]에 모두 있으면 강활도체탕과 제습단除濕丹, 처방은 입문[口門]에 있다. 삼화신우환三花神祐丸, 처방은 설사문[下門]에 있다. · 수풍환 · 지실대황탕 · 개결도인환 · 당귀점통탕 등을 쓴다[입문].
- 기혈氣血이 허약虛弱하면 독활기생탕, 강활속단탕을 쓴다[입문].
- 한습寒濕이 성한 데는 승준환, 착호단을 쓴다.
- 각기병이 오래된 데는 권백산을 쓰고 열이 심한 데는 이초창백산, 가미창백산을 쓰며 몹시 부은 데는 승습병자, 상백피산을 쓴다.

| 청열사습탕清熱瀉濕湯 |

【 효능 】 습열濕熱로 각기병이 생겨 붓거나 아픈 여러 가지 증상을 치료한다.

【 처방 】 삽주창출 · 황백소금물에 축여 볶은 것 각각 4g, 차조기잎자소엽 · 함박꽃뿌리작약 · 모과 · 택사 · 으름덩굴목통 · 방기 · 빈랑 · 지각 · 향부자 · 강호리강활 · 감초 각각 2.8g.

위의 약들을 썰어서 1첩으로 하여 물에 달여 먹는다. 아프면 목향을 넣고 부었을 때는 대복피를 넣고 열이 나면 황련과 대황을 넣어 쓴다[정전].

| 신비좌경탕神秘左經湯 |

【 효능 】 풍사[風] · 한사[寒] · 서사[暑] · 습사[濕]가 족3양경足三陽經으로 내려와서 다리와 무릎이 가느라들며 붓고 아픈 것을 치료한다.

【 처방 】 마황 · 계심 · 속썩은풀황금 · 지각 · 시호 · 벌건솔풍령적복령 · 끼무릇반하 · 강호리강활 · 방풍 · 후박 · 건강 · 원지싹小草 · 방기 · 맥문동 · 칡뿌리갈근 · 족두리풀세신 · 감초 각각 2g.

위의 약들을 썰어서 1첩으로 하여 생강 3쪽, 대추 2알과 함께 물에 달여 먹는다[득효].

| 마황좌경탕麻黃左經湯 |

【 효능 】 풍사 · 한사 · 서사 · 습사가 족태양경足太陽經으로 내려와 몰려서 허리와 다리가 짜그라들면서 저리고 무거우며 아프고 찬 것을 싫어하며 열이 나면서도 땀이 나지 않고 오한이 나거나 혹시 땀이 저절로 나오며 머리가 아프고 어지러운 것 등을 치료한다.

【 처방 】 강호리강활 4g, 마황, 칡뿌리갈근, 흰삽주백출 · 족두리풀세신 · 벌건솔풍령적복령 · 방기 · 계심 · 방풍 · 감초 각각 2.8g.

위의 약들을 썰어서 1첩으로 하여 위의 처방과 같은 방법으로 달여서 먹는다[삼인].

| 반하좌경탕半夏左經湯 |

【 효능 】 족소양경足少陽經에 풍사 · 한사 · 서사 · 습사가 내려와 몰려서 열이 나고 부으며 아픈 것과 허리와 다리가 켕기면서 아픈 것을 치료한다.

【 처방 】 시호 6g, 칡뿌리갈근 · 끼무릇반하 · 벌건솔풍령적복령 · 흰삽주백출 · 족두리풀세신 · 맥문동 · 계심 · 방풍 · 건강 · 속썩은풀황금 · 원지싹小草 · 감초 각각 2g.

위의 약들을 썰어서 1첩으로 하여 위의 처방과 같은 방법으로 달여서 먹는다[삼인].

| 대황좌경탕大黃左經湯 |

【 효능 】 풍 · 한 · 서 · 습의 사기四氣가 족양명경足陽明經으로 내려와 몰려서 허리와 다리가 벌겋게 붓고 아파서 걸어 다니지 못하고 대소변이 잘 나오지 않는 것을 치료한다.

【 처방 】 대황 4g, 강호리강활 · 솔풍령 · 족두리풀세신 · 전호 · 지각 · 후박 · 속썩은풀황금 · 살구씨행인 · 감초 각각 2.8g.

위의 약들을 썰어서 1첩으로 하여 위의 처방과 같은 방법으로 달여 먹는다[삼인].

| 가미패독산加味敗毒散 |

【 효능 】 3양경三陽經에 생긴 각기병이 아래로 내려와 몰려서 다리와 복사뼈가 화끈화끈 달고 벌겋게 부으며 추웠다 열이 나고 땀이 저절로 나는 것을 치료한다.

【 처방 】 인삼패독산人參敗毒散, 처방은 상한문(傷寒門)에 있다. 약재 40g, 대황 · 삽주창출 각각 4g.

위의 약들을 썰어서 1첩으로 하여 생강 3쪽, 박하 7잎과 함께 물에 달여 먹는다[득효].

| 빈소산檳蘇散 |

【 효능 】 풍습風濕으로 생긴 각기脚氣로 붓고 아프며 가느라드는 것을 치료한다. 이 약은 기가 막힌 것을 잘 소통하게 한다.

【 처방 】 삽주창출 8g, 향부자 · 차조기잎자소엽 · 귤껍질陳皮 · 모과 · 빈랑 · 강호리강활 · 쇠무릎우슬 각각 4g, 감초 2g.

위의 약들을 썰어서 1첩으로 하여 생강 3쪽, 파밑총백 3대와 함께 달여 먹는다[십삼방].

| 강활도체탕羌活導滯湯 |

【 효능 】 각기脚氣가 처음 생겨서 온 몸이 모두 아프거나 팔다리뼈 마디가 붓고 아프면서 대소변이 막힌 것을 치료할 때에는 먼저 이 약을 써서 소통하게 한 다음 당귀점통탕을 써서 낫게 해야 한다.

【 처방 】 대황술에 축여 잿불에 묻어 구운 것 9.6g · 강호리강활 · 따두릅독활 각각 4.8g, 방기 · 당귀잔뿌리 각각 2.3g, 지실 2g.

위의 약들을 썰어서 1첩으로 하여 물에 달여서 먹으면 설사가 약간 나면서 곧 낫는다[동원].

| 당귀점통탕當歸拈痛湯 |

【 효능 】 습열濕熱로 생긴 각기로 붓고 아픈 것을 치료한다.

【 처방 】 강호리강활 · 더위지기인진, 술에 축여 덖은 것 · 속썩은풀황금, 술에 축여 볶은 것 · 감초덖은 것 4g, 지모 · 택사 · 벌건솔풍령적복령 · 저령 · 흰삽주백출 · 방기 각각 2.4g, 인삼 · 너삼고삼 · 승마 · 칡뿌리갈근 · 당귀 · 삽주창출 각각 1.6g.

위의 약들을 썰어서 1첩으로 하여 물 2잔에 잠깐 동안 담가 두었다가 절반의 양이 되게 달여서 아침 식사 전과 잠들기 전에 각각 한 번씩 먹는다[보감].

단방單方

모두 14가지이다.

| **우슬**牛膝, 쇠무릎 |

다리와 무릎이 아프며 여위고 약해져 굽혔다 폈다 하지 못하는 것을 치료하는 데 달여서 먹거나 알약을 먹거나 술에 담가 두고 그 술을 마셔도 좋다. 허리나 다리의 병에는 이 약을 반드시 써야 한다[본초].

| **석곡**石斛 |

【 효능 】 다리와 무릎이 아프고 시리며 약해지는 것을 치료한다.

【 처방 】 달여 먹거나 알약을 만들어 먹으면 좋다[본초].

| **하수오**何首烏, 은조롱 |

【 효능 】 뼈가 연약한 것과 풍으로 허리와 무릎이 아픈 것을 치료한다.

【 처방 】 은조롱 600g과 쇠무릎우슬 300g을 섞어서 검정콩흑두 3되를 삶은 물에 버무려 세 번 찐 다음 짓찧는다. 이것을 볕에 말려 가루내서 대추살棗肉에 반죽하여 먹기 좋은 크기로 알약을 만든다. 한 번에 50~70알씩 술로 먹는다[입문].

| **피마자엽**아주까리잎 |

【 효능 】 각기병脚氣病으로 붓고 아픈 것을 치료한다.

【 처방 】 잎을 쪄서 하루 세 번 다리에 찜질하면 낫는다[본초].

| **견우자**牽牛子, 나팔꽃씨 |

【 효능 】 각기병으로 다리가 퉁퉁 붓는 데 쓴다.

【 처방 】 가루를 내어 꿀로 알약을 만들어 한 번에 5알씩 생강을 달인 물로 먹으면 오줌이 잘 나오면서 낫는다[본초].

| **송절**松節, 소나무마디 |

【 효능 】 다리가 약해지면서 저리고 아픈 것을 치료한다.

【 처방 】 끓여서 즙을 내어 술을 만들어 맑은 술을 먹으면 좋다[본초].

| **오가피**五加皮 |

【 효능 】 위 벽으로 다리가 약해진 것을 치료한다.

【 처방 】 술을 빚어 먹거나 물에 달여서 차처럼 마신다[본초].

| **상지다**桑枝茶, 뽕나무가지차 |

【 효능 】 각기병을 치료하는 데 오랫동안 먹으면 좋다[본초].

| **전라**田螺, 우렁이 |

【 효능 】 주로 각기병이 위로 올라간[上衝] 것을 치료하는 데 삶아서 먹는다. 가막조갯살도 좋다[본초].

| **생율**生栗, 생밤 |

【 효능 】 각기병과 다리가 약해지고 힘이 없는 것을 치료하는 데 자루에 넣어서 바람에 말려서 매일 열 알씩 빈속에 먹는다[본초].

| **목과**木瓜, 모과 |

【 효능 】 각기병과 각기병이 위로 올라간 것을 치료하는 데 1개를 진하게 달여서 마신다[본초].

| **흑두**黑豆, 검정콩 |

【 효능 】 각기충심脚氣衝心을 치료한다.

【 처방 】 검정콩을 진하게 달여서 그 물을 마신다. 감초와 함께 달여 먹으면 더욱 좋다[본초].

| 적소두赤小豆, 붉은팥 **|**

【 효능 】 각기병과 수종水腫병을 치료하는 데 잉어[鯉魚]와 함께 끓여서 먹으면 아주 좋다[본초].

| 자소紫蘇, 차조기 **|**

【 처방 】 각기병을 치료하는 데 잎을 달여서 찻물처럼 늘 마신다. 또한 차조기씨자소자 80g을 갈아서 즙을 낸 다음 여기에 입쌀粳米 · 파 · 간장 · 후추 · 생강을 넣고 죽을 쑤어 먹어도 된다[본초].

24 머리털毛髮

수염과 머리털이 길어지거나 마르는 것[鬚髮榮枯]

『내경』에 "여자는 7살에 이빨을 갈고 머리털이 길어지며 35살에 얼굴이 마르고 머리칼이 빠지기 시작하다가 42살이 되면 얼굴이 마르고 머리가 희어진다. 남자는 8살에 이빨을 갈고 머리털이 길어지며 40살에 머리털이 빠지고 이빨에 윤기가 없어진다. 그리고 48살에 얼굴이 마르고 머리가 희어진다"고 하였다.

- 담膽의 상태는 수염에 나타나고 신腎의 상태는 머리털에 나타난다. 정기가 위로 올라가면 수염이 새까맣게 되면서 윤기가 난다. 48살이 지나서는 정기가 위로 올라가지 못한다. 이때에는 폐금肺金이 약해지고 마르므로 수염과 머리털도 말라 바스라지면서 회백색을 띠게 되는 것이다. 그러나 양생養生을 잘 하는 사람은 미리 정혈精血을 보하는 약을 먹어서 이런 것을 막는다. 물을 들이거나 뽑는 것은 좋지 못한 방법이다[입문].

- 정혈精血을 보하면 희어졌던 머리털도 까맣게 된다. 이런 데는 장천사초환단 · 연년익수불로단延年益壽不老丹, 처방은 신형문(身形門)에 있다 · 사물감리환 · 칭금단 · 환원추석환 · 신선오운단 · 각로오수건양단 · 칠선단 · 오로환동단五老還童丹, 처방은 신형문(身形門)에 있다 · 가미창출고 · 일취불로단 · 중산환동주와 오수주2가지가 있다 등을 쓴다.

| 장천사초환단張天師草還丹 |

【 효능 】 이 약을 오랫동안 먹으면 몸이 가벼워져서 바람을 따라갈 것 같이 되고 열자列子가 공중에 떠다니는 것같이 되며 희어진 머리털은 뿌리에서부터 까맣게 되고 희어지지 않은 것은 평생 동안 희어지지 않게 된다.

【 처방 】 지골피 · 생지황 · 석창포 · 쇠무릎우슬 · 원지 · 새삼씨토사자, 술에 찐 것.

위의 약들을 각각 같은 양으로 하여 가루내서 꿀에 반죽한 다음 알약을 만든다. 한 번에 30~50알씩 데운 술이나 소금 끓인 물로 빈속에 먹는다. 이 약을 만들 때에는 금속그릇을 쓰지 않아야 하고 주변에 아무도 없을 때 만든다.

| 사물감리환 |

【 효능 】 수염과 머리털이 꺼멓게 되게 한다.

【 처방 】 찐지황숙지황 120g, 생지황함께 술에 담갔다가 고(膏)가 되도록 짓찧는다 60g, 당귀 80g, 집함박꽃뿌리백작약, 함께 술에 축여 덖는다 60g, 지모 40g, 황백함께 소금물이나 술에 담갔다가 덖는다 80g, 측백잎 · 회나무열매괴실, 함께 넣고 덖는다 각각 40g, 연교 24g.

위의 약들을 가루내어 꿀에 반죽하여 알약을 만든다. 이것을 사기그릇에 담아서 땅 위에 놓고 7일 동안 햇볕에 말린 후 한 번에 50~60알씩 데운 술이나 더운물로 먹는다[입문].

| 칭금단秤金丹 |

【 효능 】 일명 일칭금一秤金이라고도 한다. 오랫동안 먹으면 수염과 머리털이 까맣게 되고 늙은이는 어린이같이 젊어진다.

【 처방 】 찐지황숙지황 80g, 지골피 · 연화예 · 회나무열매괴실, 모두 여

름에는 1일, 봄과 가을에는 3일, 겨울에는 6일 동안 술에 담갔다가 햇볕에 말린다. · 박하 각각 120g, 몰식자 40g, 인삼 · 목향 각각 20g.

위의 약들을 가루내어 꿀에 반죽하여 가시연밥검인만하게 알약을 만든다. 한 번에 1알씩 하루 세 번 데운 술로 먹는다[입문].

| 환원추석환還元秋石丸 |

지나치게 성생활을 많이 하거나 정기가 상해서 수염과 머리털이 일찍이 희어지는 것을 치료한다.

추석 600g, 흰솔풍령백복령 600g, 천문동 · 맥문동 · 생지황 · 찐지황숙지황 · 인삼 · 지골피 · 젖가루人乳粉 각각 160g.

위의 약들을 가루내어 꿀에 반죽해서 알약을 만든다. 한 번에 30~50알씩 더운물이나 술로 먹는다[입문].

| 신선오운단神仙烏雲丹 |

【 효능 】 수염과 머리털을 까맣게 되게 하고 늙은이가 어린이처럼 젊어지게 하는 데는 비할 데 없이 좋다.

【 처방 】 은조롱사기그릇에 검정콩(흑두)과 함께 넣고 한나절 동안 쪄서 콩은 버린다. 다음 좋은 술에 7일 동안 담갔다가 햇볕에 말리기를 일곱 번 한다 320g, 보골지술에 씻어서 사기그릇에 담아 노랗게 볶은 것 160g, 한련초즙 80g, 회나무열매괴실, 가루낸 것 80g, 호동루가루낸 것 40g.

위의 약들을 보드랍게 가루낸 다음 여기에 대추살 1.2kg, 호두씨 300g 을 넣고 함께 짓찧어 알약을 만든다. 한 번에 50~70알씩 소금 끓인 물로 빈속에 먹는데 3달 동안 계속 써야 한다[의감].

| 각로오수건양단却老烏鬚健陽丹 |

【 효능 】 수염과 머리털이 희어진 것을 까맣게 되게 한다.

【 처방 】 적하수오 · 은조롱백하수오 각각 600g, 쇠무릎우슬, 검정콩(흑두)

달인 물에 축여 세번 찐 것 300g, 벌건솔풍령적복령, 소젖(우유) 5되에 넣고 세지도 약하지도 않은 불에 삶아서 말린 것 · 흰솔풍령백복령, 사람의 젖(人乳汁) 5되에 넣고 세지도 약하지도 않은 불에 삶아서 말린 것 각각 600g, 새삼씨토사자 · 보골지 각각 300g.

위의 약들을 가루내어 꿀에 반죽해서 알약을 만든다. 한 번에 1알씩 하루 두 번 데운 술에 타서 먹는다. 여기에 생지황, 찐지황숙지황 각각 600g씩 넣어 쓰면 더 좋다[입문].

외형편

| 칠선단七仙丹 |

【 효능 】 심心과 신腎을 보하고 얼굴을 늙지 않게 하며 수염과 머리털을 까맣게 되게 하는 좋은 약이다.

【 처방 】 은조롱하수오, 아홉 번 쪄서 아홉 번 햇볕에 말린 것 160g, 인삼 · 생건지황술에 씻은 것 · 찐지황숙지황 · 맥문동 · 천문동 · 흰솔풍령백복령 · 회덖은 것 각각 80g.

위의 약들을 가루내어 꿀에 반죽해서 알약을 만든다. 한 번에 1알씩 잘 씹어 술이나 소금 끓인 물로 먹는다. 먹기 좋은 크기로 알약을 만들어 한 번에 50~70알씩 빈속에 술과 먹어도 된다. 무 · 마늘 · 파를 먹지 말고 성생활을 하지 말아야 한다[단심].

| 가미창출고加味蒼朮膏 |

【 효능 】 오랫동안 먹으면 정精을 보하고 기氣가 왕성해지며 희어진 머리털에 까맣게 되고 빠졌던 이빨이 다시 나온다.

【 처방 】 삽주창출, 풀지게 짓찧어 큰 솥에 넣은 다음 물 2통을 붓고 세지도 약하지도 않은 불에 10여 사발 정도의 양이 되게 달여서 명주천에 걸러 즙을 받아 오지항아리에 담는다 6,000g, 인삼 · 생지황 · 찐지황숙지황 · 황백 · 원지 · 두충 · 궁궁이천궁 · 호두살胡桃肉 · 조피열매천초 · 보골지 · 당귀 · 생강즙 각각 160g, 돌소금청염 80g, 주사 40g, 한련초즙 2사발, 꿀 1,200g.

위의 약들을 가루내어 삽주고朮膏를 담은 항아리에 넣고 뚜껑을 잘 덮는다. 이것을 물을 담은 큰 솥에 넣고 20분 정도 끓인다. 다음 꺼내서 땅에 7일 동안 묻어 두었다가 한 번에 2~3숟가락씩 하루 두 번 술이나 끓인 물로 빈속에 먹으면 정기精氣, 신神이 보해진다[입문].

| 일취불로단一醉不老丹 |

【효능】 주로 혈血을 보하고 수염과 머리털이 까맣게 되게 한다.

【처방】 연화예 · 생지황 · 회나무열매괴실 · 오가피 각각 80g, 몰식자 6개.

위의 약들을 나무나 돌절구에 넣고 짓찧어 생명주 주머니에 넣은 다음 좋은 술 6kg과 함께 깨끗한 오지항아리에 담아서 봄과 겨울에는 1달, 가을에는 20일, 여름에는 10일 동안 뚜껑을 잘 덮어 두었다가 마음대로 먹는데 취하도록 먹는다. 이와 같이 연이어 그 술을 다 먹으면 희어졌던 수염과 머리털이 저절로 까맣게 된다. 만약 까맣게 되지 않으면 다시 만들어 먹으면 효과가 있다[의감].

| 경험오수주經驗烏鬚酒 |

희어진 수염을 까맣게 되게 하고 몸이 가벼워지고 건강해지게 하는데 그 효과를 여기에 다 쓸 수는 없다. 매년 음력 10월 임계일壬癸日에 동쪽으로 향한 가지에서 크고 벌거면서 살찐 구기자 2되를 따서 짓찧어 좋은 술 2말과 함께 사기항아리에 21일 동안 넣어 두었다가 뚜껑을 열고 생지황즙 3되를 넣고 휘젓는다. 다음 종이 3겹으로 아가리를 잘 막아 두었다가 입춘立春 30일 전에 뚜껑을 열고 꺼내서 먹는데 한 번에 1잔씩 데워서 빈속에 먹는다. 그러면 입춘이 지나서 수염이 모두 까맣게 된다. 무 · 마늘 · 파를 먹지 않아야 한다[회춘].

| **오수주**烏鬚酒 |

희어진 머리털을 검어지게 한다 처방은 신형문(身形門)에 있다.

머리는 자주 빗어야 한다[髮宜多櫛]

머리털은 혈의 나머지이므로 하루 한 번씩은 빗어야 한다[유취].

- 머리를 자주 빗으면 눈이 밝아지고 풍風사가 없어진다. 그러므로 양생하는 사람들은 매일 새벽에 빗질을 늘 120번 정도 한다[연수].

머리털을 보고 예후가 나쁜 증을 알 수 있다[髮占凶證]

환자의 머리칼이 삼대처럼 꼿꼿해지면 15일 만에 죽는다.

- 환자의 머리칼과 눈썹이 곧추일어서면 죽는다[편작].

단방單方

모두 10가지이다.

| **지황**地黃 |

【 효능 】 마른 지황과 찐지황숙지황 이 2가지는 수염과 머리털을 검어지게 하는 좋은 약인데 알약을 만들어 먹거나 술을 빚어서 먹어도 좋다[본초].

| **우슬**牛膝, 쇠무릎 |

【 처방 】 머리털을 희어지지 않게 하는 데 달여서 먹거나 술을 빚어 먹

외형편

어도 좋다[본초].

| 하수오何首烏, 은조롱뿌리

【 처방 】 수염과 머리털을 검어지게 하는 데 가루내서 먹거나 알약을 만들어 먹거나 술을 빚어 먹어도 다 좋다[본초].

| 파초유芭蕉油, 파초기름 |

【 효능 】 부인의 머리털이 빠지는 것을 치료하는 데 바르면 머리털이 길어지고 검어진다[본초].

| 괴실槐實, 회나무열매 |

【 효능 】 오랫동안 먹으면 수염과 머리털이 희어지지 않는다.

【 처방 】 먹는 방법은 신형문에 자세하게 있다[본초].

| 흑상심黑桑 , 익은 오디 |

【 효능 】 희어진 머리털을 검어지게 하는데 술을 빚어 먹어야 좋다. 또한 익은 오디 600g을 올챙이 1되와 함께 병에 넣고 마개를 막아서 동쪽 처마 밑에 1백 일 동안 매달아 두면 모두 녹아 꺼멓게 되고 풀기가 있게 된다. 이것을 희어진 머리털이나 수염에 바르면 옻칠한 것같이 검어진다[본초].

| 모정향母丁香, 정향 |

【 효능 】 생강즙에 갈아서 희어진 수염을 뽑아 버린 다음 털구멍을 바르면 곧 검은 털이 나온다. 꿀을 털구멍에 발라도 검은털이 나온다[본초].

| 호두胡桃 |

【 효능 】 퍼런 겉껍질과 올챙이를 한데 섞어서 짓찧어 희어진 털에 바르면 검어진다. 호두씨의 기름을 수염이나 머리털에 발라도 검어지면서 윤기가 난다[본초].

| 호마胡麻, 참깨 |

【 효능 】 생기름을 내서 대머리에 바르면 머리털이 나온다. 그리고 검정참깨를 쪄서 말리기를 아홉 번 해서 가루내어 대추살고棗膏에 반죽한 다음 알약을 만들어 먹어도 희어졌던 머리털이 검어진다. 참깨잎을 달인 물로 머리를 감으면 머리털이 길게 자란다[본초].

| 만청자蔓菁子, 순무씨 |

【 효능 】 눌러서 기름을 내어 머리에 바르면 마늘뿌리처럼 희어졌던 머리털도 검어진다. 요즘 사람들이 반발斑髮이라고 하는 것은 산발蒜髮을 말한다[본초].

외형편

25 생식기 前陰

산증에는 7가지가 있다[疝病有七]

산증에는 7가지가 있다. 한산寒疝이라고 하는 것은 산증의 총체적인 이름이다. 수산水疝은 퇴산㿉疝에 속하고 기산은 호산狐疝에 속한다. 혈산血疝은 옹절癰癤 같은 것이고 근산筋疝은 보기 드문 것인 하감창下疳瘡 같은 것이다[강목].

- 7가지 산증이란 한산 · 수산 · 근산 · 혈산 · 기산 · 호산 · 퇴산을 말한다[자화].
- 산증 · 분돈奔豚 · 소장기小腸氣 · 방광기膀胱氣를 통틀어서 신기腎氣라고 한다[직지].
- 퇴산에는 4가지가 있는데 장퇴腸㿉 · 난퇴卵㿉 · 기퇴氣㿉 · 수퇴水㿉이다[천금].
- 퇴산 가운데는 목신木腎이라는 것도 있고 편추偏墜라는 것도 있다[입문].
- 음퇴陰㿉는 간에 속하는데 양명위[胃陽明]가 영양하는 종근에 매어 있다. 이것을 세상 사람들은 알지 못하고 외신外腎이라고 하는데 그것은 잘못이다[삼인].
- 또한 7산이라는 것이 있는데 그 첫째는 궐산厥疝이고 둘째는 징산癥疝, 셋째는 한산寒疝, 넷째는 기산氣疝, 다섯째는 반산盤疝, 여섯째는 부산胕疝, 일곱째는 낭산狼疝, 『성혜방聖惠方』에는 이름만 있고 증상은 없다.이다.
- 대씨戴氏는 "산증은 본래 궐음경 한 곳에만 속한다. 그러나 민간에서는 소장 · 방광 · 신기와 연계되었다고 하는데 그것은 잘못된 것이다"고 하였다[단심].

한산寒疝

한산寒疝이라는 것은 음낭이 차면서 돌처럼 단단하게 뭉치고 음경이 발기하지 않거나 고환이 당기면서 아픈 것을 말한다. 이것은 습한 곳에 거처하였거나 겨울에 얼음 위로 다녔거나 눈비를 맞았거나 찬바람이 들어오는 데 앉아 있었거나 누워 있었거나 성생활을 심하게 하여서 생긴 것이다. 그러므로 성질이 더운 약으로 치료하는 것이 좋다. 오래되면 아이를 낳지 못하게 된다[자화].

수산水疝

수산水疝이라는 것은 음낭이 붓고 아프면서 음낭 부위에서 땀이 나고 음낭이 부은 것이 혹은 수정 같기도 하며 가려워서 긁으면 누런 진물이 나오기도 하고 아랫배를 누르면 물 소리가 나는 것을 말한다. 이것은 물을 마음껏 마셨거나 술에 취한 다음 성생활을 하여 생긴 것이다. 과로해서 땀이 났을 때 풍風·한寒·습濕의 사기를 받아서 그 기운이 음낭에 몰리면 음낭이 얼음같이 차지면서 갑자기 산증疝證이 생기게 된다. 이런 때에는 물을 몰아내는 약으로 치료해야 한다[자화].

근산筋疝

근산 이란 음경이 부어오르고 헤지면서 곪으며 뱃속이 당기고 힘줄이 가느라들며 혹 음경 속이 아픈데 몹시 아프다가는 가렵기도 하고 혹 음경이 늘어졌다가는 줄어들지 않으며 또는 정액 같은 것이 오줌으로 나오는 것을 말한다. 이것은 성생활을 지나치게 하여 상하였거나 음경을 손으로 많이 만지면 생긴다. 이런 것은 심화心火를 내리는 약으로 치료해야 한다[자화].

혈산血疝

혈산血疝이란 오이같이 생긴 멍울이 아랫배의 양옆, 즉 치골[橫骨]의 양쪽 끝 아랫배와 넓적다리 사이에 생기는 것인데 민간에서는 변옹便癰이라고 한다. 이것은 봄과 여름철에 더위에 상한 때에 성생활을 지나치게 해서 기혈氣血이 방광으로 스며들어가 머물러 있으면서 없어지지 않고 몰려서 생긴 옹종癰腫이다. 이런 옹종에는 고름이 적고 피가 많다. 그리고 또는 정욕이 동하여 정액을 내보내려다가 내보내지 못하여도 이런 병이 생긴다. 이것은 혈을 고르게 하는 약으로 치료해야 한다[자화].

기산氣疝

기산氣疝일 때의 증상은 신유혈腎兪穴에서부터 음낭까지 뻗치면서 아픈 것이다. 대체로 몹시 울거나 화를 내면 기氣가 몰리기 때문에 불어난다. 그러나 울음을 그치고 화가 삭아지면 기가 흩어지면서 없어진다. 이것을 치료하는 방법은 1가지이다. 즉 침으로 기를 빼내면 낫는다. 그러나 침은 좋은 점도 있고 나쁜 점도 있으므로 기를 풀어지게 하는 약으로 치료해야 한다. 어린이에게 혹시 이런 병이 생기는데 민간에서는 이것을 편추偏墜라고 한다. 이런 병은 어린이의 아버지가 이미 늙었거나 혹 젊은 사람이라고 해도 병이 많고 음위증이 있어서 정액이 적을 때 억지로 성생활을 한 다음 생긴 어린이에게 있다. 때문에 타고난 병이다. 이 병은 치료하기가 어렵다. 그러나 축빈혈築賓穴에 뜸을 뜨면 낫는 경우도 있다[자화].

호산狐疝

호산狐疝일 때의 증상은 반듯이 누우면 아랫배로 들어가고 걸어 다니거나 서면 아랫배에서 나와 음낭으로 들어가는 것이다. 이것은 마치 여우가 낮에는 굴에서 나와서 오줌을 싸고 밤에는 굴로 들어가 오줌을 싸지 않는 형상과 같다. 호산증일 때에는 아래위로 나왔다 들어갔다 하는 것이 마치 여우의 행동과 같다. 그리고 기산氣疝과 대체로 같으면서 약간 다른 것이 있다. 이런 병도 기를 몰아내고 경맥을 잘 순환하게 하는 약으로 치료해야 한다[자화].

퇴산癀疝

퇴산癀疝일 때의 증상은 음낭이 커지고 가렵지도 아프지도 않은 것이다. 지대가 낮고 습기가 많은 곳에 있으면 생긴다. 강연江淮 안에서 사는 사람들에게 이런 병이 많다. 이것은 습을 없애는 약으로 치료해야 한다. 여자의 음호陰戶가 돌출되는 것도 이런 병에 속한다. 이런 병에는 성질이 더운 약이나 보하는 약을 쓰지 말고 맛이 쓴 약을 써서 치료해야 한다. 그것은 쓴맛이 든든하게 하기 때문이다[강목].

- 퇴산이란 음낭이 됫박만큼 크게 붓는 것이다[강목].
- 퇴산에는 4가지가 있는데 그 가운데서 장퇴腸癀, 난퇴卵癀는 치료하기가 어렵고 기퇴氣癀, 수퇴水癀는 침이나 뜸으로도 잘 낫는다[천금].
- 장퇴腸癀가 바로 소장기小腸氣이다. 이때에는 음낭의 한 쪽이 내려 처지고 부으며 가렵다.
- 난퇴卵癀일 때에는 음경이 단단하게 붓고 배꼽까지 당기면서 비트는 것같이 아프다. 그리고 심해지면 음낭이 졸아들고 손발이 싸늘해지며 음낭에 상처가 난다.
- 기퇴氣癀일 때에는 원래 습열이 있다. 이때에 몹시 화를 내면화가 갑자기 동動하여 정신이 아찔해지면서 어지럽고 손에 경련이 일어나며 얼굴이 까맣게 되고 양쪽 고환이 서로 엇바뀌어질 수도 있다.
- 수퇴水癀란 음낭이 크게 붓고 아프지도 가렵지도 않은 것이다. 민간에서는 이것을 방광기膀胱氣라고 한다[입문].
- 배꼽 아래가 갑자기 몹시 아프면서 그것이 허리에까지 뻗치고 고환이 켕기면서 아픈 것을 소장기小腸氣라고 한다.
- 아랫배가 단단해지면서 음낭과 음경이 아픈 것을 퇴癀라고 한다[입문].

산증의 증상[疝病證候]

- 『영추』에는 "신경[腎脈]에 병이 생기면 아랫배에서 가슴으로 기운이 치밀면서 아프고 대소변이 나오지 않는데 이것을 충산衝疝이라 한 다"고 씌어 있다.
- 아랫배가 아픈 병은 3가지가 있다. 간병肝病일 때에는 아랫배에서 옆구리까지 당기면서 아프다. 소장병小腸病일 때에는 아랫배에서 음낭과 허리까지 당기면서 아프다. 방광병膀胱病일 때에는 아랫배가 아프고 부으며 오줌이 나오지 않는다[강목].
- 산증疝證이란 음낭과 아랫배가 아픈 것이다. 그리고 이때에 혹 허리와 옆구리가 쑤시는 것같이 아프거나 아픔이 등골로 왔다 갔다 하거나 찬 기운이 가슴으로 몰리는 것 같거나 손발이 싸늘해지고 열이 몹시 나며 오한惡寒이 나기도 한다. 또 으슬으슬 춥다가 열이 나는 때도 있고 대소변을 배설하지 못하는 때도 있으며 설사가 나기도 하고 저절로 땀이 나기도 한다. 그리고 음낭이 커졌다 작아졌다 하기도 하고 위로 올라갔다 내려왔다 하기도 하는데 그것이 일정하지는 않다. 음낭이 붓고 아픈 것도 일정하지 않다.

여러 가지 산증을 치료하는 방법[諸疝治法]

한산에 쓰는 약寒疝藥

【 처방 】 우공산禹攻散, 처방은 설사문[下門]에 있다을 쓰거나 가미오령산을 달인 물로 청목향원을 먹거나 반총산 · 당귀사역탕 · 양육탕 · 오두계지탕 · 삼인총백산 · 사신환을 쓴다.

| 가미오령산加味五苓散 |

【 효능 】 한산寒疝을 치료한다.

【 처방 】 오령산 처방처방은 상한문(傷寒門)에 있다에 목향 · 회향 · 고련자천련자 · 빈랑 · 나팔꽃검은씨견우자 · 보골지 · 으름덩굴목통 · 선귤껍질청피 · 삼릉 · 봉출을 넣어서 달인 물로 청목향원을 먹는다[의감].

| 반총산 |

【 효능 】 비위脾胃가 허하고 차서 명치 밑이 치밀어 오르고 아프면서 가슴과 옆구리가 켕기며 아픈 것과 방광기 · 소장기 · 신기腎氣로 아픈 것을 치료한다.

【 처방 】 삽주창출, 감초 각각 4g, 삼릉, 봉출, 흰솔풍령백복령, 선귤껍질(청피) 각각 2.8g, 사인 · 정향피 · 빈랑 각각 2g, 현호색 · 육계 · 건강 각각 1.2g.

위의 약들을 거칠게 가루내서 1첩으로 하여 파밑총백 1대와 함께 달여서 먹는다[입문].

| 당귀사역탕當歸四逆湯 |

【 효능 】 한산寒疝으로 배꼽 아래가 차고 아픈 것을 치료한다.

【 처방 】 당귀 4.8g, 부자 · 육계 · 회향 각각 4g, 집함박꽃뿌리백작약 · 시호 각각 3.6g, 현호색, 고련자천련자, 솔풍령복령 각각 2.8g, 택사 2g.

위의 약들을 썰어서 1첩으로 하여 물에 달여서 빈속에 먹는다[강목].

| 양육탕羊肉湯 |

【 효능 】 한산으로 배꼽노리가 붓고 아파서 손도 댈 수 없는 것을 치료한다.

【 처방 】 양고기羊肉 600g, 생강 200g, 당귀 120g.

위의 약들을 물 8되에 넣고 3되가 되게 달여서 한 번에 7홉씩 하루 세 번 먹는다.

| **사신환**四神丸 |

【 효능 】 한산寒疝으로 붓고 아픈 것을 치료한다.

【 처방 】 오수유절반은 술에 담그고 절반은 식초에 담갔다가 약한 불기운에 말린 것, 필징가, 청목향 각각 20g, 향부자 40g.

위의 약들을 가루내어 풀에 반죽해서 먹기 좋은 크기로 알약을 만든다. 한 번에 70~80알씩 소금 끓인 물로 먹는다[단심].

수산에 쓰는 약水疝藥

우공산, 삼화신우환三花神祐丸, 이 2가지 처방은 다 설사문(下門)에 있다, 요자산, 비전수유내소원을 쓴다. 겉에 문지르는 약으로는 모반단을 쓴다.

| **요자산**腰子散 |

【 효능 】 수산水疝으로 붓고 아픈 것을 치료한다.

【 처방 】 나팔꽃검은씨흑축, 나팔꽃흰씨백축 각각 같은 양모두 같이 덖어서 맏물가루를 낸다.

먼저 돼지콩팥猪腰子 1마리분을 얇게 썬 다음 그 속에 조피열매천초 50알, 회향 100알을 넣는다. 다음 여기에 위의 약 12g을 고루 뿌리고 젖은 종이로 싸서 실로 동여맨다. 이것을 잿불에 묻어 고소한 냄새가 나게 구워 익혀서 빈속에 잘 씹어 데운 술로 먹으면 궂은 것이 나오고 낫는다[직지].

| **모반단**牡礬丹 |

【 효능 】 음낭에 헌 데가 생겨 진물이 나오면서 몹시 가려운 것이 아무리 긁어도 시원치 않다가 나중에는 반드시 아픈 것을 치료한다.

【 처방 】 굴조개껍질모려, 황단 각각 80g, 백반구운 것 160g.

위의 약들을 가루내서 밤에 가려운 곳에 뿌리고 문지른다. 이와 같이 연이어 서너 번 하면 저절로 낫는다[입문].

근산에 쓰는 약筋疝藥

사심탕瀉心湯, 처방은 5장문(五臟門)에 있다. · 가감시령탕 · 청심연자음淸心蓮子飮, 처방은 소갈문(消渴門)에 있다. · 용담사간탕을 쓴다.

| 용담사간탕龍膽瀉肝湯 |

【 효능 】 간肝에 습열濕熱이 있어서 음경이 붓는 것과 자궁이 빠져 나와 헐어서 가려운 것과 음경이 축축하고 가려우면서 진물이 나오는 것을 치료하는 데 이것은 술을 지나치게 먹어서 생긴 것이다.

【 처방 】 용담초, 시호, 택사 각각 4g, 으름덩굴목통 · 길짱구씨차전자 · 벌건솔풍령적복령 · 생지황 · 당귀다 술에 버무린 것 · 산치자, 속썩은풀황금 · 감초 각각 2g.

위의 약들을 썰어서 1첩으로 하여 물에 달여서 빈속에 먹는다[입문].

혈산에 쓰는 약血疝藥

옥촉산玉燭散, 처방은 포문(胞門)에 있다. · 도인승기탕桃仁承氣湯, 처방은 상한문(傷寒門)에 있다. · 복원통기산復元通氣散, 처방은 기문(氣門)에 있다. · 신성대침산을 쓴다.

| 신성대침산神聖代鍼散 |

【 효능 】 어혈이 몰려서 생긴 산증疝證으로 아픈 것과 여러 가지 산증으로 쑤시는 것같이 아픈 것을 치료하는 데 잘 낫는다.

【 처방 】 유향 · 몰약 · 당귀 · 구릿대백지 · 궁궁이천궁 · 원청법제한 것 각각 4g.

위의 약들을 가루내서 한 번에 1g씩, 병이 심하면 2g씩 쓰는데 먼저 좋은 차 1잔을 담아 놓고 거기에 약 가루를 뿌린 다음 불지도 젓지도 말고 조금씩 먹어야 한다[정전].

기산에 쓰는 약氣疝藥

탕산환 · 반총산처방은 위에 있다. · 기산음 · 삼수환 · 취향음자를 쓴다.

| 삼수환三茱丸 |

【 효능 】 기산으로 붓고 아픈 것을 치료한다.

【 처방 】 산수유 · 오수유 · 식수유 각각 80g · 보골지덖은 것 68g · 고련자살 40g반묘 14개와 함께 벌겋게 되도록 닦아서 반묘는 버린다, 나팔꽃검은씨견우자, 만물가루를 내서 덖은 것 40g, 돌소금청염 · 선귤껍질청피 · 회향덖은 것 각각 12g.

위의 약들을 가루내어 식초에 쑨 밀가루풀에 반죽해서 알약을 만든다. 한 번에 30~50알씩 쓰는데 먼저 복숭아씨도인 15알을 씹어서 먹은 다음 데운 술이나 소금 끓인 물로 먹는다[단심].

| 취향음자聚香飮子 |

【 효능 】 7정七情에 상하여 산기疝氣가 생긴 것을 치료한다.

【 처방 】 유향 · 침향 · 백단향 · 목향 · 곽향 · 정향 각각 3.2g, 현호색 · 강황 · 오약 · 도라지길경 · 계심 · 감초 각각 1.6g.

위의 약들을 썰어서 1첩으로 하여 생강 3쪽, 대추 2알과 함께 물에 달여 먹는다[입문].

호산狐疝에 쓰는 약狐疝藥

한습寒濕이 음낭 속으로 내려온 것을 호산狐疝이라고 하는데 이것 역시 담병痰病에 속한다. 이런 데는 이진탕二陳湯, 처방은 담음문(痰飮門)에 있다에 선귤껍질청피 · 향부자 · 삽주창출를 넣어서 쓴다[입문].

● 이향환을 먹는 것이 좋다. 또한 정향연실환 · 사초천련환 · 회향연실환茴香楝實丸, 이 3가지 처방은 다 아래에 있다.에서 골라 써도 된다.

| 이향환二香丸 |

【 효능 】 호산狐疝으로 고환이 내려 처졌다 올라갔다 하면서 아픈 것과 산통疝痛이 발작하면 뱃속에 덩어리가 지면서 아프던 것이 멎고 산통이 멎으면 또 뱃속에 덩어리가 만들어지면서 아프던 것이 다시 발작하는 것을 치료한다.

【 처방 】 목향 · 향부자 각각 120g, 찔광이산사 80g, 삼릉 · 봉출이 2가지는 다 식초에 삶은 것 · 약누룩신국 · 강황 · 천남성 각각 40g, 황련오수유와 함께 덖은 것 · 무씨나복자 · 복숭아씨도인 · 산치자 · 귤씨橘核, 덖은 것 각각 20g.

위의 약들을 가루내서 생강즙에 불린 증병에 반죽하여 알약을 만든다. 한 번에 50~70알씩 끓인 물로 먹는다[단심].

퇴산에 쓰는 약㿗藥

대체로 퇴산은 습濕에 속하는 것이 많다[강목].

● 퇴산에는 4가지가 있다. 그 첫째는 장퇴腸㿗인데 일명 소장기小腸氣라고도 한다. 이런 데는 천태오약산 · 구명통심산 · 거령환 · 가미통심음 · 견통원 · 소산환 · 입효산을 쓰는 것이 좋다. 둘째는 난퇴卵㿗인데 이것은수산水疝과 같은 병이다. 그러므로 약도 수산에 쓰는 것과 같은 것을 쓴다. 셋째는 기퇴氣㿗인데 이것이 바로 기산氣疝이다. 그러므로 약도 기산에 쓰는 것과 같은 것을 쓴다. 넷째는 수퇴水㿗인데 이것이 바로 방광기膀胱氣이다. 이런 데는 청목향원靑木香元, 처방은 위에 있다 · 삼화신우환三花神祐丸, 처방은 설사문(下門)에 있다. 신보원神保元, 처방은 기문氣門에 있다. 방광기로 옆구리가 아픈 데 쓰면

아주 잘 듣는다, 삼백산 · 사미회향산 · 수유내소원 · 양씨사향원 · 금령산 · 삼산탕을 쓰는 것이 좋다. 퇴산에는 편추偏墜도 있고 목신木腎도 있는데 이에 대한 것은 따로 제목을 달아 기록해 놓았다.

| 천태오약산天台烏藥散 |

【 효능 】 소장기小腸氣를 치료한다.

【 처방 】 고련자천련자, 파두 14알, 밀기울과 함께 넣고 거멓게 되도록 닦아서 파두와 밀기울은 버린 것 10개, 오약 · 목향 · 회향덖은 것 · 양강 · 선귤껍질청피 각각 20g, 빈랑 12g.

위의 약들을 보드랍게 가루내서 한 번에 4g씩 데운 술에 타서 먹는다. 몹시 아프면 닦은 생강을 담근 술을 뜨겁게 한 것으로 먹는다[동원].

| 구명통심산救命通心散 |

【 효능 】 소장기小腸氣로 아픈 것을 치료한다.

【 처방 】 오두술 1잔에 돌소금 4g과 함께 넣어 하룻밤 담가 두었다가 껍질과 끝을 버리고 약한 불기운에 말린 것 40g, 고련자살천련자육, 파두 21알의 살과 함께 꺼멓게 되도록 덖어서 파두는 버린 것 40g, 회향 20g, 석연불에 달구어 식초에 담갔던 것 1쌍, 도루래누고 5마리, 겨자芥子 6.4g.

위의 약들을 가루내어 한 번에 12g씩 양의 음낭 속에 넣고 젖은 종이로 싸서 잿불에 묻어 잘 구워 쓰는데 밤중에 잘 씹어서 좋은 술 반 되에 소금을 넣은 것으로 넘긴다. 그러면 오줌이 잘 나오면서 병이 곧 낫는다[강목].

| 견통원 |

【 효능 】 소장기나 방광기膀胱氣로 아픈 것을 치료한다.

【 처방 】 현호색 40g, 고련자살, 회향덖은 것 각각 20g, 나팔꽃흰씨견우

자, 맏물가루 내어 덖은 것, 당귀 · 양강 · 선귤껍질청피 · 목향 · 오약 각각 10g, 전갈약한 불 기운에 말린 것 7개.

위의 약들을 가루내서 생강즙에 불린 증병에 반죽하여 알약을 만든다. 한 번에 30~50알씩 데운 술로 먹는다.

| 소산환消疝丸 |

【 효능 】 소장산기를 치료한다.

【 처방 】 삽주창출, 쌀을 씻은 물에 담갔다가 썬 다음 여기에 파밑(총백) 600g을 썰어서 소금 40g과 섞은 것을 넣고 누렇게 되도록 덖어서 파를 버린 것 600g, 조피열매천초, 약간 덖은 것 · 흰솔풍령백복령 · 회향덖은 것 각각 160g.

위의 약들을 가루내서 술에 쑨 풀에 반죽하여 알약을 만든다. 한 번에 50~70알씩 빈속에 데운 술로 먹는다[집략].

| 입효산 |

【 효능 】 소장기小腸氣로 아픈 것을 치료한다.

【 처방 】 전갈 7개, 사인 21개, 회향 4g.

위의 약들을 가루내어 세 몫으로 나누어 빈속에 뜨거운 술에 타서 먹는다[자생].

| 양씨사향원楊氏麝香元 |

【 효능 】 모든 곳의 통증을 따라가면서 잘 낫게 한다. 방광기로 옆구리가 아픈 것이 제일 치료하기 어려우나 이 약을 쓰면 낫는다.

【 처방 】 목향 · 후추호초 각각 40g, 전갈덖은 것 · 파두상 각각 16g, 사향 4g.

위의 약들을 가루내서 증병에 반죽하여 알약을 만들어 주사를 입힌다. 한 번에 5~7알씩 끓인 물로 먹는다[직지].

| 금령산金鈴散 |

【효능】 방광기나 소장기로 붓고 아픈 것을 치료한다.

【처방】 고련자천련자 30개큰 것으로 살만 발라서 썬 다음 파두 30알의 살을 쪼갠 것과 함께 눋도록 덖어서 파두는 버린다, 회향닦아서 고련자살과 같은 양을 쓴다. · 목향 10g.

위의 약들을 가루내어 한 번에 8g씩 쓴다. 물과 술을 절반씩 섞은 데에 파밑총백을 넣고 달인 물에 타서 빈속에 먹어야 한다[직지].

| 삼산탕三疝湯 |

【효능】 방광기로 붓고 아픈 것을 치료한다.

【처방】 길짱구씨차전자 9.6g, 회향 6.4g, 파밑총백 4.8g, 더덕 3.2g.

위의 약들을 썰어서 1첩으로 하여 물에 달여서 먹는다[집성].

| 귤핵환橘核丸 |

【효능】 4가지 퇴산㿉疝으로 한쪽 고환이 부어 커져서 한 쪽은 크고 한쪽은 작은데 혹시 돌처럼 딱딱하고 아랫배가 뒤틀리는 것같이 아프다가 심해지면 음낭이 붓고 헤지면서 누런 진물이 나오는 것을 치료한다.

【처방】 귤핵덖은 것 · 듬북海藻, 소금을 푼 술에 축여 덖은 것 · 다시마곤포, 소금을 푼 술에 축여 덖은 것 · 미해체, 소금물에 씻은 것 · 복숭아씨도인, 밀기울과 함께 덖은 것 · 고련자덖은 것 각각 40g · 현호색덖은 것 · 후박 · 지실 · 계심 · 목향, 목통 각각 20g.

위의 약들을 가루내서 술에 쑨 풀에 반죽하여 먹기 좋은 크기로 알약을 만든다. 한 번에 60~70알씩 데운 술이나 소금 끓인 물로 먹는다[입문].

● 오랫동안 부은 것이 내리지 않으면 식초에 달인 노사 8g을 넣어 쓴다[득효].

음낭이 축축하고 가려운 것[陰囊濕痒]

음낭이 축축하고 가려운 것을 신장풍腎臟風이라고 한다. 몸에 정혈精血이 부족한데 성생활을 지나치게 하여 속에서 더 소모되고 겉으로는 풍랭風冷의 사기가 침범하여 허해졌을 때 그 틈을 타서 풍습독기風濕毒氣가 들어오면 음낭 밑이 축축하고 가렵게 된다. 그리고 또는 상처가 나고 피부가 벗겨지는데 이것이 아래로 퍼지면 양쪽 다리에 헌 데나 버짐이 생긴다. 그리고 혹 귀에서 소리가 나고 눈이 어두워진다. 이런 데는 활혈구풍산 · 질려산 · 사생산 · 유향용골산 · 오두환 · 초분산을 쓰는 것이 좋다[직지].

| 활혈구풍산活血驅風散 |

【 효능 】 신장풍腎臟風으로 음낭 밑이 축축하고 가려우며 다리에 헌 데나 버짐이 생긴 것을 치료한다.

【 처방 】 남가새열매백질려, 볶은 것 · 당귀 · 궁궁이천궁 · 구릿대백지 · 족두리풀세신 · 복숭아씨도인 · 끼무릇반하 · 괴윤槐潤 · 집함박꽃뿌리백작약 · 오령지 · 감초 각각 2.4g, 삽주창출 · 두충 · 계피 · 율무쌀의이인 · 천마 · 귤홍 · 빈랑 · 후박 · 지각 각각 1.2g.

위의 약들을 썰어서 1첩으로 하여 생강 5쪽, 대추 2알과 함께 물에 달인 다음 짜서 유향 가루를 조금 넣어 빈속에 먹는다. 유향은 심기를 도와서 심신心腎이 잘 어울리게 한다[직지].

| 질려산 |

【 효능 】 음퇴陰癪일 때 풍기風氣가 치밀어 올라 귀에서 소리가 나고 눈앞이 아찔하거나 풍기가 아래로 내려와 음낭이 축축하고 헐며 가려운 것을 치료한다.

【 처방 】 바꽃초오, 매일 물을 갈아 주면서 3일 동안 담가 두었다가 껍질을 버리고 볕에 말린 것 · 남가새열매백질려, 덖은 것 각각 20g, 구릿대백지 · 노랑돌쩌귀백부자, 생것 · 삽주창출, 덖은 것 · 형개수 각각 10g.

위의 약들을 가루 내어 쌀풀에 반죽한 다음 먹기 좋은 크기로 알약을 만든다. 한 번에 30~50알씩 소금을 탄 술로 먹는다[직지].

단방單方

모두 19가지지주산과 역마환이 들어 있다이다.

| 백반白礬 |

【 효능 】 음부가 허는 것을 치료한다. 백반과 삼씨마자인를 같은 양으로 하여 가루내서 쓰는데 회나무뿌리껍질槐白皮을 달인 물로 헌 데를 씻은 다음 돼지기름저지에 개어서 바른다.

- 음부가 가려운 데는 백반과 뱀도랏열매사상자를 넣고 달인 물로 씻는다[본초].

| 유황硫黃 |

【 효능 】 부인의 음부가 헌것을 치료하는 데 가루내어 하루 세 번 뿌린다.

- 혈고로[瘡痒] 참을 수 없이 가려운 데는 유황과 백반을 넣고 달인 물로 씻은 다음 살구씨행인을 태워 가루내어 기름에 개어 바른다[본초].

| 감란수甘爛水 |

【 효능 】 분돈증奔豚證을 치료하는 데 아주 좋다. 이 물에 약을 달여서 쓴다[본초].

| **우슬**牛膝, 쇠무릎 |

【 효능 】 음위증을 치료하는 데 달여서 먹거나 술을 빚어 먹는다.

- 부인이 처음 성생활을 한 다음부터 음부가 계속 아프면 쇠무릎우슬 80g을 술에 달여 먹어야 한다[본초].

외형편

| **사상자**蛇床子, 뱀도랏열매 |

【 효능 】 음부를 덥게 하는 데 쓰는 주약主藥이다. 이 약을 달인 물로 남자나 여자가 음부를 씻으면 풍랭風冷이 없어지고 성욕이 세지며 음부에서 땀이 나는 것이 멎는다. 또는 가루내어 쌀가루와 섞어 솜에 싸서 음부 속에 밀어 넣으면 음부가 더워진다[본초].

| **지부자**地膚子, 댑싸리씨 |

【 효능 】 뛰어오르거나 무거운 것을 들다가 갑자기 퇴산㿗疝이 생긴 것을 치료한다.

【 처방 】 댑싸리씨 100g, 흰삽주백출 60g, 계심 20g 등 위의 약들을 가루내어 한 번에 8g씩 술로 먹는다[천금].

| **사삼**沙蔘, 더덕 |

【 처방 】 여러 가지 산증疝證으로 아파서 죽을 것같이 된 것을 치료하는 데 가루내어 한 번에 8g씩 술로 먹는다. 또한 썰어서 40g씩 달여서 먹어도 좋다[본초].

| **계피**桂皮 |

【 처방 】 한산寒疝으로 아프면서 팔다리가 싸늘해지는 데는 계심 가루 4g을 뜨거운 술에 타서 먹는다.

- 고환이 붓고 아픈 데는 계심 가루를 술에 개서 바른다. 계피는 분돈증奔豚證을 잘 멎게 하기 때문에 한산에도 효과가 좋다[본초].
- 한 쪽 고환이 커져서 내려 처진 데는 계심, 건강 각각 40g 을 가루내서 쓰는데 솜 40g 과 함께 물 3사발에 넣고 달인 다음 솜을 꺼내서 볕에 말렸다가 다시 그 약물에 달이기를 약물이 모두 없어질 때까지 하여 그 솜으로 음낭을 싸매고 땀을 몇 번 내면 곧 낫는다. 그리고 아프지 않은 퇴산㿉疝도 치료한다[강목].

| 괴백피槐白皮, 회나무뿌리껍질 **|**

【효능】 남자가 음산陰疝으로 고환이 부은 것과 부인의 음부가 가렵고 아픈 것, 음부가 축축하고 가려운 것을 치료한다.

【처방】 달여서 그 물을 끼얹으면서 씻는다[본초].

| 황백黃栢, 황경피나무껍질 **|**

【효능】 하감창下疳瘡과 음경陰莖에 헌 데가 생긴 것을 치료한다.

【처방】 황경피나무껍질과 조가비 가루합분를 같은 양으로 해서 가루내어 뿌리면 낫는데 그것은 황경피나무껍질은 열을 없애고 조가비 가루는 습을 마르게 하기 때문이다[단심].

| 천련자川練子, 고련자 **|**

【효능】 산기疝氣로 대소변이 나오지 않아 참을 수 없이 아픈 것을 치료한다.

【처방】 고련자 49알의 살과 파두 49알의 살을 함께 넣고 고련자살천련육이 누렇게 되도록 볶은 다음 파두는 버리고 고련자살만 가루내어 한 번에 8g씩 데운 술에 타서 먹는다[득효].

| 난발회亂髮灰 |

【 효능 】 하감창下疳瘡과 음두창陰頭瘡을 치료한다.

【 처방 】 먼저 약물로 씻고 난발회를 바른다. 헌 데가 말랐으면 기름에 개서 바른다. 그 다음 연이어 미음에 난발회를 타서 빈속에 먹어야 한다[직지].

| 원잠아原蠶蛾, 누에나비 |

【 효능 】 음경을 잘 일어서게 하므로 음위증을 낫게 한다. 그리고 성생활을 하여도 피로하지 않다.

【 처방 】 약한 불기운에 말려 가루내서 한 번에 4g씩 술로 먹는다. 알약을 만들어 먹어도 좋다[본초].

| 만려어뱀장어 |

【 효능 】 음경을 일어서게 한다. 그리고 이 고기에 양념을 하여 끓여서 빈속에 먹으면 몸을 잘 보한다.

- 부인이 음식창陰蝕瘡으로 가려운 데는 기름을 내어 바르거나 태우면서 연기를 쏘인다[본초].

| 귤핵橘核, 귤씨 |

【 효능 】 방광기膀胱氣나 신기腎氣로 아픈 것을 치료한다.

【 처방 】 약간 볶어서 껍질을 버리고 가루내어 한 번에 4g씩 술에 타서 먹는다[본초].

| 복분자覆盆子 |

【 효능 】 음위증일 때 쓰면 음경이 일어선다.

【 처방 】 알약을 만들어 오랫동안 먹는 것이 좋다[본초].

| **도엽**桃葉, 복숭아나무잎 |

【 효능 】 부인이 음부가 헐어서 벌레가 무는 것처럼 가렵고 아픈 것을 치료한다.

【 처방 】 복숭아잎을 잘 짓찧어 솜에 싸서 음부 속에 밀어 넣는데 하루에 3번씩 갈아 넣는다.

- 또는 복숭아 나뭇가지 5~7대를 잘라서 아래 끝을 짓찧어 터실터실하게 한 다음 여기에 솜을 감고 유황 가루를 발라서 태우면서 그 연기를 음부에 쏘이기도 한다.
- 부인의 음부가 붓는 데와 어린이의 퇴산에는 복숭아씨를 짓찧어 붙인다[본초].

| **행인**杏仁, 살구씨 |

【 효능 】 부인이 음식창陰蝕瘡이 생겨 참을 수 없이 가려워하는 것을 치료한다.

【 처방 】 구워서 잘 짓찧은 다음 솜에 싸서 음부 속에 밀어 넣으면 벌레가 잘 죽는다[본초].

| **총백**파밑 |

【 효능 】 분돈산기奔豚疝氣로 아픈 것을 치료하는 데 진하게 달여서 그 물을 마신다.

- 그리고 퇴산㿉疝으로 아랫배가 아픈 데는 잘게 썰어 소금과 함께 볶어서 찜질한다[본초].

26 항문後陰

치질의 원인[痔病之因]

소장小腸에 열이 있으면 치질이 되고 대장에 열이 있으면 피똥[便血]이 나온다[중경].

- 『내경』에 "음식을 너무 배부르게 먹으면 장위腸胃의 힘줄이 가로 늘어나기 때문에 대변에 피가 섞여 나오면서 치질이 생긴다. 또한 음식을 조절해서 먹지 않고 일상적인 생활을 알맞게 하지 못하면 음이 병을 받는다. 음陰이 받은 병은 5장五臟으로 들어가는데 5장으로 들어가면 그득 차고 막히게 되어 삭지 않은 설사가 나다가 오래되면 장벽이 된다.
- 장벽이란 대변에 피가 섞여 나오는 것을 말한다. 즉 장풍장독腸風臟毒이다. 벽이란 장에 물이 고여 있는 것을 말한다[유취].
- 치질은 밖에서 들어온 사기로 생긴 병이 아니라 몸 안에 있는 습濕·열熱·풍風·조燥 이 4가지 기가 뒤섞여서 생긴 병이다. 대장 끝에 멍울이 생긴 것은 습이 있는 것이고 대장 끝이 밖으로 나오면서 붓는 것은 습과 열이 겹친 것이고 피고름이 나오는 것은 열이 혈을 억누른 것이다. 몹시 아픈 것은 화열火熱이 있는 것이고 가려운 것은 풍열이 있는 것이며 대변이 굳은 것은 조열燥熱이 있는 것이고 오줌이 잘 나오지 않는 것은 간에 습열이 있는 것이다[입문].

여러 가지 치질의 이름[諸痔名目]

의학책에는 5가지가 있는데 그것은 수치질[牡痔]·암치질[牝痔]·맥치脈痔·장치腸痔·기치氣痔 등이다. 또한 주치酒痔·혈치血痔·누치瘻痔도 있다[삼인].

치질은 내치와 외치로 가른다[痔有內外]

맥치脈痔·장치腸痔·혈치血痔는 내치內痔에 속하고 수치질[牡痔]·암치질[牝痔]·누치瘻痔는 외치外痔에 속한다.

맥치脈痔

항문 어귀에 도돌도돌한 군살이 여러 개 나와서 아프고 가려운 것을 말하는데 이런 데는 괴각원·조장환·신응흑옥단·신응산·축어탕을 쓴다[강목].

장치腸痔

항문 안에 멍울이 생기고 추웠다 열이 났다 하며 변소에 가서 앉으면 탈항脫肛이 되는 것을 말하는데 이것을 치료하는 방법은 아래에 있는 탈항 치료법과 같다[삼인].

혈치血痔

대변을 눌 때마다 멀건 피[淸血]가 나오는 것이 멎지 않는 것을 말하는데 치료하는 방법은 아래에 있는 장풍장독 치료법과 같다[강목].

수치질牡痔

항문 둘레에 구슬같이 생긴 군살이 돋았는데 마치 쥐젖 같고 때때로 피고름이 나오는 것을 말한다. 이런 데는 가미괴각환, 진교창출탕을 쓴다[강목].

암치질牝痔

항문 둘레에 헌 데가 나서 부어오르고 하루에도 몇 개씩 곪아 터지기도 하며 삭아지기도 하는 것을 말하는데 이것을 치료하는 약은 수치질 때와 같다[강목].

누치瘻痔

진물이 나오면서 퍼지고 진 물며 오래되면 벌레가 생겨 항문을 파먹기 때문에 구멍이 생기는 것을 말한다. 치료하는 방법은 아래에 있는 치루痔瘻 치료법과 같다[강목].

| 오치산五痔散 |

【 효능 】 5가지 치질을 비롯한 모든 치질을 모두 치료한다.

【 처방 】 돼지의 왼쪽 발목 위에 달린 발굽장치를 치료한다. · 자라등딱지별갑, 수치질을 치료한다., 고슴도치가죽자위피, 암치질을 치료한다. · 노봉방맥치를 치료한다. · 뱀허물사퇴, 기치를 치료한다.

위의 약들을 각각 약성이 남게 태워 가루내서 고루 섞는다. 한 번에 8g씩 쓰는데 사향을 조금 섞어서 빈속에 물에 타서 먹는다[삼인].

● 일명 오회산五灰散이라고도 한다. 5가지 약의 양은 각각 같다[단심].

| 괴각원槐角元 |

【 효능 】 5가지 치질을 비롯하여 모든 치질을 다 치료한다.

【 처방 】 회나무열매괴실 160g, 오이풀뿌리지유, 속썩은풀황금, 방풍, 당귀, 지각 각각 80g.

위의 약들을 가루내어 술에 쑨 풀에 반죽해서 알약을 만든다. 한 번에 50~70알씩 빈속에 미음으로 먹는다[국방].

| 조장환釣腸丸 |

【 효능 】 여러 가지 치질과 오래된 치루로 탈항이 되면서 피고름이 나오는 것을 치료한다.

【 처방 】 하늘타리열매과루, 고슴도치가죽자위피 각각 1개, 호두살 7개 다 약성이 남게 태운다, 맨드라미꽃계관화 100g, 노랑돌쩌귀백부자, 천남성, 끼무릇반하, 이 3가지는 모두 생것, 지각, 가자피 각각 40g, 녹반, 백반이 2가지는 모두 구운 것, 부자생것 각각 20g.

위의 약들을 가루내어 식초에 쑨 풀에 반죽해서 알약을 만든다. 한 번에 30~50알씩 빈속에 데운 술로 먹는다[득효].

| 축어탕逐瘀湯 |

【 효능 】 여러 가지 치질을 치료하는 데 오줌을 잘 나오게 하여 궂은 것을 내보낸다.

【 처방 】 대황, 복숭아씨도인 각각 4g, 궁궁이천궁 · 구릿대백지 · 생건지황 · 함박꽃뿌리작약 · 지각 · 봉출 · 오령지 · 아교주 · 벌건솔풍령적복령 · 복신 · 으름덩굴목통 · 감초 각각 2.8g.

위의 약들을 썰어서 1첩으로 하고 여기에 생강 5쪽과 꿀봉밀 3숟가락을 넣어서 물에 달여서 먹는다[직지].

| 가미괴각원加味槐角元 |

【 효능 】 여러 가지 치질과 장풍장독腸風藏毒을 두루 치료한다.

【 처방 】 홰나무열매괴실 · 생건지황 각각 80g, 당귀 · 황기 · 황련 · 속썩은풀황금 · 지각 · 진교 · 방풍 · 연교 · 오이풀뿌리지유 · 승마 각각 40g, 갖풀아교 · 궁궁이천궁 · 구릿대백지 각각 20g.

위의 약들을 가루내어 술에 쑨 풀에 반죽해서 알약을 만든다. 한 번에 50~70알씩 데운 술이나 미음으로 빈속에 먹는다[단심].

외형편

| 진교창출탕 |

【 효능 】 습濕 · 열熱 · 풍風 · 조燥가 뒤섞여져서 생긴 치질을 치료한다. 항문 끝에 멍울이 생긴 것은 습과 열로 생긴 것이고 몹시 아픈 것은 풍으로 생긴 것이며 대변이 굳은 것은 조로 생긴 것인데 이 약을 쓰면 좋다.

【 처방 】 진교, 주염열매조각, 약성이 남게 태운 것, 복숭아씨도인, 풀지게 짓찧은 것 각각 4g, 삽주창출, 방풍 각각 2.8g, 황백술에 씻은 것 2g, 당귀잔뿌리當歸梢, 술에 씻은 것, 택사, 빈랑가루낸 것 각각 1.2g, 대황 0.8g.

위의 약에서 빈랑 · 복숭아씨 · 주염열매는 내놓고 나머지 약들을 썰어서 1첩으로 하여 물 3잔에 넣고 1잔 2푼 정도 되게 달인 다음 짜서 찌꺼기를 버린다. 여기에 내놓았던 3가지 약 가루를 넣고 다시 1잔 정도의 양이 되게 달여서 빈속에 뜨겁게 하여 먹는다. 그런 다음 음식을 먹어서 약 기운을 내려가게 해야 하는데 한 번만 먹으면 낫는다[동원].

치루痔漏

즉 누치瘻痔이다.

- 치핵痔核이 이미 터진 것을 치루라고 한다[동원].

- 치루의 원인은 술을 지나치게 마셨거나 지나치게 성생활을 한 데 있다. 치가 오래되면 누가 된다. 치痔는 경輕하고 누瘻는 중重하다. 치는 실한 편이고 누는 허한 편이다. 치를 치료하는 방법은 양혈청열凉血淸熱하는데 지나지 않으

며 누를 치료하는 방법은 다음과 같다. 병의 초기에는 양혈涼血·청열淸熱·조습燥濕하고 오래되었을 때에는 반드시 구멍이 막히도록 하고 벌레를 죽이면서 겸하여 덥게 하고 헤쳐지게[散] 하는 방법을 써야 한다. 대체로 초기에는 장위腸胃의 기가 실하기 때문에 열증 이다. 오래되면 장위의 기가 허해지므로 한증寒證이다[단심].

- 때에는 먼저 보약을 써서 기혈이 생겨나게 해야 하는데 인삼, 흰삽주백출·황기·당귀·궁궁이천궁를 주로 많이 쓴다. 그리고 겉으로는 부자뜸법附子灸法, 처방은 아래의 침뜸치료 부문에 있다을 쓴다[단심].
- 치루일 때에는 양혈涼血법을 주로 쓰므로 양혈음涼血飮을 쓰고 겉으로는 수렴하는 약을 써서 구멍이 막히게 해야 한다[단심].
- 치루 때에는 흑옥단, 위피환, 활구환, 가미괴각환加味槐角丸, 처방은 위에 있다, 돈위환, 비전신응고, 연화예산, 조장환釣腸丸, 처방은 위에 있다.과 치루에서 고름을 빨아내는 방법, 벌레를 죽이는 방법, 누공漏孔을 막는 방법을 쓴다.

흑옥단黑玉丹

치루痔漏와 5가지 치질을 치료한다. 이것은 모두 술이나 성생활을 지나치게 하였기 때문에 생긴 것이다. 그런데 사람들은 흔히 겉으로 치료하는 약을 붙이거나 그것으로 씻는데 그것은 이 병의 원인이 장 속에 벌레가 있기 때문이라는 것을 알지 못하는 것이다. 이 병은 뿌리를 없애지 않으면 낫지 않는다. 처방은 위에 있는 신응흑옥단과 같다[입문].

- 일명 오옥환烏玉丸이라고도 한다[단심].

| 위피환 |

【 효능 】 치루를 치료한다.

【 처방 】 홰나무꽃괴화·약쑥애엽, 누렇게 덖은 것·지각·오이풀뿌리지유·당귀·궁궁이천궁·황기·집함박꽃뿌리백작약·백반구운 것·쇠고

비관중 각각 20g, 고슴도치가죽자위피, 태운 것 40g, 난발회 12g, 돼지발굽猪蹄甲, 눈도록 구운 것 10개, 주염열매조각, 식초를 발라 구운 것 1꼬투리.

위의 약들을 가루내어 꿀봉밀에 반죽해서 알약을 만든다. 한 번에 50~70알씩 미음으로 빈속에 먹는다[입문].

| 활구환活龜丸 |

【 효능 】 장풍腸風과 치루를 치료한다.

【 처방 】 먼저 땅에 불을 피워 놓고 땅이 뜨겁게 된 다음 여기에 크고 검은 거북大烏龜이 1마리를 놓고 가리를 씌워 둔다. 그러면 더운 기운으로 말미암아 거북이가 냄새나는 방귀를 뀌게 되는데 방귀를 다 뀐 다음 꺼내어 새끼로 온 몸뚱이를 얽어매서 소금을 넣어 이긴 진흙으로 겉을 잘 싸 바른다. 다음 잿불에 묻어 두었다가 익은 다음 흙과 새끼를 털어버리고 깨끗하게 살만 발라내서 풀기 있게 간다. 그리고 껍질은 소의 골수를 발라 굽기를 다섯에서 일곱 번 하여 골수가 속에까지 배어들어가게 한 다음 말려서 가루낸다. 그리고 황련 40g을 아홉 번 찌고 아홉 번 볕에 말려서 당귀잔뿌리 13.2g과 함께 가루낸다. 다음 이것을 위의 떡처럼 만든 거북이살龜肉에 넣고 반죽해서 알약을 만든다. 한 번에 50~70알씩 끓인 물로 먹는다[입문].

탈항脫肛

즉 장치腸痔이다.

- 탈항脫肛이라는 것은 항문肛門이 뒤집어져 밖으로 빠져 나오는 것을 말한다. 폐肺와 대장大腸은 표리表裏관계에 있다. 신腎이 대변을 주관하기 때문에 폐와 신이 허약한 사람에게 흔히 이런 증이 생긴다. 이런 때에는 삼기탕을 써서 기운을 끌어올려야 한다[회춘].
- 탈항증의 하나는 기가 몰렸다가 흩어지지 못해서 생긴 것인데 이때에는 속

이 켕기면서 탈항은 완전히 되지 않고 탈항된 것은 붙어나서 들어가지 못하게 된다. 이런 때에는 먼저 지각산을 뿌려야 기가 흩어지면서 부은 것이 삭는다[직지].

- 『난경難經』에 "병에는 허증虛證과 실증實證이 있는데 나가는 것은 허증이고 들어오는 것은 실증이다"고 씌어 있다. 그러므로 탈항은 허해서 생긴 것이며 다른 원인은 없다. 해산할 때 부인이 힘을 너무 주거나 어린이가 울면서 힘을 너무 주면 탈항증이 생기며 오랫동안 앓아서 허해진 틈에 풍사가 들어와도 역시 탈항증이 생긴다[직지].
- 탈항은 기氣가 아래로 내려 처져서 생긴 것이다. 폐는 백문魄門을 주관하므로 폐에 열熱이 있으면 항문이 졸아들고 폐가 차면 탈항이 된다. 이런 때에는 반드시 폐肺를 따뜻하게 하고 위胃를 보해야 한다. 그러므로 보중익기탕補中益氣湯, 처방은 내상문(內傷門)에 있다.에 가자, 가죽나무뿌리껍질저근백피을 조금 넣어서 쓰거나 위피산, 조장환釣腸丸, 처방은 위에 있다.을 쓴다. 혈열이 있는 데는 사물탕에 황백, 승마를 넣어 쓰고 허열이 있는 데는 축사산을 쓴다[입문].
- 탈항에는 용골산·이괴단·독호산·문합산·부평산·해아산과 자라로 찜질하는 방법을 쓴다. 그리고 탈항이 된 지 오래서 빛이 검어지고 딱지가 생긴 것을 치료하는 방법과 어린이의 탈항을 치료하는 방법도 있다.

| 삼기탕蔘芪湯 |

【 효능 】 항문이 약하고 차서 빠져 나온 것을 치료한다.

【 처방 】 인삼·황기꿀물에 축여서 덖은 것·당귀·흰삽주백출·생지황·집함박꽃뿌리백작약, 술에 축여서 덖은 것·흰솔풍령백복령 각각 4g, 승마·도라지길경·귤껍질陳皮·건강덖은 것 각각 2g, 감초덖은 것 1.2g.

위의 약들을 썰어서 1첩으로 하여 물에 달여서 먹는다[회춘].

| 위피산 |

【 효능 】 설사와 이질을 앓거나 힘을 지나치게 써서 탈항脫肛이 된 것

을 치료한다.

【 처방 】 고슴도치가죽자위피, 자라등딱지별갑 각각 1개약성이 남게 태운다), 자석불에 달구어 식초에 담그기를 일곱 번 한 것 20g, 계심 12g.

위의 약들을 가루내어 한 번에 8g씩 미음으로 빈속에 먹은 다음 이어 손바닥을 뜨겁게 해서 빠져 나온 항문을 밀어 넣어야 한다. 그리고 성생활을 금해야 한다.

외형편

| 축사산縮砂散 |

【 효능 】 허한 데 열이 겹쳐서 탈항이 되어 벌겋게 붓는 것을 치료한다.

【 처방 】 사인 · 황련 · 속새목적 각각 같은 양.

위의 약들을 가루 내어 한 번에 8g씩 미음에 타서 먹는다[입문].

| 용골산龍骨散 |

【 효능 】 대장大腸이 허虛하여 탈항이 된 것을 치료한다.

【 처방 】 용골, 가자 각각 20g, 앵속각, 적석지 각각 16g, 몰석자沒石子, 큰 것 4개.

위의 약들을 가루내어 한 번에 8g씩 미음에 타서 빈속에 먹는다[득효].

● 일명 제항산提肛散이라고도 하는데 어린이의 탈항도 치료한다[회춘].

| 독호산獨虎散 |

【 효능 】 탈항 된 것을 치료한다.

【 처방 】 오배자 20g 을 물 3사발에 넣고 절반이 되게 달인 다음 여기에 염초, 형개 각각 4g씩 넣고 뜨겁게 하여 김을 쏘이면서 씻는다. 그런 다음 오배자 가루를 뿌린다[직지].

| 해아산孩兒散 |

【효능】 탈항脫肛 되어 열이 나고 붓는 것을 치료한다.

【처방】 곰열웅담 2g, 해아다 0.8g, 용뇌 0.4g.

위의 약들을 가루내어 젖에 개서 항문에 바르면 저절로 뜨거운 진물이 나오면서 항문이 들어간다[입문].

치질을 두루 치료하는 약[痔病通治]

여러 가지 치질을 두루 치료하는 데는 괴담환槐膽丸, 처방은 신형문(身形門)에 있다 · 괴각환 · 가미괴각환 · 진교창출탕 · 위피환 · 조장환 · 흑옥단 · 오치산 · 신응산神應散, 이 8가지 처방은 다 위에 있다. · 수마산 · 삼신환 등을 쓴다.

- 오랜 치질에는 흑지황환, 연화예산蓮花蘂散, 처방은 위에 있다. 을 쓴다.

| 수마산水馬散 |

【효능】 여러 가지 치질을 치료한다.

【처방】 여름철 삼복三伏 : 초복 · 중복 · 말복을 통틀어 이르는 말이다. 여름철 더운 절기를 3으로 구분한 날짜. 간에 고여 있는 물에서 파자婆子, 일명 수마아(水馬兒)라고도 하는데 다리가 길고 물 위에서 뛰어다니는 것 30개를 잡아서 1봉지에 10개씩 3봉지에 갈라 싼 다음 그늘진 곳에 매달아 말린다. 이것을 보드랍게 가루내어 한 번에 1봉지씩 데운 술에 타서 빈속에 먹고 한참 있다가 음식을 먹는다. 이렇게 3일 동안에 세 번 먹으면 10일이 못 되어 낫는다. 오랜 치질로 피고름이 나오는 것은 20~30번 먹어야 낫는다[비방].

| **흑지황환**黑地黃丸 |

【 효능 】 오랜 치질과 치루痔漏로 피고름이 나오면서 허해진 것을 치료하는 데 잘 낫는다.

【 처방 】 삽주창출, 쌀 씻은 물에 담갔던 것 600g, 숙지황 600g, 오미자 320g, 건강가을과 겨울에는 40g, 봄에는 28g, 여름에는 20g을 쓴다.

위의 약들을 가루내어 대추살에 반죽해서 먹기 좋은 크기로 알약을 만든다. 한 번에 100알씩 빈속에 미음이나 데운 술로 먹는다[보명].

| **삼신환**三神丸 |

【 효능 】 중들이 배부르게 먹고는 오랫동안 앉아만 있어서 생기는 여러 가지 치질을 치료한다.

【 처방 】 지각 · 주염열매조각, 구운 것 · 오배자볶은 것 각각 같은 양.

위의 약들을 가루 내어 꿀봉밀에 반죽해서 먹기 좋은 크기로 알약을 만든다. 한 번에 50~70알씩 빈속에 따뜻한 물로 먹는다[동원].

단방單方

모두 19가지괴화산과 저갑산도 있다.이다.

| **생철즙**生鐵汁, 무쇠 |

【 효능 】 치루痔漏와 탈항脫肛을 치료한다.

【 처방 】 무쇠 1.8kg을 물 1말에 넣고 절반이 되게 달여서 그 물로 하루 두 번 씻는다[본초].

| **백지**白芷, 구릿대 |

【 효능 】 치질痔疾을 치료한다.

【 처방 】 구릿대와 함께 넣고 달인 흰 모시실로 치루 윗부분을 동여매는데 약간 아프도록 동여매어도 해롭지 않다. 이와 같이 하면 치질이 저절로 말라 떨어진다[득효].

| **애엽**艾葉, 약쑥 |

【 효능 】 치루痔漏 때 벌레가 생겨 항문을 파먹는 것을 치료한다.

【 처방 】 비빈쑥[熟艾] 1줌과 석웅황웅황 조금을 불에 태우면서 대통竹筒을 항문에 꽂고 그 연기를 쏘이면 좋다[득효].

| **계관화**鷄冠花, 맨드라미꽃 |

【 효능 】 혈치血痔를 치료한다.

【 처방 】 꽃을 따서 적당한 양을 진하게 달여 빈속에 1잔씩 마신다[강목].

| **목적**木賊, 속새 |

【 효능 】 장풍腸風과 혈치血痔, 탈항脫肛을 치료한다.

【 처방 】 회나무꽃괴화을 뽕나무버섯상이과 함께 물에 달여 먹는다. 탈항되었을 때에는 가루내서 항문에 뿌리고 밀어 넣는다[득효].

| **괴화**槐花, 회나무꽃 |

【 처방 】 5가지 치질과 장풍腸風, 장독臟毒을 치료하는 데 덖어서 물에 달여 먹는다. 또는 이것을 형개, 측백잎과 함께 가루내서 한 번에 8g씩 미음으로 먹기도 한다. 이것을 일명 괴화산槐花散이라고 한다[단심].

- 장풍 때에는 회나무꽃을 덖어서 가루내어 돼지장 속에 넣고 양끝을 잘라맨 다음 식초에 푹 끓여 짓찧어 알약을 만들어 쓰는데 한 번에 30알씩 술로 먹는다[득효].

| 괴실槐實, 홰나무열매 **|**

【 처방 】 5가지 치질과 장풍腸風, 장독腸毒을 치료하는 데 가루내어 한 번에 4g씩 미음으로 먹는다. 또는 꿀봉밀에 반죽하여 알약을 만들어 먹는 것도 좋다[본초].

| 괴목상이槐木上耳, 회나무버섯 **|**

【 효능 】 여러 가지 치질과 장풍腸風, 장독腸毒을 치료한다.

【 처방 】 버섯을 따서 가루내어 한 번에 4g씩 미음에 하루 세 번 타서 먹는다[본초].

| 상목이桑木耳, 뽕나무버섯 **|**

【 효능 】 5가지 치질과 장풍腸風으로 피를 누는 것과 치루를 치료한다.

【 처방 】 뽕나무버섯 80g 과 입쌀 3홉을 함께 넣고 죽을 쑤어 빈속에 먹는다[입문].

| 대수목상기생大樹木上寄生, 큰 나무에 돋은 겨우살이 **|**

【 효능 】 장풍腸風과 치루痔漏를 잘 치료한다.

【 처방 】 잎을 따서 말린 다음 가루내어 한 번에 4g씩 물이나 술이나 미음으로 먹는다. 알약을 만들어 먹어도 좋다[단심].

| 마린근馬藺根, 타래붓꽃뿌리 **|**

【 효능 】 치루痔漏를 치료한다.

【 처방 】 뿌리를 캐서 보드랍게 가루내어 치질 구멍에 붙이고 2시간 있으면 살이 평평해지는데 이때에 약을 떼어 버린다. 만약 조금이라도 지체하면 살이 다시 돋아날 우려가 있다. 살이 돋아날 때에는 노감석달

외형편

군 것과 굴조개껍질모려을 가루내어 붙인다[단심].

| **오배자**五倍子 |

【효능】 5가지 치질과 장풍腸風, 탈항을 치료한다.

【처방】 오배자, 백반 각각 20g을 가루내어 물에 반죽한 다음 알약을 만들어 한 번에 7알씩 미음으로 먹는다[강목].

- 탈항이 된 데는 오배자가루 12g과 백반 1덩어리를 함께 달이면서 먼저 김을 쏘이고 다음에 씻는다. 또는 가루내서 항문에 뿌리고 밀어 넣기도 한다[강목].

| **저근백피**樗根白皮, 가죽나무뿌리껍질 |

【효능】 혈치血痔와 장풍腸風, 장독臟毒을 치료한다.

【처방】 썰어서 술에 담갔다가 꿀물에 축여 볶아 가루낸다. 그런 다음 대추살에 반죽하여 알약을 만들어 한 번에 30~50알씩 술로 먹는다[단심].

- 또는 가죽나무속껍질을 인삼과 같은 양으로 하여 가루내서 한 번에 8g씩 빈속에 미음으로 먹는 것도 좋다[단심].

| **여어**가물치 |

【효능】 5가지 치질과 장치腸痔로 피를 누는 것을 치료한다.

【처방】 회를 만들어 생강이나 양념을 쳐서 먹는다. 또는 국을 끓여 양념을 쳐서 먹는 것도 좋다[본초].

| **즉어**붕어 |

【효능】 5가지 치질과 혈치를 치료한다.

【처방】 회를 만들어 생강 · 식초 · 겨자芥 · 장醬을 쳐서 먹는다. 또는 국을 끓여서 배부르게 먹는 것도 좋다[본초].

- 치루에는 붕어 1마리를 다음과 같이 하여 쓴다. 내장을 버리고 그 속에 백반을 가득 채워 넣은 다음 꿰매서 기와 위에 놓고 태워 가루낸다. 이것을 닭의 깃에 묻혀서 아픈 곳에 붙이면 잘 낫는다[강목].

| 별두鱉頭, 자라대가리 **|**

【 효능 】 탈항脫肛이 된 것이 들어가지 않는 것을 치료한다.

【 처방 】 구워서 가루내어 한 번에 4g씩 미음에 타서 먹는다. 또는 가루 내어 기름에 개어서 항문에 붙이고 밀어 넣는다[본초].

| 만려어뱀장어 **|**

【 효능 】 5가지 치질과 누창瘻瘡을 치료한다.

【 처방 】 보통 먹는 방법대로 손질하여 끓인 다음 후추호초 · 소금 · 장을 쳐서 먹는다[본초].

| 총백파밑 **|**

【 효능 】 장치腸痔로 피를 누는 것을 치료한다.

【 처방 】 진하게 달여서 동이에 담아 놓고 그 위에 앉아 김을 쏘이면 낫는다.

- 항문에서 열이 나고 붓는 데는 푸른잎을 짓찧어 즙을 낸 다음 여기에 꿀봉밀을 넣고 고루 개어서 쓰는데 먼저 약물로 씻고 붙이면 항문이 얼음같이 차가워진다[득효].

| 동과등冬瓜藤, 동아덩굴 **|**

【 효능 】 치루痔漏를 치료한다.

【 처방 】 덩굴을 진하게 달이면서 항문에 김을 쏘이고 그 물로 씻으면 낫는다[단심].

외형편

3

동의보감 잡병편 雜病篇

01 토吐

상초에 병이 있을 때에는 토하게 하는 것이 좋다[病在上宜吐]

『내경』에 "위[高]에 있는 병은 끌어올려 넘기라"고 씌어 있다. 넘긴다는 것은 곧 토하게 한다는 것이다.

토하게 하는 약[吐藥]

| 과체산瓜蒂散 |

【 효능 】 오래된 담[頑痰]과 식적食積이 가슴 속에 머물러 있어서 정신이 흐릿하고 어지러우면서 답답함을 치료한다.

【 처방 】 참외꼭지과체, 덖은 것 · 붉은팥 각각 같은 양.

위의 약들을 가루내어 한 번에 8g씩 따뜻한 신좁쌀죽웃물에 타서 먹는데 토할 때까지 계속 먹어야 한다.[동원].

- 또 한 가지 처방은 먼저 약전국 1홉을 따뜻한 물 7홉에 넣고 달여 받은 즙에 약가루 4g을 타서 한 번에 다 먹되 토할 때까지 계속 먹는다. [중경].

| 독성산獨聖散 |

【 효능 】 여러 가지 중풍[風]과 간질癎疾로 담연痰涎이 올라오는 것을

치료한다.

【 처방 】 참외꼭지과체, 누렇게 되도록 볶은 것.

위의 약들을 가루내어 한 번에 2g씩 쓰는데 병이 중重하면 4g씩 끓인 물에 타서 먹어야 하며. 토할 때까지 먹는다.[의감].

- 또 한 가지 처방은 약가루 8g, 찻가루 4g을 신김칫국물에 타서 토할 때까지 먹는다[단심].
- 풍담風痰을 토하게 하려면 전갈약간 볶은 것 2g을 더 넣는다. 충蟲이 있으면 돼지기름저지 5~7방울과 석웅황웅황, 가루낸 것 4g을 더 넣는데 심하면 원화가루낸 것 2g을 더 넣어서 쓴다. 습濕으로 퉁퉁 붓는 데는 붉은팥가루낸 것 4g을 넣어서 쓴다[단심].

| 희연산稀涎散 |

【 효능 】 풍담風痰이 목구멍에 막혀 숨을 제대로 쉬지 못하는 것을 치료한다.

【 처방 】 주염열매조협껍질과 씨를 버린 것, 백반 40g.

위의 약들을 가루내어 한 번에 2g씩 따뜻한 물에 타서 먹는다. 증세가 심하면 4g씩 쓴다. 급하게 토하게 하지는 말고 멀건 군침을 1~2홉 가량 조금씩 토하도록 하면 숨을 제대로 쉬게 된다[득효].

- 또 한 가지 처방은 주염열매조협 · 백반 · 끼무릇반하 각각 같은 양으로 되어 있는데 가루내서 한 번에 8g씩 끓는 물에 타서 먹는다. 이것을 희연산이라고 한다[입문].

| 두삼산豆蔘散 |

【 효능 】 담痰을 토하게 하는 데 성질이 가벼운 약이다.

【 처방 】 붉은팥적소두 · 너삼고삼.

위의 약들을 가루내어 신좁쌀웃물에 타서 먹고 거위깃 같은 것으로 목구멍을 자극하여 토하게 한다[강목].

| 이선산二仙散 |

【 효능 】 토하게 하는 약이다.

【 처방 】 참외꼭지과체 · 좋은 차好茶 각각 같은 양.
위의 약들을 가루내어 한 번에 8g씩 김칫국물에 타서 먹는다[자화].

| 청대산靑黛散 |

【 효능 】 풍담風痰이 막힌 것을 치료한다.

【 처방 】 주염열매조협 두 조각, 현호색 7개, 청대 8g.
위의 약들을 가루내어 한 번에 1g씩 물에 타서 쓰는데 반듯하게 누워 남자는 왼쪽, 여자는 오른쪽 콧구멍에 불어넣은 후 바로 앉아서 나무젓가락 같은 것을 입에 물고 있으면 담연痰涎이 저절로 나온다[득효].

| 오현산五玄散 |

【 처방 】 박새뿌리여로 20g, 백반 8g, 주염열매조협 · 녹반 · 붉은팥 각각 4g.
위의 약들을 가루내어 한 번에 4g씩 신좁쌀죽웃물에 타서 먹는다[단심].

| 육응산六應散 |

【 처방 】 울금 · 곱돌활석 · 궁궁이천궁 각각 같은 양.
위의 약들을 가루로 만들어 한 번에 8g씩 김칫국물에 타서 먹는다[단심].

| 불와산不臥散 |

【효능】 중풍中風으로 갑자기 정신을 잃었을 때 치료하는 데 코에 불어넣어 주면 바로 깨어난다.

【처방】 궁궁이천궁 60g, 석고 30g, 박새뿌리여로 20g, 감초생것 6g.
위의 약들을 부드럽게 가루내어 한 번에 1g씩 쓰는데 입에 물을 머금은 다음 코에 불어넣는다[단심].

| 여로산藜蘆散 |

【효능】 오랜 학질로 토할 것 같으면서도 토하지 못할 때 토하게 한다.

【처방】 박새뿌리 가루 2g.
위의 약을 데운 김칫국물에 타서 토할 때까지 먹는다[강목].

| 웅황산雄黃散 |

【효능】 위와 같은 증상을 치료한다.

【처방】 석웅황웅황 · 참외꼭지과체 · 붉은팥 각각 4g.
위의 약들을 가루로 내어 한 번에 2g씩 따뜻한 물에 타서 토할 때까지 먹는다[강목].

토하게 하는 방법[取吐法]

날씨가 맑을 때에만 반드시 이 방법을 써야 한다. 그러나 병이 급하면 아무 때나 써도 좋은데 오전 7~9시 혹은 새벽 5~7시에 하는 것이 좋다. 『중경』에 '중요한 방법은 봄에는 토하게 하는 것이 좋다' 고 씌어 있다. 그것은 이때에 자연의 기[天氣]도 위[上]에 있고 사람의 기[人氣]도 위[上]에 있기 때문이다. 하루 날씨에서는 오전 7~9시와 새벽 5~7시까지가 바로 이때이다. 그러니 이른 아침에 토하게 하는 것이 좋고 밤에는 좋지 않다. 그리고 토하게 하려면 전날 저녁부터 음식을 먹지 않아야 한다[단심].

- 풍담風痰이나 급한 병이나 음식에 상傷하였을 때는 이에 구애되지 말고 아무 때나 토하게 해도 된다[입문].

토하도록 돕는 방법[助吐法]

토하게 하는 약을 먹여서 담을 치료할 때에는 약을 먹인 다음 목구멍을 자극해 주어 토吐하게 해야 한다. 그래도 토하지 못하면 김칫국물을 먹여야 한다. 그래도 토하지 못하면 또 약을 먹인 다음 다시 자극해 주면 토하지 않는 사람이 없다. 토한 다음 정신을 차리지 못하거나 어지러워해도 놀라거나 걱정 안 해도 된다. 『서전』에 "만일 약을 먹은 다음에도 머리가 어지럽지 않으면 병이 낫지 않는다"고 씌어 있다. 머리가 어지러운 것은 얼음물을 마시면 곧 풀린다. 만일 얼음물이 없으면 찬물도 좋다. 건강한 사람은 한두 번에 모두 토하게 해도 편안하나 약한 사람은 세 번에 모두 토하게 해야 해롭지 않다. 토한 다음날 이내 병이 도지는 것도 있고 더 심해지는 것도 있는데 이것은 토하게 해서 고르지[平] 못하게 되었기 때문이다. 이런 때에는 며칠 지나서 다시 토하게 해야 한다. 그 다음 만일 갈증이 나면 얼음물이나 찬물이나 오이나 배, 찬 음식을 모두 금하지 말고 먹어도 된다. 그러나 오직 단단한 음식, 오징어 같은 소화가 잘 되지 않는 음식은 많이 먹지 말아야 한다[자화].

- 토하게 하는 약을 먹어도 토하지 않을 때에는 사탕 1덩어리를 입에 머금고 있으면 담연痰涎이 나오는데 해롭지 않다. 이것은 저절로 토하게 하는 방법 즉 손을 대지 않고 토하게 하는 것이다[입문].
- 참외꼭지과체를 쓴 다음 한참 있어도 담연痰涎이 나오지 않을 때는 사탕 1덩

어리를 입에 머금고 있으면 그 물이 목구멍을 넘어가서 담연을 토하게 된다 [중경].

토하게 해야 할 증[可吐證]

상한傷寒 초기에 아직 사기邪氣가 속으로 들어가지 않았을 때에는 과체산으로 토하게 해야 한다.

- 상한 초기에 가슴이 답답하면 오뇌懊惱 치자탕으로 토하게 해야 한다.
- 중풍中風으로 정신을 차리지 못하고 담연이 성하면 희연산으로 토하게 해야 한다.
- 풍風으로 머리가 아플 때 담연痰涎을 토하게 하지 않으면 오래되어 눈이 멀게 된다. 이런 때에는 과체산을 써서 토하게 해야 한다.
- 해학이나 오랜 학질에는 삼성산을 써서 토한 다음 승기탕으로 설사시켜야 한다.
- 교룡병蛟龍病으로 배가 북같이 불러올랐을 때에는 강구산을 써서 토해야 한다.
- 전광癲狂이 오랫동안 낫지 않을 때에는 삼성산을 써서 토한 다음 승기탕으로 설사시켜야 한다.

토하게 하지 말아야 할 증[不可吐證]

병이 위급한 사람, 허약하여 원기[氣]가 쇠약한 사람은 토하지 않게 해야 한다.

- 여러 가지 토혈吐血 · 구혈嘔血 · 객혈喀血 · 타혈唾血 · 소혈嗽血 · 혈붕血崩 등 피를 흘리는 증세가 있을 때에는 토하게 하지 말아야 한다.

- 환자가 정신이 없어 허튼 소리[妄言]와 정신없는 행동[妄從]을 할 때에도 토하게 하지 말아야 한다.
- 환자가 옳고 그른 것을 가리지 못하고 말할 때에는 토하게 하지 말아야 한다.

토하는 것을 멈추는 방법[止吐法]

- 박새뿌리여로를 먹고 토하는 것이 멎지 않을 때에는 총백탕을 써야 곧 멎는다.
- 광물성 약을 먹고 토하는 것이 멎지 않을 때에는 감초관중탕을 써서 멎게 해야 한다.
- 정향 · 감초 · 흰삽주백출는 약을 먹고 토하는 것을 멎게 한다[자화].
- 감초는 약을 먹고 토하는 것을 모두 멎게 한다.

단방單方

대체로 진기眞氣를 끌어올리거나 동動하게 하는 약은 토하게 한다. 예를 들면 방풍 · 도라지길경 · 작설차 · 산치자 · 궁궁이천궁 · 무씨나복자와 같은 것들이다[단심].

- 모두 8가지이다.

| 고삼苦蔘, 너삼 **|**

잘 토하게 한다. 가슴에 열이 몰렸을 때에 이것을 가루내어 한 번에 8g씩 식초를 넣고 끓인 물에 타서 먹으면 토한다[본초].

| 고과苦瓠, 호리병박 **|**

토하게 하는 데 썰어서 달여 먹는다. 독이 있기 때문에 많이 먹지 말아야 한다[본초].

| **치자**梔子, 산치자 |

잘 토하게 하는 데 달여서 먹고 토해야 한다[자화].

- 치자 달인 물이 원래 토하게 하는 약은 아니다. 조열燥熱이 몰린 것이 심해서 치는[攻] 성질이 있는 약을 써도 풀리지 않을 때 이것을 쓰면 풀린다.
- 산치자는 약전국과 같이 쓰지 않으면 시원히 토하게 하지 못한다[입문].
- 몰리고 맺힌 데[鬱結] 쓰면 기氣가 통하고 잘 순환하게 된다[단심].

| **송라**松蘿, 소나무겨우살이 |

【 **효능** 】 달여서 토하게 하는 약으로 쓴다.

- 가슴 속에 열熱이 있어 담연痰涎이 생긴 것을 토하게 한다[본초].

| **유지피**柳枝皮, 버드나무가지껍 |

【 **효능** 】 가슴에 담열痰熱이 있을 때 토하게 하는 약으로 달여 쓴다[본초].

| **인삼노두**人蔘蘆頭 |

【 **효능** 】 잘 토하게 한다. 방풍이나 도라지길경 등의 노두도 모두 기운을 위[上]로 끌어올리므로 달여서 먹으면 토하게 된다[단심].

- 허약한 사람에게 쓰면 아주 적당하다[단심].

| **나복자**蘿蔔子, 무씨 |

【 **효능** 】 식적담食積痰을 잘 토하게 한다.

【 **처방** 】 무씨 5홉을 덖은 후 짓찧어 신좁쌀죽웃물에 탄 다음 걸러서 즙을 받는다. 여기에 기름과 꿀을 조금씩 넣고 저어서 따뜻하게 하여 먹는다[단심].

| 하즙蝦汁, 새우즙 |

【효능】 잘 토하게 한다. 또한 풍담風痰도 잘 토하게 한다.

【처방】 새우 300g에 간장 · 생강 · 파 등을 넣고 달여서 먼저 새우를 먹은 다음 국물을 마신다. 그런 다음 목구멍을 자극하여 토하게 해야 한다.

02 땀汗

땀을 내는 방법[發汗法]

땀은 손발이 모두 축축하게 젖도록 2시간 정도 내는 것이 좋다. 땀이 뚝뚝 떨어지도록 내서는 좋지 않다. 약을 먹은 다음 땀이 나면 약을 먹지 말아야 한다. 땀을 낼 때에 허리 위에는 평상시와 같이 덮고 허리 아래에는 두텁게 덮어야 한다. 그것은 허리 위에는 땀이 많이 나고 허리 아래로부터 발바닥까지 땀이 적게 나면 병이 낫지 않기 때문이다. 그러므로 허리에서부터 다리까지 땀이 푹 나도록 해야 한다[득효].

한증하여 땀을 내는 것[蒸劫發汗]

한증하는 방법[蒸法]은 다음과 같다. 땅 위에 섶나무薪 불을 지펴 놓고 한참 있다가 뜨거워진 다음에 불을 빼어 버리고 물을 뿌린다. 다음 그 위에 잠사 · 측백나무잎 · 복숭아나무잎 · 쌀겨를 섞어서 4손가락 너비 두께로 깐다. 그 위에 돗자리를 펴고 환자를 눕힌 다음 따뜻하게 덮어 주는데 여름에는 엷게 덮어 주어도 이내 땀이 난다. 몸통과 발바닥이 축축하도록 땀이 나면 온분溫粉 처방은 진액문에 있다을 뿌려서 땀이 나지 않게 해야 한다. 제일 효과가 나게 하는 것은 잠사 · 복숭아나무잎 · 측백나무잎 인데 잠사는 쓰지 않아도 효과가 있다. 이 방법은 병이 몹시 위급할 때 쓰는 것이므로 조심해야 하고 두 번은 쓰지 말아야 한다. 왜

나하면 수명이 짧아질 수 있기 때문이다[득효].

땀을 내야 할 증[可汗證]

『내경』에 '피부에 사기가 있으면 땀을 내서 풀어주어[汗而發] 한다'고 씌어 있다.

- 중풍中風, 상한傷寒, 여러 가지 잡병雜病 이 나타나면 다 땀을 내야 한다.
- 마황탕과 계지탕桂枝湯, 처방은 상한문에 있다.은 상한표증일傷寒表證 때 땀을 내야 할 증상을 치료한다.
- 소속명탕과 통기구풍탕通氣驅風湯, 처방은 다 중풍문 에 있다.은 중풍표증中風表證일 때 땀을 내야 할 증상을 치료한다.
- 갈근해기탕과 승마갈근탕升麻葛根湯, 처방은 상한문 에 있다.은 4철 상한과 온역溫疫에 쓴다.

땀을 내지 말아야 할 증[不可汗證]

헌데[瘡]가 있을 때에는 비록 몸이 아프다고 하여도 땀을 내지 말아야 한다. 땀을 내면 치병痓病이 생긴다[중경].

- 코피가 날 때에는 땀을 내지 않는다. 피가 나오는 모든 병은 모두 같다. 그것은 피와 땀의 이름은 다르지만 같은 종류이기 때문이다. 피를 많이 흘리면 땀이 나오지 않고 땀을 많이 흘리면 피가 적어진다. 피가 함부로 순환하는 것은 피가 열기[熱]에 몰리기 때문인데 이런 때에 또 땀을 내는 것은 오히려 열사熱邪를 도와 진액津液을 더 줄어들게 하는 것이다. 그리면 증세가 나쁘게 변하게 된다. 그러니 이런 때에는 땀을 내지 말아야 한다[중경].

● 상한소음증일傷寒少陰證 때 자려고만 하는 사람과 오직 궐증만이 있는 사람은 땀을 억지로 내지 말아야 한다. 땀을 내면 반드시 혈血이 통하여 9규九竅로 나오게 되는데 치료하기도 어렵다[중경].

단방單方

모두 6가지이다.

| 마황麻黃 |

【효능】 표증表證일 때 땀이 나게 한다. 뿌리와 마디는 땀을 멎게 한다[본초].

● 마황은 파밑총백과 같이 쓰지 않으면 땀을 나게 하지 못한다[입문].

● 인삼은 마황을 보조한다. 마황은 표表가 실實하여 땀이 나지 않을 때 한 번만 먹어도 곧 효과가 난다[입문].

| 수평水萍, 개구리밥 |

【효능】 보다 더 땀이 잘 나게 한다. 중풍中風으로 반신불수가 된 것과 열독熱毒을 치료하는 데 풍문風門에 있는 거풍단이 바로 이것이다[단심].

| 갈근葛根, 칡뿌리 |

【효능】 해기를 잘 시킨다.

● 양명경병陽明經病일 때 땀을 나게 한다. 40g을 썰어서 달여 먹는다[단심].

| 형개荊芥 |

【효능】 땀이 나게 한다. 또한 혈풍血風도 치료한다.

【 처방 】 물에 달여서 먹는다[단심].

| 박하薄荷 |

【 효능 】 땀이 나게 하여 독기를 내보낸다. 또한 풍열風熱을 땀이 나게 해서 치료한다[본초].

| 자소엽紫蘇葉, 차조기잎 |

【 효능 】 땀이 나게 해서 표表의 기운을 풀어준다[散][본초].

- 오랫동안 땀이 나지 않는 데는 차조기잎자소엽과 선귤껍질청피을 섞어서 써야 곧 땀이 난다[단심].

| 인동초忍冬草 |

【 효능 】 땀이 잘 나게 한다[속방].

잡병편

03 설사下痢

가을에는 설사시키는 것이 좋다[秋宜下]

『중경』의 "중요한 치료법에 가을에는 설사시키는 것이 좋다"고 씌어 있다.

설사를 너무 늦게 시키지는 말아야 한다[下無太晩]

늦게 시키지 말라고 하는 것은 병이 오래된 다음에 시키지 말라는 의미가 아니라 오전 9~11시 이후에 설사시키지 말라는 것이다.

그것은 이때가 음陰에 속하기 때문이다. 설사를 매일 오전 9~11시 사이에 시켜야 한다. 그것은 이때가 양陽에 속하기 때문이다.

- 적취積聚나 전광癲狂일 때 설사시키려면 반드시 날 샐 무렵이나 이른 아침 빈속에 달인 약을 먹어야 한다. 상한傷寒으로 조열潮熱이 나고 음식을 먹지 못할 때에는 9~11시 이후에 설사시키는 것이 더 좋다. 그래서 설사는 너무 늦게도 시키지 말고 또 늦게 시키는 것을 싫어하지 말아야 할 때도 있다고 하였다. 잡병일雜病 때도 모두 같다[입문].

설사시켜야 할 증[宜下證]

병이 양명위경陽明胃經에 있다는 것을 정확히 안 다음에는 날짜에 관계없이 설사시켜야 한다. 만일 날짜가 지나도록 설사시키지 않으면 기혈氣血이 소통하지 못하게 되고 팔다리가 싸늘해진다. 이것을 알지 못하는 사람들은 음궐陰厥이라고 하면서 또 성질이 뜨거운 약을 먹어서 곧 해를 입게 된다[득효].

잡병편

설사를 빨리 시키는 방법[促下法]

설사시키는 약을 먹었으나 오래되도록 설사가 나지 않을 때에는 뜨거운 죽을 1사발 먹는다. 만일 심하게 설사하면서 멎지 않으면 식은 죽을 1사발 먹는다. 그것은 약이 더워지면 나가게 하고[行] 차지면 멎게 하기[止] 때문이다[중경].

- 약을 먹어도 설사가 나지 않으면 밀도법蜜導法, 처방은 대변문에 있다을 써야 한다. 설사시키는 약은 달인 약을 쓰는 것이 알약을 쓰는 것보다 더 좋다. 그것은 물이 모든 것을 다 깨끗하게 하기 때문이다[입문].

설사를 너무 하면 망음증이 생긴다[下多亡陰]

몹시 설사시키면 혈血이 상傷한다[득효].

- 설사시키는 것은 원래 음陰을 돕자는 것이다. 만일 음이 양사陽邪를 받아서 열이 몰려 형체形體가 있는 것이 생겼을 때에는 이미 썩은 것은 없애 버리고 새로운 음이 생기게 해야 한다. 만일 양사는 이미 없어졌는데 또 설사시키면 도리어 망음亡陰이 된다. 『내경』에 "중음重陰 : 음이 극성해졌거나 중첩된 것을

말한다 이 되면 반드시 양陽이 생긴다"고 씌어 있다. 이것은 음기를 저절로 없어지게 한 것이다. 설사를 몹시 시키면 망음증이 생긴다는 것은 이런 것을 두고 한 말이다[동원].

설사시키는 약[下藥]

| 주거환舟車丸 |

【 효능 】 습열濕熱이 성盛한 것을 치료하는 데 대소변이 잘 나오게 한다.

【 처방 】 나팔꽃검은씨흑견우자, 맏물가루 160g, 대황 80g, 감수 · 버들옻대극 · 원화 · 선귤껍질청피 · 귤껍질陳皮 각각 40g, 목향 20g.

위의 약들을 가루내어 물에 반죽해서 먹기 좋은 크기로 알약을 만든다. 한 번에 50~60알씩 뜨거운 물로 먹는데 설사가 시원하게 나올 때까지 사용한다[강목].

| 주거신우환舟車神祐丸 |

【 효능 】 여러 가지 수습水濕이 성하는 병을 치료한다.

【 처방 】 나팔꽃검은씨흑견우자, 맏물가루 160g, 대황 80g, 감수 · 버들옻대극 · 원화 각각 40g모두 식초에 축여 볶은 것, 선귤껍질청피 · 귤껍질陳皮 · 목향 · 빈랑 각각 20g, 경분 4g.

위의 약들을 가루내서 물에 반죽하여 알약을 만든다. 먹는 방법은 위의 처방과 같다[강목].

| 삼화신우환三花神祐丸 |

【 효능 】 여러 가지 수습水濕으로 배가 그득한 것을 치료한다.

【 처방 】 나팔꽃검은씨흑견우자, 만물가루 80g, 대황 40g, 원화 · 감수 · 버들옻대극 각각 20g, 경분 4g.

위의 약들을 가루내어 물에 반죽하여 알약을 만든다. 처음에는 5알을 먹고 그 다음부터 한 번에 5알씩 양을 늘려 가면서 먹는데 따뜻한 물로 먹는다[선명].

| 대성준천산大聖濬川散 |

【 효능 】 모든 수습증水濕證과 여러 가지 적積을 치료하는 데 좋은 약이다.

【 처방 】 나팔꽃검은씨흑견우자, 만물가루 · 대황잿불에 묻어 구운 것 · 이스라치씨욱리인 각각 40g, 망초 14g, 목향 12g, 감수 2g.

위의 약들을 가루내서 물에 반죽하여 알약을 만든다. 한 번에 10~15알씩 먹는다[강목].

| 수풍환搜風丸 |

【 효능 】 풍열風熱로 대소변이 막힌 것을 치료한다.

【 처방 】 나팔꽃검은씨흑견우자, 만물가루 160g, 곱돌활석 · 대황 · 속썩은풀황금 · 조가비가루 · 천남성 각각 80g, 건강 · 백반 · 끼무릇반하, 생것 · 한수석 각각 40g, 인삼 · 흰솔풍령백복령 · 박하 각각 20g, 곽향 8g.

위의 약들을 가루내어 물에 반죽하여 알약을 만든다. 한 번에 10~20알씩 생강을 달인 물로 먹는다[하간].

| 목향순기환木香順氣丸 |

【 효능 】 습열濕熱을 치료하는 데 대소변이 잘 나가게 한다.

【 처방 】 대황 120g, 나팔꽃검은씨흑견우자, 만물가루를 내서 절반은 생것으로 절반은 닦아서 쓴다 80g, 선귤껍질청피 · 빈랑 각각 40g, 목향 20g.

잡병편

위의 약들을 가루낸다. 다음 약가루 160g에 약누룩신국 52g씩 되게 넣어서 물에 반죽하여 알약을 만든다. 한 번에 40~50알씩 따뜻한 물로 먹는다[영추].

| 삼황해독환三黃解毒丸 |

【 처방 】 나팔꽃검은씨흑견우자, 맏물가루 160g, 곱돌활석 120g, 대황 · 속썩은풀황금 · 황련 · 산치자 각각 80g.

약을 만드는 방법과 먹는 방법은 해독환과 같다[회춘].

| 통격환通膈丸 |

【 효능 】 습열을 내리고 대소변이 잘 나가게 한다.

【 처방 】 나팔꽃검은씨흑견우자, 맏물가루 · 대황 · 으름덩굴목통 각각 같은 양.

위의 약들을 가루내서 물에 반죽하여 알약을 만든다. 한 번에 30~50알씩 먹는다[운기].

| 선독환宣毒丸 |

【 효능 】 위와 같은 증상을 치료한다.

【 처방 】 나팔꽃검은씨흑견우자, 맏물가루 160g, 대황잿불에 묻어 구운 것 80g, 선귤껍질청피 · 귤껍질陳皮 · 삽주창출 · 당귀 각각 40g.

위의 약들을 가루내어 무를 삶아서 간 데 넣고 반죽한 다음 먹기 좋은 크기로 알약을 만든다. 한 번에 50알씩 따뜻한 물로 먹는다[강목].

단방單方

모두 8가지이다.

| **대마인**大麻仁, 역삼씨 |

【 효능 】 장위腸胃에 열이 몰린 것을 치료하는 데 대소변이 잘 배설하게 한다. 짓찧어 짜낸 즙으로 죽을 쑤어 먹는다[본초].

| **지마유**脂麻油, 참기름 |

【 효능 】 장위腸胃를 윤활하게 하고 대소변을 잘 배설하여 열이 몰린 것을 내린다. 빈속에 1~2홉씩 먹으면 대변이 이내 나온다[본초].

| **도화악**桃花 , 복숭아꽃받침 |

【 효능 】 적취積聚를 삭이고 대소변이 잘 배설되게 한다. 꽃이 질 때 꽃받침을 따서 밀가루에 반죽한 다음 전병을 만들어 먹어도 된다[본초].

| **천금자**千金子, 일명 속수자續隨子 |

【 효능 】 대소변이 잘 배설하게 한다.

【 처방 】 가루내서 한 번에 4~8g씩 미음에 타서 먹거나 알약을 만들어 먹어도 된다[본초].

| **대황**大黃 |

【 효능 】 음식이 잘 내리게 하고 장위腸胃를 깨끗하게 씻어 낸다.

【 처방 】 한 번에 20g씩 물에 달여 먹거나 알약을 만들어 먹어도 다 좋다[본초].

| **흑견우자**黑牽牛子, 나팔꽃검은씨 |

【 효능 】 검은씨는 수水기를 주로 다스리고 흰씨는 기氣를 주로 다스린다. 맏물가루를 내서 한 번에 8g씩 먹으면 곧 설사가 난다. 알약을 만

들어 먹어도 좋다[본초].

| 빈랑 |

【 효능 】 장부藏府에 기氣가 몰려 막힌 것을 잘 소통하게 한다.

【 처방 】 부드럽게 가루내어 한 번에 8g씩 꿀물에 타서 먹는다[본초].

| 감수甘遂 |

【 효능 】 적취積聚를 삭이고 대소변이 잘 배설하게 한다.

【 처방 】 가루내어 미음에 타서 먹거나 알약을 만들어 먹는다[본초].

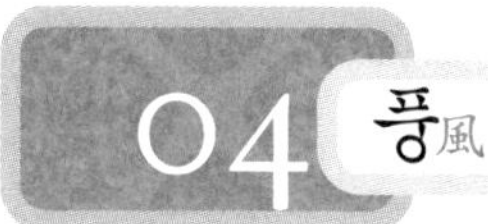

04 풍風

잡병편

중풍의 전구증[中風微漸]

- 성인들은 병을 미리 예방하고 앞으로 생길 수 있는 병을 미리 알았으니 이것은 훌륭하다. 중풍일 때에 전구 증상은 엄지손가락과 집게손가락이 감각이 둔하여 손발에 힘이 약하거나 혹은 힘살이 약간 당기는 감이 있는 것이다. 이렇게 되면 3년 안에 반드시 중풍이 생기게 된다. 이런 때에는 영위榮衛를 고르게 해야 하는데 미리 유풍탕이나 천마환, 가감방풍통성산加減防風通聖散, 처방은 아래에 있다.을 먹어 중풍을 예방해야 한다[단심].

- 죽여지출환竹瀝枳朮丸, 처방은 담음문에 있다과 수풍순기환搜風順氣丸, 처방은 대변문에 있다을 번갈아 먹어도 예방이 된다[의감].

- 대체로 손발을 점차 제대로 쓸 수 없게 되거나 팔다리와 손가락 마디에 감각이 둔해져서 입과 눈이 비뚤어지며 말이 잘 되지 않거나 가슴이 답답하고 가래를 계속 토하며 6맥이 부활浮滑하면서 허연虛軟하고 힘이 없으면 비록 갑자기 넘어지지는 않는다고 하더라도 이것은 중풍으로 어지러워서 넘어지려는 것이 틀림없다. 이때에는 먼저 단계丹溪의 방법대로 치료해야 한다[정전].

- 풍기운이 있다는 것이 알려지면 곧 유풍탕과 천마환을 먹어야 한다. 그러면 이 약들이 서로 협력 작용을 하여 병을 미리 막을 수 있게 되는데 좋은 약들이다[역로].

중풍의 원인[中風所因]

『내경』에 '풍은 모든 병의 첫째가는 원인이 된다' 고 씌어 있다. 풍은 변화되어 다른 병이 생기게 하는데 편풍偏風 · 뇌풍腦風 · 목풍目風 · 누풍漏風 · 내풍內風 · 수풍首風 · 장풍腸風 · 설풍泄風을 생기게 하고 또한 폐풍肺風 · 심풍心風 · 간풍肝風 · 비풍脾風 · 신풍腎風 · 위풍胃風 · 노풍勞風 등을 생기게 한다자세한 것은 해당된 부문에 있다.

- 하간河間은 '풍병은 흔히 열이 왕성해지면 생긴다' 고 하였다.자세한 것은 위에 있다.
- 동원東垣은 "중풍은 밖에서 들어오는 풍사風邪에 의하여 생기는 것이 아니라 본래 있던 기에 의하여 생긴다"고 하였다.자세한 것은 위에 있다.
- 단계丹溪는 "풍으로 병이 생긴다. 서북 지방은 기후가 차서 풍을 맞는 사람이 많다. 그러나 동남쪽은 기후가 따뜻하고 땅에 습기가 많으므로 풍이 있지만 풍에 의해서 병이 생기지 않는 다"고 하였다. 대체로 습濕이 담痰을 생기게 하고 담이 열熱을 생기게 하며 열이 풍을 생기게 한다. 『내경』에는 "이런 것이 지나치면 나쁘기 때문에 억제하여야 한다"고 하였다. 하간은 "토土가 지나치면 목木과 비슷해진다"고 하였다.

중풍의 주된 증상[中風大證]

사람이 풍을 맞으면 졸중卒中, 갑자기 넘어지는 것, 갑자기 벙어리가 되는 것, 정신이 혼미해지는 것[蒙昧], 입과 눈이 비뚤어지는 것[口眼喎斜], 손발을 쓰지 못하는 것[手足癱瘓], 정신을 차리지 못하는 것[不省人事], 말을 더듬는 것[言語蹇澁], 담연이 몹시 성하는[痰涎壅盛] 등의 증상이 나타난다[의감].

적풍賊風과 허사虛邪가 사람에게 침범하는 것[賊風虛邪中人]

황제黃帝는 "내가 들으니 4철 팔풍八風 : 8개의 방위 즉 동북쪽 · 동쪽 · 동남쪽 · 남쪽 · 서남쪽 · 서쪽 · 서북쪽 · 북쪽에서 불어오는 바람을 팔풍이라 한다이 사람에게 침범한다고 한다. 날씨는 차고 더운 때가 있는데 차면 피부가 조여들면서 주리腠理가 당기고 더우면 피부가 늘어나서 주리가 열리게 된다. 적풍의 사기가 이 틈을 타서 들어오게 되는가? 그렇지 않으면 팔정허사八正虛邪 : 팔풍의 허사를 팔정허사 또는 팔정사라고 한다. 허사란 몸이 허한 틈을 타서 침범하여 병을 일으키는 풍사(팔풍)를 말한다. 팔정허사에는 대약풍 · 모풍 · 강풍 · 절풍 · 대강풍 · 흉풍 · 영아풍 · 약풍(비풍)이 있다.가 사람을 상하게 하는 가?"고 물었다.

잡병편

중풍은 크게 4가지로 나눈다[中風大法有四]

첫째는 편고偏枯인데 한 쪽 몸을 쓰지 못하는 것이고 둘째는 풍비風痱인데 몸은 아프지 않으면서 팔다리를 잘 쓰지 못하는 것이다. 셋째는 풍의風懿인데 갑자기 사람을 알아보지 못하게 되는 것이고 넷째는 풍비風痺인데 여러 가지 비증과 같은 풍증이다[천금].

편고偏枯

편고란 몸 한 쪽에 혈기血氣가 허해져서 몸 한 쪽을 쓰지 못하고[半身不隨] 힘살이 여위며 뼈 사이가 아픈 것을 말한다[직지].

- 허사가 몸 한 쪽에 침범하여 속으로 깊이 들어가 영위榮衛에 머물러 있어서 영위가 약간 쇠약해지면 진기眞氣가 없어지고 사기만 남아 있게 되므로 편고가 된다[중경].
- 편고일 때에는 몸 한 쪽을 쓰지 못하고 힘살도 한 쪽만 여위면서 쓰지 못하게

되고 아프고 말은 제대로 하며 정신도 똑똑하다. 이것은 병이 분육分肉과 주리腠理의 사이에 있는 것이므로 따뜻한 데 누워서 땀을 내게 하고 또 굵은 침을 놓아야 한다[중경].

- 편고란 팔다리에 사기가 있어서 혈맥이 잘 소통하지 못하여 손발을 쓰지 못하는 것이다. 위증은 양명경陽明經이 허하여 종근宗筋: 3음과 3양의 경근이 전음부에 몰린 것을 말하는데 남자의 생식기라고 한 데도 있고 굵은 힘줄이라고 한 데도 있다. 이 늘어질 때 이것을 대맥帶脈이 잡아당기지 못하면 생긴다.

- 풍비병風痱病은 말을 제대로 하지 못하고 정신이 혼란해지는 증상이 있으나, 위증일 때에는 없다. 대체로 풍비병은 갑자기 정신을 잃고 넘어지면서 생기고 위증은 오랜 기간 나른하고 맥이 없다가 생기는 것이므로 서로 다른 2가지 병이다.[강목].

풍비風痱

풍비란 정신이 혼란하지 않고 몸도 아프지 않으면서 팔다리를 들지 못하거나 한 쪽 팔을 쓰지 못하는 것이다[직지].

- 풍비일 때 몸은 아프지 않고 팔다리를 잘 쓰지 못하며 정신은 혼란하지만 심하지 않고 말하는 것을 약간 알아들으면 치료할 수 있고 심하여 말도 하지 못하면 치료하기 어렵다[중경].

- 풍비의 증세가 약한 것은 팔다리를 잘 쓰지 못할 정도이고 심한 것은 온 몸이 다 뒤로 젖혀지거나 왼쪽이나 오른쪽을 쓰지 못하며 혹은 한 쪽 팔을 쓰지 못하고 정신이 혼란되어 말을 하지 못한다. 이런 것은 치료하기 어렵다. 이때에는 환골단이나 신선비보단을 쓴다. 비脾가 실한 것은 기름진 음식을 많이 먹어서 생긴 것이므로 소풍순기원 風順氣元, 처방은 대변문에 있다.을 쓰고 비가 허한 데는 십전대보탕十全大補湯, 처방은 허로문에 있다.이나 팔보회춘을 쓴다[입문].

- 비痱란 못 쓴다는 말인데 즉 편고偏枯가 증세가 심해졌다는 뜻이다. 비와 편고

는 서로 다른 병이다. 편고란 몸 한 쪽이 아프고 말은 제대로 하며 정신도 깨끗하다. 이것은 병이 힘살[分肉]과 주리 사이에 있는 것이므로 동원이 말한 것처럼 사기가 부腑에 침범한 것이다. 풍비란 몸은 아프지 않으나 팔다리를 쓰지 못하고 말도 하지 못하며 정신이 혼란된 것이다. 이것은 사기가 속에 있는 것인데 동원東垣이 말한 것처럼 사기가 장臟에 침범한 것이다[강목].

풍의風懿

풍의란 갑자기 정신이 아찔해지고 혀가 뻣뻣하여 말을 하지 못하며 목구멍이 막혀서 흑흑 답답한 소리를 내면서 넘어지는 것이다.[직지].

- 풍의는 갑자기 정신을 잃고 넘어지며 눈과 입이 비뚤어지고 말을 하지 못하는 것이다. 이때에 몸이 나른하면서 땀이 나면 살고 땀이 나지 않고 몸이 뻣뻣하면 치료하지 못한다. 이것은 담수痰水가 화를 억제하고 심규心竅를 막아서 말을 하지 못하게 된 것이다. 열이 있으면 우황청심환을 쓰고 허했으면 도담탕導痰湯, 처방은 담음문에 있다.을 쓴다[입문].
- 풍의란 갑자기 사람을 알아보지 못하고 목구멍이 막히며 혀가 뻣뻣하여 말을 하지 못하는 것이다. 이때 병은 장부에 있다. 땀이 나고 몸이 나른하면 살고 땀이 나지 않고 몸이 뻣뻣하면 7일 만에 죽는다[득효].

풍비風痺 _ 모든 내용은 아래에 있다

중풍에 대한 이름이 같지 않다는 것[中風之名各不同]

갑자기 정신을 잃고 넘어지는 것[昏倒]을 『내경』에서는 격부擊仆라고 하였고 민간에서는 졸중卒中이라고 하였는데 이것은 중풍 초기에 있는 증상이다.

- 입과 눈이 비뚤어지고 몸 한 쪽을 쓰지 못하는 것을 『내경』에서는 편고偏枯라고 하였고 민간에서는 탄탄癱瘓 또는 외퇴풍腲腿風이라고 하였는데 이것은 졸도한 다음에 생기는 증상이다.
- 혀가 뻣뻣하여 말을 하지 못하고 입을 다물지 못하는 것을 『내경』에서는 풍비라고 하였고 민간에서는 풍의風懿 또는 풍기風氣라고 하였는데 이것 역시 졸도한 다음에 생기는 증상이다.
- 대체로 편고가 된 사람은 반드시 먼저 정신을 잃고 넘어지기 때문에 『내경』에서는 격부편고擊仆偏枯라고 하였다[강목].

| 소속명탕小續命湯 |

【 효능 】 갑자기 풍을 맞아서 정신을 차리지 못하고 눈과 입이 비뚤어지며 몸 한 쪽을 쓰지 못하고 말을 하지 못하며 팔다리에 감각이 둔해지고 어지러운 것과 중풍의 초기에 땀이 나지 않는 표실증表實證과 모든 풍증을 다 치료한다.

【 처방 】 방풍 6g, 방기 · 육계 · 살구씨행인, 속썩은풀황금 · 함박꽃뿌리백작약 · 인삼 · 궁궁이천궁 · 마황 · 감초 각각 4g, 부자싸서 구은 것 2g.

위의 약들을 썰어서 1첩으로 하여 생강 3쪽, 대추 2알과 함께 물에 달여 먹는다[입문].

- 어떤 처방에는 방기, 부자가 없고 당귀, 석고가 있다. 열이 있으면 노랑돌쩌귀백부자를 넣어 쓴다.
- 대체로 중풍에 6맥이 부浮하고 긴緊하며 풍기風氣가 몹시 심하고 심화心火가 몹시 타올라 담연痰涎이 경락에 몰려 막히면 소속명탕을 쓴다. 부자는 그 성질이 맹렬하기 때문에 병을 치료하는 데 힘이 있다.즉 인삼과 같은 약들을 모두 이끌고 12경락으로 들어가 퍼져서 약해진 원기를 회복시키며 또 마황 · 방풍 · 살구씨행인 같은 약들의 기운을 이끌어서 땀이 나게 하고 주리腠理를 열어 겉에 있는 풍한을 몰아낸다. 또한 당귀, 궁궁이천궁 같은 약 기운을 이끌고

혈분血分에 들어가서 혈을 잘 순환하게 하고 혈을 보하며 부족된 진음眞陰을 자양한다. 이 처방에 석고와 지모를 넣으면 위胃의 화火를 내리며 속썩은풀황금을 넣으면 폐금肺金을 맑게 한다. 만일 병의 증상이 조금 나아가고 정신이 조금 회복되면 반드시 단계丹溪의 치료법대로 기혈氣血을 보補하고 담痰을 삭게 하는 약으로써 원기를 회복시켜야 한다.

| 소풍탕疎風湯 |

【효능】 6부六腑에 풍이 침범하여 손발에 감각이 둔해진 것을 치료하는데 먼저 이 약으로 해표解表시키고 그 다음에 유풍탕으로 조리해야 한다.

【처방】 강호리강활 · 방풍 · 당귀 · 궁궁이천궁 · 벌건솔풍령적복령 · 귤껍질陳皮 · 끼무릇반하 · 오약 · 구릿대백지 · 향부자 각각 3.2g, 계지 · 족두리풀세신 · 감초 각각1.2g.

위의 약들을 썰어서 1첩으로 하여 생강 3쪽과 함께 물에 달여 먹는다[회춘].

| 가감속명탕加減續命湯 |

【효능】 풍風이 6부에 침범한 것을 치료한다. 지금 의사들이 표리表裏와 허실虛實을 잘 가리지 못하기 때문에 장역로張易老가 동원東垣에게 6경의 가감법[六經加減法]을 알려 주었다.

【처방】 태양중풍증太陽中風證일 때 오한이 나면서 땀이 나지 않는 데는 마황속명탕을 주로 쓰는데 본방에 마황 · 방풍 · 살구씨행인를 곱절로 넣어 쓴다. 땀이 나면서 바람을 싫어하는 데는 계지속명탕을 주로 쓰는데 본방에 계지 · 집함박꽃뿌리작약 · 살구씨행인를 곱절로 넣어 쓴다. 양명중풍증陽明中風證일 때 몸에 열이 나고 땀이 나지 않으며 오한이 없으면 백호속명탕을 주로 쓰는데 본방에 계지, 속썩은풀황금을 곱절로 하고 칡뿌리갈근 5.6g을 넣어 쓴다. 태음중풍증太陰中風證일 때 땀

이 나지 않고 몸이 서늘하면 부자속명탕을 주로 쓰는데 부자는 곱절로 하고 감초는 8.4g, 건강은 2.8g을 넣는다.

- 소음중풍증少陰中風證일 때 땀이 나고 열이 없으면 계지속명탕을 주로 쓰는데 본방에 계지 · 부자 · 감초를 곱절로 넣는다.
- 6경이 혼란되어 소양병少陽病과 궐음병厥陰病이 얽혀서 혹시 팔다리 뼈마디가 켕기면서[攣] 아프거나 감각이 둔해지면서 잘 쓰지 못하면 강활연교속명탕을 주로 쓰는데 본 처방 약재 40g에 강호리강활 8g, 연교 6g을 넣어 쓴다[정전].

| 삼화탕三化湯 |

【 효능 】 5장 6부에 동시에 풍이 침범하여 대소변이 막혀 잘 나오지 않는 것을 치료한다.

【 처방 】 후박 · 대황 · 지실 · 강호리강활 각각 같은 양.
위의 약들을 썰어서 40g을 1첩으로 하여 물에 달여서 하루 두세 번 먹는데 설사가 약간 나면 그만두어야 한다[역로].

| 양영탕養榮湯 |

【 효능 】 혈맥에 풍이 침범하여 겉에는 6경의 증상이 나타나지 않고 속으로도 대소변이 막히는 증상이 없으면서도 팔다리를 잘 쓰지 못하고 말을 잘 하지 못하며 담痰이 막혀 정신이 혼미한 것을 치료한다.

【 처방 】 당귀 · 궁궁이천궁 · 집함박꽃뿌리백작약 · 생지황 · 맥문동 · 원지 · 석창포 · 귤껍질陳皮 · 오약 · 흰솔풍령백복령 · 지실 · 황련 · 방풍 · 강호리강활 · 진교 · 끼무릇반하 · 천남성 · 감초 각각 2.4g.
위의 약들을 썰어서 1첩으로 하여 생강 3쪽과 참대속껍질竹茹 1뭉치와 함께 물에 달여 먹는다[회춘].

| 배풍탕排風湯 |

【 효능 】 5장에 풍이 침범하여 정신이 없고 손발에 감각이 없고 입과 눈이 비뚤어진 것을 치료한다.

【 처방 】 따두릅독활 · 마황 · 벌건솔풍령적복령 각각 4g, 흰삽주백출 · 육계 · 궁궁이천궁 · 살구씨행인 · 집함박꽃뿌리백작약 · 방풍 · 당귀 · 감초 각각 3.2g, 백선피白鮮皮 2g.

위의 약들을 썰어서 1첩으로 하여 생강 3쪽, 대추 2알과 함께 물에 달여 먹는다[국방].

잡병편

| 가감배풍탕加減排風湯 |

【 효능 】 위와 같은 증상을 치료하는데 5장풍五臟風도 두루 치료한다.

【 효능 】 천마 8g, 삽주창출 4g, 방풍 · 궁궁이천궁 · 강호리강활 · 따두릅독활 각각 3.2g, 마황 2.8g, 백선피 · 당귀 · 집함박꽃뿌리백작약 · 흰삽주백출 · 끼무릇반하 · 벌건솔풍령적복령 · 속썩은풀황금 · 살구씨행인 · 감초 각각 1.6g.

위의 약들을 썰어서 1첩으로 하여 생강 3쪽과 함께 물에 달여 먹는다[의감].

| 대진교탕大秦艽湯 |

【 효능 】 중풍을 치료한다. 6경의 증상이 겉에 나타나지 않고 대소변이 막히는 증상이 없는 것은 혈이 부족하여 힘살을 영양하지 못하기 때문인데 이때에는 손발을 잘 쓰지 못하고 혀가 뻣뻣하여 말을 잘 하지 못하게 된다. 이런 때에는 혈을 보해 주어야 힘살이 스스로 영양을 받게 되는데 이 약을 주로 쓴다.

【 처방 】 진교 · 석고 각각 4g, 강호리강활 · 따두릅독활 · 궁궁이천궁 · 구릿대백지 · 생지황 · 찐지황숙지황 · 당귀 · 집함박꽃뿌리백작약 · 속썩

은풀황금 · 흰솔풍령백복령 · 방풍 · 흰삽주백출 · 감초 각각 2.8g, 족두리풀세신 1.2g.

위의 약들을 썰어서 1첩으로 하여 달여 물먹듯이 아무 때나 먹는다[역로].

| 지보단至寶丹 |

【 효능 】 갑자기 중풍이 되어 말을 잘 하지 못하고 정신을 차리지 못하는 것과 5장에 풍이 침범하여 정신이 혼미한 것을 치료한다.

【 처방 】 서각 · 주사 · 석웅황웅황 · 호박 · 패모 각각 40g, 우황 20g, 용뇌, 사향 각각 10g, 은박 50장, 금박 50장절반은 겉에 입힌다.

위의 약들을 가루를 내어 안식향安息香, 술에 걸러서 모래와 흙을 버리고 깨끗하게 한 것 40g을 조려서 만든 고약에 반죽하여 40g으로 알약 40알씩 만든다. 한 번에 1알씩 인삼을 달인 물에 풀어서 먹는데 하루에 두세 번 쓴다[국방].

- 안식향 은 질이 굳어서 잘 풀리지 않는다. 그러므로 갑자기 쓰기는 힘들다. 이런 때에는 절반은 빼고 그 대신 조린 꿀을 절반을 채워서 사용한다.[국방].

| 우황청심원牛黃淸心元 |

【 효능 】 갑자기 풍을 맞아서 정신을 차리지 못하고 담연痰涎이 막혀서 정신이 어렴풋하며 말을 제대로 하지 못하고 입과 눈이 비뚤어지며 손발을 잘 쓰지 못하는 것을 치료한다.

【 처방 】 마산약 28g, 감초덖은 것 20g, 인삼 · 부들꽃가루포황, 덖은 것 · 약누룩신국, 덖은 것 각각 10g, 서각 8g, 개완두싹大豆黃卷, 덖은 것 · 육계 · 갖풀아교, 덖은 것 각각 7g, 집함박꽃뿌리백작약 · 맥문동 · 속썩은풀황금 · 당귀 · 방풍 · 주사수비한 것 · 흰삽주백출 각각 6g, 시호 · 도라지길경 · 살구씨행인 · 흰솔풍령백복령 · 궁궁이천궁 각각 5g, 우황 4.8g, 영양

각 · 사향 · 용뇌 각각 4g, 석웅황웅황 3.2g 가위톱白斂 · 건강싸서 구운 것 각각 3g, 금박金箔, 40장은 겉에 입힌다 120장, 대추쪄서 살만 발라 짓찧어 고약을 만든다 20알.

위의 약들을 가루를 내서 대추고와 조린 꿀을 섞은 데 넣고 반죽한 다음 40g으로 알약 10알씩 만들어 겉에 금박을 입힌다. 한 번에 1알씩 따뜻한 물에 풀어서먹는다[의감].

| 우황금호단牛黃金虎丹 |

【 효능 】 갑자기 풍을 맞아[急中風] 정신을 차리지 못하고 몸이 뻣뻣하며 이를 악물고 코가 마르며 얼굴이 거멓게 되고 온몸에 열熱이 몹시 나며 기름 같은 땀이 흐르고 눈을 곧추 뜨며 입술이 퍼렇게 되고 정신이 어렴풋하며 답답하고 몸가짐은 술에 취한 것 같으며 담연痰涎이 막혀서 가슴과 목구멍에서 톱질하는 듯한 소리가 나는 것을 치료한다.

【 처방 】 석웅황웅황, 수비한 것 600g, 백반구운 것 · 천축황天竺黃 · 천남성소담즙에 법제한 것 각각 100g, 천웅싸서 구운 것 50g, 경분 · 용뇌 각각 20g, 우황 10g, 금박 80장겉에 입힌다.

- 위의 약들을 가루내어 조린 꿀에 반죽한 다음 60g으로 알약 10알씩 만들어 겉에 금박을 입힌다. 한 번에 1알씩 깨끗한 물에 풀어서 먹인다. 그 다음 한참 지난 후 약 기운이 퍼진 다음 다시 박하즙에 1알을 풀어서 먹이면 곧 낫는다. 만약에 살은 쪘으나 몸이 허하고 담연이 많아서 풍기가 있으면 늘 이 약을 구급약으로 준비하여 가지고 있어야 한다[국방].

이를 악문 것을 열리게 하는 방법[開噤法]

졸중풍卒中風일 때 이를 악물고 벌리지 못하여 약을 넘기게 할 수 없을 때에는 개관산 · 파관산 · 파두로 훈熏하는 방법이나 거북의 오줌[龜

尿〕으로 다문 입을 벌리는 방법을 쓴다.

- 이를 악물었을 때에는 오매살을 천남성이나 족두리풀 가루細辛末에 섞어서 가운뎃손가락에 묻혀 이빨에 문질러 주면 입이 저절로 열린다[직지].
- 3양경의 경근經筋과 낙맥絡脈은 모두 턱과 뺨으로 들어가서 입을 둘러싸고 있으므로 여러 양경에 풍한의 사기가 침범하면 힘줄이 당기면서 이를 악물고 벌리지 못하게 된다[자생].

| 개관산開關散 |

【 효능 】 갑자기 풍을 맞아서 눈을 감고 이를 악문 것을 치료한다.

【 처방 】 천남성가루 2g, 용뇌 1g.

위의 약들을 가루내어 가운뎃손가락에 묻혀서 이빨에 20~30번 문질러 주면 입이 저절로 열린다. 한 번에 1~2g씩 쓰는데 단오날에 만든 것이 더 좋다[입문].

- 일명 파관산破關散이라고도 한다[의감].

재채기를 하게 하는 방법

갑자기 생긴 중풍으로 정신을 차리지 못할 때에는 먼저 주염열매조각나 족두리풀세신, 혹은 천남성, 끼무릇가루半夏末를 코 안에 불어넣어서 재채기가 나면 치료할 수 있고 재채기를 하지 않으면 치료하지 못한다[직지].

- 갑자기 풍을 맞아서 정신을 잃었을 때에는 먼저 통관산을 코에 불어넣어 재채기를 하게 한 다음 소합향원蘇合香元, 처방은 기문에 있다을 먹여서 기를 소통하게 하면서 점차 기를 고르게 하고 풍기를 없애며 담을 삭이는 약을 써야 한다. 이를 악물었을 때에도 통관산을 코에 불어넣어 재채기를 시키면 곧 열

린다[득효].

● 재채기를 시키는 데는 통정산이나 축비통천산을 쓰는 것이 좋다.

| 통관산通關散 |

【 효능 】 갑자기 풍을 맞아서 정신을 차리지 못하고 이를 악물며 기가 막힌 것을 치료한다.

【 처방 】 족두리풀세신 · 주염열매조각 · 박하 · 석웅황웅황 각각 4g.

위의 약들을 가루내어 조금씩 코에 불어넣어서 재채기가 나면 치료할 수 있고 재채기가 나오지 않으면 치료할 수 없다[득효].

| 통정산通頂散 |

【 효능 】 갑자기 풍을 맞아서 정신을 차리지 못하는 것을 치료하는데 코에 불어넣으면 곧 깨어난다.

【 처방 】 석고 8g, 박새뿌리여로 · 궁궁이천궁 · 족두리풀세신 · 인삼 · 감초 각각 1.6g.

위의 약들을 가루내어 한 번에 1g씩 콧구멍에 불어 넣은 다음 재채기가 나면 치료할 수 있고 재채기가 나오지 않으면 치료할 수 없다[단심].

| 축비통천산 搐鼻通天散 |

【 효능 】 위와 같은 증상을 치료한다.

【 처방 】 궁궁이천궁 · 족두리풀세신 · 박새뿌리여로 · 구릿대백지 · 방풍 · 박하 · 주염열매조각 각각 같은 양.

위의 약들을 가루내어 위와 같은 방법으로 쓴다[단심].

훈증하는 방법[熏法]

● 중풍으로 맥이 침하고 이를 악물었을 때에는 세게 보하지 않으면 안 된다. 그러나 탕약을 쓰면 지나치게 늦어져서 시기를 놓치게 되므로 황기방풍탕을 달여 김을 쏘여서 입과 코로 약 기운이 들어가게 해야 한다. 이것이 유능한 의사의 신통한 수법이다. 대체로 입은 땅 기운과 통하고 코는 하늘 기운과 통한다. 입은 음을 영양[養陽]하고 코는 양을 영양한다. 하늘은 맑은 것을 주관하기 때문에 코는 형체가 있는 기를 받지 못하고 형체가 없는 기를 받는다. 땅은 흐린 것을 주관하기 때문에 입은 형체가 있는 것, 형체가 없는 것도 모두 받는다[단심].

갑자기 벙어리가 되는 것

대체로 말을 잘 하지 못하는 것은 다 풍증에 속한다[강목].

● 신腎이 허한 때 여풍癘風 : 병독이 센 풍사를 말하는데 문둥병을 여풍이라고도 한다. 에 상하게 되면 말을 더듬게 되고 혹은 입이 비뚤어지며 다리에 살이 빠지며 또는 귀가 먹고 허리와 잔등이 서로 당기면서 아프다. 이런 데는 신력탕이나 지황음자를 주로 쓴다.

● 『내경』에 "원기가 허탈되어 궐증厥證이 생기면 벙어리가 되며 다리를 쓰지 못하게 된다. 이것은 신腎이 허한 것이며 소음경少陰經의 기氣가 미치지 못해서 생긴 궐증厥證이다"고 씌어 있다. 주해에는 "비氣痱라는 것은 쓰지 못한다는 말이다. 신기腎氣가 허탈되면 혀가 뻣뻣해져 말을 하지 못하고 다리를 쓰지 못하게 된 다"고 씌어 있다.

● 중풍으로 벙어리가 된 데는 청심산 · 가미전설고 · 전설고 정설산 · 해어환 · 청신해어탕 · 자수해어탕 등을 쓴다.

| 신력탕腎瀝湯 |

【 효능 】 신장풍腎臟風으로 말을 더듬는 것을 치료한다.

【 처방 】 양의 콩팥羊腎 1보, 생강썬 것 80g, 자석부스러뜨린 것 68g.

위의 약들을 물 1말에 넣고 절반이 되게 달인 다음 여기에 현삼 · 집함박꽃뿌리백작약 · 흰솔풍령백복령 각각 50g, 단너삼황기 · 궁궁이천궁 · 오미자 · 계심 · 당귀 · 인삼 · 방풍 · 감초 각각 40g, 지골피 20g을 넣고 다시 2되가 되게 달인다. 다음 찌꺼기를 버리고 세 번에 나누어 먹는다[득효].

| 지황음자地黃飮子 |

【 효능 】 중풍으로 혀가 뻣뻣하여 말을 하지 못하고 다리를 쓰지 못하며 신기가 허하고 막혀서 혀 밑에까지 미치지 못하는 것을 치료한다.

【 처방 】 찐지황숙지황 · 파극 · 산수유 · 육종용 · 석곡 · 원지 · 오미자 · 흰솔풍령백복령 · 맥문동 각각 4g, 부자싸서 구운 것 · 육계 · 석창포 각각 2g.

위의 약들을 썰어서 1첩으로 하여 생강 3쪽, 대추 2알, 박하 조금과 함께 물에 달여 빈속에 먹는다[하간].

| 정설산正舌散 |

【 효능 】 중풍으로 혀가 뻣뻣하여 말을 하지 못하는 것을 치료하는 데 아주 좋다.

【 처방 】 박하약한 불기운에 말린 것 80g, 벌건솔풍령적복령 40g, 전갈꼬리蝎梢 10g.

위의 약들을 가루내어 한 번에 4~8g씩 데운 술에 타서 먹는다[득효].

- 어떤 처방에는 복신심덖은 것 40g을 넣었다. 이것을 일명 복신산茯神散이라고도 한다[보감].

잡병편

| 전설고轉舌膏 |

【 효능 】 중풍으로 혀가 뻣뻣해져 말을 하지 못하는 것을 치료한다.

【 처방 】 양격산凉膈散, 처방은 화문에 있다. 약재에 석창포, 원지를 넣고 가루내서 꿀에 반죽하여 알약을 만들어 겉에 주사를 입힌다. 한 번에 1알씩 박하를 달인 물에 풀어서 먹는다[입문].

| 해어환解語丸 |

【 효능 】 중풍으로 말을 똑바로 하지 못하는 것을 치료한다.

【 처방 】 노랑돌쩌귀백부자 · 석창포 · 원지 · 전갈 · 강호리강활 · 천마 · 천남성소담즙에 법제한 것, 백강잠 각각 같은 양.

위의 약들을 가루내서 꿀에 반죽하여 알약을 만든다. 한 번에 50~70알씩 생강을 달인 물로 먹는다[해장].

입과 눈이 삐뚤어지는 것[口眼喎斜]

혈맥血脈이 풍風에 맞으면 입과 눈이 비뚤어진다[동원].

- 만약 사기邪氣가 침범하면 사기가 침범한 쪽은 늘어지고 정기正氣가 있는 쪽은 당긴다. 왜냐하면 정기가 사기를 끌어당기기 때문이다. 그러므로 입이 비뚤어지거나 눈알이 위나 아래로 돌아가거나[竄視] 힘줄이 짜그라들거나 늘어지며 팔다리에 경련이 일어 짜그라들거나 한 쪽 몸을 쓰지 못하거나 몸이 뒤로 넘어간다. 병이 양분에 있으면 피부가 늘어지고 음분에 있으면 뱃가죽이 당긴다. 늘어지면 팔다리를 가누지 못하고 당기면 몸을 펴지 못한다[직지].
- 풍사風邪가 처음 침범하면 그쪽은 늘어지고 정기正氣가 있는 쪽은 당기기 때문에 입과 눈이 왼쪽 또는 오른쪽으로 비뚤어진다. 이런 때에는 빨리 인중 부위를 문질러 주며 정수리의 머리털을 뽑아 주고 귓불 아래에 뜸을 3~5장 떠

준다. 다음 천남성, 바꽃초오 각각 40g, 백급 4g, 백강잠 7개를 함께 가루내서 생강즙에 개어 늘어진 쪽에 발라 준다. 늘어졌던 것이 제대로 되면 약을 곧 씻어 버려야 한다. 그 다음에는 혀가 제대로 작용하게 하는 약을 써야 하는데 그 처방은 다음과 같다. 노랑돌쩌귀백부자 · 백강잠 · 전갈 각각 같은 양 · 위의 약들을 가루내어 한 번에 8g씩 술에 타서 먹는다[입문].

- 입과 눈이 비뚤어진 것은 대부분 위토胃土에 속한다. 풍목風木이 약해지면 금金이 억누르게 되므로 토土가 제약을 적게 받는다. 『내경』에 "목木이 약해진 것을 위화委和라고 한다. 위화의 해에는 연㬂 · 여戾 · 구拘 · 완緩이 된다"고 씌어 있다. 연은 쪼그라든다는 것이고 여戾는 눈과 입이 비뚤어진다는 것이며 구拘는 힘줄이 오그라들고 당기면서 뻣뻣해지는 것이고 완緩은 힘줄이 늘어지는 것이다. 금金이 목木을 억누르게 되면 졸아들고 켕기기 때문에 입이 비뚤어지고 오그라들며 당기면서 뻣뻣해진다. 목이 약해지면 토土가 제약을 적게 받게 되므로 토土까지 해이되어 늘어진다[강목].

잡병편

| 청양탕淸陽湯 |

【효능】 중풍으로 입이 비뚤어지고 뺨이 몹시 켕기는 것을 치료한다. 이것은 위胃에 화火가 성盛하여 생긴 것이므로 이때에는 반드시 땀이 계속 나오고 오줌이 잦다.

【처방】 승마 · 단너삼황기 · 당귀 각각 8g, 칡뿌리갈근 6g, 감초덖은 것 4g, 소목 · 감초생것 각각 2g, 황백술에 법제한 것 · 잇꽃홍화 · 계지 각각 0.8g.

위의 약들을 썰어서 1첩으로 하여 술 3잔에 넣고 1잔이 되게 달인다. 세 번에 나누어 따뜻하게 하여 먹는다[동원].

| 진교승마탕秦艽升麻湯 |

【효능】 수족양명경手足陽明經이 풍風을 맞아서 입과 눈이 비뚤어진 것을 치료한다.

【 처방 】 승마 · 칡뿌리갈근 · 집함박꽃뿌리백작약 · 인삼 · 감초 각각 6g, 진교 · 구릿대백지 · 방풍 · 계지 각각 2.8g.

위의 약들을 썰어서 1첩으로 하고 여기에 파밑총백 3대를 뿌리가 있는 채로 넣어서 물에 달여 식사 뒤에 먹는다[보감].

| 불환금단不換金丹 |

【 효능 】 중풍中風으로 입이 비뚤어진 것을 치료한다.

【 처방 】 박하 120g, 형개수 · 백강잠 · 방풍 · 천마 · 감초 각각 40g, 오두 · 노랑돌쩌귀백부자, 생것 · 강호리강활 · 족두리풀세신 · 궁궁이천궁 · 전갈꼬리蝎梢 · 곽향 각각 20g.

위의 약들을 가루내어 꿀에 반죽하여 알약을 만든다. 한 번에 1알씩 씹어서 찻물로 넘긴다.

| 견정산牽正散 |

【 효능 】 중풍中風으로 입과 눈이 비뚤어진 것을 치료한다.

【 처방 】 노랑돌쩌귀백부자 · 백강잠 · 전갈모두 생것을 쓴다 각각 같은 양.

위의 약들을 가루내어 한 번에 8g씩 뜨거운 술에 타서 먹는다[단심].

| 이기거풍산理氣祛風散 |

【 효능 】 중풍으로 입과 눈이 비뚤어진 것을 치료한다.

【 처방 】 강호리강활 · 따두릅독활 · 선귤껍질청피 · 귤껍질陳皮 · 지각 · 도라지길경 · 천남성 · 끼무릇 · 오약 · 천마 · 궁궁이 · 구릿대백지 · 방풍 · 형개 · 집함박꽃뿌리백작약 · 감초 각각 2.4g.

위의 약들을 썰어서 1첩으로 하여 생강 5쪽과 함께 물에 달여 먹는다[의감].

| 청담순기탕淸痰順氣湯 |

【 효능 】 경락經絡이 풍에 맞아서 입과 눈이 비뚤어진 것을 치료한다.

【 처방 】 천남성 · 하눌타리씨과루인 · 형개수 · 패모 · 귤껍질陳皮 · 삽주창출 · 육계 · 방풍 각각 4g, 황련 · 속썩은풀황금, 모두 술에 축여 볶은 것 · 감초 각각 2.4g.

위의 약들을 썰어서 생강 3쪽과 함께 물에 달인다. 여기에 목향과 침향가루를 각각 2g씩 타서 먹는다[회춘].

팔다리를 쓰지 못하는 것

대체로 6부六腑가 풍에 맞으면 팔다리를 쓰지 못하게 된다. 또한 6부가 풍에 맞으면 대부분 팔다리에 병이 생긴다[역로].

- 왼쪽을 쓰지 못하는 것을 탄이라고 하고 오른쪽을 쓰지 못하는 것을 탄瘓이라고 한다. 이것은 모두 기혈氣血이 허虛하여 담화痰火가 돌아다니기 때문에 생긴 것이다. 혈血이 허하면 담화가 왼쪽으로 돌아다니기 때문에 왼쪽을 쓰지 못하게 되고 기氣가 허하면 담화가 오른쪽으로 돌아다니기 때문에 오른쪽을 쓰지 못하게 된다. 이것은 빨리 치료하면 낫고 오랫동안 두면 담화가 몰려 치료하기 어렵게 된다.
  치료 방법은 다음과 같다. 왼쪽을 쓰지 못할 때에는 혈을 보補하면서 겸하여 담화痰火를 풀어주어야 한다. 그러므로 사물탕四物湯, 처방은 혈문에 있다 약재에 참대기름죽여 · 생강즙 · 복숭아씨도인 · 잇꽃홍화 · 흰겨자白芥子를 넣어서 써야 한다. 오른쪽을 쓰지 못할 때에는 기를 보하면서 겸하여 담화를 풀어주어야 한다. 그러므로 사군자탕四君子湯, 처방은 기문에 있다 약재에 이진탕二陳湯, 처방은 담음문에 있다. 약재를 섞은 다음 여기에 참대기름죽여 · 생강즙 · 흰겨자를 넣어서 쓴다[단심].

- 아픈 것은 실증實證이기 때문에 먼저 이진탕을 쓴 다음 방풍통성산이나 하간

환골단을 써야 한다. 아프지 않은 것은 허증虛證이기 때문인데 아프지 않으면서 왼쪽을 쓰지 못하면 사물탕, 오른쪽을 쓰지 못하면 사군자탕을 쓰되 여기에 참대기름죽여, 생강즙을 넣어서 써야 한다[입문].

- 탄癱이라는 것은 평탄하다는 뜻인데 근맥筋脈이 늘어져서 들지 못한다는 것이고 탄瘓이라는 것은 흩어진다는 뜻인데 혈기血氣가 흩어져서 쓰지 못하게 된다는 것이다[정전].
- 중풍에는 대체로 다음과 같은 증證이 있다. 첫째는 편고偏枯인데 몸 한 쪽을 쓰지 못하는 것이다. 둘째는 풍비風痱인데 팔다리를 쓰지 못하는 것이다. 즉 온 몸을 쓰지 못하는 것이다[천금].
- 몸 한 쪽을 쓰지 못하면서 목이 쉬고 말을 하지 못하는 것을 외퇴풍腲腿風이라고도 한다[삼인].
- 몸 한 쪽을 쓰지 못하는 것은 남자나 여자나 할 것 없이 모두 이런 병이 생겼기 때문이다. 그러나 남자는 흔히 왼쪽에 생기고 여자는 오른쪽에 더 잘 생긴다. 이 병에 걸렸을 때에는 풍을 치료하는 약을 계속해서 먹어야 한다. 그리고 늘 뜸을 뜨는 것이 좋다[자생].
- 가감윤조탕 · 거풍제습탕 · 가미대보탕 · 천태산 · 성부산 · 활골단換骨丹, 처방은 아래에 있다, 전생호골산 · 서근보안산 · 비방 · 소풍순기탕을 쓴다.

| 가감윤조탕加減潤燥湯 |

【 효능 】 혈이 허하거나 궂은 피[死血] 가 있어서 몸 왼쪽을 쓰지 못하는 것을 치료한다.

【 처방 】 집함박꽃뿌리백작약, 술에 축여 덖은 것 8g, 당귀 4.8g, 궁궁이천궁 · 흰솔풍령백복령 · 흰삽주백출 · 천남성 · 끼무릇반하 · 천마 각각 4g, 생지황술에 축여 덖은 것 · 찐지황숙지황, 생강즙에 축여 덖은 것 · 귤껍질陳皮, 소금물에 씻은 것 · 쇠무릎술에 씻은 것 · 속썩은풀황금, 술에 축여 덖은 것 · 메대추산조인, 덖은 것 각각 3.2g, 복숭아씨도인 · 강호리강활 · 방풍 · 계피 각각

2.4g, 잇꽃홍화, 술에 씻은 것 · 감초덖은 것 각각 1.6g, 황백술에 축여 덖은 것 1.2g.

위의 약들을 썰어서 2첩으로 하여 물에 달인 다음 여기에 참대기름과 생강즙을 넣어서 먹는다[회춘].

● 일명 유풍윤조탕愈風潤燥湯이라고도 한다[의감].

| 거풍제습탕祛風除濕湯 |

【효능】 기氣가 허虛하거나 습담濕痰으로 몸 오른쪽을 쓰지 못하는 것을 치료한다.

【처방】 흰삽주백출 4.8g, 흰솔풍백복령 · 당귀술에 씻은 것 · 귤껍질 · 함박꽃뿌리적작약 · 끼무릇반하 · 삽주창출 · 오약, · 지각 · 강호리강활, 황련술에 축여 덖은 것 · 속썩은풀황금, 술에 축여 덖은 것 각각 4g, 인삼 · 궁궁이천궁 · 도라지길경 · 방풍 각각 3.2g, 구릿대백지 2.8g, 감초덖은 것 2g.

위의 약들을 썰어서 2첩으로 하여 생강 5쪽과 함께 물에 달여 먹는다[회춘].

| 가미대보탕加味大補湯 |

【효능】 온 몸을 쓰지 못하는 것을 치료하는 데 이것은 기혈氣血이 몹시 허하기 때문에 생긴 것이다.

【처방】 단너삼황기, 꿀에 축여 볶은 것 · 인삼 · 흰삽주백출 · 흰솔풍령백복령 · 당귀술에 씻은 것 · 궁궁이천궁 · 집함박꽃뿌리백작약 · 찐지황숙지황 각각 2.8g, 오약 · 쇠무릎우슬, 술에 씻은 것 · 두충술에 축여 덖은 것 · 모과 · 방풍 · 강호리강활 · 따두릅독활 · 율무쌀의이인 각각 2g, 부자싸서 구운 것 · 침향 · 목향 · 육계 · 감초 각각 1.2g.

위의 약들을 썰어서 1첩으로 하여 생강 3쪽, 대추 2알과 함께 물에 달여서 먹는다[회춘].

| **천태산**天台散 |

【 효능 】 중풍으로 팔다리를 쓰지 못하면서 아픈 것을 치료한다.

【 처방 】 오약 · 귤껍질陳皮 · 마황 · 궁궁이천궁 · 지각 · 백강잠 · 도라지길경 · 구릿대백지 · 건강 · 방풍 · 강호리강활 · 천마 · 당귀 · 속단 · 으아리위령선 · 감초 각각 2.4g, 유향 · 몰약 · 사향 각각 1.2g.

위의 약들을 썰어서 1첩으로 하여 물에 달인 다음 여기에 유향 · 몰약 · 사향 이 3가지를 보드랍게 가루내어 타서 먹는다[의감].

| **성부산**星附散 |

【 효능 】 중풍으로 팔다리가 늘어진 것을 치료한다.

【 처방 】 천남성 · 끼무릇반하, 모두 생강즙에 법제한 것 · 인삼 · 부자싸서 구운 것 · 노랑돌쩌귀백부자 · 흰솔풍백복령 · 오두 · 백강잠 각각 4g, 몰약 2g.

위의 약들을 썰어서 1첩으로 하여 술과 물을 각각 절반씩 섞은 데에 넣고 달여서 땀이 날 때까지 먹는다[단심].

| **전생호골산**全生虎骨散 |

【 효능 】 몸 한 쪽을 쓰지 못하며 살이 빠지는 것을 치료한다. 이것을 편고偏姑라고 하는데 이럴 때는 땀을 나게 하는 약은 쓰지 않는다. 오직 힘줄을 눅여 주고[潤] 풍을 몰아내도록 해야 한다.

【 처방 】 당귀 60g, 함박꽃뿌리적작약 · 속단 · 흰삽주백출 · 고본 · 범뼈호골 각각 40g, 오사육 20g.

위의 약들을 가루내어 한 번에 8g씩 식사 뒤에 데운 술에 타서 먹는다. 뼛속이 몹시 아프면 생지황 40g을 넣어서 써야 한다[단심].

| **서근보안산**舒筋保安散 |

【 효능 】 중풍으로 팔다리를 쓰지 못하고 힘줄이 짜그라들며 여기저기

아픈 것을 치료한다.

【 처방 】 모과 200g, 비해 · 오령지 · 쇠무릎우슬 · 속단 · 백강잠 · 오약 · 송절 · 집함박꽃뿌리백작약 · 천마 · 으아리위령선 · 단너삼황기 · 당귀 · 범뼈호골 각각 40g.

위의 약들을 썰어서 술 1말과 함께 항아리에 넣고 아구리를 잘 막아서 14일 동안 두었다가 꺼내어 약한 불기운에 말려 보드랍게 가루 낸다. 한 번에 8g씩 약을 담갔던 술 반 잔에 타서 먹는다. 그 술이 다 없어지면 미음에 타서 먹는다[단심].

잡병편

| 소풍순기탕疏風順氣湯 |

【 효능 】 원기元氣가 허약한데 주색酒色이 지나치고 또 외감外感이 겹쳐서 중풍이 되어 한 쪽 몸 또는 온 몸을 쓰지 못하는 것을 치료한다.

【 처방 】 인삼 · 방풍 · 마황 · 강호리강활 · 승마 · 도라지길경 · 석고 · 속썩은풀황금 · 형개수 · 천마 · 천남성 · 박하 · 칡뿌리갈근 · 집함박꽃뿌리작약 · 살구씨행인 · 당귀 · 궁궁이천궁 · 흰삽주백출 · 족두리풀세신 · 주염열매조각 각각 2g.

위의 약들을 썰어서 1첩으로 하여 생강 5쪽과 물에 달인 다음 여기에 참대기름죽여 반 잔을 넣어서 먹고 겉으로는 풍을 치료하는 혈에 뜸을 뜨고 약간 땀을 내면 낫는다[정전].

| 비방秘方 |

【 효능 】 중풍으로 팔다리를 쓰지 못하는 것을 치료하는 데 아주 잘 낫는다.

【 처방 】 삶은 소뼈의 골수 1사발, 조린 꿀煉熟蜜 600g.

위의 2가지 약을 걸러 볶은 밀가루 600g, 볶은 건강가루炒乾薑末 120g과 함께 넣고 반죽하여 알약을 만든다. 하루 3~4알씩 데운 술로 먹으면 아주 좋다[회춘].

중풍일 때에는 기를 고르게 하는 것이 좋다[中風宜調氣]

풍증을 치료하는 데는 소속명탕이 제일이고 배풍탕이 그 다음이다. 그러나 이 2가지 약은 풍을 주로 치료하지 기를 고르게 하지는 못 한다. 그러므로 보조약으로 인삼순기산과 오약순기산을 사이사이에 먹어서 기가 잘 순환하게 해야 풍증이 저절로 없어진다[직지].

- 기를 고르게 하는 데는 반드시 소합향원蘇合香元, 처방은 기문에 있다이나 팔미순기산, 균기산을 써야 한다.

| 인삼순기산人蔘順氣散 |

【 효능 】 중풍으로 기가 허하고 입과 눈이 비뚤어지며 팔다리를 쓰지 못하고 말을 잘 못하며 몸이 아픈 것을 치료한다.

【 처방 】 마황 · 귤껍질陳皮 · 궁궁이천궁 · 구릿대백지 · 흰삽주백출 · 후박 · 도라지길경 · 감초 각각 4g, 칡뿌리갈근 3g, 인삼 · 건강 각각 2g.

위의 약들을 썰어서 1첩으로 하고 여기에 생강 3쪽, 대추 2알, 박하 7잎을 넣어서 달여 먹는다[국방].

| 오약순기산烏藥順氣散 |

【 효능 】 모든 풍병일 때에는 먼저 이 약으로 기를 잘 순환하게 한 다음 풍을 치료하는 약을 먹어야 한다. 그리고 팔다리를 쓰지 못하는 것과 역절풍歷節風도 치료한다.

【 처방 】 마황 · 귤껍질陳皮 · 오약 각각 6g, 궁궁이천궁 · 구릿대백지 · 백강잠 · 지각 · 도라지길경 각각 4g, 건강 2g, 감초 1.2g.

위의 약들을 썰어서 1첩으로 하여 생강 3쪽, 대추 2알과 함께 물에 달여 먹는다[국방].

| 팔미순기산八味順氣散 |

【효능】 중풍치료 때에는 반드시 이 약을 사이사이에 먹어야 한다. 또한 모든 중풍일 때에는 이 약을 먼저 먹어서 기를 고르게 하는 것이 좋다처방은 기문에 있다.

| 균기산匀氣散 |

【효능】 중풍으로 기가 허하여 몸을 잘 쓰지 못하는 것을 치료한다.

【처방】 흰삽주 8g, 오약 6g, 인삼, 천마 각각 4g, 침향 · 선귤껍질청피 · 구릿대백지 · 모과 · 차조기잎사소엽 · 감초 각각 2g.

위의 약들을 썰어서 1첩으로 하여 생강 3쪽과 함께 물에 달여서 먹는다[단심].

- 일명 순풍균기산順風匀氣散이라고도 한다[의림].

풍병은 재발이 안 되도록 미리 막아야 한다[風病須防再發]

풍병은 나았다가도 반드시 도지는데 도지면 심각해진다. 그러므로 늘 약을 먹어서 예방한다[유취].

- 풍병風病일 때 소속명탕小續命湯, 처방은 위에 있다.을 늘 먹으면 벙어리가 되는 것을 미리 막을 수 있다[단심].
- 풍증이 생기려는 것이 느껴질 때에는 유풍탕을 먹으면 졸도하지 않는다[역로].
- 정풍병자定風餠子를 먹는 것도 좋다.

● 성생활을 절대로 삼가하고 독신자들처럼 수양하는 것이 좋다[자생].

| 정풍병자定風餠子 |

【 효능 】 중풍中風으로 얼굴이 비뚤어진 것과 비연鼻淵, 담궐痰厥로 머리가 아픈 것, 어지럼증과 토하는 것을 모두 치료한다.

【 처방 】 천마 · 오두 · 천남성 · 끼무릇반하 · 건강 · 궁궁이천궁 · 흰솔풍령백복령 · 감초생것 각각 같은 양.

위의 약들을 가루내어 생강즙에 반죽한 다음 알약을 만들어 겉에 주사를 입힌다. 한 번에 1알씩 잘 씹어서 생강을 달인 물로 넘긴다. 풍병을 미리 막을 수 있고 정신도 맑아진다[본사].

중풍이 심하지 않을 때에는 지나치게 치료할 필요가 없다[小中不須深治]

중풍에는 반드시 달인 약을 많이 써야 효과가 있다. 풍증이 손발에만 생긴 것을 소중小中이라고 하는데 이때에는 순수한 풍을 치료하는 약만을 많이 쓰지 말고 성질이 평순하고 온화한 약도 써야 한다. 이와 같이 하면 완전히 낫지는 않지만 오랫동안 살 수 있다. 그러니 항상 주의하여야 한다[득효].

중풍 때 음식을 잘 먹는 것[中風能食]

풍을 맞은 사람은 대체로 음식을 많이 먹는데 그것은 갑기甲己가 작용하여 비脾가 왕성해졌기 때문이다. 그러므로 음식을 많이 먹는 것이다. 이렇게 되면 비기脾氣가 더 왕성해지면서 아래로 내려가 신수腎水를 억누르게 된다. 신수가 억눌려서 약해지면 병이 더 심해질 수 있다. 그러므로 음식을 많이 먹지 않아야 병이 저절로 낫는다.

- 중풍일 때 많이 먹는 것은 풍목風木이 성하기 때문이다. 풍목이 성하면 비脾를 억누르게 되는데 비가 억눌리면 음식을 더 먹어서 도움을 받으려고 한다. 이런 때에는 반드시 간목肝木을 사瀉해서 풍을 치료하고 비를 고르게 해야 한다. 비가 고르게 되면 적게 먹는다. 이것이 양생하는 방법이다[보감].

여러 가지 풍증에 대한 이름은 아래와 같다[諸風病名]

잡병편

- 두풍증頭風證이라는 것은 머리에 흰 비듬이 많이 생기는 것이다.
- 독풍毒風이라는 것은 얼굴에 헌 데가 생기는 것이다.
- 자풍刺風이라는 것은 바늘로 찌르는 것 같은 증상이 있는 것인데 허리가 송곳으로 찌르는 것과 같이 아프다.
- 간풍癎風이라는 것은 갑자기 넘어지면서 소리를 치고 경련이 일어 짜그라들거나 늘어지는 것이다.
- 완풍頑風이라는 것은 아프거나 가려운 것을 알지 못하는 것이다.
- 역풍이라는 것은 목에 반점이 생기는 것이다.
- 암풍暗風이라는 것은 머리가 어지럽고 눈 앞이 캄캄하여 아무 것도 알아보지 못한다.
- 사풍이라는 것은 얼굴에 붉은 반점이 생기는 것이다.
- 간풍肝風이라는 것은 코와 눈이 실룩거리며 눈시울이 벌겋게 짓무르는 것이다.
- 편풍偏風이라는 것은 입과 눈이 비뚤어지는 것이다.
- 절풍節風이라는 것은 팔다리 뼈마디가 끊어지는 것같이 아프고 손발톱이 빠진다.

- 비풍脾風이라는 것은 구역질을 많이 하는 것이다.
- 주풍酒風이라는 것은 잘 걷지 못하는 것이다.
- 폐풍肺風이라는 것은 코가 메이고 목덜미가 아픈 것이다.
- 담풍膽風이라는 것은 잘 자지 못하는 것이다.
- 기풍氣風이라는 것은 피부에 벌레가 기어가는 것 같은 것이다.
- 신풍腎風이라는 것은 귀에서 우는 것 같은 소리가 나고 음부가 축축하며 가렵고 한습寒濕으로 각기脚氣가 생기는 것이다.
- 탄풍 癱風이라는 것은 몸 한 쪽을 쓰지 못하는 것이다.
- 탄풍 瘓風이라는 것은 손발이 짜그라드는 것이다.
- 위풍胃風이라는 것은 수토水土가 맞지 않아서 생기는 병이다.
- 허풍虛風이라는 것은 풍 · 한 · 습으로 가려운 것이다.
- 장풍腸風이라는 것은 항문이 빠져 나오면서 하혈을 하는 것이다.
- 뇌풍腦風이라는 것은 머리가 어지러우면서 한 쪽 머리가 아픈 것이다.
- 적풍賊風이라는 것은 큰 소리를 치려고 해도 소리가 나오지 않는 것이다.
- 산풍産風이라는 것은 팔다리가 아픈 것이다.
- 골풍骨風이라는 것은 무릎이 망치 모양처럼 붓는 것이다.
- 슬풍膝風이라는 것은 넓적다리가 차면서 뼈가 아픈 것이다.
- 심풍心風이라는 것은 건망증이 있으면서 잘 놀래는 것이다.
- 성풍盛風이라는 것은 말을 잘 못하는 것이다.
- 수풍髓風이라는 것은 팔뚝과 어깻죽지가 시큰거리면서 아픈 것이다.
- 장풍臟風이라는 것은 밤에 식은땀이 많이 나는 것이다.
- 혈풍血風이라는 것은 음낭이 축축하고 가려운 것이다.

- 오풍烏風이라는 것은 얼굴이 부어서 멍울이 생기는 것이다.
- 피풍皮風이라는 것은 피부에 벌겋거나 흰 반점이 생기거나 버짐이 생기는 것이다.
- 기풍肌風이라는 것은 온 몸이 가려운 것이다.

풍병을 치료하는 방법[風病治法]

『영추』에 '진기眞氣는 타고난 원기인데 음식을 먹어서 생긴 기와 함께 온 몸을 충실하게 한다. 사기邪氣란 허풍虛風인데 사람에게 침범하여 상하게 한다. 허사가 사람에게 침범하면 으슬으슬 추우면서 솜털이 일어서는데 그 허사는 주리腠理로 퍼진다' 고 씌어 있다.

- 사기는 음과 양 왼쪽이나 오른쪽 위나 아래 할 것 없이 일정한 곳이 없이 침범한다. 그리고 몸이 허약하거나 금방 힘들게 일하였거나 음식을 먹은 뒤에 땀이 나서 주리腠理가 열려졌을 때에 침범한다. 얼굴에 침범하면 양명경陽明經으로 내려가고 목덜미에 침범하면 태양경太陽經으로 내려가고 뺨에 침범하면 소양경少陽經으로 내려간다. 가슴과 잔등, 양 옆구리로 침범해도 역시 그 해당 경락으로 들어간다[의설].
- 풍이 5장에 침범했을 때와 6부에 침범했을 때에는 서로 다른 점이 있다. 풍이 6부에 침범했을 때에는 땀을 내는 것이 좋고 풍이 5장에 침범하였을 때에는 설사시키는 것이 좋다. 땀을 낼 때에는 지나치게 내지 말아야 한다. 표表와 이裏가 조화되지 못하면 땀을 내거나 설사시키고 표와 이가 조화되면 합당한 처방에 따라 치료해야 한다[역로].
- 풍風은 모든 병의 시초가 되고 잘 돌아다니며 자주 변한다. 돌아다닌다는 것은 움직인다는 것이다. 그러므로 약간 땀을 내고 약간 설사시키는 것이 좋다. 땀을 내고 설사시키는 것을 알맞게 하면 잘 낫는다[역로].

여러 가지 풍증을 두루 치료하는 처방[諸風通治]

통기구풍탕 · 비전순기산 · 오약순기산 · 목향보명단 · 어풍단 · 오룡단 · 일립금단 · 환골단 · 철탄원 · 벽손정자를 쓰는 것이 좋다.

| 통기구풍탕通氣驅風湯 |

【 효능 】 중풍으로 입과 눈이 비뚤어지고 몸 한 쪽을 쓰지 못하며 담연痰涎이 몹시 성해서 말을 잘 하지 못하고 걷기 힘들며 정신이 맑지 못한 것을 치료한다.

【 처방 】 오약 6g, 궁궁이천궁 · 구릿대백지 · 도라지길경 · 귤껍질陳皮 · 흰삽주백출 · 감초 각각 4g, 마황 · 지각 · 인삼 각각 2g.

위의 약들을 썰어서 1첩으로 하여 생강 3쪽, 대추 2알과 함께 물에 달여 먹는다[득효].

● 일명 거풍통기산祛風通氣散이라고도 한다[입문].

| 비전순기산秘傳順氣散 |

【 효능 】 중풍中風으로 입과 눈이 비뚤어지고 팔다리를 쓰지 못하는 것과 모든 풍병을 치료한다.

【 처방 】 선귤껍질청피 · 귤껍질陳皮 · 지각 · 도라지길경 · 오약 · 인삼 · 흰삽주백출 · 흰솔풍령백복령 · 끼무릇반하 · 궁궁이천궁 · 구릿대백지 · 족두리풀세신 · 마황 · 방풍 · 건강 · 백강잠, 감초 각각 2.4g.

위의 약들을 썰어서 1첩으로 하여 생강 5쪽과 함께 물에 달여 먹는다[의감].

| 오약순기산烏藥順氣散 |

【 효능 】 풍기風氣가 경락經絡으로 돌아다녀서 팔다리가 아프고 힘줄

이 짜그라드는[拘攣] 것을 치료한다. 이때에는 몸에 땀을 많이 내는 것이 좋으나 손발에서는 땀이 조금 나게 해야 한다처방은 위에 있다.

| 목향보명단木香保命丹 |

【 효능 】 중풍의 여러 가지 증상을 치료한다.

【 처방 】 목향 · 노랑돌쩌귀백부자, 생것 · 계피 · 두충 · 후박 · 고본 · 따두릅독활 · 강호리강활 · 엄나무껍질海東皮 · 구릿대백지 · 단국화감국 · 쇠무릎우슬, 술에 담갔던 것 · 백화사白花蛇, 술에 축여 볶은 것 · 전갈볶은 것 · 으아리위령선, 술에 씻은 것 · 천마 · 당귀 · 순비기열매만형자 · 범뼈호골, 술에 담갔다가 조린 젖을 발라 구운 것 · 천남신좁쌀죽웃물에 달인 것 · 방풍 · 마산약 · 감초연유를 발라 구운 것 · 적전赤箭 각각 20g, 주사절반은 겉에 입힌다 30g, 사향 6g.

위의 약들을 가루내어 꿀에 반죽해서 알약을 만들어 겉에 주사를 입힌다. 한 번에 1알씩 잘 씹어서 데운 술로 넘긴다[향약].

| 어풍단禦風丹 |

【 효능 】 중풍으로 입과 눈이 비뚤어지고 몸 한 쪽을 쓰지 못하며 정신이 몽롱하고 말을 잘 하지 못하는 것을 치료한다.

【 처방 】 마황 · 방풍 · 구릿대백지 각각 60g, 생강말린 것 · 감초 각각 30g, 궁궁이천궁 · 집함박꽃뿌리백작약 · 도라지길경 · 족두리풀세신 · 백강잠 · 강호리강활 · 천남성 각각 20g.

위의 약들을 가루내어 꿀에 반죽해서 알약을 만든 다음 주사 10g을 가루내어 겉에 입힌다. 한 번에 1알씩 뜨거운 술에 풀어서 먹는다[입문].

| 오룡단烏龍丹 |

【 효능 】 중풍으로 입과 눈이 비뚤어지고 손발이 늘어지며 말을 잘 못

하는 것을 치료하는 데 효과가 좋다.

【 처방 】 오두천오, 생것으로 껍질과 배꼽을 버린 것 · 오령지 각각 80g.

위의 약들을 가루내어 용뇌, 사향 각각 2g과 함께 물에 반죽하여 알약을 만든다. 한 번에 1알씩 생강즙에 풀어 두었다가 다음날 데운 술에 타서 먹는데 하루 두 번 쓴다. 5~7알을 먹으면 손을 약간 쓰게 되고 걸을 수 있게 된다. 10알을 먹으면 저절로 머리를 빗을 수 있게 된다[직지].

| 일립금단一粒金丹 |

【 효능 】 모든 풍병을 치료한다.

【 처방 】 오두천오, 싸서 구운 것 · 부자싸서 구운 것 · 노랑돌쩌귀백부자, 싸서 구운 것 각각 40g, 백강잠 · 남가새열매백질려, 덖은 것 · 오령지 · 백반구운 것 · 몰약 각각 20g, 주사 · 좋은 먹細墨, 갈아서 즙을 만든 것 · 사향 각각 10g.

위의 약들을 가루내어 먹즙에 반죽해서 40g으로 알약 6알씩 만들어 겉에 금박을 입힌다. 한 번에 1알씩 쓰는데 술 반 잔에 생강즙을 타서 뜨겁게 한 것에 타서 먹는다. 그런 다음 미음 1~2홉을 마시어 약 기운을 도와준 뒤 이불을 덮고 땀을 내면 효과가 있다[득효].

풍비증의 시초[風痺之始]

『내경』에 "땀을 흘린 다음에 바람을 맞으면 혈이 피부에 엉키어 비증痺證이 된다"고 하였다.

- 풍사風邪로 병이 생기면 반드시 몸 한 쪽을 쓰지 못하게 되는데 혹 팔만 쓰지 못하는 것을 비증이라고 한다[내경].
- 사기邪氣가 침범하면 기가 반드시 허해진다. 사기邪氣가 머물러 있으면 실증

實證이 된다[내경].

● 허사虛邪가 침범하여 머물러 있으면 비증이 되고 위기衛氣가 잘 순환하지 못하면 불인不仁이 된다[내경].

3가지 비증[三痺]

『내경』에 "황제가 비증은 어떻게 생기는가?"라고 물으니 기백이 "풍風·한寒·습濕 3가지의 사기로 생긴 다"고 하였다. 그 중에서 풍사風邪가 심한 것을 행비行痺라고 하고 한사寒邪가 심한 것을 통비痛痺라고 하며 습사濕邪가 심한 것을 착비着痺라고 한다.

● 행비일 때에는 방풍탕을 쓰고 통비일 때에는 복령탕을 쓰며 착비일 때에는 천궁복령탕과 삼비탕을 쓴다.

| 방풍탕防風湯 |

【효능】 행비行痺로 온 몸의 여기저기가 아픈 것을 치료한다.

【처방】 방풍 6g, 당귀, 벌건솔풍령적복령, 따두릅독활, 살구씨행인, 계심, 감초 각각 4g, 마황 2g, 속썩은풀황금, 진교, 칡뿌리갈근 각각 1.2g

위의 약들을 썰어서 1첩으로 하여 생강 3쪽, 대추 2알과 함께 물에 달여 먹는다[선명].

| 복령탕茯苓湯 |

【효능】 통비痛痺로 팔다리가 아프고 짜그라들면서 붓는 것[拘攣浮腫]을 치료한다.

【처방】 벌건솔풍령적복령·뽕나무뿌리껍질상백피 각각 6g, 방풍·계피·궁궁이천궁·집함박꽃뿌리작약·마황 각각 4g.

위의 약들을 썰어서 1첩으로 하여 대추 2알과 함께 물에 달여서 먹고 땀을 내면 낫는다[선명].

| 천궁복령탕川芎茯苓湯 |

【 효능 】 착비着痺로 팔다리에 감각이 둔해지고 짜그라들며 붓는 것을 치료한다.

【 처방 】 벌건솔풍령적복령 · 뽕나무뿌리껍질상백피 각각 6g, 궁궁이천궁 · 방풍 · 마황 · 함박꽃뿌리적작약 · 당귀 각각 4g, 계피 · 감초 각각 2g.

위의 약들을 썰어서 1첩으로 하여 대추 2알과 함께 물에 달여서 먹는다[입문].

● 착비着痺라는 것은 감각이 둔해지거나 없는 것이다[강목].

| 삼비탕三痺湯 |

【 효능 】 풍비風痺로 기혈氣血이 응체되어 손발이 가느라드는 것을 치료한다.

【 처방 】 두충 · 쇠무릎우슬 · 계피 · 족두리풀세신 · 인삼 · 벌건솔풍령적복령 · 집함박꽃뿌리백작약 · 방풍 · 당귀 · 궁궁이천궁 · 단너삼황기 · 속단 · 감초 각각 2.8g, 따두릅독활 · 진교 · 생지황 각각 1.2g.

위의 약들을 썰어서 1첩으로 하여 생강 5쪽, 대추 2알과 함께 물에 달여서 먹는다[입문].

5가지 비증[五痺]

● 황제는 "비증이 5장 6부로 들어가서 자리 잡게 하는 것은 어떤 기운이 하는가?"고 물었다. 그러자 기백이 "5장은 모두 배합되는 기관이 있는데 병이 오

래도록 낫지 않으면 그 배합되는 장부로 들어가서 자리 잡는다. 그리고 골비骨痺가 낫지 않았는데 다시 사기에 감촉되면 그것이 속으로 들어가서 신腎에 자리 잡고 근비筋痺가 낫지 않았는데 다시 사기에 감촉되면 속으로 들어가서 간肝에 자리 잡으며 맥비脈痺가 낫지 않았는데 다시 사기에 감촉되면 속으로 들어가서 심心에 자리 잡는다. 기비肌痺가 낫지 않았는데 다시 사기에 감촉되면 그것이 속으로 들어가서 비에 자리 잡으며 피비皮痺가 낫지 않았는데 다시 사기에 감촉되면 속으로 들어가서 폐肺에 자리 잡는다"라고 대답하였다. 비라는 것은 비증 이 각기 생기는 시기에 다시 풍風·한寒·습濕의 사기에 감촉됐다는 것이다[내경].

- 황제가 "6부에 병이 생긴다는 것은 어떻게 생긴다는 것인가?"고 물었다. 그러자 기백이 "그것은 음식과 거처하는 것을 적당하게 하지 못한 것이 병의 원인이 된다. 6부도 역시 각각 유혈兪穴이 있는데 음식을 잘못 먹은 것이 유혈을 따라 각각 해당한 6부로 들어가면 병이 생긴다"라고 대답하였다[내경].

| 오비탕五痺湯 |

【 효능 】 풍風·한寒·습濕의 3가지 사기가 몸에 침범하여 머물러 있어서 손발이 늘어지고 약하면서 마비된 것을 치료한다.

【 처방 】 강호리강활·흰삽주백출·강황·방기 각각 8g, 감초 4g.

위의 약들을 썰어서 1첩으로 하여 생강 7쪽과 함께 물에 달여 먹는다[입문].

| 증미오비탕增味五痺湯 |

【 효능 】 풍風·한寒·습濕의 3가지 사기로 비증이 생겨 몸이 뻣뻣하고 저리며 감각을 알지 못하는 것을 치료한다.

【 처방 】 강호리강활·방기·강황·흰삽주백출·엄나무껍질해동피·당귀·집함박꽃뿌리백작약 각각 4g, 감초닦은 것 3g.

위의 약들을 썰어서 1첩으로 하여 생강 10쪽과 함께 물에 달여 먹는다[직지].

| 행습류기산行濕流氣散 |

【 효능 】 풍 · 한 · 습의 사기로 비증痺證이 생겨 피부의 감각이 둔해지거나 없는 것과 손발에 번열煩熱이 나고 힘이 없는 것을 치료한다.

【 처방 】 율무쌀의이인 80g, 흰솔풍령백복령 60g, 삽주창출 · 강호리강활 · 방풍 · 오두천오, 싸서 구운 것 각각 40g.

위의 약들을 가루내어 한 번에 8g씩 데운 술이나 파밑총백을 달인 물에 타서 먹는다[입문].

비증의 형태[痺病形證]

『내경』에 황제가 "비증痺證이 생겨 아프기도 하고 또는 차기도[寒]하며 열이 있기도 하고 혹 마르기도 하며 습하기도 한 것은 무슨 까닭인가?"고 물었다. 그러자 기백이 "아픈 것은 한기寒氣가 많기 때문이고 아프지 않은 것과 감각을 알지 못하는 것은 병이 생긴 지 오래되어 깊이 들어가서 영위榮衛가 잘 돌지 못하고 경락經絡이 때로 성글어지기 때문이다. 그러므로 아프지 않고 피부가 자기 기능을 잘 하지 못하게 되어 감각을 모른다. 찬것은 양기陽氣가 적고 음기陰氣가 많아서 병을 더 도와주기 때문이다. 열이 있는 것은 양기가 많고 음기는 적어서 병 기운이 세어진 것인데 이것은 양기가 음기를 억누르는 것이다. 그러므로 비증 때에도 열이 난다. 땀이 축축하게 많이 나는 것은 습을 많이 받았기 때문이다. 양기가 적고 음기가 성한데 찬 기운과 습한 기운에 감촉되면 땀이 나서 축축하게 된다"라고 대답하였다고 씌어 있다.

● 병이 힘줄에 생기면 힘줄이 짜그라들고 뼈마디가 아프면서 잘 걷지 못한다.

이런 것을 근비筋痺라고 하고 병이 살과 피부에 생기면 살과 피부가 다 아프다. 이런 것을 기비肌痺라고 한다. 병이 뼈에 생기면 뼈마디가 무거워지면서 잘 움직이지 못하며 뼈가 시고 아프며 찬 기운이 생긴다. 이런 것을 골비骨痺라고 한다[내경].

풍비는 위증과 비슷하다[風痺與相類]

『영추』에 "병이 양陽에 있으면 풍병風病이라고 하고 음陰에 있으면 비증痺證이라고 하며 음과 양에 다 병이 있으면 풍비風痺라고 한다. 양이라는 것은 겉과 위이고 음이라는 것은 속과 아래이다"고 씌어 있다.

- 비증痺證이라는 것은 기가 막혀[閉塞] 순환하지 못하는 것인데 이때에는 아프기도 하고 가렵기도 하며 저리기도 하고 손발이 늘어지고 약해진다. 그러므로 위증과 비슷하게 된다. 위증이라는 것은 혈血이 허하고 화가 성하여 폐肺가 조燥해져서 된 것이고 비증이라는 것은 풍 · 한 · 습 이 3가지 사기가 침범해서 된 것이다. 또한 비증은 중풍의 한 가지이다. 풍風만 맞았으면 양陽이 받는다. 그러나 비증은 풍 · 한 · 습 3가지 사기가 겸한 것이기 때문에 음陰이 받는다. 그러므로 병은 더욱 중하다[입문].

비증일 때의 치료 방법[痺病治法]

비증이 처음 생겼을 때에 빨리 인삼 · 단너삼황기 · 당귀 · 찐지황숙지황을 쓰면 기혈氣血이 막히고 사기가 몰려서 흩어지지 못하게 되는데 이런 데는 오직 행습유기산을 써야 한다[입문].

- 풍 · 한 · 습의 3가지 사기가 경락經絡에 침범하여 오랫동안 있으면 사기가 5장이나 6부로 들어가게 되는데 이런 때에는 그 5장 6부의 수혈腧血과 합혈合

血에 침과 뜸을 놓고 이어 풍 · 한 · 습의 3가지 사기를 몰아내고 발산시키는 약을 먹어야 병이 저절로 낫는다[옥기].

비증의 이름과 쓰는 약[痺證病名及用藥]

풍비風痺 · 습비濕痺 · 한비寒痺일 때에는 부자탕을 쓰고 냉비冷痺일 때에는 견비탕을 쓰며 주비周痺일 때에는 대두얼산을 쓴다. 골비骨痺 · 근비筋痺 · 맥비脈痺 · 기비肌痺 · 피비皮痺 · 행비行痺 · 통비痛痺 · 착비着痺일 때에는 삼비탕 · 오비탕 · 증미오비탕 · 행습유기산 · 방풍탕 · 복령탕 · 천궁복령탕川芎茯苓湯, 이 7가지 처방은 모두 위에 있다을 쓴다. 열비熱痺일 때에는 승마탕을 쓰고 혈비血痺일 때에는 오물탕을 쓴다.

| 부자탕附子湯 |

【 효능 】 풍 · 한 · 습의 사기로 생긴 비증으로 뼈마디가 아프고 피부에 감각이 없으며 몸이 무겁고 팔다리가 늘어지는 것을 치료한다.

【 처방 】 부자생것 · 집함박꽃뿌리백작약 · 계피 · 인삼 · 흰솔풍령백복령 · 감초 각각 4g, 흰삽주백출 6g.

위의 약들을 썰어서 1첩으로 하여 생강 7쪽과 함께 물에 달여 먹는다[삼인].

| 견비탕蠲痺湯 |

【 효능 】 손에 생긴 냉비冷痺를 치료한다. 어떤 데는 "냉비란 몸이 차고 열은 없으며 허리와 다리가 무거운 것 즉 한비寒痺가 심한 것이다"고 씌어 있다.

【 처방 】 당귀 · 함박꽃뿌리적작약 · 단너삼황기 · 방풍 · 강황 · 강호리강활각각 6g, 감초 2g.

위의 약들을 썰어서 1첩으로 하여 생강 5쪽, 대추 2알과 함께 물에 달여 먹는다[입문].

| 대두얼산大豆蘗散 |

【 효능 】 주비周痺를 치료한다. 주비라는 것은 병사病邪가 혈액 속에 있으면서 혈맥血脈을 따라 올라가기도 하고 내려가기도 하나 좌우로 옮겨지지는 않는데 사기가 가는 곳마다 아픈 것이다.

【 처방 】 콩대두얼 1되.
위의 것을 싹을 틔어 잘 닦어서 가루내어 4g씩 데운 술에 타서 하루에 세 번 먹는다[하간].

| 승마탕升麻湯 |

【 효능 】 열비熱痺로 기육이 극렬하고 몸에서 쥐가 뛰어다니는 것 같으며 입술이 힘없이 늘어지고 살빛이 변하는 것을 치료한다.

【 처방 】 승마 8g, 복신 · 인삼 · 방풍 · 서각 · 영양각 · 강호리강활 각각 4g, 계피 2g.
위의 약들을 썰어서 1첩으로 하여 생강 5쪽과 함께 달인다. 다음 여기에 참대기름죽여 5숟가락을 타서 먹는다[선명].

| 오물탕五物湯 |

【 효능 】 혈비血痺를 치료한다. 대체로 잘 먹는 사람은 뼈는 약하고 살은 많이 쪘기 때문에 피로하면 땀을 흘리면서 잔다. 그리고 바람을 맞아도 곧 혈비가 생긴다. 증상은 마치 풍중일 때와 같으나 단지 촌맥寸脈이 약간 삽澁하고 관맥關脈이 조금 긴緊하다. 이런 때에는 침으로 양기陽氣를 끌어올려 맥을 고르게 하여 긴맥緊脈이 없어지게 하면 낫는다.

【 처방 】 단너삼황기 · 계지 · 집함박꽃뿌리백작약 각각 12g.

위의 약들을 썰어서 1첩으로 하여 생강 3쪽, 대추 3알과 함께 물에 달여 하루 세 번 먹는다.

| 영양각탕羚羊角湯 |

【 효능 】 근비筋痺로 팔다리의 뼈마디가 조여들면서 아픈 것을 치료한다.

【 처방 】 영양각 · 계피 · 부자 · 따두릅독활 각각 5.4g, 집함박꽃뿌리백작약 · 방풍 · 궁궁이천궁 각각 4g.

위의 약들을 썰어서 1첩으로 하여 생강 3쪽과 함께 물에 달여 먹는다[하간].

역절풍의 원인[歷節風病因]

역절풍일 때의 통증은 땀이 날 때에 물에 들어갔거나 술을 마시고 땀이 날 때에 바람을 쏘였기 때문에 생기는 것이다[중경].

- 통풍은 대체로 혈血이 열熱을 받아 더워질 때 금방 찬물을 건너가거나 습한 곳에 서 있거나 앉거나 누워서 서늘하게 바람을 쏘이면 더워졌던 혈이 차가워지고[寒] 흐려지면서 잘 순환하지 못하게 되어 생기는 것인데 밤에 많이 아픈 것은 사기邪氣가 음으로 순환하기 때문이다. 이때의 치료는 맛이 맵고 성질이 따뜻한 약으로 한습寒濕을 풀어주고 주리腠理를 열어 주어야 한다. 혈이 잘 순환하고 기가 고르면 병은 저절로 낫는다[단심].
- 옛날에 통비라고 한 것이 요즘의 통풍이라는 것이다. 여러 의학책에 백호역절풍白虎歷節風이라고 한 것은 팔다리의 뼈마디가 여기저기 아픈 것이 마치 범에게 물린 것 같기 때문에 그렇게 말한 것이다[정전].

역절풍의 증상[歷節風證狀]

역절풍歷節風의 증상은 숨이 가쁘고 저절로 땀이 나며 머리가 어지럽고 토할 것 같으며 손가락이 짜그라들고 몸이 울퉁불퉁하게 부으면서 당기는 것같이 아파서 굽혔다 폈다 하지 못하는 것이다. 이것은 술을 마시고 바람을 맞았거나 땀이 날 때에 갑자기 찬물에 들어갔거나 몸이 허하여 피부가 들떴을 때 몸을 잘 보호하지 못하여 풍風·한寒·습濕의 사기가 온 몸의 뼈마디로 돌아다니면서 혈기血氣와 부딪치기 때문에 생기는 것이다. 끌어당기는 것같이 아픈 것은 한사寒邪가 많기 때문이고 부어서 빠질 것같이 아픈 것은 습사濕邪가 많기 때문이며 팔다리에서 누런 땀[黃汗]이 나오는 것은 풍사風邪가 많기 때문이다. 온 몸이 뼛속까지 아픈 것이 낮에는 덜해졌다가 밤에는 더욱 심해지면서 범이 무는 것같이 아파지는 것은 백호역절풍白虎歷節風이다. 오랫동안 치료하지 않으면 뼈마디가 어긋난다. 이때에는 반드시 달인 약이나 알약을 양을 많이 하여 써야지 보통 양으로 치료하여서는 안 된다[득효].

잡병편

역절풍의 치료법[歷節風治法]

통풍痛風은 흔히 혈血이 허虛한 데 속한다. 이 병은 혈이 허해지면 한寒과 열熱이 침범하여 생긴다. 이런 데는 궁궁이천궁, 당귀를 많이 쓰고 복숭아씨도인·잇꽃홍화·박계薄桂·으아리위령선 등을 보조약으로 쓴다. 그리고 진통산을 쓰기도 한다[동원].

- 단계丹溪는 통풍을 치료할 때 혈열血熱·혈허血虛·혈오血汚·담痰까지 겸한 것은 사물탕이나 잠행산으로 주로 치료했는데 여기에 황백·쇠무릎우슬·감초생것·복숭아씨도인·귤껍질陳皮·삽주창출·생강즙 등을 증상에 맞게 가감하여 썼다. 이것은 옛날 사람들이 밝히지 못한 것을 처음으로 밝힌

것이다[강목].

- 통풍을 치료하는 처방은 천남성 · 궁궁이천궁 · 구릿대백지 · 당귀 · 속썩은풀황금, 술에 법제한 것로 되어 있는데 병이 윗도리에 있으면 강호리강활 · 으아리위령선 · 계지 · 도라지길경를 더 넣어 쓰고 병이 아랫도리에 있으면 쇠무릎우슬 · 황백 · 으름덩굴목통 · 방기를 더 넣어 쓴다[단심].

- 박계는 통풍을 치료한다. 맛이 없는 박계의 기운은 손과 팔로 가는데 이때에 천남성, 삽주창출 등의 약 기운을 이끌고 아픈 곳으로 간다[단심].

- 풍風 · 한寒 · 습濕의 3가지 사기가 경락經絡에 들어가면 기혈氣血이 엉키고 진액津液이 머물러 있게 된다. 이것이 오래되면 속이 답답하고 경락에 기혈氣血이 몰려 단단해지며 영위榮衛가 잘 순환하지 못하고 정기正氣와 사기邪氣가 서로 싸우게 되므로 아프다. 이때에는 맛이 맵고 성질이 몹시 세고 빠른 약으로 몰린 것을 풀어주고 기를 잘 순환하게 하며 어혈瘀血을 풀어주고 담을 삭여야 속이 답답하던 것이 풀리고 영위榮衛가 잘 순환되면서 병이 낫는다[방광].

| 진통산趁痛散 |

【 효능 】 통풍痛風을 치료한다. 통풍은 대체로 혈허血虛와 혈血污에 속하는데 이때에는 혈을 고르게[調] 하고 잘 순환하게 해야 한다.

【 처방 】 복숭아씨도인 · 잇꽃홍화 · 당귀 · 지렁이지룡 · 오령지 · 쇠무릎우슬, 술에 담갔던 것 · 강호리강활, 술에 담갔던 것 · 향부자동변에 담갔던 것 · 감초생것 각각 8g, 유향 · 몰약 각각 4g.

위의 약들을 가루내어 한 번에 8g씩 데운 술에 타서 먹는다[단심].

| 대강활탕大羌活湯 |

【 효능 】 풍 · 습의 사기가 서로 부딪쳐서 팔다리의 뼈마디가 붓고 아파서 굽혔다 폈다 할 수 없는 것을 치료한다.

【 처방 】 강호리강활 · 승마 각각 6g, 따두릅독활 4g, 삽주창출 · 방기 ·

으아리위령선 · 흰삽주백출 · 당귀 · 벌건솔풍령적복령 · 택사 · 감초 각각 2.8g.

위의 약들을 썰어서 1첩으로 하여 물에 달여 먹는다[정전].

| 창출부전산蒼朮復煎散 |

【 효능 】 풍風 · 습濕 · 열熱로 생긴 통풍을 치료한다.

【 처방 】 삽주창출 160g, 황백 12g, 시호 · 승마 · 고본 · 택사 · 강호리강활 · 흰삽주백출 각각 2g, 잇꽃홍화 0.8g.

위의 약들을 썰어서 먼저 물 2사발에 삽주창출를 넣고 2종지가 되게 달여 찌꺼기를 버린 다음 여기에 나머지 약을 넣고 다시 절반이 되게 달여 찌꺼기를 버리고 먹는다[입문].

| 사묘산四妙散 |

【 효능 】 통풍증痛風證으로 온 몸의 여기저기가 아픈 것을 치료한다.

【 처방 】 으아리위령선, 술에 축여 찐 것 20g, 양각羊角, 태워 가루낸 것 12g, 도꼬마리창이자 6g, 흰겨자백개자 4g.

위의 약들을 가루내어 한 번에 4g씩 생강을 달인 물에 타서 먹는다[입문].

| 마황산麻黃散 |

【 효능 】 역절통풍歷節痛風 때에 땀이 나지 않는 것을 치료한다.

【 처방 】 마황 8g, 강호리강활 6g, 단너삼황기 · 족두리풀세신 각각 3g.

위의 약들을 썰어서 1첩으로 하여 물에 달여 먹는다[득효].

| 잠행산潛行散 |

【 효능 】 혈허血虛와 음화陰火로 생긴 통풍과 허리 아래에 습열濕熱이

몰려서 아픈 것을 치료한다.

【 처방 】 황백술에 담갔다가 약한 불기운에 말린 것.

위의 약을 가루내어 한 번에 4g씩 생강즙을 탄 술에 타서 먹는데 겸해서 사물탕을 사이사이에 먹는다[단심].

| 이묘산二妙散 |

【 효능 】 습열濕로 생긴 통풍으로 힘줄과 뼈가 아픈 것을 치료한다.

【 처방 】 황백술에 담갔다가 약한 불기운에 말린 것 · 삽주창출, 쌀 씻은 물에 담갔다가 약한 불기운에 말린 것 각각 같은 양.

위의 약들을 가루내어 한 번에 4g씩 생강을 달인 물에 타서 먹는다[단심].

| 용호단龍虎丹 |

【 효능 】 통풍痛風으로 몸의 여기저기가 아프거나 감각이 둔해지고 몸 한 쪽이 아픈 것을 치료한다.

【 처방 】 바꽃초오 · 삽주창출 · 구릿대백지 각각 40g위의 약들을 동변, 생강즙, 파즙 에 버무려 열이 나게 띄운다, 유향 · 몰약 각각 12g, 당귀 · 쇠무릎우슬 각각 20g.

위의 약들을 가루내어 술로 쑨 풀에 반죽한 다음 알약을 만든다. 한 번에 1알씩 데운 술에 풀어 먹는다[입문].

| 락단活絡丹 |

【 효능 】 모든 통풍으로 힘줄이 짜그라들면서 아프고 혹 치밀어 오르는 것을 치료한다.

【 처방 】 오두천오, 싸서 구운 것 · 바꽃초오, 싸서 구운 것 · 천남성싸서 구운

것 · 지렁이지룡, 약한 불기운에 말린 것 각각 40g, 유향 · 몰약 각각 8.8g.

위의 약들을 가루내어 술로 쑨 풀에 반죽한 다음 알약을 만든다. 한 번에 20~30알씩 빈속에 데운 술로 먹는다[국방].

| 오령환五靈丸 |

【 효능 】 풍랭風冷으로 기혈氣血이 막혀서 몸의 피부에 감각이 둔해지면서 아픈 것을 치료한다.

【 처방 】 오령지 80g, 오두천오, 싸서 구운 것 60g, 몰약 40g, 유향 20g.

위의 약들을 가루내어 물에 반죽한 다음 알약을 만든다. 한 번에 1알씩 생강 달인 물을 탄 데운 술에 풀어서 먹는다[강목].

범뼈호골, 연유를 발라 구운 것 80g, 백화사육白花蛇肉 · 천마 · 방풍 · 쇠무릎우슬 · 백강잠덖은 것 · 당귀술에 담갔던 것 · 유향 · 계심 각각 40g, 전갈덖은 · 감초덖은 것 각각 20g, 사향 4g.

위의 약들을 가루내어 한 번에 8g씩 데운 술에 타서 먹는다. 두림주에 타서 먹으면 더 좋다[제생].

- 어떤 처방에는 자연동 · 노랑돌쩌귀백부자 · 빈랑 · 강호리강활 · 구릿대백지 · 궁궁이천궁 각각 40g, 지렁이지룡 · 몰약 · 석웅황웅황 각각 20g이 더 있다. 먹는 방법은 위와 같다. 백호역절풍 으로 여기저기가 아픈 것도 치료한다[직지].

| 가감호골산加減虎骨散 |

【 효능 】 백호역절풍白虎歷節風으로 아픈 것이 밤낮으로 멎지 않는 것을 치료한다.

【 처방 】 범정강이뼈虎脛骨 120g, 몰약 20g.

위의 약들을 가루내어 한 번에 8g씩 데운 술에 타서 먹는다[입문].

| 사향원麝香元 |

【효능】 백호역절풍 으로 일정한 곳이 없이 여기저기가 아프고 마치 벌레가 기어 다니는 것 같은 것이 낮에는 덜하고 밤에는 더 심한 것을 치료한다.

【처방】 오두천오, 큰 것 3개, 전갈 21개, 지렁이지룡, 산 것 20g, 검정콩흑두, 생것 10g, 사향 1g.

위의 약들을 가루내어 찹쌀풀에 반죽한 다음 알약을 만든다. 한 번에 7~10알씩 빈속에 데운 술에 풀어서 먹고 땀을 내면 낫는다[득효].

| 유향흑호단乳香黑虎丹 |

【효능】 풍風·한寒·습濕의 사기로 생긴 역절풍 때에 뼈마디와 온 몸이 아픈 것을 치료하는 데 효과가 좋다.

【처방】 바꽃초오 200g, 삽주창출 120g, 구릿대백지, 오령지, 강호리강활, 당귀, 궁궁이천궁, 자연동自然銅, 달구어 식초에 담그기를 7번 한 것 각각 80g, 유향 40g.

위의 약들을 가루내어 술로 쑨 풀에 반죽한 다음 알약을 만들어 백초상 을 겉에 입힌다. 한 번에 5~7알씩 잠잘 무렵에 데운 술에 풀어서 먹는다. 이때에는 뜨거운 음식을 먹지 말아야 한다[십삼방].

| 유향정통환乳香定痛丸 |

【효능】 온 몸의 뼈마디가 아픈 것을 치료한다.

【처방】 삽주창출 80g, 오두천오, 싸서 구운 것·당귀·궁궁이천궁 각각 40g, 정향 20g, 유향·몰약 각각 12g.

위의 약들을 가루내어 대추살에 반죽한 다음 알약을 만든다. 한 번에 50~60알씩 데운 술로 먹는다[의감].

| 점통산拈痛散 |

【 효능 】 통풍痛風일 때에 찜질하는 것이다.

【 처방 】 강호리강활 · 따두릅독활 · 족두리풀세신 · 육계 · 방풍 · 흰삽주백출 · 양강 · 마황 · 천마 · 오두천오 · 오수유 · 유향 · 조피열매천초 · 전갈 · 당귀 각각 20g, 건강 10g.

위의 약들을 거칠게 가루내어 한 번에 40~60g 을 소금 1되와 함께 뜨겁게 덖어 비단주머니에 넣어 아픈 곳에 찜질한다. 식으면 바꾼다. 다시 덖어 쓰기도 한다[보감].

잡병편

| 당귀산當歸散 |

【 효능 】 한습寒濕으로 생긴 통풍일 때에 찜질하는 것이다.

【 처방 】 방풍 · 당귀 · 고본 · 따두릅독활 · 형개수荊芥穗 · 난형잎頑荊葉 각각 40g.

위의 약들을 거칠게 가루내어 한 번에 40g을 소금 160g과 함께 뜨겁게 볶아 비단주머니에 넣어 아픈 곳에 찜질한다. 식으면 바꾼다[의림].

05 서暑

서暑란 상화가 작용하는 것이다[暑者相火行令也]

하지夏至 후에 열병을 앓는 것은 서병暑病이다. 서暑란 상화相火가 작용하는 것이다. 여름에 더위를 먹으면 심포락心包絡의 경맥을 상한다. 그 증상으로는 답답증[煩]이 나며 숨이 차고 목쉰 소리를 하며 답답증이 멎으면 말이 많아지며 몸에서 열이 나고 가슴 속이 답답하며[心煩] 갈증이 많이 나서 물을 많이 먹고 머리가 아프며 땀이 나고 몸이 나른해하면서 기운이 없고 또는 하혈을 하며 황달이 생기고 반진이 돋는다. 심하면 화열火熱이 폐금肺金을 너무 억제해서 폐금이 간목肝木을 고르게 하지 못하므로 경련이 일면서 정신을 잃고 사람을 알아보지 못한다[절제].

맥을 보는 법[脈法]

더위를 먹으면[暑傷] 맥이 허하다.

- 맥기(氣)라고 한 데도 있다.이 허하고 몸에서 열이 나는 것은 서병이다[중경].
- 더위[暑]가 기를 상하면 맥이 허虛 · 현弦 · 세細 · 규竅 · 지遲하다. 다른 맥은 없다[맥결].
- 중서中暑의 맥에서 양맥은 약하고 음맥 은 허虛 · 미微 · 지遲한 것이 규맥과 같다[삼인].

- 서병의 맥이 현 · 세 · 규 · 지한 것은 무엇 때문인가. 대체로 찬것[寒]은 형체를 상傷하고 더위는 기氣를 상한다. 기를 상하면 기운이 없어져서 맥이 허약하게 된다. 그러므로 현 · 세 · 규 · 지는 모두 허한 맥[虛脈]이다[본사].
- 서병의 맥은 허하면서 미약微弱하거나 부대浮大하면서 산散하며 혹은 숨어서 보이지 않는데 아주 미약하고 숨어 있는 것은 모두 허한 부류의 맥이다[정전].
- 중서中暑와 열병熱病은 비슷한데 다만 열병熱病의 맥은 성하고 중서의 맥은 허하므로 이것으로써 감별한다[활인].

서병暑病의 형태와 증상[暑病形證]

서병은 몸에서 열이 나고 저절로 땀이 나며 입이 마르고 얼굴에 때가 낀 것 같다[입문].

- 더위에 상한 증상[傷暑證]은 얼굴에 때가 끼고 땀이 나며 몸에서 열이 나고 잔등이 시리며 답답하고[煩悶] 몹시 갈증이 나며 몸이 나른하면서 기운이 없고 솜털이 일어서면서 오한惡寒이 나고 또는 머리가 아프거나 곽란이 있거나 팔다리가 싸늘해진다.[四肢厥冷]
- 중서中暑의 증상은 6맥이 침복沈伏하며 찬 땀이 저절로 나고 숨이 끊어지는 것 같으며[悶絕] 정신이 혼미하여 사람을 알아보지 못한다[직지].
- 왜 오싹오싹하면서 솜털이 일어서는가. 대체로 열이 나면 털구멍들이 열리므로 자연히 오한이 나며 입을 벌리고 있어 앞니가 마르게 되는데 이빨은 뼈의 정기精氣이므로 이가 마르는 것은 뼈에 열이 있는 것이다. 이때는 침鍼과 약으로는 치료하지 못한다. 그러므로 반드시 대추혈大傾穴에 뜸을 떠야 한다[운기].

중서 때의 구급치료[中暑救急]

여름철 길가에서 더위를 먹고 죽어 가는 데는 빨리 그늘지고 서늘한 곳에 눕히고 길가에 있는 따뜻한 흙을 환자의 심장부에 놓거나 배꼽 위에 오묵하게 와窩를 만들어 올려놓고 그 속에 인뇨人尿를 넣으면 깨어난다[삼인].

- 중서로 까무러쳐 넘어졌을 때[悶絕]는 빨리 그늘진 서늘한 곳에 눕히고 절대로 찬물은 주지 말아야 한다. 수건 또는 옷을 따뜻한 물熱湯에 적셔서 배꼽과 기해혈氣海穴을 찜질하면서 계속 더운물熱湯을 그 위에 부어 따뜻한 기운이 뱃속에 들어가게 하면 점차 깨어난다. 만일 급한 경우에 끓인 물熱湯이 없으면 길가의 따뜻한 흙을 배꼽 위에 쌓아 놓는다. 식으면 갈아 준다[삼인].

- 중서라고 생각되면 빨리 생강큰 것 1개를 씹어서 찬물로 먹인다. 만일 이미 정신을 잃었으면 마늘 1개를 씹어서 찬물로 먹이되 씹지 못하면 물에 갈아서 먹인다.

- 중서로 까무러치고[中暑昏悶] 담痰이 막혀서 정신을 차리지 못하는 데는 지성내복단至聖來復丹, 처방은 상한문에 있다을 가루내어 깨끗한 물에 타서 먹는다[단심].

- 중서로 의식을 잃은 데[中暑不省]는 주염열매조협, 태운 것, 감초덖은 것 등을 가루내어 한 번에 8g씩 따뜻한 물에 타서 먹는다[득효].

- 중서로 정신을 차리지 못하고[中暑神昏] 놀란 것처럼 가슴이 두근거리며 말을 허투루하는 데[驚悸妄言]는 진사익원산辰砂益元散, 처방은 상한문에 있다을 8g씩 깨끗한 물에 타서 먹인다[입문].

중갈과 중열의 감별[中暍中熱之辨]

『중경』 상한론 가운데서 한 가지 증이 중갈中暍인데 즉 중서中暑이다. 맥이 허하고 미약하며 갈증이 나서 물을 마시며 몸에서 열이 나고 저절로 땀이 나는 데는 청서익기탕淸暑益氣湯 등으로 보하는 약이 좋다.

- 가만히 있다가 더위 먹어서 생긴 것이 중서인데 중서는 음증陰證이지만 반드시 땀을 내야 한다. 또는 깊은 계곡과 시원한 집에서 피서하다가 얻는 수도 있는데 그 증상으로는 반드시 머리가 아프고 오한이 나며 몸이 짜그라들고 팔다리의 뼈마디가 아프며 가슴이 답답하고[心煩] 몸이 몹시 뜨거우며 땀이 안 난다. 이것은 집 안에서 찬 기운에 상하여 온 몸에 양기가 퍼지지 못해서 생긴 것인데 이때는 창출백호탕蒼朮白虎湯, 처방은 상한문에 있다.이나 육화탕六和湯에 강호리강활 · 궁궁이천궁 · 삽주창출 등을 더 넣어 쓴다. 혹 이향二香散도 쓴다[동원].
- 활동하다가 열에 상한 것이 중열中熱이다. 중열은 양증陽證인데 열이 원기를 상한 것이다. 길을 가는 사람이나 힘든 일을 하는 농민들이 햇볕을 오래 쪼이면 이 병이 생긴다. 그 증상으로는 대개 머리가 몹시 아프고 열이 몹시 나며 갈증이 아주 심하여 물을 많이 먹고 땀을 많이 흘리며 꼼짝할 기운도 없다. 이것은 밖의 열이 폐기肺氣를 상한 것이다. 이때는 인삼백호탕, 죽엽석고탕竹葉石膏湯, 2가지 처방은 상한문 에 있다 등이 좋다[동원].

| **생맥산**生脈散 |

【 처방 】 맥문동 8g, 인삼 · 오미자 각각 4g.

위의 약들을 물에 달여 여름에 끓인 물 대신에 마신다. 혹 단너삼황기, 감초 각각 4g을 더 넣기도 하며 혹은 황백 0.8g을 더 넣어 달여서 먹으면 기운이 나게 된다[입문].

- 화가 몹시 성하여 금金이 억제되면 한수寒水가 끊어지므로 빨리 생맥산으로 습열濕熱을 없애야 한다. 폐가 수렴하려 하고 심이 늘어지는 것을 괴로워할

잡병편

때는 모두 맛이 신[酸] 약으로써 수렴하고 심화心火가 성하면 단[甘] 약으로써 사瀉해야 하므로 인삼의 단것을 오미자의 신것으로써 돕는 것이다 약간 쓰고 성질이 찬 맥문동은 수水의 근원을 키우고 폐기肺氣를 시원하게 하는 것이다. 황백黃栢을 더 넣어 쓰는 것은 약간 넣어 성질이 찬것으로 신수[水之流]를 늘려 주고 양쪽 다리가 허약해지는 것을 낫게 한다[동원].

● 인삼 · 맥문동 · 오미자 등이 맥을 생기게 하는데 이 맥이란 원기元氣라는 뜻이다[동원].

| 청기음淸氣飮 |

【 효능 】 열이 나고 땀을 많이 흘려서 기력이 없으며 맥이 허세虛細하고 지遲한 것을 치료한다. 이는 원기가 더위에 상한 것이다.

【 처방 】 흰삽주백출 4.8g, 인삼, 단너삼황기 · 맥문동 · 집함박꽃뿌리백작약 · 귤껍질陳皮 · 흰솔풍령백복령 각각 4g, 지모 · 노야기향유 각각 2.8g, 황련덖은 것[炒], 감초 각각 2g, 황백 1.2g.

위의 약들을 썰어서 생강 3쪽과 함께 물에 넣고 달여서 먹는다[필용].

● 일명 청서익원탕淸暑益元湯이라고도 한다[명의].

| 삼유음蔘薷飮 |

【 효능 】 더위 먹은 것을 몰아내고 열을 내리며 원기를 튼튼하게 하며 곽란으로 토하고 설사하는 것[吐瀉]들을 생기지 않게 한다.

【 처방 】 흰삽주백출 6g, 인삼 4.8g, 맥문동 · 집함박꽃뿌리백작약 · 흰솔풍령백복령 각각 4g, 지모덖은 것 · 귤껍질陳皮 · 노야기향유 각각 2.8g, 감초덖은 것 2g, 속썩은풀황금, 덖은 것 1.2g, 오미자 10알.

위의 약들을 썰어서 생강 3쪽과 함께 물에 넣고 달여서 먹는다[필용].

● 일명 각서청건탕却暑淸健湯이라고도 한다[명의].

| 황기탕黃芪湯 |

【 효능 】 중갈로 맥이 허약한 것을 치료한다.

【 처방 】 인삼 · 흰삽주백출 · 흰솔풍령백복령 · 감초 · 단너삼황기 · 집함박꽃뿌리백작약 각각 4g.

위의 약들을 썰어서 생강 3쪽과 함께 물에 넣고 달여 먹는다[해장].

| 황기인삼탕黃芪人蔘湯 |

【 효능 】 여름에 정신이 부족하며 양쪽 다리가 나른하고 번열煩熱이 나며 구역이 나고 딸꾹질하며 저절로 땀이 나고 머리가 아픈 것은 모두 열에 폐기氣를 상한 것인데 이 약으로 치료한다.

【 처방 】 보중익기탕補中益氣湯, 처방은 내상문 에 있다에 삽주창출 4g, 약누룩신국 2g, 황백 1.2g, 오미자 15알을 더 넣은 것이다[입문].

| 청서익기탕淸暑益氣湯 |

【 효능 】 늦은 여름에 습열濕熱로 팔다리가 나른하며 정신이 맑지 못하고 동작이 굼뜨며 몸에서 열이 나고 갈증이 나며 소변이 잦으며 대변이 묽고 잦으며 혹은 설사나 이질을 하며 음식 생각이 없고 숨이 차며[氣促] 땀이 나는 것을 치료한다.

【 처방 】 삽주창출 6g, 단너삼황기 · 승마 각각 4g, 인삼 · 흰삽주백출 · 귤껍질陳皮 · 약누룩신국 · 택사 각각 2g, 황백술로 법제한 것 · 당귀 · 선귤껍질靑皮 · 맥문동 · 칡뿌리갈근 · 감초 각각 1.2g, 오미자 9알.

위의 약들을 썰어서 1첩으로 하여 물에 달여서 먹는다[동원].

- 이 약에서 인삼 · 흰삽주백출 · 단너삼황기 · 승마 · 감초 · 맥문동 · 당귀 · 오미자 · 황백 · 칡뿌리갈근 등은 더운 것을 식히고 기를 보하는 것이다. 삽주창출 · 약누룩신국 · 귤껍질陳皮 · 선귤껍질 · 택사 등은 비脾를 치료한다[동원].

잡병편

| 십미향유음十味香薷飮 |

【효능】 더위를 없애고 위胃를 좋게 하여 기氣를 보한다.

【처방】 노야기향유 6g, 후박 · 까치콩白扁豆 · 인삼 · 귤껍질陳皮 · 흰삽주백출 · 흰솔풍령백복령 · 단너삼황기 · 모과 · 감초 각각 2.8g.

위의 약들을 썰어서 1첩으로 하여 물에 달여 먹거나 가루를 내어 한 번에 8g씩 끓는 물熱湯이나 찬물에 타서 먹는다[단심].

서풍暑風

더위를 먹고[中暑] 다시 풍風에 상傷하여 경련이 일면서 정신을 잃고 사람을 알아보지 못하는 데는 먼저 소합향원蘇合香元, 처방은 기문에 있다을 먹고 깨어난 다음 다른 약을 준다[득효].

- 서풍暑風과 서궐暑厥인 경우에 다만 손발에 경련이 이는 것은 서풍이라 하고 손발이 싸늘한 것은 서궐이라고 한다. 이때는 모두 이향산이나 인삼강활산人蔘羌活散, 2가지 처방은 소아문에 있다과 향유산을 합하여 먹어도 모두 좋다[입문].
- 여름에 찬 기운에 감촉된 것은 서늘한 것을 너무 받았기 때문이다. 혹 서늘한 정자나 물속에 있으면 풍한風寒의 사기가 그 표表를 상한다. 또는 얼음과 눈, 생것과 찬것, 과실 등을 너무 먹으면 그 이裏를 상한다. 그 증상으로는 머리가 아프고 몸이 아프며 열이 나고 오한이 난다. 또는 가슴과 배가 아프며 토하고 설사가 난다. 이때는 곽향정기산藿香正氣散, 처방은 상한문에 있다에서 흰삽주백출를 빼고 삽주창출 대신 넣은 다음 강호리강활를 더 넣어 쓴다. 만일 서풍에 감촉되어 가래가 막히고 숨이 차면 육화탕六和湯에 끼무릇반하을 곱절 넣고 강호리강활와 궁궁이천궁를 더 넣는다[의감].

| 이향산二香散 |

【효능】 서풍에 감촉되어[感冒暑風] 몸에서 열이 나고 머리가 아프거나 설사하고 토하는 것을 치료한다.

【 처방 】 향부자 · 노야기향유 각각 8g, 차조기잎자소엽 · 귤껍질陳皮 · 삽주창출 각각 4g, 후박 · 까치콩白扁豆 · 감초 각각 2g.

위의 약들을 썰어서 1첩으로 하여 생강 3쪽, 모과 2쪽, 파밑총백 2대와 함께 물에 넣고 달여 먹는다.

● 여름철 상풍傷風과 상한傷寒은 모두 이 약으로 표증을 풀고 발산시킨다[의감].

서병으로 토하고 설사하는 것[暑病吐瀉]

더위독[暑毒]이 장위腸胃에 들어가서 배가 아프고 메스꺼우며[惡心] 토하고 설사하면 향유산 · 육화탕 · 소서십전음 · 해서삼백산 · 향유탕 · 향박음자 · 축비음 · 대순산 · 계령원 등을 쓴다.

| 육화탕六和湯 |

【 효능 】 더위에 심心과 비脾를 상하여 토하고 설사하거나 부종浮腫 · 학질 · 이질이 된 것 등을 치료한다.

【 처방 】 노야기향유, 후박 각각 6g, 벌건솔풍령적복령, 곽향 · 까치콩백편두 · 모과 각각 4g, 사인 · 끼무릇반하 · 살구씨행인 · 인삼 · 감초 각각 2g.

위의 약들을 썰어서 1첩으로 하여 생강 3쪽, 대추 2알과 함께 물에 넣고 달여서 먹는다.

● 황련밀기울과 같이 덖은 것 4g 을 더 넣은 것을 소서육화탕消暑六和湯이라고 한다[의감].

| 소서십전음消暑十全飮 |

【 효능 】 더위 먹어[傷暑] 토하고 설사하는 것을 치료한다.

【 처방 】 노야기향유 6g, 까치콩백편두 · 후박 · 차조기잎자소엽 · 흰삽주

백출 · 벌건솔풍령적복령 · 곽향 · 모과 · 백단향 각각 4g, 감초 2g.

위의 약들을 썰어서 1첩으로 하여 물에 달여 먹는다[국방].

| 해서삼백산解暑三白散 |

【 효능 】 서열暑熱로 물을 너무 많이 마셔서 토하고 설사하는 것을 치료한다.

【 처방 】 택사 · 흰솔풍령백복령 · 흰삽주백출 각각 8g.

위의 약들을 썰어서 1첩으로 하여 생강 3쪽, 골풀속살등심초 20오리와 함께 물에 넣고 달여서 먹는다[국방].

| 향유탕香薷湯 |

【 효능 】 서병暑病으로 토하고 설사하는 것을 치료한다.

【 처방 】 노야기향유 12g, 까치콩백편두 · 후박 · 벌건솔풍령적복령 각각 6g, 감초 2g.

위의 약들을 썰어서 1첩으로 하여 물에 달여 먹거나 가루를 내어 한 번에 8g씩 뜨거운 물에 타서 먹는다. 서병에 쓰는 다른 약들은 모두 이만 못하다[직지].

● 어떤 처방에는 흰솔풍령백복령이 없고 복신이 있다[국방].

| 향박음자香朴飮子 |

【 효능 】 더위 먹어[傷暑] 토하고 설사하며 답답하여 어찌할 바를 모르는[煩亂] 것을 치료한다.

【 처방 】 노야기향유 6g · 후박 · 까치콩백편두 · 택사 · 벌건솔풍령적복령 · 귤껍질陳皮 · 모과 · 끼무릇반하 · 인삼 · 차조기잎자소엽 · 오매살 각각 2.8g, 감초 2g.

위의 약들을 썰어서 1첩으로 하여 생강 3쪽, 대추 2알과 함께 물에 넣고 달여 먹는다[단심].

| 대순산大順散 |

【 효능 】 여름철에 갈증이 나서 찬물을 너무 많이 마신 것으로 인하여 비위脾胃에 냉습冷濕이 몰려 토하고 설사하는 것을 치료한다.

【 처방 】 감초길이 1치 되게 썬 것 80g, 건강, 살구씨행인, 육계 각각 16g.

위의 약에서 먼저 감초를 흰모래[白沙]와 함께 누렇게 덖은 다음 건강을 넣고 터지게[令裂] 덖는다. 그 다음 살구씨행인를 넣고 또 덖어서 누렇게 되면 모래를 버리고 약을 깨끗이 씻은 다음 육계와 함께 가루를 내어 한 번에 8g씩 물에 넣고 달여 따뜻하게 하여 먹는다. 만일 번조煩躁하면 깨끗한 물에 타서 먹는다[국방].

| 계령원桂苓元 |

【 효능 】 여름철, 냉습에 상하여 토하고 설사하는 것을 치료한다.

【 처방 】 계심 · 벌건솔풍령적복령.

위의 약들을 같은 양으로 가루를 내어 조린 꿀煉蜜로 반죽한 다음 40g으로 8알의 알약을 만들어 한 번에 1알씩 깨끗한 물에 풀어서 먹는다[국방].

| 축비음縮脾飮 |

【 효능 】 여름철에 날것과 찬 음식에 상하여 배가 아프며 토하고 설사하는 것을 치료한다.

【 처방 】 사인간 것 6g, 초과 · 오매살 · 노야기향유 · 감초 각각 4g, 까치콩백편두 · 칡뿌리갈근 각각 2.8g.

위의 약들을 썰어서 1첩으로 하여 생강 5쪽과 함께 물에 넣고 달여 먹는다.

| 복서증伏暑證 |

복서증은 잔등이 시리고[背寒] 얼굴에 때가 끼며[面垢] 힘겨운 일을 조금만 하여도 몸에서 곧 열이 나고 입을 벌리고 있어 앞니가 마르며 오줌을 누고 나면 오싹오싹 소름이 끼치면서 솜털이 일어선다[毛聳][중경].

- 복서伏暑란 즉 더위 먹은 것이 오랫동안 3초三焦와 장위腸胃에 잠복해 있다가 변하여 추웠다 열이 났다 하며 곽란으로 토하고 설사하며 또 학질·이질·번갈증과 혹은 배가 아프고 피똥을 누는 것이다. 이때는 주증황련환·소서원·계령감로산 등이 좋다[입문].

| 주증황련환酒蒸黃連丸 |

【 효능 】 복서伏暑로 토하고 갈증이 나며 메스꺼운[惡心] 것과 여러 해 된 더위독[暑毒]이 낫지 않는 것을 치료한다.

【 처방 】 황련 160g청주 7홉에 담갔다가 쪄서 술이 다 없어질 때까지 말린다.

위의 약을 가루를 내어 밀가루풀로 반죽한 다음 알약을 만든다. 한 번에 30알씩 끓인 물로 먹는다. 가슴이 시원하고[胸膈凉] 갈증이 나지 않는 것이 이 약의 효과이다[활인].

- 일명 소황룡원小黃龍元이라고도 한다[득효].

서열에 두루 쓰는 약[暑熱通治藥]

서병暑病을 치료하는 법은 속을 시원하게[淸心] 하고 오줌을 잘 배설하게 하는 것이 가장 좋다. 더위는 기를 상하므로 진기眞氣를 보하는 것이 필요하다[단심].

- 여름철에 찬 음식을 많이 먹거나 찬물과 얼음물을 너무 마셔서 비위脾胃를 상하면 토하고 설사하는 곽란이 생기게 된다. 더위 먹은 데 쓰는 약은 흔히 비위

脾胃를 따뜻하게 하며 음식을 잘 소화시키고 습을 없애며 오줌이 잘 배설되게 해야 한다. 이 뜻을 잘 아는 것이 필요하다[단심].

- 서병에 두루 쓰는 약으로는 향유산 · 청서화중산 · 만병무우산들이다.

| 향유산香薷散 |

【 효능 】 더위를 먹은 모든 서병이나 곽란으로 토하고 설사하거나[吐瀉] 정신이 흐릿하고 숨이 끊어지려는 것을 치료한다.

【 처방 】 노야기향유 12g, 후박, 까치콩백편두 각각 6g.

위의 약들을 썰어서 1첩으로 하여 술 조금과 함께 물에 달여 찌꺼기[滓]를 버리고 찬물에 넣어 두고 먹는다[국방].

| 청서화중산淸暑和中散 |

【 효능 】 중서中暑와 상서傷暑, 여러 가지 증상을 치료한다. 상강霜降 이후에는 쓰지 않는다.

【 처방 】 노야기향유 80g, 저령, 택사, 곱돌활석, 초과 각각 60g, 황련술에 축여 볶은 것 · 후박 · 으름덩굴목통 · 길짱구씨차전자, 덖은 것 · 지각 · 사인 각각 40g, 흰삽주백출 · 벌건솔풍령적복령 · 귤껍질陳皮 각각 28g, 회향 20g, 까치콩백편두 16g, 목향 · 감초 각각 12g.

위의 약들을 보드랍게 가루를 내어 한 번에 8g씩 찬물에 타서 먹는다. 혹은 썰어서 40g씩 물에 달여서 먹는 것도 좋다[의감].

| 만병무우산萬病無憂散 |

【 효능 】 여름철에 곽란으로 토하고 설사하며 학질 비슷하나 학질이 아닌 증證, 이질 비슷하나 이질이 아닌 증, 수토水土가 맞지 않아[不伏] 생긴 병 등을 치료한다. 늘 먹으면 학질이나 이질을 막을 수 있다.

【 처방 】 노야기향유, 까치콩백편두 각각 80g, 초과 · 황련 · 곱돌활석 · 택사 각각 48g · 지각 · 으름덩굴목통 · 후박 · 귤껍질陳皮 · 벌건솔풍령적복령 · 길짱구씨차전자 · 저령 · 사인 각각 32g, 흰삽주백출 · 회향 각각 22.4g, 목향 · 감초 각각 10g.

위의 약들을 보드랍게 가루를 내어 한 번에 8g씩 끓는 물에 타서 먹는다. 혹은 차를 달인 웃물茶淸에 타서 먹는다. 미음으로는 먹지 말아야 한다[입문].

단방單方

모두 3가지이다.

| 향유香薷 ,노야기 |

일체의 서병暑病과 곽란으로 토하고 설사하는 데는 노야기를 달여 짜서 먹거나 날것으로 즙을 내어 먹어도 좋다[본초].

| 대료大蓼 |

즉 홍초이다. 더위를 먹어 정신을 잃고 넘어지며 가슴이 답답한 것[心悶]을 치료한다. 대료를 진하게 달여서 먹는다.

| 첨과甛瓜, 참외 |

무더운 여름에 먹으면 더위를 먹지 않으므로 조금씩 먹는 것이 좋다[본초].

06 습濕

습은 물의 기운이다[濕乃水氣]

습濕이란 곧 물[水]이다. 동남 지방은 지대가 낮고 바람과 비가 자주 와서 산과 늪에서 증기蒸氣가 떠올라 사람들이 흔히 중습中濕에 걸리게 된다. 습이 경락經絡에 있으면 해질 무렵에 열이 나고 코가 메이며[鼻塞] 습이 뼈마디에 있으면 온 몸이 모두 아프고 5장 6부에 있으면 청기淸氣와 탁기濁氣가 뒤섞여 설사하고 오줌은 도리어 잘 배설되지 않으며 배가 혹 불러오르고 그득해진다[脹滿]. 습과 열이 서로 부딪치면 온 몸이 훈증한 것처럼 누렇게 된다[입문].

- 물 기운[水氣]에도 독이 있어 풍습風濕으로 변하면 아프고 저리며 붓고 얼굴이 누렇고 배가 커진다[腹大]. 습은 처음에는 피부와 다리, 손으로부터 점차 6부로 들어가게 되면 대소변이 배설되지 않게 된다. 5장五臟으로 점차 들어가면 갑자기 심心으로 치밀어서 죽을 수 있다[본초].

- 강과 호수에서 떠오르는 안개 기운[露氣] 및 산의 계곡 속에 있는 물 기운에 의해 학질이 생길 수 있다. 차고 더운 것이 서로 부딪치면 병이 된다. 이것은 모두 습이 사람으로 하여금 추웠다 열이 났다 하게하며 뼈와 살을 여위게 한다. 이런 것들은 남쪽 지방이 더 심하다.

맥 보는 법[脈法]

습에 상傷한 맥은 세유細濡하다[입문].

- 습열濕熱의 맥은 완대緩大하다[맥결].
- 혹은 삽澁하기도 하고 혹은 세細하기도 하며 또는 유濡하기도 하고 또는 완緩하기도 한 것은 모두 중습中濕으로 진단할 수 있다[맥결].
- 맥이 부浮하면서 완하면 습이 표表에 있고 맥이 침沈하면서 완하면 습이 이裏에 있다[맥결].
- 맥이 현弦하면서 완하거나 완緩하면서 부하면 다 풍과 습이 서로 부딪친 것이다[맥경].
- 몸이 아프고 맥이 침하면 중습 이고 맥이 부하면 풍습風濕이다[활인].

습기가 몸에 침습하여도 잘 깨닫지 못한다[濕氣侵人不覺]

풍風·한寒·서暑는 사람을 몹시 상하기 때문에 곧 깨닫지만 습기濕氣는 훈증하여 침습하므로 흔히 잘 깨닫지 못한다.

밖으로부터 침습하는 습은 늦은 여름 무더울 때 산과 늪의 증기가 올라오거나 비를 맞으면서 습한 곳을 다니거나 땀에 옷이 흠뻑 젖은 데서 생기는데 흔히 허리와 다리가 붓고 아프다.

속에서 생긴 습은 날것·찬것·술·국수 등에 체하여 비脾에 습이 몰려 열熱이 생겨서 흔히 배가 불러오른다. 서북 지방의 사람들은 내습內濕이 많고 동남 지방의 사람들은 외습外濕이 많다[입문].

화와 열은 습을 생기게 한다[火熱生濕]

습濕은 본래 토土의 기운이고 화火와 열熱은 습토를 생기게 한다. 때문에 여름철 더울 때는 만물이 습윤해지고 가을철 서늘할 때는 만물이 마른다. 대개 열이 몰리면 습이 생긴다. 습으로 담痰이 생긴 데는 이진탕二陳湯, 처방은 담음문에 있다.에 속썩은풀황금, 술로 법제한 것과 강호리강활, 방풍을 더 넣어 써서 풍을 몰아내고 습을 없앤다. 대개 풍은 습을 말린다[단심].

- 대체로 습으로 앓는 병은 흔히 열로부터 생기며 열기가 많으면 합병증이 생긴다[구현].
- 본래 습병은 저절로 생기는 것이 아니다. 화와 열이 몰려서 몸에 수水 가 잘 돌아가지 못하고 머물러 있기 때문에 수습水濕이 생긴다[구현].

습병에 여러 가지가 있다[濕病有七]

중습中濕 · 풍습風濕 · 한습寒濕 · 습비濕痺 · 습열濕熱 · 습온濕溫 · 주습酒濕 그리고 파상습破傷濕이 있다[활인].

중습中濕

얼굴이 부석부석하고 광택이 있는 것은 중습이다[내경주].

- 중습의 맥은 침沈하면서 약간 완緩하다. 습은 비脾에 잘 가며 뼈마디로 돌아다니기를 좋아한다. 습濕에 상傷하면 흔히 배가 창만하고 권태감이 있으며 팔다리의 뼈마디가 아프면서 답답하다. 혹은 온 몸이 무겁기도 하다. 오래 되면 부종浮腫이 오고 숨이 차며 가슴이 갑갑하고 정신이 혼미하여 사람을 알아보지 못한다. 풍증을 겸하면 어지럽고 구역질이 나고 딸꾹질한다. 한증寒證을

잡병편

겸하면 손이 짜그라들며[攣] 당기고 아프다[득효].

- 외중습外中濕이란 혹 산람장기山嵐 氣에 감촉되었거나 비[雨] · 습기 · 증기蒸氣 등을 받았거나 먼 곳을 가면서 물을 건너갔거나 습한 땅에 오래 누운 데로부터 생긴 것이다.
- 내중습內中濕은 날것과 찬것을 지나치게 먹었거나 기름기 있는 것과 술에 체하여 비가 허해서 잘 소화되지 않는 데로부터 생긴다[회춘].
- 중습中濕에는 승습탕 · 제습탕 · 가미출부탕 · 백출주 혹은 오령산五苓散, 처방은 상한문에 있다에 강호리강활 · 궁궁이천궁 · 삽주창출 등을 더 넣는 것이 좋다.

| 승습탕勝濕湯 |

【 효능 】 습한 땅에 눕거나 앉는 것 혹은 비나 이슬을 맞아 몸이 무겁고 다리가 약하며 설사하는 것을 치료한다.

【 처방 】 흰삽주백출 12g, 인삼 · 건강 · 집함박꽃뿌리백작약 · 부자싸서 구운 것 · 계지 · 흰솔풍령백복령 · 감초 각각 3g.

위의 약들을 썰어서 1첩으로 하여 생강 5쪽, 대추 2알과 함께 물에 넣고 달여 먹는다[제생].

| 제습탕除濕湯 |

【 효능 】 중습中濕으로 온 몸이 무거운 것을 치료한다.

【 처방 】 삽주창출 · 후박 · 끼무릇반하 각각 6g, 곽향 · 귤껍질陳皮 각각 3g, 감초 2g.

위의 약들을 썰어서 1첩으로 하여 생강 7쪽, 대추 2알과 함께 물에 넣고 달여 먹는다[득효].

| 백출주白朮酒 |

【 효능 】 중中濕으로 이를 악물고 정신을 잃은 것을 치료한다.

【 처방 】 흰삽주백출 40g.

위의 약들을 썰어서 1첩으로 하여 술 2잔에 달여 1잔이 되면 단번에 먹는다. 술을 싫어하면 물에 달여 먹는다[득효].

풍습風濕

태양경太陽經에 풍습이 감촉되면 서로 부딪쳐서 뼈마디가 안타깝게 아픈 것은 습기濕氣 때문이다. 습이 있으면 뼈마디를 잘 놀릴 수 없기 때문에 아프다. 팔다리가 짜그라들면서 구부렸다 폈다 하지 못하는 것은 풍風 때문이다. 땀이 나고 몸이 차며 맥이 침미沈微하고 숨이 가쁘며 오줌이 맑으면서도 잘 나가지 않는 것은 한사가 막힌 것이다. 이때는 감초부자탕 · 출부탕 · 백출부자탕 · 마행의감탕 등이 좋다[활인].

- 풍습의 증상은 풍風이 세면 위기衛氣가 허虛하여 땀이 나고 숨이 가쁘며 바람을 싫어하고 옷을 벗으려고 하지 않는 것이다. 습이 세면 오줌이 잘 배설되지 않으며 몸이 약간 붓는 것이다. 이때는 방기황기탕 · 강부탕 · 제습강화탕 등이 좋다[입문].

| 감초부자탕甘草附子湯 |

【 효능 】 풍습風濕을 치료한다.

【 처방 】 계지 16g, 감초 · 부자싸서 구운 것 · 흰삽주백출 각각 4g.

위의 약들을 썰어서 1첩으로 하여 물에 달여 먹고 약간 땀을 내면 낫는다[입문].

| 출부탕朮附湯 |

【 효능 】 위와 같은 증상을 치료한다.

【처방】 흰삽주백출 12g, 부자 8g, 감초 4g.

위의 약들을 썰어서 1첩으로 하여 생강 3쪽, 대추 2알과 함께 물에 넣고 달여서 먹는다[입문].

| 백출부자탕白朮附子湯 |

【효능】 풍습風濕으로 몹시 아파서 몸을 옆으로 돌리지도 못하는 것을 치료한다.

【처방】 흰삽주백출 12g, 부자싸서 구운 것 · 감초덖은 것 각각 4g.

위의 약들을 썰어서 1첩으로 하여 생강 7쪽, 대추 2알과 함께 물에 넣고 달여서 먹는다[중경].

| 마행의감탕麻杏薏甘湯 |

【효능】 풍습으로 몸이 아파서 옆으로 돌리지도 못하고 해질 무렵에 더욱 심한 것을 치료한다.

【처방】 마황 · 율무쌀의이인 각각 8g, 살구씨행인 · 감초 각각 4g.

위의 약들을 썰어서 1첩으로 하여 물에 달여 먹는다[입문].

한습寒濕

대개 습으로 오줌이 붉고 갈증이 있으면 열습熱濕이라 하고 오줌이 맑고 갈증이 없으면 한습寒濕이라 한다[입문].

- 한寒과 습濕이 함께 침범하여 몸이 차고 아픈 데는 삼습탕 · 가제제습탕 · 생부제습탕처방은 상한문에 있다 · 창출부전산을 쓴다.

| 삼습탕滲濕湯 |

【효능】 한습寒濕에 상傷하여 몸이 무거워 물 속에 앉은 것 같으며 오줌이 잘 나오지 않고 설사하는 것을 치료한다.

【 처방 】 벌건솔풍령적복령 · 건강싸서 구운 것 각각 8g, 삽주창출 · 흰삽주백출 · 감초 각각 4g, 귤홍 · 정향 각각 2g.

위의 약들을 썰어서 1첩으로 하여 생강 3쪽, 대추 2알과 함께 물에 넣고 달여서 먹는다[국방].

- 또 한 가지 처방에는 삽주창출 · 반하국 각각 8g, 후박 · 곽향 · 귤껍질陳皮 · 흰삽주백출 · 흰솔풍령백복령 각각 4g, 감초 2g 등이다. 만드는 법과 먹는 법은 위와 같다[단심].

| 가제제습탕加劑除濕湯 |

【 효능 】 습에 상하여 몸이 무겁고 허리가 아프며 팔다리가 차고 구역질이 나며 묽은 설사를 하는 것을 치료한다.

【 처방 】 벌건솔풍령적복령, 건강 각각 8g, 삽주창출 · 흰삽주백출 · 감초 각각 4g, 귤홍 · 계피 · 후박 각각 2g.

위의 약들을 썰어서 1첩으로 하여 생강 3쪽, 대추 2알과 함께 물에 넣고 달여서 먹는다[직지].

| 생부제습탕生附除濕湯 |

【 효능 】 한습寒濕을 치료한다.

【 처방 】 삽주창출 8g, 부자생것 · 흰삽주백출 · 후박 · 모과 · 감초 각각 4g.

위의 약들을 썰어서 1첩으로 하여 생강 10쪽과 함께 물에 넣고 달여서 먹는다[직지].

| 창출부전산蒼朮復煎散 |

【 효능 】 한寒과 습濕이 함께 침범하여 팔다리와 온 몸이 모두 아프고 걸을 때에 힘이 없는 것을 치료한다.

【 처방 】 삽주창출 160g, 강호리강활 4g, 시호 · 고본 · 흰삽주백출 · 택사 · 승마 각각 2g, 황백 1.2g, 잇꽃홍화 0.4g.

위의 약들을 썰어서 먼저 삽주창출만을 물 3잔에 달여 2잔이 되면 나머지 약을 넣고 다시 달여 1잔이 되면 찌꺼기를 버리고 따끈한 것을 빈속에 먹는다[동원].

● 일명 창출부전탕蒼朮復煎湯이라고도 한다[동원].

습열濕熱

6기六氣 가운데서 습열로 된 병은 10에 8~9나 된다[단심].

● 큰 힘줄이 열을 받으면 줄어들어 짧아지고 작은 힘줄이 습을 받으면 늘어나서 길어진다. 줄어서 짧아지기 때문에 짜그라들면서[攣] 펴지 못하고 늘어나서 길어지기 때문에 늘어지고 약해지면서 힘이 없다[내경주].

● 습은 토土의 탁濁한 기운이고 머리는 모든 양기가 모이는 곳이다. 그 자리는 높고 그 기운은 맑으며 그 본체는 비었기 때문에 정신이 거기에 있다. 습기가 훈증하여 청도淸道 : 사람이 숨 쉴 때 공기가 통하는 길 즉 콧구멍 · 목구멍 · 기관지 등을 통틀어 이르는 말, 기도를 말한다.가 잘 통하지 못해서 머리가 무겁고 시원하지 못한 것이 마치 어떤 물건을 푹 씌워 놓은 것 같다. 치료하지 않으면 습이 몰려서 열이 생기고 열이 머물러 없어지지 않으면 그 열이 피를 상한다. 그 피가 힘줄을 보양하지 못하므로 큰 힘줄은 짜그라든다. 습이 힘줄을 상하면 뼈를 간수하지 못하므로 작은 힘줄은 늘어지고 힘이 없어진다[단심].

● 습이 심하면 힘줄이 늘어지고 열이 심하면 힘줄이 줄어든다. 실증實證이면 삼화신우환三花神祐丸, 처방은 설사문에 있다, 허증虛證이면 청조탕淸燥湯, 처방은 발문에 있다.을 쓰는 것이 좋다[입문].

● 뜨거운 기운이 발바닥에서부터 배로 치미는 것은 습이 열이 되어 생기는 것이다. 이때는 삽주창출 · 황백 · 쇠무릎우슬 · 방기 등으로 알약을 만들어 먹거나 이묘환, 가미이묘환加味二妙丸, 처방은 발문에 있다. 또는 단창출환을 먹는 것이

좋다[정전].

- 머리를 싸맨 것 같은 데는 단창출고單蒼朮膏, 처방은 내상문 에 있다.가 가장 좋다.

- 습병濕病에 뱃속이 편안하여 음식을 잘 먹거나 습병이 머리에 있는 것은 한습寒濕이므로 코가 멘다. 참외꼭지 가루를 코 안에 불어넣으면 누런 물이 나온다[중경].

| **단창출환**單蒼朮丸 |

【 효능 】 늘 먹으면 습을 없애고 근골筋骨이 든든해지고 눈이 밝아진다.

【 처방 】 삽주창출, 쌀을 씻은 물에 담갔다가 썰어서 햇볕에 말려 300g 은 동변에 담가 하룻밤 재우고 300g은 술에 담가 하룻밤 재운 다음 모두 약한 불기운에 말린다. 600g.

위의 약을 가루내어 약누룩신국을 넣고 쑨 풀로 반죽한 다음 알약을 만든다. 한 번에 70알씩 끓인 물로 먹는다. 혹 흰솔풍령백복령 240g을 더 넣는 것이 더욱 좋다[입문].

- 혹 가루 내어 한 번에 8g씩 소금 끓인 물로 빈속에 먹는다. 술에 타서 먹어도 좋다[입문].

| **이묘환**二妙丸 |

【 효능 】 습열濕熱을 치료한다.

【 처방 】 삽주창출, 황백 각각 같은 양.

위의 약들을 가루내어 물을 넣어서 반죽한 다음 알약을 만들어 먹는다[단심].

주습酒濕

주습이란 병은 또한 비증痺證을 생기게도 한다. 입과 눈이 비뚤어지고 반신을 쓰지 못하는 것이 마치 중풍과 같으며 혀가 뻣뻣해서 말을 잘 하지 못하는 것이다. 이런 데는 반드시 습독濕毒을 사瀉하고 풍병風病으로 보고 땀내는 치료를 하지 말아야 한다. 이때는 창귤탕蒼橘湯을 쓰는 것이 좋다[원융].

| 창귤탕蒼橘湯 |

【 효능 】 주습酒濕을 치료한다.

【 처방 】 삽주창출 8g, 귤껍질陳皮 6g, 함박꽃뿌리적작약, 벌건솔풍령적복령 각각 4g, 황백, 으아리위령선 · 강호리강활 · 감초 각각 2g.

위의 약들을 썰어서 1첩으로 하여 물에 달여 먹는다[입문].

습병의 치료법과 두루 쓰는 약[濕病治法及通治藥]

습병을 치료하는 방법은 대개 약간 땀을 내며 또 오줌을 잘 배설하게 하여 아래위로 습이 갈라져 없어지게 하는 것이다[정전].

- 습병을 치료하는 데 오줌을 잘 나가게 하지 않는 것은 옳은 치료법이 아니다[중경].
- 습이 상초上焦에서 심하여 열이 나는 데는 쓰고 성질이 온화한 약을 주약主藥으로 하고 달고 매운 약을 좌약佐藥으로 하여 땀이 나도록 해야 한다. 이때는 평위산平胃散, 처방은 내상문에 있다을 주로 쓴다. 습이 상초에 있으면 약간 땀을 내어 풀리게 해야 하며 땀을 많이 내려고 해서는 안 되므로 마황과 칡뿌리갈근 같은 것을 쓰지 말고 방기황기탕을 써서 약간 땀을 내는 것이 좋다[단심].
- 습이 중초와 하초에 있으면 오줌을 잘 배설해야 한다. 이때는 싱겁고 스며나가게 하는 약으로 습병 을 치료해야 한다. 그러므로 오령산을 주로 쓴다[단심].

- 습병을 치료하는 방법은 오줌을 잘 배설하게 하는 것이 가장 좋고 비脾를 보하고 기를 잘 순환케 하는 것은 그 다음 일이다[직지].
- 습병을 치료하는 데 생부자나 삽주창출만한 것이 없으므로 반드시 생부탕을 쓰는 것이 좋다[직지].

| 생부탕生附湯 |

【효능】 습에 상한 여러 가지 증과 한습寒濕을 치료한다.

【처방】 삽주창출 · 두충 각각 6g, 부자생것 · 쇠무릎우슬 · 후박 · 건강 · 흰삽주백출 · 벌건솔풍령적복령 · 감초 각각 2.8g.

위의 약들을 썰어서 1첩으로 하여 생강 3쪽, 대추 2알과 함께 물에 넣고 달여 먹는다[단심].

| 삼습탕滲濕湯 |

【효능】 모든 습증을 치료한다.

【처방】 삽주창출 · 흰삽주백출 · 벌건솔풍령적복령 각각 6g, 귤껍질陳皮 · 택사 · 저령 각각 4g, 향부자 · 궁궁이천궁 · 사인 · 후박 각각 2.8g, 감초 1.2g.

위의 약들을 썰어서 1첩으로 하여 생강 3쪽, 골풀속살등심초 한 자밤과 함께 물에 달여 먹는다[회춘].

단방單方

모두 8가지이다.

| 창출蒼朮, 삽주 |

상초와 하초의 습을 치료하는 데 쓴다[단심].

- 상초의 습에 삽주창출를 쓰면 그 효과가 매우 좋다[동원].

- 산람장기도 치료할 수 있다[동원].
- 달여 먹거나 가루내어 먹거나 술에 담가 늘 먹는 것이 아주 좋다[본초].
- 삽주창출와 흰삽주백출는 다 먹을 수 있다.

| 택사澤瀉 |

습병濕病을 없애는 데 아주 좋은 약이다. 그 효과는 오줌을 잘 배설하게 하는 것이다. 오령산에 택사를 주약으로 하였으니 그 효능을 가히 알 수 있다[본초].

| 궁궁궁궁이 |

【 효능 】 습濕과 풍風의 사기를 없앨 수 있다. 궁궁이궁궁를 가루내어 먹든지 달여 먹어도 모두 좋다. 상초上焦의 습을 치료하는 데 더욱 좋다[본초].

| 방기防己 |

【 효능 】 습과 풍으로 입과 얼굴이 비뚤어지는 것을 치료할 수 있다. 으름덩굴목통과 효능이 같다. 방기를 썰어서 달여서 먹는 것이 좋다[본초].

| 고본藁本 |

【 효능 】 갑자기 안개와 이슬 기운을 받은 것을 치료한다. 고본은 목향木香과 같이 안개와 이슬 기운을 없애는 데 쓴다. 상초上焦의 풍습風濕을 치료하는 데 가장 좋은데 이것을 달여서 먹는다[본초].

| 복령茯苓, 흰솔풍령 |

심심한 맛은 수분이 나가는 구멍을 잘 통하게 하고 단맛은 양기陽氣를 도와주므로 습을 없애는 데 아주 좋은 약이다. 선방仙方에는 흰솔풍령백복령을 먹는 법이 있다. 법제法製하여 오랫동안 먹으면 좋다고 하였다[본초].

| 구육龜肉, 남생이고기 |

【 효능 】 습濕과 장기를 없앤다. 곰국을 끓여 늘 먹는 것이 좋다[본초].

| 의이薏苡, 율무쌀 |

【 효능 】 습濕을 없애고 몸을 가볍게 하며 장기를 이겨 낸다. 율무쌀을 가루내어 죽을 쑤어 늘 먹는다. 옛날 마원馬援이 남방을 정복할 때에 그것을 심은 것은 곧 이것 때문이다[본초].

| 상지다桑枝茶, 뽕나무가지차 |

【 효능 】 습기濕氣를 없앤다. 이 차를 늘 먹는 것이 아주 좋다. 또는 붉은팥적소두과 같이 삶아서 죽을 쑤어 늘 먹으면 더욱 좋다[본초].

07 화火

5장 열증의 감별[辨五臟熱證]

몸에는 5가지 열증 이 있는데 그 증상은 각각 다르다[동원].

간열肝熱

간열은 힘살에서 뼈에 닿도록 눌러 보아 뜨거우면 이것은 간에 열이다. 이것은 5~7시에 더욱 심하다. 그 증상으로는 팔다리가 뻐근하고 대변을 보기 어렵고 쥐가 일며 성을 잘 내고 잘 놀라며 힘줄이 늘어지고 힘이 없어 자리에서 일어나지 못한다. 이때는 사청환瀉靑丸, 처방은 5장문에 있다, 시호음자가 좋다[동원].

심열心熱

심열은 피부 밑의 힘살을 살짝 눌러 보면 바로 알 수 있다. 약간 눌렀을 때 피모皮毛의 밑은 열이 적고 꾹 누르면 열이 전혀 없는 것은 열리 혈맥에 있는 것이다. 한낮이면 더욱 심하다. 그 증상으로는 속이 답답하고 가슴이 아프며 손바닥이 뜨겁다. 이때는 도적산導赤散, 처방은 5장문에 있다, 황련사심탕黃連瀉心湯, 처방은 신문에 있다이 좋다[동원].

비열脾熱

비열은 살짝 누르면 뜨겁지 않고 힘줄과 뼈에 닿도록 꾹 눌러도 뜨겁지 않으며 중간 정도로 눌러야 뜨거운데 이것은 열이 힘살에 있는 것이다. 밤이면 더욱 심하다. 그 증상으로는 나른하여 눕기를 좋아하며 팔다리에 힘이 없다. 실열實熱이 있으면 사황산瀉黃散, 처방은 5장문에 있다. 조위승기탕調胃承氣湯, 처방은 상한문에 있다을 쓰고 허열이면 인삼황기산人蔘黃芪散, 처방은 허로문에 있다. 보중익기탕補中益氣湯, 처방은 내상문에 있다 등을 쓴다[동원].

폐열肺熱

폐열은 살짝 눌러 보면 나타나고 조금만 더 누르면 나타나지 않으며 걸핏하면 피모皮毛 밑에서 나타나기도 한다. 해가 질 때 더욱 심하다. 이것은 피모의 열이다. 그 증상으로는 숨이 차고 기침을 많이 하며 오싹하고 추웠다 열이 났다 한다. 약할 땐 사백산瀉白散, 처방은 5장문에 있다, 인삼지골피산이 좋고 심하면 백호탕白虎湯, 처방은 상한문에 있다, 양격산이 좋다[동원].

신열腎熱

신열은 살짝 누르면 뜨겁지 않고 꾹 눌러 뼈에 닿도록 하면 손이 뜨거워 불같고 뜸 뜨는 것 같다. 그 증상으로는 뼈가 벌레가 무는 것 같고 뼈는 오그라들면서 열에 견디지 못하고 또한 자리에서 일어나지도 못한다. 이때는 자신환滋腎丸, 처방은 오줌문에 있다, 육미지황환六味地黃丸, 처방은 허로문에 있다.을 주로 쓴다[동원].

| 시호음자柴胡飮子 |

【 효능 】 간열肝熱을 치료한다.

【 처방 】 시호 · 속썩은풀황금 · 인삼 · 당귀 · 함박꽃뿌리적작약 · 대황 · 감초 각각 4g.

위의 약들을 썰어서 1첩으로 하여 생강 3쪽과 함께 물에 넣고 달여 먹는다[단심].

| 인삼지골피산人蔘地骨皮散 |

【 효능 】 폐열肺熱을 치료한다.

【 처방 】 지모 · 지골피 · 시호 · 생지황 · 단너삼황기 각각 6g, 지모 · 석고 각각 4g, 벌건솔풍령적복령 2g.

위의 약들을 썰어서 1첩으로 하여 생강 3쪽과 함께 물에 넣고 달여 먹는다. 또는 5장五藏에 냉冷이 쌓이고 영榮 속에 열熱이 있어 맥을 꾹 누르면 허하고 살짝 누르면 실한 것을 치료한다. 이것은 양이 실하고 음이 허한 증상이다[입문].

| 사순청량음四順淸凉飮 |

【 효능 】 혈열血熱을 치료한다.

【 처방 】 대황찐 것 · 당귀 · 함박꽃뿌리적작약 · 감초덖은 것 각각 5g.

위의 약들을 썰어서 1첩으로 하여 박하 10잎과 함께 물에 넣고 달여 먹는다[입문].

● 일명 청량음자淸凉飮子라고도 한다[국방].

| 지골피산地骨皮散 |

【 효능 】 혈열血熱과 양독陽毒으로 화가 심하여 온 몸에 열이 몹시 나는 것을 치료한다.

【 처방 】 석고 8g, 시호, 속썩은풀황금 · 지모, 생지황 각각 4g, 강호리강활 · 마황 각각 3g, 지골피 · 벌건솔풍령적복령 각각 2g.

위의 약들을 썰어서 1첩으로 하여 생강 3쪽과 함께 물에 넣고 달여 먹는다[동원].

| 사혈탕瀉血湯 |

【 효능 】 겉에만 열이 나는 것을 치료한다.

【 처방 】 생지황술로 씻은 것 · 시호 각각 4g, 찐지황숙지황 · 부들꽃가루포황 · 단삼 · 당귀술로 씻은 것 · 방기술로 씻은 것 · 강호리강활 · 감초덖은 것 각각 2.8g, 복숭아씨도인, 찰지게 찧은 것 1.2g.

위의 약들을 썰어서 1첩으로 하여 물에 넣고 달여 먹는다[동원].

| 퇴열탕退熱湯 |

【 효능 】 표表에 있는 허열虛熱이 밤이면 심해지는 것을 치료한다.

【 처방 】 단너삼황기 5.2g, 시호 4g, 감초생것, 황련술에 축여 덖은 것, 속썩은풀황금 · 함박꽃뿌리적작약 · 지골피 · 생지황 · 삽주창출 각각 2.8g, 당귀, 승마 각각 2g.

위의 약들을 썰어서 1첩으로 하여 물에 달여 먹는다[동원].

상초열上焦熱

양격凉膈散, 처방은 아래에 있다. · 용뇌음자 · 억청환 · 청심탕 · 황금탕 · 청금환 · 주사양격환 · 구미청심원 · 황련청격환 · 상청원 · 청금강화단 · 자금산 · 기제해독탕旣濟解毒湯, 처방은 온역문에 있다 · 가감양격산 등을 쓰는 것이 좋다.

| 용뇌음자龍腦飮子 |

【 효능 】 목구멍이 부어 아프고 눈에 피지며 입 안이 헐고 가슴이 답답하며 코피가 나는 것을 치료한다.

【 처방 】 산치자약간 덖은 것 48g, 감초꿀을 발라 덖은 것 24g, 석고 16g, 하늘타리뿌리과루근 · 사인 각각 12g, 곽향잎 9.6g.

잡병편

위의 약들을 가루를 내어 한 번에 8g 혹은 12g씩 꿀물에 타서 먹는다[해장].

| 억청환抑靑丸 |

【 효능 】 심경心經의 화를 내리며 겸하여 주열酒熱을 치료한다.

【 처방 】 황련술이나 생강즙으로 축여 볶은 것.

위의 약들을 가루를 내어 죽으로 반죽한 다음 알약을 만든다. 한 번에 20~30알씩 끓인 물로 먹는다[단심].

- 일명 황련환黃連丸이라고도 한다[입문].

| 청심탕淸心湯 |

【 효능 】 상초上焦에 쌓인 열을 치료한다.

【 처방 】 감초 6.8g, 연교 · 산치자 · 대황술에 축여 찐 것 · 박하 · 속썩은풀황금 · 황련 각각 2.8g, 박초 2g.

위의 약들을 썰어서 1첩으로 하여 참대잎죽엽 7잎, 꿀 조금과 함께 물에 넣고 달여 절반쯤 되면 박초를 넣은 다음 찌꺼기를 버리고 따뜻하게 하여 먹는다[단심].

| 황금탕黃芩湯 |

【 효능 】 심폐心肺에 열이 쌓여 입 안이 헐고 목 안이 아프며 소변이 잘 배설되지 않고 흐린 것을 치료한다.

【 처방 】 택사 · 산치자 · 속썩은풀황금 · 맥문동 · 으름덩굴목통 · 생지황 · 황련 · 감초.

위의 약들을 썰어서 1첩으로 하여 생강 5쪽과 함께 물에 넣고 달여 먹는다[단심].

| 청금환淸金丸 |

【효능】 폐화肺火를 치료한다.

【처방】 속썩은풀황금, 술에 축여 덖은 것.

위의 약들을 가루를 내어 죽으로 반죽한 다음 알약을 만든다. 한 번에 20~30알씩 끓인 물로 먹는다[해장].

● 일명 여점환與點丸이라고도 한다[해장].

| 주사양격환朱砂涼膈丸 |

【효능】 상초의 허열虛熱로 폐와 위 · 목구멍 · 가슴 등에 약한 기氣가 올라오는 것을 치료한다.

【처방】 황련 · 산치자치자 각각 40g, 인삼 · 벌건솔풍령적복령 각각 20g, 주사 12g, 용뇌 2g.

위의 약들을 가루를 내어 꿀로 반죽한 다음 알약을 만든다. 한 번에 5~7알씩 하루에 세 번 끓인 물로 먹는다[동원].

| 구미청심원九味淸心元 |

【효능】 가슴에 열독熱毒이 있는 것을 치료한다.

【처방】 부들꽃가루포황 100g, 서각 80g, 속썩은풀황금 60g, 우황 48g, 영양각 · 사향 · 용뇌 각각 40g, 석웅황웅황 32g, 금박그 가운데서 400장은 알약 겉에 입힌다 1,200장.

위의 약들을 가루를 내어 꿀로 반죽한 다음 40g으로 30알씩 만들어 금박을 입힌다. 한 번에 1알씩 끓인 물로 먹는다[의설].

| 황련청격환黃連淸膈丸 |

【효능】 심폐心肺의 열을 치료한다.

잡병편

【 처방 】 맥문동 40g, 황련 20g, 속썩은풀황금, 쥐꼬리처럼 생긴 것 12g.

위의 약들을 가루를 내어 꿀로 반죽한 다음 알약을 만든다. 한 번에 20~30알씩 따뜻한 물로 먹는다[동원].

| 상청원上淸元 |

【 효능 】 상초上焦의 풍열風熱을 치료한다.

【 처방 】 박하잎 600g, 사인 160g, 속썩은풀황금 · 방풍 · 도라지길경 · 감초 각각 80g.

위의 약들을 가루를 내어 꿀로 반죽한 다음 40g으로 20알을 만들어 한번에 1알씩 입에 넣고 녹여 먹는다[유취].

| 청금강화단淸金降火丹 |

【 효능 】 심폐心肺의 허열을 치료한다.

【 처방 】 천문동 · 맥문동 · 연밥연실 각각 40g, 오미자 20g, 사탕 200g, 용뇌 1.2g.

위의 약들을 가루를 내어 꿀로 반죽한 다음 40g으로 20알을 만들어 입에 넣고 녹여 먹는다.

| 자금산子芩散 |

【 효능 】 심폐를 시원하게 하고 허로열虛勞熱을 없앤다.

【 처방 】 단너삼황기 40g, 집함박꽃뿌리백작약 · 속썩은풀황금 · 인삼 · 흰솔풍령백복령 · 맥문동 · 도라지길경 · 생지황 각각 20g.

위의 약들을 거칠게 가루를 낸다. 먼저 참대잎죽엽 한 줌, 밀 70알, 생강 3쪽을 모두 물 3잔에 넣고 달여 1잔 반이 되면 앞의 약가루 12g을 넣고 다시 달여 7분이 되면 찌꺼기를 버리고 따뜻하게 하여 먹는다[강목].

● 어떤 처방에는 썬것 40g에 참대잎죽엽 한 줌, 밀 70알, 생강 3쪽을 넣어 달여

먹는다고 하였다[단심].

| 가감양격산加減凉膈散 |

【 효능 】 6경六經의 열을 내리며 또는 상초열을 치료한다.

【 처방 】 연교 8g, 감초 6g, 산치자 · 속썩은풀황금 · 도라지길경 · 박하 · 참대잎죽엽 각각 2g.

위의 약들을 썰어서 1첩으로 하여 물에 달여 먹는다[정전].

- 양격산에서 대황과 망초를 빼고 도라지길경를 더 넣고 감초는 곱절 넣거나 방풍을 더 넣어 쓰는데 다 같이 약 기운을 끌고 올라가는 약으로써 상초에 작용하여 가슴 속과 6경의 열을 치료하게 된다. 이것은 수족소양경의 기氣는 다 가름막으로 내려가 가슴 속에 얽혔고 3초의 기는 상화相火와 함께 몸의 겉에 돌아다니기 때문이다. 가슴과 6경은 모두 퍽 높은 곳인데 이 약도 또한 퍽 높이 올라가는 약이므로 보이지 않는 가운데 높은 데로 따라 올라가서 가슴 속과 6경의 열에 가서 작용한다[역로].
- 일명 길경탕桔梗湯이라고도 한다[역로].

중초열中焦熱

조위승기탕調胃承氣湯, 처방은 상한문에 있다. · 세심산 · 사순청량음四順清凉飮, 처방은 위에 있다. · 당귀용회환當歸龍?丸, 처방은 5장문에 있다. · 도인승기탕桃仁承氣湯, 처방은 상한문에 있다. · 백출제습탕 · 기제청신산 등을 쓰는 것이 좋다.

| 세심산洗心散 |

【 효능 】 중초中焦에 열이 있어서 머리가 무겁고 눈이 어지러우며 목구멍이 부어 아프고 입 안과 혀가 헐고 가슴과 손발바닥이 달며 대소변이 잘 배설되지 않는 것을 치료한다.

【 효능 】 마황 · 당귀 · 대황 · 형개수 · 함박꽃뿌리작약 · 감초 각각 4g, 흰삽주백출 2g.

위의 약들을 썰어서 1첩으로 하여 박하 7잎을 함께 물에 넣고 달여 먹는다[직지].

| 백출제습탕白朮除濕湯 |

【 효능 】 중초中焦에 열이 있어 오후에 열이 나며 소변이 누렇고 몸시 피곤하며 땀이 난 후 열이 나는 것을 치료한다.

【 처방 】 흰삽주백출 5.2g, 생지황 · 지골피 · 택사 · 지모 각각 4g, 벌건솔풍령적복령 · 인삼 · 시호 · 감초 각각 3.2g.

위의 약들을 썰어서 1첩으로 하여 물에 달여 먹는다[동원].

| 기제청신산旣濟淸神散 |

【 효능 】 중초열中焦熱을 치료하며 상초上焦를 맑게 하고 하초下焦를 실實하게 한다.

【 처방 】 도라지길경 · 속썩은풀황금 · 벌건솔풍령적복령 · 궁궁이천궁 · 산치자치자 · 당귀 · 강호리강활 · 흰삽주백출 각각 4g, 지모 · 박하 · 감초 각각 2g.

위의 약들을 썰어서 1첩으로 하여 물에 달인 다음 꿀 1숟가락을 타서 먹는다[기효].

| 하초열下焦熱 |

【 효능 】 대승기탕大承氣湯, 처방은 상한문에 있다. · 입효산 · 팔정산八正散, 처방은 오줌문에 있다. · 오령산五苓散, 처방은 상한문에 있다. · 방풍당귀음자 · 황백환 · 회금환 · 좌금환 등을 쓰는 것이 좋다.

| 입효산 |

【 효능 】 하초下焦에 열이 뭉쳐 소변 색깔이 약간 붉으며 방울방울 떨어지면서 아픈 것을 치료한다.

【 처방 】 패랭이꽃구맥 16g, 산치자치자 8g, 감초 4g.

위의 약들을 썰어서 1첩으로 하여 파밑총백, 뿌리가 달린 것 7대, 생강 7쪽, 골풀속살등심초 50줄기와 함께 물에 넣고 달여 먹는다[강목].

| 오령산五苓散 |

【 효능 】 신기腎氣가 속으로 허하여 사열邪熱이 신경腎經에 들어가 척맥尺脈이 홍대洪大하고 소변이 잦으면서 잘 배설되지 않으며 또 붉고 흐리며 오줌을 눌 때 아픈 것을 치료한다.

【 처방 】 패랭이꽃구맥과 골풀속살등심초을 달인 물에 오령산처방은 상한문에 있다을 타서 먹어 열을 빠져 나가게 하면 별로 약을 쓰지 않아도 낫는다[직지].

| 방풍당귀음자防風當歸飮子 |

【 효능 】 심心과 간肝의 화를 사瀉하고 비脾와 신腎의 음을 보補하며 풍열風熱·조열燥熱·습열濕熱을 치료하며 허한 것을 보하는 좋은 약이다.

【 처방 】 곱돌활석 12g, 시호·인삼·속썩은풀황금·감초 각각 4g, 대황·당귀·함박꽃뿌리적작약·방풍 각각 2g.

위의 약들을 썰어서 1첩으로 하여 생강 3쪽과 함께 물에 넣고 달여 먹는다[단심].

● 대황大黃은 양명경의 습열을 대변으로 나가게 하고 곱돌활석은 3초의 허튼 화를 오줌으로 나가게 한다. 속썩은풀황금은 가슴을 시원하게 하고 방풍은 머리

와 눈을 맑고 밝게 하며 인삼과 감초는 기를 보하고 당귀와 집함박꽃뿌리작약는 피를 보하며 처방 가운데는 맛이 맵고 향기로우며 성질이 조열하고 맞지 않는 약은 조금도 없다[단심].

| 황백환黃栢丸 |

【효능】 신경腎經의 화火를 없애고 하초의 습濕을 마르게 한다. 그리고 음화陰火가 기氣를 따라 배꼽 아래로부터 일어나는 것을 없앤다.

【처방】 황백 한 가지를 밤색이 되게 볶은 다음 가루를 내어 물로 알약을 만들어 빈속에 먹는다[입문].

● 일명 대보환大補丸이라고도 한다[정전].

| 회금환回金丸 |

【효능】 간화肝火를 친다.

【처방】 황련 240g, 오수유 40g.

위의 약들을 가루를 내어 증병으로 반죽한 다음 알약을 만든다. 한 번에 30~50알씩 끓인 물로 빈속에 먹는다[단심].

● 일명 유련환萸連丸이라고도 한다[입문].

| 좌금환佐金丸 |

【효능】 폐금肺金을 도와 간목肝木의 화를 없앤다[伏].

【처방】 속썩은풀황금 240g, 오수유 40g.

위의 약들을 가루를 내어 증병으로 반죽한 다음 알약을 만든다. 위와 같은 방법으로 먹는다[입문].

삼초의 화를 두루 치료하는 약[通治三焦火]

삼황탕 · 삼황원三黃元, 처방은 아래에 있다 · 삼보환 · 가미금화환 · 청심환 · 대금화환 · 황련해독탕黃連解毒湯, 처방은 상한문에 있다. · 방풍통성산防風通聖散, 처방은 풍문에 있다 · 청화탕 등을 쓰는 것이 좋다.

| 삼보환三補丸 |

【 효능 】 3초三焦에 쌓인 열을 없애며 5장五臟의 화火를 사한다.

【 처방 】 속썩은풀황금 · 황련 · 황백 각각 같은 양.

위의 약들을 가루를 내어 증병으로 반죽한 다음 먹기 좋은 크기로 알약을 만든다. 한 번에 50~70알씩 끓인 물로 빈속에 먹는다[단심].

| 가미금화환加味金花丸 |

【 효능 】 3초의 화火를 사瀉하고 기침을 멎게 하며 담痰을 삭이고 머리와 눈을 맑고 밝게 한다.

【 처방 】 황련 · 황백 · 속썩은풀황금, 다 술로 축여 덖은 것 · 산치자치자 각각 40g, 대황잿불에 묻어 구운 것 · 인삼 · 끼무릇반하 · 도라지길경 각각 20g.

위의 약들을 가루를 내어 물로 반죽한 다음 알약을 만든다. 한 번에 30알씩 차 달인 물로 먹는다[필용].

| 청심환淸心丸 |

【 효능 】 3초의 열을 내린다.

【 처방 】 황백생것 80g, 천문동 · 맥문동 각각 40g, 황련 20g, 용뇌 4g.

위의 약들을 가루를 내어 꿀로 반죽한 다음 알약을 만든다. 한 번에 10~20알씩 잠잘 무렵에 박하 달인 물로 먹는다[원융].

잡병편

| 대금화환大金花丸 |

【 효능 】 3초의 화열火熱을 치료한다.

【 처방 】 황련 · 황백 · 속썩은풀황금 · 대황 각각 같은 양.

위의 약들을 가루를 내어 물로 반죽한 다음 알약을 만든다. 한 번에 20~30알씩 따뜻한 물로 먹는다[선명].

● 대황을 빼고 산치자를 넣으면 치자금화환이라고도 하고 또는 기제해독환 이라고도 한다[선명].

| 청화탕淸火湯 |

【 효능 】 3초三焦의 열을 치료한다.

【 처방 】 대황술에 축여 찐 것 6g, 도라지길경 · 현삼 각각 4.8g, 연교 · 산치자덖은 것 · 망초 · 속썩은풀황금, 술에 축여 덖은 것 · 황련술에 축여 덖은 것, 패모 · 하늘타리뿌리과루근 · 따두릅독활 · 전호 · 시호 · 벌건솔풍령적복령 · 지각 각각 4g, 박하 · 강호리강활 · 궁궁이천궁 각각 3.2g, 방풍 2.4g, 감초 1.6g.

위의 약들을 썰어서 2첩으로 하여 1첩씩 물에 달여 먹는다[의감].

단방單方

모두 28가지인데 단석고환 · 옥액환 · 청금환 · 형황탕 · 유금환 · 산치환 · 감두탕이 들어 있다.

| 석고石膏 |

【 효능 】 3초의 화열火熱과 위열胃熱, 몸에서 열이 나는 것[身熱], 번갈煩渴 등을 없앤다. 석고 160g, 감초 10g을 잘 갈아서 한 번에 8g씩 물로 먹되 하루에 2번씩 먹는다. 골증열도 치료한다.

- 증병蒸病의 5번째가 내증內蒸인데 내증이라고 한 것은 병의 원인이 5장 6부에 있기 때문이다. 그 증상은 뼈와 살이 녹는 것 같고 음식 맛이 없으며 피부가 말라 윤기가 없다. 그 증상이 심한 때에는 팔다리가 점차 가늘어지고 발등이 부어 오르는 데 쓴다. 이 약은 몸이 서늘할 때까지 먹어야 한다[본사].
- 위화胃火·식적食積·담화痰火 등을 전적으로 치료한다. 석고를 불에 달구어 가루를 내어 식초를 두고 쑨 풀로 반죽한 다음 알약을 만들어 한 번에 30알씩 미음으로 먹는다. 이것을 단석고환單石膏丸이라고 한다. 일명 옥액환玉液丸이라고도 한다[입문].

잡병편

| 생지황生地黃 |

【효능】 골증열骨蒸熱을 치료한다. 생지황즙을 한 번에 1~2홉씩 몸이 서늘할 때까지 먹는다. 혹은 그 즙을 죽에 섞어서 빈속에 먹기도 한다[본초].

| 시호柴胡 |

【효능】 열로熱勞로 뼈마디가 안타깝게 아픈 것을 치료한다.

【처방】 시호를 12g씩 물에 달여서 먹는다[본초].

| 박하薄荷 |

【효능】 골증열과 열로를 치료한다.

【처방】 박하를 달여 먹거나 생것을 짓찧어 즙을 내어 먹는다. 또는 즙을 졸여 고약을 만들어 여러 가지 약에 섞어서 먹는다[단심].

| 지모知母 |

【효능】 땀이 나는 골증骨蒸을 치료한다. 또는 신화腎火를 내린다.

【 처방 】 지모를 물에 달여 먹거나 알약을 만들어 먹는다[본초].

| 황금黃芩, 속썩은풀 |

【 효능 】 열독熱毒으로 생긴 골증을 치료한다. 속썩은풀황금을 술로 축여 덖어서 쓰면 폐화肺火를 내린다. 혹은 그것을 가루내어 천문동고로 반죽한 다음 알약을 만들어 먹는데 청금淸金丸이라고 한다.

- 조금은 대장大腸의 화를 내리는 데 달여 먹거나 알약을 만들어 먹어도 다 좋다 [단심].

| 황련黃連 |

【 효능 】 일체의 열증과 혈열血熱, 술로 생긴 열을 치료한다.

【 처방 】 황련을 깨끗한 물에 담갔다가 사기그릇에 담아 중탕으로 달여 웃물을 먹는다[직지].

| 대황大黃 |

【 효능 】 실열實熱과 혈열血熱, 장부에 쌓인 열을 치료한다.

- 또는 풍열風熱로 헌데가 생긴 것을 치료한다.

【 처방 】 대황 80g과 형개 160g을 물에 달여 먹는데 이것을 형황탕荊黃湯이라고 한다[득효].

| 청호靑蒿, 제비쑥 |

【 효능 】 골증骨蒸과 열로熱勞를 치료하는 데 제일 좋은 약이다.

【 처방 】 제비쑥을 물에 달여 먹거나 알약을 만들어 먹으면 모두 좋다 [본초].

| 지골피地骨皮 |

【효능】 골증骨蒸으로 살이 뜨거운 것을 치료하는 데 피의 열을 내리고 뼈를 시원하게 한다.

【처방】 지골피를 썰어서 한 번에 12g씩 물에 달여 하루 두세 번씩 먹는다[탕액].

| 상심오디 |

【효능】 소장열小腸熱과 열로 헌 데가 생긴 것을 치료한다.

【처방】 잘 익은 오디의 즙을 내어 사기그릇에 넣고 조려 고약을 만든 다음 조린 꿀을 넣고 잘 섞어서 한 번에 2~3숟가락씩 먹는다[단심].

| 황백黃栢 |

【효능】 5장과 장위腸胃 속에 몰린 열을 치료하며 또 신화腎火와 방광화膀胱火를 내린다.

【처방】 황백으로 알약을 만들어 먹거나 달여 먹거나 모두 좋다[본초].

| 죽엽竹葉, 참대잎 |

【효능】 번열煩熱을 없앤다. 참대잎을 물에 달여 먹는다.

- 참대기름죽여은 가슴에 있는 심한 열과 답답한 것을 치료한다. 참대기름을 마신다[본초].

| 치자梔子, 산치자 |

【효능】 적열積熱로 가슴을 쥐어뜯는 듯하는 것을 치료한다. 또는 3초의 화를 사한다.

잡병편

【 처방 】 산치자를 물에 달여 마신다. 또는 검게 덖은 산치자를 가루내어 밀가루풀로 반죽한 다음 알약을 만들어 먹는데 이것을 유금환柔金丸이라 한다. 만일 꿀로 반죽하여 알약을 만들었으면 산치환山梔丸이라 하는데 가슴에 있는 번열을 없앤다[입문].

| 모려牡蠣, 굴조개 |

【 처방 】 번열煩熱을 없앤다. 굴조개의 살을 발라 회를 만들어 생강과 식초를 넣고 먹는다[본초].

| 우藕, 연뿌리 |

【 효능 】 열독을 풀며 가슴이 안타깝게 답답한 것을 없앤다.

【 처방 】 쪄서먹거나 생것을 먹어도 다 좋다[본초].

| 이梨, 배 |

【 효능 】 열사熱邪를 없애며 가슴이 답답한 것을 치료한다.

【 처방 】 배를 늘 먹는 것이 좋다. 풍열風熱로 가슴이 답답한 데는 배 3개, 사탕 20g을 물에 달여 아무 때나 먹는다[유취].

| 미후도다래 |

【 효능 】 번열煩熱을 풀어주고 실열實熱을 내린다.

【 처방 】 다래의 속을 파내어 꿀에 타서 달여 늘 먹는다[본초].

| 지마유脂麻油, 참기름 |

【 효능 】 열熱毒을 내리는 데 매우 좋다.

【 처방 】 참기름 1홉, 달걀 2개, 망초 12g을 섞어서 먹으면 조금 있다

가 곧 설사한다[본초].

| 흑두黑豆, 검정콩 **|**

【 효능 】 모든 열독으로 갈증이 나는 것과 대변이 굳고 소변이 배설되지 않는 것을 치료한다.

【 처방 】 검정콩 2홉, 감초 8g, 생강 7쪽을 물에 넣고 달여 먹는데 이것을 감두탕甘豆湯이라고 한다[입문].

| 녹두菉豆 **|**

【 효능 】 열을 내린다.

【 처방 】 녹두를 삶아 먹는다. 녹두죽을 쑤어 먹어도 좋다.

- 녹두 가루는 열독을 없앤다[일용].

| 첨과甛瓜, 참외 **|**

【 효능 】 번열煩熱을 없앤다.

【 처방 】 참외껍질을 벗겨서 식사 뒤에 먹는다[본초].

| 서과西瓜, 수박 **|**

【 효능 】 가슴을 시원하게 하고 소장열小腸熱을 없앤다.

【 처방 】 수박을 늘 먹는 것이 좋다[일용].

| 동과冬瓜, 동아 **|**

【 효능 】 쌓인 열을 없애며 열독을 풀고 번조증을 멎게 한다.

【 처방 】 동아김치를 만들어 먹으면 좋다. 혹은 짓찧어 즙을 내어 먹는

다[본초].

| 숭채배추 **|**

【효능】 가슴 속의 번열을 풀어주며 사열을 없앤다.

【처방】 배춧국을 끓이거나 김치를 만들어 먹는다[본초].

| 우유牛乳, 소젖 **|**

【효능】 열독을 풀어주며 가슴에서 열이 나는 것을 없애는 데 소젖을 마시면 좋다.

【처방】 검정소의 젖이 더욱 좋다[본초].

| 저두돼지위 **|**

【효능】 골증과 열로를 치료한다.

【처방】 돼지의 위를 삶아 먹는다. 돼지열물저담도 좋은데 물에 타서 먹는다[본초].

| 달육獺肉, 수달의 고기 **|**

【효능】 골증과 열로를 치료한다.

【처방】 수달을 푹 삶아서 하룻밤 이슬을 맞힌 다음 이튿날 아침에 초장을 넣고 먹으면 곧 낫는다. 오소리고기도 같다[본초].

08 내상內傷

음식과 약으로 병을 치료한다[食藥療病]

몸을 튼튼하게 하는 기본은 음식물에 있고 병을 치료하는 방법은 오직 약에 달려 있다. 음식을 적당히 먹을 줄 모르는 사람은 오래 살 수 없다. 그러므로 음식물은 사기를 없애는 동시에 5장 6부를 편안하게 하고 약은 정신을 안정시키며 오래 살 수 있게 혈기를 자양한다. 사람은 이 2가지를 몰라서는 안 된다. 그 때문에 어른이나 부모가 병에 걸리면 먼저 식사 요법을 적용해야 하며 그래도 낫지 않으면 약으로써 치료해야 한다.

식상일 때 소화시키는 약[食傷消導之劑]

식적食積이 중완中脘이나 하완下脘에 있을 때에는 설사로 몰아내는 것이 좋다. 이때는 목향견현환, 정향비적환을 쓴다. 음식에 체했을 때 토했거나 설사한 뒤에도 아직 완전히 낫지 않은 데는 홍원자紅元子, 처방은 적취문에 있다 · 보화환 · 대안환大安丸, 2가지 처방은 적취문에 있다 · 평보지출환平補枳朮丸, 즉 죽여지출환이다. 처방은 담음문에 있다 등이 좋다.

- 고기를 많이 먹고 체해서 배가 불러오른 데는 삼보환三補丸, 처방은 화문에 있다에 향부자와 반하국을 더 넣어 반죽한 다음 알약을 만들어 먹는다[입문].

- 음식에 체한 것을 소화시키는 데는 지출환 · 귤피지출환 · 목향지출환 · 반하지출환 · 국얼지출환 · 귤반지출환 · 귤련지출환 · 삼황지출환 · 평위산平胃散, 처방은 5장문에 있다. · 향사평위산 · 가미평위산 · 조육평위산 · 내소산 · 소체환 · 가감보화환 · 칠향원 · 지실도체환 · 목향화체탕 · 두구귤홍산 · 향각환 · 이황환 · 삼릉소적환 · 곡신원 등을 쓰는 것이 좋다[제방].
- 보리밥을 많이 먹어서 배가 불러오른 데는 따뜻한 술에 생강즙을 타서 1~2잔을 마시면 낫는다[득효].

| 지출환枳朮丸 |

【 효능 】 명치 아래가 묵직한 것을 치료하는 데 음식을 소화시키고 위胃를 든든하게 한다.

【 처방 】 흰삽주백출 80g, 지실밀기울과 함께 덖은 것 40g.

위의 약들을 가루내어 연잎에 싸서 익힌 밥으로 반죽한 다음 먹기 좋은 크기로 알약을 만든다. 한 번에 50~70~100알씩 끓인 물로 먹는다.

- 또는 사람들의 권고에 못 이겨 음식을 지나치게 먹어서 체한 데에는 이 약을 먹으면 위기胃氣가 든든해져서 다시 체하지 않는다.
- 본래 중경仲景의 처방은 지출탕인데 역로易老가 고쳐서 알약을 만들어 지출환이라고 하였다[동원].

| 귤피지출환橘皮枳朮丸 |

【 효능 】 음식이 소화되지 않으며 명치 밑이 묵직하고 답답한 것을 치료한다.

【 처방 】 지출환 본방에 귤껍질橘皮 40g을 더 넣은 것이다.

만드는 방법이나 먹는 법은 지출환과 같다.

- 약 쓰는 법에서 중요한 것은 약을 먹고 위기를 튼튼하게 해 주어 과식하여도

다시 체하지 않게 한다.

● 지출환은 장역로張易老가 만든 처방인데 흰삽주백출 80g으로 비를 보하고 지실 40g으로 명치 밑이 묵직한 것을 없어지게 하였는데 이동원李東垣 때에 와서 귤껍질陳皮 40g을 더 넣어 위胃를 고르게[和] 하였다. 이 처방을 보면 한편으로는 보하고 한편으로는 사하게 했으며 또 간단하고 바로 효력이 나타나게 만든 그 뜻을 알 수 있다[단심].

| 목향지출환木香枳朮丸 |

【 효능 】 음식물을 소화시키며 체기滯氣를 없앤다.

【 처방 】 지출환 본방에 목향 40g을 더 넣은 것이다.
만드는 방법이나 먹는 방법은 지출환과 같다[동원].

| 반하지출환半夏枳朮丸 |

【 효능 】 찬 음식에 체해서 담이 성한 것을 치료한다.

【 처방 】 지출환 본방에 끼무릇반하, 생강즙으로 법제한 것 40g을 더 넣은 것이다.
만드는 방법과 먹는 법은 지출환과 같다[동원].

| 국얼지출환麴蘖枳朮丸 |

【 효능 】 음식에 체해서 명치 밑이 그득하고 답답하여 괴로운 것을 치료한다.

【 처방 】 지출환에 약누룩신국, 덖은 것 · 보리길금맥아, 덖은 것 각각 40g을 더 넣은 것이다.
만드는 방법과 먹는 법은 지출환과 같다[동원].

잡병편

귤반지출환橘半枳朮丸

【 효능 】 음식에 체하여 속이 트릿하고 답답한 것을 치료한다.

【 처방 】 지출환에 귤껍질橘皮 · 끼무릇반하, 생강즙으로 법제한 것 각각 40g을 더 넣은 것이다.

만드는 방법과 먹는 법은 지출환과 같다[동원].

귤련지출환橘連枳朮丸

【 효능 】 비脾를 보하고 위胃를 고르게 하며 음식을 소화시키고 담을 삭이며 화를 내린다.

【 처방 】 흰삽주백출 120g, 지실밀기울과 함께 덖은 것 · 귤껍질陳皮 · 황련술에 담갔다가 덖은 것 각각 40g.

위의 약들을 가루내어 연잎을 끓인 물에 쌀을 넣고 쑨 풀로 반죽한 다음 알약을 만든다. 먹는 법은 지출환과 같다.

- 장역로張易老는 흰삽주백출 80g으로 비를 보하고 지실 40g으로 묵직한 것을 없어지게 하였는데 이 처방은 보하는 작용이 많고 소화시키는 작용이 약하다. 동원 때에 와서 귤껍질橘皮 40g을 더 넣어 위를 고르게 하였으므로 보하는 작용과 소화시키는 작용이 같아지게 되었다. 나는 흰삽주백출 120g, 지실 · 귤껍질陳皮 · 황련 각각 40g을 넣었더니 보하는 작용이 많았고 음식을 소화시켰을 뿐 아니라 또 열을 내리게 하였다[방광].
- 연잎하엽에 싸서 익힌 밥으로 알약을 만드는 것은 연잎의 맛을 모두 받아들이지 못할 수 있으므로 연잎 끓인 물로 쑨 죽으로 알약을 만드는 것이 좋다[단심].
- 대체로 연잎은 속이 비어서 진괘震卦의 형체와 같다. 사람은 진기를 받으면 족소양담경足少陽膽經의 기가 생겨서 먼저 만물의 기본을 생겨나게 한다. 음식이 위에 들어가면 영기榮氣가 위로 올라가는 것은 곧 소양담경의 작용이다. 연잎의 빛은 푸르고 형체는 속이 비어서 풍목風木의 형상과 같은 것이다. 음식물이나 약이 이 기를 받으면 위기가 반드시 위로 올라간다. 이 연잎을 쓴 것은 깊

이 생각한 것이며 이치에 맞는다고 할 수 있다[동원].

| 삼황지출환三黃枳朮丸 |

【 효능 】 고기나 국수, 기름진 음식에 체해서 속이 답답하여 괴로워하는 것을 치료한다.

【 처방 】 속썩은풀황금 80g, 황련술에 축여 덖은 것 · 대황잿불에 묻어 구운 것 · 약누룩신곡, 덖은 것 · 흰삽주백출 · 귤껍질陳皮 각각 40g, 지실밀기울과 함께 덖은 것 20g.

위의 약들을 가루를 내어 끓는 물에 담갔던 증병으로 반죽한 다음 먹기 좋은 크기로 알약을 만든다. 한 번에 50~70알씩 끓인 물로 먹는다[동원].

| 향사평위산香砂平胃散 |

【 효능 】 음식에 체한 것을 치료한다.

【 처방 】 삽주창출 8g · 귤껍질陳皮 · 향부자 각각 4g, 지실 · 곽향 각각 3.2g, 후박 · 사인 각각 2.8g, 목향 · 감초 각각 2g.

위의 약들을 썰어서 1첩으로 하여 생강 3쪽과 함께 달여서 먹는다[회춘].

| 가미평위산加味平胃散 |

【 효능 】 먹은 음식물이 오래도록 소화되지 않는 것을 치료한다.

【 처방 】 평위산 본방 1첩에 약누룩신국 · 보리길금맥아, 덖은 것 각각 2.8g 을 더 넣은 것이다[단심].

| 조육평위산棗肉平胃散 |

【 효능 】 음식을 소화시키고 위기를 고르게[和] 하며 담을 삭인다.

【 처방 】 삽주창출 300g, 귤껍질陳皮 160g, 후박 136g, 감초 · 대추살大棗仁 · 생강 각각 64g.

위의 약들을 썰어서 물을 약의 높이보다 반 치 정도 올라오게 부은 다음 물이 잦아들 때가지 끓인 후 약한 불기운에 말린다. 이것을 가루로 만들어서 한 번에 8g씩 소금 끓인 물에 타서 빈속에 먹는다[국방].

| 내소산內消散 |

【 효능 】 생것이나 찬것, 굳은 음식물에 상해서 속이 더부룩하고 그득하며 불러오르고 아픈 것을 치료한다.

【 처방 】 귤껍질陳皮 · 끼무릇반하 · 흰솔풍령백복령 · 지실 · 찔광이산사육 · 약누룩신국 · 사인 · 향부자 · 삼릉 · 봉출 · 생강말린 것 각각 4g.

위의 약들을 썰어서 1첩으로 하여 물에 달여서 먹는다[회춘].

| 소체환消滯丸 |

【 효능 】 밥이나 술, 물을 소화시키고 기를 잘 소통하게 하며 트릿한 것과 창만脹滿 · 부종浮腫 · 적취積聚와 복통腹痛 등을 치료한다. 이 약을 먹으면 모르는 사이에 그러한 병들이 없어지고 배가 약간 끓으면서도 설사는 나지 않고 효력이 매우 빨라진다.

【 처방 】 나팔꽃검은씨흑축, 덖어서 맏물가루 낸 것 80g, 향부자덖은 것, 오령지 각각 40g.

위의 약들을 가루로 만들어서 식초를 넣고 쑨 풀로 반죽한 다음 알약을 만든다. 한 번에 20~30알씩 생강 달인 물로 먹는다[의감].

| 가감보화환加減保和丸 |

【 효능 】 음식을 소화시키고 담을 삭이며 비위脾胃의 기를 도와준다.

【 처방 】 흰삽주백출 100g, 찔광이山枚肉 · 향부자 · 후박 · 약누룩신

국 · 끼무릇반하 · 흰솔풍령백복령 각각 60g. 귤껍질陳皮 · 연교 · 무씨나복자 · 속썩은풀황금 · 황련 각각 40g, 삽주창출 · 지실 각각 20g.

위의 약들을 가루를 내어 생강즙을 넣고 쑨 풀로 반죽한 다음 먹기 좋은 크기로 알약을 만든다. 한 번에 70~80알씩 찻물이나 끓인 물로 먹는다[단심].

| 칠향원七香元 |

【 효능 】 음식을 소화시키어 가슴을 시원하게 하고 위를 고르게 하며 아픈 것을 멎게 한다.

【 처방 】 향부자 100g, 삼릉 · 봉출다 식초에 달여 약한 불기운에 말린 것 · 목향 · 정향 · 백단향白檀香 · 감송향甘松香 · 정향피 · 침향 · 귤홍 · 사인 · 백두구 각각 20g.

위의 약들을 가루를 내어 쌀풀로 반죽한 다음 먹기 좋은 크기로 알약을 만든다. 한 번에 30~40알씩 생강 달인 물로 먹는다[직지].

| 지실도체환枳實導滯丸 |

【 효능 】 습열이 생기는 음식물에 체해서 소화가 되지 않아 명치 밑이 묵직하고 갑갑한 것을 치료한다.

【 처방 】 대황 40g · 지실 · 약누룩신국 각각 20g, 흰솔풍령백복령 · 속썩은풀황금 · 황련 · 흰삽주백출 각각 12g, 택사 8g.

위의 약들을 가루를 내어 증병으로 반죽한 후 먹기 좋은 크기로 알약을 만든다. 한 번에 70~80알씩 따뜻한 물로 먹는다[동원].

● 이 처방에 목향과 빈랑 각각 8g씩 더 넣으면 목향도체환이라고 한다[정전].

| 목향화체탕木香化滯湯 |

【 효능 】 근심이 있는 상태에서 국수를 먹으면 명치 밑이 묵직하고 갑

갑하면서 아픈 것을 치료한다.

【 처방 】 끼무릇반하 6g, 초두구, 감초 각각 4g, 시호 2.8g, 귤껍질陳皮 · 생강말린 것 · 목향 각각 2.4g, 당귀잔뿌리 · 지실 각각 1.6g, 잇꽃홍화, 술로 법제한 것 0.4g.

위의 약들을 썰어서 1첩으로 하여 생강 5쪽과 함께 물에 넣고 달여 먹는다[동원].

| 두구귤홍산豆蔻橘紅散 |

【 효능 】 먹은 음식물이 소화되지 않는 것을 삭이며 비위를 따뜻하게 해준다.

【 처방 】 목향, 정향 각각 4g, 백두구 · 인삼 · 후박 · 흰삽주백출 · 약누룩신국 · 생강말린 것 · 반하국 · 귤홍 · 곽향 · 감초덖은 것 각각 2g.

위의 약들을 썰어서 1첩으로 하여 생강 3쪽, 대추 2알과 함께 넣고 달여 먹는다[단심].

| 향각환香殼丸 |

【 효능 】 음식을 소화시키고 기를 잘 순환하게 하며 비를 좋게 하고 담을 삭인다.

【 처방 】 선귤껍질청피 · 귤껍질 각각 80g, 지각 40g, 향부자 30g, 무씨나복자 · 목향 · 삼릉 · 봉출 · 약누룩신국 · 보리길금맥아 · 빈랑 · 지실 · 찔광이산사육 · 초과 각각 20g, 끼무릇반하, 법제한 것 50g, 묵은쌀 1되.

위의 약들을 가루를 내어 식초를 넣고 쑨 풀로 반죽한 후 먹기 좋은 크기로 알약을 만든다. 한 번에 70~80알씩 끓인 물로 먹는다[단심].

| 이황환二黃丸 |

【 효능 】 뜨거운 음식에 체해서 속이 트릿하고 답답하면서 불안한 것

을 치료한다.

【 처방 】 속썩은풀황금 80g, 황련 40g, 승마 · 시호 각각 12g, 지실 20g, 감초 8g.

위의 약들을 가루를 내어 증병으로 반죽한 다음 먹기 좋은 크기로 알약을 만든다. 한 번에 50~70알씩 끓인 더운물이나 생강 달인 물로 먹는다[입문].

| 삼릉소적환三稜消積丸 |

【 효능 】 생것이나 찬 음식물에 체해서 소화되지 않으며 속이 그득하고 답답한 것을 치료한다.

【 처방 】 삼릉 · 봉출 · 약누룩신국 각각 28g, 파두껍질채로 쌀과 함께 검게 볶은 다음 쌀을 버린다 · 선귤껍질청피 · 귤껍질陳皮 · 회향 각각 20g, 정향피 · 익지인 각각 12g.

위의 약들을 가루를 내어 식초를 넣고 쑨 풀로 반죽한 다음 알약을 만든다. 한 번에 30~40알씩 생강 달인 물로 먹는다[동원].

| 곡신원穀神元 |

【 효능 】 음식에 체해서 소화되지 않는 것을 치료하는 데 비를 든든하게 하고 기를 보하게 한다.

【 처방 】 인삼 · 사인 · 향부자 · 삼릉잿불에 묻어 구운 것 · 봉출잿불에 묻어 구운 것 · 선귤껍질청피 · 귤껍질陳皮 · 약누룩신국, 볶은 것 · 보리길금맥아, 볶은 것 · 지각 각각 같은 양.

위의 약들을 가루를 내어 쌀풀로 반죽한 다음 알약을 만든다. 한 번에 30~50알씩 미음으로 먹는다[득효].

| 정향란반환丁香爛飯丸 |

【효능】 음식에 체한 것을 치료한다.

【처방】 향부자 40g, 익지인 · 정향피 · 사인 · 감송향 · 감초 각각 24g, 정향 · 목향 · 삼릉 · 봉출 각각 8g.

위의 약들을 가루를 내어 증병으로 반죽한 다음 알약을 만든다. 한 번에 30~50알씩 끓인 물로 먹는다[동원].

| 목향견현환木香見晛丸 |

【효능】 생것이나 찬 음식에 체해서 명치 밑이 그득하고 아픈 것을 치료한다.

【처방】 형삼릉 · 약누룩신국 각각 40g, 석삼릉, 초두구 각각 20g, 승마, 시호 각각 12g, 목향 8g, 파두상巴豆霜 2g.

위의 약들을 가루를 내어 증병으로 반죽한 후 알약을 만든다. 한 번에 30알씩 끓인 물로 먹는다[동원].

- 일명 파두삼릉환巴豆三稜丸이라고도 한다[동원].

술에 상한 것[酒傷]

『내경』에는 "술이 위胃에 들어가면 낙맥絡脈은 가득해지고 경맥經脈은 비게 된다. 비脾는 위를 주관하고 진액津液을 돌게 한다. 음기가 허하면 양기가 그 자리에 들어가고 양기가 들어가면 위가 고르지 못하게 된다. 위가 고르지 못하게 되면 정기精氣가 고갈되고 정기가 고갈되면 팔다리를 보하지 못한다"고 씌어 있다.

- 술에 취한 다음 성생활을 하면 기가 비에 모여서 흩어지지 못한다. 이것은 술기운과 음식 기운이 서로 부딪쳐 열이 속에서 많아지기 때문이다. 그러므로

열이 온 몸으로 퍼지고 속의 열로 소변이 붉어진다[내경].

- 술을 많이 마시면 기가 거슬러 올라간다. 주해에는 "술을 많이 마시면 폐엽肺葉이 들리기 때문에 기가 거슬러 올라간다" 고 씌어 있다[내경].
- 술은 5곡의 진액이고 쌀누룩米麴의 정화인데 비록 사람을 이롭게 하지만 상하게도 한다. 왜냐하면 술은 몹시 열하고 몹시 독하기 때문이다. 몹시 추운 때 바닷물은 얼어도 오직 술만 얼지 않는 것은 열 때문이다. 술을 마시면 정신이 쉽게 흐려지는 것은 그것이 독하기 때문이다. 찬바람과 추위를 물리치고 혈맥血脈을 잘 순환하게 하며 사기를 없애고 약 기운을 이끄는 데는 술보다 나은 것이 없다. 만약에 술을 지나치게 마시면 그 독기가 심을 침범하고 창자가 뚫리며 갈비를 상하고 정신이 이상해지며 눈이 잘 보이지 않는다. 이렇게 되면 생명을 잃게 된다[유취].

잡병편

술로 생긴 병을 치료하는 법[酒病治法]

술을 많이 마셔서 병이 된 데는 갈화해정탕 · 주증황련환 · 백배환 · 대금음자 · 해주화독산 · 갈황환 · 승마갈근탕 등이 좋다. 술중독으로 머리가 아프고 토하며 어지럼증이 나는 데는 보중익기탕에서 흰삽주백출를 빼고 끼무릇반하 · 집함박꽃뿌리백작약 · 속썩은풀황금 · 황백 · 칡뿌리갈근 · 궁궁이천궁 등을 더 넣는다. 혹 대금음자에 칡뿌리갈근 · 벌건솔풍령적복령 · 끼무릇반하 각각 4g씩 더 넣고 달여서 먹는다[입문].

- 술을 마신 뒤에 바람에 상하여 몸에서 열이 나고 머리가 터지는 것같이 아픈 데는 방풍통성산防風通聖散, 처방은 풍문에 있다에 황련 8g, 파밑총백, 뿌리가 달린 것 10뿌리를 넣어 달여 먹으면 곧 낫는다. 이 약은 술에 상한 열독을 치료한다[활인심].
- 술을 마신 뒤에 갈증이 많이 날 때는 오두탕五豆湯, 처방은 소갈문에 있다이 제일 좋다[단심].

- 술을 잘 마시는 사람이 아침마다 긴 트림을 하면서 토하지 않는 데는 소조중탕小調中湯, 처방은 담음문에 있다이 제일 좋다. 이 약을 한 달에 세 번에서 다섯 번 먹는 것도 좋다[입문].

술에서 깨게 하고 취하지 않게 하는 것[醒酒令不醉]

술에 취했을 때에는 뜨거운 물로 양치질하는 것이 좋다. 그것은 대개 술독이 이빨에 있기 때문이다. 몹시 취했으면 바람이 통하지 않는 방에서 뜨거운 물에 여러 번 세수하고 머리를 십여 번 빗으면 곧 깨어난다[단심].

- 술과 음식에 상해서 적積이 생겼거나 사람들의 권고에 못 이겨 술을 지나치게 마셨을 때에는 소금으로 이를 닦고 더운물로 양치질하면 불과 세 번 넘지 않아 곧 시원하게 된다[의감].
- 어떤 처방에는 선귤껍질청피, 덖은 것 80g, 칡뿌리갈근 40g, 사인 20g 등의 약을 보드랍게 가루를 내어 1번에 4~8g씩 진하게 달인 찻물에 타서 먹으면 술에서 깨게 하고 음식을 소화시킨다고 하였다[단심].
- 술에서 깨게 하고 취하지 않게 하는 데는 만배불취단 · 신선불취단 · 취향보설 · 익비환 · 용뇌탕 · 갈화산 · 삼두해정탕 등이 좋다.

| 갈화해정탕 |

【 효능 】 술을 지나치게 마시고 상해서 토하고 손발이 떨리며 정신이 어렴풋하고 입맛이 떨어지는 것을 치료한다.

【 처방 】 칡꽃 · 사인 · 백두구 각각 20g, 선귤껍질청피 12g, 흰삽주백출 · 생강말린 것 · 약누룩신국 · 택사 각각 8g, 인삼 · 저령 · 흰솔풍령백복령 · 귤껍질橘皮 각각 6g, 목향 2g.

위의 약들을 가루를 내어 한 번에 12g씩 끓인 물에 타서 먹고 약간 땀을 내면 술병이 없어진다.

| 주증황련환酒蒸黃連丸 |

【 효능 】 술을 너무 마시고 상해서 장위腸胃에 열이 쌓여 혹시 피를 토하거나 하혈하는 것을 치료한다처방은 혈문에 있다.

- 일명 소황룡원小黃龍元이라고도 한다[득효].

| 백배환百杯丸 |

【 효능 】 술기운이 가슴에 머물러 있으면 얼굴빛이 검누르고 수척해가는 것을 치료한다. 술을 마시려고 하는 사람이 먼저 이 약을 먹으면 취하지 않는다.

【 처방 】 생강껍질을 버리고 썰어서 소금 80g에 하룻밤 재웠다가 약한 불기운에 말린다 600g, 귤홍 · 건강 각각 120g, 봉출싸서 구운 것 · 삼릉싸서 구운 것 · 감초덖은 것 각각 8g, 목향 · 회향덖은 것 각각 4g, 정향 50개, 사인 · 백두구 각각 30알, 익지인 20알.

위의 약들을 가루내어 꿀로 반죽한 다음 40g으로 5알을 만들어 주사를 겉에 입혀 생강 달인 물로 잘 씹어서 먹는다[역로].

| 대금음자對金飮子 |

【 효능 】 술과 음식에 상한 것을 치료한다. 위기胃氣를 고르게 하며 담을 삭인다.

【 처방 】 귤껍질陳皮 12g, 후박, 삽주창출, 감초 각각 2.8g.

위의 약들을 썰어서 1첩으로 하여 생강 3쪽과 함께 물에 넣고 달여 먹는다.

잡병편

- 칡뿌리갈근 8g씩, 벌건솔풍령적복령 · 사인 · 약누룩신국 각각 4g을 더 넣으면 더욱 좋다[활인심].

| 해주화독산解酒化毒散 |

【 효능 】 술에 상하여 열이 나고 번갈煩渴이 나며 오줌이 붉고 잘 나오지 않는 것을 치료한다.

【 처방 】 곱돌활석 160g, 칡뿌리갈근 50g, 감초 30g.

위의 약들을 가루를 내어 한 번에 8~12g씩 하루 두세 번 찬물이나 뜨거운 물에 타서 먹는다[회춘].

| 갈황환葛黃丸 |

【 효능 】 술을 많이 마셔서 열이 쌓여 피를 토하고 코피를 흘려 죽을 지경인 것을 치료한다처방은 혈문에 있다.

| 승마갈근탕升麻葛根湯 |

【 효능 】 술에 상하여 가슴에 열이 있고 입이 헐며 목구멍이 아픈 것을 치료한다처방은 상한문에 있다.

| 인삼산人蔘散 |

【 효능 】 술을 마시고 성생활을 하여 술기운이 모든 경맥에 들어가서 정신을 못 차리는 것을 치료한다.

【 처방 】 찐지황숙지황 8g, 인삼 · 집함박꽃뿌리백작약 · 하눌타리뿌리과루근 · 지각 · 복신 · 메대추씨산조인 · 감초 각각 4g.

위의 약들을 썰어서 1첩으로 하여 물에 달여서 먹는다[득효].

| 만배불취단萬盃不醉丹 |

【 처방 】 칡뿌리갈근, 소금물에 하루 동안 담갔다가 햇볕에 말린 것 160g, 백과아白果芽, 즉 은행 속의 푸른 싹이다. 꿀물에 하루 동안 담갔다가 사기냄비에 넣고 약한 불기운에 말린 것 40g, 좋은 차細芽茶 160g, 녹두꽃그늘에서 말린 것 160g, 칡꽃葛花, 동변에 7일 동안 담갔다가 약한 불기운에 말린 것 40g, 귤껍질陳皮, 소금물에 하루 동안 담갔다가 약한 불기운에 말린 것 160g, 국화꽃술菊花蘂末, 즉 피지 않은 국화꽃봉오리이다 160g, 완두꽃 20g, 좋은 우황眞牛黃 4g, 돌소금청염, 소담즙에 넣어 항불 한 대가 탈 동안 끓여 담피膽皮까지 쓴다 160g.

위의 약들을 보드랍게 가루를 내어 합담으로 반죽한 다음 알약을 만든다. 술에 약간 취하였을 때에 1알을 먹으면 술이 깬다. 다시 술을 마시고 취했을 때에는 또 1알을 먹는다. 이와 같이 하면 취하지 않는다[종행].

| 신선불취단神仙不醉丹 |

【 처방 】 칡꽃갈화 · 칡뿌리갈근 · 흰솔풍령백복령 · 팥꽃小豆花 · 목향 · 천문동 · 사인 · 모란뿌리껍질목단피 · 인삼 · 육계 · 구기자 · 귤껍질陳皮 · 택사 · 흰소금白鹽 · 감초 각각 같은 양.

위의 약들을 가루를 내어 꿀로 반죽한 후 알약을 만든다. 한 번에 1알씩 따끈한 술로 잘 씹어 먹는다. 1알이면 술 10잔을 마셔도 취하지 않는다[회춘].

| 취향보설醉鄕寶屑 |

【 효능 】 술을 마셔도 취하지 않게 한다.

【 처방 】 칡뿌리갈근 · 백두구 · 사인 · 정향 각각 20g, 백약전 · 감초 각각 10g, 모과 160g, 볶은 소금炒鹽 40g.

위의 약들을 가루를 내어 4g씩 데운 술에 타서 먹으면 술을 마시지 못하는 사람도 술을 마실 수 있다[입문].

| 익비환益脾丸 |

【효능】 술을 마셔도 취하지 않게 하며 또는 비위脾胃를 보한다.

【처방】 칡꽃갈화 80g, 팥꽃소두화 · 초두구 각각 40g, 녹두꽃 · 목향 각각 20g.

위의 약들을 가루를 내어 꿀로 반죽한 후 알약을 만든다. 한 번에 10알씩 잇꽃홍화 달인 물로 먹는다. 밤에 술을 마셨을 때에는 5알을 침으로 삼키어 먹으면 더욱 좋다[단심].

단방單方

모두 21가지인데 관중환寬中丸 · 독성탕獨醒湯 · 쌍화산雙花散 등이 들어 있다.

| 생숙탕生熟湯 |

【효능】 술에 몹시 취했거나 오이나 과일을 너무 많이 먹었을 때에는 생숙탕에 몸을 담그고 있으면 물에서 술과 오이맛이 난다. 생숙탕이란 즉 끓은 물에 깨끗한 물을 탄 것이다[본초].

| 생강즙生薑汁 |

【처방】 중초中焦에 열이 있어서 음식을 먹지 못할 때에는 생강즙 1홉, 꿀 1순가락, 물 3홉, 생지황즙, 조금 등을 타서 단번에 먹으면 곧 낫는다[본초].

| 상지다桑枝茶, 뽕나무가지차 |

【처방】 음식을 소화시키며 기氣를 내려가게 한다. 뽕나무가지를 구리

칼로 잘게 썬 다음 사기그릇에 넣고 누른 빛이 나게 덖어서 물에 달여 먹는다[본초].

| 다茶, 차 **|**

【 효능 】 음식에 체한 것을 내려가게 한다.

【 처방 】 차를 따뜻하게 데워 마신다. 좋은 차도 역시 좋다[속방].

| 오수유吳茱萸 **|**

【 효능 】 탄산증呑酸證으로 신물이 명치를 자극하는 것을 치료한다.

【 처방 】 오수유 1홉을 달여 먹으면 곧 낫는다. 어떤 사람이 탄산증으로 명치가 찢어지는 아프다가 이 약을 먹고 20년 동안이나 도지지 않았다[본초].

| 후박厚朴 **|**

【 효능 】 음식물을 소화시킨다.

【 처방 】 갈뿌리와 후박을 강물에 달여 먹으면 곧 낫는다.

- 뇌공雷公이 말하기를 음식을 더 먹고 술을 더 먹으려면 반드시 갈뿌리와 후박을 달여 먹으라고 한 것은 바로 이것을 말한 것이다[본초].

| 부어급치어붕어와 숭어 **|**

【 효능 】 이 두 가지 고기는 모두 진흙을 먹기 때문에 비위脾胃를 보하며 음식을 잘 먹게 한다. 늘 먹는 것이 좋다[본초].

| 대맥얼大麥蘖, 보리길금 **|**

【 효능 】 즉 맥아麥芽이다. 기가 허약한 사람에게 쓰면 비위를 도와 음

잡병편

식을 소화시킨다.

【 처방 】 보리길금을 가루내어 먹거나 달여 먹어도 다 좋다[본초].

| 신국神麴, 약누룩 **|**

【 효능 】 음식을 잘 소화시키며 오래된 체기를 없앤다.

【 처방 】 약누룩을 가루내어 먹거나 달여 먹어도 좋다[탕액].

| 녹두분菉豆粉, 녹두 가루 **|**

【 효능 】 술독이나 식중독을 치료하는 데 국수를 만들어 먹으면 좋다[일용].

| 나복蘿蔔, 무 **|**

【 효능 】 음식을 소화시키며 국수독을 푼다. 또한 보리나 밀독들도 푼다. 날무를 씹어 먹으면 좋다.

- 옛날 어떤 사람이 국수 먹는 사람을 보고 말하기를 "국수는 몹시 열熱한데 왜 이것을 먹는가" 또한 그가 무를 먹는 것을 보고 "무를 먹는 것이 좋다" 고 하였다. 이로부터 국수를 먹게 되면 반드시 무를 먹게 되었다[본초].

| 황자계黃雌 , 노란 암탉 **|**

【 효능 】 주로 비위가 허약하여 음식을 잘 먹지 못하고 얼굴빛이 누르스름하게 된 것을 치료한다.

【 처방 】 닭고기 200g, 밀가루白麵 280g, 파밑총백, 썬 것 2홉 등으로 만두를 만들어 양념을 넣고 삶아서 먹는다[입문].

| 이梨, 배 |

【효능】 술을 마신 뒤에 갈증이 나는 것을 없앤다. 배를 자주 먹으면 아주 좋다[본초].

| 감국화甘菊花, 단국 |

【효능】 술에 취해서 깨지 않는 것을 치료한다.

【처방】 좋은 단국화를 가루내어 4~8g씩 물로 먹는다[본초].

| 갈근葛根, 칡뿌리 |

【효능】 술독을 풀고 술에 취해서 깨지 않는 것을 치료한다.

【처방】 칡뿌리를 짓찧어 즙을 낸 다음 1~2홉을 마시면 깨어난다. 칡뿌리를 먹어도 또한 좋다.

- 칡뿌리를 잘 짓찧어 물을 두고 가라앉힌 가루를 받아 끓는 물에 넣으면 얼마 후에 갖풀 빛이 나는데 이것을 꿀물에 타서 먹는다. 생강을 조금 넣으면 더욱 좋다. 술을 마신 뒤에 생긴 갈증을 잘 치료한다.
- 칡꽃갈화도 술독을 잘 푼다[본초].

| 죽여竹茹, 참대속껍질 |

【효능】 술을 마시고 머리가 아픈 것을 치료한다.

【처방】 청죽여青竹茹 120g을 물 5되에 달여 3되가 되면 찌꺼기를 버리고 식힌 다음 달걀 3개를 깨 넣고 고루 섞어서 다시 한번 끓여 마신다[본초].

| 우藕, 연뿌리 |

【효능】 술독과 식중독을 치료한다. 연뿌리를 생것으로 또는 쪄서 먹

잡병편

는다[본초].

| 감피柑皮 |

【효능】 술독과 술을 마시고 나는 갈증을 없애며 술에 취한 것을 쉽게 깨게 한다.

【처방】 감피 를 약한 불기운에 말리어 가루낸 다음 한 번에 4g씩 소금을 약간 넣고 끓인 물에 타서 먹는다. 일명 독성탕獨醒湯이라고도 한다[본초].

| 적소두화赤小豆花, 붉은팥꽃 |

【효능】 술독을 풀며 술로 생긴 병을 치료한다.

【처방】 붉은팥꽃과 칡꽃갈화을 각각 같은 양으로 하여 약한 불기운에 말린 뒤에 가루를 낸다. 한 번에 4~8g씩 먹으면 취하지 않는다. 일명 쌍화산雙花散이라고도 한다[집요].

| 숭채배추 |

【효능】 술을 마시고 나는 갈증을 없앤다.

【처방】 배춧국을 끓여 먹든지 김치를 만들어 먹으면 모두 좋다[본초].

| 과자苽子, 오이씨 |

【효능】 소주독燒酒毒을 잘 푼다. 오이씨를 생것으로 먹는다. 혹은 오이나 오이덩굴을 짓찧어 낸 즙을 먹는다[속방].

09 허로虛勞

허로증虛勞證

허虛라는 것은 피모皮毛·힘살[肌肉]·힘줄[筋脈]·골수骨髓·기혈氣血·진액津液 등이 부족해진 것을 말한다[강목].

- 대체로 음식 먹는 것이 줄고 정신이 희미하며 유정遺精과 몽설夢泄이 있고 허리·잔등·가슴·옆구리의 힘줄과 뼈들이 당기면서 아프다. 그리고 조열이 나고 저절로 땀이 나며 가래가 성해서 기침이 나는 것은 허로증의 보통 증상이다[입문].

- 피부가 허하면 열이 나고 맥이 허하면 놀라기를 잘 하며 살이 허하면 몸이 무겁고 힘줄이 허하면 당기며 뼈가 허하면 아프고 골수가 허하면 몸이 늘어지고 장腸이 허하면 설사를 한다. 3양三陽이 실하고 3음三陰이 허하면 땀이 나지 않으며 3음이 실하고 3양이 허하면 계속 땀이 난다[직지].

- 여러 가지 허하고 부족한 증상으로 영위榮衛가 모두 고갈되고 5로 7상五勞七傷이 되며 골증열骨蒸熱과 조열潮熱이 나며 허리와 잔등이 가느라들고 당긴다. 그리고 온 몸의 뼈마디가 시고 아프며 밤에 식은땀이 많이 나고 별일 아닌데도 잘 놀라며 목이 마르고 입술이 타며 힘이 없어 눕기를 좋아한다. 또한 살이 몹시 여위고 기침이 나며 가래가 많고 피가 섞인 가래를 뱉으며 추웠다 열이 났다 하고 뺨이 붉어지며 정신이 혼미하고 전혀 음식을 먹지 못하는 데는 성질이 열한 약을 먹으면 번조煩躁해하고 위로 치밀며 성질이 찬 약을 먹으면 가슴이 그득하고 배가 아픈 것은 치료하기 매우 어렵다[득효].

5로증五勞證

심로心勞는 혈이 부족한 것이고, 간로肝勞는 신기神氣가 부족한 것이고, 비로脾勞는 음식을 적게 먹는 것이고, 폐로肺勞는 기가 부족한 것이고, 신로腎勞는 정精이 적은 것이다[금궤].

- 갑자기 기뻐하고 성내며 대변 보기 힘들고 입 안에 헌 데가 생기는 것은 심로心勞이다.
- 숨결이 밭고 얼굴이 부으며 코로 냄새를 맡지 못하고 기침하며 가래를 뱉으며 양쪽 옆구리가 빠근하고 아프며 계속 숨차하는 것은 폐로肺勞이다.
- 얼굴이 마르고 검으며 정신이 불안하여 혼자 누워 있지 못하며 눈이 잘 보이지 않고 자주 눈물을 흘리는 것은 간로肝勞이다.
- 입이 쓰고 혀가 뻣뻣하며 구역질하고 생목이 괴며 가슴이 빠근하고 입술이 타는 것은 비로脾勞이다.
- 오줌이 노랗고 붉으며 다 누고 난 다음에 방울방울 떨어지며 허리가 아프고 이명耳鳴이 있으며 밤에 꿈이 많은 것은 신로腎勞이다[천금].
- 정신을 너무 쓰면 심로가 되는데 그 증상으로는 피가 적어서 얼굴에 핏기가 없으며 가슴이 놀란 것처럼 두근거리고 식은땀이 나며 몽설이 있고 병이 심해지면 가슴이 아프고 목구멍이 붓는다.
- 지나치게 생각하면 간로가 되는데 그 증상으로는 힘줄이 가느라진다. 병이 심해지면 머리가 어지럽고 눈앞이 아찔하여진다.
- 실현될 수 없는 일을 너무 지나치게 생각하면 비로가 되는데 그 증상으로는 음식을 적게 먹는다. 병이 심해지면 토하고 설사하며 살이 빠지고 팔다리가 나른해진다.
- 앞일을 너무 근심하면 폐로가 되는데 그 증상으로는 기가 부족해지며 명치 밑이 차고 아프다. 병이 심해지면 머리털이 부스러지며 진액이 고갈되고 기침하며 열이 난다.

- 심로는 입과 혀가 헐어서 말을 잘 할 수 없고 살이 빠진다.
- 간로는 옆구리가 아프고 관격이 생겨서 통하지 않는다.
- 비로는 숨이 가쁘고 기비肌痺가 되며 땀이 많이 난다.
- 폐로는 숨이 차고 얼굴이 부으며 입과 목이 마른다.
- 신로는 오줌이 붉고 음부에 헌 데가 나며 귀울림[耳鳴]이 있고 얼굴이 검다[입문].

6극증六極證

자주 쥐가 나며 10손가락의 손톱이 다 아픈 것은 근극筋極이다.

- 이가 흔들리며 손발이 아프고 오랫동안 서 있지 못하는 것은 골극骨極이다.
- 얼굴에 핏기가 없으며 머리털이 빠지는 것은 혈극血極이다.
- 몸에 자주 쥐가 기어 다니는 것 같으며 피부가 건조하고 꺼멓게 되는 것은 육극肉極이다.
- 기운이 적고 힘이 없으며 피부에 윤기가 없고 늙은이처럼 몹시 여위고 눈에 정기가 없으며 바로 서 있지 못하고 몸이 몹시 가려워서 긁으면 상처가 생기는 것은 정극精極이다.
- 가슴과 옆구리가 치밀고 가득하며 늘 몹시 성내려고 하며 기운이 약해서 말을 겨우 하는 것은 기극氣極이다[입문].

7상증七傷證

허손의 병은 5로五勞부터 생겨서 6극六極이 생기고 또 7상七傷이 생긴다. 첫째로, 음부가 찬 것이다. 둘째로, 음경이 일어서지 않는 것이다. 셋째로, 뱃속이 당기는 것이다. 넷째로, 정액이 저절로 나오는 것이다. 다섯째로, 정액이 적은 것이다. 여섯째로, 정액이 희박한 것이다. 일곱째로, 오줌이 잦은 것이다.

● 또는 첫째로, 음부에서 땀이 나는 것이다. 둘째로, 정액이 찬 것이다. 셋째로, 정액이 희박한 것이다. 넷째로, 정액이 적은 것이다. 다섯째로, 음낭 밑이 축축하고 가려운 것이다. 여섯째로, 오줌이 잘 배설되지 않으면서 잦은 것이다. 일곱째로, 꿈에 여자와 관계하는 것이다. 7상은 모두 오줌이 붉고 열이 나며 바늘로 찌르는 것 같다[입문].

허로 때의 치료법[虛勞治法]

옛 처방에는 녹각교 · 갖풀아교 · 소젖우유 · 엿이당 · 조린 젖 · 사탕 · 꿀봉밀 · 인삼 · 살구씨행인 · 당귀 · 찐지황숙지황 등을 쓴다. 혹 어떤 사람은 함부로 광물성 약과 성질이 조열한 약제 등을 써서 기혈이 줄어들고 심과 신이 서로 교류되지 못하여 화가 위로 떠올라서 가래를 뱉으면서 기침하고 피를 뱉으며 입이 마르고 가슴과 손발바닥에 번열이 나고 신정이 함부로 내려가서 유정遺精이 있으며 적탁赤濁과 백탁白濁이 되며 오줌을 자주 누게 한 것은 잘못된 것이다[직지].

● 허로병虛勞病은 모두 수화水火가 잘 오르내리지 못한 데 있으므로 화기가 내려가면 혈맥이 고르게 되고 수기水氣가 올라가면 정신이 좋아진다. 그러므로 심과 신을 고르게 하는 것을 위주로 하고 겸하여 비위를 보하면 입맛이 나고 정신이 좋아지며 기혈이 더 생겨난다[입문].

● 허손병을 치료하는 방법에서 폐가 허약한 데는 폐기肺氣를 보할 것이고 심이 허약한 데는 영혈榮血을 보할 것이며 비가 허약한 데는 음식을 조절하여 먹되 차고 더운 것을 알맞게 해야 한다. 간이 허약한 데는 속을 완화시킬 것이며 신이 허약한 데는 정精을 보해 주어야 한다[난경].

● 간이 허약한 데는 속을 완화시켜야 한다는 것은 혈을 조화시킨다는 말이다. 묻기를 "어떤 약으로써 치료하는가" 묻자 대답하기를 "반드시 사물탕을 써야 한다. 그것은 그 중에 집함박꽃뿌리작약가 있기 때문이다"고 하였다[동원].

- 형기形氣가 부족할 때에는 기를 온溫하게 할 것이고 정精이 부족할 때에는 음식으로써 보할 것이다. 쌀·고기·과일·채소와 여러 가지 음식물은 다 몸을 보한다. 그런데 지금 의사들은 이런 것을 모르고 오직 강하게 보하는 약만 알고 약하게는 당귀·녹용·천웅·부자 등을 쓰고 강하게는 종유석과 주사 등을 더 넣어 쓴다.
- 『내경』에는 "정精이 부족할 때에 음식으로써 보한다고 하였는데 음식은 음에 속한다. 정을 음으로써 보한다는 것은 근본을 구하는 것이다. 그러나 쌀·콩·과일·채소 등은 천연적으로 고른 영양분을 가지고 있기 때문에 먹으면 음을 보하는 힘이 있다는 것을 말한 것이다. 인공적으로 끓이고 지져서 고르게 하고 치우치게 음식맛을 낸 것을 말한 것은 아니다"고 씌어 있다.
- 또한 "형기形氣가 부족한 데는 기를 온溫하게 한 다"고 하였는데 '온' 자는 보양한다는 말인데 따뜻하게 보양함으로써 기는 자연히 충실하게 된다. 기가 충실하면 형기도 온전하게 된다.
- 보하고 따뜻하게 하는 것은 각각 그의 뜻이 있다. 그런데 『국방』에는 전부 성질이 따뜻하고 열한 약을 좌약으로 하면서 온보溫補라고 하였는데 이것은 이치에 맞지 않는다[단심].
- 허손병일 때에 세게 보하려면 오두·부자·천웅·건강·육계 등의 종류를 써야 하며 습윤한 약으로 보하려면 녹용·당귀·육종용 등 속의 약을 써야 하며 시원한 약으로 보하려면 천문동·맥문동·인삼·지황 등의 약을 써야 한다[득효].

음이 허한 데 쓰는 약[陰虛用藥]

음허는 즉 혈허血虛이다.

- 대체로 음허증은 매일 오후가 되면 오한이 나고 열이 나다가 저녁이 되어 약간 찬 기운을 만나면 풀리는데 맥이 반드시 허유虛濡하면서 삭절數絕하여 학

질맥과 비슷하다. 다만 학질맥은 현하면서 허하고 허손맥虛損脈은 대현한 것이 다르다.

● 음허陰虛한 데는 사물탕四物湯, 처방은 혈문에 있다. · 가감사물탕 · 자음강화탕 · 청리자감탕淸 滋坎湯, 2가지 처방은 화문에 있다. · 보음산 · 이의환 · 보음환 · 대보음환 · 가미보음환 · 가감보음환 · 호잠환 · 제음환 · 보음사화탕 · 사양보음탕 · 대조환 · 보천대조환 · 입문대조환 · 보천환 · 혼원단 · 태상혼원단 · 감리기제환坎旣濟丸, 처방은 화문에 있다. · 자음강화환 등을 쓰고 또 음이 허하여 갑자기 기절한데 쓰는 치료법을 쓰는 것이 좋다.

| 가감사물탕加減四物湯 |

【 효능 】 음허陰虛로 노손勞損된 여러 가지 증상을 치료한다. 아래에 있는 보음사화탕과 같다처방은 화문에 있다[입문].

| 보음산補陰散 |

【 효능 】 음이 허하여 화가 동한 증상을 치료한다.

【 처방 】 집함박꽃뿌리백작약 · 당귀 각각 5.2g, 흰삽주백출 4.8g, 궁궁이천궁 · 찐지황숙지황 · 지모 · 천문동 각각 4g, 귤껍질陳皮 · 황백 각각 2.8g, 생지황 · 감초 각각 2g, 건강 1.2g.

위의 약들을 썰어서 1첩으로 하여 생강 3쪽과 함께 달여 먹는다[필용].

● 일명 보음사화탕補陰瀉火湯이라고도 한다처방은 화문에 있다.

| 이의환二宜丸 |

【 효능 】 음허증을 치료하는 데 신腎을 보하고 음陰도 보한다.

【 처방 】 당귀 · 생건지황 각각 같은 양.

위의 약들을 술에 아홉 번 쪄서 가루를 내어 꿀로 반죽한 다음 먹기 좋은 크기로 알약을 만든다. 한 번에 70알씩 술로 빈속에 먹는다[입문].

| 보음환補陰丸 |

【 효능 】 음이 허하고 화가 동하여 조열潮熱 · 식은땀 · 유정遺精 · 몽설夢泄 · 객혈喀血과 피가래가 나오면서 점점 여위어 가는 것을 치료한다 처방은 화문에 있다.

| 대보음환大補陰丸 |

【 효능 】 음화를 내리며 신수腎水를 키워 주는 데 필요한 약이다.

【 처방 】 황백소금을 탄 술에 버무려 밤색이 나게 볶은 것 · 지모술로 축여 볶은 것 각각 160g, 찐지황숙지황 · 남생이배딱지귀판, 조린 젖을 발라 구운 것 각각 240g.

위의 약들을 가루를 내어 돼지의 척수, 조린 꿀과 함께 반죽한 다음 먹기 좋은 크기로 알약을 만든다. 한 번에 70~90알씩 소금 끓인 물로 빈속에 먹는다[입문].

| 가미보음환加味補陰丸 |

【 효능 】 음허한 것을 보하며 음화를 내린다.

【 처방 】 황백, 지모 각각 160g, 쇠무릎우슬 · 두충 · 파극 · 찐지황숙지황 · 산수유 각각 120g, 육종용 · 흰솔풍령백복령 · 구기자 · 원지 · 마산약 · 녹용 · 남생이배딱지귀판 각각 80g.

위의 약들을 가루를 내어 꿀로 반죽한 후 먹기 좋은 크기로 알약을 만든다. 한 번에 80~90알씩 소금 끓인 물로 먹는다[입문].

| 호잠환虎潛丸 |

【 효능 】 음허로 생긴 허로증虛勞證을 치료한다.

【 처방 】 남생이배딱지귀판 · 황백 각각 160g, 찐지황숙지황 · 지모 각각 120g, 집함박꽃뿌리백작약 · 당귀 · 쇄양 각각 80g, 귤껍질陳皮 · 범뼈호골 각각 40g, 건강 20g.

위의 약들을 가루를 내어 술을 넣고 쑨 풀로 반죽한 후 먹기 좋은 크기로 알약을 만든다. 한 번에 70~90알씩 소금 끓인 물로 먹는다[단심].

- 어떤 처방에는 양고기를 끓인 국물로 반죽한 다음 알약을 만든다고 하였는데 이름을 용호환龍虎丸이라고 하였다[단심].

| 제음환濟陰丸 |

【 효능 】 위와 같은 증상을 치료한다.

【 처방 】 남생이배딱지귀판 · 황백 각각 108g, 쇠무릎우슬 · 새삼씨토사자 50g, 당귀 · 지모 · 쇄양 각각 40g, 귤껍질陳皮 · 범뼈호골 · 마산약 · 집함박꽃뿌리백작약 · 사인축사 · 두충 · 단너삼황기, 소금물로 축여 덖은 것 · 찐지황숙지황 각각 28g, 구기자 20g, 파고지 14g.

위의 약들을 가루를 내어 찐지황숙지황을 술에 쪄서 짓찧어 고약처럼 된 것으로 반죽한 다음 먹기 좋은 크기로 알약을 만든다. 한 번에 70알씩 소금 끓인 물로 빈속에 먹는다[단심].

| 가감보음환加減補陰丸 |

【 효능 】 음허증을 치료하는 데 음을 보하고 양을 도와준다.

【 처방 】 찐지황숙지황 300g, 새삼시토사자, 쇠무릎우슬 각각 160g, 집함박꽃뿌리백작약 · 당귀 · 쇄양 · 남생이배딱지귀판 각각 120g, 범뼈호골, 황백 · 마산약 · 두충 · 인삼 · 단너삼황기 각각 80g, 파고지 · 구기자 각각 60g.

위의 약들을 가루를 내어 돼지 척수에 꿀을 넣은 것으로 반죽한 다음 알약을 만든다. 한 번에 100알씩 소금 끓인 물로 먹는다[단심].

| 사양보음탕瀉陽補陰湯 |

【 효능 】 지나친 주색으로 진음眞陰을 허투루 배설하여 음이 허해지고 화(火)가 동한 것을 치료한다.

【 처방 】 황백소금물로 축여 볶은 것 6g, 천문동 · 패모 · 황련생강즙으로 축여 볶은 것 각각 4g, 살구씨행인 3g, 지모 · 생지황 각각 2.8g, 개미취자원 · 함박꽃뿌리적작약 각각 2.4g, 하눌타리뿌리천화분 · 도라지길경 · 속썩은풀편금 · 당귀 · 흰솔풍령백복령 각각 2g, 흰삽주백출 1g, 오미자 9알.

위의 약들을 썰어서 1첩으로 하여 오매 1알, 골풀속살 한 자밤과 함께 달여 먹는다.

● 이것은 즉 동실서허사남보북탕東實西虛瀉南補北湯이다[의감].

| 대조환大造丸 |

【 효능 】 6맥이 허미虛微하고 기혈氣血이 쇠약한 것을 치료한다. 이 처방은 음을 북돋아 주고 양을 보하며 오래 살게 하는 좋은 약이다.

【 처방 】 자하거 1보쌀 씻은 물에 담갔다가 깨끗이 씻어 참대그릇에 담아 강물가운데 15분쯤 담가 두어 생기를 회복케 한 다음 작은 동이에 담아 나무 시루나 오지시루에 넣고 풀같이 되도록 푹 쪄서 꺼낸다. 먼저 작은 동이에 생긴 즙을 쩌서 따로 둔다. 그리고 자하거를 돌절구에 넣고 오랫동안 찧은 다음 먼저 찌워 둔 즙과 합한다, 생건지황 160g, 남생이배딱지귀판 · 두충 · 천문동 · 황백소금을 둔 술로 축여 떡은 것 각각 60g, 쇠무릎우슬 · 맥문동 · 당귀 각각 48g, 인삼 40g, 오미자 20g.

위의 약들을 가루를 내어 자하거즙 과 함께 쌀풀로 반죽한 다음 짓찧어 알약을 만든다. 한 번에 100알씩 하루 2번, 데운 술이나 소금 끓인 물로 먹는다[집략].

| 보천대조환補天大造丸 |

【 효능 】 양기를 강하게 하고 신수를 자양하여 음과 양이 서로 화합하게 한다. 만일 허로한 사람이 성생활을 지나치게 하여 가슴과 손발바닥에 번열이 나는데 먹으면 효과가 있고 오랫동안 먹으면 오래 살게 된다.

【 처방 】 자하거위의 방법과 같이 쪄서 익혀 만든다 1보, 지황 · 당귀술로 씻은 것 · 회향술로 축여 볶은 것 · 황백술로 축여 볶은 것 · 흰삽주백출, 볶은 것 각각 80g, 생건지황술로 축여 볶은 것 · 천문동 · 맥문동 · 쇠무릎우슬, 술로 씻은 것 · 두충볶은 것 각각 60g, 구기자 · 오미자 각각 28g, 귤껍질陳皮 · 건강 각각 8g, 측백잎동쪽으로 향한 가지의 잎을 따서 약한 불기운에 말린 것 80g.

위의 약들을 가루를 내어 자하거와 함께 짓찧어 여러 사람이 달라붙어 벽오동씨만하게 알약을 만든다. 한 번에 100알씩 하루 두 번 미음이나 데운 술로 먹는다[회춘].

| 입문대조환入門大造丸 |

【 효능 】 기혈이 허약하고 음경이 겨우 형체만 있고 얼굴빛이 누르스름하면서 여위였거나 또는 중병을 앓은 뒤에 숨 쉬기가 어렵고 목소리를 잘 내지 못하는 것을 치료한다. 오랫동안 먹으면 귀와 눈이 밝아지고 수염과 머리털이 모두 검어지고 오래 살게 한다.

【 처방 】 자하거위와 방법과 같이 쪄서 익혀 만든다 1보, 생지황 100g 흰솔풍령(백복령) 80g과 사인(축사) 24g을 함께 비단천으로 싸서 사기항아리에 넣고 술을 넣고 달이되 술이 줄어들면 다시 술을 넣고 달이기를 아홉 번 하여 사인(축사)과 흰솔풍령(백복령)은 버린다. 대체로 지황은 사인(축사)과 솔풍령(복령)을 만나면 신경으로 들어가기 때문에 이렇게 한다.

위의 약재를 만들어 먹는 법은 대조환과 같다[입문].

| 보천환補天丸 |

【 효능 】 음허증을 보한다.

【 처방 】 자하거紫河車, 만드는 방법은 위의 처방과 같다 1보, 황백 · 남생이 배딱지귀판 각각 80g, 지모 · 두충 · 쇠무릎우슬 각각 40g, 오미자 28g, 귤껍질陳皮 · 건강 각각 20g.

위의 약들을 가루를 내어 술을 두고 쑨 풀로 반죽한 다음 알약을 만든다. 한 번에 70알씩 데운 술이나 끓인 물로 먹는다[입문, 단심].

| 혼원단混元丹 |

【 효능 】 허로로 몸이 몹시 여위고 가래가 나오고 기침하는 것과 귀주병을 치료한다.

【 처방 】 자하거만드는 법은 위의 처방과 같다 1보, 인삼 60g, 찐지황숙지황 · 당귀 · 흰삽주백출 · 복신 각각 40g, 목향, 흰솔풍령백복령 각각 20g, 유향, 몰약 각각 16g, 주사 8g, 사향 0.8g.

위의 약들을 가루를 내어 술을 두고 쑨 풀로 반죽한 다음 알약을 만든다. 한 번에 50알씩 인삼 달인 물로 먹는다.

● 일명 자하거단紫河車丹이라고도 한다[입문].

| 태상혼원단太上混元丹 |

【 효능 】 5장이 노손勞損된 것을 치료하며 진기眞氣를 보한다.

【 처방 】 자하거紫河車, 강물로 깨끗이 씻고 사향 4g을 넣어 잘 봉한 다음 술 5되와 같이 사기그릇에 넣고 달여 고약처럼 만든다. 1보, 인삼 · 육종용 · 안식향술에 달여 찌꺼기를 버린 것 · 흰솔풍령백복령 각각 80g, 침향 · 유향 · 주사수비한 것 각각 40g.

위의 약들을 가루를 내어 자하거고紫河車膏를 넣고 잘 찧은 다음 알약을 만든다. 한 번에 70~90알씩 데운 술로 먹는다[단심].

| 자음강화환滋陰降火丸 |

【효능】 음이 허한 것을 보한다.

【처방】 찐지황숙지황 80g, 황백 60g, 지모 · 구기자 · 연밥연육 · 복신 · 인삼 각각 40g.

위의 약들을 가루를 내어 지황을 술에 쪄서 고약처럼 만든 것으로 반죽한 다음 알약을 만든다. 한 번에 100알씩 끓인 물로 먹는다[입문].

심이 허한 데 쓰는 약[心虛藥]

심이 허하고 혈기가 부족해서 허로가 된 데는 천왕보심단 · 가미영신환 · 가감진심단 · 청심보혈탕淸心補血湯, 4가지 처방은 모두 신문에 있다. · 대오보환 · 고암심신환 · 구원심신환 등을 쓰는 것이 좋다.

| 대오보환大五補丸 |

【효능】 허로로 기혈이 부족한 것을 보하며 신수와 심화를 잘 오르내리게 한다.

【처방】 천문동 · 맥문동 · 석창포 · 복신 · 인삼 · 익지인 · 구기자 · 지골피 · 원지 · 찐지황숙지황 각각 40g.

위의 약들을 가루를 내어 꿀로 반죽한 다음 알약을 만든다. 한 번에 50~70알씩 데운 술이나 미음으로 먹는다[해장].

| 고암심신환古庵心腎丸 |

【효능】 노손勞損으로 심신이 허하면서 열이 나고 가슴이 놀란 것처럼 두근거리며 몹시 뛰고 정액이 저절로 흐르며 식은땀이 나고 눈이 어두워지며 귀울림[耳鳴]이 있고 허리가 아프며 다리가 약해지는 것을 치료

한다. 오랫동안 먹으면 수염과 머리털이 검어지며 자식을 낳게 한다.

【 처방 】 찐지황숙지황 · 생건지황 · 마산약 · 복신 각각 120g, 당귀 · 택사 · 황백소금을 넣은 술로 축어 덖은 것 각각 60g, 산수유 · 구기자 · 남생이배딱지귀판, 조린 젖을 발라 구운 것 · 쇠무릎우슬 · 황련 · 모란뿌리껍질목단피 · 녹용조린 젖을 발라 구운 것 각각 40g, 감초 20g, 주사겉에 입힌다 40g.

위의 약들을 가루를 내어 꿀로 반죽한 다음 알약을 만들어 겉에 주사를 입힌다. 한 번에 100알씩 소금 끓인 물이나 데운 술로 빈속에 먹는다.

- 『법』에는 "심心은 열을 싫어하고 신腎은 조燥한 것을 싫어하는데 이 처방은 열을 내리고 조한 것을 눅여 주며 정精을 보하고 혈을 키워 주어 심과 신의 병을 치료하는 좋은 약이다"고 씌어 있다[단심].

| 구원심신환究原心腎丸 |

【 효능 】 허로로 신수와 심화가 잘 오르내리지 못해서 가슴이 몹시 두근거리고 식은땀이 나며 정액이 절로 나오며 오줌 빛깔이 붉고 흐린 것을 치료한다.

【 처방 】 새삼씨토사자, 술에 담갔다 낸 것 120g, 쇠무릎우슬 · 찐지황숙지황 · 육종용 · 녹용 · 부자싸서 구운 것 · 인삼 · 원지 · 복신 · 단너삼황기 · 마산약 · 당귀 · 용골 · 오미자 각각 40g.

위의 약들을 가루를 내어 새삼씨를 담갔다가 낸 술을 넣고 쑨 풀로 반죽한 다음 알약을 만든다. 한 번에 70~90알씩 대추 달인 물로 먹는다[입문].

간이 허한 데 쓰는 약[肝虛藥]

허로虛勞로 간이 상해서 얼굴에 핏기가 없으며 힘줄이 늘어지고 눈이 어두워지는 것을 치료하는 데는 사물탕 · 쌍화탕雙和湯, 처방은 위에 있다. · 보간환補肝丸, 처방은 5장문에 있다. · 흑원 · 귀용원 · 공진단 · 자보양영환 등을 쓰는 것이 좋다.

| 흑원黑元 |

【 효능 】 허로로 음혈陰血이 고갈되어 얼굴빛이 거무스레하며 귀가 먹고 눈이 어두우며 다리가 약하고 허리가 아프며 소변이 뿌연 것을 치료한다.

【 처방 】 당귀술에 담갔다 낸 것 80g, 녹용졸인 젖을 발라 구운 것 40g.
위의 약들을 가루를 내어 고약처럼 달인 오매살로 반죽한 후 알약을 만든다. 한 번에 50~70알씩 데운 술로 먹는다[득효].

| 귀용원歸茸元 |

【 효능 】 위와 같은 증상을 치료한다.

【 처방 】 당귀 · 녹용 각각 같은 양.
만드는 방법과 먹는 방법은 위의 처방과 같다[입문].

| 공진단拱辰丹 |

【 효능 】 대체로 남자가 장년 시기에 진기眞氣가 몹시 약한 것은 타고날 때부터 약하고 허한 것이 아니므로 성질이 조燥한 약재를 쓰지 말아야 한다. 음혈을 보한다고 하는 처방들에 약품은 많으나 약효가 매우 약하여 효력을 얻기 어렵다. 다만 타고난 원기를 든든히 하여 신수와 심화가 잘 오르내리게 되면 5장이 스스로 조화되고 온갖 병이 생기지 않을 것이다. 이런 때에는 이 처방을 쓴다.

【 처방 】 녹용조린 젖을 발라 구운 것 · 당귀 · 산수유 각각 160g, 사향따로 간 것 20g.
위의 약들을 가루를 내어 술을 넣고 쑨 밀가루풀로 반죽한 후 알약을 만든다. 한 번에 70~100알씩 데운 술이나 소금 끓인 물로 먹는다[득효].

| 자보양영환滋補養榮丸 |

【 효능 】 허로로 기혈이 다 부족하여 정신이 맑지 못하며 비위가 허약한 것을 치료하며 주로 간혈 을 보한다.

【 처방 】 원지 · 집함박꽃뿌리백작약 · 단너삼황기 · 흰삽주백출 각각 60g, 찐지황숙지황 · 인삼 · 오미자 · 궁궁이천궁 · 당귀 · 마산약 각각 40g, 귤껍질陳皮 32g, 흰솔풍령백복령 28g, 생건지황 20g, 산수유 16g.
위의 약들을 가루를 내어 꿀로 반죽한 후 알약을 만든다. 한 번에 70~90알씩 멀건 미음으로 먹는다[집략].

비가 허한 데 쓰는 약[脾虛藥]

허로증으로 살이 여위며 음식을 먹지 못하는 것은 비가 허하기 때문이다. 이런 때에는 천진원 · 환원단還元丹, 2가지 처방은 위에 있다. · 귤피전원 · 삼령백출산蔘苓白朮散, 처방은 내상문에 있다. · 오출환 · 윤신환 · 대산우원 · 삼출조원고 · 삼령백출환 · 구선왕도고九仙王道, 3가지 처방은 내상문에 있다 등을 쓰는 것이 좋다.

| 귤피전원橘皮煎元 |

【 효능 】 비신脾腎이 몹시 허하여 음식이 먹히지 않으며 살이 여위고 몸이 허약해져서 초췌한 것과 오랜 학질, 오랜 이질을 치료한다.

【 처방 】 귤껍질橘皮 200g, 감초 132g, 당귀 · 비해 · 육종용 · 오수유 · 후박 · 육계 · 양기석 · 파극 · 석곡 · 부자 · 새삼씨토사자 · 쇠무릎우

슬 · 녹용 · 두충 · 건강 각각 40g.

위의 약들을 가루를 낸다. 도자기 그릇에 술 1되 5홉과 귤껍질 가루를 넣고 엿처럼 조린 것과 우의 약 가루를 고루 섞어서 짓찧어 반죽한 후 알약을 만든다. 한 번에 50~70알씩 데운 술이나 소금 끓인 물로 빈속에 먹는다[입문].

| 오출환烏朮丸 |

【 효능 】 허로를 치료하는 데 비와 신을 보하고 힘줄과 뼈를 든든하게 하며 하초下焦의 원기를 따뜻하게 한다.

【 처방 】 삽주창출, 강물에 10일간 담갔다가 껍질을 벗기고 썰어서 약한 불기운에 말린 것 300g, 오두천오, 쌀 씻은 물에 5일 동안 담그되 쌀 씻은 물을 날마다 갈아준다. 이것을 싸서 구워 껍질과 배꼽을 버린 것 · 조피열매천초, 벌어진 것을 빨갛게 달군 벽돌에 식초를 뿌린 후 그 위에 놓고 뚜껑을 덮어서 진이 나게 한 다음 벌개진 것만 쓴다 · 선귤껍질청피, 흰 속을 버린 것 각각 120g, 돌소금청염, 따로 가루를 낸 것 40g.

위의 약들을 가루를 내어 꿀로 반죽한 다음 알약을 만든다. 한 번에 30~50알씩 소금 끓인 물이나 데운 술로 빈속에 먹는다[유취].

| 윤신환潤腎丸 |

【 효능 】 비와 신이 허손되어 몸이 여위고 얼굴빛이 파르스름하게 된 것을 치료한다.

【 처방 】 삽주창출, 부추 600g을 짓찧어 낸 즙으로 버무려 9번 찌고 9번 볕에 말린 다음 또 회향 300g과 함께 한번 찐 뒤에 회향은 버린다 600g, 찐지황숙지황 600g, 오미자 300g, 건강겨울이면 40g, 여름이면 20g, 봄 또는 가을이면 28g.

위의 약들을 가루를 내어 찐 대추살로 반죽한 다음 알약을 만든다. 한 번에 100알씩 미음으로 빈속에 먹는다.

● 이 처방은 항문문에 있는 흑지황환과 같은데 만드는 방법이 다르다[입문].

| 대산우원大山芋元 |

【 효능 】 허약하고 몸이 몹시 여위며 비위가 허약하여 음식을 적게 먹는 것과 혹 중병을 앓은 뒤에 원기가 회복되지 못하고 점차적으로 노손증勞損證이 되어 가는 것을 치료한다.

【 처방 】 마산약 150g, 감초 140g, 대두황권덖은 것 · 찐지황숙지황 · 당귀 · 육계 · 약누룩신국, 덖은 것 각각 50g, 인삼 · 갖풀아교 각각 33g, 흰삽주백출 · 맥문동 · 방풍 · 집함박꽃뿌리백작약 · 살구씨행인 · 궁궁이천궁 각각 30g, 흰솔풍령백복령 · 도라지길경 · 시호 각각 25g, 건강 15g, 가위톱 10g.

위의 약들을 가루를 내어 대추 100알을 쪄서 살을 발라 조린 꿀을 넣은 것으로 반죽한 다음 알약을 만든다. 한 번에 1알씩 데운 술이나 미음으로 씹어 먹는다[국방].

폐가 허한 데 쓰는 약[肺虛藥]

허로증으로 기침하고 가래가 성하며 숨이 가쁘고 혹 피를 뱉는 것은 폐가 허하기 때문이다. 이때는 인삼고 · 독삼탕獨蔘湯, 2가지 처방은 기문에 있다. · 인삼황기산 · 단삼음자團蔘飮子, 처방은 기침문에 있다 · 보화탕保和湯, 처방은 아래에 있다.을 쓰는 것이 좋다.

| 인삼황기산人蔘黃芪散 |

【 효능 】 허로로 열과 조열이 나고 식은땀이 나며 가래가 성하여 기침하고 피고름을 뱉는 것을 치료한다.

【 처방 】 자라등딱지별갑, 졸인 젖을 발라 구운 것 6g, 천문동 4g, 진교 · 시호 · 지골피 · 생건지황 각각 2.8g, 뽕나무뿌리껍질상백피 · 끼무릇반하 · 지모 · 개미취자원 · 단너삼황기 · 함박꽃뿌리적작약 · 감초 각각 2g, 인삼, 흰솔풍령백복령 · 도라지길경 각각 1.2g.

위의 약들을 썰어서 1첩으로 하여 물에 달여 먹는다[득효].

신이 허한 데 쓰는 약[腎虛藥]

신腎은 둘이 있는데 왼쪽은 신腎이고 오른쪽은 명문命門이다. 신은 수水에 속하였으므로 수가 부족하면 음이 허해진다. 명문은 화火에 속하였으므로 화가 부족하면 양이 허해진다.

- 신이 허한 데는 육미지황원 · 태극환 · 음련추석단 · 팔미보신환 · 냉보환 · 신기환 · 삼일신기환 · 연년익수불로단延年益壽不老丹, 처방은 신형문에 있다., 무비산약원, 보신양비환 등을 쓰는 것이 좋다.
- 명문이 허한 데는 팔미환 · 가감팔미환加減八味丸, 2가지 처방은 5장문에 있다., 소토사자원 · 삼미안신환 · 구미안신환 · 소안신환 · 가감내고환加減內固丸, 처방은 전음문에 있다 · 양련추석단 · 추석오정환 · 증익귀용원 등을 쓰는 것이 좋다.
- 신과 명문이 허한 데는 현토고보환 · 반룡단 · 음양련추석단 · 용주환 등을 쓰는 것이 좋다.

| 육미지황원六味地黃元 |

【 효능 】 허로로 신기가 쇠약하여 언제나 얼굴이 초췌해지고 잘 때에 땀이 나며 열이 나는 것과 5장이 모두 상해서 여위고 쇠약하며 허번증虛煩證이 나며 골증열[骨蒸]이 있어 팔다리가 나른해지고 맥이 침沈하면서 허虛한 것을 치료한다처방은 5장문에 있다.

- 이 약은 왼쪽 신을 주로 보하면서 겸하여 비위를 조리하는데 젊었을 때에 신수가 줄어들어 화가 왕성하는 음허증陰虛證에 먹는 것이 가장 적당하다.
- 대체로 사람들이 젊은 나이에 너무 일찍 성생활을 하여 정기를 줄어들게 하였거나 또한 타고난 체질이 약한 사람이 성생활을 지나치게 하여 몹시 약해진 것을 숨기고 똑바로 말하지 않은 데로부터 원기가 더욱더 허약해졌거나 유정과 식은땀이 나면 정신이 피로하고 권태감이 심하며 음식을 먹어도 살로 가지 않으며 얼굴빛이 희고 가슴과 손발바닥에 번열이 난다. 그리고 여름이면 남보다 더위를 몹시 타고 겨울이면 남보다 추위를 더 타며 허리가 아프고 무릎이 무거우며 머리가 어지럽고 눈앞이 아찔해진다. 그러므로 신정이 한 번 소모되면 심화가 반드시 왕성하게 되며 심화가 동하면 폐금肺金이 억제를 받아서 가래가 성하고 기침이 난다. 혹시 땀을 흘리면서 일하다가 바람을 맞아 얼굴에 여드름이 생기면 허손이 되는데 이 약을 먹으면 근심할 것이 없다[회춘].

잡병편

| 태극환太極丸 |

【 효능 】 신이 허한 것을 치료한다.

【 처방 】 황백목(木)에 속한다 104g, 지모수(水)에 속한다 56g, 파고지화(火)에 속한다 112g, 호두살금(金)에 속한다 48g, 사인축사, 토(土)에 속한다 20g.

위의 약들을 가루를 내어 꿀로 반죽한 다음 알약을 만든다. 한 번에 30~50알씩 소금 끓인 물로 빈속에 먹는다[입문].

| 음련추석단陰煉秋石丹 |

【 효능 】 허로虛勞와 여러 가지로 오래된 병을 치료하는 데 음을 세게 키워 주고 화를 잘 내린다만드는 방법은 잡방에 자세히 있다. 한 번에 30알씩 데운 술로 빈속에 먹는다.

- 이 약은 허로로 몹시 쇠약하여 침과 뜸으로 효과가 없는 것을 치료한다. 머리

가 어지럽고 배가 불러오르며 담으로 인해 숨이 차고 오랫동안 몸이 붓고 배가 불러오른 것을 치료한다. 젊은 나이에 성생활을 지나치게 하여 늙기도 전에 눈이 어둡고 무릎이 아프며 유정, 몽설과 오줌이 뿌옇고 허리와 잔등이 때때로 아플 때에 먹으면 원기를 잘 회복시키므로 생명을 구원하는 데 귀중한 약이다.

| 팔미보신환八味補腎丸 |

【 효능 】 허로를 치료하는데 신을 보하고 음을 키워 준다.

【 처방 】 찐지황숙지황, 새삼씨토사자 각각 300g, 당귀 140g, 육종용 200g, 산수유 100g, 황백, 지모다 술로 축여 덖은 것 각각 40g, 파고지술로 축여 덖은 것 20g.

위의 약들을 가루를 내어 술을 넣고 쑨 풀로 반죽한 다음 알약을 만든다. 한 번에 50~70알씩 데운 술이나 소금을 넣은 술로 먹는다[단심].

| 냉보환冷補丸 |

【 효능 】 허로로 신이 허손되거나 성질이 조燥하고 열한 약을 잘못 먹어서 신수가 줄어들어 갈증이 나고 눈이 어두워지고 귀가 먹고 허리가 아픈 것을 치료한다.

【 처방 】 천문동 · 맥문동 · 생건지황 · 찐지황숙지황 · 쇠무릎우슬 · 집함박꽃뿌리백작약 · 지골피 · 석곡 · 현삼 · 자석 · 침향 각각 같은 양.

위의 약들을 가루를 내어 꿀로 반죽한 다음 알약을 만든다. 한 번에 70알씩 소금 끓인 물로 먹는다[입문].

| 신기환腎氣丸 |

【 효능 】 허로로 신이 허손된 것을 치료한다.

● 육미지황환 1제에 오미자 160g 을 더 넣은 것이다. 폐의 근원을 보해서 신수

를 생기게 하는 것이다[역로]]

● 수기水氣가 넘쳐나서 담이 생긴 데와 혈이 허하여 열이 나는 데 좋은 약이다. 또한 간을 보해 준다. 그러므로 대개 간肝과 신腎의 병을 같이 치료하게 된다[회춘].

| 삼일신기환三一腎氣丸 |

【 효능 】 허로虛勞를 치료하며 심心과 신腎의 정혈을 보하며 심과 신의 화와 습을 사瀉한다.

【 처방 】 찐지황숙지황 · 생건지황 · 마산약, 산수유 각각 160g, 모란뿌리껍질목단피 · 흰솔풍령백복령 · 택사 · 쇄양 · 남생이배딱지귀판 각각 120g, 쇠무릎우슬 · 구기자 · 인삼 · 맥문동 · 천문동 각각 80g, 지모 · 황백다 소금물로 축여 볶은 것 · 오미자 육계 각각 40g.

위의 약들을 가루를 내어 꿀로 반죽한 다음 알약을 만든다. 한 번에 70~90알씩 데운 술이나 소금 끓인 물로 먹는다.

● 이 약은 보補하기도 하고 사瀉하기도 한다. 대체로 5장은 정혈精血을 간직하고 있다. 정혈이 한 번이라도 약해지면 사기邪氣와 수기水氣가 침범하여 습열이 생긴다. 그러므로 보한다는 것은 곧 정혈을 보하는 것이고 사한다는 것은 곧 습열을 사하는 것이다. 이 처방에 있는 지모와 황백은 화를 누르고 솔풍령과 택사는 습기를 잘 내보낸다.

● 옛 처방에는 "신기환 · 고본환 · 보음환 같은 것들은 다 음을 북돋아 주고 혈을 보하는 약이다. 그러나 고본환은 가슴이 그득하고 담이 있으면 쓰지 말아야 한다. 보음환은 비가 허하고 습기가 있으면 쓰지 말아야 한다. 오직 신기환만이 신을 보하고 음을 불리어 줄 뿐 아니라 겸해서 습담을 치료하는 데 가장 적당하다. 그렇지만 약종이 적고 양이 적어서 제 작용을 다 하지 못한다. 그래서 지금 3가지 처방을 합쳐서 만들었기 때문에 일명 삼일신기환이라고 한다. 삼일신기환은 보하고 사하는 작용이 모두 있다"고 씌어 있다[방광].

| 무비산약원無比山藥元 |

【 효능 】 허로를 치료하며 신과 정혈을 보한다.

【 처방 】 오미자 240g, 육종용 160g, 새삼씨토사자, 두충 각각 120g, 마산약 80g, 적석지 · 복신 · 산수유 · 파극 · 쇠무릎우슬 · 택사 · 찐지황숙지황 각각 40g.

위의 약들을 가루를 내어 꿀로 반죽한 다음 알약을 만든다. 한 번에 70~90알씩 데운 술이나 미음으로 먹는다.

● 이 약을 먹고 나서 7일이 지나면 몸이 가볍고 몸과 얼굴에 기름기가 돌고 윤기가 나며 손발이 따뜻해지고 목소리가 맑아지는 것을 경험하였다. 10일 후면 몸에 살이 오르고 약 기운이 코로 해서 뇌로 들어가기 때문에 코가 시큰거리며 아플 수 있다. 이것은 시간이 지나면 가라앉는다. [국방].

| 보신양비환補腎養脾丸 |

【 효능 】 허로로 생긴 여러 가지 증상을 치료한다.

【 처방 】 찐지황숙지황, 생강즙에 담갔다 낸 것 · 육종용 · 인삼 · 단너삼황기, 꿀을 발라 덖은 것 · 흰삽주백출 · 당귀술로 씻은 것 · 흰솔풍령백복령 · 마산약 각각 80g, 두충덖은 것 · 파고지덖은 것 · 쇠무릎우슬, 술로 씻은 것 · 오미자 각각 60g, 지모 · 황백다 술로 축여 덖은 것 · 집함박꽃뿌리백작약 각각 40g, 육계 · 침향 각각 30g, 감초덖은 것 20g.

위의 약들을 가루를 내어 꿀로 반죽한 다음 알약을 만든다. 한 번에 100알씩 데운 술이나 미음으로 먹는다[북창].

| 소토사자원小兎絲子元 |

【 효능 】 허로로 신이 허손되고 양기가 부족하여 오줌이 잦은 것을 치료한다.

【 처방 】 새삼씨토사자 200g, 마산약, 80g 중에서 30g은 풀을 쑨다, 연밥연

육 각각 80g, 흰솔풍령백복령 40g.

위의 약들을 가루를 내어 마를 넣고 쑨 풀로 반죽한 다음 알약을 만든다. 한 번에 70~90알씩 데운 술이나 소금 끓인 물로 먹는다[국방].

| 삼미안신환三味安腎丸 |

【 효능 】 하초下焦가 허하여 신기가 제자리로 돌아오지 못해서 여러 가지 증상이 나타나는 것을 치료한다. 이 약은 신을 보하여 신기를 잘 돌아오게 한다.

【 처방 】 파고지 · 회향다 덖은 것 · 유향 각각 같은 양.

위의 약들을 가루를 내어 꿀로 반죽한 다음 알약을 만든다. 한 번에 30~50알씩 소금 끓인 물로 먹는다[입문].

| 구미안신환九味安腎丸 |

【 효능 】 신허腎虛로 허리가 아프고 눈이 어지러우며 귀가 먹고 얼굴이 검어지고 몸이 여윈 것을 치료한다처방은 허리문에 있다.

| 소안신환小安腎丸 |

【 효능 】 허로증으로 신기가 몹시 차서 밤에 오줌이 자주 나오고 뿌여면서 맑지 못하며 점점 몸이 여위어 가고 얼굴이 검어지며 눈이 어둡고 이명耳鳴이 있고 이가 벌레 먹어 아픈 것을 치료한다.

【 처방 】 향부자 · 고련자천련자 각각 300g소금 80g을 물 2되에 함께 넣고 마르도록 달인 다음 약한 불기운에 말린다. · 회향덖은 것 240g, 찐지황숙지황 160g, 오두싸서 구운 것 · 조피열매천초, 덖은 것 각각 80g.

위의 약들을 가루를 내어 술을 두고 쑨 풀로 반죽한 다음 알약을 만든다. 한 번에 30~50알씩 소금 끓인 물이나 데운 술로 빈속에 먹는다[득효].

| 양련추석단陽煉秋石丹 |

【효능】 허로로 생긴 여러 가지 냉병과 오래된 신허腎虛와 노손勞損을 치료한다. 오랫동안 먹으면 양기를 든든하게 하고 음경을 일어나게 하며 배꼽 아래가 몹시 더워진다. 이 약은 골수에 들어가서 양기를 든든하게 하고 음을 보하며 원기를 잘 회복시키므로 생명을 구원하는 데 귀중한 약이다. 때문에 일명 원양추석단 또는 환원단還元丹, 만드는 방법은 잡방에 있다이라고도 한다.

● 한 번에 30알씩 데운 술로 빈속에 먹는다[득효].

| 추석오정환秋石五精丸 |

【효능】 허로로 신이 허하고 양이 약해진 것을 치료한다.

【처방】 연밥연육 240g, 흰솔풍령백복령 80g, 추석 40g, 조피열매천초 · 회향다 약간씩 덖은 것 각각 20g.

위의 약들을 가루를 내어 젖으로 반죽한 다음 알약을 만든다. 한 번에 50~70알씩 데운 술이나 미음으로 먹는다[필용].

| 증익귀용원增益歸茸元 |

【효능】 허로로 신이 약해진 것을 치료하는데 정혈을 보하고 양기를 도와준다.

【처방】 찐지황숙지황 · 녹용 · 오미자 · 당귀큰 것 각각 160g · 마산약 · 산수유 · 부자큰 것으로 싸서 구운 것 · 쇠무릎우슬, 술에 담갔다 꺼낸 것 · 육계 각각 80g, 흰솔풍령백복령 · 모란뿌리껍질목단피 · 택사술에 하룻밤 담갔다 꺼낸 것 각각 40g.

위의 약들을 가루를 낸다. 녹각교 300g을 썰어서 돌그릇에 넣고 술을 조금 넣고 녹여서 앞의 가루약과 함께 반죽한 다음 알약을 만든다. 한 번에 50~70알씩 소금 끓인 물이나 데운 술로 빈속에 먹는다.

| 현토고본환 |

【 효능 】 허로로 하초의 원기가 쇠약한 것을 치료하는 데 음을 북돋아 주고 양기를 도와준다.

【 처방 】 새삼씨토사자, 600g을 술로 법제하여 깨끗한 것으로 가루를 낸 것300g, 찐지황숙지황 · 생건지황 · 천문동 · 맥문동 · 오미자 · 복신 각각 160g, 마산약, 약간 볶은 것 120g, 연밥연육 · 인삼 · 구기자 각각 80g.

위의 약들을 가루를 내어 꿀로 반죽한 다음 알약을 만든다. 한 번에 80~90알씩 데운 술이나 소금 끓인 물로 먹는다[단심].

| 용주환茸珠丸 |

【 효능 】 허로로 신이 허손된 것을 치료한다. 겸하여 명문命門의 양기가 쇠약한 것을 보한다.

【 처방 】 녹용 · 녹각상 · 녹각교 · 찐지황숙지황 · 당귀 각각 60g, 육종용 · 메대추씨산조인 · 단너삼황기 · 측백씨백자인 각각 28g, 양기석달군 것 · 부자싸서 구운 것 · 주사수비한 것 각각 12g.

위의 약들을 가루를 내어 술을 넣고 쑨 밀가루풀로 반죽한 다음 알약을 만든다. 한 번에 70~90알씩 데운 술이나 소금 끓인 물로 먹는다[단심].

| 음양련추석단陰陽煉秋石丹 |

【 효능 】 허로로 음양이 다 허약한 것을 치료한다. 양련추석단과 음련추석단을 아침저녁으로 각각 한 번씩 먹는다. 먹는 방법은 위에 씌어 있다. 반드시 2가지 약을 겸해서 먹어야 한다[득효].

허로에 조리하는 약[虛勞調理藥]

청신감로환 · 천지전 · 삼재환三才丸, 처방은 혈문에 있다 · 보정고 · 보수고, 음양련추석단陰陽煉秋石丹, 처방은 위에 있다. · 고진음자固眞飮子, 처방은 위에 있다 · 위생탕 · 음분생양탕 등을 쓰는 것이 좋다[저방].

| 청신감로환淸神甘露丸 |

【 효능 】 허로로 허해져서 뼈가 마르고 힘살이 빠진 것을 치료한다.

【 처방 】 생지황즙 · 흰 연뿌리즙 · 소젖우유, 이 3가지 약을 은그릇이나 돌그릇에 넣고 졸여 고를 만든다. · 인삼 · 흰삽주백출 · 단너삼황기 · 황련 · 오미자 · 호황련 각각 같은 양.

위의 약들을 가루를 내어 앞의 고와 함께 반죽한 다음 알약을 만든다. 한 번에 50~70알씩 인삼 달인 물로 먹는다[강목].

| 천지전天地煎 |

【 효능 】 허로로 혈이 적어서 입과 목구멍이 마르고 가슴이 몹시 두근거리며 정신이 어리둥절하며 오줌이 붉고 흐린 것을 치료한다.

【 처방 】 천문동 80g, 찐지황숙지황 40g.

위의 약들을 가루를 내어 꿀로 반죽한 다음 알약을 만든다. 한 번에 100알씩 인삼 달인 물로 먹는다[득효].

| 보정고補精膏 |

【 효능 】 허로를 치료하는 데 진기를 보하고 위를 도위며 폐를 윤활하게 한다.

【 처방 】 마산약, 따로 가루를 낸다 300g, 호두살찰지게 간 것 160g, 살구씨행인, 덖어서 따로 가루를 낸다 160g, 황소의 앞다리 골수 160g, 꿀봉밀 600g.

위의 골수와 꿀을 함께 조려 찌꺼기를 버린 다음 가루를 낸 3가지 약과 고루 섞어서 단지 안에 넣고 꼭 봉한 뒤에 중탕으로 한나절 달인다. 한 번에 1숟가락씩 데운 술에 타서 먹는다[의림].

| 보수고補髓膏 |

【 효능 】 허로를 치료하며 정혈을 보한다.

【 처방 】 불알을 깐 누런 소의 앞다리 골수黃牛脚髓 1800g, 꿀봉밀, 찌꺼기를 버린 것 2400g, 인삼 · 살구씨행인, 다 따로 가루를 낸 것 각각 160g, 호두살따로 찰지게 간다. 50개, 찐지황숙지황, 쪄서 찰지게 짓는다 · 오미자따로 가루를 낸 것 각각 40g.

위의 약들을 고루 섞어서 사기단지에 넣고 중탕으로 2시간쯤 달인다. 한 번에 큰 숟가락으로 하나씩 하루 세 번 데운 술로 먹는다[의림].

| 위생탕衛生湯 |

【 효능 】 허로를 보하며 번열을 없애고 혈맥을 잘 통하게 한다.

【 처방 】 단너삼황기, 꿀로 축여 볶은 것 8g, 집함박꽃뿌리백작약, 술로 축여 볶은 것, 당귀 각각 6g, 감초볶은 것 2.8g.

위의 약들을 썰어서 1첩으로 하여 물 1잔, 술 조금과 함께 달여 먹는다. 기가 약한 사람에게는 인삼 4g을 더 넣어 쓴다[역로].

| 음분생양탕陰分生陽湯 |

【 효능 】 허로를 치료한다.

【 처방 】 당귀 4.8g, 귤껍질陳皮 4g, 흰삽주백출 3.6g, 집함박꽃뿌리백작약 3.2g, 삽주창출 2.8g, 감초 2g.

위의 약들을 썰어서 1첩으로 하여 생강 3쪽과 함께 물에 넣고 달여 먹는다. 겨울에는 육두구와 파고지를 더 넣는 것이 좋다. 대개 3초三焦에

잡병편

서 하초下焦는 원기가 생겨나는 근본이다[입문].

단방單方

모두 18가지인데 수지환水芝丸이 들어 있다.

| 황정黃精, 낚시둥글레 **|**

【 효능 】 허손과 5로 7상五勞七傷을 치료한다. 5장을 편안하게 한다.

【 처방 】 그 뿌리와 줄기 · 꽃 · 씨를 모두 먹는다. 혹시 뿌리를 캐어 쪄서 볕에 말려 먹거나 가루를 내어 하루 세 번씩 깨끗한 물에 타서 먹는다[본초].

| 토사자兎絲子, 새삼씨 **|**

【 효능 】 허로를 치료하는 데 진양眞陽이 부족한 것을 보한다. 대개 사람들이 기혈이 온전하지 못한 때에 섭생을 잘 하지 못하면 여러 가지 허증이 생긴다.

【 처방 】 이 약을 술에 담갔다가 찌꺼기를 아홉 번 버린 다음 가루를 내어 한 번에 8g씩 하루 두 번 술에 타서 먹는다[본초].

| 천문동天門冬 **|**

【 효능 】 5로 7상을 치료하며 5장을 영양[補]한다. 이 약은 성질이 차면서도 보한다.

【 처방 】 천문동을 가루 내어 술에 타서 먹거나 꿀로 반죽한 다음 알약을 만들어 먹거나 술을 빚어 먹으면 좋다[본초].

| 맥문동麥門冬 **|**

【 효능 】 5로 7상을 치료하며 5장을 편안하게 한다. 먹는 방법은 천문

동과 같다[본초].

| 출朮, 삽주 |

【효능】 주로 5로 7상을 치료하며 비위脾胃를 든든하게 하고 오래 살게 한다.

【처방】 이 약을 가루내어 술에 타 먹거나 꿀로 반죽한 다음 알약을 만들어 먹거나 달인 즙을 다시 조려서 고약을 만들어 오랫동안 먹으면 다 좋다[본초].

| 하수오何首烏 |

【효능】 허로와 5로 7상을 치료하는 데 혈기를 잘 보하며 음을 도와주고 양을 든든하게 한다.

【처방】 그 뿌리를 가루내어 술에 타 먹거나 알약을 만들어 오랫동안 먹는 것이 좋다[입문].

| 지황地黃 |

【효능】 5로 7상을 치료하며 기력氣力을 도와주고 허손된 것을 보한다.

【처방】 지황으로 술을 빚어 먹거나 알약을 만들어서 오랫동안 먹는다[본초].

| 산약山藥, 마 |

【효능】 허로로 몸이 여윈 것을 치료하며 5로 7상을 보한다.

【처방】 그 뿌리를 캐어 먹거나 죽을 쑤어 먹어도 좋다[본초].

| 오미자五味子 |

【효능】 허로로 몸이 여윈 것을 치료하는 데 부족한 것을 보하고 피부

잡병편

를 윤택하게 하고 허열虛熱을 없앤다.

【 처방 】 오미자를 달여 먹거나 알약을 만들어 먹거나 달여 먹어도 좋다[본초].

| 당귀當歸 |

【 효능 】 허로로 추웠다 열이 났다 하는 것을 치료하는 데 부족한 것을 보하고 혈을 보하면서 고르게 하고 잘 순환하게 한다.

【 처방 】 당귀를 썰어서 달여 먹거나 알약을 만들어 먹거나 가루를 내어 먹어도 다 좋다[본초].

| 구기枸杞 |

【 효능 】 5로 7상과 여러 가지로 쇠약해진 것을 치료한다. 구기자뿌리껍질지골피과 잎, 씨 등도 모두 효과가 같다. 모두 허로를 치료한다.

【 처방 】 씨와 껍질은 술을 만들어 먹거나 알약을 만들어 먹는다.

● 잎은 국을 끓여 양념을 넣고 늘 먹는다[본초].

| 오가피五加皮, 오갈피 |

【 효능 】 5로 7상과 허손된 것을 보한다.

【 처방 】 오갈피를 많이 술에 담가 두고 먹거나 술을 빚어 먹거나 달여서 차처럼 늘 먹어도 다 좋다[본초].

| 모려牡蠣, 굴조개 |

【 효능 】 허로로 몹시 허손된 것을 주로 보한다.

【 처방 】 그 살을 발라서 끓여 먹는다[본초].

| **만려어**뱀장어 |

【 효능 】 열로와 골증열 을 치료하며 허손을 보한다.

【 처방 】 그 고기로 국을 끓여 양념을 넣고 먹으면 아주 좋다[본초].

| **연실**蓮實, 연밥 |

【 효능 】 여러 가지 허증을 보한다.

【 처방 】 연밥연육 600g을 돼지위 안에 넣고 푹 찌거나 물에 넣고 문드러지게 끓여서 짓찧은 다음 알약을 만든다. 한 번에 100알씩 술로 먹는다. 이것을 수지환水芝丸이라고 한다[입문].

| **호마**胡麻, 참깨 |

【 효능 】 허손으로 몸이 여윈 것을 치료하며 5장을 보한다.

【 처방 】 참깨를 쪄서 햇볕에 말리기를 아홉 번 한 다음 짓찧어 가루를 낸다. 한 번에 12g씩 하루 세 번 술이나 미음으로 먹는다. 혹은 알약을 만들어 늘 먹는다[본초].

| **올눌제** |

【 효능 】 5로 7상을 치료하며 허로로 몸이 여윈 것을 보한다.

【 처방 】 올눌제를 불에 구워 가루를 낸 다음 한 번에 8g씩 술로 먹거나 알약을 만들어 먹는 것도 좋다[본초].

| **인유**人乳, 사람의 젖 |

【 효능 】 여러 가지 허증과 5로 7상을 치료한다.

【 처방 】 젖 2잔과 좋은 청주 반 잔을 은그릇이나 돌그릇에 넣고 약간 끓여 빈속에 단번에 먹는다[종행].

10 곽란霍乱

곽란의 원인[霍乱之因]

『내경』에는 "비기脾氣가 울체되면 토하고 곽란이 생겨 설사한다"고 씌어 있다.

- 곽란이라는 것은 모두 음식으로 생기는 것이지 귀사鬼邪로 생기는 것은 아니다[천금].
- 곽란이라는 것은 속에 뭉친 것이 있을 때 겉으로 감촉되면 양기는 오르지 못하고 음기는 내리지 못하게 되어 위아래가 막혀서 생기는 병이지 귀사鬼邪로 생기는 병이 아니다. 그리고 그 원인은 모두 음식에 상한 데 있다고 옛 사람들은 말하였다. 이것은 옳은 말이다[단심].
- 곽란이라는 것은 온 몸이 휘둘려서 정상 생리가 무너져서 생긴 것이다. 이것은 속에 열이 몰려 있을 때 겉으로 찬 기운에 감촉되어 일시에 음陰과 양陽이 뒤섞인 것이다. 그러나 병은 본래 음식을 절제 없이 먹거나 생것, 찬것을 지나치게 먹어서 습열이 속에 몹시 성해져 중초의 작용이 장애되어 기가 잘 오르내리지 못하기 때문에 생긴 것이다. 그러므로 위로는 토하고 아래로는 설사하게 되는 것이다[입문].
- 곽란이라는 것은 찬 음식을 먹었거나 추위를 억지로 견디어 냈거나 지나치게 배고팠거나 몹시 화냈거나 배나 차를 타고 멀미를 하여 위기胃氣가 상하면 생기는 것이다. 그러므로 토하고 설사하게 된다.

- 곽란이라는 것은 대체로 열에 의해서 생기는 것이기 때문에 여름과 가을철에 많다[입문].

- 곽란이라는 것은 풍風과 습濕, 더위 이 3가지의 기가 뒤섞여져서 생기는 것이다. 풍이라는 것은 간목肝木과 연관되는 것이고 습이라는 것은 비토脾土와 연관되는 것이며 더위는 심화心火와 연관되는 것이다. 간은 힘줄을 주관하기 때문에 풍증이 심해지면 힘줄이 뒤틀리게 된다. 토하는 것은 더위 때문이다. 심화가 타오르면 토하게 된다. 설사하는 것은 비토 때문이다. 비습이 아래로 내려가면 설사하게 된다.

잡병편

곽란의 형태와 증상[霍亂形證]

곽란의 증상은 명치와 배가 갑자기 아프고 토하며 설사하고 오한이 나며 열이 계속 나고 머리가 아프며 어지러운 것이다. 먼저 명치가 아프면 먼저 토하게 되고 배가 아프면 먼저 설사하게 되며 명치와 배가 동시에 아프면 토하고 설사하게 된다. 심하면 힘줄이 뒤틀리게 되는데 이것이 뱃속으로 들어가면 곧 죽는다[정전].

- 3초三焦는 음식물이 통하는 길이기 때문에 병이 상초上焦에 있으면 토하기만 하고 설사는 하지 않는다. 병이 하초下焦에 있으면 설사만 하고 토하지는 않으며 병이 중초에 있으면 동시에 토하고 설사하게 된다. 곽란이라는 것은 음식을 조절하지 못해서 맑은 기운과 흐린 기운이 서로 뒤섞여져 음기와 양기가 가로막혀서 생긴 병이다. 그러므로 약할 때에는 토하고 설사하며 심할 때에는 온 몸을 휘두르고 변동이 심하기 때문에 곽란이라고 한다. 곽란이라는 것은 사기가 비위脾胃에 들어가서 생긴 것이므로 토하고 설사하게 되는 것이다[입문].

- 곽란의 한증은 여름과 가을에 많고 겨울에도 있으나 대체로 복서伏暑로 말미암아 생긴다[입문].

- 5장 6부에 냉과 열이 고르지 못하고 음식을 조절하여 먹지 못하거나 생것과 찬것을 지나치게 먹거나 또는 일상 생활을 잘 하지 못하고 한지에서 자면서 이슬과 찬바람을 맞으면 바람과 찬 기운이 3초三焦에 들어가게 된다. 이것이 비위에 전해지면 비위脾胃가 차가워져서 음식물을 소화시키지 못하게 된다. 진기眞氣와 사기邪氣가 서로 뒤섞이면 장위腸胃에서 음식물이 변질되어 명치와 배가 아프고 토하며 설사하게 된다. 명치가 아프면 먼저 토하고 배가 아프면 먼저 설사하는데 동시에 토하고 설사할 때도 있다. 그리고 열이 나고 머리와 몸이 아프며 토하고 설사하며 허번虛煩이 생기기도 한다.

건곽란을 치료하는 방법[乾亂治法]

건곽란이라는 것은 토하지도 않고 설사도 하지 않는 것이다.

- 건곽란일 때에는 갑자기 명치와 배가 불러오르고 묵직하며 찌르는 듯이 아프며 토하지도 설사도 하지 않으면서 잠깐 사이에 답답해져 기절하게 된다. 이런 때에는 빨리 소금 끓인 물을 먹어 토하게 하고 곧 이중탕理中湯, 처방은 상한문에 있다. 약재에 귤홍을 곱절로 넣어 쓰거나 곽향정기산藿香正氣散, 처방은 상한문에 있다. 약재에 육계 · 벌건솔풍령적복령 · 지각 · 모과를 더 넣어 달여 먹는다. 그리고 소합향원을 먹으면 더욱 좋다[득효].
- 건곽란은 치료하기 어렵고 잠깐 사이에 죽는 일이 있는데 그것은 기가 오르내리지 못하기 때문이다. 그러므로 이런 때에는 먼저 토하게 하여 막힌 기를 통하게 해야 한다. 이때에는 성질이 찬 약을 쓰지 말고 이진탕二陳湯, 처방은 담음문 에 있다 약재에 궁궁이천궁 · 삽주창출 · 방풍 · 구릿대백지 등 약을 더 넣어 쓰고 강염탕도 겸해 쓴다[단심].
- 건곽란일 때에는 기가 속에 막혀서 토하지도 설사도 하지 못하기 때문에 변질된 음식물이 정기를 막고 음기와 양기가 아래위로 막히게 한다. 그래서 번조증煩躁證이 나고 숨이 차며 배가 불러올라 죽게 되는데 이때에는 빨리 토하게

하는 방법을 쓰고 위중혈委中穴에 침을 놓아 피를 빼야 한다. 그리고 치중탕治中湯, 처방은 상한문에 있다이나 곽향정기산을 겸하여 먹어야 한다. 그러면 반드시 낫는다[입문].

| 강염탕薑鹽湯 |

【 효능 】 건곽란乾癨亂으로 죽을 것같이 된 것을 치료한다.

【 처방 】 소금 40g, 생강썬 것 20g.

위의 약을 함께 빛이 변하도록 덖어 물 2잔에 넣고 절반의 양이 되게 달여 두 번에 나누어 먹는다[직지].

습곽란을 치료하는 방법[濕亂治法]

습곽란이라는 것은 위로는 토하고 아래로는 설사하는 것이다. 곽란 때에 토하고 설사하는데 갈증이 있으면 열증이고 갈증이 없으면 한증이다[해장].

- 열증이 심하여 물을 마시려고 할 때에는 오령산을 쓴다. 한증이 심하여 물을 마시지 않을 때에는 이중탕理中湯, 이 2가지 처방은 모두 상한문에 있다.을 쓴다[중경].

- 곽란으로 토하고 설사할 때에는 목유산 · 이향황련산 · 가미강부탕 · 회생산 · 가감정기산 등을 쓴다.

- 더위를 먹어 생긴 곽란일 때에는 향유산香散, 처방은 서문에 있다이나 계령백출산桂白朮散, 처방은 아래에 있다을 쓴다[단심].

- 지나치게 토하고 설사하여 팔다리가 싸늘하고 정신을 차리지 못하는 데는 천남성가루 12g, 대추 3알, 생강 5쪽을 달여 몹시 뜨겁게 하여 먹는데 한 번만 먹어도 효과가 있다. 혹은 끼무릇 가루를 생강즙에 타서 먹거나 백반가루 4g

을 끓는 물에 타서 먹어도 효과가 있다[득효].

| 목유산木萸散 |

【 효능 】 곽란으로 토하고 설사하며 힘살에 경련이 일고 팔다리가 싸늘한 것을 치료한다.

【 처방 】 모과 · 오수유 · 소금 각각 20g.

위의 약들을 함께 눋도록 덖어서 끓는 물 3되에 넣고 2되가 되게 달여 차게 하거나 따뜻하게 하여 마음대로 먹으면 효과가 있다.

- 만일 이 약들이 없으면 고백반 가루 4g을 끓는 물에 타서 먹는데 백반이 없으면 소금 한 자밤을 식초 1잔에 타서 달여 먹기도 한다. 소금이나 오매와 같이 맛이 짜거나 신것을 함께 달여서 먹기도 한다[입문].

| 이향황련산二香黃連散 |

【 효능 】 복서伏暑로 곽란이 생겨 배가 아프고 답답해 날뛰며[躁悶] 맥이 침沈하고 손발이 싸늘한 것을 치료한다.

【 처방 】 곽향 · 후박 · 끼무릇반하 · 벌건솔풍령적복령 · 귤껍질陳皮 · 까치콩백편두 · 노야기향유 각각 4g, 황련, 택사 각각 3.2g, 감초 1.2g.

위의 약들을 썰어서 1첩으로 하여 물에 달인 다음 생강즙 1숟가락을 타서 따뜻하게 하여 먹는다[입문].

| 가미강부탕加味薑附湯 |

【 효능 】 곽란으로 몹시 토하고 설사하여 손발이 싸늘하고 기운이 없어서 말을 잘 하지 못하며 6맥六脈이 침복沈伏한 것을 치료한다.

【 처방 】 부자싸서 구운 것 · 건강싸서 구운 것 · 인삼 각각 6g, 감초덖은 것 2.8g.

위의 약들을 썰어서 1첩으로 하여 물에 달여 먹는다[득효].

◉ 일명 사순부자탕四順附子湯이라고도 한다[직지].

| 회생산回生散 |

【 효능 】 곽란으로 몹시 토하고 설사하는 것을 치료하는 데 위기胃氣가 조금이라도 있을 때 먹어야 한다.

【 처방 】 곽향 · 귤껍질陳皮 각각 20g.
위의 약들을 썰어서 1첩으로 하여 물에 달여 따뜻하게 해서 먹는다[입문].

잡병편

| 가감정기산加減正氣散 |

【 효능 】 다른 지방에 처음 가서 수토水土가 맞지 않아 곽란이 생겨 토하거나 설사하는 것을 치료한다.

【 처방 】 삽주창출 8g · 곽향 · 후박 · 귤껍질陳皮 · 사인간 것 · 향부자 · 끼무릇반하 · 감초 각각 4g.
위의 약들을 썰어서 1첩으로 하여 생강 3쪽, 대추 2알, 골풀속살등심초 2g과 함께 물에 달여서 먹는다[회춘].

| 향유산香薷散 |

더위를 먹은 것으로 곽란이 생겨 토하고 설사하며 배가 아프고 힘줄이 뒤틀리고 팔다리가 싸늘한 것을 치료하는 데 이 약은 빨리 달여 찬물에 담가 두었다가 먹어야 한다. 다른 약으로는 치료하지 못한다처방은 서문에 있다.

| 익원산益元散 |

【 효능 】 일명 육일산六一散이라고도 한다. 곽란으로 토하고 설사하는 것을 치료하는데 이 약을 생강을 달인 물에 타서 먹으면 좋다처방은 서문

에 있다[단심].

단방單方

모두 14가지이다.

| 염鹽, 소금 |

【 효능 】 건곽란乾癨亂을 치료한다.

【 처방 】 소금을 큰 숟가락으로 하나씩 누렇게 되도록 볶어 물 1되에 풀어서 먹어 토하고 설사하면 곧 낫는다[본초].

| 감란수甘爛水 |

【 효능 】 곽란을 치료하는 데 여기에 약을 넣어서 달여 먹으면 대단히 좋다자세한 것은 탕액편 수부(水部)에 있다.

| 생숙탕生熟湯 |

【 효능 】 일명 음양탕陰陽湯이라고도 하는데 건곽란을 치료한다.

【 처방 】 체한 음식물과 나쁜 독물을 토하게 한다. 소금을 타서 먹으면 더욱 좋다. 끓는 물과 새로 길어 온 물을 섞은 것이 바로 음양탕이다[본초].

| 생강生薑 |

【 효능 】 곽란으로 죽을 것같이 된 것을 치료한다.

【 처방 】 생강썬 것 200g을 물 1되에 넣고 달여 즙을 내서 먹으면 곧 낫는다[본초].

| 노화蘆花, 갈꽃 |

【 효능 】 일명 봉농이라고도 한다. 곽란으로 숨 쉬기가 힘든 것을 치료하는 데 1줌을 달여서 그 물을 단번에 먹으면 곧 낫는다[본초].

| 조각주염열매 |

【 효능 】 건곽란乾癨亂일 때에 소금물 1사발에 주염열매 가루를 조금 타서 먹은 다음 목구멍을 자극하여 토하게 하면 곧 효과가 있다[본초].

잡병편

| 모과木瓜, 모과 |

【 효능 】 곽란으로 토하고 설사하며 힘줄이 뒤틀리는 것이 멎지 않는 것을 치료하는 데 달여 먹는다. 가지나 잎도 효과가 같다.

- 명사도 모과와 같은 효과가 있다[본초].

| 오매烏梅 |

【 처방 】 곽란으로 번갈煩渴이 나는 것을 치료하는 데 물에 담갔다가 그 물에 꿀을 타서 마신다[본초].

| 임금林檎, 능금 |

【 효능 】 푸른빛이 나는 것은 곽란으로 토하고 설사하는 데 매우 좋다. 삶아서 즙을 내어 마시거나 씹어 먹는다[본초].

| 나미찹쌀 |

【 처방 】 곽란으로 번갈이 나는 것을 치료하는 데 물에 갈아 즙을 내어 마음대로 먹는다[본초].

| 요蓼, 여뀌풀 |

【 처방 】 곽란으로 힘줄이 뒤틀리는 것을 치료하는 데 진하게 달여 뜨거울 때 김을 쏘이면서 그 물에 씻는다. 그 다음 1~2잔 마시면 곧 낫는다[득효].

| 향유香薷, 노야기 |

【 처방 】 곽란으로 토하고 설사하며 힘줄이 뒤틀리는 것을 치료하는 데 진하게 달여서 마시면 곧 멎는다.

- 곽란 을 치료할 때에 없어서는 안 될 약이다[본초].

| 소산小蒜, 달래 |

【 처방 】 곽란으로 토하고 설사하는 것을 치료하는 데 삶아서 즙을 내어 마신다[본초].

| 초醋, 식초 |

【 효능 】 곽란을 치료하는 데 토하지도 설사도 하지 못할 때에 조금씩 여러 번에 나누어 반 되를 마시면 좋다.

- 힘줄이 뒤틀릴 때 솜을 식초에 적셔서 따뜻하게 하여 아픈 곳에 붙이는데 식으면 갈아 붙인다. 그러면 곧 낫는다[천금].

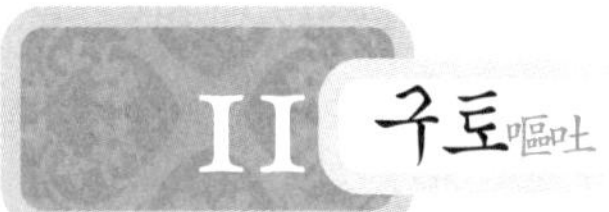

II 구토嘔吐

구토의 원인[嘔吐之因]

『내경』에는 "여러 가지로 토하면서 올려 미는逆衝上 것은 모두 화火에 속한 다"고 씌어 있다.

- 위胃와 가슴[膈]에 열이 심하면 구역질이 나는데 이것은 불기운이 타오르는 형상과 같은 것이다[하간].
- 구嘔와 토吐, 얼噦은 다 위胃에 속한다. 그리고 위는 모든 것을 관할한다. 구, 토, 얼도 기혈氣血이 많은가 적은가에 따라 다른 것이다. 구嘔라는 것은 양명경陽明經과 관련되어 생기는 것인데 양명경에는 혈도 많고 기도 많기 때문에 소리도 나고[有聲] 나오는 물건도 있다[有物]. 이것은 기혈이 모두 병든 것이다. 토吐라는 것은 태양경과 관련되어 생기는 것인데 태양경太陽經에는 혈이 많고 기가 적기 때문에 나오는 물건은 있으나 소리가 없다. 이것은 혈에 병이 든 것이다. 음식물이 들어가면 곧 토하거나 먹고 난 다음에 토하는 데는 귤홍을 주로 쓴다. 얼噦이라는 것은 소양경少陽經과 관련되어 생기는 것인데 소양경 에는 기가 많고 혈이 적기 때문에 소리는 있으나 나오는 물건이 없다. 이것은 기에 병이 든 것이다. 이런 때에는 끼무릇반하을 주로 쓴다. 이 3가지 병의 원인은 비기脾氣가 허약하거나 찬 기운이 위胃에 침범했거나 음식물에 상한 데 있다. 이런 때에는 정향 · 곽향 · 끼무릇반하 · 흰솔풍령백복령 · 귤껍질陳皮 · 생강 등을 주로 쓴다[동원].
- 습濕으로 생기는 구역嘔逆일 때에는 나오는 물건도 있고 소리도 나는데 음식

먹은 뒤에 생긴다. 건구乾嘔라는 것은 헛구역만 하고 나오는 물건이 없는 것이다. 그러므로 이것들은 다 양명경에 속하는데 기와 혈이 모두 병든 것이다. 구嘔라는 것은 토吐보다 더 중하다[입문].

토하기를 치료하는 방법[嘔吐治法]

토하기에는 냉증冷證과 열증熱證 2가지 증이 있는데 냉증일 때에는 얼굴빛이 푸르고 손발이 싸늘하며 음식을 먹은 다음 오래 있다가 토한다. 이때에는 가미이진탕 · 정향안위탕 · 가감이중탕 등을 쓴다.

- 열증일 때에는 얼굴빛이 벌겋고 손발이 달며熱 음식을 먹자마자 곧 토한다. 이런 데는 보중탕 · 화중길경탕 · 황련죽여탕 · 청열이진탕 · 갈근죽여탕 · 가미귤피죽여탕 등을 쓴다.
- 멀건 물[淸水]을 토하거나 찬 침[冷涎]이 아래에서부터 올라오는 것은 비脾에 열이 있기 때문인데 이때에는 이진탕 약재에 흰삽주백출 · 집함박꽃뿌리백작약 · 승마 · 약누룩신국 · 보리길금맥아 · 생강말린 것으로 흙과 함께 덖은 것 · 속썩은풀황금 · 황련 · 산치자를 더 넣어 물에 달여 먹거나 가루내어 증병에 반죽한 다음 알약을 만들어 먹는다[입문].
- 간화肝火가 위胃로 치밀어서 토하는 데는 억청환抑靑丸, 처방은 화문(火門)에 있다을 쓰는 것이 좋다.
- 끼무릇반하 · 귤껍질陳皮 · 생강은 구역할 때에 주로 쓰는 약이다. 위胃가 허해서 구역이 날 때에는 반드시 음식의 기운이 잘 퍼져나가게 하여야 한다. 이때에는 사미곽향탕 · 가감사군자탕을 주로 쓴다[강목].
- 오랜 병으로 위가 허해져서 토할 때에는 곽향안위산 · 곽향평위산 · 비화음 등을 쓴다.
- 담음痰飮으로 토할 때에는 복령반하탕 · 소반하탕小半夏湯, 처방은 입문[口門]

에 있다 · 대반하탕大半夏湯, 처방은 담음문(痰飮門)에 있다을 쓴다.

- 신출환神朮丸, 처방은 담음문(痰飮門)에 있다.은 멀건 물을 토할 때에 쓰면 멎는다.

| 가미이진탕加味二陳湯 |

【 효능 】 위가 차서[胃冷] 토하는 것을 치료한다.

【 처방 】 이진탕二陳湯, 처방은 담음문(痰飮門)에 있다. 1첩에 사인 4g, 정향 2g 을 더 넣어 쓴다[단심].

| 정향안위탕丁香安胃湯 |

【 효능 】 위가 차서 생기는 토하기와 딸꾹질을 치료한다.

【 처방 】 단너삼황기 8g · 오수유 · 초두구 · 인삼 · 삽주창출 각각 4g · 정향 · 시호 · 승마 · 당귀 · 귤껍질陳皮 · 감초덖은 것 각각 2g, 황백 0.8g.

위의 약들을 썰어서 1첩으로 하여 물에 달여 먹는다[정전].

| 가감이중탕加減理中湯 |

【 효능 】 위가 차서 멀건 물과 찬 침을 토하며 맥이 침지沈遲한 것을 치료한다.

【 처방 】 인삼 · 흰삽주백출 · 벌건솔풍령적복령 · 건강싸서 구운 것 · 귤껍질陳皮 · 곽향 · 정향 · 끼무릇반하 · 사인간 것 · 계피 각각 4g.

위의 약들을 썰어서 1첩으로 하여 생강 3쪽, 오매 1알과 함께 물에 달여 먹는다[회춘].

| 보중탕保中湯 |

【 효능 】 담화痰火로 토하고 음식이 내리지 않는 것을 치료한다.

【 처방 】 흰삽주백출, 흙과 함께 덖은 것 8g, 속썩은풀황금 · 황련이 2가지는 흙과 함께 덖는다 · 곽향 · 산치자생강즙에 축여 덖은 것 각각 4g, 끼무릇반하 · 귤껍질陳皮 · 벌건솔풍령적복령 각각 3.2g, 사인 1.2g, 감초 0.8g.

위의 약들을 썰어서 1첩으로 하여 생강 3쪽과 함께 달이는데 황토 흙을 풀어서 가라앉힌 웃물에 넣고 달인다. 다음 찌꺼기를 버리고 약간 식혀서 자주 먹는다[의감].

| 화중길경탕和中桔梗湯 |

【 효능 】 상초上焦에 열이 있어서 먹으면 토하고 맥이 부홍浮洪한 것을 치료한다.

【 처방 】 반하국 8g, 도라지길경 · 흰삽주백출 각각 6g, 귤껍질陳皮 · 후박 · 지실 · 벌건솔풍령적복령 각각 4g.

위의 약들을 썰어서 1첩으로 하여 생강 3쪽과 함께 물에 달인 다음 가라앉혀 웃물을 받는다. 여기에 목향과 빈랑 가루 각각 4g씩 타서 빈속에 먹는다. 세 번을 먹어서 토하는 것이 좀 멎으면 목향과 빈랑 가루는 빼고 다시 집함박꽃뿌리백작약 8g, 단너삼황기 6g을 넣어서 달여 먹는다[정전].

| 황련죽여탕黃連竹茹湯 |

【 효능 】 위胃에 열이 있어서 토하고 갈증이 나며 맥이 삭한 것을 치료한다.

【 처방 】 황련생강즙에 축여 덖은 것 · 산치자꺼멓게 되도록 덖은 것 · 푸른참대속껍질 각각 4g, 인삼 2.8g, 흰삽주백출 · 벌건솔풍령적복령 · 집함박꽃뿌리백작약 · 귤껍질陳皮 · 맥문동 · 감초 각각 2g.

위의 약들을 썰어서 1첩으로 하여 대추 2알, 오매 1알과 함께 물에 달여 먹는다[회춘].

| 청열이진탕淸熱二陳湯 |

【 효능 】 담화로 토하면서 거품침[涎沫]을 흘리는 것을 치료한다.

【 처방 】 끼무릇반하 · 귤껍질陳皮 · 벌건솔풍령적복령 · 감초 · 인삼 · 흰삽주백출 · 참대속껍질죽여 · 사인 · 산치자 · 맥문동 각각 4g.

위의 약들을 썰어서 1첩으로 하고 여기에 생강 3쪽, 대추 2알, 오매 1알을 넣어서 물에 달여서 먹는다[회춘].

| 갈근죽여탕葛根竹茹湯 |

【 효능 】 위에 열이 있어서 토하는 것을 치료한다.

【 처방 】 칡뿌리갈근 12g, 끼무릇반하, 썰어서 생강즙과 신좁쌀죽웃물을 섞은 데 넣고 달여 약한 불기운에 말린 것 8g, 감초 4g.

위의 약들을 썰어서 1첩으로 하고 여기에 생강 3쪽, 대추 2알, 참대속껍질죽여, 달걀 노른자위만한 것 1뭉치를 넣어서 달여 먹는다[단심].

- 술을 마신 다음 구역이 나는데 더 좋다[입문].
- 위胃속에 열이 있는가는 손발바닥이 뜨거운가[熱] 를 보고 아는데 손발바닥이 뜨거우면 위에 열이 있는 것이다[입문].

| 가미귤피죽여탕加味橘皮竹茹湯 |

【 효능 】 위에 열이 있어서 갈증이 몹시 나고 구역과 딸꾹질이 나서 먹지 못하는 것을 치료한다.

【 처방 】 귤껍질陳皮 · 참대속껍질죽여 · 벌건솔풍령적복령 · 비파엽 · 맥문동 · 끼무릇반하 각각 4g, 인삼, 감초 각각 2g.

위의 약들을 썰어서 1첩으로 하여 생강 3쪽과 함께 물에 달여 먹는다.

| 사미곽향탕四味藿香湯 |

【효능】 위가 허하여 죽이나 약을 넘겨도 곧 토하는 것을 치료한다.

【처방】 곽향 · 인삼 · 귤껍질陳皮 · 끼무릇반하 각각 8g.
위의 약들을 썰어서 1첩으로 하여 생강 3쪽과 함께 물에 달여 먹는다[입문].

| 가감사군자탕加減四君子湯 |

【효능】 오래된 병으로 위가 약해져서 전혀 먹지 못하고 음식 냄새만 맡아도 곧 구역질이 나는 것을 치료한다.

【처방】 사군자탕四君子湯, 처방은 기문(氣門)에 있다. 약재에서 흰솔풍령백복령을 빼고 인삼 · 단너삼황기 · 향부자 각각 4g씩 넣는다.
위의 약들을 썰어서 1첩으로 하여 생강 3쪽과 함께 물에 달여 먹는다[입문].

| 곽향안위산藿香安胃散 |

【효능】 비위가 허약하여 음식이 소화되기 전에 모두 토하는 것을 치료한다.

【처방】 귤홍 20g, 인삼 · 정향 · 곽향 각각 10g.
위의 약들을 가루내어 한 번에 8g씩 생강 3쪽과 함께 달여서 따뜻하게 하여 먹는다[보감].

| 곽향평위산藿香平胃散 |

【효능】 위와 같은 증상을 치료한다.

【처방】 삽주창출 8g, 곽향 · 후박 · 귤껍질陳皮 각각 6g, 사인 · 약누룩신국 각각 4g, 감초덖은 것 2.8g.

위의 약들을 썰어서 1첩으로 하여 생강 3쪽, 대추 2알과 함께 물에 달여 먹는다[동원].

| 비화음比和飮 |

【 효능 】 위가 허약하여 토한 지 1달이 지나서도 음식을 먹지 못하면서 음식 냄새나 약 냄새만 맡아도 구역이 나는 것을 치료한다.

【 처방 】 인삼 · 흰삽주백출 · 흰솔풍령백복령 · 약누룩신국, 덖은 것 각각 4g, 곽향 · 귤껍질陳皮 · 사인 · 감초 각각 2g, 묵은쌀陳倉米 1홉.

위의 약들을 썰어서 1첩으로 한다. 그리고 먼저 물 3되에 복룡간伏龍肝을 풀어서 가라앉혀 웃물 1되 반을 받는다. 여기에 위의 약을 생강 3쪽, 대추 2알과 함께 넣고 7분이 되게 달인다. 다음 찌꺼기를 버리고 좀 식혀서 하루 두세 번 먹는데 토하는 것이 멎으면 따로 묵은 쌀을 끓여서 수시로 먹어야 완전히 낫는다[의감].

| 복령반하탕茯苓半夏湯 |

【 효능 】 위胃속에 담음痰飮이 차 있어서 토하는 것이 멎지 않는 것을 치료한다.

【 처방 】 끼무릇반하 8g, 벌건솔풍령적복령 · 귤껍질陳皮 · 삽주창출 · 후박 각각 4g, 곽향 3.2g, 사인 · 건강 · 감초덖은 것 각각 2g.

위의 약들을 썰어서 1첩으로 하여 생강 3쪽, 오매 1알과 함께 물에 달여 먹는다[회춘].

| 저령산猪苓散 |

【 효능 】 먼저 구역질이 나다가 갈증이 나고 토하는 것을 치료한다. 물 생각이 날 때에 빨리 먹어야 한다.

【 처방 】 저령 · 벌건솔풍령적복령 · 흰삽주백출 각각 같은 양.

위의 약들을 가루내어 한 번에 4~8g씩 물에 타서 먹는다.

| 해백죽薤白粥 |

【효능】 구역하는 것을 치료하는 데 가장 효과가 있다.

【처방】 염교흰밑薤白 3대, 달걀 흰자위 3알 분, 좁쌀 3홉.

위의 약들을 섞어서 죽을 쑨다. 다음 인삼 40g을 잘게 썰어서 물 1되에 넣고 3홉이 되게 달여 찌꺼기는 버린다. 여기에 쑤어 놓은 죽을 고루 타서 단번에 먹으면 곧 멎는다[득효].

열격과 반위를 치료하는 방법[噎反胃治法]

열증噎證은 혈血이 마르면 생긴다. 혈은 음기陰氣인데 음기는 안정한 것을 주관하기 때문에 속과 겉이 모두 안정하면 5장 6부에서 화가 생기지 않고 폐금肺金과 신수腎水, 이 두 기운이 자라므로 음혈陰血이 저절로 생긴다. 장위腸胃의 진액이 전화傳化되는 것을 알맞게 하면 열증이 생기지 않는다.

- 위완胃脘이 말라도 과연 치료할 수 있는가고 물었다. 이에 다음과 같이 대답하였다. 옛날에는 인삼으로 폐肺를 보하고 아편꽃씨앵자속로 독을 풀며 참대기름죽여으로 담痰을 삭이고 건강으로 혈을 보양하며 좁쌀粟米로 위胃를 든든하게 하고 꿀로 마른 것을 눅여 주며 생강으로 더러운 것을 없앴는데 이것이 바로 치료법이라고 하였다.

- 열격과 반위는 대체로 혈이 허하여 생기는 것, 기가 허하여 생기는 것, 담으로 생기는 것, 열로 생기는 것이 있다. 혈이 허하여 생긴 데는 사물탕四物湯을 쓰고 기가 허하여 생긴 데는 사군자탕四君子湯을 쓰며 담으로 생긴 데는 이진탕二陳湯을 쓰고 열로 생긴 데는 해독탕解毒湯, 즉 황련해독탕을 쓴다. 기혈이 모두 허한 데는 팔물탕八物湯을 쓰는데 반드시 여기에 참대기름죽여 · 부추즙 ·

생강즙을 타서 쓰고 소젖이나 양의 젖을 많이 마시는 것이 좋은 방법이다. 그러나 대신 사람의 젖은 쓰지 말아야 한다. 왜냐하면 7정과 더운 음식에는 화火가 있을 수 있기 때문이다. 그리고 담백한 음식을 먹어야 좋다.

- 열격에는 평즉환 · 신선탈명단 · 정향두격탕 · 오격관중산 · 조육평위산棗肉平胃散, 처방은 내상문(內傷門)에 있다 · 과루실환 · 산기산 · 당귀양혈탕 · 생진보혈탕 · 성회산 · 팔선고 등을 쓴다.
- 반위에는 유홍환 · 구미평위환 · 저강환 · 구선탈명단 · 순기화중탕 · 안중조기환 · 회생양위단 · 정생단 · 안위탕 · 태창환 · 탈명단 · 부자산 등을 쓴다[제방].

잡병편

| **평즉환**平鯽丸 |

【 효능 】 격기膈氣로 먹지 못하는 것을 치료한다.

【 처방 】 붕어큰 것 1마리.

위의 것을 내장만 버리고 비늘은 그대로 둔다. 그 다음 마늘을 썰어서 고기 뱃속에 채워 넣는다. 다음 이것을 젖은 종이로 싸고 진흙으로 싸 발라서 약한 불에 묻어 굽는다. 그 다음 비늘과 뼈는 버리고 가루내어 평위산 가루와 섞어서 알약을 만든다. 한 번에 30~50알씩 빈속에 미음으로 먹는다[입문].

| **신선탈명단**神仙奪命丹 |

【 효능 】 기가 몰려서 토하는 것과 목이 메어서 음식이 넘어가지 않는 것을 치료한다.

【 처방 】 백초상간 것 20g, 석웅황웅황 · 붕사 각각 8g, 유향 6g, 녹두 · 검정콩흑두 각각 49알.

위의 약들을 가루낸다. 그리고 오매 30알을 물에 담갔다가 씨는 버리고 살만 발라서 약 가루와 고루 섞어 알약을 만든다. 다음 주사 8g을 알

약들의 겉에 입힌다. 한 번에 1알씩 차茶를 우린 물로 먹은 다음 더운 떡熱餠을 먹어서 약 기운을 내려보내야 한다. 그 다음 토하지 않으면 효과가 있는 것이다. 만약 토하면 1알을 더 먹어야 한다. 기름진 것, 짠 것, 식초를 먹지 말고 성怒을 내지 말아야 한다[입문].

| 정향투격탕丁香透膈湯 |

【 효능 】 5열五噎과 10격十膈으로 막혀서 통하지 않는 것을 치료한다.

【 처방 】 흰삽주백출 5.2g · 감초 3.6g · 인삼 · 흰솔풍령백복령 · 사인 · 향부자 각각 2.8g, 침향 · 곽향 · 귤껍질陳皮 · 후박 각각 2g, 정향 · 목향 · 보리길금맥아 · 선귤껍질 · 육두구 · 백두구 각각 1.2g, 초과 · 약누룩신국 · 끼무릇반하 각각 0.8g.

위의 약들을 썰어서 1첩으로 하여 생강 3쪽, 대추 2알과 함께 물에 달여 먹는다[입문].

- 10격이라는 것은 냉격冷膈 · 풍격風膈 · 기격氣膈 · 복격伏膈 · 열격熱膈 · 비격悲膈 · 우격憂膈 · 수격水膈 · 식격食膈 · 희격喜膈이다[강목].

| 오격관중산五膈寬中散 |

【 효능 】 오격으로 음식이 내리지 않는 것을 치료한다.

【 처방 】 후박 · 향부자 각각 6g, 감초 2g, 선귤껍질청피 · 귤껍질陳皮 · 정향 · 사인 각각 1.6g, 목향 1.2g, 백두구 0.8g.

위의 약들을 거칠게 가루내어 생강 3쪽, 소금 조금과 함께 물에 달여 먹는다[강목].

| 과루실환瓜蔞實丸 |

【 효능 】 열격으로 가슴이 더부룩하면서 등까지 아프고 숨이 몹시 차서 답답한 것을 치료한다.

【 처방 】 하눌타리씨과루인 · 지각 · 끼무릇반하, 법제한 것 · 도라지길경 각각 40g.

위의 약들을 가루내어 생강즙과 쌀풀에 반죽해서 알약을 만든다. 한 번에 50~70알씩 생강을 달인 물로 먹는다[정전].

| 신기산神奇散 |

【 효능 】 열격과 반위로 혈이 허하고 화가 있어서 3양三陽이 마르는 것을 치료한다.

【 처방 】 당귀 · 궁궁이천궁 · 집함박꽃뿌리백작약 · 생지황다 술에 축여 덖은 것 · 귤껍질 · 사인 · 끼무릇반하 · 흰솔풍령백복령 · 흰삽주백출, 흙과 함께 덖은 것 · 향부자 · 지실 · 오매살 · 곽향 · 벌건솔풍령적복령 · 빈랑 · 으름덩굴목통 · 저령 · 속썩은풀황금, 덖은 것 · 황백젖에 축여 덖은 것 · 지모젖에 축여 덖은 것 · 함박꽃뿌리적작약 · 천문동 · 맥문동 · 감초 각각 2g.

위의 약들을 썰어서 1첩으로 하여 물에 달여 먹는다[의감].

| 당귀양혈탕當歸養血湯 |

【 효능 】 늙은이가 담이 뭉치고 피가 말라서 열격이 생긴 것을 치료한다.

【 처방 】 당귀 · 집함박꽃뿌리백작약, 덖은 것 · 찐지황 · 흰솔풍령백복령 각각 4g, 황련오수유와 함께 덖어 오수유는 버린 것 3.2g, 패모덖은 것 · 하눌타리씨과루근 · 지실 · 귤껍질陳皮 · 후박 · 향부자 · 궁궁이천궁 · 차조기씨자소자 각각 2.8g, 침향물에 갈아서 짜낸 즙 2g.

위의 약들을 썰어서 1첩으로 하여 생강 1쪽, 대추 2알과 함께 물에 달인 다음 여기에 침향즙과 참대기름죽여을 타서 먹는다[회춘].

| 생진보혈탕生津補血湯 |

【 효능 】 젊은 사람이 열격증으로 위완의 혈이 말라서 윤활하지 못하

기 때문에 대변이 막히고 음식이 내리지 않는 것을 치료한다.

【 처방 】 당귀 · 집함박꽃뿌리백작약 · 찐지황 · 생지황 · 흰솔풍령백복령 각각 4g, 지실 · 귤껍질陳皮 · 황련덖은 것 · 차조기씨자소자 · 패모 각각 2.8g, 사인 · 침향물에 갈아 짜낸 즙 각각 2g.

위의 약들을 썰어서 1첩으로 하여 생강 1쪽, 대추 2알과 함께 물에 달인다. 여기에 사인즙과 침향즙을 타서 먹는다[회춘].

| 성회산聖灰散 |

【 효능 】 열식병噎食病 : 목이 막혀서 음식이 넘어가지 않는 것을 말한다.과 회식병回食病, 회식병 이라는 것은 밥을 넘기자마자 곧 토하는 것이다을 치료한다. 방금 구워 낸 석회를 끓는 물에 풀어서 찌꺼기는 버리고 맑은 웃물만 누렇게 될 때까지 조려서 말린다. 이것을 사기그릇에 담아 넣고 아가리를 막아 기운이 빠지지 않게 한다. 단 1~2년 지나면 쓰지 못하게 된다. 대체로 나이가 40살이고 몸이 건장한 사람은 1.6g, 늙은이와 기운이 약한 사람은 0.8g 또는 1.2g을 소주에 타서 1~2종지 먹는다. 술을 잘 마시면 3~4종지를 마신다. 그러면 토하거나 설사하면서 회충이 나가고 병이 낫는다. 만일 토하지 않고 설사도 하지 않으면서 다시 도지면 약을 다시 써야 낫는다[회춘].

| 팔선고八仙膏 |

【 효능 】 열식병을 치료한다.

【 처방 】 생연뿌리즙 · 생강즙 · 생배즙 · 생무우즙생나복즙 · 사탕수수즙없으면 대신 사탕을 쓴다 · 은행씨즙白果汁 · 참대기름죽여 · 꿀봉밀 각각 1잔.

위의 약들을 그릇에 담아 섞어서 시루에 쪄서 마음대로 먹는다[회춘].

| 유홍단硫汞丹 |

【 효능 】 반위로 토하거나 구역질하는 것을 치료한다.

【 처방 】 수은 32g, 유황생것으로 가루 낸 것 8g.

위의 약들을 도가니에 넣고 약한 불에 녹이면서 버들가지로 젓다가 불이 붙게 되면 식초를 뿌려서 모래알처럼 되게 한다. 이것을 다시 갈아 송편 부스러기에 반죽하여 알약을 만든다. 한 번에 30~50알씩 생강과 귤껍질陳皮을 달인 물로 먹는다[입문].

| 구미평위환拘米平胃丸 |

【 효능 】 반위증이 여러 가지 약을 써도 낫지 않는 것을 치료한다.

【 처방 】 좁쌀과 부추밑을 넣고 죽처럼 되게 끓인 다음 침향 8g을 넣는다. 여기에 평위산 가루를 고루 섞어서 반죽하여 알약을 만든다. 한 번에 50~70알씩 묵은쌀초에 쑨 미음으로 먹는다.

| 저강환杵糠丸 |

【 효능 】 5격증을 치료한다.

【 처방 】 절구공이에 붙은 겨, 우전초 각각 300g, 찹쌀 600g.

위의 약들을 가루내어 사탕 120g과 섞어서 가시연밥검인만하게 알약을 만든다. 이것을 냄비에 담아 약한 불에 끓여서 하루 두 번 먹는다[입문].

- 일명 탈명환奪命丸이라고도 한다[정전].

| 구선탈명단九仙奪命丹 |

【 효능 】 반위反胃와 열식噎食을 치료하는 데 효과가 좋다.

【 처방 】 지각 80g, 백반구운 것 40g, 끼무릇반하, 후박이 2가시는 생강즙

잡병편

에 법제한 것 각각 20g, 목향, 천남성생강즙에 법제한 것 각각 8g, 인삼 · 감초 각각 4g, 약전국간 것 40g.

위의 약들을 가루내어 하룻밤 이슬을 맞힌 다음 인삼과 후박을 달인 물에 풀을 섞은 것으로 반죽해서 작은 떡을 만든다. 이것을 약한 불기운에 말린다. 한 번에 1개씩 씹어서 생강을 달인 물에 평위산平胃散을 탄 것으로 넘긴다. 생것과 찬 것 · 술 · 국수를 먹지 말아야 한다[활인].

| 순기화중탕順氣和中湯 |

【 효능 】 구토와 반위로 속이 쓰리고 생목이 메이는 것과 열격으로 담수를 토하면서 명치 밑이 찌르는 것같이 아픈 것을 치료한다.

【 처방 】 귤껍질陳皮, 소금물에 축여 볶은 것 · 향부자식초에 축여 덖은 것 · 산치자생강즙에 축여 눋도록 덖은 것 각각 4g, 흰삽주백출, 흙과 함께 덖은 것)3.2g, 흰솔풍령백복령 2.8g, 끼무릇반하 · 약누룩신국 · 황련생강즙에 담갔다가 햇볕에 말려 돼지담즙에 축여서 덖은 것 각각 2.4g, 지실 2g, 사인 1.2g, 감초덖은 것 0.8g.

위의 약들을 썰어서 1첩으로 하여 생강 3쪽과 함께 강물에 누런 흙을 풀어서 가라앉힌 웃물에 넣고 달인다. 여기에 참대기름죽여, 생강즙을 타서 따뜻하게 하여 먹는다[의감].

| 안중조기환安中調氣丸 |

【 효능 】 반위反胃와 담기痰氣를 치료한다.

【 처방 】 흰삽주백출, 흙과 함께 덖은 것 · 향부자3일 동안 강물에 담갔다가 누렇게 되도록 덖은 것 각각 120g, 귤껍질陳皮 80g, 끼무릇반하, 법제하여 기름에 덖은 것 · 백복신 · 지실 · 약누룩신국, 덖은 것 · 황련생강즙에 담갔다가 돼지담즙에 축여서 덖은 것 각각 40g, 집함박꽃뿌리백작약 32g, 차조기씨자소자, 덖은 것 · 무씨나복자, 덖은 것 각각 24g, 궁궁이천궁 · 당귀술에 씻은 것 · 백두구덖은 것 각각 20g, 감초덖은 것 12g, 목향 4g.

위의 약들을 가루 내어 참대기름죽여과 생강즙에 약누룩신국을 풀어서 쑨 풀에 반죽한 다음 알약을 만든다. 한 번에 1백 알씩 끓인 물로 먹는다[의감].

| 회생양위단回生養胃丹 |

【 효능 】 비토가 허하고 찬 기운이 몰려서 담연痰涎이 생기면 대변이 말라 잘 나오지 않고 오줌이 벌겋고 신물을 토하면서 점차 반위나 결장結腸 : 창자가 통하지 않는 것 즉 대변이 막힌 것을 말한다.증이 되는 것을 치료한다.

【 처방 】 삽주창출, 쌀 씻은 물에 6일 동안 담가 두는데 날마다 물을 갈아 붓는다, 연밥연실, 술에 담갔던 것 각각 160g, 거세한 돼지의 위벽의 흙을 발라 놓았다가 깨끗하게 씻어 버리고 속에 삽주(창출)와 연밥(연실)을 넣고 실로 묶은 다음 술에 달여 짓찧어 작은 떡을 만들어 말린다 1개, 천남성잘게 썰어서 생강즙에 하룻밤 담갔다가 복룡간과 함께 덖은 다음 복룡간은 버린다, 끼무릇반하, 끓인 물에 씻은 다음 식초에 7일 동안 담갔다가 다시 찐 것, 귤홍복룡간과 함께 덖은 다음 복룡간은 버린다, 좁쌀속미, 생강즙에 담갔다가 쪄서 약한 불기운에 말린 것 각각 160g, 인삼 · 흰삽주백출 · 흰솔풍령백복령 · 후박 · 봉출식초에 축여 덖은 것 · 삼릉식초에 축여 덖은 것 · 필징가 · 사인 · 백두구, 곡아덖은 것 · 보리길금맥아, 덖은 것 · 감초 각각 40g, 정향 · 목향 · 침향 각각 20g.

위의 약들을 가루내어 묽은 밀가루풀 에 반죽한 다음 알약을 만든다. 한 번에 60~70알씩 미음으로 먹는다[의감].

| 정생단定生丹 |

【 효능 】 반위증 을 치료하는 데 사느냐 죽느냐를 알 수 있다.

【 처방 】 석웅황웅황 · 주사 · 유향 · 끼무릇반하 · 목향 · 육두구 · 백초상알약 겉에 입힌다 각각 12g, 침향 4g, 아위 · 노사 각각 2g, 녹두 40알, 오매 40알끓는 물에 담갔다가 씨를 뺀다.

위의 약들을 가루내서 오매살을 짓찧은 데 넣고 반죽하여 달걀 노른

잡병편

자위만하게 알약을 만든다. 다음 겉에 백초상을 입혀서 그늘에 말린다. 한 번에 1알씩 입에 머금고 녹여 먹은 다음 곧 생강을 달인 물로 양치질하고 묵은 보리떡을 구워 잘 씹어 먹어서 약 기운이 내려가게 해야 한다.

| 안위탕安胃湯 |

【 효능 】 반위를 치료한다.

【 처방 】 흰삽주백출 · 흰솔풍령백복령 · 마산약, 덖은 것 · 당귀, 귤껍질陳皮, 끼무릇반하 · 곽향 각각 4g, 황련생강즙에 축여 덖은 것 · 연밥연실 각각 3.2g, 인삼 · 사인 각각 2g, 감초 1.2g.

위의 약들을 썰어서 1첩으로 하고 여기에 생강 3쪽, 대추 2알, 오매 1알을 넣어서 물에 달여서 먹는다[회춘].

| 태창환太倉丸 |

【 효능 】 반위와 열격을 치료한다.

【 처방 】 백두구 · 사인 각각 80g, 묵은쌀누런 흙과 함께 덖어서 흙은 버린 것 1되.

위의 약들을 가루 내어 생강즙에 반죽한 다음 먹기 좋은 크기로 알약을 만든다. 한번에 1백 알씩 생강을 달인 물로 먹는다[회춘].

| 탈명단奪命丹 |

【 효능 】 반위를 치료하는 데 죽게 된 것을 살린다.

【 처방 】 토당 1개, 사향 0.4g, 해아다孩兒茶 0.8g, 금빛줄이 있는 황반 1.2g, 주사봄에는 0.8g, 여름에는 1.6g, 가을에는 2.4g, 겨울에는 3.2g.

배가 고프면 좁쌀죽을 쑤어 조금씩 하루 2~3번 먹어야 한다. 많이 먹지 말고 하루에 한 사발 정도 먹으면 좋다. 많이 먹으면 병이 다시 도져서 고치지 못하게 된다. 그리고 생것 · 찬것 · 기름진 것과 파 · 마늘 · 술 · 국수 등을 먹지 말아야 하며 성내거나 근심하지 말아야 한다. 50살 이상인 사람은 한두 번 정도 먹으면 낫는다[회춘].

| 부자산附子散 |

【 효능 】 반위를 치료한다.

【 처방 】 부자큰 것 1개.

위의 약을 벽돌 위에 놓고 사방에 불을 놓아 뜨겁게 된 다음 생강즙에 담그기를 생강즙 반 사발이 다 없어질 때까지 한다. 다음 가루내어 한 번에 4g씩 좁쌀미음에 타서 먹는다. 세 번 넘지 않아 낫는다. 혹시 정향 가루 4g을 더 넣어 쓰기도 한다[입문].

잡병편

단방單方

모두 14가지이다.

| 황단黃丹 |

【 효능 】 반위증을 치료한다.

【 처방 】 황단 40g과 백반 80g을 약탕관에 넣어 불에 달구었다가 식힌 다음 가루내어 증병에 반죽해서 알약을 만든다. 한 번에 5~7알씩 데운 술로 먹는다[강목].

| 흑연黑鉛 |

【 효능 】 토하면서 구역하는 것을 치료한다.

【 처방 】 흑연을 볶어서 재를 만들어 빈랑과 같은 양으로 하여 가루내서 미음에 타서 빈속에 먹는다[단심].

| 적석지赤石脂 |

【 효능 】 담음으로 물을 토하다가 반위증이 된 것을 치료한다.

【 처방 】 적석지를 수비하여 한 번에 4g씩 빈속에 술이나 물에 타서 먹는다. 양을 늘려서 8~12g까지 먹을 수 있다. 이것이 없으면 대신 벌건 흙은 좋은 것으로 쓴다[본초].

| 인삼人蔘 |

【 효능 】 반위증으로 죽을 것같이 된 것을 치료한다.

【 처방 】 인삼가루 12g, 생강즙 5홉, 좁쌀 1홉으로 죽을 쑤어 빈속에 먹는다[입문].

- 또는 인삼 40g을 썰어서 물에 달여 단번에 먹는데 하루 한 번 쓴다[본초].

| 생강生薑 |

【 효능 】 대체로 토하는 것은 기가 거슬러 오르기 때문인데 이때에는 맛이 매운 생강으로 풀어주어야 한다.

- 반위로 토하는 데는 생강즙에 좁쌀을 넣고 죽을 쑤어 먹는다.
- 헛구역은 생강즙 2홉 반을 먹으면 곧 낫는다[본초].

| 반하半夏, 끼무릇 |

【 효능 】 토하는 것과 딸꾹질에 쓰는데 그것은 이 약이 몰린 기운을 풀어주기 때문이다.

【 처방 】 반위와 토하는 데는 끼무릇반하, 법제한 것 40g과 생강 80g을 썰어서 2첩으로 나누어 물에 달여 먹는다[본초].

- 토하는 데 끼무릇반하을 쓰는 것은 물을 없애려는 것이다. 물이 없어지면 토하는 것이 저절로 멎는다[금궤].

| **노근**蘆根, 갈뿌리 |

【 효능 】 헛구역과 딸꾹질, 5열로 답답해하는 것을 치료한다. 갈뿌리노근 200g 을 물에 달여 2홉 반을 단번에 먹는데 7홉 반 정도 먹으면 낫는다[본초].

| **죽여**竹茹, 참대속껍질 |

【 효능 】 토하는 데와 딸꾹질하는 데 주로 쓴다.

【 처방 】 푸른 참대속껍질 1되를 물에 달여 한 번에 먹는다.

- 토하는 데와 딸꾹질하는 데는 참대속껍질죽여을 쓰는데 그것은 이 약이 위를 수렴시키고 답답한 것을 풀어주기 때문이다[입문].

| **미후도**다래 |

【 효능 】 열이 몰려서 반위증이 생긴 것을 치료하는 데 즙을 내서 생강즙에 타 먹는다.

【 처방 】 다래덩굴의 즙은 몹시 미끄럽기 때문에 주로 위가 막혀 토하는 것과 구역하는 것을 치료하는 데 달여서 생강즙에 타서 먹으면 아주 좋다[본초].

| **순**蓴, 순채 |

【 처방 】 붕어와 함께 넣고 국을 끓여 먹는다. 반위증으로 음식이 내리지 않는 데 주로 쓴다. 구역질도 멎게 한다[본초].

| **우유**牛乳, 소젖 |

【 효능 】 반위증과 열격을 치료하는 중요한 약이다.

【 처방 】 부추즙 2잔, 소젖 1잔, 참대기름 반 잔, 생강 20g으로 낸 즙

을 함께 고루 타서 단번에 먹는다[의감].

부자, 대황을 넣어서 달여 먹은 다음 소젖만 15일 동안 마시면서 다른 음식은 먹지 않았다. 그랬더니 대변이 묽어지면서 나왔다[단심].

| 전라田螺, 우렁이 |

【 처방 】 반위증을 치료하는 데 큰 것으로 많이 잡아 깨끗한 물에 넣어 해감한다. 다음 해감된 진흙을 가라앉히고 맑은 웃물은 버린다. 그리고 채 위에 재灰를 펴고 그 위에 종이를 편 다음 여기에 위의 흙을 펴놓아 물기를 빼고 쓰는데 흙이 절반 정도 말랐을 때 알약을 만든다. 한 번에 30알씩 곽향 달인 물로 먹으면 곧 낫는다. 일명 나니환螺泥丸이라고도 한다. 그리고 우렁이는 버린다. 우렁이를 삶아 먹지 말아야 한다[강목].

| 취건반炊乾飯, 누룽지 |

【 효능 】 열격으로 오랫동안 음식을 먹지 못하는 것을 치료한다.

【 처방 】 여러 해가 된 누룽지를 강물에 달여서 아무 때나 마신다. 그 다음 음식을 먹게 되면 약으로 조리해야 한다[정전].

12 해수咳嗽

기침병의 원인[咳嗽病因]

『내경』에 "찬 기운[寒]에 감촉되었는데 약하게 감촉되었으면 기침이 나고 심하게 감촉되었으면 설사가 나면서 배가 아프다"고 씌어 있다.

- 가을에 습濕에 상하면 겨울에 가서 기침이 난다. 또한 가을에 습에 상하였는데 그것이 치밀어 오르면 기침이 나고 위궐痿厥이 된다[내경].
- 몸이 찰 때 또 찬 것을 마시면 폐肺가 상하는데 폐가 상하면 기침이 난다[난경].
- 해咳라는 것은 가래는 나오지 않고 소리만 나는 것인데 이것은 폐기肺氣가 상하여 깨끗하지 못하기 때문에 생기는 것이다. 수嗽라는 것은 소리는 나지 않고 가래만 나오는 것인데 이것은 비습脾濕이 동하여 가래가 생긴 것이다. 해수咳嗽라는 것은 가래도 나오고 소리도 나는 것인데 이것은 폐기도 상하고 비습도 동하여 해咳와 수嗽가 겹치게 된 것이다[하간].
- 해咳라는 것은 '객객' 기침한다는 것인데 민간에서 수嗽라고 하는 것이 이것을 두고 하는 말이다. 폐肺는 기氣를 주관하는데 몸이 찰 때 또 찬것을 마시어 폐가 상하면 기가 오르기만 하고 내리지는 못하므로 치밀어 오르기만 하고 가라앉지는 않는다. 그러면 가슴과 목구멍에 충격을 주기 때문에 목 안이 근질근질하여 가려운 것 같고 까칠까칠한 것이 걸린 것 같은데 이것이 냉수冷嗽다. 이것이 심해지면 기침이 계속 나서 앉으나 누우나 편안치 않고 말도 하지 못하게 되고 온 몸이 뒤틀리며 기침 소리를 먼 곳에서까지 들을 수 있게 된다[명리].

기침의 여러 가지 증상[咳嗽諸證]

기침에는 풍수風嗽 · 한수寒嗽 · 열수熱嗽 · 습수濕嗽 · 기수氣嗽 · 담수痰嗽 · 건수乾嗽 · 야수夜嗽 · 등이 있다. 이런 기침을 두루 치료하는 약도 있다.

- 해咳라는 것은 기氣가 동하여 나는 소리를 말하는 것이고 수嗽라는 것은 혈血이 담痰으로 변한 것을 말하는 것이다. 폐기肺氣가 동하면 해咳가 되고 비습脾濕이 동하면 수嗽가 되며 비폐脾肺가 모두 동하면 해수咳嗽가 된다[입문].

풍수風嗽

폐에 풍사風邪가 들어오면 코가 메고 목소리가 탁하며 입이 마르고 목구멍이 가려우며 기침이 나서 말을 끝맺지 못한다[입문].

- 풍사風邪에 상하여 나는 기침 때에는 맥이 부浮하고 오한이 나며 열이 몹시 나고 저절로 땀이 나며[自汗] 바람을 싫어하고 입이 마르며 번조煩燥해하고 코에서 멀건 콧물이 나오며 말을 끝맺지 못하고 기침을 한다[의감].
- 풍사에 상하여 생긴 기침에는 신출산 · 관동화산 · 인삼형개산人蔘荊芥散, 처방은 성음문(聲音門)에 있다 · 금비초산 · 삼요탕 · 오요탕 · 가감삼요탕을 쓴다[저방].

| 신출산神朮散 |

【 효능 】 풍사에 상하여 머리가 아프고 코가 메며 목소리가 탁하고 기침이 나는 것을 치료한다.

【 처방 】 삽주창출 8g, 강호리강활 · 궁궁이천궁 · 구릿피백지 · 족두리풀세신 · 감초 각각 4g.

위의 약들을 썰어서 1첩으로 하여 생강 3쪽, 파 1대와 함께 달여 먹는다[득효].

| 관동화산款冬花散 |

【 효능 】 한사寒邪나 막히는 것이 서로 어울려서 폐기肺氣가 순조롭지 못하여 기침이 나고 담痰이 성하는 것을 치료한다.

【 처방 】 마황 · 패모 · 아교주 각각 8g, 살구씨행인 · 감초덖은 것 각각 4g, 지모 · 뽕나무뿌리껍질상백피 · 끼무릇반하 · 관동화 각각 2g.

위의 약들을 썰어서 1첩으로 하여 생강 3쪽과 함께 물에 달여 먹는다[득효].

| 금비초산金沸草散 |

【 효능 】 폐가 풍 · 한 · 사風寒邪에 감촉되어 기침이 나고 목소리가 탁하며 누렇고 걸쭉한 가래가 많이 나오는 것을 치료한다.

【 처방 】 형개수 8g, 선복화, 전호 각각 6g, 마황, 벌건솔풍령적복령 각각 4g, 끼무릇반하 3g, 족두리풀세신, 감초 각각 1.2g.

위의 약들을 썰어서 1첩으로 하고 여기에 생강 3쪽, 대추 2알, 오매 1알을 넣어서 물에 달인 다음 찌꺼기를 버리고 먹는다[정전].

| 삼요탕三拗湯 |

【 효능 】 풍 · 한 · 사에 감촉되어 기침이 나고 코가 메며 목소리가 탁하고 목이 쉰[失音] 것을 치료한다.

【 처방 】 마황뿌리와 마디를 버리지 않은 것 살구씨행인, 꺼풀과 끝을 버리지 않은 것 감초덖지도 않고 껍질도 버리지 않은 것 각각 6g.

위의 약들을 썰어서 1첩으로 하여 생강 5쪽과 함께 물에 달여 먹는다[국방].

| 오요탕五拗湯 |

【 효능 】 풍 · 한 · 사에 감촉되어 기침이 나고 목소리가 탁하며 목구멍

잡병편

이 아픈 것을 치료한다.

【 처방 】 삼요탕三拗湯 약재에 형개수, 도라지길경 각각 4g 을 넣어서 위와 같은 방법으로 달여서 먹는다[단심].

| 가감삼요탕加減三拗湯 |

【 효능 】 풍으로 숨이 차고 기침이 나는 것을 치료한다.

【 처방 】 마황 8g, 살구씨행인 · 뽕나무뿌리껍질상백피 각각 6g, 감초 4g, 차조기씨자소자 · 전호 각각 2.4g.

위의 약들을 썰어서 1첩으로 하여 생강 3쪽과 함께 물에 달여 먹는다[입문].

한수寒嗽

한사에 폐가 상하여 나는 기침이다. 이때에는 가슴이 켕기고 목이 쉰다[입문].

- 한수일 때에는 맥이 긴緊하며 찬것을 싫어하고 열이 나며 땀은 나지 않고 오한이 나며 번조煩燥하고 갈증은 없으며 찬 기운을 만나면 기침이 난다[의감].
- 풍 · 한 · 사에 감촉되어 생긴 기침일 때에는 코가 메이고 목소리가 탁하며 오한이 난다. 이때에는 이진탕에 마황 · 살구씨행인 · 도라지길경를 넣어서 쓴다[의감].
- 찬 기운을 만나기만 하면 발작적인 기침이 난다. 이것은 찬 기운이 열기를 싸고 있는 것이기 때문에 해표解表시켜야 한다. 그러면 열이 저절로 내린다. 이런 데는 지경탕枳梗湯, 길경지각탕에 마황, 방풍, 살구씨행인 · 귤껍질陳皮 · 차조기잎자소엽 · 으름덩굴목통 · 속썩은풀황금을 넣어서 쓴다[입문].
- 한수에는 구보음 · 화개산 · 행자탕 · 자소음자 · 귤소산 · 강계환 · 인삼관화고 · 반하온폐탕 · 행소탕 · 백원자 · 인삼윤폐탕 · 온폐탕 · 가미이중탕 · 팔미관동화산 · 이강원 등을 쓴다[저방].

| 구보음九寶飮 |

【 효능 】 여러 가지 기침과 한수, 구수久嗽를 치료한다.

【 처방 】 귤껍질陳皮 · 박하 · 마황 · 계피 · 뽕나무뿌리껍질상백피 · 차조기잎자소엽 · 살구씨행인 · 빈랑껍질 · 감초 각각 4g.

위의 약들을 썰어서 1첩으로 하여 생강 5쪽, 오매 1알과 함께 물에 달여 먹는다[이간].

| 화개산華蓋散 |

【 효능 】 폐가 한사에 감촉되어 기침이 나고 기가 치밀어 오르며 코가 메이고 목소리가 탁한 것을 치료한다.

【 처방 】 마황 8g, 벌건솔풍령적복령 · 차조기씨자소자 · 귤껍질陳皮 · 뽕나무뿌리껍질상백피 · 살구씨행인 각각 4g, 감초덖은 것 2g.

위의 약들을 썰어서 1첩으로 하여 생강 3쪽, 대추 2알과 함께 물에 달여 먹는다[입문].

| 행자탕杏子湯 |

【 효능 】 풍 · 한 · 사風寒邪에 감촉되어 담痰이 성하고 기침이 나는 것을 치료한다. 냉冷으로 생긴 기침에 더 좋다.

【 처방 】 인삼 · 끼무릇반하 · 벌건솔풍령적복령 · 집함박꽃뿌리백작약 · 족두리풀세신 · 건강 · 계피 · 살구씨행인 · 오미자 각각 4g, 감초 2g.

위의 약들을 썰어서 1첩으로 하여 생강 5쪽, 오매 1알과 함께 물에 달여 먹는다. 마황을 넣어 쓰면 더 좋다[이간].

| 자소음자紫蘇飮子 |

【 효능 】 비와 폐가 허虛하고 차서 기침이 나고 담이 성하는 것을 치료

한다.

【 처방 】 차조기잎자소엽 · 뽕나무뿌리껍질상백피 · 선귤껍질청피 · 살구씨행인 · 오미자 · 마황 · 귤껍질陳皮 · 감초 각각 4g, 인삼 · 끼무릇반하 각각 2.4g.

위의 약들을 썰어서 1첩으로 하여 생강 3쪽과 함께 물에 달여서 먹는다[단심].

| 귤소산橘蘇散 |

【 효능 】 한사寒邪에 상하여 기침이 나고 몸에 열이 나며 땀이 나고 맥이 부삭浮數한 것을 치료하는 데 행자탕杏子湯을 먹어도 낫지 않을 때 이 약을 쓴다.

【 처방 】 귤홍 · 차조기잎자소엽 · 살구씨행인 · 흰삽주백출 · 끼무릇반하 · 뽕나무뿌리껍질상백피 · 패모 · 오미자 각각 4g, 감초 2g.

위의 약들을 썰어서 1첩으로 하여 생강 3쪽과 함께 물에 달여서 먹는다[제생].

| 강계환薑桂丸 |

【 효능 】 한담寒痰으로 기침이 나는 것을 치료한다.

【 처방 】 계피 80g, 천남성 · 끼무릇반하, 이 2가지는 법제한 것 각각 40g.

위의 약들을 가루내어 생강즙에 불린 증병蒸餠에 반죽한 다음 알약을 만든다. 한 번에 30~50알씩 생강을 달인 물로 먹는다[역로].

| 인삼관화고人蔘款花膏 |

【 효능 】 폐와 위가 허하고 차서 기침이 오랫동안 멎지 않는 것을 치료한다.

【 효능 】 관동화 · 인삼 · 오미자 · 뽕나무뿌리껍질상백피 · 개미취 각각 40g.

위의 약들을 가루내서 꿀봉밀에 반죽하여 가시연밥검인만하게 알약을 만든다. 한 번에 1알씩 씹어서 연하게 달인 생강물로 넘긴다. 머금고 있다가 녹여서 먹어도 좋다[강목].

| 반하온폐탕半夏溫肺湯 |

【 효능 】 허하고 차서 기침이 나고 중완中脘에 담수痰水와 냉기冷氣가 있어서 명치 밑에서 출렁거리는 소리가 나고 쓰리며 멀건 물을 많이 토하고 맥이 침현沈弦하면서 세지細遲한 것을 치료하는 데 이것은 위胃가 허랭虛冷한 것이다.

【 처방 】 끼무릇반하 · 족두리풀세신 · 계심 · 선복화 · 귤껍질陳皮 · 인삼 · 도라지길경 · 집함박꽃뿌리백작약 · 감초 각각 4g, 벌건솔풍령적복령 2.4g.

위의 약들을 썰어서 1첩으로 하여 생강 5쪽과 함께 물에 달여서 먹는다[입문].

| 행소탕杏蘇湯 |

【 효능 】 풍한에 상하여 기침이 나고 담이 성하는 것을 치료한다.

【 처방 】 살구씨행인 · 차조기잎자소엽 · 뽕나무뿌리껍질상백피 · 귤껍질陳皮 · 끼무릇반하 · 패모 · 흰삽주백출 · 오미자 각각 4g, 감초 2g.

위의 약들을 썰어서 1첩으로 하여 생강 5쪽과 함께 물에 달여서 먹는다[득효].

| 인삼윤폐탕人蔘潤肺湯 |

【 효능 】 한사에 상하여 기침이 나는 것을 치료한다.

【 처방 】 인삼 · 칡뿌리갈근 · 도라지길경 · 구릿대백지 · 마황 · 건강 · 흰삽주백출 · 감초 각각 4g.

위의 약들을 썰어서 1첩으로 하여 생강 3쪽, 파 2대와 함께 물에 달여서 먹는다[단심].

| 온폐탕溫肺湯 |

【 효능 】 폐가 허한 데 한사가 침입하여 숨이 차고 기침이 나며 거품이 섞인 가래를 토하는 것을 치료한다.

【 처방 】 건강 · 계피 · 끼무릇반하 · 귤껍질陳皮 · 오미자 · 살구씨행인 · 감초 각각 4g, 족두리풀세신 · 아교주 각각 2g.

위의 약들을 썰어서 1첩으로 하여 생강 3쪽, 대추 2알과 함께 물에 달여서 먹는다[직지].

| 가미이중탕加味理中湯 |

【 효능 】 폐와 위가 다 차서[寒] 기침이 나는 것을 치료한다.

【 처방 】 인삼 · 흰삽주백출 · 건강 · 감초 · 벌건솔풍령적복령 · 끼무릇반하 · 귤껍질陳皮 · 족두리풀세신 · 오미자 각각 4g.

위의 약들을 썰어서 1첩으로 하여 생강 3쪽, 대추 2알과 함께 물에 달여서 먹는다[단심].

| 팔미관동화산八味款冬花散 |

【 효능 】 폐경肺經에 한열寒熱이 고르지 못하여 가래가 나오면서 기침이 낫지 않는 것을 치료한다.

【 처방 】 뽕나무뿌리껍질상백피 · 차조기잎자소엽 · 살구씨행인 · 마황 각각 6g, 관동화 · 자원용 · 오미자 · 감초 각각 4g.

위의 약들을 썰어서 1첩으로 하여 물에 달여서 찌꺼기를 버린다. 다음 주염열매조협만한 황랍을 넣고 다시 달여서 먹는다[단심].

| 이강원飴薑元 |

【효능】 냉수冷嗽를 치료한다.

【처방】 강엿 600g, 건강부드럽게 가루낸 것 160g.

위의 약에서 먼저 엿이당을 녹인 다음 여기에 건강 가루를 넣고 고루 섞어서 굳어진 다음 빚어서 늘 씹어 먹는다[향집].

열수熱嗽

서열暑熱에 상하여 나는 기침인데 이때에는 입이 마르고 목이 쉬며 거품 침을 토한다[입문].

- 기침하면서 얼굴이 벌겋게 되고 가슴과 배와 옆구리가 늘 달며[常熱] 발만 때때로 서늘해지고 맥이 홍활洪滑한 것은 열담熱痰이 속에 있는 것이다. 이때에는 반드시 소함흉탕小陷胸湯, 처방은 상한문(傷寒門) 에 있다.을 써야 하는데 이 약은 열수로 가슴이 그득한 것도 잘 치료한다[강목].
- 열수에는 진사육일산辰砂肉一散, 처방은 서문(暑門)에 있다. · 세폐산 · 인삼사폐탕 · 패모산 · 삼출조중탕 · 금반환 · 소황환, 황련화담환 · 사즙고 등을 쓴다[저방].

| 세폐산洗肺散 |

【효능】 기침이 나고 담이 성하며 열이 나고 폐기가 맑지 못한 것을 치료한다.

【처방】 끼무릇반하 12g, 속썩은풀황금 8g, 천문동 · 맥문동 · 오미자 각각 6g, 살구씨행인 4g, 감초 2g.

위의 약들을 썰어서 1첩으로 하여 생강 5쪽과 함께 물에 달여 먹는다[단심].

| 인삼사폐탕人蔘瀉肺湯 |

【 효능 】 열수熱嗽를 치료한다.

【 처방 】 양격산凉膈散, 처방은 화문(火門)에 있다 약재에서 박초를 빼고 인삼 · 지각 · 도라지길경 · 살구씨행인 · 뽕나무뿌리껍질상백피 각각 같은 양을 넣어서 달여서 먹는다[입문].

| 패모산貝母散 |

【 효능 】 화수火嗽와 구수久嗽를 치료한다.

【 처방 】 살구씨행인 12g, 관동화 8g, 지모 6g, 패모 · 뽕나무뿌리껍질상백피 · 오미자 · 감초 각각 4g.

위의 약들을 썰어서 1첩으로 하여 생강 3쪽과 함께 물에 달여서 먹는다[입문].

| 삼출조중탕蔘朮調中湯 |

【 효능 】 열을 내리고 기를 보하며 기침을 멈추고 숨이 찬 것을 안정시키며 비위를 고르게 하여 음식을 잘 먹게 한다.

【 처방 】 뽕나무뿌리껍질상백피 4g, 단너삼황기 3.2g, 인삼 · 흰삽주백출 · 흰솔풍령적복령 · 감초 각각 2.4g, 지골피 · 맥문동 · 귤껍질陳皮 각각 1.6g, 선귤껍질청피 0.8g, 오미자 20알.

위의 약들을 썰어서 1첩으로 하여 물에 달여서 먹는다[동원].

| 금반환芩半丸 |

【 효능 】 열수로 담이 생기는 것을 치료한다.

【 처방 】 속썩은풀황금 · 끼무릇반하 각각 40g.

위의 약들을 가루내어 생강즙에 쑨 풀에 반죽한 다음 알약을 만든다.

한 번에 70알씩 생강을 달인 물로 먹는다[입문].

| 소황환小黃丸 |

【 효능 】 열담으로 기침이 나고 맥이 홍洪하며 얼굴이 벌겋게 되고 번갈(煩渴)이 나는 것을 치료한다.

【 처방 】 속썩은풀황금 60g, 천남성 · 끼무릇반하, 이 2가지는 법제한 것 각각 40g.

위의 약들을 가루내어 생강즙에 불린 증병蒸餠에 반죽한 다음 알약을 만든다. 한 번에 50~70알씩 생강을 달인 물로 먹는다.

| 황련화담환黃連化痰丸 |

【 효능 】 열담으로 기침이 나는 것을 치료한다.

【 처방 】 황련 · 오수유 각각 6g, 귤껍질陳皮 20g, 끼무릇반하 60g.

위의 약들을 가루내어 생강즙에 쑨 풀에 반죽한 다음 알약을 만든다. 한번에 1백 알씩 생강을 달인 물로 먹는다[단심].

| 사즙고四汁膏 |

【 효능 】 기침을 멎게 하고 담을 삭이며 화를 내린다.

【 처방 】 좋은 배즙雪梨汁 · 연뿌리즙藕汁 · 생무즙生蘿汁 · 생박하즙生薄荷汁.

위의 약들을 각각 같은 양으로 한 다음 여기에 사탕가루를 넣고 고루 타서 약한 불에 고약이 되게 달여 1숟가락씩 먹는다[입문].

습수濕嗽

습사濕邪가 폐에 침범하여 생긴 기침인데 이때에는 몸이 무겁고 뼈마디가 안타깝게 아프며煩疼 으슬으슬 춥다[입문].

- 습에 상하여 기침할 때는 맥이 세細하고 뼈마디가 안타깝게 아프며 팔다리가 무겁고 간혹 땀이 나며 오줌이 잘 배설되지 않는다[의감].
- 습수에는 불환금정기산 · 백출탕 · 백출환을 쓴다.

| 백출탕白朮湯 |

【 효능 】 습수濕嗽로 담痰이 많고 몸이 무거우며 맥이 유세濡細한 것을 치료한다.

【 처방 】 흰삽주백출 12g, 끼무릇반하 · 귤홍 · 흰솔풍령적복령 · 오미자 각각 6g, 감초 2g.

위의 약들을 썰어서 1첩으로 하여 생강 5쪽과 함께 물에 달여 먹는다[제생].

| 백출환白朮丸 |

【 효능 】 습담濕痰으로 기침이 나고 몸이 무거우며 맥이 완緩한 것을 치료한다.

【 처방 】 흰삽주백출 60g, 천남성 · 끼무릇반하, 이 2가지는 법제한 것 각각 40g.

위의 약들을 가루내어 생강즙에 쑨 풀에 반죽한 다음 알약을 만든다. 한 번에 50~70알씩 생강을 달인 물로 먹는다[역로].

기수氣嗽

기수는 7가지 기氣에 상하여 생긴 기침이다. 이때에는 담연痰涎이 뭉쳐 혹시 헌솜 같거나 매화씨 같은 것이 목구멍에 붙어 있으면서 뱉으려고 하여도 나오지 않고 삼키려고 해도 넘어가지 않는다. 이런 병은 부인들에게 흔히 있다[입문].

- 기수일 때에는 소자강기탕蘇子降氣湯, 처방은 기문(氣門)에 있다 · 가미사칠탕加味四七湯, 처방은 신문(腎門)에 있다 · 단삼음자 · 청룡산 · 삼자양친탕 · 소자전 · 옥분환 · 성향환 · 귤강환 등을 쓴다[저방].

| 단삼음자團蔘飮子 |

【 효능 】 7정七情으로 생긴 기침과 허로로 폐와 비가 상하여 피고름을 많이 뱉으면서 점차 폐위가 되는 것과 장차 노채가 되려는 것을 치료한다.

【 처방 】 인삼 · 끼무릇반하 · 자원 · 아교주 · 나리백합 · 관동화 · 천문동 · 살구씨행인 · 뽕잎상엽, 서리 맞은 것 각각 4g, 족두리풀세신 · 감초 각각 2g, 오미자 15알.

위의 약들을 썰어서 1첩으로 하여 생강 3쪽과 함께 달여서 먹는다[제생].

| 청룡산靑龍散 |

【 효능 】 기침이 나면서 기가 치밀어 올라 눕지 못하는 것을 치료한다.

【 처방 】 인삼 · 귤껍질陳皮 · 차조기잎자소엽 · 오미자 각각 같은 양.

위의 약들을 썰어서 한 번에 40g씩 생강 3쪽과 함께 물에 달여서 먹는다[단심].

| 삼자양친탕三子養親湯 |

【 효능 】 기침이 나면서 숨결이 밭은 것을 치료하는 데 비脾를 보해서 음식을 잘 먹을 수 있게 한다.

【 처방 】 차조기씨자소자 · 무씨나복자 · 흰겨자백개자 각각 4g.

위의 약들을 종이 위에 놓고 약간 덖어 갈아서 달여 먹는다. 지나치게 달여서 맛이 쓰게 하지 말아야 한다[입문].

| 소자전蘇子煎 |

【 효능 】 늙은이나 허약한 사람이 기가 치밀어 올라 기침하는 것을 치료한다.

【 처방 】 차조기씨자소자, 따로 가루낸다 1되, 살구씨행인, 꺼풀과 끝과 두 알들이를 버리고 따로 갈아서 풀지게 만든다 1되, 생강즙 · 생지황즙 · 흰꿀 각각 1되.

위의 약에서 차조기씨자소자와 살구씨행인 2가지는 2가지 즙에 담갔다가 짓찧어 즙을 받고 찌꺼기는 다시 짓찧어 짜서 즙을 받는다. 이와 같이 찌꺼기가 모두 없어질 때까지 한 다음 꿀봉밀을 탄다. 이것을 그릇에 담아 물을 부은 가마에 넣고 중탕重湯하여 엿이당처럼 만든다. 한 번에 큰 숟가락으로 하나씩 하루 3번 먹는다. 지황즙 대신에 참대기름죽여을 써도 좋다[기효].

| 옥분환玉粉丸 |

【 효능 】 기담氣痰으로 기침하고 숨이 찬 것을 치료한다.

【 처방 】 귤껍질陳皮 80g, 천남성, 끼무릇반하 각각 40g.

위의 약들을 가루내어 생강즙에 불린 증병에 반죽한 다음 알약을 만든다. 한 번에 50~70알씩 생강을 달인 물로 먹는다[역로].

| 성향환星香丸 |

【 효능 】 기수로 담이 생기는 것을 치료한다.

【 처방 】 천남성 · 끼무릇반하 각각 120g백반 40g을 갈아서 푼 물에 이 2가지 약을 하룻밤 담가 둔다, 귤껍질陳皮, 쌀을 씻은 물에 하루 동안 담가 두었다가 흰속을 버리고 120g을 쓴다 200g, 향부자주엽열매(조각)를 달인 물에 2시간 동안 담갔다가 햇볕에 말린다 120g.

위의 약들을 불기운에 가까이 하지 않고 가루내서 생강즙에 쑨 풀로 반죽한 다음 알약을 만든다. 한 번에 50~70알씩 생강을 달인 물로 먹는다. 이것은 어떤 집에서 전하여 오는 비방인데 여러 번 시험한 것이다[단심].

| 귤강환橘薑丸 |

【 효능 】 오래된 기수氣嗽를 치료하는 데 아주 좋은 약이다.

【 처방 】 귤껍질陳皮 · 생강 각각 같은 양.

위의 약들을 짓찧어 약한 불기운에 말려서 가루낸 것 80g을 약누룩신국 80g으로 쑨 풀에 반죽하여 알약을 만든다. 한 번에 30~50알씩 미음으로 먹는다[입문].

| 담수痰嗽 |

담수란 가래가 나오면서 기침이 멎고 가슴이 몹시 그득한 것이다. 위胃에 있던 습담濕痰이 폐肺로 올라오면 반드시 기침이 난다[입문].

- 담수라는 것은 기침을 하면서 가래 끓는 소리가 나는 것인데 가래가 나오면 기침이 멎는다[단심].
- 담이 폐경肺經에 몰려서 기침이 나고 담연痰涎이 많이 나오는 데는 이진탕에 지각 · 도라지길경 · 하늘타리씨과루인 · 속썩은풀황금 · 패모를 넣어서 쓴다. 또 반과환도 쓴다.
- 추웠다 열이 났다 하면서 담수가 있는 데는 소시호탕小柴胡湯, 처방은 상한문(傷寒門)에 있다.에 지모 · 집함박꽃뿌리백작약 · 오미자 · 뽕나무뿌리껍질상백피을 넣어서 쓴다[정전].
- 가래가 많이 나오면서 열이 나는 데는 곤담환滾痰丸, 처방은 담음문(痰飮門)에 있다.을 쓴다.
- 담수일 때에는 세폐산 · 귤감산 · 적유산 · 이모산 · 옥지원 · 증청음 · 삼성단 · 남칠전원 · 안폐산 · 인삼산을 쓴다.

| 반과환半瓜丸 |

【 효능 】 담수를 치료한다.

【 처방 】 끼무릇반하 · 하눌타리씨과루인 각각 200g, 패모 · 도라지길경 각각 80g, 지각 60g, 지모 40g.

위의 약들을 가루내어 생강즙에 불린 증병에 반죽한 다음 알약을 만든다. 한 번에 50~70알씩 생강을 달인 물로 먹는다. 끼무릇은 반드시 생강즙에 오랫동안 불렸다가 누른 빛이 나도록 덖어서 써야 한다. 그렇지 않으면 목구멍이 아리다[정전].

| 귤감산橘甘散 |

【 효능 】 기수와 담수를 치료하는 데 효과가 좋다.

【 처방 】 귤껍질陳皮 생강약한 불기운에 말린 것 약누룩신국, 덖은 것 각각 같은 양.

위의 약들을 가루내어 따뜻한 물에 반죽한 다음 알약을 만든다. 한 번에 50~70알씩 하루 두 번 미음으로 먹는다[정전].

| 적유산滴油散 |

【 효능 】 담수로 얼굴이 크게 부은 것을 치료한다.

【 처방 】 방분蚌粉, 새 기왓장 위에 놓고 벌겋게 되도록 덖은 다음 땅 위에 놓아 화독(火毒)을 뺀 것 20g, 청대 4g.

위의 약들을 섞은 데에 참기름 몇 방울을 넣은 다음 김칫국물에 타서 먹으면 낫는다[의설].

| 옥지원玉芝元 |

【 효능 】 풍열로 담이 성盛하고 기침하며 목소리가 탁한 것을 치료한다.

【 처방 】 반하국 240g, 인삼 · 박하 · 흰솔풍령백복령 · 백반구운 것 · 천남성쌀 씻은 물에 담갔다가 약한 불기운에 말린 것 각각 120g.

위의 약들을 가루 내어 생강즙에 쑨 밀가루풀에 반죽한 다음 알약을 만든다. 한 번에 50~70알씩 생강을 달인 물로 먹는다[득효].

| 징청음澄淸飮 |

【 효능 】 담수를 치료하는 데 다른 약을 먹어도 효과가 없을 때 쓴다.

【 처방 】 천남성 · 끼무릇반하, 다 법제한 것 · 방분 · 지모 · 패모 · 백반 각각 4g.

위의 약들을 썰어서 1첩으로 하여 생강 5쪽과 함께 달여서 가라앉힌 다음 그 웃물[澄淸]을 천천히 먹는다[득효].

| 삼성단三聖丹 |

【 효능 】 오래된 담수를 치료하는 데 효과가 매우 좋다.

【 처방 】 끼무릇반하, 법제한 것 80g, 천남성잿불에 묻어 구운 것 40g, 감초생것 20g.

위의 약 가운데서 끼무릇반하과 천남성 이 2가지 약을 가루내어 생강즙에 버무려서 누룩을 만드는데 겨울에는 10일, 여름에는 5일, 봄과 가을에는 7일 동안 띄운다. 다음 가루내어 감초 가루와 함께 참대기름죽여 1사발에 버무려서 떡을 만들어 약한 불기운에 말린다. 그 다음 다시 참대기름죽여으로 축여서 약한 불기운에 말리는데 십여 번 반복하여 참대기름죽여이 다 없어질 때까지 한다. 이것을 다시 가루 내어 조린 꿀에 반죽한 다음 엿이당같이 만들어 잠잘 무렵에 1순가락씩 머금고 녹여서 참대기름죽여으로 넘긴다[정전].

| 남칠전원藍漆煎元 |

【 효능 】 담수를 치료한다.

【 처방 】 남칠 80g, 인삼 · 살구씨행인 · 호두살 각각 40g.
위의 약들을 가루내어 꿀봉밀에 반죽한 다음 알약을 만든다. 한 번에 1알씩 씹어서 생강을 달인 물이나 미음으로 넘긴다[향집].

| 안폐산安肺散 |

【 효능 】 담수가 처음 생겼거나 오래됐거나 다 치료한다.

【 처방 】 앵속각누렇게 되도록 볶은 것 160g, 마황, 감초볶은 것 각각 80g.
위의 약들을 거칠게 가루내어 한 번에 12g씩 오매 1알과 함께 달여 먹는다[강목].

| 인삼산人蔘散 |

【 효능 】 담수에 두루 쓴다.

【 처방 】 반하국 8g, 인삼 · 도라지길경 · 오미자 · 족두리풀세신 · 지각 · 벌건솔풍령적복령 · 살구씨행인 각각 4g, 감초 2g.
위의 약들을 썰어서 1첩으로 하여 생강 5쪽, 오매 1알과 함께 물에 달여 먹는다[단심].

| 백원자白圓子 |

【 효능 】 풍담風痰으로 나는 기침을 치료한다. 이것은 기침을 몹시 하다가 음식과 가래를 한 번 토한 다음에야 약간 진정되는 기침인데 간肝이 비토脾土를 침범하여 풍담이 몰리고 성해서 생긴 것이다.

【 처방 】 백원자白元子, 처방은 풍문(風門)에 있다. 약재에 목향 · 정향 · 귤홍 · 천마 · 전갈 · 백강잠을 넣어 쓴다.
위의 약들을 물에 달여 찌꺼기를 버린 다음 여기에 생강즙을 타서 먹는다[단심].

건수乾嗽

건수마른기침라는 것은 가래는 나오지 않으면서 나는 기침을 말한다. 이것은 기가 잘 순환하지 못하는 데 원인이 있다. 약간씩 기가 순환하지 못할 때에는 기침을 십여 번 연달아 해야 가래가 나오고 몹시 돌지 못할 때에는 기침을 십여 번 연달아 하여도 가래가 나오지 않는다. 이런 것을 건수라고 한다[강목].

- 건수라는 것은 폐 속에 진액津液이 없으면 생긴다[입문].
- 건수를 치료하고 폐를 보하려고 할 때에는 깨끗하게 씻은 생지황 1.2kg, 살구씨행인 80g, 생강, 꿀봉밀 각각 160g을 쓰는데 짓찧어 사기그릇에 담아 밥을 할 때 밥솥에 넣고 다섯 번에서 일곱 번 찐 후 새벽 5시경에 3숟가락씩 녹여 먹는다[본사].
- 또 한 가지 처방은 꿀봉밀 600g, 생강 1.2kg즙을 낸다으로 되어 있는데 먼저 약을 달일 구리그릇을 저울에 달아 중량을 잰 다음 꿀봉밀을 달아 넣고 그 중량을 잰다. 다음 생강즙을 넣고 약한 불에 달이는데 생강즙은 다 졸아들고 꿀봉밀만 남을 때까지 달인다. 한 번에 대추씨만큼씩 하루 세 번 입에 넣고 녹여 먹는다[천금].
- 건수에는 경옥고瓊玉膏, 처방은 신형문(身形門)에 있다. · 윤폐산 · 가미이모환 · 가려륵환 · 억담환抑痰丸, 처방은 담음문(痰飮門)에 있다을 쓴다.

밤에 나는 기침[夜嗽]

밤에 나는 기침은 음이 허한 것에 속하는데 이때에는 음분陰分의 화를 내려야 한다[입문].

- 음분에서 생긴 기침은 음이 허한 것에 속하기 때문에 이것을 치료할 때에는 지모로 기침을 멎게 하고 생강은 쓰지 말아야 한다. 그것은 생강의 매운 맛이

기를 흩어지게 하는 작용을 하기 때문이다[단심].

- 대체로 밤에 나는 기침과 오래된 기침 때에는 신기腎氣가 약해지고 화가 성해서 물이 마르거나 진액이 넘쳐나기 때문에 가래가 생긴다. 이때에는 육미지황원六味地黃元, 처방은 허로문(虛勞門)에 있다.에 황백 · 지모 · 천문동 · 패모 · 귤홍을 더 넣어 써서 화원을 보해야 한다. 그리고 자음강화탕滋陰降火湯, 처방은 화문(火門)에 있다도 쓴다[회춘].
- 밤에 나는 기침에는 자음청화고, 마황창출탕을 쓴다[저방].

| 마황창출탕麻黃蒼朮湯 |

【 효능 】 가을이나 겨울밤에 기침이 멎지 않고 계속 나다가 새벽이 되어야 덜해지며 입이 쓰고 가슴이 더부룩하며 옆구리가 아프고 가래침을 뱉으며 음식을 먹지 못하는 것을 치료한다.

【 처방 】 마황 32g, 삽주창출 20g, 단너삼황기 6g, 초두구 2.4g, 시호, 강호리강활 각각 2g, 방풍 · 당귀잔뿌리 · 감초생것 각각 1.6g, 감초볶은것 · 속썩은풀황금 각각 1.2g, 오미자 15알.

위의 약들을 썰어 2첩으로 나누어 물에 달여 먹는다[동원].

기침을 두루 치료하는 약[通治咳嗽藥]

기침할 때 가래가 나오지 않으면 맛이 맵고 단 약으로 폐를 눅여 주어야 한다. 그리고 기침할 때에는 먼저 담을 치료하고 담을 치료할 때에는 기를 내리는 것이 첫째이다. 그렇기 때문에 천남성과 끼무릇반하으로 담을 삭이면 기침이 저절로 멎는다. 그리고 지각이나 귤홍으로 기를 순조롭게 하면 담음은 저절로 없어진다. 담이 있으나 음식을 잘 먹으면 소승기탕小承氣湯, 처방은 상한문(傷寒門)에 있다으로 약간 설사시키고 담이 있어서 음식을 잘 먹지 못하면 후박탕厚朴湯, 처방은 잘 알 수 없다으로 소화시켜야 한다. 여름에 기침이 나면서 열이 나는 것을 열수熱嗽라고 하는데 이런 데는 소시호탕 160g에 석고 40g, 지모 20g을 더 넣어 쓴다. 겨울에 기침이 나면서 오한이 나는 것을 한수寒嗽라고 하는데 이런 데는 소청룡탕小靑龍湯에 살구씨행인를 넣어 쓴다. 이것이 대체적인 치료 방법이다[역로].

- 기침에는 2가지가 있는데 기침하면 곧 가래가 나오는 것은 비에 습이 성하여 가래가 잘 나오는 것이고 십여 번 기침하여도 가래가 잘 나오지 않는 것은 폐의 조燥한 기운이 담습痰濕보다 성한 것이다. 가래가 잘 나오면 천남성 · 끼무릇 · 주염열매조각, 태운 가루 등으로 비脾를 마르게 하고 가래가 잘 나오지 않으면 지각, 차조기, 살구씨 등으로 폐기를 순조롭게 해야 한다[단심].
- 기침이 나면서 옆구리 아래가 아프면 선귤껍질청피로 간기를 잘 소통하게 하고 흰겨자 등을 겸하여 써야 한다. 그리고 이진탕에 천남성 · 향부자 · 선귤껍질청피 · 청대를 더 넣어서 생강즙에 쑨 풀로 반죽하여 알약을 만들어 먹기도 한다[단심].
- 이진탕二陳湯은 기침할 때에 담痰을 삭게 하고 병의 근원을 치는[伐]약이다. 그러나 음이 허하고 혈이 허해서 화가 성하여 마른기침을 하는 데는 쓰지 않는다.
- 기침에는 청금음, 오수원을 두루 쓴다[제방].

| 청금음淸金飮 |

【 효능 】 여러 가지 기침을 치료한다.

【 처방 】 살구씨행인 · 흰솔풍령백복령 각각 6g, 귤홍 4.8g, 오미자 · 도라지길경 · 감초 각각 4g.

위의 약들을 썰어서 1첩으로 하여 물에 달여서 먹는다[필용].

- 일명 행인오미자탕杏仁五味子湯이라고도 한다[명의].

| 비급오수원備急五嗽元 |

【 효능 】 첫째로 기수氣嗽, 둘째로 음수飮嗽, 셋째로 조수燥嗽, 넷째로 냉수冷嗽, 다섯째로 사수邪嗽로 밤낮으로 기침하는 것이 멎지 않고 얼굴이 부으며 음식을 먹어도 소화되지 않는 것을 치료한다.

【 처방 】 육계 · 건강 · 주염열매조각 각각 같은 양.

위의 약들을 가루내어 꿀봉밀에 반죽한 다음 알약을 만든다. 한 번에 15알씩 따뜻한 물로 먹는다[국방].

천식에는 8가지가 있다[喘證有八]

천급喘急이라는 것은 기에 화가 몰려 걸쭉한 담稠痰이 폐와 위에 생겨서 된 것이다[단심].

- 천喘이라는 것은 화기火氣가 심하고 기가 성하여 숨이 가쁜 것이다[하간].
- 숨결이 가쁜 것을 천이라고 하고 목구멍에서 소리가 나는 것을 효哮라고 한다. 허하면 기운이 약하고 몸이 차며 얼음 같은 가래가 나온다. 실實하면 기운이 세고 가슴이 그득하며 몸이 달고[熱] 대변이 굳다[입문].
- 천이라는 것은 어떤 것인가. 폐는 기를 주관하는데 몸이 찰 때 찬것을 마시면 폐가 상하게 되어 폐기가 거슬러 오르기 때문에 생기는 것인데 이때에는 숨쉬기 가쁘면서 헐떡거리고 숨결이 잦으며 입을 벌리고 어깨를 들먹거리며 몸을 흔들고 배가 불룩해진다[명리].
- 천식에는 풍한천風寒喘 · 담천痰喘 · 기천氣喘 · 화천火喘 · 수천水喘 · 오랜 천식[久喘] · 위가 허하여 나는 천식[胃虛喘], 음허로 나는 천식[陰虛喘]이 있다. 여러 가지 병으로 나는 천식과 기침은 천식과 기침에 두루 쓰는 약으로 치료해야 한다[저방].

| 풍한천風寒喘 |

【 처방 】 풍한천이라는 것은 보통 감기로 풍한風寒이 속에 몰려 폐가 불어나고 기가 거슬러 올라서 된 천식이다. 풍사에 감촉된 데는 금비초산金沸草散, 처방은 위에 있다 · 마황산 · 인삼윤폐산 · 구보음九寶飮, 처방은 위에 있다. 등을 쓴다. 한사寒邪에 감촉된 데는 가미삼요탕 · 인삼정천탕 · 소청룡탕小靑龍湯, 처방은 상한문(傷寒門)에 있다. · 삼소온폐탕 · 오미자탕 · 구미이중탕 · 오호탕 · 지천원을 쓴다[저방].

- 폐가 차거나 허약하면 반드시 기운이 약하므로 몹시 추워하고 얼음 같은 가래가 나오는 증상이 있다[의감].

잡병편

| 마황산麻黃散 |

【 효능 】 풍에 상하여 숨이 차며 담이 막히고 콧물과 침이 걸쭉한 것을 치료한다.

【 처방 】 마황 8g, 계피 4.8g, 관동화 · 가자피 · 감초 각각 4g, 살구씨 행인 2.4g.

위의 약들을 썰어서 1첩으로 하여 좋은 차[細茶] 4g 과 함께 물에 달여 먹는다[득효].

| 인삼윤폐산人蔘潤肺散 |

【 효능 】 풍한에 기침이 나고 숨이 차며 담이 막히고 코가 메이는 것을 치료한다.

【 처방 】 패모 · 살구씨행인 각각 6g, 인삼 · 감초 각각 4g, 도라지길경, 갖풀아교 각각 2g, 귤홍 1g.

위의 약들을 썰어서 1첩으로 하여 차조기잎자소엽 2잎과 함께 물에 달여서 먹는다[단심].

| 인삼정천탕人蔘定喘湯 |

【 효능 】 폐가 한사에 감촉되어 숨이 몹시 찬 것을 치료하는데 기침도 낫게 한다.

【 처방 】 인삼꿀에 축여서 볶은 것 8g, 오미자 6g, 마황 · 인삼 · 반하국 · 아교주 · 감초 각각 4g, 뽕나무뿌리껍질상백피 2g.

위의 약들을 썰어서 1첩으로 하여 생강 3쪽과 함께 달여서 먹는다[득효].

| 삼소온폐탕蔘蘇溫肺湯 |

【 효능 】 몸이 찬데 또 찬 것을 마신 것으로 폐가 상하여 숨이 차서 헐떡거리고 속이 답답하여 가슴이 갑갑하고 숨결이 밭은 것을 치료한다.

【 처방 】 인삼 · 차조기잎자소엽 · 육계 · 목향 · 오미자 · 귤껍질陳皮 · 끼무릇반하 · 뽕나무뿌리껍질상백피 · 흰삽주백출 · 흰솔풍령백복령 각각 4g, 감초 2g.

위의 약들을 썰어서 1첩으로 하여 생강 3쪽과 함께 물에 달여서 먹는다[동원].

| 오미자탕五味子湯 |

【 효능 】 한천寒喘 : 양이 허하여 찬 기운이 성해서 생긴 천식이다. 이때 증상은 숨이 차면서 손발이 싸늘하고 맥이 침세(沈細)하다. 풍한천의 준말이다.을 치료한다.

【 처방 】 마황 8g, 오미자 · 살구씨행인 · 귤홍 각각 6g, 생강말린 것 · 계피 · 감초 각각 4g.

위의 약들을 썰어서 1첩으로 하여 차조기잎자소엽 3잎과 함께 달여서 먹는다[직지].

| 가미삼요탕加味三拗湯 |

【 효능 】 한천을 치료한다.

【 처방 】 마황 8g, 귤껍질陳皮 6g, 살구씨행인, 오미자 각각 4.8g, 계피 4g, 감초 2g.

위의 약들을 썰어서 1첩으로 하여 생강 3쪽과 함께 달여서 먹는다[득효].

| 구미이중탕九味理中湯 |

【 효능 】 한천寒喘을 치료한다. 한천이라는 것은 손발이 차고 맥이 침세(沈細)한 것이다.

【 처방 】 사인간 것 · 건강싸서 구운 것 · 차조기씨자소자 · 후박 · 계피 · 귤껍질陳皮 · 감초덖은 것 각각 4g, 침향 · 목향 각각 2g이 2가지 약은 다 물에 갈아 즙을 낸다.

위의 약들을 썰어서 1첩으로 하여 생강 3쪽과 함께 물에 달인 다음 즙을 짠다. 여기에 침향즙과 목향즙을 타서 먹는다[회춘].

| 오호탕五虎湯 |

【 효능 】 한사에 상하여 숨이 찬[急] 것을 치료한다.

【 처방 】 마황 12g, 석고 20g, 살구씨행인 8g, 감초 4g, 좋은 차[細茶] 한자밤, 뽕나무뿌리껍질상백피 6g.

위의 약들을 썰어서 1첩으로 하여 생강 3쪽, 파밑총백 1대와 함께 물에 달여 먹는다[의감].

| 지천원止喘元 |

【 효능 】 냉천冷喘을 치료한다.

【처방】 필발 · 후추호초 · 인삼 · 호두살 각각 같은 양.

위의 약들을 가루내어 꿀봉밀에 반죽한 다음 40g으로 알약 30알씩 만든다. 한 번에 1알씩 잘 씹어서 따뜻한 물로 넘긴다[유취].

담천痰喘

담천이라는 것은 숨찬[喘] 증상이 나타나면 곧 목에서 가래 끓는 소리가 나는 것이다[입문].

- 담천일 때에는 천민도담탕 · 가감삼기탕 · 패모산 · 평폐산 · 자소반하탕 · 정천화담탕 · 윤폐고 · 소자도담강기탕 · 대라조환 · 거담환 등을 쓴다[제방].
- 여러 가지 천식이 한창 발작할 때는 가래가 나오지 않다가 발작이 멎으려 할 때에 가래를 토하게 된다. 즉 발작할 때에는 담이 막혀 통하지 못하기 때문에 숨이 차다. 그러므로 이때에는 담이 통하는 길을 열어 주어야 쉽게 낫는다. 이런 데는 도라지길경 · 하늘타리씨과루인 · 지각 · 살구씨행인 · 차조기잎자소엽 · 전호 등으로 담이 나오게 해야 한다. 그 다음 허하고 실한 데 따라 조리하여야 하는데 실하면 침향곤담환沈香滾痰丸, 처방은 담음문(痰飮門)에 있다.을 쓰고 허하면 인삼 · 단너삼황기 · 당귀 · 흰삽주백출로 보해 주어야 한다[강목].

| 천민도담탕千緡導痰湯 |

【효능】 담천으로 눕지 못하는 것을 치료하는 데 한번 먹으면 곧 낫는다.

【처방】 끼무릇반하 7알싸서 구워 매알을 4쪽씩 낸다, 천남성 · 귤껍질陳皮 · 벌건솔풍령적복령 · 지각 각각 4g, 주염열매조협 · 감초 각각 1치이 2가지는 덖는다.

위의 약들을 썰어서 1첩으로 하여 생강 5쪽과 함께 물에 달여 먹는다[의감].

| 가감삼기탕加減三奇湯 |

【 효능 】 기침이 나고 숨이 차며 기가 치밀어 오르고 담연痰涎이 잘 나가지 않는 것을 치료한다.

【 처방 】 끼무릇반하 8g, 도라지길경 · 귤껍질陳皮 · 선귤껍질청피 · 인삼 · 뽕나무뿌리껍질상백피 · 차조기잎자소엽 · 살구씨행인 · 오미자 각각 4g, 감초 2g.

위의 약들을 썰어서 1첩으로 하여 생강 3쪽과 함께 물에 달여 먹는다[동원].

| 패모산貝母散 |

【 효능 】 열수熱嗽와 담천을 치료하는 데 오전 7~9시경에 먹으면 오후 5~7시경에 낫는다. 이것이 바로 위에 있는 이모산이다[득효].

| 평폐산平肺散 |

【 효능 】 천식과 기침을 할 때 담이 추웠다 열이 났다 하며 목구멍과 입이 마르는 것을 치료한다.

【 처방 】 귤껍질陳皮 4g, 끼무릇반하 · 앵속각 · 박하 · 차조기잎자소엽 · 오매살 · 자원 · 지모 · 뽕나무뿌리껍질상백피 · 오미자 · 살구씨행인 · 도라지길경 각각 2.8g, 감초 2g.

위의 약들을 썰어서 1첩으로 하여 생강 3쪽과 함께 물에 달여서 먹는다[단심].

| 자소반하탕紫蘇半夏湯 |

【 효능 】 천식과 기침으로 담이 성하고 추웠다 열이 났다 하는 것을 치료한다.

【 효능 】 뽕나무뿌리껍질상백피 8g, 살구씨행인 6g, 끼무릇반하 · 귤껍질陳皮 · 차조기잎자소엽 · 오미자 · 자원 각각 4g.

위의 약들을 썰어서 1첩으로 하여 생강 3쪽과 함께 물에 달여서 먹는다[단심].

| 정천화담탕定喘化痰湯 |

【 효능 】 기침하는 것과 담천을 치료한다.

【 처방 】 귤껍질陳皮 8g, 끼무릇반하 · 천남성이 2가지는 법제한 것 각각 6g, 살구씨행인 8g, 오미자 · 감초 각각 3.2g, 관동화 · 인삼 각각 2.8g.

위의 약들을 썰어서 1첩으로 하여 생강 5쪽과 함께 물에 달여서 먹는다[단심].

| 윤폐고潤肺膏 |

【 효능 】 위와 같은 증상을 치료한다.

【 처방 】 자원 · 살구씨행인 · 관동화 각각 40g, 마황 · 도라지길경 · 가자 · 족두리풀세신 각각 20g, 백반구운 것 4g, 호두살 40g, 생강즙을 낸 것 80g, 참기름 300g, 꿀봉밀 600g.

위의 약 가운데서 앞의 9가지 약을 가루낸다. 그리고 먼저 기름을 조리다가 여기에 꿀을 넣고 달여서 거품을 걷어 낸다. 다음 약가루 와 생강즙을 넣고 잘 저어서 한 번에 2~3순가락씩 잠잘 무렵에 끓는 물에 타서 먹는다[단심].

| 소자도담강기탕蘇子導痰降氣湯 |

【 효능 】 담천痰喘으로 기가 치밀어 오르는 것을 치료한다.

【 처방 】 차조기씨자소자 8g, 끼무릇반하 당귀 각각 6g, 천남성 · 귤껍질 각각 4g, 전호 · 후박 · 지실 · 벌건솔풍령적복령 각각 2.8g, 감초 2g.

위의 약들을 썰어서 1첩으로 하여 생강 3쪽, 대추 2알과 함께 물에 달여 먹는다[필용].

| 대라조환 |

【 효능 】 기천氣喘 · 담천痰喘 · 풍담風痰 · 식담食痰 · 주담酒痰 · 밀가루 음식독 등을 치료한다.

【 처방 】 무씨나복자, 덖은 80g, 주염열매조각, 약성이 남게 태운 것 40g, 천남성 · 끼무릇반하, 이 2가지는 법제한 것 · 살구씨행인 · 하눌타리씨과루인 · 향부자동변에 법제한 것 · 청대 · 귤껍질陳皮 각각 20g.

위의 약들을 가루내어 약누룩신국으로 쑨 풀에 반죽한 다음 알약을 만든다. 한 번에 60~70알씩 생강을 달인 물로 먹는다[입문].

| 거담환祛痰丸 |

【 효능 】 풍담으로 숨이 차고 기침하는 것을 치료한다.

【 처방 】 인삼 · 목향 · 천마 · 귤껍질陳皮 · 벌건솔풍령적복령 · 선귤껍질청피 · 흰삽주백출 각각 40g, 주염열매조협 36g, 회나무열매괴실 · 끼무릇반하 각각 30g.

위의 약들을 가루내어 생강즙으로 쑨 풀에 반죽한 다음 알약을 만든다. 한 번에 50~70알씩 데운 술이나 생강을 달인 물로 먹는다[단심].

기천氣喘

기천이라는 것은 7정七情에 상하여 생기는 것인데 숨은 가쁘나 가래 끓는 소리는 없는 것이다.

- 기천이란 놀라거나 근심하는 것으로 하여 기가 몰리면 생기는데 이때에는 두려워하고 답답해하며 숨 쉴 때 코가 벌름거리면서 숨을 가쁘게 쉬고 가래 끓는 소리는 없다[입문].

- 천이라는 것은 기운이 치밀어 올라서 숨을 들이쉴 때 가빠서 숨 쉬기 힘들어 하는 것이다[의감].
- 기가 허하여 숨결이 밭고 숨이 찬 데는 맛이 쓰고 성질이 찬 약을 쓰지 말아야 한다. 그것은 화가 성盛하기 때문이다. 이런 때에는 인삼 · 황백꿀을 발라 구운 것 · 맥문동 · 지골피 등 약을 쓴다[단심].
- 기가 실實한 데 단너삼황기을 많이 먹어서 생긴 기천일 때에는 삼요탕을 써서 기를 내려야 한다[단심].
- 기천일 때에는 가미사칠탕加味四七湯, 처방은 신문(腎門)에 있다 · 사마탕 · 육마탕 · 청금탕 · 소자강기탕蘇子降氣湯, 처방은 기문(氣門)에 있다 · 가미백출산 · 정폐탕 · 행인반하탕 · 행소음, 조강탕 · 가미사군자탕 · 침향강기탕沈香降氣湯, 처방은 기문(氣門)에 있다.을 쓴다.

| 사마탕四磨湯 |

【 효능 】 7정七情이 몰리고 맺혀서 기가 치밀어 올라 숨이 몹시 찬 것을 치료한다.

【 처방 】 인삼 · 빈랑 · 침향 · 오약 각각 같은 양.

위의 약들을 진하게 갈아 물잔으로 7번 넣고 세 번에서 다섯 번 끓어오르게 달여서 아무 때나 약간 따뜻하게 하여 먹는다[동원].

| 육마탕六磨湯 |

【 효능 】 위와 같은 증상을 치료한다. 또한 가슴 속에 기氣가 막힌 것도 치료하는 데 효과가 아주 좋다.

【 처방 】 이 약은 사마탕에 목향과 지각을 각각 같은 양으로 하여 넣은 것인데 약 짓는 방법과 먹는 방법은 위의 처방과 같다[동원].

| 청금탕淸金湯 |

【 효능 】 기침이 나고 숨이 몹시 차며 가슴이 갑갑하고 기가 거슬러 올라와 앉으나 누우나 편안치 않은 것을 치료한다.

【 처방 】 귤껍질陳皮 · 벌건솔풍령적복령 · 살구씨행인 · 아교주 · 오미자 · 뽕나무뿌리껍질상백피 · 율무쌀의이인 · 차조기잎자소엽, 나리 · 패모 · 반하국 · 관동화 각각 2.8g, 앵속각 · 인삼 · 감초 각각 1.2g.

위의 약들을 썰어서 1첩으로 하고 여기에 생강 3쪽, 대추 2알, 오매 1알을 넣어서 물에 달여 먹는다[강목].

잡병편

| 가미백출산加味白朮散 |

【 효능 】 기가 허하여 숨이 차고 음식맛이 없는 것을 치료하는 데 숨이 차고 기침을 하는 것이 술을 마시면 발작하는 것도 낫게 한다.

【 처방 】 삼령백출산蔘 白朮散, 처방은 내상문(內傷門)에 있다 약재에 귤껍질陳皮, 끼무릇반하 각각 4g을 넣은 것이다.

위의 약들을 1첩으로 하고 여기에 생강 3쪽, 뽕나무뿌리껍질상백피 넣어서 달여 먹는다[득효].

| 정폐탕定肺湯 |

【 효능 】 기가 치밀어 올라 숨이 차고 기침이 나는 것을 치료한다.

【 처방 】 자원용 · 오미자 · 귤껍질陳皮 · 차조기씨자소자 · 살구씨행인 · 뽕나무뿌리껍질상백피 · 끼무릇반하 · 지각 · 감초 각각 4g.

위의 약들을 썰어서 1첩으로 하여 생강 5쪽, 차조기잎자소엽 5잎과 함께 물에 달여서 먹는다[직지].

| 행인반하탕杏仁半夏湯 |

【 효능 】 폐기가 부족하여 숨이 차고 기침이 나는 것을 치료한다.

【처방】 살구씨행인 · 끼무릇반하 · 도라지길경 · 귤껍질陳皮 · 벌건솔풍령적복령 · 방기 · 뽕나무뿌리껍질상백피 · 백반 각각 4g, 주염열매조각 · 박하 각각 2g, 감초 1치.

위의 약들을 굵게 가루내어 생강 3쪽과 함께 물에 달여서 먹는다[단심].

| 행소음杏蘇飮 |

【효능】 기가 치밀어 올라 숨이 차고 기침이 나며 목이 붓는 것을 치료한다.

【처방】 차조기잎자소엽 8g, 자원, 감초 각각 4g, 귤껍질陳皮 · 도라지길경 · 마황 · 뽕나무뿌리껍상백피 · 아교주 각각 3g, 오미자 · 빈랑껍질 · 오매살 · 살구씨행인 각각 2g.

위의 약들을 썰어서 1첩으로 하여 생강 5쪽과 함께 물에 달여서 먹는다[단심].

| 조강탕調降湯 |

【효능】 숨이 몹시 차고 기침이 나며 기가 치밀어 오르는 것을 치료한다.

【처방】 지각 5.2g, 감초 4g, 끼무릇반하 · 도라지길경 · 벌건솔풍령적복령 · 선귤껍질청피 · 귤껍질陳皮 · 차조기씨자소자 · 빈랑 · 꽃다지씨정력자, 덖은 것 각각 2.8g, 백두구 · 목향 · 사인 · 차조기자소엽 각각 2g.

위의 약들을 썰어서 1첩으로 하여 생강 5쪽과 함께 물에 달여서 먹는다[직지].

| 가미사군자탕加味四君子湯 |

【효능】 기천을 치료한다.

【 처방 】 인삼 · 흰삽주백출 각각 5.2g, 감초 4g, 당귀 3.2g, 벌건솔풍령적복령 · 귤껍질陳皮 · 후박 · 사인 · 차조기씨자소자 · 뽕나무뿌리껍질상백피 각각 2.4g, 침향 · 목향 각각 2g이 2가지는 물에 갈아 즙을 낸다.

위의 약들을 썰어서 1첩으로 하여 생강 3쪽, 대추 2알과 함께 물에 달인 다음 여기에 침향즙 과 목향즙을 타서 먹는다[회춘].

화천火喘

수태음경맥의 시동병是動病일 때에는 폐에 가득해서 숨이 차고 기침이 나며 소생병所生病일 때에는 기침하고 기가 치밀어 올라 숨이 차서 가슴이 가득하다[영추].

- 이것은 모두 충맥衝脈의 화火가 가슴으로 올라와서 생긴 병이다.
- 화천에는 백호탕白虎湯, 처방은 상한문(傷寒門)에 있다에 하늘타리씨과루인 · 지각 · 속썩은풀황금을 넣어서 달여 먹으면 효과가 있다. 또한 쌍옥산도 효과가 있다[강목].
- 화천일 때에는 도담탕導痰湯, 처방은 담음문(痰飮門)에 있다에 속썩은풀황금 · 황련 · 산치자 · 살구씨행인 · 하늘타리씨과루인를 넣고 써서 폐기를 시원하게 하고 화를 내리며 담을 삭여야 한다[입문].
- 화천일 때에는 맥문동탕 · 가감사백산 · 자음강화탕滋陰降火湯, 처방은 화문(火門)에 있다 · 가미생맥산 · 사화청폐탕 · 옥액산 · 옥화산이 좋다[저방].

| 쌍옥산雙玉散 |

【 효능 】 열천으로 가래가 샘물 솟듯이 나오는 것을 치료한다.

【 처방 】 한수석, 석고 각각 같은 양.

위의 약들을 보드랍게 가루내어 한 번에 12g씩 인삼을 달인 물에 타서 먹는다[보명].

잡병편

| 맥문동탕麥門冬湯 |

【 효능 】 화천을 치료한다.

【 처방 】 맥문동 12g, 끼무릇반하 8g, 인삼 4g, 감초 2g, 입쌀 1홉, 대추 3알.

위의 약들을 썰어서 1첩으로 하여 물에 달여서 하루 두 번 먹는다[중경].

- 폐가 팽팽하고 가득해서 숨이 차고 기침이 나는 데는 오미자를 많이 쓰고 인삼을 그 다음으로 쓰며 맥문동은 또 그 다음으로 쓰고 황련은 조금 쓴다. 병이 심하여 양손을 마주 쥐면서 정신이 흐릿해지는 것은 진기가 몹시 허하기 때문이다. 이럴 때는 단너삼황기 · 오미자 · 인삼을 넣어서 쓰고 만일 기가 왕성한 데는 오미자와 인삼을 빼고 속썩은풀황금과 형개수를 넣어 쓴다[동원].

| 가감사백산加減瀉白散 |

【 효능 】 음기는 하초에 있고 양기는 상초에 있어서 기침과 구역이 나고 숨이 찬 것을 치료한다.

【 처방 】 뽕나무뿌리껍질상백피 6g, 지골피 벌건솔풍령적복령 각각 4.8g, 인삼 3.2g, 귤껍질陳皮 · 오미자 각각 2g, 선귤껍질청피 감초 각각 1.2g, 멥쌀 1자밤.

위의 약들을 썰어서 1첩으로 하여 물에 달여 먹는다[동원].

| 가미생맥산加味生脈散 |

【 효능 】 맥이 복伏하면서 숨이 차고 손발이 싸늘한 것을 치료하는 데 이 약을 쓰면 효과가 있다.

【 처방 】 오미자 12g, 인삼 · 맥문동 · 살구씨행인 · 귤껍질 각각 8g.

위의 약들을 썰어서 1첩으로 하여 생강 5쪽, 대추 2알과 함께 물에 달여 먹는다.

- 기가 허하여 몹시 숨이 찰 때에는 인삼을 달여 자주 먹어 보아서 숨찬 것이 진정되면 살고 진정되지 않으면 죽을 수 있다.

| 사화청폐탕瀉火淸肺湯 |

【 효능 】 화천을 치료한다.

【 처방 】 속썩은풀황금 4g, 산치자 · 지실 · 뽕나무뿌리껍질상백피 · 귤껍질陳皮 · 살구씨행인 · 벌건솔풍령적복령 · 차조기씨자소자 · 맥문동 · 패모 각각 3.2g, 침향 2g물에 갈아서 즙을 낸다, 주사 2g수비한 것.

위의 약들을 썰어서 1첩으로 하여 물에 달여서 즙을 낸 다음 여기에 침향즙 과 주사가루, 참대기름죽여을 타서 먹는다[회춘].

| 옥액산玉液散 |

【 효능 】 숨이 차고 기침이 나며 입이 마르고 갈증이 나는 것을 치료한다.

【 처방 】 하눌타리뿌리과루근 · 지모 · 패모덖은 것 각각 40g, 인삼 · 감초 각각 20g.

위의 약들을 가루 낸다. 그리고 먼저 황랍 8g 을 녹여 미음에 탄 다음 여기에 약 가루 8g을 풀어서 먹는다[득효].

| 옥화산玉華散 |

【 효능 】 기침을 하고 숨이 찬 것을 치료하는 데 폐기를 맑게 한다.

【 처방 】 첨정력덖은 것, 뽕나무뿌리껍질상백피, 덖은 것 · 천문동 · 마두령 · 끼무릇반하 · 자원, 살구씨행인 · 패모 · 나리백합 · 인삼 각각 4g, 백부, 감초 각각 2g.

위의 약들을 썰어서 1첩으로 하여 생강 4쪽, 대추 2알과 함께 물에 달여 먹는다[단심].

수천水喘

수천이라는 것은 수기水氣로 소리가 나고 가슴이 두근거리며 숨이 찬 것인데 이때에는 정조산을 쓴다[입문].

- 환자가 물을 많이 마시면 숨이 차게 된다.
- 지음支飮으로 숨이 차서 숨을 잘 쉴 수 없는 데는 정력대조사폐탕을 쓴다[중경].
- 수종水腫일 때에는 배가 불러 오르면서 숨이 차게 된다. 대체로 숨이 차면 반드시 배가 불러오르게 되고 배가 불러오면 반드시 숨이 차게 된다. 이 2가지 증은 서로 원인이 되는데 이때에는 대소변도 잘 배설되지 않는다. 폐는 기를 주관하므로 먼저 숨이 차고 그 다음에 배가 붓는 것은 폐와 관련하여 생기는 것이다. 이때에는 폐금肺金을 시원하게 하고 화火를 내린 다음에 오줌을 배설하게 해야 한다. 비는 습濕을 주관하므로 먼저 배가 붓고 그 다음에 숨이 찬 것은 비와 관련하여 생기는 것이다. 이때에는 습을 말리고 오줌을 잘 배설하게 한 다음에 폐금을 시원하게 해야 한다[입문].
- 지음으로 숨이 차서 눕지 못하고 숨결이 밭아서 기대고 숨을 쉬며 맥이 평한 데는 소청룡탕小靑龍湯, 처방은 상한문(傷寒門)에 있다을 주로 쓴다[중경].
- 습열로 숨이 차면 평기산, 가감사백산을 쓴다[보감].
- 수천水喘이라는 것은 담음이 머물러 있어서 가슴이 그득하고 답답하면서 다리가 먼저 붓는 것인데 이때에는 평폐탕이나 행소음을 쓴다[저방].

| 정조산 |

【 효능 】 수천으로 혹 얼굴이 붓는 것을 치료한다.

【 처방 】 꽃다지씨정력자를 누렇게 볶아 가루낸다. 그리고 대추 10알을 진하게 달여서 대추는 버린 다음 여기에 약 가루 8g씩을 타서 먹는다[입문].

| 정력대조사페탕 大棗瀉肺湯 |

【 효능 】 폐옹肺癰으로 숨이 차서 누워 있지 못하는 것과 지음으로 숨이 찬 것을 치료한다.

【 처방 】 꽃다지씨정력자를 누렇게 덖어서 가루내어 꿀봉밀에 반죽한 다음 알약을 만든다. 그리고 대추 20알을 물 3되에 넣고 2되가 되게 달여서 대추는 버린다. 다음 여기에 알약 1알을 넣고 절반이 되게 달여서 한 번에 먹는다.

- 어떤 사람이 잠깐 사이에 가래를 2홉 반이나 토하면서 기침이 나고 숨이 찬 것이 멎지 않았다.

잡병편

| 신비탕神秘湯 |

【 효능 】 기가 치밀어 오르고 숨이 차서 눕지 못하는 것을 치료한다. 누우면 숨이 찬 것은 수기가 치밀어 올라 폐로 들어갔기 때문이다. 폐기가 잘 통하지 못하고 맥이 침대沈大해진다. 이런 때에 이 약을 쓰는 것이 좋다.

【 처방 】 차조기잎자소엽 · 귤홍 · 뽕나무뿌리껍질상백피 각각 8g, 인삼 · 벌건솔풍령적복령 · 끼무릇반하 각각 4g, 목향 2g.

위의 약들을 썰어서 1첩으로 하여 생강 5쪽과 함께 물에 달여서 하루 두 번 먹는다[강목].

| 평기산平氣散 |

【 효능 】 습열로 숨이 찬 것을 치료한다.

【 처방 】 나팔꽃흰씨견우자, 절반은 생것, 절반은 덖어서 맏물가루낸 것 80g, 대황 28g, 귤껍질흰 속을 버린 것 20g, 선귤껍질청피, 빈랑 각각 12g.

위의 약들을 보드랍게 가루내어 한 번에 12g씩 생강을 달인 물에 타서 먹는다.

● 살이 찐 어떤 부인이 장마철 때 술과 소젖을 마신 다음 배가 붓고 숨이 차며 가슴이 가득하고 숨 소리가 집 밖에서까지 들을 수 있게 되었으며 편안히 눕지 못하고 대소변이 나오지 않았다. 이것은 습열이 지나치게 성해서 생긴 천식이다. 사기邪氣가 성하면 실증이 되는데 실증이 되면 설사시켜야 한다. 그래서 이 약을 한 번 먹이니 절반 정도 나았고 두 번 먹이니 숨찬 것은 멎었다. 그러나 가슴이 갑갑하고 입이 마르며 때로 기침이 났다. 그리하여 다시 가감사백산加減瀉白散을 먹였는데 모두 나았다[보감].

| 가감사백산加減瀉白散 |

【 처방 】 뽕나무뿌리껍질상백피 · 지골피 · 지모 · 도라지길경 · 귤껍질陳皮, 선귤껍질청피 각각 4g, 속썩은풀황금, 감초 각각 2g.

위의 약들을 썰어서 1첩으로 하여 물에 달여서 먹는다[보감].

| 평폐탕平肺湯 |

【 효능 】 폐肺와 신腎에는 모두 지음至陰으로 수기가 몰릴 수 있는데 숨이 차고 기침이 나는 것은 수기가 침범한 것이다.

【 처방 】 꽃다지씨정력자, 덖은 것 8g, 뽕나무뿌리껍질상백피, 덖은 것 · 도라지길경 · 지각 · 끼무릇반하 · 차조기잎자소엽 각각 4g, 마황 3g, 감초 2g.

위의 약들을 썰어서 1첩으로 하여 생강 5쪽과 함께 물에 달여서 먹는다[직지].

오래된 천식[久喘]

오랜 병으로 숨결이 잦으면서 잘 이어지지 않아 천식 비슷하지만 천식이 아닌 데는 단인삼탕을 쓴다. 혹은 조중익기탕調中益氣湯, 처방은 내상문(內傷門)에 있다을 쓰기도 한다.

- 여러 가지 천식이 오래도록 낫지 않는 데는 소라조환이나 인삼청폐음人蔘淸肺飮, 처방은 위에 있다에 앵속각의 양을 곱절로 넣어 써서 진정시켜야 한다[입문].
- 오랜 천식이 발작하기 전에는 인삼반하환을 쓰고 이미 발작한 데에는 침향곤담환沈香滾痰丸, 처방은 담음문(痰飮門)에 있는데, 즉 곤담환(滾痰丸)이다.을 쓴다. 여러 번 경험해 보았는데 모두 좋았다[하간].
- 오랜 천식에는 인삼자원탕 · 정천탕 · 납전산 · 금불환산 · 인삼윤폐환을 쓴다[저방].

잡병편

| 단인삼탕單人蔘湯 |

【 효능 】 기가 허하여 생긴 천식을 치료한다.

【 처방 】 인삼 40g을 썰어서 물에 달여 자주 먹는다[입문].

| 소라조환 |

【 효능 】 오랜 천식을 치료하는 데 사용한다.

【 처방 】 무씨나복자, 찐 것 80g, 주염열매조각, 덖은 것 20g, 천남성백반물에 담갔다가 햇볕에 말린 것 · 하눌타리씨과루인 · 조가비가루합분 각각 40g.
위의 약들을 가루내어 꿀봉밀을 탄 생강즙에 고루 반죽한 다음 알약을 만들어 입에 머금고 녹여 먹는다[강목].

| 인삼반하환人蔘半夏丸 |

【 효능 】 담연痰涎을 삭이고 기침을 멎게 하며 숨찬 것을 낫게 하는데 풍담風痰 · 다담茶痰 · 식담食痰 등 일체의 담병을 치료한다.

【 처방 】 조가비가루해합분 80g, 끼무릇반하 · 건강 · 백반 · 한수석 각각 40g, 인삼 · 벌건솔풍령적복령 · 박하 · 천남성싸서 구운 것 각각 20g,

곽향 10g.

위의 약들을 가루 내어 풀에 반죽한 다음 알약을 만든다. 한 번에 30알씩 생강을 달인 물로 하루 3번 먹는다[보감].

| 인삼자원탕 |

【 효능 】 기침이 나고 몹시 숨찬 것이 오래도록 낫지 않는 것을 치료한다.

【 처방 】 앵속각생강즙에 법제한 것 8g, 사인 6g, 살구씨행인 · 관동화 각각 4g, 오미자 · 계지 각각 2g, 인삼 · 자원 · 감초 각각 1.6g.

위의 약들을 썰어서 1첩으로 하여 생강 5쪽, 오매 1알과 함께 물에 달여 먹는다[단심].

| 납전산蠟煎散 |

【 효능 】 허로로 오랫동안 숨이 차고 기침이 나면서 또는 피고름이 나오는 것을 치료한다.

【 처방 】 살구씨행인 · 인삼 · 맥문동 · 마산약 · 흰솔풍령백복령 · 패모 · 나리백합 · 녹각교없으면 대신 갖풀(아교)을 쓴다 · 감초덖은 것 각각 같은 양.

위의 약들을 굵게 가루낸다. 한 번에 12g씩 황랍, 주염열매조각만한 것과 함께 물에 달여 따뜻하게 해서 먹는다[단심].

| 금불환산金不換散 |

【 효능 】 숨이 차고 기침이 오랫동안 멎지 않는 것을 치료한다.

【 처방 】 앵속각꿀에 축여 볶은 것 20g, 지각 16g, 살구씨행인 · 감초 각각 12g.

위의 약들을 썰어서 2첩으로 나누어 생강 3쪽, 오매 1알과 함께 물에 달여 먹는다[득효].

| 인삼윤폐환人蔘潤肺丸 |

【 효능 】 폐가 허하여 기침이 나고 숨이 찬 것이 오래되어 허로가 된 것을 치료한다.

【 처방 】 지모 120g, 도라지길경 · 계피 각각 100g, 인삼 · 관동화 · 살구씨행인 · 족두리풀세신 · 감초 각각 80g.

위의 약들을 가루내서 꿀에 반죽하여 가시연밥검인만하게 알약을 만든다. 한 번에 1알씩 잘 씹어서 생강을 달인 물로 넘긴다[입문].

단방單方

모두 18가지인삼호도탕, 삼도탕이 들어 있다.이다.

| 인삼人蔘 |

【 효능 】 폐가 허하여 숨결이 받고 몹시 빠르며 기침이 나고 숨이 찬 데 쓴다. 인삼고人蔘膏, 처방은 기문(氣門)에 있다., 독삼탕獨蔘湯, 처방은 위에 있다.을 쓰면 특이한 효과가 있다[단심].

【 처방 】 기가 허하여 숨이 찬 것을 치료하는 데는 인삼 1치, 호두 2알껍질을 버리고 속꺼풀은 버리지 않는다.을 쓰는데 썰어서 생강 5쪽과 함께 물에 달여 먹는다. 이것을 인삼호도탕이라고 한다. 일명 삼도탕蔘桃湯이라고도 한다. 대체로 인삼은 숨이 찬 것을 안정시키고 속꺼풀이 있는 호두는 폐기肺氣를 걷어들이게 한다[직지].

| 오미자五味子 |

【 효능 】 주로 기침이 나고 기가 치밀어 오르며 열이 나는 것을 치료한다.

● 오미자는 폐기를 걷어 들이기 때문에 화열火熱이 있는 데는 반드시 써야 할

약이다[동원].

- 인삼 · 오미자 · 맥문동은 폐가 허하여 저절로 땀이 나고 기가 약하여 숨이 찬 것을 치료하는 좋은 약이다[강목].
- 오래된 기침에 오미자를 반드시 쓰는 것은 『동원』의 방법이다. 그러나 갑자기 쓰면 사기를 머물러 있게 할 우려가 있기 때문에 반드시 먼저 발산시키는 약을 쓰거나 그것과 같이 쓰는 것이 좋다[단심].

| 생강生薑 |

【 효능 】 주로 기침이 나고 기가 치밀어 오르는 것을 치료한다.

- 생것이나 마른 것도 모두 기침을 치료한다[본초].
- 기침할 때 생강을 많이 쓰는 것은 이 약의 매운 맛이 발산을 잘 시키기 때문이다[정전].
- 기침이 나고 숨이 찬 데는 생강 2홉 반과 사탕 200g을 함께 넣고 절반이 되게 달여서 늘 먹는다[천금].
- 오래된 딸꾹질에는 생강즙 반 홉에 꿀 1숟가락을 타서 잘 달인 다음 뜨거울 때 세 번에 나누어 먹는다[본초].

| 과루실瓜蔞實, 하늘타리씨 |

【 처방 】 담수痰嗽를 치료하는 데 가슴을 시원하게 한다. 잘 여물고 큰 것으로 쪼개어 씨를 빼고 깨끗하게 씻어 썬 다음 약한 불기운에 말린다. 다음 끼무릇반하 49개를 끓는 물에 열 번 씻어서 썰어 약한 불기운에 말려 가루낸다. 그 다음 하늘타리과루를 씻은 물에 하늘타리씨와 속을 넣고 고약이 되게 달인다. 여기에 끼무릇반하가루를 넣고 반죽하여 벽오동씨만하게 알약을 만든다. 한 번에 20알씩 생강을 달인 물로 먹는다[본초].

- 하늘타리씨는 맛이 달고 폐를 보하며 눅여 주고 기를 잘 내리기 때문에 기침

을 치료하는 데 중요하게 쓰이는 약이다[단심].

| 반하半夏, 끼무릇 |

【 효능 】 담수로 기가 치밀어 오르는 것과 찬것을 마셔서 폐가 상하여 기침이 나는 것을 치료한다.

【 처방 】 끼무릇법제한 것 · 생강썬 것 각각 20g을 물에 달여서 먹으면 낫는다[역로].

| 정력자꽃다지씨 |

【 효능 】 폐기가 막혀 기가 치밀어 올라서 숨이 차고 얼굴이 붓는 것을 치료한다.

【 처방 】 꽃다지씨를 누렇게 되도록 볶아 가루내어 한 번에 8g씩 대추를 달인 물에 타서 먹는다[득효].

| 저마근苧麻根, 모시뿌리 |

【 효능 】 효천哮喘을 치료한다.

【 처방 】 모시뿌리를 사탕과 함께 푹 달여서 때때로 씹어 먹으면 병의 뿌리가 완전히 없어진다[정전].

| 마두령馬兜鈴 |

【 효능 】 기침이 나고 숨이 차며 숨결이 밭아서 앉아 숨 쉬기 힘들어 하는 것을 치료한다.

【 효능 】 마두령 80g껍질은 버리고 속의 씨만 빼서 동변에 버무려 볶는다과 감초볶은 것 40g을 가루낸다. 한 번에 4g씩 물에 달여 따뜻하게 해서 먹거나 가루를 입에 머금고 침으로 넘겨도 좋다[본초].

● 마두령은 폐열을 없애고 폐를 보한다[정전].

| 상백피桑白皮, 뽕나무뿌리껍질 **|**

【 효능 】 폐기로 숨이 차고 기침이 나며 피를 토하는 것을 치료한다.

【 처방 】 뽕나무뿌리껍질 160g을 쌀뜨물에 3일 밤 동안 담갔다가 잘게 썰어서 찹쌀 40g과 함께 약한 불기운에 말려 가루낸다. 한 번에 4~8g씩 미음에 타서 먹는다[본초].

| 조협주염열매 **|**

【 효능 】 기침이 나고 기가 치밀어 오르면서 걸쭉한 가래가 나오기 때문에 눕지는 못하고 앉아만 있는 것을 치료한다.

【 처방 】 주염열매를 조린 젖을 발라 구워서 가루내어 꿀에 반죽한 다음 알약을 만든다. 한 번에 3알씩 대추를 달인 물로 하루 세 번 먹는다[탕액].

| 이어육鯉魚肉, 잉어고기 **|**

【 효능 】 주로 기침을 치료한다.

【 처방 】 불에 태워 가루내어 한 번에 4~8g씩 찹쌀미음에 타서 먹는데 회를 쳐서 생강과 식초를 넣고 먹는 것도 좋다[본초].

| 귤피橘皮, 귤껍질 **|**

【 효능 】 기침이 나고 기가 치밀어 오르는 것을 치료한다.

【 처방 】 귤홍 160g과 감초볶은 것 40g을 가루내어 한 번에 8g씩 끓는 물에 타서 하루 세 번 먹는다.

● 또한 딸꾹질에는 귤껍질 40g을 진하게 달여서 뜨겁게 하여 단번에 마신다[본초].

| 호도胡桃, 호두 |

【 효능 】 가래가 많은 천식을 치료하는 데 폐기를 잘 걷어들인다.

【 처방 】 호두 3알을 겉껍질은 버리고 속꺼풀은 벗기지 않고 생강 3쪽과 함께 잠잘 무렵에 잘 씹어서 따뜻한 물에 넘긴다[득효].

| 행인杏仁, 살구씨 |

【 효능 】 주로 기침이 나고 기가 치밀어 오르는 것과 숨이 찬 것, 효수哮嗽를 치료한다.

【 처방 】 살구씨 40g을 쓰는데 껍질과 끝은 버리고 동변童便에 15일 동안 담가 두었다가동변은 매일 한 번씩 갈아 주어야 한다 갈아서 한 번에 대추씨만큼씩 박하잎과 꿀봉밀을 조금 넣어서 달인 물로 먹는다. 2제만 먹으면 낫는다[강목].

- 또는 늙은이의 오래된 천식과 기침에는 살구씨, 호두를 각각 같은 양으로 하여 가루내서 꿀에 반죽한 다음 알약을 만들어 쓰는데 씹어서 생강을 달인 물로 넘긴다[회춘].
- 살구씨는 폐기와 풍열風熱을 풀어주기는 하나 그 성질이 실제는 뜨겁기 때문에 찬 기운으로 생긴 기침에 쓴다[단심].
- 동변에 살구씨를 담가 두는 것은 폐기가 순조롭게 되도록 눅여주기 위해서이다[강목].

| 이梨, 배 |

【 효능 】 열수熱嗽에 주로 쓴다.

【 처방 】 갑자기 나는 기침에 쓴다. 배 1알에 50개의 구멍을 내고 매 구멍마다에 후추호초를 1알씩 넣은 다음 밀가루반죽으로 발라서 잿불에 묻어 굽는다. 그 다음 식혀서 후추는 버리고 먹는다[본초].

- 기침으로 가슴이 더부룩하면 배의 속을 빼고 거기에 꿀봉밀을 넣어 쪄서 식혀 먹는다[입문].

| 자소자紫蘇子, 차조기씨 |

【 효능 】 폐기로 숨이 차고 기침이 나는 것을 치료한다.

【 처방 】 차조기씨를 물에 넣고 찧어서 즙을 낸다. 여기에 멥쌀大米을 버무려 죽을 쑤어 먹는다. 살구씨행인즙을 타서 먹으면 더 좋다[본초].

| 앵소각罌粟殼 |

【 효능 】 폐기를 걷어들이고 기침과 천식을 멎게 한다. 이것은 오래된 기침에 쓰는 약이다. 그러므로 갑자기 생긴 기침에는 쓰지 말아야 한다[의감].

- 앵속각은 본래 든든한 사람이 오랜 기침에 쓰면 곧 효과가 난다. 앵속각을 꿀물에 축여 덖어서 가루내어 한 번에 4g씩 꿀물에 타서 먹는다[득효].

| 계자鷄子, 달걀 |

【 효능 】 효천哮喘을 치료한다. 10알을 속껍질이 상하지 않게 겉껍질을 약간 깨뜨린 다음 슬쩍 삶아서 날마다 잠잘 무렵에 먹는다. 이것은 풍담風痰을 없앤다[단심].

13 부종浮腫

부종의 형태와 증상[浮腫形證]

수병水病일 때 다리가 붓고 배가 몹시 불러오르며 숨이 차서 눕지 못하는 것은 표標와 본本에 모두 병이 생긴 것이다. 폐의 병으로는 숨이 찬 증상이 생기고 신腎의 병으로 수종이 된다. 폐로 기가 치밀면 눕지 못하게 된다[내경].

- 습이 성하면 설사가 나다가 심해지면 수기가 막혀서 부종이 생긴다[내경].
- 수병에는 5가지가 있다. 그 첫째는 풍수風水인데 이때에는 맥이 부浮하다. 그리고 겉으로 나타나는 증상은 뼈마디들이 아프고 바람을 싫어하는 것이다.
- 둘째는 피수皮水인데 이때에도 역시 맥이 부浮하다. 그리고 겉으로 나타나는 증상은 부은 곳을 누르면 움푹 들어가고 바람을 싫어하지 않으며 배는 북처럼 불러오르고 갈증은 나지 않는 것이다. 이런 때에는 땀을 내야 한다.
- 셋째는 정수正水인데 이때에는 맥이 침지沈遲하다. 그리고 겉으로 나타나는 증상은 숨이 찬 것이다.
- 넷째는 석수石水인데 이때에는 맥이 침沈하다. 겉으로 나타나는 증상은 배가 그득해지나 숨이 차지 않는 것이다.
- 다섯째는 황한黃汗인데 이때에는 맥이 침지하고 몸에 열이 나며 가슴이 그득하고 팔다리와 머리, 얼굴이 부어서 오랫동안 낫지 않다가 반드시 옹저가 생겨 고름이 나온다. 또한 오래되면 살이 짓무르면서 음낭과 정강이에서 진물

잡병편

이 흐른다[중경].

- 번갈煩渴이 나며 오줌이 벌거면서 잘 나오지 않고 대변이 굳은 것은 양수이다.
- 번갈이 없고 대변이 묽으며 오줌이 벌겋지도 않고 잘 나오는 것은 음수이다[정전].
- 또한 석수石水란 신수가 배꼽 아래에 머물러 있어서 아랫배가 부어 커지고 돌같이 단단하게 뭉치는 것이다. 그 때문에 석수라고 한다.
- 폐수肺水란 피부에 물이 넘쳐나서 온 몸이 모두 부었으나 배만은 붓지 않고 갈증이 없는 것이다.

수종을 치료하는 방법[水腫治法]

수종으로 부은 것을 치료하는 대체적인 방법은 중기中氣를 보하고 습을 빠지게 하며 소변을 잘 배설하게 하는 것이다. 그러므로 인삼과 흰삽주백출를 주약으로 하고 삽주창출 · 귤껍질陳皮 · 흰솔풍령백복령을 신약으로 하며 속썩은풀황금 · 맥문동을 좌약으로 하여 간목肝木을 억제하여야 한다. 그리고 후박을 좀 넣어 써서 배가 불러오른 것을 내려야 한다. 기가 잘 순환하지 못할 때에는 목향, 으름덩굴목통을 넣고 기가 아래로 내려 처졌을 때에는 승마와 시호를 넣는데 이렇게 한 약이 바로 보중치습탕 이다[단심].

- 여러 가지 수기로 허리 아래가 부었을 때에는 반드시 소변이 잘 배설되게 해야 하는데 오령산五苓散, 처방은 상한문에 있다 · 택사산 · 신조산을 쓴다.
- 허리 위가 부었을 때에는 반드시 땀을 내야 하는데 마황감초탕 · 월비탕 · 방기복령탕을 쓴다[중경].
- 양수陽水에는 팔정산八正散, 처방은 오줌문에 있다이나 인삼패독산人蔘敗毒散 · 처방은 상한문에 있다에 마황 · 방풍 · 속썩은풀황금, 산치자를 넣어서 쓴다.

- 음수陰水에는 실비산 · 위령탕胃苓湯 · 복원단을 쓴다[저방].
- 물을 많이 마셔서 생긴 부종에는 위령탕胃湯, 처방은 대변문에 있다 · 가감위령탕加減胃湯 · 퇴종탑기산을 쓴다[성혜].
- 오랫동안 천식을 앓은 뒤에 생긴 수기에는 분기음 · 정력환을 쓴다.
- 학질을 오랫동안 앓다가 수기가 생긴 데는 황갑환黃甲丸, 처방은 학질문에 있다 · 퇴황환退黃丸 · 처방은 황달문에 있다.을 쓴다.
- 이질을 앓다가 수기가 생긴 데는 가미신기환이나 보중익기탕補中益氣湯, 처방은 내상문에 있다에 부자싸서 구운 것를 넣어서 오랫동안 먹는다.
- 학질이나 이질을 앓은 뒤에 생긴 수종에는 오피산을 두루 쓴다[입문].
- 수고증水蠱證에는 황미환 · 칠웅환 · 청목향원靑木香元을 쓴다[입문].
- 습을 없애고 물을 빼는 데는 삼화신우환三花神祐丸, 처방은 설사문에 있다. · 외신환 · 신조산神助散을 쓴다[입문].
- 헌 데나 옴을 앓다가 수종이 생긴 데는 적소두탕을 쓴다[입문].
- 수종일 때 설사가 나면 정력목향산 · 대귤피탕을 쓴다[단심].

| 보중치습탕補中治濕湯 |

【 효능 】 수병을 두루 치료하는 데 중초中焦를 보하고 습기를 빠지게 한다.

【 처방 】 인삼, 흰삽주백출 각각 4g, 삽주창출 · 귤껍질陳皮 · 벌건솔풍령적복령 · 맥문동 · 으름덩굴목통 · 당귀 각각 2.8g, 속썩은풀황금 2g, 후박 · 승마 각각 1.2g.

위의 약들을 썰어서 1첩으로 하여 물에 달여서 먹는다[의림].

| 택사산澤瀉散 |

【 효능 】 수종으로 대소변이 잘 나오지 않는 것을 치료한다.

【 처방 】 택사 · 벌건솔풍령적복령 · 지각 · 저령 · 으름덩굴목통 · 빈랑 · 나팔꽃검은씨黑丑, 맏물가루 각각 같은 양.

위의 약들을 가루내어 한 번에 8g씩 생강과 파밑을 넣고 달인 물에 타서 먹는다[입문].

| 신조산神助散 |

【 효능 】 온 몸이 붓고 숨이 몹시 차며 오줌이 잘 나오지 않는 것을 치료한다.

【 처방 】 나팔꽃검은씨黑丑, 맏물가루 12g, 꽃다지씨정력자, 덖은 것 8g, 조피열매씨椒目 6g, 저령 · 택사 · 목향 각각 4g.

위의 약들을 가루낸다. 그리고 먼저 신좁쌀죽웃물[漿水] 1잔에 파밑총백 3대를 넣고 절반이 되게 달인다. 다음 여기에 술 반 잔과 약 가루 12g을 타서 이른 아침에 먹는다. 그 다음 1시간 정도 지나서 신좁쌀죽웃물에 파밑을 넣고 쑨 죽에 술 5홉을 타서 뜨겁게 하여 먹으면 반드시 소변이 3~4되 정도 나온다. 약은 하루 사이를 두고 먹어야 한다. 그리고 반드시 짠 음식을 먹지 말며 성생활을 3년 동안 하지 말아야 한다[직지].

| 마황감초탕麻黃甘草湯 |

【 효능 】 허리 위가 부은 것을 치료한다.

【 처방 】 마황 12g, 감초 8g.

위의 약들을 썰어서 1첩으로 하여 달여서 먹은 다음 이불을 따뜻하게 덮고 땀을 내야 하는데 땀이 나지 않으면 다시 먹어야 한다[중경].

| 월비탕越婢湯 |

【 효능 】 허리 위가 붓고 기침이 나며 숨이 찬 것을 치료한다.

【 처방 】 마황 12g, 삽주창출 8g, 석고 감초 각각 4g.

위의 약들을 썰어서 1첩으로 하여 생강 5쪽, 대추 2알과 함께 물에 달여서 먹는다[강목].

| 방기복령탕防己茯苓湯 |

【 효능 】 피수皮水로 윗도리가 붓는 것을 치료한다.

【 처방 】 벌건솔풍령적복령 12g, 방기 · 단너삼황기 · 계지 각각 6g, 감초 4g.

위의 약들을 썰어서 1첩으로 하여 물에 달여 먹는다[강목].

| 실비산實脾散 |

【 효능 】 음수陰水로 붓기 시작한 것을 치료하는데 튼튼해지게 한다.

【 처방 】 후박 · 흰삽주백출 · 모과 · 초과 · 대복자 · 부자싸서 구운 것 · 흰솔풍령백복령 각각 4g, 목향 · 건강싸서 구운 것 · 감초덖은 것 각각 2g.

위의 약들을 썰어서 1첩으로 하여 생강 3쪽, 대추 2알과 함께 물에 달여서 먹는다[득효].

| 복원단復元丹 |

【 효능 】 심과 신의 진화가 비와 폐의 진토眞土를 생기게 하는데 진화가 부족하여 진토를 자양하지 못하면 토土가 약해져서 수水를 억제하지 못 하게 된다. 그러면 수기가 함부로 순환하게 되고 3초三焦가 막혀서 작용을 못 하게 된다. 때문에 부종이나 창만이 생기는데 이때에는 숨이 몹시 차고 다리가 싸늘하며 혀가 마르고 몸을 가누지 못하며 소변이 나오지 않는다.

【 처방 】 택사 100g, 부자싸서 구운 것 80g, 목향 · 회향덖은 것 · 조피열매천초 · 따두릅독활 · 후박 · 흰삽주백출, 약간 덖은 것 · 귤껍질橘皮 · 오수유 · 계심 각각 40g, 육두구잿불에 묻어 구운 것 · 빈랑 각각 20g.

위의 약들을 가루내어 풀에 반죽한 다음 알약을 만든다. 한 번에 50알씩 차조기잎자소엽을 달인 물로 먹는다. 이 약은 대대로 전해 내려오면서 여러 번 써서 효과를 많이 본 것이다. 그리고 주약[君] · 신약[臣] · 좌약[佐] · 사약[使]이 알맞게 만들어졌고 인경약과 함께 묶어서 쓰게 되어 있다. 그러므로 다른 약은 다 쓰지 말고 이 약만 하루 세 번씩 먹으면 된다. 그리고 성생활을 반 년 동안 금해야 한다[득효].

| 도체통경탕導滯通經湯 |

【 처방 】 벌건솔풍령적복령 · 택사 각각 8g, 귤껍질陳皮 · 뽕나무뿌리껍질상백피 · 흰삽주백출 · 목향 각각 4g.

위의 약들을 썰어서 1첩으로 하여 물에 달여서 먹는다.

| 퇴종탑기산 |

【 효능 】 적수積水와 경수驚水 · 물을 너무 지나치게 마셔서 비에 물이 몰렸기 때문에 팔다리가 붓고 몸에 열이 나는 것을 치료한다.

【 처방 】 붉은팥적소두 · 귤껍질陳皮 · 무씨나복자, 덖은 것 각각 8g, 감초 4g, 목향 2g.

위의 약들을 썰어서 1첩으로 하여 생강 3쪽, 대추 2알과 함께 물에 달여서 먹는다[단심].

| 분기음分氣飮 |

【 효능 】 수종과 창만으로 숨이 몹시 찬 것을 치료한다.

【 처방 】 도라지길경 · 벌건솔풍령적복령 · 귤껍질陳皮 · 뽕나무뿌리껍질상백피 · 빈랑껍질 · 지각 · 반하국 · 차조기씨자소자, 덖은 것 · 차조기잎자소엽 각각 4g, 초과, 감초 각각 2g.

위의 약들을 썰어서 1첩으로 하여 생강 3쪽, 대추 2알과 함께 물에 달여 먹는다[득효].

| 정력환 |

【 효능 】 폐기肺氣로 숨이 몹시 차고 얼굴과 눈두덩이 붓는 것을 치료한다.

【 처방 】 꽃다지씨정력자 · 방기 · 으름덩굴목통 · 살구씨행인 · 패모 각각 40g.

위의 약들을 가루내서 찐 대추살 에 반죽하여 알약을 만든다. 한 번에 50알씩 뽕나무뿌리껍질상백피을 달인 물로 먹는다[입문].

| 가미신기환加味腎氣丸 |

【 효능 】 신기腎氣가 허하여 물이 제대로 순환하지 못하기 때문에 붓는 것을 치료한다.

【 처방 】 부자싸서 구운 것 80g, 흰솔풍령백복령 · 택사 · 육계 · 쇠무릎우슬 · 길짱구씨차전자, 볶은 것 · 마산약 · 산수유 · 모란뿌리껍질목단피 각각 40g, 찐지황숙지황 20g.

위의 약들을 가루내서 꿀봉밀에 반죽하여 알약을 만든다. 한 번에 70~100알씩 빈속에 미음으로 먹는다[단심].

| 황미환黃米丸 |

【 효능 】 수고증水蠱證을 치료한다.

【 처방 】 마른 수세미오이사과 1개를 껍질을 버리고 잘게 썰어서 파두 14알의 살과 함께 넣고 파두가 누렇게 될 때까지 볶고 파두는 버린다. 다음 묵은쌀과 수세미오이를 양을 같이하여 넣고 쌀이 누렇게 될 때까지 볶어서 수세미오이는 버린다. 다음 쌀만 가루내어 물에 반죽해서 알약을 만든다. 한 번에 1백 알씩 끓인 물로 몇 번 먹으면 곧 낫는다. 수세

미오이속은 사람의 맥락과 같이 생겼는데 이것은 파두의 약 기운을 피부로 이끌어 간다[입문].

| 칠웅환漆雄丸 |

【 효능 】 수고증을 치료한다.

【 처방 】 좋은 옻眞生漆, 생것 40g.

위의 약을 가마에 넣고 녹여 베천에 짜서 찌꺼기를 버린다. 이것을 다시 가마에 넣고 조려 말린 다음 석웅황웅황 40g을 가루낸 것과 섞어서 가루낸다. 다음 식초 넣고 쑨 풀에 반죽하여 알약을 만들어 한 번에 4알씩 보리길금맥아을 달인 물로 먹는다[입문].

| 삼화신우환三花神祐丸 |

【 효능 】 속이 묵직하고 배가 불러 오르며 숨이 차고 기침이 나며 오줌이 막힌 것, 일체의 수습으로 생긴 부종과 창만, 습열이 몰려서 변하여 생긴 여러 가지 병을 치료한다처방은 설사문에 있다.

| 외신환 |

【 효능 】 비脾가 허하여 나쁜 수기가 순환하여 허리와 무릎이 부으면서 아픈 것을 치료한다.

【 처방 】 감수생것 20g, 목향 40g.

위의 약들을 가루내어 한 번에 4g씩 쓴다. 돼지콩팥 1개를 쪼개서 근막筋膜은 버리고 거기에 약 가루를 뿌린 다음 박하잎으로 싸고 젖은 종이로 4~5겹 싸서 약한 잿불에 묻어 굽는다. 잠잘 무렵에 잘 씹어서 데운 술로 넘기는데 누런 물을 설사할 때까지 써야 한다[단심].

| 오피산五皮散 |

【 효능 】 다른 병으로 말미암아 수종이 되어 부석부석 붓는 것을 치료한다.

【 처방 】 빈랑껍질대복피 · 솔풍령껍질복령피 · 생강껍질 · 귤껍질陳皮 · 뽕나무뿌리껍질상백피 각각 6g.

위의 약들을 썰어서 1첩으로 하여 물에 달여서 먹는다[단심].

| 적소두탕赤小豆湯 |

【 효능 】 젊은 사람이 기혈에다 열이 있어서 생긴 헌 데나 옴이 수종이나 창만으로 된 것을 치료한다.

【 처방 】 붉은팥적소두 · 저령 · 뽕나무뿌리껍질상백피 · 방기 · 연교 · 택사 · 당귀 · 자리공상륙 · 함박꽃뿌리적작약 각각 4g.

위의 약들을 썰어서 1첩으로 하여 생강 5쪽과 함께 물에 달여서 먹는다[득효].

| 정력목향산 |

【 효능 】 수종으로 배가 불러오르고 소변이 벌거면서 설사가 나는 것을 치료한다.

【 처방 】 곱돌활석 120g, 흰삽주백출, 꽃다지씨정력자 · 저령 · 벌건솔풍령적복령 각각 40g, 목향 · 택사 · 으름덩굴목통 · 계피 · 감초 각각 20g.

위의 약들을 가루내어 한 번에 12g씩 끓인 물에 타서 먹는다[정전].

| 대귤피탕大橘皮湯 |

【 효능 】 습열이 속으로 들어가서 명치 밑이 불러 오르고 그득하며 수종까지 겹쳐서 소변이 잘 나오지 않으며 설사가 나는 것을 치료한다.

잡병편

【 처방 】 곱돌활석 12g, 귤껍질陳皮 6g, 흰삽주백출 · 벌건솔풍령적복령 저령 택사 각각 4g, 계피 2.8g, 빈랑 2.4g, 목향 2g, 감초덖은 것 1.6g.

위의 약들을 썰어서 1첩으로 하여 생강 5쪽과 함께 물에 달여서 먹는다[필용].

부종치료에 두루 쓰는 약[浮腫通治藥]

가감위령탕 · 사령오피탕 · 집향탕 · 실비음 · 침향호박원 · 삼인환 · 초시원 · 해금사산을 쓴다[저방].

| 가감위령탕加減胃苓湯 |

【 효능 】 부종을 치료한다.

【 처방 】 삽주창출 6g, 귤껍질陳皮 · 택사 · 흰삽주백출 · 벌건솔풍령적복령 · 모과 각각 4g, 후박 · 저령 · 약누룩신국 · 빈랑 각각 3.2g, 찔광이산사 · 사인 각각 2.8g, 향부자생강즙에 축여서 덖은 것 · 빈랑껍질대복피 각각 2.4g, 감초덖은 것 1.2g.

위의 약들을 썰어서 1첩으로 하여 생강 3쪽, 골풀속살등심 2g과 함께 물에 달여서 먹는다[의감].

| 사령오피탕四苓五皮湯 |

【 효능 】 부종을 치료한다.

【 처방 】 뽕나무뿌리껍질상백피 · 귤껍질陳皮 · 지골피 · 솔풍령껍질복령피 · 생강껍질 · 빈랑껍질 · 삽주창출 · 흰삽주백출 · 택사 · 저령 · 선귤껍질靑皮 · 길짱구씨차전자, 덖은 것 각각 4g.

위의 약들을 썰어서 1첩으로 하여 물에 달여서 먹는다[변의].

| 집향탕集香湯 |

【효능】 부석부석 붓는 것을 치료할 때에는 먼저 이 약을 써서 경락을 통하게 한 다음 증상에 따라 치료해야 한다.

【처방】 목향·곽향·궁궁이천궁·벌건솔풍령적복령·빈랑·지각·감초 각각 12g, 침향, 정향 각각 8g, 유향 6g, 사향 1g.

위의 약들을 거칠게 가루내어 한 번에 12g씩 생강 3쪽, 차조기잎자소엽 5잎과 함께 달여서 빈속에 먹는다[직지].

| 실비산實脾散 |

【효능】 수종으로 배가 팽팽하게 불러오른 것을 치료한다.

【처방】 삽주창출·흰삽주백출·후박·벌건솔풍령적복령·저령·택사·사인·향부자·지각, 귤껍질陳皮·빈랑껍질·목향따로 물에 갈아 즙을 낸 것 각각 2.8g.

위의 약들을 썰어서 1첩으로 하여 골풀속살등심 2g 과 함께 달여 찌꺼기를 버린 다음 목향즙을 타서 먹는다[회춘].

| 침향호박환沈香琥珀丸 |

【효능】 수종으로 소변이 잘 나오지 않는 것을 치료한다.

【처방】 꽃다지씨정력자, 덖은 것·이스라치씨욱리인·침향 각각 60g, 호박·살구씨행인·차조기씨자소자·벌건솔풍령적복령·택사 각각 20g.

위의 약들을 가루내서 꿀봉밀에 반죽하여 알약을 만든 다음 겉에 사향을 입힌다. 한 번에 30~50알씩 무씨나복자를 달인 물로 먹는다[변의].

| 삼인원三仁元 |

【효능】 수종으로 숨이 몹시 차고 대소변이 잘 나오지 않는 것을 치료

잡병편

한다.

【 처방 】 이스라치씨욱리인 · 살구씨행인 · 율무쌀의이인 각각 40g.

위의 약들을 가루내서 풀에 반죽하여 알약을 만든다. 한 번에 40~50알씩 미음으로 먹는다[득효].

| 초시원 |

【 효능 】 부종을 치료하는 처방이다.

【 처방 】 조피열매씨椒目 4g, 약전국 14알, 파두 1알껍질과 속은 버리고 덖는다.

위의 약들을 보드랍게 갈아서 물에 반죽하여 알약을 만든다. 한 번에 3~5알씩 따뜻한 물로 먹는데 약간 설사가 날 때까지 먹는다. 건강한 사람은 파두를 2~3알씩 쓴다[활인심].

| 해금사산海金沙散 |

【 효능 】 비脾에 습이 몹시 성하여 부종과 창만이 생겨서 숨이 몹시 찬 것을 치료한다.

【 처방 】 나팔꽃검은씨黑丑, 맏물가루 60g절반은 덖고 절반은 생것으로 쓴다, 흰삽주백출 40g, 감수 20g, 실고사리알씨해금사 12g.

위의 약들을 가루내서 한 번에 8g씩 강물 1잔에 타서 식사 전에 먹는다[동원].

단방單方

모두 13가지상백피음(桑白皮飮) · 이기산(二氣散) · 계례음(鷄醴飮)이 들어 있다이다.

| **상시회즙**桑柴灰汁, 뽕나무잿물 |

【 효능 】 뽕나무 잿물을 받아서 그 웃물에 붉은팥적소두을 넣고 죽을 쑤어 늘 먹으면 수창水脹이 잘 낫는다[본초].

| **상백피**桑白皮, 뽕나무뿌리껍질 |

【 효능 】 수종으로 숨이 몹시 찬 것을 치료한다.

【 처방 】 뽕나무뿌리껍질상백피 160g과 푸른 기장쌀청양미 4홉을 함께 잘 달여서 웃물을 받아 마신다. 이것을 상백피음桑白皮飮이라고 한다[입문].

잡병편

| **백출**白朮, 흰삽주 |

【 효능 】 팔다리가 퉁퉁 부은 것을 치료한다.

【 처방 】 흰삽주썬 것 120g과 대추 3알을 함께 물에 달여서 먹는데 하루 서너 번 쓴다[강목].

| **택사**澤瀉 |

【 효능 】 방광과 3초三焦에 머물러 있는 물을 빠지게 하는 데 썰어서 달여 먹거나 가루내어 끓인 물에 타서 먹는다. 하루 두세 번 쓴다[본초].

| **정력자**꽃다지씨 |

【 효능 】 머리 · 얼굴 · 손발이 부석부석 부은 것을 치료한다. 또한 수기로 몹시 숨이 찬 것도 낫게 한다. 꽃다지씨정력자, 종이 위에 놓아서 볶은 것를 가루내서 대추살에 반죽하여 알약을 만든다. 한 번에 10알씩 삼씨마자인를 달인 물로 하루 세 번 먹는다[동원].

● 수종을 치료하는 데는 꽃다지씨정력자, 보드랍게 가루낸 것 120g, 방기 가루

160g을 쓰는데 푸른 오리의 대가리[綠頭鴨]를 잘라서 피까지 받아 절구에 넣은 다음 거기에 약 가루를 넣고 섞어서 오리 대가리가 잘 짓찧어지도록 찧어서 알약을 만든다. 한 번에 10알씩 빈속에 끓인 물로 먹는다. 이 약을 쓰면 오줌이 잘 나온다[본초].

| 상륙商陸, 자리공 **|**

【 효능 】 10가지 수종병 을 치료한다.

【 처방 】 흰 빛이 나는 것으로 잘게 썰어 잉어이어와 함께 국을 끓여서 먹는다[본초].

| 견우자牽牛子, 나팔꽃씨 **|**

【 효능 】 수기와 고창을 치료한다.

【 처방 】 나팔꽃흰씨, 나팔꽃검은씨만물가루 각각 8g과 보리쌀가루 160g을 섞은 다음 떡을 만들어 구워 잠잘 무렵에 씹어서 찻물로 넘긴다. 이 약은 기를 내리는 효과가 있는데 이기산二氣散이라고도 한다[정전].

● 수水는 신腎에 속하는데 신이 수를 잘 순환하게 하는 데는 나팔꽃검은씨黑丑보다 나은 것이 없다. 이것을 부드럽게 가루내어 돼지콩팥에 넣은 다음 잿불에 묻어서 잘 구워 씹어 데운 술로 넘기면 돼지콩팥의 기운이 신으로 들어가기 때문에 궂은 물이 빠진다. 그리고 다시 붓지 않는다[직지].

| 피마자아주까리씨 **|**

【 효능 】 10가지 수기, 5가지 고창과 장기를 받은 것을 치료한다.

【 처방 】 아주까리씨를 껍질은 버리고 베천에 싸서 눌러 기름을 짜낸다. 이것을 나무바가지에 얇게 발라서 물 위에 띄워 놓고 솥뚜껑을 덮은 다음 20여 번 끓어오르게 달이되 흰빛이 없어질 때까지 달여 꺼낸다. 한번에 24g씩 빈속에 따뜻한 물에 풀어서 먹는다. 2~3제만 써도 소변

이 잘 나오고 효과가 난다[의감].

| **흑두**黑豆, 검정콩 |

【 효능 】 부종을 치료한다.

【 처방 】 검정콩 1되를 물 5되에 넣고 3되의 양이 되게 달인 다음 찌꺼기를 버린다. 다음 술 5되를 또 넣고 다시 3되의 양이 되게 달인다. 다음 찌꺼기를 버리고 세 번에 나누어 먹는데 낫지 않으면 또 달여서 먹어야 한다[본초].

잡병편

| **적소두**赤小豆, 붉은팥 |

【 효능 】 수종을 치료하는 데 물을 빠지게 한다.

【 처방 】 뽕나무뿌리껍질상백피이나 통초와 섞어서 달여 먹는다.

- 또 한 가지 처방은 다음과 같다. 붉은팥 5홉, 마늘 1개, 생강 12g모두 부스러뜨린다, 흰자리공뿌리白色商陸 1개를 함께 넣고 팥이 푹 무르도록 달인다. 다음 마늘과 생강, 자리공뿌리는 버리고 팥을 빈속에 잘 씹어서 먹는데 그 물까지 다 마시면 곧 낫는다[본초].

| **동과**冬瓜, 동아 |

【 효능 】 수종병이 처음 생겨 위급하게 되었을 때 먹으면 효과가 있다. 혹시 즙을 내서 먹기도 한다. 오랜 병에는 쓰지 말아야 한다[강목].

| **고호양**苦瓠, 쓴박속 |

【 효능 】 부종을 치료하는 데 물을 빠지게 한다.

【 처방 】 흰박속白實을 콩알만큼씩 하게 떼서 솜에 싼 다음 한 번 끓여서 7개를 빈속에 먹으면 물이 저절로 계속 빠지면서 몹시 여위고 낫는

다. 3년 동안 음식을 가려야 한다[본초].

| 계시鷄屎 |

【 효능 】 수종 · 기종 · 습종 을 치료하면 다 효과를 본다.

【 처방 】 마른 계시 1되를 누렇게 될 때까지 볶어서 좋은 청주 3사발을 넣고 1사발의 양이 되게 달인 다음 찌꺼기를 버리고 먹으면 좀 있다가 배가 몹시 끓으면서 설사가 난다. 그러면 부종이 점차 내린다. 병이 완전히 낫지 않으면 다시 1제를 더 먹은 다음 골뱅이田螺 2개를 술에 넣고 끓여서 그 술을 마셔야 낫는다. 이것을 계례음鷄醴飮이라고도 한다[의감].

14 소갈消渴

소갈의 형태와 증상[消渴形證]

소갈병 에는 소갈消渴 · 소중消中 · 소신消腎의 3가지가 있다.

- 열기가 위로 올라오는 것을 심心이 허한 상태에서 받게 되면 심화心火가 흩어지는 것을 잡지 못하기 때문에 가슴 속이 번조煩燥하고 혀와 입술이 붉어진다. 이렇게 된 사람은 목이 말라 늘 물을 많이 마시고 소변을 자주 보는데 양은 적다. 이런 병은 상초上焦에 속하는데 소갈이라고 한다.

- 중초中焦에 열이 몰린 것을 비脾가 허하여 받게 되면 잠복되어 있던 양기가 위胃를 훈증[蒸]하기 때문에 음식이 빨리 소화되어 배가 금방 고프다. 그러므로 음식을 평상시보다 곱절로 먹게 된다. 그러나 살이 찌지 않는다. 그리고 갈증은 심하지 않으나 답답하고 오줌을 자주 누게 되는데 오줌맛이 달다. 이런 병은 중초에 속하는데 소중消中이라고 한다.

- 하초下焦에 열이 잠복되어 있는 것을 신腎이 허하여 받게 되면 다리와 무릎이 여위어 가늘어지고 뼈마디가 아프고 정액이 소모되며 골수骨髓가 허해지고 물이 당긴다. 그러나 물을 많이 마시지는 않는다. 그리고 물을 마시는 즉시로 소변으로 나오는데 양이 많고 뿌옇다. 이런 병은 하초에 속하는데 소신消腎이라고 한다.

- 소신을 분석해 보면 광물성 약재를 지나치게 먹어서 진기眞氣가 소모되고 약 기운이 머물러 있기 때문에 생긴 것이다. 음경이 늘 강하게 일어나면서 성생활을 하지 않아도 정액이 저절로 나오는 것도 있는데 이것을 강중强中이라고

한다. 소갈은 경輕한 것이고 소중은 중重한 것이며 소신은 몹시 중한 것이다. 강중이 생기면 곧 죽는다[직지].

- 상소上消는 폐와 연관되어 생기는 병인데 이것을 격소膈消라고도 한다. 이때에는 물을 많이 마시고 음식을 적게 먹으며 대변은 정상이고 오줌은 맑으면서 잘 나온다.
- 하소下消라는 것은 신腎과 연관되어 생긴 병이다. 이때에는 뿌연 오줌이 방울방울 나오는데 곱[膏]이나 기름 같다. 그리고 얼굴이 까맣게 되고 몸이 여윈다[역로].
- 갈증이 나서 물을 많이 마시는 것은 상소上消이고 음식이 잘 소화되어 빨리 배고픈 것은 중소中消이며 갈증이 나고 곱이나 기름 같은 오줌이 자주 나오는 것은 하소下消이다[강목].
- 5장 6부에는 모두 진액이 있다. 속에 열기가 있으면 진액이 줄어들기 때문에 갈증이 난다. 소갈이란 자주 물을 켜는 것인데 그런 환자는 반드시 머리가 어지럽고 눈 앞이 아찔하며 잔등이 서늘하고 구역嘔逆을 한다. 이것은 모두 속이 허하기 때문에 생기는 것이다[유취].
- 물을 켜면서도 잠을 잘 자는 것은 실열實熱이 있는 것이고 물을 마시고 곧 토하는 것은 화사火邪로 생긴 일시적인 갈증이다[입문].

소갈에는 3가지가 있다[消渴有三]

상소란 혀가 붉어지고 갈라지며 갈증이 몹시 나서 물을 켜는 것인데 이것을 격소膈消라고도 한다. 이런 데는 백호가인삼탕白虎加人蔘湯을 주로 쓴다즉 인삼백호탕인데 처방은 상한문에 있다. 이것으로 먹기는 잘 하면서 갈증이 나는 것도 치료한다. 음식을 잘 먹지 못하면서 갈증이 나는 데는 가미전씨백출산이나 맥문동음자 · 강심탕 · 인삼석고탕 · 청심연자음 · 화혈익기탕 · 생진양혈탕 · 황금탕이 좋다. 이 약들은 모두 상소도 치료한다.

- 중소란 음식을 잘 먹으면서도 여위고 저절로 땀이 나며 대변이 굳고 소변이 잦은 것인데. 이것이 소중으로 된다. 이런 데는 조위승기탕調胃承氣湯, 처방은 상한문에 있다, 가감삼황원加減三黃元, 처방은 화문에 있다.을 주로 쓴다. 또는 난향음자 · 생진감로탕 · 순기산 · 인삼산 · 황련저두환, 우즙고도 다 쓸 수 있다.

  [註] 단: 열사나 열기가 성한 것, 즉 병의 원인으로 되는 열을 말하는데 황달을 단이라고도 한다.

- 하소란 번조煩燥하고 물을 켜며 귓바퀴가 꺼멓게 되도록 마르며 오줌이 기름 같고 허벅다리와 무릎이 마르며 가늘어지는 것이다. 이것이 열이 세면 물이 쉽게 없어진다는 뜻과 같은 것이다. 이런 데는 육미지황환六味地黃丸, 처방은 허로문에 있다.을 주로 쓴다. 또는 인삼복령산 · 가감팔미원加減八味元, 처방은 5장문에 있다. · 가감신기환 · 보신지황원 · 녹용환을 쓰는 것도 좋다[저방].
- 3가지 소갈은 흔히 혈이 허한 데 속하므로 이때에는 진액이 생기지 못한다. 이런 데는 사물탕四物湯, 처방은 혈문에 있다을 위주로 쓰는 것이 좋은데 상소 때에는 여기에 인삼 · 오미자 · 맥문동 · 하늘타리뿌리천화분를 넣어서 달인 다음 소젖牛乳汁 · 생지황즙 · 생연뿌리즙을 넣어 쓴다. 술을 즐겨 마시는 사람은 생칡뿌리즙을 타서 먹는다.
- 중소 때에는 지모 · 석고 · 한수석 · 곱돌활석을 더 넣는다.
- 하소 때에는 황백 · 지모 · 찐지황숙지황 · 오미자를 더 넣는다[단심].
- 소갈 때에는 오줌량이 많다. 만일 물 1말을 마시면 오줌도 역시 1말이 나온다. 이런 데는 신기환腎氣丸, 처방은 허로문에 있다.을 주로 쓴다[중경].

| 가미전씨백출산加味錢氏白朮散 |

【 효능 】 소갈로 음식을 잘 먹지 못하는 것과 소중으로 배가 빨리 고픈 것을 치료한다.

【 처방 】 칡뿌리갈근 8g, 인삼 · 흰삽주백출 · 흰솔풀령백복령 · 곽향 · 감초 각각 4g, 목향 · 시호 · 지각 · 오미자 각각 2g.

위의 약들을 썰어서 1첩으로 하여 물에 달여 먹는다[득효].

| 맥문동음자麥門冬飮子 |

【효능】 격소膈消를 치료한다.

【처방】 맥문동 8g, 지모 · 하늘타리뿌리천화분 · 인삼 · 오미자 · 칡뿌리갈근 · 복신 · 생지황 · 감초 각각 4g.

위의 약들을 썰어서 1첩으로 하여 참대잎죽엽 10잎과 함께 물에 달여 먹는다[단심].

| 강심탕降心湯 |

【효능】 심화心火가 타오르고 신수腎水가 기능을 하지 못하여 갈증이 나서 물을 많이 먹고 기혈이 소모되는 것을 치료한다.

【처방】 하늘타리뿌리천화분 8g, 인삼 · 원지 · 당귀 · 찐지황숙지황 · 흰솔풍령백복령 · 단너삼황기, 꿀에 축여 볶은 것 · 오미자 · 감초 각각 4g.

위의 약들을 썰어서 1첩으로 하여 대추 2알과 함께 물에 달여 먹는다[득효].

| 인삼석고탕人蔘石膏湯 |

【효능】 격소를 치료한다.

【처방】 석고 16g, 지모 9.2g, 인삼 6.8g, 감초 5.2g.

위의 약들을 썰어서 1첩으로 하여 물에 달여서 먹는다[보명].

| 청심연자음淸心蓮子飮 |

【효능】 심화가 떠올라서 입이 마르고 갈증이 나며 소변이 벌거면서 잘 나오지 않는 것을 치료한다.

【처방】 연밥 8g, 벌건솔풍령적복령, 인삼, 단너삼황기 각각 4g, 속썩은풀황금 · 길짱구씨차전자, 덖은 것 · 맥문동 · 지골피 · 감초 각각 2.8g.
위의 약들을 썰어서 1첩으로 하여 물에 달여서 먹는다[국방].

| 화혈익기탕和血益氣湯 |

【효능】 소갈로 오줌이 잦고 혓바닥에 벌건 핏줄이 생기며 몸이 마르고 여위는 것을 치료한다.

【처방】 화백술에 씻은 것, 승마 각각 4g, 생지황술에 씻은 것 · 황련술에 씻은 것 각각 3.2g, 석고 · 살구씨행인 · 복숭아씨도인 각각 2.4g, 지모 · 방기 · 강호리강활 각각 2g, 당귀잔뿌리 1.6g, 시호 · 마황뿌리 · 감초생 것 · 감초덖은 것 각각 1.2g. 잇꽃홍화 조금.
위의 약들을 썰어서 1첩으로 하여 물에 달여 먹는다[의감].

| 생진양혈탕生津養血湯 |

【효능】 상소上消를 치료한다.

【처방】 당귀 · 집함박꽃뿌리백작약 · 생지황 · 맥문동 각각 4g, 궁궁이천궁 · 황련 각각 3.2g, 하눌타리뿌리천화분 2.8g, 지모 · 황백모두 꿀에 축여 덖은 것 · 연밥 · 오매 · 박하 · 감초 각각 2g.
위의 약들을 썰어서 1첩으로 하여 물에 달여 먹는다[의감].

| 황금탕黃芩湯 |

【효능】 상소를 치료한다.

【처방】 속썩은풀황금 · 산치자 · 도라지길경 · 맥문동 · 당귀 · 생지황 · 하눌타리뿌리천화분 · 칡뿌리갈근 · 인삼 · 집함박꽃뿌리백작약 각각 4g.
위의 약들을 썰어서 1첩으로 하여 오매 1개와 함께 물에 달여 먹는다[회춘].

| 난향음자蘭香飮子 |

【 효능 】 소갈로 음식은 잘 먹으면서도 여위고 대변이 굳으며 소변이 잦은 것을 치료한다.

【 처방 】 석고 12g, 지모 6g, 감초생것 · 방풍 각각 4g, 감초덖은 것 · 인삼 · 난향잎 · 연교 · 백두구 · 도라지길경 · 승마 각각 2g, 끼무릇반하 0.8g.

위의 약들을 가루내어 증병으로 쑨 풀에 반죽한 다음 떡을 만들어 햇볕에 말려 가루낸다. 한 번에 8g씩 생강을 연하게 달인 물에 타서 먹는다[입문].

| 생진감로탕生津甘露湯 |

【 효능 】 소중消中으로 음식은 잘 먹으면서도 여위고 대변이 굳으며 오줌이 잦은 것을 치료한다.

【 처방 】 석고 · 용담초 · 황백 각각 4g, 시호 · 강호리강활 · 단너삼황기 · 지모술에 법제한 것, 속썩은풀황금, 술에 법제한 것 · 감초덖은 것 각각 3.2g, 당귀 2.4g, 승마 1.6g, 방풍 · 방기 · 생지황 · 감초생것 각각 1.2g, 살구씨행인 10개 · 복숭아씨도인 5개 · 잇꽃홍화 조금.

위의 약들을 썰어서 1첩으로 하여 물 2잔에 넣고 절반이 되게 달인다. 그런 다음 술 1숟가락을 넣어서 아무 때나 약간 따끈하게 하여 먹는다.

● 일명 청량음자淸凉飮子라고도 한다[동원].

| 순기산順氣散 |

【 효능 】 소중 때 음식은 잘 먹고 오줌이 노라면서 벌건 것을 치료한다. 이 약을 쓴 다음 설사가 약간 나고 음식을 덜 먹게 되면 낫는다.

【 처방 】 후박 10g, 대황 8g, 지실 4g.

위의 약들을 썰어서 1첩으로 하여 아무 때나 물에 달여서 먹는다[단심].

| 인삼산人蔘散 |

【 효능 】 소중을 치료한다.

【 처방 】 곱돌활석 80g, 한수석 · 감초 각각 40g, 석고 20g, 인삼 10g.
위의 약들을 가루내어 한 번에 8g씩 따뜻한 물에 타서 먹는다[자화].

| 황련저두환 |

【 효능 】 소갈과 소중을 치료한다. 또한 강중증强中證도 낫게 한다.

【 처방 】 수퇘지위雄猪 1개, 황련 200g, 맥문동 · 지모 · 하눌타리뿌리과루근 각각 160g.

위의 4가지 약을 가루내어 돼지위 속에 넣고 실로 아가리를 잘 동여매서 시루에 넣고 물크러지게 찐다. 다음 돌절구에 넣고 잘 짓찧어 꿀을 조금 섞어 알약을 만든다. 한 번에 1백 알씩 미음으로 먹는다[정전].

| 우즙고藕汁膏 |

【 효능 】 위열胃熱로 생긴 소중을 치료한다.

【 처방 】 연뿌리즙흰연뿌리가 더 좋다 · 생지황즙 · 소젖우유즙에 황련과 하눌타리뿌리천화분의 가루를 섞은 다음 여기에 생강즙과 흰꿀백밀을 타서 고약을 만든다. 한 번에 숟가락으로 조금씩 먹는데 혀 위에 놓고 끓인 물로 천천히 넘긴다. 하루 3~4번 먹는다[단심].

| 인삼복령산人蔘茯苓散 |

【 효능 】 신소腎消로 소변이 뿌여면서 기름 같이 나오는 것을 치료한다.

【 처방 】 곱돌활석, 한수석 각각 6g, 감초 2.8g, 벌건솔풍령적복령 · 칡뿌리갈근 · 속썩은풀황금 · 박하 · 대황 각각 2g, 연교 1.2g, 인삼 · 흰삽주백출 · 택사 · 도라지길경 · 산치자 · 하눌타리뿌리천화분 · 사인 각각 0.8g.

위의 약들을 썰어서 1첩으로 하여 물에 달여 먹는다[의감].

● 일명 인삼산人蔘散이라고도 한다[동원].

| 가감신기환加減腎氣丸 |

【 효능 】 신소腎消로 입이 마르고 번갈이 나며 양다리가 마르고 여위는 것을 치료한다.

【 처방 】 찐지황숙지황 80g, 모란뿌리껍질먹단피 · 흰솔풍령백복령 · 산수유 · 오미자 · 택사 · 녹용 · 마 각각 40g, 육계 · 침향 각각 20g.

위의 약들을 가루내어 꿀에 반죽해서 알약을 만든다. 한 번에 70~80알씩 빈속에 소금 끓인 물로 먹는다[단심].

| 보신지황원補腎地黃元 |

【 효능 】 신소를 치료하는 데 심화를 내리며 신수를 보하고 소갈을 멈추며 귀와 눈을 밝게 한다.

【 처방 】 황백 600g썰어서 지황과 함께 햇볕에 말린다, 생지황 300g술에 2일 동안 담갔다가 푹 쪄서 간 다음 황백과 함께 햇볕에 말린다, 흰솔풍령백복령 160g, 찐지황숙지황 · 천문동 · 인삼 · 단국화감국 각각 80g, *조금條芩술에 축여 덖은 것 · 당귀 · 지각 · 맥문동 · *편금片芩 생것 각각 40g. *조금(條芩)과 편금(片芩): 꿀풀과에 속하는 속썩은풀(황금)의 뿌리를 황금이라고 하는데 여러 해 묵어서 뿌리 속이 썩어 구멍이 생긴 것을 편금 또는 조금이라고 하고 여러 해 묵지 않고 뿌리 속이 썩지 않은 것을 조금 또는 자금이라고 한다.

| 녹용환鹿茸丸 |

【 효능 】 신腎이 허하여 생긴 소갈로 오줌이 수없이 잦은 것을 치료한다.

【 처방 】 맥문동 80g · 녹용 · 찐지황숙지황 · 단너삼황기 · 오미자 · 계내금밀기울과 함께 덖은 것 · 육종용술에 담갔던 것 · 산수유 · 파고지덖은 것 ·

쇠무릎우슬, 술에 담갔던 것 · 인삼 각각 30g, 흰솔풍령백복령 · 지골피 · 현삼 각각 20g.

위의 약들을 가루내어 꿀에 반죽한 다음 알약을 만든다. 한 번에 50~70알씩 빈속에 미음으로 먹는다[단심].

소갈을 두루 치료하는 약[消渴通治藥]

| 자음양영탕滋陰養榮湯 |

【 효능 】 소갈로 진액이 없어져서 입이 마르고 목이 마르는 것을 치료한다.

【 처방 】 당귀 8g, 인삼 · 생지황 각각 6g, 맥문동 · 집함박꽃뿌리백작약 · 지모꿀물에 축여 볶은 것 · 황백꿀물에 축여 볶은 것 각각 4g, 감초 2g, 오미자 15알.

위의 약들을 썰어서 1첩으로 하여 물에 달여 먹는다[입문].

| 활혈윤조생진음活血潤燥生津飮 |

【 효능 】 소갈을 치료하는 데 두루 쓴다.

【 처방 】 천문동 · 맥문동 · 오미자 · 하늘타리씨과루인 · 삼씨마자인 · 당귀 · 찐지황숙지황 · 생지황 · 하늘타리뿌리천화분 · 감초 각각 4g.

위의 약들을 썰어서 1첩으로 하여 물에 달여 먹는다[입문].

| 상백피탕桑白皮湯 |

【 효능 】 3가지 소갈 을 치료한다.

【 처방 】 뽕나무뿌리껍질상백피, 늙지 않은 것 8g, 흰솔풍령백복령 · 인삼 · 맥문동 · 칡뿌리갈근 · 마계피 각각 4g, 감초 2g.

위의 약들을 썰어서 1첩으로 하여 물에 달여 먹는다[득효].

| 매화탕梅花湯 |

【효능】 3가지 소갈로 물을 마시기만 하면 소변이 나오는 것을 치료하는 데 잘 낫는다.

【처방】 찹쌀약간 볶아서 햇볕에 말린 것 · 뽕나무뿌리껍질상백피, 두꺼운 것을 잘게 썬 것 각각 20g.

위의 약들을 썰어서 1첩으로 하여 물에 달여서 아무 때나 갈증이 날 때 마신다[득효].

| 대황감초음자大黃甘草飮子 |

【효능】 여러 가지 소갈을 치료한다.

【처방】 대황 60g, 감초굵은 것을 썬 것 160g, 검정콩흑두 5되따로 3번 끓어오르게 달여서 쓴물은 버린다.

위의 약들을 함께 깨끗한 물 1통에 넣고 푹 무르게 달인다. 수시로 이 달인 콩을 먹고 달인 물을 마시는데 3제三劑가 넘지 않아 낫는다[선명].

| 청신보기탕淸神補氣湯 |

【효능】 소갈병이 나은 뒤 얼마 지나지 않아서 입이 마르는 데 주로 쓰는 약이다.

【처방】 승마 6g, 시호 · 당귀 · 형개수 · 방기 · 복숭아씨도인, 풀지게 찧은 것 각각 4g, 황백술에 씻은 것 · 황련술에 씻은 것 · 지모 · 감초생것 각각 2g, 석고 · 찐지황숙지황 각각 1.6g, 생지황 · 족두리풀세신 각각 0.8g, 살구씨행인 6개, 조피열매천초 2알, 잇꽃홍화 조금.

위의 약들을 썰어서 1첩으로 하여 물에 달여서 먹는다.

● 일명 신윤완기탕辛潤緩肌湯이라고도 한다[동원].

| 황기탕黃芪湯 |

【 효능 】 여러 가지 소갈증을 치료한다.

【 처방 】 생건지황 8g, 단너삼황기 · 복신 · 하눌타리뿌리천화분 · 맥문동 각각 4g, 오미자 · 감초 각각 2g.

위의 약들을 썰어서 1첩으로 하여 물에 달여서 먹는다[직지].

| 천화산天花散 |

【 효능 】 소갈을 치료한다.

【 처방 】 하눌타리뿌리천화분 · 생건지황 각각 8g, 칡뿌리갈근 · 맥문동 · 오미자 각각 4g, 감초 2g.

위의 약들을 썰어서 1첩으로 하여 멥쌀粳米 1백 알과 함께 달여서 먹는다[직지].

| 황련지황탕黃連地黃湯 |

【 효능 】 3가지 소갈을 치료한다.

【 처방 】 황련 · 생지황 · 하눌타리뿌리천화분 · 오미자 · 당귀 · 인삼 · 칡뿌리갈근 · 흰솔풍령백복령 · 맥문동 · 감초 각각 4g.

위의 약들을 썰어서 1첩으로 하여 생강 2쪽, 대추 1알, 참대잎 10잎과 함께 달여서 먹는다[회춘].

| 삼소환三消丸 |

【 효능 】 소갈을 두루 치료한다.

【 처방 】 황련.

위의 약을 깨끗한 것으로 적당한 양을 보드랍게 가루내어 동아동과를 짓찧어 짜낸 즙에 반죽한 다음 떡을 만들어 그늘에 말려 다시 가루낸다. 이것을 다시 물에 담갔다가 말리기를 7번 하여 곧 동아즙에 반죽한다. 다음 알약을 만든다. 한 번에 50~70알씩 보리를 달인 물로 먹는다[본사].

● 일명 과련환瓜蓮丸이라고도 한다[직지].

| 옥천환玉泉丸 |

【 효능 】 소갈로 입이 마르는 것을 치료한다.

【 처방 】 하눌타리뿌천화분 · 칡뿌리갈근 각각 60g, 맥문동 · 인삼 · 흰솔풍령백복령 · 단너삼황기, 절반은 생것, 절반은 꿀에 축여 덖은 것 · 오매 · 감초 각각 40g.

위의 약들을 가루내어 꿀에 반죽한 다음 알약을 만든다. 한 번에 1알씩 씹어서 따뜻한 물로 넘긴다[단심].

| 오즙옥천환五汁玉泉丸 |

【 효능 】 소갈을 치료한다.

【 처방 】 황련 · 칡뿌리갈근 · 하눌타리뿌리천화분 · 지모 · 맥문동 · 오미자 · 인삼 · 생지황 · 오매살오매육 · 연밥連肉 · 당귀 · 감초 각각 40g.

위의 약들을 가루낸다. 그리고 따로 젖人乳汁, 소젖牛乳汁, 사탕수수즙甘蔗汁, 없으면 대신 사탕(砂糖)을 쓴다, 배즙梨汁, 연뿌리즙藕汁에 꿀 900g을 넣고 묽은 고약처럼 되게 달인다. 다음 여기에 약 가루를 넣고 다시 5~7번 끓어오르게 달여 한 번에 약숟가락으로 5개씩 미음에 타서 먹는데 하루 2~3번 먹는다.

| 생지황고生地黃膏 |

【 효능 】 소갈을 치료하는 데 두루 쓴다.

【 처방 】 생지황 1200g, 꿀 1사발, 흰솔풍령백복령 40g, 인삼 20g.

위의 약에서 먼저 지황을 즙을 내어 꿀과 함께 넣고 절반 정도 되게 달인다. 다음 여기에 인삼과 솔풍령을 가루내어 넣고 반죽하여 사기그릇에 담아 두고 쓰는데 숟가락으로 떠서 먹고 따뜻한 물을 마셔서 내려가게 해야 한다[득효].

단방單方

모두 24가지이다.

| 석고石膏 |

【 처방 】 소갈을 치료하는 데 가루내어 20g을 멥쌀粳米과 함께 달여 즙을 짜서 먹는다[본초].

| 죽엽竹葉, 참대잎 |

【 효능 】 소갈을 멎게 한다. 푸른 잎을 따서 달여 즙을 받아서 먹는다[본초].

| 활석滑石, 곱돌 |

【 처방 】 소갈을 치료하는 데 가루내어 12g을 깨끗한 물이나 꿀물에 타서 먹는다. 이것이 바로 익원산益元散이다. 일명 신백산神白散이라고도 한다[의감].

| 지장地漿, 지장수 |

【 효능 】 열갈熱渴로 가슴이 답답한 것을 치료한다.

【 처방 】 1잔 정도씩 만들어 마시면 좋다[본초].

잡병편

| **맥문동**麥門冬 |

【효능】 소갈과 입이 마르고 갈증이 나는 것을 치료한다.

【처방】 심心은 버리고 달여서 먹는다[본초].

| **황련**黃連 |

【효능】 소갈을 치료하는 묘한 약이다. 술에 담갔다가 쪄서 햇볕에 말린 다음 가루낸다. 다음 꿀에 반죽하여 알약을 만들어 한 번에 50~70알씩 끓인 물로 먹는다[강목].

| **과루근**瓜蔞根, 하눌타리뿌리 |

【처방】 이것이 바로 천화분天花粉이다. 소갈을 치료하는 좋은 약인데 물에 달여 즙을 받아 마음대로 먹으면 아주 좋다[본초].

| **지골피**地骨皮, 구기자나무뿌리껍질 |

【처방】 소갈을 치료하는 데 물에 달여서 먹거나 잎을 따서 즙을 내어 마신다[본초].

| **인동초**忍冬草, 인동덩굴 |

【처방】 소갈을 치료하는 데 물에 달여서 4철 늘 먹어야 한다[단심].

| **상지다**桑枝茶, 뽕나무가지차 |

【효능】 입이 마르는 것을 치료한다. 차처럼 늘 먹으면 좋다[본초].

| **상근백피**桑根白皮, 뽕나무뿌리껍질 |

【효능】 열로 갈증이 나는 것을 주로 치료하는 데 물에 달여서 먹는다.

【 처방 】 오디를 짓찧어 찌꺼기를 버리고 즙을 받아 돌그릇에 담은 다음 거기에 꿀을 넣고 조려서 고약을 만들어 한 번에 2~3숟가락씩 끓는 물로 먹어도 갈증이 멎고 정신이 난다[본초].

| 모려육牡蠣肉, 굴조개살 **|**

【 처방 】 주갈酒渴을 치료하는 데 생것으로 생강과 식초를 넣어서 먹는다. 민간에서는 굴을 석화라고 한다[본초].

| 생우生藕, 생연뿌리 **|**

【 처방 】 즙을 내어 1잔을 꿀 1홉과 섞어서 3번에 나누어 먹는다. 이것이 소갈 치료에 아주 좋다[강목].

| 홍시紅柿, 연감 **|**

【 처방 】 갈증을 멎게 하는 데 그대로 먹는다[본초].

| 오매烏梅 **|**

【 처방 】 입이 마르는 것을 치료하는 데 소갈도 멎게 한다. 달여서 꿀을 약간 섞어 늘 먹어야 한다[본초].

| 이梨, 배 **|**

【 처방 】 소갈을 멎게 하는 데 늘 먹어야 한다. 특히 심心에 열이 있어서 나는 갈증을 잘 치료한다[본초].

| 미후도다래 **|**

【 처방 】 소갈을 멎게 하는 데 서리 맞고 잘 익은 것을 따서 늘 먹어야 한다. 또는 꿀에 넣어 정과正果: 과실이나 연뿌리 · 동아 · 인삼 · 살구씨 등 약재

를 물엿이나 꿀에 재우든가 거기에 넣고 조려서 만든 음식을 말한다. 를 만들어 먹으면 더 좋다[속방].

| 오미자五味子 |

【 처방 】 소갈을 멎게 하는 데 아주 좋다. 오미자 단물을 만들어 먹거나 알약을 만들어 오랫동안 먹으면 진액이 생기고 갈증이 멎는다[본초].

| 녹두菉豆 |

【 처방 】 소갈을 치료하는 데 달여 즙을 내서 마시거나 갈아서 즙을 내어 마셔도 다 좋다[본초].

| 청양미靑粱米, 생동찹쌀 |

【 효능 】 열중熱中과 소갈을 주로 치료한다.

【 처방 】 달여서 즙을 내어 먹거나 죽을 쑤거나 밥을 지어 늘 먹어도 좋다[본초].

| 나미찹쌀 |

【 효능 】 소갈을 주로 치료한다.

【 처방 】 씻은 물을 받아 마신다. 또는 물에 갈아서 흰 즙을 받아 나을 때까지 먹어도 된다[본초].

- 찰볏짚 잿물을 받아 마시면 아주 좋다. 어떤 사람이 소갈로 거의 죽게 되었을 때 한 사람이 알려 주기를 찰볏짚에서 이삭과 뿌리는 버리고 볏짚의 가운데 것만 깨끗한 그릇에 담고 태워 재를 내어 한 번에 1홉씩 끓인 물 1사발에 담가 가라앉힌 다음 찌꺼기를 버리고 윗물만 단번에 먹으라고 하였다. 그리하여 그대로 하였는데 곧 신기하게 효과가 났다[담료].

| **동과**冬瓜, 동아 |

【 효능 】 3가지 소갈을 주로 치료한다.

【 처방 】 즙을 내어 마신다. 또는 국을 끓이거나 김치를 담가 먹어도 좋다[본초].

| **순**蓴, 순채 |

【 효능 】 소갈을 주로 치료한다.

【 처방 】 국을 끓여서 먹거나 김치를 담가서 늘 먹으면 좋다[본초].

| **숭채**배추 |

【 처방 】 소갈을 치료하는 데 늘 먹으면 아주 좋다. 그리고 즙을 내어 먹어도 역시 좋다[본초].

15 황달黃疸

황달에는 5가지가 있다[黃疸有五]

몸이 아프고 얼굴빛이 약간 누렇게 되며 치아에 때가 끼면서 누렇게 되고 손발톱이 누렇게 되는 것은 다 황달이다[영추].

- 소변이 누래지면서 벌겋고 눕기를 좋아하는 것은 황달이다. 주註에는 "눕기를 좋아하고 소변이 누러면서 벌건 것은 황달이다"라고 씌어 있다[내경].
- 눈이 노랗게 되는 것은 황달이다[내경].
- 방금 음식을 먹었는데도 배가 고픈 것은 위달胃疸이다[내경].
- 황달에는 5가지가 있는데 그 첫째는 황달黃疸, 둘째는 주달酒疸, 셋째는 곡달穀疸, 넷째는 여로달女勞疸, 다섯째는 황한黃汗이다.

황달黃疸

황달이란 오줌 · 얼굴 · 눈 · 이빨 · 팔다리 · 몸통이 황금빛같이 누렇게 되는 것인데 이것은 몹시 더울 때 찬물에 목욕을 하여 위 속에 열이 몰렸기 때문에 생긴 것이다. 이때에는 방금 음식을 먹고도 배가 고프고 눕기를 좋아하며 움직이기 싫어한다[입문].

- 방금 음식을 먹고도 배가 고픈 것 같고 오직 편안하게 누워 있으려고만 하며 오줌이 황백즙같이 누런 것을 황달이라고 한다[직지].

주달酒疸

주달이란 술로 생긴 황달을 말하는데 이때에는 소변이 잘 나오지 않는다. 그리고 가슴이 뜨겁고[熱] 발바닥이 단다[중경].

- 가슴이 몹시 답답하고 괴로우며 열이 나고 먹지 못하며 때로 토하려 하는 것을 주달이라고도 한다[중경].
- 주달 때에는 몸이 누렇게 되고 가슴 속에 열이 몰리기 때문에 답답하다[맥경].
- 늘 술을 많이 마시고 음식을 적게 먹으며 가슴 속이 몹시 답답하고 괴로우며 코가 마르고 발이 다는 것은 주달이다[직지].

잡병편

곡달穀疸

곡달이란 춥다가 열이 나고 음식을 먹지 못하며 먹으면 머리가 어지럽고 가슴 속이 불안한 것인데 오래되면 황달이 된다[중경].

- 곡달이란 음식을 먹으면 머리가 어지럽고 배가 불러오르는 것이다. 이것은 위에 열이 있어서 몹시 배가 고프기 때문에 지나치게 먹어 체하여 생긴 것이다[입문].

여로달女勞疸

이마가 까맣게 되고 땀이 약간씩 나오며 손, 발바닥이 뜨겁고 초저녁이면 방광이 켕기고[急] 소변이 잘 배설되는 것을 여로달이라고 한다[중경].

- 몹시 힘든 일을 한 다음이나 몹시 더운 때에 성생활을 한 다음 열이 나고 오한이 나며 아랫배가 그득해지고 켕기는 것을 색달色疸 또는 여로달이라고 한다[직지].

황한黃汗

황한이란 몸이 붓고 열이 나며 땀이 나면서 갈증이 나는 것인데 땀이 황백즙 같아서 옷이 누렇게 물든다. 이것은 땀이 났을 때 목욕을 하여 생긴 병이다[중경].

- 열이 나고 갈증은 없으며 몸이 부으면서 땀이 나는데 그 땀이 황백즙 같으면 황한이라고 한다[직지].

황달을 치료하는 방법[黃疸治法]

여러 가지 황달 때 소변이 노래면서 벌건 것은 습열이 있기 때문이다. 그러므로 이런 때에는 반드시 습열을 치료해야 한다[중경].

- 여러 가지 황달일 때 소변이 맑으면 열을 없애는 치료는 하지 말아야 한다. 그것은 열증이 아니기 때문이다. 만일 허하고 찬 증상이 있으면 반드시 허로虛勞로 보고 치료해야 한다[중경].
- 여러 가지 황달일 때 소변이 잘 나오지 않는 것은 속이 실實한 것이다. 이런 때에는 반드시 소변을 잘 나오게 하거나 설사시켜야 한다. 소변을 잘 나오게 하는 데는 인진오령산 을 쓰고 설사시키는 데는 황련산을 쓴다.
- 땀이 나오지 않는 것은 표表가 실實하기 때문이므로 반드시 땀을 내거나 토하게 해야 한다. 땀을 내는 데는 마황순주탕을 쓰고 토하게 하는 데는 과체산을 쓴다[강목].
- 살빛이 연기에 쏘인 것 같이 검누렇게 되는 것은 습증인데 이때에는 온 몸이 아프다. 귤빛같이 누렇게 되는 것은 황달인데 이때에는 온 몸이 아프지 않다. 습으로 생긴 황달 때에는 살빛이 어둡고 선명치 못하다. 열로 생긴 황달일 때에 는 살빛이 귤빛 같다. 그리고 심하면 땀이 줄줄 흘러서 옷에 물이 드는데 마치 황백즙黃栢汁이 물든 것 같다[강목].

- 황달과 습증을 치료하는 방법은 서로 비슷한데 경輕하면 오줌을 잘 나가게 하고 중重하면 몹시 설사시켜야 한다. 그래야 누런빛이 없어진다[입문].
- 식적食積으로 생긴 황달 때에는 식적을 삭아지게 한 다음 오줌을 잘 배설되게 해야 한다. 먼저 이와 같이 하여야 오줌이 잘 나가면서 맑아지고 황달도 저절로 없어진다[단심].

| 황련산黃連散 |

【 효능 】 황달일 때 열이 몰려 대 · 소변이 잘 나오지 않는 것을 치료한다.

【 처방 】 대황식초에 축여 볶은 것 40g, 속썩은풀황금 · 황련 · 감초 각각 40g.

위의 약들을 보드랍게 가루내어 한 번에 8g씩 하루 세 번 따뜻한 물로 먹는데 먼저 과체산을 콧구멍에 불어넣어서 누런 물이 나오게 한 다음 이어 이 약을 먹어야 한다. 그리고 겉으로는 생강과 더위지기인진를 함께 짓찧어 온 몸에 발라야 한다[단심].

황달黃疸 치료법

| 마황순주탕麻黃醇酒湯 |

【 효능 】 황달을 치료한다.

【 처방 】 마황 40g.

위의 약을 좋은 술 1되 반에 넣고 절반이 되게 달여서 찌꺼기를 버리고 단번에 먹는다. 겨울에는 술에 달이고 봄과 여름에는 물에 달인다[중경].

| 인진오령산茵蔯五苓散 |

【 효능 】 습열로 생긴 황달을 치료한다.

잡병편

【 처방 】 더위지기인진 40g, 오령산五苓散 20g.

위의 약들을 가루내어 한 번에 8g씩 미음에 타서 먹는다.

● 혹 썰어서 40g을 물에 달여서 먹어도 좋다[입문].

| 인진삼물탕茵蔯三物湯 |

【 효능 】 황달일 때 오줌이 잘 나오지 않는 것을 치료한다.

【 처방 】 더위지기인진 12g, 산치자 · 황련 각각 8g.

위의 약들을 썰어서 1첩으로 하여 물에 달여 먹는다[입문].

| 도씨인진탕陶氏茵蔯湯 |

【 효능 】 황달일 때 열이 성하여 대변이 잘 나오지 않는 것을 치료한다.

【 처방 】 더위지기인진 8g, 대황 · 산치자 · 후박 · 지실 · 속썩은풀황금 · 감초 각각 4g.

위의 약들을 썰어서 1첩으로 하여 생강 2쪽, 골풀속살등심 2g과 함께 물에 달여 먹는다. 오줌이 잘 나오지 않는 데는 오령산을 섞어서 쓴다[입문].

| 가감위령탕加減胃苓湯 |

【 효능 】 황달로 음식맛이 없고 걸을 때 몸이 나른하며 맥이 허하면서 유濡한 것을 치료한다.

【 처방 】 위령탕胃苓湯, 처방은 대변문에 있다약재에서 계지를 빼고 곽향 · 끼무릇반하 · 빈랑껍대복피 · 찔광이산사자 · 무씨나복자 · 삼릉 · 봉출 · 선귤껍질青皮 각각 2g을 넣어서 쓴다.

위의 약들을 썰어서 1첩으로 하여 생강 3쪽, 대추 2알과 함께 물에 달여서 먹는다[의감].

| 인진산茵蔯散 |

【 효능 】 습열로 생긴 황달을 치료한다.

【 처방 】 더위지기인진 · 산치자 · 벌건솔풍령적복령 · 저령 · 택사 · 삽주창출 · 지실 · 황련 · 후박 · 곱돌활석 각각 4g.

위의 약들을 썰어서 1첩으로 하여 골풀속살등심 2g과 함께 물에 달여서 먹는다[회춘].

주달酒疸 치료법

반온반열탕 · 치자대황탕 · 갈출탕 · 주증황련원酒蒸黃連元, 처방은 서문(暑門)에 있다.을 쓴다. 술을 마시고 성생활을 하여 황달이 생긴 데는 진사묘향산辰砂妙香散, 처방은 신문(神門)에 있다.을 쓴다.

| 반온반열탕半溫半熱湯 |

【 효능 】 주달을 치료한다.

【 처방 】 끼무릇반하 · 벌건솔풍령적복령 · 흰삽주백출 각각 4g, 전호 · 지각 · 버들옻대극 · 감초 각각 2.8g, 속썩은풀황금 · 당귀 · 더위지기인진 각각 2g.

위의 약들을 썰어서 1첩으로 하여 생강 3쪽과 함께 물에 달여 먹는다[활인].

| 치자대황탕梔子大黃湯 |

【 효능 】 주달을 치료한다.

【 처방 】 산치자 · 대황 각각 8g, 지실 4g, 약전국 1홉.

위의 약들을 썰어서 1첩으로 하여 물에 달여서 먹는다[중경].

| 갈출탕葛朮湯 |

【효능】 주달을 치료한다.

【처방】 칡뿌리갈근 · 삽주창출 각각 8g, 지실 · 산치자 · 감초 각각 4g, 약전국 1홉.

위의 약들을 썰어서 1첩으로 하여 물에 달여 먹는다[제생].

| 당귀백출탕當歸白朮湯 |

【효능】 주달과 음벽飮癖이 있어서 가슴이 몹시 그득하여 음식을 먹지 못하고 오줌이 누렇게 되면서 벌건 것을 치료한다.

【처방】 벌건솔풍령적복령 6g, 삽주창출 · 지실 · 살구씨행인 · 전호 · 칡뿌리갈근 · 감초 각각 4g, 끼무릇반하 3g, 당귀 · 속썩은풀황금 · 더위지기인진 각각 2g.

위의 약들을 썰어서 1첩으로 하여 생강 3쪽과 함께 물에 달여 먹는다[삼인].

곡달穀疸 치료법

인진치자탕 · 인진탕 · 우황산자 · 자금단 · 곡달환 · 소온중환 · 대온중환 · 침사환을 쓴다.

| 인진치자탕茵蔯梔子湯 |

【효능】 곡달을 치료한다.

【처방】 더위지기인진 12g, 대황 8g, 산치자 · 지실 각각 4g.

위의 약들을 썰어서 1첩으로 하여 물에 달여서 먹는다[강목].

| 인진탕茵蔯湯 |

【 효능 】 곡달을 치료한다.

【 처방 】 더위지기인진 12g, 대황 · 산치자 각각 4g.

위의 약들을 썰어서 1첩으로 하여 물에 달여 먹는다[득효].

| 우황산자牛黃散子 |

【 효능 】 곡달穀疸 · 주달酒疸 · 수기水氣 · 고창蠱脹을 치료한다.

【 처방 】 나팔꽃검은씨흑축, 만물가루를 내어 봄에는 3.2g, 여름에는 3.6g, 가을에는 2.8g, 겨울에는 4g을 쓴다, 대황봄에는 3.2g, 여름에는 3.6g, 가을에는 2.8g, 겨울에는 4g을 쓴다, 빈랑봄에는 3.2g, 여름에는 3.6g, 가을에는 2.8g, 겨울에는 1.6g, 감초봄에는 3.2g, 여름에는 3.6g, 가을에는 2.8g, 겨울에는 1.6g을 쓴다.

위의 약들을 부드럽게 가루내어 한 번에 12g씩 날이 밝을 무렵에 깨끗한 물에 타서 마시면 병이 곧 낫는다. 그 다음 생것과 찬것을 먹지 말아야 한다[의감].

| 곡달환穀疸丸 |

【 효능 】 더위를 먹어 습열이 생겨 음식이 소화되지 않고 열이 몰려서 황달이 된 것을 치료한다.

【 처방 】 너삼고삼 120g, 용담초 40g, 인삼 30g, 산치자 20g.

위의 약들을 가루내어 우담즙어떤 처방에는 저담즙에 반죽하여 알약을 만든다. 한 번에 50~70알씩 하루 두 번 보리죽과 먹는다[입문].

● 일명 고삼원苦蔘元이라고도 한다[득효].

| 소온중환小溫中丸 |

【 효능 】 식적食積으로 생긴 황달을 치료한다.

잡병편

【 처방 】 흰삽주백출 120g, 찔광이산사자 · 선귤껍질靑皮 · 삽주창출 · 약누룩신국 각각 80g, 향부자동변에 법제한 것 60g, 침사 40g.

위의 약들을 가루내어 식초에 쑨 풀에 반죽하여 알약을 만든다. 한 번에 70~80알씩 빈속에 소금 끓인 물로 먹는다. 비脾가 허할 때에는 반드시 인삼 · 흰삽주백출 · 귤껍질陳皮 · 감초를 좌약[使]으로 넣어 써야 한다[입문].

| 대온중환大溫中丸 |

【 효능 】 황달, 황반과 몸이 누렇게 되면서 붓는 것을 치료한다.

【 처방 】 향부자 60g, 침사 40g, 귤껍질陳皮 · 삽주창출 · 후박 · 선귤껍질靑皮 · 삼릉 · 봉출 · 황련 · 너삼고삼 · 흰삽주백출 각각 20g, 감초생것 8g.

약을 만드는 방법과 먹는 방법은 소온중환과 같다.

- 이 약은 간肝을 억제하고 비脾를 마르게 하는 데 쓴다.
- 침사鍼砂가 없으면 녹반[靑礬]을 써도 좋다[입문].

| 침사환鍼砂丸 |

【 효능 】 곡달 · 주달과 습열로 생긴 황달 등을 치료한다.

【 처방 】 침사벌겋게 달구었다가 식초에 담갔던 것 300g, 향부자동변에 법제한 것 · 삽주 각각 160g, 약누룩신국, 덖은 것 · 더위지기인진, 생강즙에 축여 덖은 것 · 보리길금맥아, 덖은 것 각각 80g, 집함박꽃뿌리백작약 · 당귀 · 생지황 · 궁궁이천궁 · 선귤껍질靑皮 각각 60g, 삼릉 · 봉출다 식초에 달인 것 · 귤껍질陳皮 각각 40g, 산치자덖은 것 · 강황 · 승마 · 마른 옻덖은 것 각각 20g.

위의 약들을 가루내어 식초에 쑨 풀에 반죽하여 알약을 만든다. 한 번에 60~70알씩 생강을 달인 물로 먹는다[정전].

| 자금단紫金丹 |

【 효능 】 식로食勞, 기로氣勞로 몸이 누렇게 부으면서 수종水腫이 되려고 하는 것을 치료한다.

【 처방 】 담반 120g, 황랍 80g, 대추 50알.

위의 약에서 먼저 담반과 대추를 은이나 돌그릇에 담고 좋은 식초 3되를 부은 다음 약한 불에 한나절 동안 달여서 대추의 껍질과 씨를 버린다. 다음 여기에 황랍을 넣고 2~4시간 동안 달이는데 고약같이 된 다음에 좋은 찻가루 80g을 넣고 반죽한다. 다음 알약을 만들어 한 번에 20~30알씩 차나 술로 먹는다. 이 약은 담반으로 간肝을 사瀉하고 대추로 비脾를 보하게 되어 있으므로 아주 좋다[본사].

- 담반이 없으면 녹반을 쓴다.
- 어떤 사람이 주달로 하혈하고 얼굴이 황랍빛같이 되었을 때 이 약을 먹고 곧 나았다고 한다[본사].

여로달女勞疸 치료법

반초산 · 석고산 · 진교음자 · 신달탕을 쓴다.

| 반초산礬硝散 |

【 효능 】 여로달을 치료한다.

【 처방 】 백반, 초석 각각 4g.

위의 약들을 가루내어 보리죽에 타서 먹는다[입문].

- 어떤 처방은 초석을 빼고 대신 곱돌활석을 넣어서 습달濕疸을 치료하게 되어 있다[입문].

잡병편

| 석고산石膏散 |

【 효능 】 여로달로 몸이 누렇게 되고 이마가 꺼멓게 되며 해질 무렵이면 열이 나고 아랫배가 켕기며 발바닥이 후끈거리는 것을 치료한다.

【 처방 】 석고달군 것, 곱돌 각각 같은 양.

위의 약들을 가루내어 한 번에 8g씩 보리죽에 타서 먹는다[득효].

| 진교음자 |

【 효능 】 여로달을 치료한다.

【 처방 】 진교 · 당귀 · 집함박꽃뿌리백작약 · 흰삽주백출 · 계피 · 벌건솔풍령적복령 · 귤껍질陳皮 · 찐지황숙지황 · 궁궁이천궁 · 소초小草: 원지싹을 말한다. 각각 4g, 끼무릇반하 · 감초 각각 2g.

위의 약들을 썰어서 1첩으로 하여 생강 5쪽과 함께 물에 달여서 먹는다[득효].

| 신달탕腎疸湯 |

【 효능 】 신달로 눈이 노랗게 되고 오줌이 벌건 것을 치료한다.

【 처방 】 삽주창출 4g, 승마 · 강호리강활 · 방풍 · 고본 · 따두릅독활 · 시호 · 칡뿌리갈근 · 흰삽주백출 각각 2g, 저령 1.6g, 택사 · 약누룩신국 · 인삼 · 감초 각각 1.2g, 속썩은풀황금 · 황백 각각 0.8g.

위의 약들을 썰어서 1첩으로 하여 물에 달여 먹는다[정전].

황한黃汗 치료법

기진탕 · 계지황기탕을 쓴다.

| 기진탕 |

【 효능 】 황한을 치료한다.

【 처방 】 석고 8g, 단너삼황기 · 함박꽃뿌리적작약 · 더위지기인진 · 맥문동 · 약전국두시 각각 4g, 감초 2g.

위의 약들을 썰어서 1첩으로 하여 생강 5쪽과 함께 물에 달여서 먹는다[입문].

● 일명 황기산黃芪散이라고도 한다[단심].

| 계지황기탕桂枝黃芪湯 |

【 효능 】 황한을 치료한다.

【 처방 】 단너삼황기 10g, 계지 · 집함박꽃뿌리백작약 각각 6g, 감초 4g.

위의 약들을 썰어서 1첩으로 하고 여기에 좋은 술 3홉, 물 1잔 반을 넣어서 달여서 먹는다[득효].

● 일명 황기계지탕黃芪桂枝湯이라고도 한다[중경].

● 또는 계지고주탕桂枝苦酒湯이라고도 한다[입문].

황달을 두루 치료하는 약[黃疸通治藥]

황달은 비脾가 습열을 받은 것이 뭉쳐서 비기의 역할을 잘 하지 못하면 생기는데 이때에도 역시 흔히 배가 불러오는 증상이 있다. 치료하는 방법은 소도疎導시켜 습열이 대소변으로 배설하도록 하는 것이 매우 중요하다. 이런 데는 위령탕胃苓湯, 처방은 대변문에 있다에 더위지기인진를 넣어서 쓰거나 복령삼습탕 또는 퇴황산 · 일청음 · 석고인진산 · 인진대황탕 · 필효산 · 퇴황환 · 녹반환 · 퇴금환 · 조자녹반환을 써도 모두 좋다[저방].

| 복령삼습탕茯苓滲濕湯 |

【효능】 습열로 생긴 황달을 치료한다.

【처방】 더위지기인진 8g, 벌건솔풍령적복령 · 택사 · 저령 각각 4g, 황련 · 속썩은풀황금 · 산치자 · 방기 · 흰삽주백출 · 삽주창출 · 귤껍질陳皮 · 선귤껍질靑皮 · 지실 각각 2g.

위의 약들을 썰어서 1첩으로 하여 물에 달여 먹는다.

● 일명 복령제습탕茯苓除濕湯이라고도 한다[보감].

| 퇴황산退黃散 |

【효능】 황달로 몸과 얼굴이 금빛같이 되고 오줌이 황백즙黃栢汁 같은 것을 치료한다.

【처방】 시호 · 승마 · 용담초 · 더위지기인진 · 황련 · 속썩은풀황금 · 산치자 · 황백 · 으름덩굴목통 · 곱돌활석 각각 4g, 감초 2g.

위의 약들을 썰어서 1첩으로 하여 골풀속살등심 2g과 함께 물에 달여 먹는다[의감].

| 일청음一淸飮 |

【효능】 황달을 치료한다.

【처방】 시호 12g, 벌건솔풍령적복령 8g, 궁궁이천궁 · 뽕나무뿌리껍질상백피 각각 4g, 감초 2g.

위의 약들을 썰어서 1첩으로 하여 생강 3쪽, 대추 2알과 함께 물에 달여 먹는다[입문].

| 석고인진탕石膏茵蔯湯 |

【효능】 황달로 온 몸이 모두 누렇게 되고 방금 음식을 먹었는데도 배

가 고픈 것을 치료한다.

【 처방 】 석고 8g, 산치자 · 더위지기인진 · 으름덩굴목통 · 대황 각각 4g, 감초 2g, 하눌타리열매과루실 1개.

위의 약들을 썰어서 1첩으로 하여 생강 5쪽, 파밑총백 2대와 함께 물에 달여 먹는다[득효].

| **인진대황탕**茵蔯大黃湯 |

【 효능 】 상한傷寒으로 열이 심하다가 황달이 생긴 것을 치료한다.

【 처방 】 더위지기인진 · 산치자 · 시호 · 황백 · 속썩은풀황금 · 승마 · 대황 각각 4g, 용담초 2g.

위의 약들을 썰어서 1첩으로 하여 물에 달여 먹는다[활인].

| **필효산**必效散 |

【 효능 】 황달에 두루 쓴다.

【 처방 】 꽃다지씨정력자, 볶은 것 · 용담초 · 산치자 · 속썩은풀황금 각각 4g, 더위지기인진 8g.

위의 약들을 썰어서 1첩으로 하여 물에 달여 먹는다[직지].

| **퇴황환**退黃丸 |

【 효능 】 황달 · 수종 · 배가 불러오르는 것, 당설 등을 치료한다.

【 처방 】 녹반靑礬 80g.

위의 약을 냄비에 담아서 녹인 다음 여기에 묵은 찰기장쌀[陳黃米] 4되를 넣고 식초를 쳐서 고루 버무린다. 다음 약한 불에 연기가 나지 않을 때까지 볶다가 평위산 240g을 넣고 더 볶는다. 이것을 조금 있다가 꺼내어 화독火毒을 빼고 가루내어 식초에 쑨 풀에 반죽하여 알약을 만든다. 한 번에 70알씩 아침 빈속과 잠잘 무렵에 미음으로 먹는다. 찹쌀·기름·밀가루·날것·찬것·굳은 것을 먹지 말아야 한다.

● 이 처방이 바로 주익공周益公의 음극환陰丸이다. 녹반은 구리의 정액인데 이것을 식초에 법제하여 쓰면 간肝을 편안하게 하는 데는 침사鍼砂보다 낫다. 침사를 쓴 다음에는 반드시 소금을 꺼려야 하고 또 후에 병이 도진다. 그러나 녹반을 쓴 다음에는 소금을 꺼리지 않아도 되며 병이 도지지도 않는다[입문].

| 녹반환綠礬丸 |

【 효능 】 몸이 누렇게 되면서 붓는 병을 치료하는 데 효과가 아주 빠르다.

【 처방 】 오배자눋도록 볶은 것·약누룩신국, 누렇게 되도록 볶은 것 각각 300g, 침사벌겋게 달구어 식초에 담갔던 것·녹반생강즙에 담갔다가 볶아 허옇게 만든 것 각각 160g.

위의 약들을 가루내어 생강즙에 삶은 대추살에 반죽하여 알약을 만든다. 한 번에 60~70알씩 데운 술로 먹는다. 술을 마시지 못하는 사람은 미음으로 먹는다. 그 다음 일생 동안 메밀국수를 먹지 말아야 한다. 만일 먹으면 병이 도져서 치료하기 어렵게 된다[정전].

| 퇴금환槌金丸 |

【 효능 】 몸이 누렇게 되면서 붓는 것을 치료하는 데 아주 좋다.

【 처방 】 침사벌겋게 달구어 식초에 담갔던 것, 향부자동변에 담갔던 것 각각 240g, 삽주창출, 흰삽주백출 각각 100g, 귤껍질陳皮·약누룩신국·보리길금맥아 각각 60g, 후박, 감초 각각 40g.

위의 약들을 가루내어 밀가루풀에 반죽하여 알약을 만든다. 한 번에 50~70알씩 미음으로 먹는다. 비린 물고기, 국수·날것·찬것 등을 먹지 말아야 한다.

● 적괴積塊가 있으면 삼릉, 봉출모두 식초에 달인 것 각각 60g씩을 더 넣어 쓴다[정전].

| 조자녹반환棗子綠礬丸 |

【 효능 】 황달과 황반을 치료한다.

【 처방 】 침사벌겋게 달구어 식초에 담갔던 것 · 녹반볶은 것 · 삽주창출 · 후박 · 귤껍질陳皮 · 약누룩신국 각각 40g, 감초 20g.

위의 약들을 가루내어 찐 대추살에 반죽하여 알약을 만든다. 한 번에 50~70알씩 미음으로 먹는다. 메밀 · 양고기 · 어미돼지고기를 먹지 말아야 한다. 먹으면 곧 죽는다[회춘].

단방單方

모두 30가지이다주자인진탕도 들어 있다.

| 밥설수臘雪水, 납일에 내린 눈이 녹은 물 |

【 처방 】 황달을 치료하는 데 약간 따뜻하게 하여 먹는다[본초].

| 차전초車前草, 길짱구 |

【 처방 】 황달을 치료하는 데 짓찧어 즙을 내서 먹는다[직지].

| 인진호茵蔯蒿, 더위지기 |

【 처방 】 황달로 온 몸이 누렇게 되고 소변이 벌건 것을 치료한다. 진하게 달여서 먹는데 생것으로 먹어도 역시 좋다[본초].

● 주달酒疸일 때에는 40g을 청주에 달여서 먹는데 이것을 주자인진탕酒煮茵蔯湯이라고 한다[의감].

| **갈근**葛根, 칡뿌리 |

【 효능 】 주달로 소변이 벌거면서 잘 나오지 않는 것을 치료하는 데 40g을 물에 달여서 먹는다[본초].

| **과루근**瓜蔞根, 하늘타리뿌리 |

【 효능 】 8가지 황달로 몸과 얼굴이 누렇게 되는 것을 치료하는 데 물에 달여서 먹는다[본초].

| **산장초**酸漿草, 꽈리 |

【 효능 】 황달을 치료한다. 뿌리는 맛이 매우 쓴데 즙을 내어 먹으면 효과가 크다[본초].

| **훤초근**萱草根, 원추리뿌리 |

【 처방 】 주달을 치료하는 데 즙을 내어 먹는다. 또는 어린 싹을 달여서 먹어도 된다[본초].

| **왕과근**王瓜根, 왕과뿌리 |

【 효능 】 주달이 흑달黑疸로 변하여 치료하기 어렵게 된 것을 낫게 한다. 뿌리를 짓찧어 즙을 내서 빈속에 작은 되로 1되씩 단번에 먹으면 누런 물이 소변으로 나온다. 그래도 낫지 않으면 다시 먹어야 한다[본초].

| **청호**靑蒿, 제비쑥 |

【 처방 】 열로 생긴 황달로 명치 밑이 아픈 것을 치료하는 데 짓찧어 즙을 내서 먹는다[본초].

| **편축**萹蓄, 마디풀 |

【 처방 】 열로 생긴 황달을 치료하는 데 짓찧어 즙을 내서 작은되로 1되를 단번에 먹는다[본초].

| **황벽**黃蘗, 황경피나무껍질 |

【 처방 】 황달을 치료하는 데 물에 달여서 먹는다[본초].

| **치자**梔子, 산치자 |

【 처방 】 위열胃熱로 생긴 식달食疸을 치료하는 데 물에 달여서 먹는다[본초].

| **소맥묘**小麥苗, 밀싹 |

【 처방 】 주달을 치료하는 데 짓찧어 즙을 내서 먹거나 달여서 먹는다[본초].

| **대맥묘**大麥苗, 보리싹 |

【 처방 】 황달을 치료하는 데 즙을 내어 먹는다[본초].

| **부어**붕어 |

【 처방 】 황달을 치료하는 데 회를 쳐서 양념을 하여 먹는다. 또는 산 것을 물 속에 넣고 늘 봐도 되는데 하루 한 번씩 물을 갈아 주면 효과가 있다[의감].

| **이어**鯉魚, 잉어 |

【 처방 】 황달을 치료한다. 쓰는 방법은 붕어를 쓰는 방법과 같다[속방].

잡병편

| 별鱉, 자라 |

【 처방 】 주달을 치료한다. 보통 먹을 때처럼 손질하여 국을 끓여서 먹는데 몇 개만 쓰면 낫는다[종행].

| 도근桃根, 복숭아뿌리 |

【 효능 】 황달로 몸과 얼굴이 금빛같이 된 것을 치료한다.

【 처방 】 동쪽으로 뻗었던 뿌리 1줌을 잘게 썰어서 물 2종지에 넣고 절반이 되게 달여 빈속에 단번에 먹는다. 그러면 3~5일이 지나서 누렇게 되었던 것이 없어진다.

그러나 눈이 노랗게 된 것은 나중에 없어지는데 때때로 술을 1잔씩 먹으면 빨리 낫는다. 열이 나게 하는 음식 · 국수 · 돼지고기 · 물고기를 먹지 말아야 한다[본초].

| 만청자蔓菁子, 순무씨 |

【 효능 】 급황 · 황달 · 황달이 속으로 들어가 배에 뭉쳐 잘 소통하지 못하는 것을 치료한다.

【 처방 】 보드랍게 가루내어 8~12g씩 물에 타 먹으면 반드시 설사가 나면서 궂은 것[惡物], 누런 물 · 모래 · 풀 · 털 같은 것들이 나오고 낫는다[본초].

| 첨과체甛瓜 , 참외꼭지 |

【 효능 】 황달 초기와 유행성 열병으로 급황急黃이 생긴 것을 치료한다.

【 처방 】 꼭지를 가루내어 콧구멍에 불어 넣으면 누런 물이 나온다. 또는 4g을 따뜻한 물에 타서 먹어도 누런 물을 토하고 낫는다[본초].

| **사과**絲瓜, 수세미오이 |

【 효능 】 술과 국수에 체하여 황달이 생긴 것을 치료한다.

【 처방 】 온전한 수세미오이를 불에 태워 재를 내서 가루내어 쓰는데 국수에 체하여 생긴 데는 국수물에 타서 먹고 술에 체하여 생긴 데는 술에 타서 먹는데 몇 번 먹으면 낫는다[종행].

| **수근**水芹, 미나리 |

【 효능 】 5가지 황달을 치료한다.

【 처방 】 즙을 내거나 생절이를 하거나 삶거나 날 것으로 먹어도 모두 좋은데 늘 먹어야 한다[본초].

| **생총**생파 |

【 효능 】 상한傷寒으로 황달이 생겨 눈이 잘 보이지 않는 것을 치료한다.

【 처방 】 잿불에 묻어 구워서 겉껍질을 버리고 즙을 내어 참기름에 타서 양쪽 눈과 귀에 넣으면 곧 낫는다.

- 또는 소주를 입에 머금었다가 환자의 눈에 뿜어 넣어 주어도 낫는다[종행].

| **고호**苦瓠, 쓴 박 |

【 처방 】 황달을 치료하는 데 달여서 즙을 내어 콧구멍에 넣으면 누런 물이 나오고 낫는다[본초].

| **사순**絲蓴, 순채 |

【 처방 】 열로 생긴 황달을 치료하는 데 국을 끓이거나 김치를 담가 늘 먹으면 좋다[본초].

잡병편

| 동규冬葵, 돌아욱 |

【 처방 】 유행성 황달을 치료하는 데 달여서 먹는다. 또는 국을 끓이거나 김치를 담가 늘 먹는다[본초].

| 백오계白烏 , 흰털이 난 뼈 검은닭 |

【 효능 】 상한으로 생긴 황달로 가슴이 몹시 답답하고 정신을 차리지 못하여 곧 죽을 것같이 된 데 좋다.

【 처방 】 흰털이 난 뼈 검은 수탉 1마리를 털과 내장을 버리고 짓찧어 심장 부위에 붙이면 곧 낫는다[의감].

| 웅담熊膽, 곰열 |

【 처방 】 유행성 황달을 치료하는 데 조금씩 물에 타서 먹는다[본초].

| 저지猪脂, 돼지기름 |

【 효능 】 5가지 황달과 위 속에 마른 대변이 있어서 황달이 생긴 것을 치료한다.

【 처방 】 돼지기름 3홉을 하루 세 번 나누어 먹으면 마른 대변이 나오고 낫는다[본초].

16 학질瘧疾

학질의 형태와 증상[瘧疾形證]

학질이 처음 발작할 때에는 먼저 솜털이 일어나고 하품이 나고 춥고 떨리면서 턱이 쪼이고 허리와 잔등이 다 아프다. 춥던 것이 멎으면 겉과 속으로 모두 열이 나면서 머리가 터지는 것같이 아프고 갈증이 나서 찬물만 마시려고 한다[내경].

- 대체로 학질이 처음 발작할 때에는 양기가 음기에 뒤섞인다. 이렇게 되면 양이 허해지고 음은 성해지면서 겉에 기가 약해지므로 먼저 추워하면서 떨게 된다. 그리고 음기가 성해져 극도에 이르면 그것이 양분으로 나가서 양과 겉에서 또 뒤섞이게 된다. 그러면 음은 허해지고 양은 성해지기 때문에 열이 나고 갈증이 난다. 학질 기운이 양분에서 뒤섞이면 양기가 성해지고 음분에서 뒤섞이면 음기가 성해진다. 음기가 성해지면 오한이 나고 양기가 성해지면 열이 난다[내경].
- 위기衛氣가 허하면 먼저 오한이 나고 영기榮氣가 허하면 먼저 열이 나며 사기邪氣가 표表에 많으면 오한이 심하고 사기가 이裏에 많으면 열이 심하며 사기가 반표반리半表半裏에 있으면 오한이 나는 것과 열이 나는 것이 같다[입문].
- 영위榮衛가 낮에는 양陽분양분이란 바로 표(表)이다으로 돌고 밤에는 음陰분음분이란 바로 이(裏)이다으로 돈다. 영위가 돌다가 병든 곳에 이르면 돌지 못하게 된다. 그러면 곧 오한이 나면서 머리와 턱이 떨린다. 속과 겉이 모두 차고 허리와 잔등 뼈가 모두 아픈 것은 사기가 속에 들어간 것이다. 오한과 떨리는 것

이 멎는 것은 속과 겉에 다 열이 있는 것이다. 머리가 터지는 것같이 아프고 갈증이 나서 찬물을 마시려고 하며 답답하고 그득하며 토하려 하고 저절로 땀이 나는 것은 사기가 겉으로 나오는 것이다[단심].

6경 학질[六經瘧疾]

여름에 더위에 상하면 가을에 가서 반드시 학질에 걸린다. 그러나 처음에는 어느 경經에 병이 생겼는지 알 수 없다. 병이 생긴 경에 따라 치료해야 한다. 3양경三陽經에 병이 생긴 것도 있고 3음경三陰經에 병이 생긴 것도 있는데 사기를 받은 경에 따라 그 증상이 각기 다르다. 태양경太陽經에 병이 생긴 것을 한학寒瘧 이라고 하는데 이때에는 땀을 내야 한다. 양명경陽明經에 병이 생긴 것을 열학熱瘧이라고 하는데 이때에는 설사시키는 약을 써야 한다. 소양경少陽經에 병이 생긴 것을 풍학風瘧이라고 하는데 이때에는 화해시켜야 한다. 이것은 3양경에 병이 생긴 것이므로 모두 폭학暴瘧이라고 한다. 이것은 하지 후부터 처서 전에 발작하는 데 약간 상해도 금방 심하게 앓는다.

- 음경陰經에 병이 생겼을 때에는 3음三陰을 갈라 보지 않고 모두 온학溫瘧 이라고 한다. 이것은 처서 후 동지 전에 발작하는데 몹시 상해도 오래 있다가 서서히 앓는다. 해학이란 노학老瘧 을 말한다. 즉 오래된 학질이다[보명].
- 상한傷寒으로 아직 열이 남아 있는데 이때에 또 찬 기운에 감촉되어 학질이 된 것을 온학 또는 풍학이라고 한다. 이것을 상한괴병傷寒壞病이라고 하는데 증상은 먼저 열이 나고 후에 오한이 나는 것이다[입문].
- 태양학太陽瘧에는 계지강활탕桂枝羌活湯이나 마황강활탕麻黃羌活湯을 쓴다.
- 양명학에는 인삼백호탕人蔘白虎湯이나 시령탕柴苓湯, 이 2가지 처방은 상한문에 있다을 쓴다.
- 소양학에는 시호계지탕柴胡桂枝湯이나 시호가계탕柴胡加桂湯을 쓴다.

- 3음경 온학에는 백호계지탕白虎桂枝湯이나 마황백출탕麻黃白朮湯이나 소시호탕小柴胡湯에 사물탕四物湯을 섞은 시호사물탕柴胡四物湯을 쓴다.
- 태양학과 양명학이 겹친 데는 계지작약탕桂枝芍藥湯이나 계지석고탕桂枝石膏湯을 쓰고 3양학이 겹친 데는 계지황금탕桂枝黃芩湯을 써서 화해시켜야 한다[보명].

| 계지강활탕桂枝羌活湯 |

【 효능 】 태양학으로 저절로 땀이 나고 머리와 목이 아프며 허리뼈가 뻣뻣한 것을 치료한다.

【 처방 】 계지 · 강호리강활 · 방풍 · 감초 각각 6g.

위의 약들을 썰어서 1첩으로 하여 물에 달여서 먹는다[강목].

| 마황강활탕麻黃羌活湯 |

【 효능 】 태양학일 때에 땀이 나지 않는 것을 치료한다.

【 처방 】 이것은 위의 처방에서 계지를 빼고 마황을 넣은 것이다. 약을 만드는 방법과 먹는 방법은 위의 처방과 같다[강목].

| 시호계지탕柴胡桂枝湯 |

【 효능 】 소양학으로 잠깐 오한이 났다 잠깐 열이 났다 하는 것을 치료한다.

【 처방 】 시호 8g, 계지, 속썩은풀황금 · 인삼 · 집함박꽃뿌리백작약 · 끼무릇반하 각각 4g, 감초 2g.

위의 약들을 썰어서 1첩으로 하여 생강 3쪽, 대추 2알과 함께 물에 달여서 먹는다[입문].

| 시호가계탕柴胡加桂湯 |

【 효능 】 소양학으로 오한이 났다 열이 났다 하는 것을 치료하는 데 아주 좋다.

【 처방 】 시호 12g, 속썩은풀황금, 계지 각각 8g, 끼무릇반하 4g, 감초 1.6g.

위의 약들을 썰어서 1첩으로 하여 생강 3쪽, 대추 2알과 함께 물에 달여서 먹는다[입문].

| 백호계지탕白虎桂枝湯 |

【 효능 】 온학일 때 맥은 정상이고 오한은 나지 않으면서 오직 열만 나고 뼈마디가 안타깝게 아프고 때때로 대변을 누기가 힘든 것이 아침에 생겼다가 저녁에 풀리거나 저녁에 생겼다가 아침에 풀리는 데 쓴다.

【 처방 】 석고 16g, 지모 8g, 계지, 감초 각각 4g, 멥쌀 1홉.

위의 약들을 썰어서 1첩으로 하여 물에 달여서 먹는다[정전].

● 일명 가감계지탕加減桂枝湯이라고도 한다[득효].

| 마황백출탕麻黃白朮湯 |

【 효능 】 풍학風瘧을 치료한다.

【 처방 】 마황 · 계피 · 선귤껍질靑皮 · 귤껍질陳皮 · 궁궁이천궁 · 구릿대백지 · 반하국 · 차조기잎자소엽 · 벌건솔풍령적복령 · 흰삽주백출 · 도라지길경 · 족두리풀세신 · 빈랑 · 감초 각각 2.8g.

위의 약들을 썰어서 1첩으로 하여 생강 3쪽, 대추 2알과 함께 물에 달여 먹는다[직지].

| 시호사물탕柴胡四物湯 |

3음경 온학溫瘧이 혹시 밤에만 발작하는 것을 치료한다.

【처방】 시호 · 생건지황 각각 8g, 인삼 · 끼무릇반하 · 속썩은풀황금 · 감초 · 궁궁이천궁 · 당귀 · 함박꽃뿌리적작약 각각 4g.

위의 약들을 썰어서 1첩으로 하여 생강 3쪽, 대추 2알과 함께 물에 달여 먹는다.

| 계지작약탕桂枝芍藥湯 |

【효능】 학질로 오한과 열이 심한 것을 치료한다. 이것은 태양학과 양명학이 겹친 것인데 찬 기운과 열기가 몹시 싸우는 것이다. 발작하면 떨리고 열이 나면서 땀이 난다.

【처방】 계지 4g, 함박꽃뿌리적작약 · 지모 · 석고 · 속썩은풀황금 각각 8g.

위의 약들을 썰어서 1첩으로 하여 물에 달여 먹는다[보명].

| 계지석고탕桂枝石膏湯 |

【효능】 태양학과 양명학이 겹친 간일학間日瘧 : 하루 건너 발작하는 학질을 말한다.으로 열이 심하고 오한이 약간 나는 것을 치료한다.

【처방】 석고, 지모 각각 12g, 속썩은풀황금 8g, 계지 4g.

위의 약들을 썰어서 1첩으로 하여 물에 달여서 먹는다[입문].

| 계지황금탕桂枝黃芩湯 |

【효능】 계지작약탕을 먹은 다음에 오히려 오한과 열이 심해지면 태양학 · 양명학 · 소양학이 겹친 것을 알 수 있는데 이런 때에는 이 약을 먹어서 화해시켜야 한다.

【처방】 시호 8g, 석고, 지모 각각 6g, 속썩은풀황금 · 인삼 · 끼무릇반하 · 감초 각각 4.8g, 계지 4g.

위의 약들을 썰어서 1첩으로 하여 물에 달여서 먹는다[보명].

여러 가지 학질의 증후와 치료[諸證治]

학질에는 풍학風瘧·한학寒瘧·열학熱瘧·습학濕瘧·담학痰瘧·식학食瘧·노학勞瘧·귀학鬼瘧·역학疫瘧·장학·해학·노학老瘧등이 있다[저방].

풍학風瘧

풍사에 감촉되어 생긴 학질인데 이때에는 먼저 열이 나다가 오한이 난다. 이런 데는 마황백출탕麻黃白朮湯을 쓴다. 땀이 나지 않으면 산사탕散邪湯을 쓰고 땀이 나면 정기탕正氣湯을 써야 한다[입문].

한학寒瘧

찬 기운에 감촉되어 생긴 학질인데 이때에는 오한이 심하고 열은 약간 난다. 이런 데는 인삼양위탕人蔘養胃湯, 처방은 상한문에 있다., 교해음交解飮, 과부탕果附湯, 초과음草果飮, 시호계강탕柴胡桂姜湯을 쓴다.

- 일명 빈학牝瘧이라고도 한다[입문].

열학熱瘧

더운 때에 열기에 심하게 감촉되어 생긴 것인데 이것을 일명 단학癉瘧 또는 서학暑瘧이라고도 한다. 이런 데는 인삼백호탕人蔘白虎湯·시령탕柴苓湯, 이 2가지 처방은 다 상한문 에 있다.·시호지모탕柴胡知母湯·쟁공산爭功散·용호탕龍虎湯을 쓴다[입문].

습학濕瘧

비를 맞아 습사가 침범하였거나 땀이 났을 때 목욕을 하여 생긴 것인데 이때에는 오한과 열이 나는 것이 같으며 오줌이 잘 나오지 않는다.

이런 데는 오령산五苓散, 처방은 상한문 에 있다에 삽주창출 · 궁궁이천궁 · 강호리강활를 넣어서 쓴다[입문].

담학痰瘧

외감外感되었거나 내상으로 울기鬱氣가 몰려서 담이 생겨 된 것인데 이때에는 머리가 아프고 살이 푸들거리며[肉跳] 음식물과 거품침[沫]을 토한다. 그리고 심하면 정신이 아찔해져 넘어진다. 이런 데는 시진탕柴陳湯에 초과를 넣어 쓰거나 사수음四獸飮, 냉부탕冷附湯을 쓴다. 오랫동안 낫지 않으면 노강음露薑飮을 써서 낫게 해야 한다[입문].

식학食瘧

일명 위학胃瘧이라고도 한다. 음식을 절도 없이 먹어서 지나치게 배가 고팠거나 지나치게 배부르게 해서 생긴 것이다. 이때에는 오한이 멎으면 다시 열이 나고 열이 나던 것이 멎으면 다시 오한이 나면서 오한과 열이 엇바꾸어 나고 배고파도 음식을 잘 먹지 못하는데 먹으면 담을 토하게 된다. 『내경』에는 "추웠다 열이 났다 하고 배가 쉽게 고프며 음식은 잘 먹지 못하고 먹으면 가슴이 그득해지며 배가 불러오르면서 학질이 매일 발작하는 것은 위학胃瘧인데 그것이 바로 이것이다"라고 씌어 있다. 이런 데는 평진탕平陳湯에 지실 · 흰삽주백출 · 찔광이산사자 · 약누룩신국 · 선귤껍질靑皮을 넣은 것이나 청비음淸脾飮 · 소청비탕小淸脾湯을 쓴다. 또는 이진탕二陳湯에 선귤껍질 · 빈랑 · 사인 · 백두구를 넣어 써도 좋다[저방].

노학勞瘧

즉 오랜 학질이다. 오한과 열이 나는 것이 약한데 오한이 나면서도 열이 나고 열이 나면서도 오한이 나기 때문에 치료하기 제일 어려운 것이다. 이것은 표表와 이裏가 모두 허하여 원기가 회복되지 못해서 생긴 것

잡병편

이기 때문에 좀 나았다가도 일을 약간만 하면 다시 발작하는데 여러 해가 지나도록 낫지 않는다. 이런 데는 궁귀별갑산芎歸鱉甲散 · 상산음常山飮 · 오로원五勞元 · 육화탕六和湯 · 오두칠조탕烏頭七棗湯 · 노강양위탕露薑養胃湯 · 십장군환十將軍丸 · 일보일발단一補一發丹 · 진사원辰砂元 · 양위단養胃丹을 쓴다[저방].

- 오랜 학질은 원기가 허하고 찬 데 속한다. 대체로 기氣가 허하면 오한이 나고 혈이 허하면 열이 나며 위가 허하면 오한이 나고 비가 허하면 열이 난다. 음화가 아래로 내려가면 오한과 열이 엇바꾸어 난다. 혹시 담을 토하면서 음식을 먹지 못하거나 설사가 나면서 배가 아프며 팔다리가 싸늘해지고 추워서 부들부들 떨리는 것은 모두 비위가 허약한 것이다. 이런 데는 보중익기탕補中益氣湯, 처방은 내상문 에 있다을 써야 모든 증상이 다 낫는다. 만일 비脾를 차게 하고 학질을 치는 약을 쓰면 위험하다[의감].

귀학鬼瘧

시주나 객오客忤로 생긴 것인데 이때에는 오한과 열이 나며 꿈자리가 사납고 무서움을 잘 탄다. 이럴 때는 벽사단 · 웅주단을 쓴다.

역학疫瘧

한 지방에서 어른이나 어린이가 서로 비슷하게 앓는데 이것은 유행병을 앓다가 된 학질이다. 이런 때에는 운기運氣를 참작하여 약을 써야 하는데 불환금정기산不換金正氣散, 처방은 상한문에 있다 · 여의단如意丹 · 오온단五瘟丹 · 장달환瘴疸丸, 이 3가지 처방은 온역문(瘟疫門)에 있다.을 쓴다.

장학瘴瘧

산골 시냇가에서 생긴 남장의 독을 받아 생긴 것인데 이때에는 정신이 흐릿하거나 미치고 혹 말을 못 하며 잠깐 오한이 나다가 열이 나며 병이 나았다 도졌다 한다. 이런 병은 남쪽 지방에 많다. 이런 데는 쌍해음자雙解飮子 · 지룡음地龍飮 · 강활창출탕羌活蒼朮湯 · 장달환瘴疸丸, 처방은 황달문에 있다 · 관음원觀音元을 쓴다[저방].

해학痎瘧

해학이란 오랜 학질을 말하는데 3일 간격으로 1번씩 발작하면서 오랫동안 낫지 않는다[강목].

- 3일에 1번씩 발작하는 것은 사기가 음경에 들어갔기 때문이다. 자일子日 · 오일午日 · 무일戊日 · 유일酉日에 발작하는 것은 소음경少陰經 학질이고 인일寅日 · 신일申日 · 사일巳日 · 해일亥日에 발작하는 것은 궐음경厥陰經 학질이며, 진일辰日 · 술일戌日 · 축일丑日 · 미일未日에 발작하는 것은 태음경太陰經 학질이다. 더위로 생긴 학질일 때에는 땀을 내야 한다. 감모感冒나 풍증風證은 모두 밖으로부터 사기를 받아서 생긴 것이므로 땀을 내지 않으면 풀리지 않는다. 이런 데는 먼저 인삼 · 흰삽주백출 등 보하는 약을 주약으로 하고 시호, 칡뿌리갈근등 발산시키는 약을 넣어 써서 점차 땀이 나게 해야 한다. 땀을 내서 허해지면 다시 보약을 써야 한다. 그리고 아랫도리는 음에 속하는데 여기에 땀이 나게 하기는 어렵다. 그러므로 보약을 써서 그 기운으로 땀이 발 끝까지 나게 해야 좋다[단심].

- 노학은 풍사와 서사가 음분에 들어가서 생긴 것이므로 이때에는 반드시 혈병에 쓰는 약을 써서 사기를 양분으로 끌어내어 발산시켜야 한다. 옛날 처방에 약 기운이 센 약을 많이 넣어서 쓴 것은 그리 좋은 방법이 아닌 것 같다[단심].

- 모든 학질이 여러 해가 지나도록 낫지 않는 것을 노학老瘧이라고 한다. 이때에는 반드시 담수痰水나 어혈瘀血이 뭉쳐서 덩어리가 배나 옆구리에 생기므로 배가 불러오르고 또 아프다. 속이 허虛한 것은 상산常山과 빈랑檳이 아니면 결코 낫게 하지 못한다. 그리고 이 약을 잘 법제하여 쓰면 위가 상하지 않는다. 노학환老瘧丸이 바로 그런 것이다. 혈血이 허虛한 데는 별갑환鱉甲丸이 좋고 수벽이 있는 데는 얼마간 소벽원消癖元을 써서 비脾를 보한 다음 담을 풀리게 하는 약으로 도와주어야 한다. 또한 허한가 실한가를 보아서 노학음老瘧

飮을 써야 한다[입문]

- 노학에는 칠조탕七棗湯 · 별갑음자鱉甲飮子 · 삼귀별갑산蔘歸鱉甲散 · 비방청비환秘方淸脾丸 · 경효학단經效瘧丹 · 황갑환黃甲丸을 쓴다.

| 산사탕散邪湯 |

【 효능 】 풍학이 처음 발작한 것을 치료한다.

【 처방 】 궁궁이천궁 · 구릿대백지 · 마황 · 집함박꽃뿌리백작약 · 방풍 · 형개 · 차조기잎자소엽 · 강호리강활 각각 4g, 감초 2g.

위의 약들을 썰어서 1첩으로 하여 생강 3쪽, 파밑총백 3대와 함께 달여서 하룻밤 이슬을 맞힌다. 이른 새벽에 따뜻하게 하여 먹는다[의감].

| 정기탕正氣湯 |

【 효능 】 위와 같은 증상을 치료한다.

【 처방 】 시호 · 전호 · 궁궁이천궁 · 구릿대백지 · 끼무릇반하 · 맥문동 · 빈랑 · 초과 · 선귤껍질靑皮 · 벌건솔풍령적복령 각각 4g, 계지 · 감초 각각 2g.

위의 약들을 썰어서 1첩으로 하여 생강 3쪽, 대추 2알과 함께 물에 달여서 먹는다[의감].

| 과부탕果附湯 |

【 효능 】 비脾가 차서 생긴 학질로 얼굴이 퍼렇게 되고 추워서 떨리는 것을 치료한다.

【 처방 】 초과, 부자싸서 구운 것 각각 10g.

위의 약들을 썰어서 1첩으로 하여 생강 7쪽, 대추 2알과 함께 물에 달여 먹는다[입문].

| 초과음草果飮 |

【 효능 】 한학寒瘧을 치료한다.

【 처방 】 초과 · 구릿대백지 · 양강 · 선귤껍질靑皮 · 궁궁이천궁 · 차조기잎자소엽 · 감초 각각 4g.

위의 약들을 썰어서 1첩으로 하여 물에 달여서 먹는다[직지].

| 시호계강탕柴胡桂薑湯 |

【 효능 】 사기가 반표반리半表半裏에 있어서 오한이 났다 열이 났다 하는 것을 치료하는 데 효과가 아주 좋다.

【 처방 】 시호 12g, 계지, 굴조개껍질모려 각각 6g, 하늘타리뿌리과루근 · 속썩은풀황금 각각 4g, 건강 · 감초 각각 3.2g.

위의 약들을 썰어서 1첩으로 하여 물에 달여서 먹는다[입문].

| 시호지모탕柴胡知母湯 |

【 효능 】 열학熱瘧과 장학을 치료한다.

【 처방 】 시호 · 지모 각각 6g, 삽주창출 · 속썩은풀황금 · 칡뿌리갈근 · 귤껍질陳皮 · 끼무릇반하 · 궁궁이천궁 각각 4g, 감초덖은 것 2.8g.

위의 약들을 썰어서 1첩으로 하여 생강 3쪽, 오매 2알과 함께 물에 달여서 새벽에 먹고 그날 오전에 또 1번 먹어야 한다. 오랜 학질에는 인삼과 당귀를 더 넣어서 쓴다[절재].

| 쟁공산爭功散 |

【 효능 】 열학熱瘧을 치료하는 데 효과가 많다.

【 처방 】 지모 · 패모 · 시호 · 상산 · 산치자 · 빈랑 · 지골피 · 감초 각각 4g, 매미허물선퇴 14개.

위의 약들을 썰어서 1첩으로 하여 복숭아나무가지, 버드나무가지 각각 5치와 함께 달여 먹는다. 효과가 없으면 길 건너 뻗었던 칡덩굴葛藤 5치와 함께 달여서 먹어야 한다[득효].

| 용호탕龍虎湯 |

【 효능 】 열학熱瘧으로 화火가 성盛하여 혀가 말려들고 입술이 마르며 코가 연기에 그슬린 것같이 되고 6맥六脈이 홍긴洪緊한 것을 치료한다.

【 처방 】 석고 10g, 황련 · 시호 각각 6g, 속썩은풀황금 · 지모 · 황백 각각 4g, 산치자 3.2g, 끼무릇반하 2.8g, 멥쌀粳米 1백 알.

위의 약들을 썰어서 1첩으로 하여 생강 3쪽, 대추 2알과 함께 물에 달여서 먹는다[의감].

| 시진탕柴陳湯 |

【 효능 】 담학痰瘧을 치료한다.

【 처방 】 시호, 끼무릇반하 각각 8g, 인삼 · 속썩은풀황금 · 귤껍질陳皮 · 벌건솔풍령적복령 각각 4g, 감초 2g.

위의 약들을 썰어서 1첩으로 하여 생강 3쪽, 대추 2알과 함께 물에 달여서 먹는다[입문].

| 사수음四獸飮 |

【 효능 】 7정七情으로 담痰이 몰리고 5장五藏의 기가 허해서 학질이 오랫동안 낫지 않는 것을 치료한다.

【 처방 】 인삼 · 흰삽주백출 · 흰솔풍령백복령 · 귤껍질陳皮 · 끼무릇반하 · 초과 · 감초 · 오매 · 생강 · 대추 각각 4g.

위의 약들을 썰어서 1첩으로 하여 소금을 조금 넣고 함께 버무린다. 다음 한참 있다가 피지에 싸서 물에 담갔다가 잿불에 묻어 고소한 냄새가 나도록 구워 꺼낸다. 이것을 물에 달여서 먹는데 발작하기 전에 연이어 몇 첩 쓰면 곧 효과를 본다[득효].

| 냉부탕冷附湯 |

【 효능 】 학질은 담이 성하고 비위가 허해져서 생긴다. 가슴에 담이 뭉쳐 있어서 생긴 학질에 이 약을 쓰는데 날이 샐 무렵에 차게 하여 먹는다. 약 기운이 아래로 내려가면 비위가 든든해지고 성하던 담도 삭는다.

【 처방 】 부자큰 것으로 싸서 구워 껍질과 배꼽을 버린 것 1개.

위의 약을 쪽지게 썰어서 2첩으로 나눈다. 매 첩에 생강 10쪽을 넣어서 물에 달여 찌꺼기를 버린 다음 하룻밤 이슬을 맞혀 식혀서 날 샐 무렵에 먹는다[득효].

| 노강음露薑飮 |

【 효능 】 담학痰瘧을 치료한다.

【 처방 】 생강 160g.

위의 약을 껍질째로 잘 짓찧어 즙을 내어 발작하기 전날 밤에 얇은 생명주를 덮어 밖에 내놓아 하룻밤 이슬을 맞힌다. 날이 샐 무렵에 그 윗물을 마신다. 그러면 혹시 담을 토할 수도 있는데 그대로 두어도 곧 안정된다[득효].

| 평진탕平陳湯 |

【 효능 】 식학食瘧을 치료한다.

【 처방 】 삽주창출, 끼무릇반하 각각 8g, 후박 · 귤껍질陳皮 · 벌건솔풍령적복령 각각 5g, 감초 2.8g.

위의 약들을 썰어서 1첩으로 하여 생강 3쪽, 대추 2알과 함께 물에 달여서 먹는다[입문].

| 청비음淸脾飮 |

【 효능 】 식학食瘧을 치료한다.

【 처방 】 시호 · 끼무릇반하 · 속썩은풀황금 · 초과 · 흰삽주백출 · 벌건솔풍령적복령 · 후박 · 선귤껍질靑皮 각각 4g, 감초 2g.

위의 약들을 썰어서 1첩으로 하여 생강 3쪽, 대추 2알과 함께 물에 달여 먹는다.

- 이 처방은 소시호탕小柴胡湯 · 평위산平胃散 · 이진탕二陳湯을 섞어서 만든 처방이다. 어떤 처방에는 상산 8g을 더 넣어서 이슬을 맞혀 날이 샐 무렵에 먹으면 학질을 낫게 하고 토하지 않게 하는 데 제일 좋다고 하였다.
- 일명 청비탕淸脾湯이라고도 한다[입문]

| 소청비탕小淸脾湯 |

【 효능 】 위학胃瘧을 치료한다.

【 처방 】 후박 8g, 오매살 · 끼무릇반하 · 선귤껍질靑皮 · 양강 각각 4g, 초과, 감초 각각 2g.

위의 약들을 썰어서 1첩으로 하여 생강 3쪽, 대추 2알과 함께 물에 달여 먹는다[득효].

| 궁귀별갑산芎歸鱉甲散 |

【 효능 】 노학勞瘧을 치료한다.

【 처방 】 자라등딱지별갑 8g, 궁궁이천궁, 당귀, 벌건솔풍령적복령 · 함박꽃뿌리적작약 · 끼무릇반하 · 귤껍질陳皮 · 선귤껍질靑皮 각각 4g, 오매 1알.

위의 약들을 썰어서 1첩으로 하여 생강 5쪽, 대추 2알과 함께 물에 달여서 먹는다[입문].

| 상산음常山飮 |

【 효능 】 노학勞瘧을 치료한다.

【 처방 】 상산 · 지모 · 초과 각각 6g, 양강 4g, 오매살 · 감초 각각 2g.

위의 약들을 썰어서 1첩으로 하여 생강 5쪽, 대추 2알과 함께 물에 달여서 먹는다[입문].

| 오로원五勞元 |

【 효능 】 노학勞瘧과 장학瘴瘧을 치료한다.

【 처방 】 상산 140g, 복숭아씨도인 48g, 육계 30g, 담두시 140g, 오매살 100g.

위의 약들을 햇볕에 말려 가루내어 꿀에 반죽한 다음 알약을 만든다. 한 번에 30~40알씩 데운 술로 빈속에 먹는다[직지].

| 육화탕六和湯 |

【 효능 】 학질이 오래도록 낫지 않는 것을 치료한다.

【 처방 】 상산 8g, 지모 · 패모 · 인삼 · 초과 · 구릿대백지 · 오매 · 빈랑 · 시호 각각 4g.

위의 약들을 썰어서 1첩으로 하여 생강 3쪽, 대추 2알과 함께 술과 물을 절반씩 섞은 데에 넣고 달여서 하룻밤 이슬에 맞혀 발작한 날에 먹는다[단심].

| 오두칠조탕烏頭七棗湯 |

【 효능 】 노학勞瘧과 한학寒瘧을 치료한다.

【 처방 】 오두큰 것으로 소금물에 담갔다가 싸서 굽기를 일곱 번 하여 껍질과 배꼽을 버린 것 1개.

위의 약을 2첩으로 나눈다. 매 첩에 생강 7쪽, 대추 7알, 파밑총백 3대를 넣어서 물에 달여 약간 식힌 다음 먼저 달인 대추를 먹고 이어 약물을 먹는다[직지].

| 노강양위탕露薑養胃湯 |

【 효능 】 오랜 학질이 3~5일에 한 번씩 발작하는 것을 치료한다.

【 효능 】 생강 160g.

위의 약을 즙을 내어 하룻밤 이슬을 맞힌다. 그리고 다음날 아침에 인삼양위탕人蔘養胃湯, 처방은 상한문에 있다 1첩을 대추 2알, 오매 1알과 함께 달인 후 찌꺼기를 버린다. 여기에 위의 약즙을 타서 빈속에 따뜻하게 먹는다[의감].

| 십장군환十將軍丸 |

【 효능 】 오랜 학질과 학모瘧母를 치료한다.

【 처방 】 사인 · 빈랑 · 상산 · 초과 각각 80g, 삼릉 · 봉출 · 선귤껍질 · 귤껍질陳皮 · 오매 · 끼무릇반하 각각 40g.

위의 약 가운데서 먼저 상산과 초과를 술과 식초 각각 1사발씩 섞은데 담가서 하룻밤 둔다. 여기에다 그 이튿날 아침에 나머지 8가지 약을 넣고 저녁때까지 담가 두었다가 숯불에 달여서 말려 가루낸다. 그런 다음 술과 식초를 각각 절반씩 섞은 데에 넣고 쑨 풀에 반죽하여 알약을 만든다. 한 번에 30~40알씩 하루 두 번 먹는데 300g을 먹으면 다 낫는다[단심].

| 일보일발단一補一發丹 |

【 효능 】 오랜 학질로 내상內傷이 되었는데 외감外感까지 겹쳐서 가끔 발작하는 것을 치료한다. 속으로는 담을 치료하고 겉으로는 땀이 나게 한다.

【 효능 】 벌건솔풍령적복령 40g, 끼무릇반하 · 귤껍질陳皮 · 시호 · 속썩은풀황금 · 삽주창출 · 칡뿌리갈근 각각 28g, 상산 12g.

위의 약들을 가루내어 밀가루 풀 에 반죽한 다음 알약을 만든다. 한 번에 70알씩 끓인 물로 먹는다[입문].

| 진사원辰砂元 |

【 효능 】 오랜 학질을 치료하는 데 원기도 상하지 않게 한다.

【 처방 】 주사 · 아위좋은 것 각각 40g.

위의 약들을 고루 갈아서 멀건 쌀풀에 반죽한 다음 주염열매씨조각자만하게 알약을 만든다. 한 번에 1알씩 인삼을 달인 물로 빈속에 먹는다[득효].

| 양위단養胃丹 |

【 효능 】 오랜 학질이 2~3년 동안 낫지 않는 것을 치료한다.

【 처방 】 삽주창출 · 상산술에 찐 것 각각 80g, 끼무릇반하 · 귤껍질陳皮 · 후박 각각 60g, 벌건솔풍령적복령 · 곽향 · 초과 각각 40g, 감초덖은 것 20g, 오매 49알살만 쓴다.

위의 약들을 가루 내어 연한 생강 달인 물에 쑨 풀로 반죽한 다음 알약을 만든다. 한 번에 50~70알씩 생강을 달인 물로 먹는다[의감].

| 벽사단 |

【 효능 】 남장과 귀학鬼瘧을 치료한다.

【 처방 】 녹두菉豆 · 검정콩흑두 각각 49알, 신석 2g따로 가루낸다, 황단 4g, 주사 8g.

위의 약들을 가루내어 물에 반죽하여 알약 30알을 만든다. 한 번에 1알씩 쓰는데 동남쪽으로 뻗었던 복숭아나무가지 7개를 갈아 즙을 내서 깨끗한 물에 탄 것으로 해가 뜰 무렵에 먹는다. 허약한 사람은 쓰지 말아야 한다[하간].

| 웅주단雄朱丹 |

【 효능 】 귀학鬼瘧을 치료한다.

【 처방 】 검정콩흑두, 큰 것 49알약 20g 정도.

위의 것을 단오날 새벽에 찬물에 담가서 11시경까지 두었다가 껍질을 버리고 햇볕에 말려 간다. 여기에 신석가루 4g을 넣고 다시 고루 갈아 밀가루풀에 반죽하여 알약을 만든다. 겉에 석웅황과 주사를 입혀서 햇볕에 말려 쓴다. 한 번에 1알씩 발작한 날 해 뜰 무렵에 깨끗한 물로 먹는다[입문]

- 일명 학령단瘧靈丹이라고도 한다[의감].

| 쌍해음자雙解飮陰子 |

【 효능 】 장학瘴瘧과 한학寒瘧을 치료하는 데 신기한 효과가 있다.

【 처방 】 육두구 · 초두구 각각 2개1개는 잿불에 묻어 굽고 1개는 생것으로 쓴다, 후박 2치1치는 생강즙에 담갔다가 볶어서 쓰고 1치는 생것으로 쓴다, 감초굵은 것 80g절반은 볶어 쓰고 절반은 생것으로 쓴다, 생강 2덩어리1덩어리는 잿불에 묻어 구워 쓰고 1덩어리는 생것으로 쓴다.

위의 약들을 썰어서 2첩으로 하고 여기에 대추 2알, 오매 1알을 넣어서 물에 달인 다음 따뜻하게 하여 빈속에 먹는다[국방].

- 일명 교해음交解飮 또는 생숙음生熟飮이라고도 한다[유취].

지룡음地龍飮

【 효능 】 장학瘴瘧으로 열이 몹시 나고 번조한 것을 치료한다.

【 처방 】 산 지렁이生地龍, 큰 것 3마리.
위의 것을 보드랍게 갈아서 생강즙 · 박하즙 · 생꿀 각각 조금씩과 함께 새로 길어 온 물에 타서 먹는다. 열이 심한 데는 용뇌를 조금 넣어서 쓴다[득효].

| 강활창출탕羌活蒼朮湯 |

【 효능 】 산람장기에 감촉되어 생긴 학질로 오한이 났다 열이 났다 하는 것을 치료한다.

【 처방 】 강호리강활 6g, 삽주창출 · 시호 · 속썩은풀황금 · 지실 · 귤홍 · 끼무릇반하 · 궁궁이천궁 · 감초 각각 4g.
위의 약들을 썰어서 1첩으로 하여 생강 5쪽과 함께 물에 달여서 먹는다[절재].

| 관음원觀音元 |

【 효능 】 장학을 치료한다.

【 처방 】 끼무릇반하, 생것 · 오매살 · 모정향 · 파두살 각각 10개.
위의 약들을 햇볕에 말려 가루내어 생강즙에 쑨 풀에 반죽한 다음 알약을 만든다. 한 번에 5알씩 잠잘 무렵에 찬물로 먹는다.

| 노학환老瘧丸 |

【 효능 】 해학痎瘧이 오래도록 낫지 않고 배가 아프며 학모가 생긴 것을 치료한다.

【 처방 】 위에 있는 십장군환 처방과 같으나 상산과 초과가 각각 80g씩 나머지 8가지 약은 각각 40g씩이다. 그리고 약을 만드는 방법과 먹는 방법은 위와 같다[입문].

| 별갑환鱉甲丸 |

【 효능 】 해학에 학모까지 있어서 오래도록 낫지 않는 것을 치료한다.

【 처방 】 자라등딱지별갑, 식초에 달인 것 40g, 삼릉 · 봉출 · 향부자 · 선귤껍질靑皮 · 복숭아씨도인 · 잇꽃홍화 · 약누룩신국 · 보리길금맥아 · 조가비가루海粉 각각 20g.

위의 약들을 가루내어 식초에 쑨 풀에 반죽한 다음 알약을 만든다. 한 번에 50~70알씩 끓인 물로 먹는다[입문].

- 일명 학모환瘧母丸이라고도 한다[단심].
- 여기에 궁궁이천궁 · 당귀 · 함박꽃뿌리적작약를 넣어서 밤에 발작하는 학질을 치료하는 데 이것을 음학환陰瘧丸이라고 한다[입문].

| 소벽원消癖元 |

【 효능 】 학질이 여러 해 되었을 때 땀을 내거나 토하게 하거나 설사시킨 탓으로 영위가 상하고 사기가 옆구리로 몰려 징벽이 생겨서 배와 옆구리가 단단하고 아픈 것을 학모라고 하는데 이런 것을 치료한다.

【 처방 】 원화볶은 것 · 주사 각각 같은 양.

위의 약들을 가루내어 꿀에 반죽한 다음 알약을 만든다. 한 번에 10알씩 대추를 달인 물로 먹는다. 벽을 없애려면 반드시 원화나 버들옻대극처럼 물을 몰아내는 약을 써야 한다[득효].

- 일명 원화환이라고도 한다[입문].

| 노학음老瘧飮 |

【 효능 】 오랜 학질로 배와 옆구리에 징벽이 생겨 여러 가지 약을 써도 낫지 않는 것을 치료한다.

【 처방 】 삽주창출 · 초과 · 도라지길경 · 선귤껍질靑皮 · 귤껍질陳皮 · 양강 각각 2.8g, 구릿대백지 · 벌건솔풍령적복령 · 끼무릇반하 · 지각 · 계

심 · 건강 · 감초 각각 2g, 차조기잎자소엽 · 궁궁이천궁 각각 1.6g.

위의 약들을 썰어서 1첩으로 하고 여기에 소금을 조금 넣어 물에 달여 빈속에 먹는다[입문].

● 일명 해학음이라고도 한다[의감].

| 칠조탕七棗湯 |

【 효능 】 5장의 기가 허하고 음양이 서로 성하여 생긴 해학이 약한 증세 이거나 심한 증세이거나를 불문하고 모두 치료한다.

【 처방 】 부자싸서 터지도록 구워 소금물에 담갔다가 다시 싸서 굽기를 일곱 번 하여 껍질과 배꼽을 버린 것 1개.

위의 약들을 썰어서 1첩으로 하여 생강 7쪽, 대추 7알과 함께 물 1사발에 넣고 절반이 되게 달여 찌꺼기를 버린 다음 따뜻하게 하여 빈속에 먹는다. 그 다음 약과 함께 삶은 대추 3~5알을 먹는다[득효].

| 별갑음자鱉甲飮子 |

【 효능 】 오랜 학질로 뱃속에 징가가 생긴 것을 학모라고 하는데 이것을 치료한다.

【 처방 】 자라등딱지별갑 8g, 흰삽주백출 · 속썩은풀황금 · 초과 · 빈랑 · 궁궁이천궁 · 귤껍질陳皮 · 후박 · 집함박꽃뿌리백작약 각각 4g, 감초 2g.

위의 약들을 썰어서 1첩으로 하고 여기에 생강 3쪽, 대추 2알, 오매 1알을 넣어서 물에 달여서 먹는다[강목].

| 삼귀별갑음蔘歸鱉甲飮 |

【 효능 】 오랜 학질로 배와 옆구리에 덩어리가 생겨서 학모가 된 것을 치료한다.

잡병편

【 처방 】 자라등딱지별갑, 식초에 달인 것 5.2g, 단너삼황기, 꿀물에 축여 볶은 것 · 선귤껍질 · 당귀 · 흰솔풍령백복령 · 흰삽주백출 · 후박 · 궁궁이천궁 · 향부자 각각 3.2g, 인삼 · 사인 · 찔광이산사 · 지실 각각 2g, 감초 1.2g.

위의 약들을 썰어서 1첩으로 하고 여기에 생강 3쪽, 대추 2알, 오매 1알을 넣어서 물에 달여 빈속에 먹는다[회춘].

| 비방청비환秘方淸脾丸 |

【 효능 】 학질이 3일에 한 번씩 발작하거나 10일에 한 번씩 발작하는 것을 치료한다.

【 처방 】 흰삽주백출 60g, 끼무릇반하 · 선귤껍질 · 속썩은풀황금 각각 40g, 인삼 · 빈랑 · 초과 · 봉출 · 후박 각각 20g, 강황 · 감초 각각 12g.

위의 약들을 가루 내어 밥에 반죽한 다음 알약을 만든다. 한 번에 60~70알씩 끓인 물로 먹는다[단심].

| 경효학단經效瘧丹 |

【 효능 】 학모瘧母로 벽이 생기고 오한과 열이 멎지 않는 것을 치료한다.

【 처방 】 아위좋은 것 · 석웅황웅황 각각 10g, 주사 6g

위의 약에서 아위를 끓는 물에 우려서 간 다음 석웅황웅황과 주사를 가루내어 함께 고루 섞는다. 다음 밀가루풀에 반죽하여 알약을 만든다. 한번에 1알씩 빈속에 인삼을 달여서 식힌 물로 먹는다. 장학에는 복숭아씨도인를 달여 식힌 물로 먹는데 발작하기 전에 1알을 갈아서 입과 코 주위에 발라야 한다[직지].

| 황갑환黃甲丸 |

【 효능 】 학모로 덩어리가 생겨 오래도록 낫지 않는 것을 치료한다.

【 처방 】 주사 · 아위 · 천산갑졸인 젖을 발라 구운 것 · 빈랑 각각 20g, 석웅황웅황 · 목향 각각 10g

위의 약들을 가루낸다. 그리고 검정콩을 물에 불려서 껍질을 버리고 풀지게 짓찧는다. 여기에 약가루 를 반죽하여 알약을 만든다. 한 번에 50알씩

생강을 달인 물로 빈속에 먹는다[의감].

단방單方

모두 19가지이다비한단(脾寒丹)이 들어 있다.

| 우슬牛膝, 쇠무릎 |

【 효능 】 노학老瘧이 오랫동안 낫지 않는 것을 치료한다.

【 처방 】 살찌고 큰 쇠무릎 1줌을 술과 물을 절반씩 섞은 데에 넣고 달여 먹는데 3제三劑만 쓰면 낫는다[본초].

| 인진茵蔯, 더위지기 |

【 처방 】 장학을 치료하는 데 달여서 먹거나 국을 끓여 먹거나 김치를 만들어 먹어도 좋다[본초].

| 갈근葛根, 칡뿌리 |

【 처방 】 학질을 치료하는 데 40g을 달여서 먹는다[본초].

| 마황麻黃 |

【 처방 】 온학일 때 땀이 나지 않는 것을 치료하는 데 달여서 먹은 다음 땀이 나면 낫는다[본초].

| 지모知母 **|**

【 처방 】 열학에 달여서 먹으면 좋다[본초].

| 반하半夏, 끼무릇 **|**

【 처방 】 담학을 치료하는 데 40g을 달여서 생강즙을 타서 먹는다[본초].

| 송라松蘿, 소나무겨우살이 **|**

【 처방 】 온학을 치료하는 데 달여서 먹으면 담을 토하게 된다[본초].

| 사태蛇 , 뱀허물 **|**

【 처방 】 학질이 발작할 날에 뱀허물로 양쪽 귓구멍을 막고 또 손에 조금 쥐고 있으면 좋다[본초].

*실용성이 없는 치료 방법이다.

| 별갑鱉甲, 자라등딱지 **|**

【 효능 】 온학, 노학에 자라등딱지를 구워 가루내어 한 번에 8g씩 데운 술에 타서 먹는데 연이어 세 번 먹으면 낫지 않는 것이 없다[본초].

| 오공蜈蚣, 왕지네 **|**

【 처방 】 온학 · 장학에 구워 가루내어 한 번에 2g씩 데운 술에 타서 먹는다[본초].

| 서부鼠婦, 쥐며느리 **|**

【 처방 】 한학과 열학에 3마리를 갈아서 데운 술에 타서 먹는다. 어린이에게 더 좋다[본초].

| **백규화**白葵花 |

【 처방 】 해학에 쓰는 데 꽃을 따서 그늘에 말린 다음 가루내어 술에 타 먹는다[본초].

| **오매**烏梅 |

【 처방 】 열학으로 답답하고 목이 마르는 데 쓴다. 달여서 마신다[본초].

| **호두골**虎頭骨, 범대가리뼈 |

【 효능 】 온학을 치료한다.

【 처방 】 조린 젖을 발라 누렇게 되도록 구워 가루내어 한 번에 8g씩 데운 술로 먹는다. 또는 고기를 삶아서 먹기도 한다. 또는 가죽을 몸에 덮기도 한다[본초].

| **이분**狸糞 |

【 효능 】 귀학을 치료한다.

【 처방 】 이것을 태워 가루내어 술에 타서 먹은 다음 고기를 삶아 먹는다. 또는 개대가리 뼈를 쓰는데 범뼈를 먹기도 한다[본초].

| **호육**狐肉, 여우고기 |

【 처방 】 한학과 열학을 치료한다. 5장과 창자를 빼어 버리고 보통 먹는 방법대로 손질하여 양념을 쳐서 삶아 먹으면 좋다[본초].

| **연시**燕屎 |

【 처방 】 학질을 치료하는 데 8g을 술 1되에 타서 사발에 담아 놓고 발작할 날 아침에 코에 냄새를 쏘인다[본초].

잡병편

| 야명사夜明砂 |

【 처방 】 편복시인데 5가지 학질을 치료한다. 가루내어 한 번에 4g씩 식은 찻물에 타서 먹으면 낫는다[본초].

| 소산小蒜, 달래 |

【 처방 】 학질을 치료하는 데 잘 짓찧어 황단과 함께 반죽한 다음 알약을 만들어 한 번에 7알씩 복숭아나무가지와 버드나무가지를 달인 물로 먹는다. 이것을 비한단脾寒丹이라고 한다[유취].

17 온역瘟疫

온역의 형태와 증상[瘟疫形證]

겨울 날씨는 추워야 하나 도리어 따뜻하면 봄에 가서 온역이 생긴다. 그 증상은 열이 나고 허리가 아프고 몹시 뻣뻣하며 다리가 가느라들어 펴지 못하고 정강이가 끊어지는 것 같으며 눈 앞에 꽃 같은 것이 보이고 오싹오싹 추우며 열이 난다.

- 봄 날씨는 따뜻해야 하나 도리어 서늘하면 여름에 가서 조역燥疫이 생긴다. 그 증상은 참을 수 없이 떨리고 혹은 속에서 열이 나며 입이 마르고 혀가 터지며 목구멍이 막히고 목이 쉰다.

- 여름 날씨는 더워야 하나 도리어 차면 가을에 가서 한역寒疫이 생긴다. 그 증상은 머리가 무겁고 목이 곧아지며 피부와 살이 뻣뻣하고 저리거나 혹은 온역의 사기가 몰려서 목구멍이나 목에 멍울이 생기고 그 열독熱毒은 피부와 분육分肉 사이로 퍼진다.

- 가을 날씨는 서늘해야 하나 도리어 흐리거나 비가 많이 내리면 겨울에 습역濕疫이 생긴다. 그 증상은 잠깐 추웠다 열이 났다 하며 폐기가 손상되어 몹시 기침하고 구역하며 혹 몸에 열이 나고 반진이 나오며 숨이 차고 딸꾹질한다[삼인].

온역을 치료하는 방법[瘟疫治法]

온열병溫熱病이 하지夏至 전에 생기면 온병溫病이 되고 하지가 지나서 생기면 열병熱病이 된다. 이것을 복기상한伏氣傷寒이라고 한다. 겨울에 한사寒邪에 상傷하면 봄에 가서 반드시 온병을 앓게 된다고 한 것은 이런 것을 두고 한 말이다[단심].

- 추워야 할 때에 춥지 않고 더워야 할 때에 덥지 않으면 흔히 유행병이 생긴다[득효].
- 여러 사람의 병이 비슷한 것은 유행병이다. 치료하는 데는 3가지 방법이 있는데 보하는 것 · 발산시키는 것 · 내리는 것이다[단심].
- 소양경少陽經에는 소시호탕小柴胡湯, 양명경陽明經에는 승마갈근탕升麻葛根湯, 이 2가지 처방은 상한문에 있다. 약재를 가감하여 치료한다[정전].
- 봄에 생긴 온역일 때에는 갈근해기탕을 쓰고 여름에 생긴 조역燥疫일 때에는 조중탕을 쓰며 가을에 생긴 한역일 때에는 창출백호탕蒼朮白虎湯, 처방은 더위문에 있다을 쓴다. 그리고 겨울에 생긴 습역일 때에는 감길탕甘桔湯, 처방은 인후문에 있다을 쓰는데 표증表證일 때에는 형방패독산을 쓰고 반표반리증半表半裏證일 때에는 소시호탕을 쓰며 이증裏證일 때에는 대시호탕大柴胡湯, 처방은 상한문에 있다을 쓴다. 인중황환은 보하는 데도 좋고 발산시키는 데도 좋으며 내리는 데도 좋다[입문].
- 온병의 초기에 증상이 확실치 못하면 먼저 패독산으로 치료하면서 병이 어느 경에 속하는가를 보아 그 경에 따라 정확한 치료를 해야 한다[정전].
- 또한 대두온 · 하마온 · 노자온 등은 아래의 다른 조항에 있다.
- 온역일 때에는 성산자 · 십신탕 · 시호승마탕 · 해기탕 · 향소산 · 궁지향소산芎芷香蘇散, 처방은 상한문에 있다. · 십미궁소산 · 쌍해산雙解散, 처방은 상한문에 있다, 청열해독산 · 가미패독산 · 신수태을산 · 오온단 · 인진환 · 인중황환 · 여의단 · 흑노환 등을 쓴다[저방].

| 갈근해기탕葛根解肌湯 |

【 효능 】 봄에 생긴 온역으로 열이 나고 갈증이 나는 것을 치료한다.

【 처방 】 칡뿌리갈근 12g, 마황 · 속썩은풀황금 각각 8g, 집함박꽃뿌리백작약 6g, 계지 4g, 감초 3.2g.

위의 약들을 썰어서 1첩으로 하여 생강 3쪽, 대추 2알과 함께 물에 달여서 먹는다[입문].

| 조중탕調中湯 |

【 효능 】 여름에 생긴 조역으로 입이 마르고 목구멍이 막히는 것을 치료한다.

【 처방 】 대황 6g, 속썩은풀황금 · 집함박꽃뿌리백작약 · 칡뿌리갈근 · 도라지길경 · 벌건솔풍령적복령 · 고본 · 흰삽주백출 · 감초 각각 4g.

위의 약들을 썰어서 1첩으로 하여 물에 달여서 먹는다[활인].

| 형방패독산荊防敗毒散 |

【 효능 】 온역瘟疫과 대두온大頭瘟을 치료한다.

【 처방 】 강호리강활 · 따두릅독활 · 시호 · 전호 · 벌건솔풍령적복령 · 인삼 · 지각 · 도라지길경 · 궁궁이천궁 · 형개 · 방풍 각각 4g, 감초 2g.

위의 약들을 썰어서 1첩으로 하여 물에 달여서 먹는다[득효].

| 성산자聖散子 |

【 효능 】 유행성 전염병이 음증陰證이거나 양증陽證이거나 표증表證이거나 이증裏證이거나를 가리지 않고 치료하는 데 계속 먹으면 낫는다. 또한 풍온, 습온 등의 증상도 치료한다.

【 처방 】 초두구잿불에 묻어 구운 것 · 저령 · 석창포창포 · 벌건솔풍령적복

잡병편

령 · 양강 · 따두릅독활 · 함박꽃뿌리적작약 · 부자 · 마황 · 후박 · 고본 · 지각 · 시호 · 택사 · 족두리풀세신 · 방풍 · 흰삽주백출 · 곽향 · 끼무릇반하 · 오수유 · 삽주창출 · 감초 각각 2g.

위의 약들을 썰어서 1첩으로 하여 생강 3쪽, 대추 2알과 함께 물에 달여 먹는다[활인].

● 이른 아침에 한 가마 달여서 남녀 노소할 것 없이 1잔씩 마시면 유행병에 걸리지 않는다[활인].

| 십신탕十神湯 |

【 효능 】 계절에 맞지 않는 날씨로 온역이 산발적으로 도는 것을 치료한다.

【 처방 】 칡뿌리갈근 8g, 함박꽃뿌리작약 · 승마 · 구릿대백지 · 궁궁이천궁 · 귤껍질귤피 · 마황 · 차조기잎자소엽 · 향부자 · 감초 각각 4g

위의 약들을 썰어서 1첩으로 하여 생강 5쪽, 파밑 3대와 함께 달여 먹는다[정전].

● 이 처방은 승마갈근탕과 궁지향소산을 섞은 데에 마황을 더 넣은 것이다. 땀이 나게 하는 약이다[입문].

| 시호승마탕柴胡升麻湯 |

【 효능 】 유행성 온역으로 머리가 아프고 몹시 열이 나는 것을 치료한다.

【 처방 】 시호 · 전호 · 칡뿌리갈근 · 함박꽃뿌리적작약 · 형개 · 석고 각각 4g, 뽕나무뿌리껍질상백피 · 속썩은풀황금 각각 2.8g, 승마 2g.

위의 약들을 썰어서 1첩으로 하여 생강 3쪽, 약전국두시 10알과 함께 물에 달여서 먹는다[입문].

| 청열해기탕清熱解肌湯 |

【 효능 】 유행성 온역으로 머리가 아프고 몹시 열이 나는 것을 치료한다.

【 처방 】 칡뿌리갈근 12g, 속썩은풀황금 · 함박꽃뿌리적작약 각각 6g, 감초 4g.

위의 약들을 썰어서 1첩으로 하여 물에 달여서 먹는다[단심].

● 일명 해기탕解肌湯이라고도 한다[득효].

| 향소산香蘇散 |

【 효능 】 4계절 생기는 온역을 치료한다.

【 처방 】 향부자 12g, 차조기잎자소엽 10g, 귤껍질陳皮 6g, 삽주창출, 감초 각각 4g.

위의 약들을 썰어서 1첩으로 하여 생강 3쪽, 파밑 2대와 함께 물에 달여서 먹는다[득효].

| 십미궁소산十味芎蘇散 |

【 효능 】 온열병과 온역병을 치료한다.

【 처방 】 궁궁이천궁 6g, 끼무릇반하 4.8g, 벌건솔풍령적복령 · 차조기잎자소엽 · 시호 · 칡뿌리갈근 각각 4g, 귤껍질陳皮 · 지각 · 감초 각각 2.8g, 도라지길경 2g.

위의 약들을 썰어서 1첩으로 하여 생강 3쪽, 대추 2알과 함께 물에 달여서 먹는다[단심].

| 청열해독산清熱解毒散 |

【 효능 】 여름철에 사람들이 유행성 온역이나 열병에 걸리면 열을 내리고 독기를 풀리게 하는 데 쓴다.

【 처방 】 강호리강활 8g, 집함박꽃뿌리백작약 · 인삼 · 석고 각각 5g, 속썩은풀황금, 술에 축여 덖은 것 · 지모술에 축여 덖은 것 · 승마 · 칡뿌리갈근 각각 4g, 감초 2.8g, 황련술에 축여 덖은 것 · 생지황술에 씻은 것 각각 2g.

위의 약들을 썰어서 1첩으로 하여 생강 3쪽과 함께 물에 달여 먹는다[절재].

| 가미패독산加味敗毒散 |

【 효능 】 온역瘟疫과 발반發斑을 치료한다.

【 처방 】 강호리강활 · 따두릅독활 · 전호 · 시호 · 궁궁이천궁 · 지각 · 도라지길경 · 벌건솔풍령적복령 · 인삼 · 방풍 · 형개 · 삽주창출 · 흰삽주백출 · 함박꽃뿌리적작약 · 당귀 · 생지황 각각 2.4g, 박하 · 감초 각각 1.2g.

위의 약들을 썰어서 1첩으로 하여 생강 3쪽, 대추 2알과 함께 물에 달여서 먹는다[정전].

| 신수태을산神授太乙散 |

【 효능 】 온역瘟疫이 돌 때 음증陰證과 양증陽證, 양감兩感을 막론하고 머리가 아프고 춥다가 열이 나는 것을 치료한다.

【 처방 】 함박꽃뿌리적작약 · 강호리강활 · 곽향 · 족두리풀세신 · 선귤껍질靑皮 · 궁궁이천궁 · 구릿대백지 · 도라지길경 · 지각 · 시호 · 귤껍질陳皮 · 향부자 · 삽주창출 · 방풍 · 고본 · 감초 각각 2.8g, 칡뿌리갈근 · 승마 · 차조기잎자소엽 각각 1.2g.

위의 약들을 썰어서 1첩으로 하고 여기에 생강 7쪽, 대추 7알, 파밑총백 7대를 넣어 물에 달여서 먹는다[유취].

| 인진환茵蔯丸 |

【 효능 】 유행성 온역과 장학 · 황달 · 온열병을 치료한다. 이것이 바로

황달문에 있는 장달환이다. 한 번에 5알씩 따뜻한 물로 먹는다[유취].

| 인중황환人中黃丸 |

【 효능 】 4철 역려를 치료한다.

【 처방 】 대황 · 황련 · 속썩은풀황금 · 인삼 · 도라지길경 · 삽주창출 · 방풍 · 곱돌활석 · 향부자 각각 같은 양.

위의 약들을 가루내어 약누룩풀에 반죽해서 알약을 만든다. 한 번에 70알씩 먹는데 기가 허하면 사군자탕, 혈이 허하면 사물탕, 담이 많으면 이진탕을 달인 물에 타서 먹는다. 만일 인중황이 없으면 대신 분항안糞缸岸을 쓴다. 혹은 주사나 석웅황웅황을 알약에 입혀도 좋다[입문].

| 여의단如意丹 |

【 효능 】 온역과 일체의 귀수병鬼祟病 · 복시伏尸 · 노채 · 미친 것 · 산람장기 · 음독 · 양독 · 5가지 학질 · 5가지 감질疳疾 · 8가지의 이질과 잘못하여 구리와 쇠를 삼킨 것과 광물성 약중독 · 수토水土가 맞지 않아 생긴 병 등을 치료한다.

【 처방 】 오두싸서 구운 것 32g, 빈랑 · 인삼 · 시호 · 오수유 · 조피열매천초 · 흰솔풍령백복령 · 건강 · 황련 · 자원 · 후박 · 육계 · 당귀 · 도라지길경 · 주염열매조각 · 석창포 각각 20g, 파두상 10g.

위의 약들을 날씨가 좋은 날에 조용하고 깨끗한 곳에서 가루낸다. 이것을 조린 꿀로 반죽하여 알약을 만들어 주사를 겉에 입힌다. 한 번에 5~7알씩 따뜻한 물로 먹는다[입문].

● 이 처방은 온백원 약재에 빈랑과 당귀를 더 넣은 것이다.

| 흑노환黑奴丸 |

【 처방 】 온역과 열병으로 맥이 홍삭洪數하고 몹시 열이 나며 미쳐서

달아나고 갈증이 심하여 죽을 것같이 된 것을 치료하는 데 입을 벌리고 약을 떠서 넣어 준다. 약이 목구멍을 넘어가면 곧 살아난다처방은 상한문에 있다.

단방單方

모두 29가지이다.

| 주사朱砂 |

【 처방 】 온역을 미리 막는다. 주사 40g을 보드랍게 갈아 꿀에 반죽하여 알약을 만든다. 한 번에 3~7알씩 온 가족이 음력 정월 초하룻날 새벽 빈속에 물에 타서 먹는다[본초].

| 구인즙지렁이즙 |

【 효능 】 돌림열병을 주로 치료한다.

【 처방 】 지렁이지룡, 산 것에 소금을 뿌려 두면 물이 되는데 그 물을 마신다[본초].

| 남엽즙藍葉汁, 쪽잎즙 |

【 효능 】 돌림병으로 열이 나고 미친 데 주로 쓴다.

【 처방 】 잎을 짓찧어 즙을 내어 1잔씩 마신다[본초].

| 납설수臘雪水 |

【 효능 】 유행성 온역으로 열이 몹시 나는 것을 치료하는 데 그 물을 마신다[본초].

| 생갈근즙生葛根汁, 생칡뿌리즙 **|**

【 효능 】 유행성 온역과 열병을 치료하는 데 뿌리를 캐서 즙을 내어 마신다[본초].

| 고삼苦蔘, 너삼 **|**

【 효능 】 유행병으로 열이 몹시 나는 것을 치료하는 데 40g을 썰어서 식초에 달여 먹으면 곧 토하고 낫는다[본초].

| 수중세태水中細苔, 물 속의 부드러운 이끼 **|**

【 처방 】 유행성 열병으로 답답할 때에 짓찧어 즙을 내어 마신다[본초].

| 청대靑黛 **|**

【 효능 】 대두온大頭瘟으로 머리와 얼굴이 벌겋게 붓는 것을 치료한다.

【 처방 】 좋은 청대 12g, 소주 1종지, 달걀 흰자위 1알을 고루 섞어서 먹으면 부은 것이 곧 내리는데 매우 좋은 약이다[회춘].

| 사매뱀딸기 **|**

【 효능 】 돌림병으로 열이 몹시 나고 입이 허는 것을 치료한다.

【 처방 】 뱀딸기즙 2되 5홉을 절반이 되게 달여 조금씩 마신다[본초].

| 죽여竹瀝, 참대기름 **|**

【 효능 】 유행성 온역으로 열이 몹시 나고 번조한 것을 치료한다.

【 처방 】 참대기름 반잔에 깨끗한 물 반 잔을 타서 먹는다[본초].

잡병편

| 창출蒼朮, 삽주 |

【 효능 】 온역과 습사를 없앤다. 삽주창출와 주염열매조각를 마당 가운데서 태운다[본초].

| 생우즙生藕汁, 생연뿌리즙 |

【 효능 】 열병으로 번갈이 나는 것을 치료하는 데 생연뿌리즙 1잔에 꿀 1홉을 타서 마신다[본초].

| 납월서臘月鼠 |

【 효능 】 태우면 나쁜 기운이 없어진다. 정월 초하룻날 아침에 거처하는 곳에 묻으면 온역 기운이 없어진다[본초].

| 섬서두꺼비 |

【 효능 】 열병이 생기지 않게 한다.

【 처방 】 생것을 짓찧어 즙을 내서 먹거나 태워 가루내어 물에 타서 먹는데 온역으로 반진이 생긴 것도 치료한다[본초].

| 도엽桃葉, 복숭아나무잎 |

【 효능 】 유행병일 때에 땀이 나오지 않는 데 주로 쓴다.

【 처방 】 복숭아나무잎을 많이 따서 달여 침대 밑에 두고 그 위에 누워 이불을 덮고 땀을 내면 곧 낫는다. 복숭아나무가지를 썰어서 달인 물에 목욕을 해도 된다[본초].

| 총백파밑 |

【 효능 】 유행병으로 머리가 아프고 열이 나며 미친 것을 치료하는 데

진하게 달여 먹는다[본초].

| 적소두赤小豆, 붉은팥 |

【 효능 】 온역을 미리 막는다.

【 처방 】 붉은팥을 새 베주머니에 넣어 음력 정월 초하룻날 우물물 속에 담가 두었다가 3일 만에 꺼내어 남자는 10알, 여자는 20알씩 먹는데 온 가족이 모두 써야 효과가 있다[본초].

| 온무청즙溫蕪菁汁, 따뜻한 순무즙 |

【 효능 】 온역의 기운을 없앤다.

【 처방 】 입춘이 지난 첫 경자일庚子日에 순무즙을 내어 따뜻하게 하여 온 가족이 모두 먹으면 돌림병이 생기지 않는다[본초].

| 산蒜, 마늘 |

【 효능 】 음력 정월에 5가지 매운 것을 먹으면 전염병의 기운이 없어진다. 5가지 매운 것이란 첫째는 마늘, 둘째는 파, 셋째는 부추, 넷째는 염교, 다섯째는 생강이다[본초].

| 적마제赤馬蹄, 붉은말의 발굽 |

【 처방 】 온역을 미리 막는 데 가루를 내어 80g 을 비단주머니에 넣어서 남자는 왼쪽, 여자는 오른쪽에 차고 다닌다[본초].

| 웅호시雄狐屎 |

【 처방 】 온역을 미리 막는 데 태운다. 살을 삶아서 먹어도 좋다[본초].

잡병편

| **달육**獺肉, 수달의 고기 |

【 효능 】 온역 기운과 온병을 주로 치료한다.

【 처방 】 고기를 삶아서 즙을 내어 식혀 마신다[본초].

| **개채자**芥菜子, 겨자씨 |

【 효능 】 온역 기운을 치료한다.

【 처방 】 전염된 초기 머리가 아플 때 겨자씨 가루를 배꼽 위에 놓고 그 위에 천을 1겹 댄 다음 다리미질하면 땀이 나고 낫는다[종행].

| **백갱미**白粳米, 멥쌀 |

【 처방 】 5홉을 뿌리 달린 파 20대와 함께 넣고 죽을 쑨다. 여기에 좋은 식초 반 사발을 넣어 다시 한번 끓여서 먹고 땀을 내면 곧 낫는다[종행].

| **순**蓴, 순채 |

【 처방 】 온병일 때에는 먹지 말아야 한다. 먹으면 흔히 죽을 수 있다[본초].

| **규채**葵菜, 아욱 |

【 처방 】 유행병을 앓은 뒤에 아욱을 먹으면 곧 눈이 멀게 된다[본초].

18 제상외상諸傷外傷

쇠붙이에 상한 것[金刃傷]

쇠붙이에 상해서 장이 끊어졌을 때에는 상처의 깊이를 보아야 죽을지 살지를 알 수 있다. 끊어진 장의 한 끝만 보이면 이을 수 없다. 만일 배가 아프고 숨이 차며 음식을 먹지 못하는 것이, 대장이 상해서 그런 것이면 하루 반 만에 죽을 수 있고 소장이 상해서 그런 것이면 3일 만에 죽을 수 있다. 끊어진 장의 양끝이 모두 보이면 빨리 이어야 하는데 바늘실로 꿰맨 다음 닭볏의 피를 발라서 기운이 새지 않게 하고 빨리 밀어 넣어야 한다. 장이 밖으로 나오기만 하고 끊어지지 않았을 때에는 보리죽물로 장을 잘 씻은 다음 집어넣어야 한다. 그리고 멀건 죽웃물을 조금씩 20일 동안 먹인 다음 미음을 먹이고 백 일이 지나서 밥을 먹이는 것이 좋다.[병원]

- 쇠붙이에 상하여 피를 많이 흘리면 견디지 못할 정도로 갈증이 난다. 그러나 참고 늘 마른 음식이나 기름진 음식을 먹어서 갈증을 멎게 해야 한다. 그리고 죽을 많이 먹지 말아야 한다. 죽을 많이 먹으면 피가 넘쳐 나오면서 죽을 수 있다. 그리고 성을 내는 것, 큰 소리로 말하거나 웃는 것 등을 금해야 한다. 몸을 움직이는 것, 힘든 일을 하는 것, 짠것 · 신것 · 뜨거운 술 · 뜨거운 국은 상한 곳을 더욱 아프게 한다. 그리고 충격을 심히 받으면 곧 죽을 수 있다[성혜].
- 쇠붙이에 상하였거나 뼈가 부러졌을 때에 찬물을 마셔서는 안 된다. 그 이유는 피는 차면 엉키 는데 그것이 심으로 들어가면 죽을 수 있기 때문이다[단심].

구급 치료 방법[救急方]

쇠붙이나 여러 가지 원인으로 몹시 상하여 아프고 답답해하며 죽은 것같이 되었을 때에는 소의 배를 가르고 내장을 꺼낸 다음 그 속에 상한 사람을 들어앉히되 뜨거운 피에 잠기도록 하면 살아난다. 만일 배가 상하였을 때에는 혈갈을 가루내어 식초 끓인 물에 타서 먹는데 궂은 피가 나오고 낫는다. 이와 같이 하면 혹시 전장터에서 총알이나 화살에 상하여 온 몸에서 피가 나오고 기가 가슴으로 치밀어 올라 까무러친 것도 살릴 수 있다[입문].

| 활혈산活血散 |

【 효능 】 칼이나 창에 상하여 배가 터져서 장이 나온 것을 치료한다.

【 처방 】 단너삼황기 · 당귀 · 궁궁이천궁 · 구릿대백지 · 속단 · 함박꽃뿌리적작약 · 녹용 · 속썩은풀황금 · 족두리풀세신 · 건강 · 부자싸서 구운 것 각각 같은 양.

위의 약들을 가루내어 한 번에 12g씩 데운 술에 타서 하루 3번 먹으면 곧 효과가 있다[입문].

| 화예석산花蘂石散 |

【 효능 】 여러 가지 날이 선 쇠붙이에 상하였거나 소나 말한테 받히었거나 물리었거나 채여서 죽을 것같이 되었을 때 빨리 상처에 이 약을 뿌려 주면 피가 누런 물로 된다. 그리고 다시 이 약을 먹이면 곧 살아나고 더 아파하지 않는다. 만일 장부에 어혈이 있어서 안타깝게 답답하며 죽을 것같이 되었을 때 이 약을 먹이면 어혈이 누런 물로 되어 나오는데 토하거나 설사가 나면서 나온다.

【 처방 】 화예석 160g, 유황 40g.

위의 약들을 가루내어 질그릇에 넣고 소금물로 이긴 진흙으로 입구를 막아서 햇볕에 말린 다음 사방에 벽돌로 고이고 숯불로 오전 11시부터 다음날 아침까지 구워 후 식은 다음에 꺼낸다. 이것을 부드럽게 가루내어 한 번에 큰 숟가락으로 하나씩 술에 달여서 따끈하게 하여 먹는다[입문].

| 탈명산奪命散 |

【 효능 】 날이 선 쇠붙이에 상하였거나 높은 데서 떨어져 상하였거나 나무나 돌에 깔려서 상하여 어혈瘀血이 생긴 것과 어혈로 적積이 생겨 명치가 아프고 대소변이 나오지 않는 것을 치료한다.

【 처방 】 거머리수질, 석회와 같이 눋도록 볶은 것[炒焦] 20g, 대황 · 나팔꽃 검은씨흑견우, 반물가루 각각 80g.

위의 약들을 가루내어 한 번에 8g씩 따끈한 술에 타서 먹고 2시간 정도 지나서 효과가 없으면 다시 설사로 나쁜 피가 나올 때까지 먹어야 한다[득효].

| 계명산 |

【 효능 】 날이 선 쇠붙이에 상하였거나 타박을 받아 어혈이 몰려서 적積이 되어 죽을 것 같은 것을 치료한다.

【 처방 】 대황술에 축여 찐 것20g, 당귀잔뿌리12g, 복숭아씨 14알간다.

위의 약들을 썰어서 1첩으로 하여 술에 달여 첫 닭이 울 때에 먹으면 다음날 설사로 어혈이 나오고 낫는다. 뼈가 부러진 데도 역시 좋다[삼인].

| 도체산導滯散 |

【 효능 】 외상으로 속에 어혈이 생겨서 대변이 나오지 못하고 막혔기

잡병편

때문에 죽을 것같이 된 것을 치료한다.

【처방】 대황 40g, 당귀 10g, 사향 조금.
위의 약들을 가루내어 한 번에 12g씩 따끈한 술에 타서 먹는다[성혜].

| 파혈소통탕破血消痛湯 |

【효능】 외상을 당하였거나 떨어져서 궂은 피가 옆구리 아래로 몰려서 몹시 아프고 몸을 잘 돌리지 못하는 것을 치료한다.

【처방】 거머리수질, 연기가 나지 않을 때까지 덖어서 따로 간 것 12g, 시호 · 연교 · 당귀잔뿌리 각각 8g, 소목 6g, 강호리강활 · 방풍 · 계피 각각 4g, 사향 조금.
위의 약 가운데서 거머리와 사향을 꺼내 놓고 나머지 약을 썰어서 1첩으로 하여 술과 물을 절반씩 섞은 데에 넣고 달여 찌꺼기를 버린다. 다음 여기에 거머리와 사향을 타서 빈속에 먹는데 2첩만 먹으면 곧 낫는다[동원].

| 부원활혈탕復元活血湯 |

【효능】 위와 같은 증상을 치료한다.

【처방】 대황 10g, 당귀 6.8g, 시호 6g, 천산갑닦아 간 것 · 하눌타리뿌리과루근 · 감초 각각 4g, 복숭아씨도인 10알풀지게 짓찧는다, 잇꽃홍화 2g.
위의 약들을 썰어서 1첩으로 하여 술과 물을 절반씩 섞은 데에 넣고 달여 먹는다[보감].

단방單方

모두 24가지이다.

| **신급수**新汲水, 새로 길어 온 물 |

【 효능 】 쇠붙이에 상하였거나 다른데 상하여 장이 나온 때에는 새로 길어 온 샘물을 뿌려 주어 몸을 오그리게 하면 장이 저절로 들어간다[본초].

| **석회**石灰 |

【 효능 】 쇠붙이에 상한 것을 치료하는 데 아주 좋다. 날이 선 쇠붙이에 상하였을 때 상처에 석회가루를 붙이고 싸매면 아픔과 피를 멎게 하는 데 아주 좋다.

- 또는 석회를 달걀 흰자위에 개어 불에 구운 다음 가루내서 상처에 붙여도 곧 낫는다[본초].

| **갈근**葛根, 칡뿌리 |

【 효능 】 쇠붙이에 상하여 아픈 것을 치료하는 데 아픈 것을 멎게 한다. 가루내어 붙이거나 진하게 달여서 즙을 받아서 먹어도 된다[본초].

| **상백피**桑白皮, 뽕나무뿌리껍질 |

【 효능 】 쇠붙이에 상한 상처를 꿰맨다. 생뽕나무뿌리껍질로 실을 만들어 배가 터져서 장이 나왔을 때 꿰맨다. 당나라 안금장安金藏이 배가 갈라졌을 때 이 방법을 쓰고 곧 나았다.

- 신선도전약神仙刀箭藥의 신기함을 말로써는 다할 수 없다. 뽕나무잎을 가루내어 마른 채로 상처에 뿌린다.
- 쇠붙이에 상하여 아픈 것을 멎게 하는 데는 뽕나무 태운 재를 붙이면 좋다[본초].

잡병편

| 누고도루래 |

【 효능 】 쇠 조각이 목이나 가슴에 박혀서 빠지지 않을 때에는 도루래를 짓찧어 즙을 짜서 화살이 박힌 곳에 3~5번 부으면 저절로 나온다.

- 또한 바늘이 살에 들어가서 나오지 않는 데는 도루래의 골을 유황과 함께 갈아 붙인다. 그러면 가려우면서 바늘이 저절로 나온다[본초].

| 강랑말똥구리 |

【 효능 】 쇠 조각이 뼈에 박혀서 뺄 수 없을 때에는 파두를 약간 구워 말똥구리와 함께 갈아 상처에 붙인다. 그러면 몹시 가려워지는데 이때에 흔들어 빼면 잘 나온다. 그 다음 새살이 살아나게 하는 고약을 붙여야 한다.

| 선복근메꽃뿌리 |

【 효능 】 쇠붙이에 상한 것을 아물게 하고 끊어진 힘줄을 이어지게 한다. 뿌리를 캐서 짓찧은 다음 즙을 내어 상처 속에 부어 넣고 그 찌꺼기를 붙이고 싸매면 신기하게 낫는다[본초].

| 사아象牙, 코끼리이빨 |

【 효능 】 쇠붙이나 바늘이 살에 들어가 나오지 않을 때 가루내어 물에 개서 상처에 붙이면 잘 나온다. 상아로 만든 빗[梳] 이 더 좋다[본초].

| 편복박쥐 |

【 효능 】 쇠붙이에 상하여 피가 속으로 흘러내리는 데 쓴다. 2마리를 태워 가루내어 한 번에 4g씩 물에 타서 먹되 하루 동안에 모두 먹으면 뒤로 물 같은 것이 나오는데 이것은 나쁜 피가 녹아 내리는 것이다[본초].

| **총백**파밑 |

【 효능 】 쇠붙이에 상하면서 놀랐기 때문에 피가 나오는 것이 멎지 않는 것을 치료한다. 파를 불에 뜨겁게 구우면서 즙을 받아 붙이면 피가 곧 멎는다.

- 쇠붙이에 다친 상처에 바람이나 물이 들어가서 붓고 아픈 데는 파의 줄기와 잎을 쓰는데 잿불에 묻어 구워 짓찧어 붙이면 곧 낫는다[본초].

| **소맥**小麥, 밀 |

【 효능 】 장이 나와서 들어가지 않는데 주로 쓴다. 밀 5되를 물 9되에 넣고 4되가 되게 달여서 찌꺼기를 버린 다음 차게 식힌다. 이것을 다른 사람이 입에 머금었다가 상처와 잔등에 뿜어 주면 장이 저절로 점차 들어간다. 여러 사람이 보지 못하게 해야 한다[본초].

| **석류화**石榴花, 석류나무꽃 |

【 효능 】 쇠붙이에 상하여 피가 나오는 것이 멎지 않는 것을 치료하는데 석회와 함께 가루내서 뿌리면 곧 멎는다[본초].

| **벽전**壁錢, 납거미 |

【 효능 】 쇠붙이에 상하여 피가 나오는 것이 멎지 않는데 쓴다. 즙을 내어 상처에 바르면 좋다[본초].

| **서뇌간**鼠腦肝 |

【 효능 】 쇠붙이나 바늘이나 칼이 목구멍이나 가슴 속이나 그 밖의 보이지 않는 곳에 들어가서 나오지 않는 것을 치료하는 데 쥐를 산 채로 잡아 골과 간을 빼내어 짓찧어 붙이면 곧 나온다[본초].

| 자단향紫檀香 |

【 효능 】 쇠붙이에 상한 것을 치료하는 데 빨리 가루내서 붙이면 아주 묘하게 피와 아픔이 멎는다[본초].

| 혈갈血竭 |

【 효능 】 쇠붙이에 상한 것을 치료한다. 피와 아픔을 멎게 하고 새 살이 살아나게 하는 데 아주 묘하다. 이것을 가루내서 붙이는데 이 약은 성질이 세므로 많이 쓰지 않는 것이 좋다[입문].

| 호박琥珀 |

【 효능 】 피를 멎게 하고 새살이 살아나게 하여 상처를 아물게 하는데 쇠붙이에 상하였을 때 가루내어 붙인다.

- 쇠붙이에 맞아서 기절한 데에는 호박가루 4g을 물에 타서 먹이면 좋다[본초].

| 사함초蛇含草 |

【 효능 】 쇠붙이에 상한 데 짓찧어 붙이면 좋다.

- 또한 사함고蛇含膏는 잘라진 손가락을 붙게 한다고 한다[본초].

| 청호靑蒿, 제비쑥 |

【 효능 】 생것을 비벼서 쇠붙이에 상한 상처에 붙이면 피와 아픈 것을 멎게 하고 새살이 살아나게 하는 데 아주 좋다[본초].

| 숙애熟艾, 비빈 약쑥 |

【 효능 】 쇠붙이에 상한 데 붙이면 피와 아픈 것을 멎게 하고 잘 아물게 한다. 혹은 달여서 그 물로 씻거나 태우면서 연기를 쏘여도 좋다[속방].

| **소계**조뱅이 |

【 효능 】 쇠붙이에 상하여 피가 멎지 않을 때 잎을 비벼서 붙인다[본초].

| **남엽즙**藍葉汁, 쪽잎즙 |

【 효능 】 쇠붙이에 상하여 피가 나면서 답답한 때 마신다[본초].

| **차지**車脂, 수레바퀴기름 |

바늘이 살에 들어가서 나오지 않을 때 수레바퀴기름을 종이에 발라 상처에 붙이되 2일에 1번씩 3~5 번갈아 붙이면 저절로 낫는다[본초].

잡병편

단방單方

모두 17가지이다.

| **포황**蒲黃, 부들꽃가루 |

【 효능 】 충격을 받아 속에 어혈이 생겨서 답답한 것을 치료하는 데 한 번에 12g씩 따끈한 술에 타서 먹는다[득효].

| **백양수피**白楊樹皮, 백양나무껍질 |

타격을 받아 어혈이 생겨서 참을 수 없이 아픈 것을 치료하는 데 술에 우려서 먹는다[본초].

| **생구**生龜, 산 거북이 |

【 효능 】 충격을 받아 뼈가 부러진 것을 치료하는 데 피를 받아 술에 타서 마시고 고기는 생으로 갈아서 상처에 두텁게 붙이면 곧 낫는다[본초].

| 제조굼벵이 **|**

【 효능 】 충격을 받아 발목이 부러지고 어혈이 옆구리에 몰려서 단단하고 그득하면서 아픈 데 주로 쓴다. 즙을 내어 술에 타서 먹고 또 갈아서 상처에 붙인다[본초].

| 서시鼠屎 **|**

【 효능 】 떨어져서 힘줄과 뼈가 상하여 참을 수 없이 아픈 것을 치료하는 데 태워 가루내서 돼지기름에 개어 상처에 바르고 빨리 싸매면 한나절이 못 되어 낫는다[본초].

| 하엽荷葉, 연잎 **|**

【 효능 】 얻어맞았거나 떨어져 상하여 궂은 피가 심心으로 치밀어 올라 답답해서 날치는[悶亂] 데는 마른 잎을 태워 가루내어 한 번에 8g씩 뜨거운 물에 타서 하루 3번 먹는다.

- 피지 않은 연잎을 가루내어 물에 타서 먹으면 설사로 궂은 물[惡物]이 나간다[강목].

| 호도胡桃, 호두 **|**

【 효능 】 깔렸거나 얻어맞아 상한 것은 호두살을 잘 짓찧어 데운 술에 타서 단번에 먹으면 곧 낫는다[본초].

| 마근麻根, 삼뿌리 **|**

【 처방 】 얻어맞았거나 떨어져 상하여 발목이 부러지고 어혈이 생겨 참을 수 없이 아픈 데 주로 쓴다. 뿌리와 잎을 짓찧어 즙을 내어 마시거나 달여 먹는다. 퍼런 삼이 없는 철에는 마른 삼을 달여서 그 물을 먹는다[본초].

| 도간회稻稈灰, 볏짚재 **|**

【 효능 】 떨어졌거나 다쳐서 몹시 아픈 것을 치료하는 데 태워 재를 내어 거르지 않은 술에 탄 다음 잿물을 받아 따뜻하게 하여 아픈 곳을 씻으면 곧 낫는다[본초].

| 개자芥子, 흰겨자 **|**

【 효능 】 타박을 받아 어혈이 생겨 아픈 데는 생강과 함께 짓찧어 약간 따뜻하게 하여 상처에 붙이면 곧 낫는다[본초].

| 총백파밑 **|**

【 효능 】 타박을 받아 참을 수 없이 아픈 데는 파밑을 뜨거운 재 속에 묻어 더워진 다음 쪼개서 그 속에 있는 즙을 상처에 붙인다. 식으면 더운 것으로 바꾸어 붙여야 잠시 후에 아픈 것이 멎는다[본초].

- 또는 파밑과 사탕가루를 같은 양으로 하여 짓찧어 상처에 붙이면 아픈 것이 곧 멎고 흠집도 생기지 않는다[단심].

| 오아우烏鴉羽, 까마귀깃 **|**

【 효능 】 떨어져서 상하여 어혈이 생겨 명치 밑이 불러오르고 얼굴이 퍼렇게 되며 숨이 찬 것을 치료한다. 오른쪽 것 7개를 빼서 태워 가루내어 술에 타서 먹는다. 그러면 피를 토하고 곧 낫는다[본초].

| 견담犬膽, 개담 **|**

【 효능 】 타박을 받았거나 칼이나 화살에 상하여 속에 어혈이 생긴 것을 치료한다.

【 처방 】 술에 타서 먹으면 어혈이 다 빠진다[본초].

| 주조酒糟, 술지게미 |

【 효능 】 타박을 받았거나 떨어져 상하여 어혈이 생겨서 붓고 아픈 데 주로 쓴다.

【 처방 】 식초에 타서 따뜻하게 찐 것으로 찜질하면 곧 낫는다[속방].

| 수지水蛭, 거머리 |

【 처방 】 얻어맞았거나 떨어졌거나 부러져서 속에 어혈이 생긴 데 주로 쓴다. 눋도록 볶아[炒焦] 가루내어 사향 조금과 섞어서 한 번에 4g씩 따끈한 술에 타서 먹으면 어혈이 풀린다[본초].

뼈가 부러지고 힘줄이 끊어진 것[骨折筋斷傷]

다리와 팔에는 각기 뼈마디가 어긋날 수 있는 곳이 6곳이고 부러질 수 있는 곳이 4곳이다. 손에는 어긋날 수 있는 곳이 3곳이고 발에도 또한 3곳이다. 손바닥 뒤의 뼈마디가 어긋나면 그곳의 뼈는 서로 맞물려 있기 때문에 뼈가 밖으로 삐져 나온다. 그러므로 이때에는 삐져 나온 뼈를 손으로 만져서 제자리로 들어가게 해야 하는데 만약 바깥쪽으로 나왔으면 안쪽으로 밀어 넣고 안쪽으로 나왔으면 바깥쪽으로 밀어 넣어야 제자리로 들어간다. 오직 손으로 당겨서 제자리에 넣으려고만 한다면 맞추기 아주 어렵고 10명에 8~9명은 병신이 된다[득효].

| 초오산草烏散 |

【 효능 】 이것은 바로 마취약이다. 뼈마디가 어긋났을 때에는 이 약을 써서 마취시킨 다음 손으로 만져서 제자리에 맞추어 넣는 방법을 써야 한다.

【 처방 】 주염열매조협 · 목별자 · 자금피 · 구릿대백지 · 끼무릇반하 · 오약 · 당귀 · 궁궁이천궁 · 오두천오 각각 50g, 바꽃초오 · 회향 · 좌나초 각각 10g, 목향 4g다 법제하지 않은 것.

위의 약들을 가루내서 쓴다. 뼈마디가 어긋났을 때에는 한 번에 8g씩 좋은 홍주紅酒에 타서 마신 다음 마취되어 아픈 것을 모르게 된 뒤에 칼로 째거나 가위로 뾰족한 뼈를 잘라 내야 한다. 그 다음 손으로 뼈마디를 제자리에 맞추어 넣어야 한다. 그리고 참대쪽을 대고 잘 동여매야 한다. 만일 쇠붙이가 뼈에 들어가서 나오지 않을 때에도 이 약을 써서 마취시킨 다음 집어서 빼내거나 째서 헤치고 뽑아내야 한다. 그 다음 소금 끓인 물이나 소금을 탄 물을 먹이면 곧 깨어난다[득효].

잡병편

| 협골법夾骨法 |

【 처방 】 작은 두꺼비하마 4~5마리를 피초 1.2g, 생강 40g, 술지게미주조 1사발을 쓰는데, 부은 데가 있으면 홍내소紅內消, 은조롱 즉 하수오를 더 넣어 쓴다. 이것을 모두 한데 넣고 짓찧어 상처에 붙인다[입문].

| 활혈산活血散 |

【 효능 】 뼈가 부러진 것을 치료한다.

| 녹두가루 |

【 처방 】 위의 것을 벌겋게 되도록 닦아 깨끗한 물에 개서 고약처럼 만들어 상처에 두텁게 붙인 다음 뽕나무뿌리껍질상백피을 대고 동여맨다. 그러면 효과가 아주 좋다. 또 한 가지 방법은 뜨거운 술과 식초를 섞은 데에 넣고 반죽하여 붙이는 것이다[득효].

| 접골단接骨丹 |

【 처방 】 당귀 30g, 궁궁이천궁 · 몰약 · 골쇄보 각각 20g, 오두천오, 잿

불에 묻어 구운 것 16g, 고문전불에 달구었다가 식초에 담그기를 7번 한 것 3개, 유향 10g, 목향 4g, 황향송진이다 240g, 참기름 60g.

위의 약들을 가루내어 기름에 개서 고약을 만든 다음 기름종이에 발라 상처에 붙인다. 만일 뼈가 부스러지고 힘줄이 끊어진 데 이 약을 쓰면 다시 이어져 처음과 같이 된다[회춘].

| 이생고二生膏 |

【효능】 팔다리의 뼈가 부러진 것을 치료한다.

【처방】 생지황 600g, 생강 160g.

위의 약들을 잘 짓찧어 술지게미酒糟 600g과 섞은 다음 뜨겁게 덖어서 베천에 싸서 상처에 대고 찜질하면 힘줄과 뼈가 상하여 참을 수 없이 아프던 것도 효과를 본다[의감].

- 팔의 뼈마디가 어긋나서 붓고 아픈 데는 생지황을 짓찧어 쓰는데 기름종이 위에 펴 놓고 목향가루를 한 벌[一層] 뿌린 다음 그 위에 또 생지황 찧은 것을 펴 놓아 상처에 붙이면 이튿날 아픈 것이 곧 멎는다[득효].
- 충격을 받아 힘줄이 끊어지고 뼈가 상한 데는 생지황을 짓찧어 즙을 내어 쓰는데 좋은 술에 타서 하루 2~3번 먹으면 잘 낫는다. 또는 생지황을 짓찧어 뜨겁게 쪄서 상처에 붙이면 한 달 사이에 힘줄과 뼈가 이어진다. 왜냐하면 지황은 뼈와 관련된 약이기 때문이다[종행].

| 나미고米膏 |

【효능】 충격을 받아 힘줄이 끊어지고 뼈가 부러진 것을 치료한다.

【처방】 찹살 1되, 주염열매조각, 잘게 썬 것 반되, 동전 100개.

위의 약들을 다 한데 넣고 눋도록 덖어서 돈[錢]은 가려내고 가루낸 다음 술에 개서 고약을 만들어 상처에 붙이면 잘 낫는다[강목].

| 맥두산麥斗散 |

【 효능 】 넘어져서 뼈마디가 상한 것을 치료한다.

【 처방 】 자충기와 위에 놓아서 약한 불기운에 말린 것 1개, 파두껍질을 버린 것 1개, 끼무릇반하, 생것 1개, 유향 · 몰약 각각 0.2g, 자연동불에 달구었다가 식초에 담그기를 7번 한 것 조금.

위의 약들을 부드럽게 가루내어 0.04g씩 따뜻한 청주에 타서 먹고 무거운 수레가 10리 갈 동안만큼 있으면 뼈가 이어지는 소리가 난다. 넘어져서 부러진 초기에는 반드시 뼈를 제자리에 맞추어 넣고 솜옷으로 싸서 덮은 다음 맥두산을 먹어야 한다. 그리고 몸을 움직여서는 안 된다. 맥두산은 단오날에 만든 것이 더 좋다[회춘].

| 몰약강성단沒藥降聖丹 |

【 처방 】 충격을 받았거나 접질러서 힘줄이 끊어지고 뼈가 부스러져서 참을 수 없이 아픈 것을 치료한다. 생건지황, 궁궁이천궁 각각 6g, 자연동불에 달구었다가 식초에 담그기를 12번 하여 따로 간 것 · 오두천오, 생것 · 골쇄보 · 집함박꽃뿌리백작약 · 당귀 · 유향 · 몰약 각각 4g.

위의 약들을 가루내어 생강즙과 꿀을 같은 양으로 하여 섞은 데에 넣고 고루 반죽한 다음 40g으로 알약 4알씩 만든다. 한 번에 1알씩 쓰되 술과 물을 각각 반 잔씩 섞은데 소목 4g을 넣고 달여 소목은 버린 물에 풀어 빈속에 따끈하게 하여 먹는다[단심].

| 접골산接骨散 |

【 효능 】 뼈가 부러진 것을 치료한다.

【 처방 】 유향 · 몰약 각각 10g, 자연동불에 달구어 물에 담갔다가 따로 간 것 20g, 곱돌활석 40g, 용골 · 적석지 각각 6g, 사향 조금.

위의 약들을 가루내어 좋은 식초에 담가 불린다. 이것을 볶아서 말려 다시 가루낸다. 한 번에 4g씩 사향과 고루 섞어서 잠잘 무렵에 데운 술에 타서 먹는다. 만일 뼈가 이미 이어졌으면 용골과 적석지를 빼고 쓰는 것이 아주 좋다[단심].

- 또 한 가지 처방은 다음과 같다. 위의 약들에서 사향은 내놓고 술에 담갔다가 달여서 말려 가루낸다. 다음 녹인 황랍 20g에 사향과 같이 넣고 반죽하여 알약을 만든다. 한 번에 1알씩 쓰는데 술에 넣고 조리면서 동남쪽으로 뻗었던 버드나무가지로 저어서 풀어지게 한 다음 따끈하게 하여 빈속에 먹는다. 이것을 접골단接骨丹이라고 한다[입문].

| 자연동산自然銅散 |

【 효능 】 충격을 받아 힘줄이 끊어지고 뼈가 부러진 것을 치료한다.

【 처방 】 유향 · 몰약 · 소목 · 강진향강진향이 없으면 대신 자단향을 쓴다 · 오두 · 송절 · 자연동불에 달구었다가 식초에 담그기를 7번 한 것 각각 20g, 지렁이지룡, 기름에 덖은 것 · 용골생것 · 거머리수질, 기름에 눋도록 덖은 것 각각 10g, 혈갈 6g, 도루래누고, 기름에 담갔다가 약한 불기운에 말린 것 5개.

위의 약들을 가루내어 한 번에 20g씩 좋은 술에 타서 먹으면 약 기운이 정수리로부터 점차 병이 있는 곳을 찾아 아래로 양손과 양발까지 내려가므로 온 몸을 지나가는 느낌이 있다. 이것은 환자 자신이 느끼게 되는데 약 기운이 병 있는 곳에 닿으면 '쏴' 하는 소리가 나는 것같이 느껴지기도 한다[득효].

| 접골자금단接骨紫金丹 |

【 효능 】 충격을 받아 뼈가 부러지고 어혈이 생겨 심心을 침범해서 열이 나고 정신이 혼미해진 것을 치료한다.

【 처방 】 자충어떤 처방에는 도루래로 되어있다 · 자연동불에 달구었다가 식초에 담그기를 7번 하여 따로 간 것 · 골쇄보 · 대황 · 혈갈 · 당귀잔뿌리 · 유

향 · 몰약 · 붕사 각각 4g.

위의 약들을 가루내어 한 번에 0.32g씩 따끈한 술에 타서 먹으면 뼈가 저절로 붙는다[입문].

| 만형산蔓荊散 |

【 효능 】 충격을 받았거나 떨어져서 힘줄이 끊어지고 뼈가 부러지고 어혈이 몰려 아픈 것을 치료한다.

【 처방 】 완형엽없으면 대신 형개를 쓴다 · 순비기열매만형자 · 구릿대백지 · 족두리풀세신 · 방풍 · 궁궁이천궁 · 계피 · 정향피 · 강호리강활 각각 40g.

위의 약들을 거칠게 가루내어 한 번에 40g씩 소금 1숟가락, 파밑총백, 뿌리가 달린 것 5대와 함께 신좁쌀죽웃물 5되를 넣고 7번 끓어오르게 달여서 아픈 곳을 씻는다. 식으면 더운 것으로 바꾸어야 한다[단심].

단방單方

모두 14가지이다.

| 적동설赤銅屑, 구리가루 |

【 처방 】 충격을 받았거나 떨어져 뼈가 부러진 것을 치료한다. 구리를 불에 달구었다가 식초에 담그기를 7~9번 하여 보드랍게 가루내서 한 번에 1~2g씩 데운 술에 타서 먹으면 약이 상한 뼈로 곧추들어가 붙게 된다.

- 어떤 사람이 말에서 떨어져 정강이가 부러졌을 때 구리가루를 술에 타서 먹고 나았다. 그런데 늙어서 죽은 후 10여 년 만에 옮겨 묻으면서 그 정강이뼈를 보니 부러졌던 자리에 구리테가 감겨 있었다고 한다[본초].

| 자연동自然銅, 산골 |

【효능】 상하여 뼈가 부러진 것을 치료한다.

【처방】 산골불에 달구었다가 식초에 담그기를 7번 하여 보드랍게 갈아 수비(水飛)한 것 · 당귀 · 몰약 각각 2g 을 가루내어 데운 술에 타서 먹고 곧 아픈 곳을 쓰다듬는다[본초].

● 이 약이 금방 불에 달구었을 때에는 독이 있다. 만일 뼈가 부러지지도 부스러지지도 않았을 때에는 산골을 쓰지 말아야 한다[단심].

| 합환피合歡皮, 자귀나무껍질 |

【효능】 주로 뼈가 부러진 것을 잘 붙게 하는 약이다.

【처방】 자귀나무껍질검은 빛이 나도록 볶은 것 160g, 흰겨자볶은 것 40g 을 가루내어 한 번에 8g씩 술에 타서 먹고 찌꺼기는 상처에 붙인다[단심].

| 생지황生地黃 |

【처방】 주로 뼈와 관련된 약이다. 상하여 뼈가 부스러졌을 때에는 생지황을 짓찧어 뜨겁게 쪄서 상처에 하루 2번씩 갈아맨다[본초].

| 속단續斷 |

【효능】 타박을 받아 생긴 어혈을 치료하는 데 힘줄이나 뼈도 잘 붙게 한다.

【처방】 달여서 즙을 내어 마시고 겉에는 짓찧어 붙인다[본초].

| 선복근메꽃뿌리 |

【효능】 즉 선퇴근[旋花根]이다. 연장에 찍혀 힘줄이 끊어진 것을 치료

하는데 짓찧어 즙을 내서 상처에 바르고 찌꺼기를 붙인다. 하루 2~3번갈아 붙이면 힘줄이 곧 이어진다[본초].

| 백랍白蠟 |

【 처방 】 금金에 속하는 약인데 수렴하는 성질이 있고 굳으면 엉키게 하는 기운이 있으므로 외과에서 긴요하게 쓰는 약이다. 새살을 살아나게 하고 피를 멎게 하며 아픈 것을 없애고 뼈나 힘줄을 붙게 하며 허한 것을 보하는 데 합환피合歡皮와 같이 쓰면 효과가 좋다[단심].

| 해게 |

【 효능 】 게다리 속의 살과 게장은 다 뼈나 힘줄을 잘 붙게 하는 데 짓찧어 약간 덖어서 상처 속에 넣으면 힘줄이 곧 이어지게 된다.

- 힘줄이 끊어지고 뼈가 부러진 데는 생것을 짓찧어 덖어서 붙이면 좋다[본초].

| 제조굼벵이 |

【 효능 】 걷거나 뛰다가 잘못 디디어 뼈가 부러진 것을 치료하는 데 어혈도 푼다. 즙을 내서 술에 타서 먹고 또 짓찧어 상처에 붙인다[본초].

| 모서牡鼠 |

【 효능 】 힘줄이 끊어지고 뼈가 부러진 것을 치료하는 데 짓찧어 상처에 붙인다. 3일에 1번씩 새것으로 갈아 붙이면 힘줄과 뼈가 붙게 된다[본초].

| 생률生栗, 생밤 |

【 효능 】 주로 힘줄이 상하고 뼈가 부러지고 어혈이 생겨서 부으며 아픈 데 쓴다.

【 처방 】 생밤을 잘 씹어서 상처에 붙인다. 가운데 알을 쓰는 것이 더 좋다. 즉 3알이 든 송이에서 가운데 알을 말한다[본초].

| 와거자부루씨 |

【 효능 】 주로 충격을 받았거나 떨어져 뼈가 부러진 데 쓴다.

【 처방 】 부루씨를 약간 덖어서 가루내어 한 번에 8~12g씩 술로 먹으면 힘줄과 뼈가 잘 붙는다. 이것을 접골산接骨散이라고 한다[회춘].

| 오웅계烏雄鷄 , 오계 |

【 효능 】 주로 넘어져서 뼈가 부러져 몹시 아픈데 쓴다.

【 처방 】 오계수컷의 피를 받아 술에 타서 먹고 즉시 그 닭의 배를 갈라서 상처에 싸매면 잘 낫는다[본초].

- 또는 오계의 뼈를 가루내어 40g과 자연동을 가루내서 16g을 섞어 한 번에 8g씩 데운 술에 타서 빈속에 먹는다[강목].

매 맞아 상한 것[杖傷]

매를 맞았을 때에는 곧 물 1종지와 좋은 술 1종지를 섞어서 따뜻하게 하여 먹으면 어혈이 심心으로 들어가지 못한다. 그러므로 아주 좋다. 또는 몸이 든든하면 계명산 鳴散, 처방은 위에 있다을 먹어서 설사하게 하고 허약하면 당귀수산當歸鬚散, 처방은 위에 있다 약재에 시호, 강호리강활를 넣어서 달여 먹은 다음 곧 파밑총백을 짓찧어 뜨겁게 덖어서 상처에 붙여야 한다. 식으면 바꾸어 붙여야 아픔을 멎게 하고 어혈을 풀리게 하는데 아주 좋다[종행].

- 또는 두부를 넙적하게 만들어 소금물에 넣고 뜨겁게 끓여서 매 맞은 자리에

붙이면 찌는 것 같은 감이 있고 두부가 벌겋게 된다. 이렇게 되면 두부를 새것으로 바꾸어 붙이되 두부빛이 말갛게 될 때까지 붙여야 한다. 살이 짓무르는 데도 좋다[종행].

- 몹시 아프면 유향정통산乳香定痛散, 처방은 위에 있다을 먹은 다음 따끈한 술을 양껏 마시고 상처에 황랍고黃蠟膏, 처방은 여러 가지 헌데문[諸瘡門]에 있다를 붙여야 한다. 어혈이 몰려서 부은 데는 먼저 침을 놓아 궂은 피를 뺀 다음 고약을 붙여야 한다[입문].
- 매를 맞아 그 자리가 상하면 혈에 열이 생기므로 아프다. 이때에는 성질이 찬 약을 써서 먼저 어혈을 없애야 한다. 그러므로 반드시 계명산 같은 약을 먹고 겉에는 오황산이나 대황과 황백을 가루내어 생지황즙에 개어서 붙여야 한다.
- 또는 들모시뿌리야저근 연한 것을 깨끗하게 씻어서 소금과 함께 짓찧어 붙이면 잘 낫는다[단심].
- 또는 봉선화를 뿌리와 잎이 달린 채로 짓찧어 상처에 붙이는데 마르면 바꾸어 붙여야 한다. 그러면 하룻밤 사이에 어혈이 삭고 곧 낫는다[의감].
- 또는 녹두가루를 약간 닦아 달걀 흰자위에 개어 붙인다[의감].
- 매를 맞아 그 자리가 곪은 데는 유향산 · 화어산 · 보기생혈탕 · 오룡해독산을 쓰는 것이 좋다[제방].
- 매 맞은 자리가 헐어서 곪았다가 갑자기 마르고 거멓게 꺼져 들어가면서 독기毒氣가 심으로 들어가서 정신이 흐릿해지고 안타깝게 답답해하며 토하는 것은 죽을 수 있다[입문].

| 오황산五黃散 |

【 효능 】 매를 맞아 그 자리가 곪은 것을 치료하는데 아픈 것을 멎게 한다.

【 처방 】 황단 · 황련 · 속썩은풀황금 · 황백 · 대황 · 유향 각각 같은 양.

위의 약들을 가루내서 새로 길어 온 물에 개어 고약을 만든 다음 천에 발라 상처에 붙이는데 하루 3번씩 갈아 붙인다[정요].

| 유향산乳香散 |

【 효능 】 매 맞은 자리가 헐고 부으면서 아픈 것을 치료한다.

【 처방 】 자연동불에 달구었다가 식초에 담그기를 7번 한 것 · 당귀 각각 20g, 회향 16g, 유향 · 몰약 각각 12g.
위의 약들을 가루내서 한 번에 12g씩 데운 술에 타서 먹는다[정요].

| 화어산化瘀散 |

【 효능 】 매를 몹시 맞아 생긴 궂은 피가 심으로 침범해서 안타깝게 답답한 것을 치료한다.

【 처방 】 소목 · 당귀잔뿌리 각각 12g, 대황 · 잇꽃홍화 각각 8g.
위의 약들을 가루내서 한 번에 12g씩 데운 술에 타서 먹는다[의감].

| 보기생혈탕補氣生血湯 |

【 효능 】 매 맞은 자리가 곪아 짓물러서 오랫동안 낫지 않는 것을 치료한다.

【 처방 】 인삼 · 흰삽주백출 · 흰솔풍령백복령 · 집함박꽃뿌리백작약 · 당귀, 귤껍질 · 향부자 · 패모 · 도라지길경 · 찐지황숙지황 · 감초 각각 4g.
위의 약들을 썰어서 1첩으로 하여 술과 물을 절반씩 섞은 데에 넣어서 달여서 먹는다[의감].

| 오룡해독산烏龍解毒散 |

【 효능 】 매를 맞은 상처에 딱지가 앉았다가 떨어지고 짓물러서 참을

수 없이 아파 잘 일어나 다니지 못하는 것을 치료하는 데 아픈 것을 멎게 하여 일어나 다니게 한다. 효과가 아주 좋다.

【 처방 】 나무버섯목이 160g.

위의 것을 사기냄비에 넣고 약성이 남게 눋도록 덖어서[炒焦] 가루내서 한 번에 20g씩 따끈한 술 1사발에 타서 먹는다. 먹은 다음 조금 있으면 약 기운이 퍼져서 매 맞은 상처에까지 간다. 이때에는 살 속이 바늘로 찌르는 것 같고 몹시 가렵다가 갑자기 핏물이 나오는데 그것을 깨끗하게 씻어 내고 고약을 붙여야 한다[회춘].

- 매 맞은 자리에 생긴 딱지를 없애는 데는 달걀흰자위에 사향을 조금 넣어 쓰는데 은비녀로 멀건 물처럼 되게 고루 저어서 비녀의 뾰족한 끝에 묻혀 딱지에 살살 바르면 오래지 않아 딱지가 물렁물렁해진다. 그때에 딱지를 떼어 버리고 하루 1번씩 고약을 갈아 붙이면 죽은 살이 모두 없어지고 며칠 안에 이전과 같이 된다[회춘].

단방單方

모두 5가지이다.

| 나복근蘿蔔根, 무 |

【 처방 】 매 맞은 자리가 헐어 곪았으나 터지지는 않고 속으로만 상한 것을 치료하는 데 짓찧어 상처에 붙이면 좋다[종행].

| 마분馬糞 |

【 효능 】 매 맞은 상처에 풍사가 들어가서 아픈 것을 치료한다.

【 처방 】 말이나 나귀의 습濕한 분糞을 뜨겁게 하여 천에 싸서 찜질하는데 하루 50여 번씩 갈아 붙이면서 하면 아주 좋다[본초].

| 몰약沒藥 |

【효능】 주로 매 맞은 상처가 붓고 참을 수 없이 아픈 데 쓴다.

【처방】 부드럽게 갈아 한 번에 4g씩 따끈한 술에 타서 먹으면 좋다[본초].

| 서鼠, 쥐 |

【효능】 매 맞은 상처를 치료한다.

【처방】 쥐 1마리를 산 채로 잡아 내장째로 썬 다음 기름 300g에 넣고 거멓게 타지도록 졸여서 닭의 깃에 묻혀 상처에 바르면 좋다[본초].

| 이당飴糖, 엿 |

【효능】 타박을 당하여 어혈진 것을 치료한다.

【처방】 엿을 달여 술에 타서 먹으면 설사가 나면서 궂은 피가 나온다[본초].

여러 가지 짐승한테 상한 것[諸獸傷]

범한테 상한 것[虎傷]

범[虎]한테 물렸을 때에는 먼저 참기름 1사발을 마셔야 한다. 또는 백반을 가루내어 상처 속에 넣는다. 또는 사탕물에 백반가루를 타서 1~2사발을 마시고 상처에 바른다[입문].

- 범한테 상하여 생긴 상처에는 쪽물 들인 천을 쓰는데 단단하게 감아서 한 쪽 끝에 불을 달아 참대대롱에 넣고 태우면서 그 연기를 상처에 쏘이면 좋다[본초].
- 범한테 상하였을 때에는 술을 늘 몹시 취하게 마시고 토해야 좋다[본초].

- 범이나 개한테 물렸을 때에는 부추구를 짓찧어 즙을 내서 한 번에 2홉 반씩 하루 3번 먹고 찌꺼기를 상처에 붙인다[본초].
- 범이나 이리한테 상하였을 때에는 닭고기를 생것으로 먹거나 또는 생칡즙을 마시거나 그것으로 상처를 씻는다[본초].
- 건강가루[乾薑末]를 상처 속에 넣어도 좋다[본초].

곰한테 상한 것[熊傷]

곰한테 상하였을 때에는 쪽물 들인 천을 태우면서 상처에 그 연기를 쏘이면 독기가 빠진다[본초].

- 또는 칡뿌리를 진하게 달인 물로 상처를 10여 번 씻고 칡뿌리를 가루내어 칡뿌리 즙에 타서 하루 5번 먹어야 한다[본초].
- 또는 삭조를 썰어서 물에 담갔다가 즙을 내어 마신 다음 찌꺼기를 상처에 붙여야 한다.
- 곰이나 범한테 상하였을 때에는 무쇠를 쇠맛이 나게 달여서 그 물로 씻어야 한다.
- 곰이나 범의 발톱에 상한 데는 생밤[生栗]을 씹어서 붙인다[본초]. 말 · 나귀 · 노새한테 물리었거나 채어서 상한 것 말한테 물리었거나 채어서 상한 데는 익모초를 짓찧어 식초에 덖어서 붙인다[본초].
- 또는 말채찍 끝을 태워 가루내어 바른다.
- 외톨밤을 태워 가루내서 붙여도 좋다[득효].
- 서시鼠屎 14개와 오래된 말채찍 끝 5치를 함께 태워 가루내서 돼지기름저지에 개어 붙인다[본초].
- 또는 상처에 쑥뜸을 뜬 다음 마시馬屎를 태워 가루내서 붙인다[입문].
- 생밤을 씹어 붙인다[강목].

잡병편

- 또는 닭의 볏에서 더운 피를 받아 상처에 바르거나 담근다[본초].
- 나귀나 말한테 물려서 뼈가 상하였을 때에는 그 짐승의 오줌으로 상처를 씻고 그 짐승의 시[糞]를 바른다[본초].

소한테 상한 것[牛傷]

소한테 받히어 내장이 나왔으나 끊어지지 않았으면 빨리 제자리에 집어넣은 다음 뽕나무뿌리껍질상백피이나 흰삼[白麻]으로 만든 실로 뱃가죽을 꿰매고 그 위에 혈갈 가루나 백초상 가루를 뿌려 주어 피를 멎게 하면 곧 살아난다. 그러나 상처를 덮어 싸서는 안 된다. 왜냐하면 속으로 곪을 우려가 있기 때문이다[입문].

- 소한테 받히어 옆구리가 터져서 내장이 나와 더러운 냄새가 날 때에는 빨리 참기름을 내장에 바르고 손으로 제자리에 넣은 다음 인삼과 지골피를 달인 물로 씻으면 터진 살갗이 저절로 아문다. 그 다음 양고깃국을 10일 동안 먹으면 낫는다[입문].

개한테 상한 것[犬傷]

대체로 봄이 가고 여름이 오는 때는 개가 많이 미치는데 꼬리가 곧추 드리워져 있고 그 끝이 말리지 않으며 침을 흘리고 혀가 꺼멓게 된 것은 미친 것이다. 만일 이런 개한테 물리면 열에 아홉은 죽고 하나만이 산다. 이런 때에는 빨리 침으로 피를 빼내고 더운물로 깨끗하게 씻은 다음 호두껍질을 상처에 놓고 약쑥뜸을 떠야 하는데 호두껍질이 타면 바꾸어 가면서 1백 장을 뜬다. 그리고 다음날 또 1백장씩 떠서 모두 3백~5백 장 뜨면 좋다[천금].

- 미친개한테 물렸을 때에는 곧 먼저 입에 신좁쌀죽웃물[漿水]을 머금고 상처를 깨끗하게 씻거나 더운물로 물린 곳을 씻고 생강을 씹어서 상처를 문질러야 한다. 또는 파밑총백을 씹어서 바르거나 살구씨행인를 씹어서 붙이고 천으로 싸맨다. 혹은 타래붓꽃뿌리마인근를 잘 갈아서 물린 곳을 파를 달인 물로 씻고

바르면 더 좋다[강목].

개한테 물린 독으로 발작하는 것을 미리 막는 방법[犬咬毒防再發]

미친개한테 물렸을 때에는 빨리 반묘대가리와 날개, 발을 버린 것 7개를 가루내어 데운 술에 타서 먹어야 한다. 그러면 독기가 반드시 소변으로 나온다. 독기가 나왔는가를 시험해 보는 방법은 다음과 같다.

요강에 맑은 물을 담고 거기에 환자의 소변을 타서 한나절 동안 두었다가 보는데 뿌연 것이 엉켜서 개 모양같이 되는 것은 독기가 이미 나온 것이다. 만일 개 모양 같은 것이 나타나지 않으면 약을 반드시 7번 먹어야 한다. 그리고 개 모양 같은 것이 나타나면 나타나지 않을 때까지 먹어야 발작하지 않는다. 오줌이 잘 나오지 않을 때에는 익원산益元散, 처방은 더위문에 있다을 물에 타서 먹으면 아주 좋다[십삼방].

- 미친개한테 물렸을 때에는 먼저 신좁쌀죽웃물을 입에 머금고 물린 곳을 깨끗하게 씻은 다음 옥진산玉眞散, 처방은 풍문에 있다을 마른 채로 붙여야 발작하지 않는다는 것이 확실하다[단심].
- 또는 물은 개를 잡아 골[腦]을 내서 상처에 붙이면 발작하지 않는다[본초].
- 미친개한테 물린 지 오래된 다음에 발작하는 것은 약으로 고칠 수 없다. 그러나 석웅황맑은 것 20g, 사향 2g을 가루내어 한 번에 8g씩 술에 타서 먹인 다음 반드시 잠들게 하면 된다. 그리고 절대로 놀라서 깨어나게 하지 말고 저절로 깨어날 때까지 둬두면 오줌으로 궂은 것이 나오고 효과가 있다[강목].

미친개 독을 없애는 방법[狂犬傷出毒法]

부위산扶危散을 쓰는 것이 좋다.

- 방풍 20g, 대황 · 나팔꽃검은씨흑축, 맏물가루[頭末] 각각 12g, 반묘 4g, 사향 1.2g, 석웅황 10g을 가루내서 한 번에 8g씩 끓는 물에 타서 먹으면 오줌으로 독기가 빠진다[입문].

잡병편

- 미친개한테 물렸을 때 지렁분을 붙여서 개털 같은 것이 나오면 독기가 빠진 것이다[본초].

| 부위산扶危散 |

【효능】 미친개한테 물린 것을 치료한다.

【처방】 반묘물린 지 7일 이내에는 7개를 쓰고 7일 후부터는 날마다 1개씩 더 늘여 써서 열흘이면 10개, 100일이면 100개를 쓴다. 그리고 날개와 발을 버리고 찹쌀과 같이 덖는다, 곱돌활석 40g, 석웅황웅황 4g, 사향 1g.

위의 약들을 함께 가루내어 데운 술에 타서 먹는데 술을 마시지 못하는 사람은 미음에 타서 먹으면 독기가 대소변으로 나가고 낫는다[의감].

단방單方

모두 6가지이다.

| 백반白礬 |

【효능】 미친개한테 물렸을 때 가루내어 물린 상처 속에 넣으면 아픈 것이 멎고 빨리 낫는다[본초].

| 갈근葛根, 칡뿌리 |

【처방】 미친개한테 물렸을 때 짓찧어 즙을 내어 먹기도 하고 씻기도 한 다음 찌꺼기를 상처에 붙인다[본초].

| 행인杏仁, 살구씨 |

【처방】 개독을 푸는 데 늘 죽을 쑤어 먹으면서 짓찧어 상처에도 붙이면 아주 좋다[본초].

| 야국野菊, 들국화 **|**

【 처방 】 주로 미친개한테 물렸을 때 보드랍게 갈아 술에 타서 취하도록 먹으면 효과가 있다[강목].

| 피마자 麻子, 아주까리씨 **|**

【 처방 】 주로 개한테 물려서 상한 데 쓴다. 50알을 껍질을 버리고 고약처럼 되게 갈아서 붙인다[강목].

| 섬여두꺼비 **|**

【 처방 】 주로 미친개한테 물려서 미쳐 죽을 것같이 된 데 쓴다. 회를 쳐서 먹이는데 환자가 알지 못하고 먹게 해야 한다. 또는 뒷다리 2개를 짓이겨 술에 타서 먹어도 역시 좋다[본초].

침뜸 치료[鍼灸法]

미친개한테 물렸을 때에는 먼저 침을 놓아 궂은 피를 뺀 다음 곧 상처에 뜸 10장을 뜨고 그 다음부터 하루 1장씩 100일 동안 떠야 한다. 그리고 술을 마시지 말아야 한다[자생].

- 미친개한테 물린 데는 뜸을 뜨는 것보다 좋은 것이 없다. 뜸은 물린 자리에 하루 3장씩 120일 동안 떠야 한다. 그리고 늘 부추를 먹어야 영원히 도지지 않는다[천금].
- 늘 생부추즙을 마시고 찌꺼기로 뜸자리를 싸매면 영원히 도지지 않는다[자생]
- 미친개한테 상한 독기가 빠지지 않아 추웠다 열이 날 때에는 빨리 외구혈外丘穴에 약쑥뜸을 3장 뜨고 또 물린 자리에 7장 뜨면 곧 낫는다[동인].

고양이한테 상한 것[猫傷]

고양이한테 상한 데는 박하잎을 잘 씹어서 붙인다.

- 또는 범뼈 나 범털을 태워 가루내서 바른다[잡방].

쥐한테 물린 것[鼠咬傷]

고양이털을 태워 가루내서 사향 조금과 섞어 침에 개어 붙인다[입문].

- 또는 사향을 발라도 낫는다[본초].

여러 가지 벌레한테 상한 것[諸蟲傷]

뱀한테 물린 것[蛇咬傷]

뱀한테 물린 독기로 정신이 흐릿해진 데는 오령지 20g, 석웅황 10g을 쓰는데 가루내어 한 번에 8g씩 술에 타서 먹이고 찌꺼기를 물린 자리에 붙여 주면 곧 깨어난다[강목].

- 또는 오령지 · 석웅황 · 패모 · 구릿대백지를 같은 양으로 하여 가루내서 한 번에 8g씩 따끈한 술에 타서 먹여도 역시 좋다[단심].
- 뱀독을 치료하는 데는 석웅황만한 것이 없다. 여러 가지 뱀한테 물렸을 때 석웅황을 부드럽게 가루내어 물린 자리에 붙이면 곧 낫는다[강목].
- 또는 부루즙에 석웅황을 개서 떡을 만들어 말린 다음 가루내어 물린 자리에 붙이면 독물[毒水]이 나온다. 그러면 붓거나 아픈 것이 곧 없어진다[강목].
- 갑자기 뱀한테 물리었을 때에는 백반을 불에 녹여서 그 즙을 물린 자리에 떨구면 곧 낫는다. 백반이 없을 때에는 빨리 뜸 봉을 만들어 뜸을 5장 떠도 좋다[강목].
- 독사한테 물려서 죽을 것같이 되었을 때에는 석웅황과 건강을 같은 양으로 하

여 가루내서 물린 자리에 붙인다[본초].

- 뱀독을 받아서 눈이 까맣게 되고 이를 악물면서 죽을 것같이 된 데는 도꼬마리잎창이엽을 쓰는데 연한 것으로 1줌을 짓찧어 즙을 내서 데운 술에 타서 먹이고 찌꺼기를 물린 자리에 붙여 준다[본초].
- 또는 구릿대백지가루를 맥문동을 달인 물에 타서 먹이고 찌꺼기를 물린 자리에 붙여 준다[강목].
- 또는 족두리풀세신, 구릿대백지 각각 20g, 석웅황 8g, 사향 조금을 가루내서 한 번에 8g씩 데운 술에 타서 먹인다[강목].
- 또는 패모를 가루내어 술에 타서 양껏 마시고 조금 있으면 술이 물로 되어 물린 자리로 흘러나온다. 이때에 즉시 찌꺼기를 물린 자리에 붙이면 곧 깨어난다[강목].
- 또는 백반과 감초를 각각 같은 양으로 하여 가루내서 한 번에 8g씩 찬물에 타서 먹는다[강목].
- 독사한테 물렸을 때에는 빨리 좋은 식초 2사발을 마셔서 독기가 피를 따라 순환하지 못하게 해야 하는데 참기름을 마셔도 좋다[입문].
- 여러 가지 뱀독에는 외통마늘이나 달래[小蒜]나 씀바귀나 물여뀌[水蓼]나 콩잎[豆葉] 또는 참깨잎[荏葉]을 쓰는데 모두 짓찧어 즙을 내서 마시고 찌꺼기를 물린 자리에 붙인다[본초].
- 또는 수세미오이뿌리사과근를 깨끗하게 씻은 다음 짓찧어 술에 타서 한 번 취하게 마시면 곧 낫는다[해장].
- 또는 황새의 주둥이와 다리뼈를 태워서 가루내어 물에 타서 먹고 찌꺼기를 붙여도 된다[본초].
- 또는 지렁이구인나 두꺼비하마를 짓찧어 붙인다[본초].
- 뱀한테 물렸을 때에는 매화나무열매매자 등 맛이 신것을 먹지 말아야 한다. 먹으면 반드시 몹시 아프다[강목].

잡병편

- 왕지네오공는 뱀독을 없애는 데 가루내어 붙인다[본초].
- 뱀을 쫓는 방법은 숫양의 뿔을 태우면 뱀이 곧 달아난다. 또는 작은 주머니에 석웅황을 넣고 차고 다니면 뱀이 멀리 간다. 거위를 기르면 뱀이 달아난다[본초].

전갈한테 쏘인 것[蝎 傷]

전갈은 암컷과 수컷이 있다. 수컷한테 쏘이면 한 곳이 아픈데 이런 데는 웃물바닥의 진흙을 붙인다. 암컷한테 쏘이면 여러 곳이 당기며 아픈데 이런 때에는 기와집의 처마에서 물이 떨어져 내리는 곳의 진흙을 붙인다. 비가 오지 않을 때에는 깨끗한 물을 지붕에 천천히 붓고 이때 떨어져 내리는 물에 젖은 흙을 쓴다[본초].

- 전갈한테 쏘여서 참을 수 없이 아플 때에는 찬물에 담근다. 그러면 곧 아픔이 멎었다가 물이 약간 따뜻해지면 다시 아프다. 이때에는 곧 새물을 갈아야 한다[본초].
- 전갈한테 쏘여서 아픈 데는 끼무릇반하, 생것 1g, 석웅황 1g, 파두 1알을 함께 갈아서 붙인다[강목].
- 또한 백반과 끼무릇 을 가루내어 식초에 개어서 붙여도 아픔이 멎고 독기가 빠진다[득효].
- 그리고 거미지주의 즙을 내어 붙이기도 한다. 또는 생강을 땅에 갈아서 바른다. 그리고 박하를 잘 씹어서 붙이기도 한다. 또는 백반을 녹여서 그 즙을 상처에 바른다[본초].

왕지네한테 물린 것[蜈蚣咬傷]

왕지네오공한테 물려서 아플 때에는 거미지주를 산 채로 물린 자리에 놓아 둔다. 그러면 거미가 그 독을 빨아먹고 죽은 것처럼 된다. 그래도 계속 아프면 다시 산것으로 바꾸어야 한다. 거미가 죽을 것같이 되면 곧 물에 놓아주어서 살린다[강목].

- 사함초蛇含草를 비벼서 붙인다. 달팽이와우즙을 물린 곳에 붓는다. 또는 오계烏 의 피와 계시를 바른다.
- 뽕나무뿌리껍질즙상백피즙이나 통마늘을 갈아서 붙인다.
- 참기름에 불을 붙여 그 연기를 쏘인다. 또는 소금 끓인 물에 담가도 좋다. 불에 녹인 황랍을 물린 자리에 붓는다[본초].

거미한테 물린것[蜘蛛咬傷]

거미한테 물리면 임신한 것처럼 배가 커지고 몸에서 실 같은 것이 나오는데 이런 때 양羊의 젖을 마시면 며칠이 지나지 않아서 편안해진다[본초].

- 거미한테 물려서 온 몸이 헐 때에는 좋은 술을 취하도록 마시면 조금 있다가 쌀알만한 벌레가 살 속에서 저절로 나온다[본초].
- 또는 푸른 파잎청총엽의 끝을 잘라 버린 다음 거기에 지렁이구인 1마리를 넣고 끝을 잘 매어서 기운이 통하지 못하게 하여 두면 지렁이가 물로 되는데 이것을 물린 자리에 바르면 곧 낫는다[본초].
- 거미한테 물린 자리에서 실 같은 것이 나오면 흔히 죽을 수 있다. 이런 때에는 양의 젖을 먹어야 그 독을 없앨 수 있다[본초].
- 또는 쪽즙[藍汁] 1사발에 석웅황과 사향을 각각 4g씩 가루내어 타서 조금씩 마시고 물린 자리에 바른다. 어떤 사람이 무늬가 있는 거미한테 물려서 부으면서 아파 죽을 것같이 되었을 때 이 방법을 쓰고 곧 나았다. 쪽즙만 먹어도 좋다[본초].
- 거미한테 물린 데는 땅벌[土蜂]을 태워 가루내어 기름에 개어서 붙인다. 또한 땅벌집의 흙을 식초에 개어 바르기도 한다. 땅구멍 속에 있는 벌겋고 꺼먼 벌이 땅벌이다[본초].

- 또는 오계시烏鷄屎를 술에 담갔다가 먹는다. 또는 닭볏에서 피를 받아 바른다[본초].
- 염교나 부추의 흰밑을 짓찧어 붙인다. 또는 석웅황가루를 붙이기도 한다. 또는 뽕나무뿌리껍질즙상백피즙을 바른다. 또는 순무씨만정자를 갈아서 기름에 개어 붙인다. 또는 조뱅이소계즙을 마신다[본초].

벌한테 쏘인 것[蜂傷]

벌한테 쏘인 데는 제비쑥청호을 씹어 붙인다.

- 또는 박하잎을 비벼서 붙인다.
- 벌집봉방을 가루내어 돼지기름저지을 개서 붙인다.
- 토란줄기[芋莖]를 비벼서 문질러도 곧 낫는다.
- 식초에 석웅황웅황을 갈아 바른다. 또는 참기름으로 문지른다.
- 소금으로 문지른다. 또는 장醬을 바른다. 동아잎동과엽을 비벼서 붙인다[본초].

누에한테 물린 것[蠶咬傷]

누에한테 물렸을 때에는 지붕에서 썩은 새[爛茅]를 간장에 넣고 갈아 붙인다.

- 사향을 꿀에 개어 바른다.
- 모시즙[苧汁]을 마시기도 하고 바르기도 한다. 모시에 누에알을 가까이 하면 누에가 깨어 나오지 못한다[본초].

달팽이한테 상한 것[蝸牛傷]

달팽이한테 상하여 그 독이 온 몸에 퍼졌을 때에는 여뀌씨즙[蓼子汁]에 담그면 곧 낫는다[본초].

납거미한테 물린 것[壁鏡傷]

납거미한테 물리면 반드시 죽을 수 있다. 이런 때에는 진한 뽕나무 잿물에 백반 가루를 타서 바른다.

- 또는 식초에 석웅황을 갈아서 바른다[득효].

여러 가지 색깔이 있는 벌레한테 상한 것[雜色蟲傷]

여름에는 여러 가지 색깔이 있는 털벌레도 있는데 독이 몹시 세서 그것이 몸에 닿으면 헐고 가려우며 뼈와 살이 아플 때, 이때에는 약전국 1사발을 참기름 반 잔에 넣고 짓찧어 상한 곳에 두껍게 붙이는데 하룻밤 지나서 떼어 보면 약전국 가운데 털벌레가 있다. 그것을 땅 속에 묻어 버리고 헌 데를 구릿대백지를 달인 물로 씻어야 한다. 그 다음 오징어뼈오적어골를 가루내어 붙이면 곧 낫는다[강목].

- 또는 복룡간伏龍肝을 식초에 개어 동그랗게 만들어 상처에 대고 굴리면 털 같은 것이 흙덩이에 모두 붙어 나온다. 그러면 아픈 것이 곧 멎고 잘 낫는다[강목].
- 또는 민들레포공영의 뿌리나 줄기에서 흰즙 을 받아 바른다[강목].
- 또는 독사의 오줌이 묻은 풀이나 나무에 닿으면 찌르고 긁어내는 것 같으면서 붓고 아프며 살이 진 문다. 그리고 그것이 손발에 닿으면 손발가락의 마디가 떨어져 나가는 것 같다. 이럴 때에는 신석을 갈아서 갖풀에 개어 바른다[본초].
- 뱀뼈에 찔리면 독이 나서 부으면서 아픈데 이런 때에는 쥐를 잡아서 태워 가루내어 바른다[본초].
- 여러 가지 벌레독에 상한 데는 청대와 석웅황을 같은 양으로 하여 가루내서 한 번에 8g씩 새로 길어 온 물에 타서 먹기도 하고 겉에 바르기도 한다[본초].

잡병편

- 천사독天蛇毒을 받으면 문둥병같이 되나 문둥병은 아니다. 천사라는 것은 바로 풀 속에 있는 누렇고 꽃같이 생긴 거미를 말한다. 이 벌레한테 쏘인 다음 이슬을 맞으면 문둥병같이 된다. 이런 때에는 물푸레껍질[秦皮]을 달인 물을 1되가량 마시면 낫는다[본초].

- 여러 가지 독이 있는 벌레한테 상한 데는 종이 심지를 굵게 만들어서 참기름에 적신 다음 불을 붙여 태우다가 불어서 끄고 그 연기를 쏘이면 곧 낫는다[강목].

- 5가지 독이 있는 벌레의 털에 쏘여 벌겋게 되고 아픈 데는 쇠비름마치현을 비벼서 붙인다[본초].

- 뱀이나 전갈, 거미한테 물린 데는 생달걀을 쓰는데 구멍을 조금 내서 물린 자리에 붙이면 곧 낫는다[본초].

- 여러 가지 벌레한테 물린 데는 사향을 바른다. 또는 조뱅이소계나 쪽잎남엽을 짓찧어 즙을 내서 마시기도 하고 붙이기도 한다[본초].

참대꼬챙이에 찔린 것[簽刺傷]

참대가시[竹木] 가 살에 찔려서 나오지 않는 데는 패랭이꽃구맥을 진하게 달여서 그 물을 하루에 3번 마신다[본초].

- 또는 녹각을 태워 가루내어 물에 개어서 발라도 가시가 곧 나온다[본초].

- 또는 건양시乾羊屎를 태워 가루내어 돼지기름저지을 개서 바르면 저도 모르게 저절로 나온다[본초].

- 오계烏鷄, 수컷를 생것으로 짓찧어 붙여도 나온다[본초].

- 또는 백매白梅를 씹어서 붙여도 가시가 곧 나온다. 또는 밤을 생것으로 씹어서 붙여도 나온다. 또는 도루래를 짓찧어 붙여도 좋다. 또는 허리가 잘룩한 벌열옹을 산 채로 잡아 짓찧어 붙이면 가시가 잘 나온다. 또는 굼벵이제조를 짓찧어서 붙여도 가시가 곧 나온다. 또는 쇠무릎을 짓찧어 붙여도 나온다. 또는 물

고기부레를 상한 자리의 언저리, 살이 짓무른 데 발라도 곧 나온다[본초].

- 물고기 뼈가 살 속에 들어가서 나오지 않을 때에는 오수유를 씹어 붙이면 고기 뼈가 연해져서 나온다. 또는 수달껍질을 끓여서 그 물을 먹는다. 또는 물총새를 태워 가루내어 미음에 타서 단번에 먹는다. 또는 상아를 가루내어 두껍게 발라도 저절로 연해져서 나온다[본초].
- 또는 쇠 부스러기 · 참대가시 · 나무가시가 살에 들어가 나오지 않을 때에는 쥐골[鼠腦]을 두껍게 바르면 곧 나온다[본초].

잡병편

19 해독解毒

도생독[挑生毒]

영남嶺南지방에는 도생독이 있는데 그 독은 음식 속에 생기므로 사람에게 해를 준다. 초기 증상은 가슴과 배가 아프다가 점차 뒤틀리며 찌르는 것같이 되는 것이다. 10일 만에는 무엇이 생겨서 움직이는데 이것이 상초上焦에 있으면 가슴이 아프고 하초下焦에 있으면 배가 아프다.

상초에 있을 때에는 담반가루 2g을 따뜻한 찻물에 타서 먹고 토해야 한다. 하초에 있을 때에는 울금 가루 8g을 미음에 타서 먹으면 설사로 나쁜 것[惡物]이 나간다. 그 다음 사군자탕 약재에서 감초를 빼고 달여 먹어서 조리해야 한다[득효].

- 어떤 사람이 갑자기 옆구리 밑이 붓는 것이 잠깐 사이에 큰 사발만하게 되었는데 그것은 도생독 때문이었다. 그리하여 새벽 5시경에 녹두를 씹어 보라고 하였는데 맛이 향기롭고 달다고 하였다. 그러니 도생독이 틀림없었다. 이런 때에는 승마를 보드랍게 가루내어 한 번에 8g씩 찬물과 끓인 물을 탄 것으로 연이어 먹으면 설사가 심하게 나면서 잔뿌리가 달려 있는 파밑 같은 것이 두어 대 나오고 부은 것이 내린다. 그 다음 곧 평위산平胃散으로 조리해야 한다[득효].

여러 가지 중독을 푸는 방법[救諸中毒方]

중독 증상을 진찰할 때에는 제가 먹었는가, 남의 피해를 받았는가, 무엇에 중독되었는가를 가르고[辨] 중독된 지 오래되었는가 갓 되었는가를 알아보아야 한다. 오래되었으면 살릴 수 없다.

또는 손발과 얼굴이 퍼렇게 되고 오래된 것은 살릴 수 없다. 치료하는 방법은 다음과 같다. 병이 상초上焦에 있으면 토해야 하는데 빨리 참기름동유라고 한 데도 있다을 많이 떠서 먹고 거위깃[鵝翎]으로 목구멍을 자극하여 토해야 한다. 병이 하초下焦에 있으면 해독환과 쪽즙으로 설사시켜야 한다. 병이 급하면 망초를 감초 달인 물에 타서 먹어 설사하게 해야 한다[입문].

- 급한 일을 당하여 생각이 나지 않아 방법이 서지 않거나 모해를 받게 되면 스스로 독약을 먹는 일이 있는데 이때에는 빨리 살려야 한다. 중요한 방법은 감초와 녹두를 쓰는 것인데 이것은 모든 독을 풀 수 있다. 또 한 가지 방법은 어떤 중독일 때를 막론하고 참기름을 많이 떠서 먹으면 토하거나 설사하고 곧 편안해진다[의감].

| 해독환解毒丸 |

【 효능 】 식중독과 여러 가지 중독을 치료하는 데 죽을 것같이 된 것도 살린다.

【 처방 】 판람근 160g, 쇠고비관중, 털을 없앤 것 · 청대 · 감초 각각 40g.

위의 약들을 가루내어 꿀에 반죽해서 알약을 만든다. 다음 따로 청대를 갈아서 알약에 입힌다. 정신이 약간 어리둥절한 것은 여러 가지 중독을 받은 것이기 때문에 빨리 해독환 15알을 새로 길어 온 물에 풀어서 먹으면 곧 풀린다[삼인].

버섯 중독

산 속에는 독버섯이 있는데 이것을 삶아서 먹으면 죽는다. 땅에 돋는 것은 균菌이라고 하고 나무에 돋는 것은 누라고 하는데 이것을 강동江東 사람들은 심이라고도 한다.

- 밤중에 빛이 나는 것, 삶아도 익지 않는 것, 삶은 물에 사람을 비쳐 보아서 그림자가 나타나지 않는 것, 썩게 되어서도 벌레가 생기지 않는 것 등은 모두 독이 있는 버섯이기 때문에 먹지 말아야 한다.
- 겨울과 봄에는 독이 없고 가을과 여름에 독이 있는데 그것은 이때에 뱀이나 벌레의 독을 받기 때문이다.
- 버섯에 중독되었을 때에는 지장수地漿水를 마신다. 타래붓꽃마인의 뿌리와 잎을 짓찧어 즙을 내서 마신다. 또는 6가지 집짐승이나 거위나 오리의 더운 피를 받아 마신다. 또는 기름에 감초를 달여 식혀 마신다. 참기름을 많이 마시는 것도 좋다[본초].
- 버섯에 중독되어 토하면서 설사가 멎지 않을 때에는 보드라운 차 즉 작설차를 가루내어 새로 길어 온 물에 타서 먹으면 잘 낫는다. 또한 연잎을 짓찧어 물에 타서 먹는다[강목].
- 말린 물고기대가리를 끓여서 국물을 마시면 잘 낫는다[강목].
- 신나무버섯[楓樹菌]을 먹으면 계속 웃다가 죽는데 이런 때에는 지장수를 마시는 것이 제일 좋다. 다른 약으로는 살릴 수 없다[본초].

복어 중독

여러 가지 물고기 가운데서 복어가 제일 독이 많은데 그 알은 더 독하다. 사람이 그 독에 중독되면 반드시 죽는다. 이때에는 빨리 갈대뿌리[蘆葦根]를 짓찧어 즙을 내어 마셔야 한다.

- 참기름을 많이 먹고 토해도 곧 낫는다. 또는 백반가루를 뜨거운 물에 타서 마

신다. 또는 까치콩백편두을 가루내어 물에 타서 먹는다. 또는 소루쟁이잎을 짓찧어 즙을 내어 마신다[본초].

조피열매 중독川椒毒

조피열매를 잘못 먹어서 목구멍이 자극되어 숨이 막히고 죽을 것같이 되었을 때 대추 3알을 씹어서 먹이면 독이 풀린다.

- 입이 벌어지지 않은 조피열매도 독이 있는데 이것을 잘못 먹으면 숨이 끊어질 것같이 되거나 흰거품이 섞인 대변을 설사하며 몸이 싸늘해지고 마비된다. 이때에는 빨리 대책을 세워야 하는데 우물물 1~2되를 마시면 곧 낫는다.
- 계피를 달여 마시거나 지장수地漿水를 마시거나 검정콩을 달여 마신다[본초].

잡병편

살구씨 중독杏仁毒

두 알들이 살구씨는 독이 있는데 잘못하여 먹으면 죽을 수 있다. 이것에 중독되면 쪽잎즙을 마시거나 쪽씨[藍實]를 물에 갈아 즙을 내어 마신다. 또한 지장수를 2~3 사발을 마시거나 참기름을 많이 마셔도 잘 낫는다[본초].

멀구슬나무 중독苦練毒

멀구슬나무뿌리를 먹은 다음 설사가 멎지 않을 때에는 식은 죽을 먹어야 설사가 멎는다[본초].

박새뿌리중독藜蘆毒

사람이 박새뿌리에 중독되면 토하면서 구역이 멎지 않는데 이때에는 파밑총백을 달여 먹어야 한다. 또는 석웅황 가루를 물에 타서 마시거나 참기름을 마신다. 또는 따뜻한 물을 마신다[본초].

파두중독巴豆毒

- 중독되면 설사가 심하게 나거나 토하며 번갈煩渴이 나고 열이 난다. 이런 때에는 빨리 황련과 황백을 달여서 식혀 마신다.
- 또는 검정콩을 달여서 즙을 받아 마신다. 또는 한수석을 물에 갈아 마신다. 또는 석창포나 칡뿌리갈근를 짓찧어서 즙을 내어 마신 다음 찬물에 손발을 담근다. 그 다음 열이 나게 하는 음식은 먹지 말아야 한다[본초].
- 또는 쪽뿌리와 사탕을 짓찧어 물에 타서 마신다[강목].

바꽃이나 오두나 천웅이나 부자에 중독된 것[草烏川烏天雄附子毒]

- 천웅이나 부자에 중독되면 가슴이 답답하여 날치고[煩躁悶] 심해지면 머리가 멍해지면서[쏙쏙] 온 몸이 모두 까맣게 되는데 죽을 수도 있다. 이때에는 녹두와 검정콩을 달여서 그 물을 식혀 먹어야 한다.
- 또는 감초와 검정콩을 진하게 달여서 즙을 받아 마신다. 또는 방풍과 감초를 달여서 식혀 마신다. 또는 감초와 검정콩을 진하게 달여 먹는데 입에 들어가자 곧 편안해진다. 또는 대추와 엿을 먹어도 독이 다 풀린다. 또는 건강을 달여서 식혀 마신다. 또는 우물물을 많이 마신 다음 몹시 토하고 설사하면 곧 낫는다.
- 바꽃초오에 중독되면 감각이 둔해지고 어지러우며 가슴이 답답하다. 이때에는 감두탕을 마시거나 생강즙을 마시거나 황련을 달인 물을 마신다[본초].

반석 중독礬石毒

검정콩을 달인 물을 마신다[본초].

금이나 은이나 구리나 주석이나 철에 중독된 것[金銀銅錫鐵毒]

- 금이나 은을 먹고 중독되었을 때에는 수은을 먹어야 곧 독이 풀린다. 대체로 수은은 금이나 은 · 구리 · 주석의 독을 푼다.
- 오리피압혈를 내서 마신다. 또는 백압시白鴨屎를 물에 풀어서 즙을 내어 마신다. 또는 생달걀을 먹는다. 또는 검정콩을 달인 물이나 쪽잎즙이나 미나리즙을 마신다.
- 인삼을 달여 마신다.
- 쇠독 에는 자석을 달여 마신다.
- 주석이나 호분 중독에는 살구씨를 갈아서 즙을 내어 마신다.
- 광물성 약중독에는 흑연을 쓰는데 600g을 솥에 넣고 물처럼 되게 녹인 다음 술 1되를 붓고 볶는 것을 10여 번 해서 술이 반 되가 되면 흑연을 버리고 단번에 먹는다[본초].

반묘나 원청에 중독된 것斑猫青毒

이것에 중독되면 토하는 것이 멎지 않는다. 이때에는 빨리 녹두나 검정콩이나 찹쌀을 물에 갈아서 즙을 내어 마셔야 한다.

- 또는 쪽즙을 마신다. 또는 돼지기름저지을 먹는다. 또는 쉽싸리택란잎을 짓찧어 즙을 내서 마신다[본초].

노사 중독 砂毒

생녹두를 물에 갈아 즙을 내어 1~2되 마신다[본초].

유황 중독硫黃毒

유황 중독일 때에는 가슴이 답답하다. 이런 때에는 돼지나 양의 더운

잡병편

피를 받아서 마신다. 또는 끓여서 하룻밤 두었던 돼지고깃국이나 오리고깃국을 식은 채로 먹는다. 또는 흑석을 달여서 즙을 내서 마신다. 또는 산양의 피를 마신다[본초].

석웅황 중독雄黃毒

방기를 달인 물을 마신다[본초].

수은 중독水銀毒

살찐 돼지고기를 삶아 식혀서 먹는다. 또는 돼지기름저지을 먹는다[본초].

버들옻 중독大戟毒

이 독에 중독되면 냉설冷泄이 생기는데 참지 못하게 나온다. 이런 때에는 모시대제니를 달인 즙을 마신다. 또는 석창포창포를 짓찧어 즙을 내어 마신다[본초].

오독도기 중독狼毒毒

살구씨행인를 갈아서 물에 타서 즙을 내어 마신다. 또는 쪽잎즙을 마신다. 또는 가위톱백렴을 가루내어 물에 타서 마신다. 또는 점사占斯의 즙을 내어 마신다[본초].

철죽 중독

산치자를 달인 물을 마신다. 또는 감두탕을 달여서 먹는다[본초].

감수 중독甘遂毒

검정콩을 달여 즙을 내어 마신다[본초].

반하끼무릇 중독半夏毒

생강즙을 마신다. 또는 건강을 달여서 먹는다[본초].

원화중독

계피를 달인 물을 마신다. 또는 감초나 방풍을 달인 물을 마신다[본초].

미치광이풀 중독

이 풀에 중독되면 독기가 가슴으로 치밀기 때문에 몹시 안타깝고 답답하고[煩悶] 눈 앞에 별 같은 불빛이 보이며 미쳐서 날치고 달아나며 헛것이 보인다고 한다. 이런 때에는 녹두를 물에 갈아서 즙을 내어 먹인다. 감초와 모시대를 달인 물을 마시기도 한다. 또는 서각을 물에 갈아 먹는다. 또는 게즙을 내어 마신다. 또는 감두탕을 진하게 달여서 먹는다[본초].

호리병박 중독苦瓠毒

호리병박은 먹은 다음 토하고 설사하는 것이 멎지 않을 때에는 기장짚 잿물을 마셔야 독이 풀린다[본초].

광물성 약 중독石藥毒

여러 가지 광물성 약을 먹고 중독되었을 때에는 인삼을 달인 물을 마신다. 또는 기러기기름을 먹는다. 또는 백압시를 가루내어 물에 타서 마신다[본초].

약쑥 중독艾毒

약쑥잎을 오랫동안 먹어도 역시 중독이 되는데 중독되면 열기가 위로 치밀어 오르기 때문에 미쳐서 날친다[狂躁]. 눈에까지 침범하여 헐고 피가 나오는 데는 감두탕甘豆湯을 달여서 식혀 먹는다. 쪽잎즙이나 녹두즙도 마신다[본초].

미역 중독海菜毒

바다에서 나는 나물을 많이 먹으면 해롭다. 그러므로 배가 아프고 트림이 나며 방귀가 나가고 흰 거품침을 토하게 된다. 이런 때에는 뜨거운 식초를 마셔야 곧 편안해진다. 대체로 바다에서 나는 나물을 먹고 상한 것은 모두 이런 방법으로 치료한다[본초].

말독에 중독된 것馬毒

죽은 소나 말의 가죽을 벗기다가 중독되면 온 몸에 자줏빛이 나는 물집이 생겼다가 터지면서 몹시 아프다. 이런 때에는 곧 자금정紫金錠을 먹어서 토하고 설사하면 낫는다[입문].

- 대체로 몸에 헌 데가 생겼을 때에는 말의 땀이나 말의 콧김, 말털은 모두 해롭다.
- 말의 땀이 헌 데에 들어가면 독기가 생겨서 가슴이 답답해지고 숨이 끊어질 것같이 된다. 이때에는 조짚 잿물[粟稈灰農淋]을 진하게 받아서 뜨겁게 끓인 다음 여기에 헌 데를 담가야 한다. 그러면 잠깐 사이에 흰 거품이 모두 나오고 곧 낫는데 그 흰 거품이 독기이다.
- 말의 생피가 살 속에 들어가면 2~3일이 지나서 붓는데 심장에까지 침범하면 죽을 수 있다. 어떤 사람이 말가죽을 벗기다가 말뼈에 손가락이 상하여 말 피가 살 속에 들어갔는데 하룻밤 사이에 죽었다[본초].
- 말의 땀이 살에 들어가 독기가 퍼져서 벌건 줄이 서면 먼저 침으로 헌 데를 찔러 피를 뺀 다음 오매를 씨째로 갈아서 식초에 개어 발라야 한다[강목].
- 또는 쇠비름마치현을 즙을 내서 마신다[본초].

- 말의 땀과 털이 헌 데에 들어가서 붓고 아플 때에는 찬물에 헌 데를 담가야 하는데 자주 물을 갈아야 한다. 그 다음 좋은 술을 마시면 곧 낫는다[본초].
- 나귀의 침이나 말의 땀이 헌 데에 들어가서 붓고 아플 때에는 생오두 가루를 헌 데에 뿌리고 한참 있으면 누런 물이 나오고 곧 편안해진다. 또는 백반구운 것과 황단덖은 것을 같은 양으로 하여 섞어서 헌 데에 붙인다[본초].
- 말독 으로 생긴 헌 데에는 생밤生栗과 쇠비름마치현을 짓찧어 붙인다[본초].

채소 중독菜蔬毒

여러 가지 채소를 먹고 중독되어 날치며 안타깝게 답답해하고 토하며 설사하는 데는 칡뿌리를 진하게 달여 먹는다. 생즙을 내어 먹는 것이 더 좋다. 또는 오계시를 태워 가루내어 물에 타서 마신다. 또는 참기름을 많이 마신다. 또는 감초를 달인 물을 마신다. 또는 젖을 먹어도 곧 낫는다[본초].

- 채소나 생선에 중독된 데는 너삼 120g 을 썰어 식초 1되에 넣고 달여서 먹고 토하면 낫는다[본초].

소주 중독燒酒毒

소주를 지나치게 마셔서 중독되면 얼굴이 퍼렇게 되고 이를 악물며 정신을 차리지 못하는데 심하면 장위[腸胃]가 썩고 옆구리가 뚫어지며 온 몸이 검푸르게 되고 혹시 피를 토하거나 아래로 피를 쏟으므로 잠깐 사이에 죽을 수 있다. 이때에는 앓는 초기에 곧 옷을 벗기고 토할 때까지 몸을 밀었다 당겼다 돌렸다 하여야 곧 깨어난다. 또는 옷을 벗기고 따뜻한 물에 몸이 잠기게 한 다음 계속 따뜻한 물을 부어 주어서 따뜻하게 해 주어야 한다. 만일 찬물을 넣어 주면 곧 죽을 수 있다. 또는 생오이덩굴[生瓜及蔓]을 짓찧어 즙을 받아 입에 계속 떠 넣어 준다. 또는 얼음을 깨서 자주 입과 항문에 넣어 준다. 또한 칡뿌리즙을 입에 떠서 넣어 주어도 점차 깨어나고 낫는다[속방].

두부 중독豆腐毒

두부를 지나치게 먹어서 배가 불러오르고 숨이 막혀 죽을 것같이 되었을 때에는 새로 길어 온 물을 많이 마시면 편안해진다. 이때에 술을 마시면 곧 죽을 수 있다[속방].

- 두부에 중독되었을 때에는 헌 데가 생기고 트림이 나며 유정遺精, 백탁白濁이 생긴다. 이런 때에는 무를 달여 먹어야 한다. 또는 살구씨행인를 물에 갈아 그 즙을 마시기도 한다[입문].

국수 중독麵毒

더운 국수를 먹고 중독되었을 때에는 무즙을 내서 마셔야 한다. 생무가 없으면 무씨를 물에 갈아서 즙을 내어 마셔도 된다. 또는 지골피地骨皮를 달여 즙을 받아 마신다. 또는 붉은팥을 가루내어 물에 타서 마시면 곧 낫는다[본초].

약에 중독되어 답답하고 죽을 것 같은 것[服藥過劑或中毒煩悶欲死]

이런 때에는 서각을 물에 진하게 갈아서 먹는다. 또는 칡뿌리를 짓찧어 즙을 내서 마시거나 물에 달여서 먹는다. 또는 쪽즙을 내어 마시거나 생달걀 노른자위를 먹는다. 또는 지장수를 마신다. 또는 호분胡粉을 물에 타서 마신다. 또는 멥쌀가루를 물에 타서 마신다. 또는 약전국즙을 마신다[본초].

여러 가지 물건에 중독된 것을 두루 치료하는 것[通治百物毒]

여러 가지 물건에 중독되었을 때에는 만병해독단萬病解毒丹을 먹는 것이 제일 좋다.

- 또는 작설차와 백반을 한 번에 12g씩 가루내어 새로 길어 온 물에 타서 마셔도 곧 낫는데 이것을 반다산礬茶散이라고 한다[단심].
- 또는 오배자 를 가루내어 한 번에 12g씩 좋은 술에 타서 마시는데 독이 상초上焦에 있으면 곧 토하고 하초下焦에 있으면 설사한다[단심].
- 또는 굵은 감초를 아주 보드랍게 가루내어 약간 덖어서 좋은 술에 타서 마시는데 주량에 맞게 마신다. 그 다음 조금 있으면 몹시 토하고 설사하게 된다. 그리고 갈증이 있어도 물을 마시지 말아야 한다. 마시면 살릴 수 없게 된다[단심].
- 납설수臘雪水는 여러 가지 독을 푸는 데 마신다[본초].
- 또는 감초와 모시대를 달여서 먹어도 곧 효과가 난다[본초].
- 여러 가지 약독을 풀고 여러 가지 벌레독을 없애려면 청대와 석웅황을 같은 양으로 하여 가루내어 한 번에 8g씩 새로 길어 온 물에 타서 먹는다[득효].
- 누에알 깐 종이를 태워 가루내어 한 번에 4g씩 깨끗한 물에 타서 먹으면 신기한 효과가 있다[직지].
- 또는 까치콩백편두을 가루내어 한 번에 8~12g씩 물에 타서 먹고 설사를 하면 곧 편안해진다[득효].
- 또는 서각을 물에 진하게 갈아 마시면 여러 가지 독이 풀린다[본초].
- 또는 칡뿌리즙갈근즙이나 쪽잎즙남엽즙이나 지장수를 마신다[본초].
- 또한 참기름을 많이 마셔도 토하거나 설사하고 곧 낫는다[본초].
- 또는 검정콩물을 마신다[본초].
- 감두탕이 독을 푸는 데는 제일이다[본초].

| 감두탕甘豆湯 |

【 처방 】 검정콩[黑豆]은 여러 가지 약이나 물건에 중독된 것을 푼다. 각각 20g을 1첩으로 하여 물에 달인 다음 따뜻하게 하여 먹거나 차게 하여 먹으면 잘 낫는다. 여기에 참대잎죽엽이나 모시대제니를 넣어 쓰면 효과가 더 있다[본초].

20 구급救急

10가지 위급한 병[十件危病]

화타華佗가 급병의 증상은 빠르기가 비바람 같다. 그러므로 의사를 불러도 미처 오기 전에 잠깐 사이에 죽게 된다. 이렇게 되어 일찍 죽는 것은 실로 슬프고 불쌍한 일이다. 그리하여 내가 10가지 위급한 병을 선택하여 거기에 맞는 30가지 묘한 처방을 만들어 사람을 살리려고 하는 데 이것을 잘 알아야 한다.

첫째는 곽란으로 토하고 설사하는 것자세한 것은 곽란문에 있다, 둘째는 전후풍纏喉風으로 목구멍이 막히는 것처방은 인후문(咽喉門)에 있다, 셋째는 토혈吐血, 하혈下血, 처방은 혈문(血門)에 있다, 넷째는 신석 중독처방은 해독문(解毒門)에 있다, 다섯째는 시궐尸厥, 여섯째는 중악中惡, 객오客忤, 일곱째는 탈양脫陽, 여덟째는 귀염鬼魘 및 귀타鬼打, 아홉째는 임신부의 횡산橫産과 역산逆産, 처방은 부인문婦人門에 있다, 열째는 태반이 나오지 못하는 것처방은 부인문에 있다이다.

| 가위눌린 것鬼魘 |

잠들었을 때에는 혼백이 밖으로 나가므로 가위에 눌린다. 약한 사람은 오랫동안 깨어나지 못하고 기절까지 하게 된다. 이때에는 곁의 사람이 이름을 불러서 깨워 주거나 방술方術로 치료해야 한다[천금].

- 가위에 눌리는 것과 귀타鬼打의 증상은 오랫동안 사람이 살지 않던 여관이나 역전이나 큰 집 등의 빈 찬 방에서 자다가 헛것에 홀리어 생기는 것인데 오직

신음소리만 내고 곁의 사람이 불러도 깨어나지 못한다. 이것이 가위에 눌린 것이다. 이런 때에 빨리 대책을 세우지 않으면 죽을 수 있다. 이때에 웅주산雄朱散을 쓰는 것이 좋다[단심].

- 가위에 눌려서 갑자기 죽은 것같이 되거나 졸중卒中과 귀격鬼擊으로 혈루血漏가 생겨서 뱃속이 거북하고 답답하여[煩滿] 죽을 것같이 되었을 때에는 석웅황 가루를 콧구멍에 불어 넣어 주거나 한 번에 4g씩 술에 타서 하루 3번 먹이면 그 나쁜 피는 물로 되어 나온다[본초].
- 또는 생부추즙을 입과 귀, 콧구멍에 불어넣어 주는데 생염교즙도 좋다. 또는 동쪽으로 뻗은 복숭아나무와 버드나무의 가지를 각각 7치씩 넣고 달여서 불어넣어 준다. 또는 복룡간 가루 8g을 우물물에 타서 떠서 넣어 주고 또 콧구멍에 불어넣어 준다. 또는 양분羊糞을 태우면서 그 연기를 콧구멍에 쏘여도 깨어난다[제방].
- 칼에 맞아 죽는 꿈이나 여러 가지 불길한 일을 당하는 꿈을 꾸어서 갑자기 피를 토하고 코피가 나오며 뒤로 피가 섞여 나오다가 심해져 9규九竅로 다 피가 나올 때에는 승마 · 따두릅독활 · 속단 · 지황 각각 20g, 계피 4g을 가루내어 한번에 8g씩 하루 3번 끓인 물에 타서 먹인다[입문].

| 웅주산雄朱散 |

【 효능 】 가위에 눌린 것을 치료한다.

【 처방 】 우황, 석웅황웅황 각각 4g, 주사 2g.
위의 약들을 가루내어 한 번에 4g씩 침대 밑에 태우면서 4g을 술에 타서 떠 넣어 준다[입문].

울모鬱冒

울모란 평소에 병 없이 지내다가 갑자기 죽은 사람처럼 몸을 움직이지 못하고 사람도 알아보지 못하며 눈을 감고 뜨지 못하고 말을 하지 못하며 혹시 사람은 약간 알아보아도 말소리를 듣기 싫어하며 머리가 어지럽고 정신이 없다가 옮겨 눕힐 때에야 깨어나는 것을 말한다. 이것은 땀을 지나치게 낸 것으로 인하여 혈이 적어지고 기와 혈이 뒤섞여져서 양陽이 홀로 위로 올라갔다가 내려오지 못하고 기가 막혀 들지 못해서 생긴 것이다. 그러므로 죽은 것같이 된다. 그러나 기氣가 내려가고 혈血이 돌아오면 음양이 다시 통하기 때문에 몸을 옮길 때에 깨어나게 된다. 이것을 울모라고도 하고 혈궐血厥이라고도 하는데 부인에게 많이 생긴다. 이런 때에는 백미탕이나 창공산을 써야 곧 깨어난다[본사].

| 백미탕白薇湯 |

【 처방 】 백미, 당귀 각각 40g, 인삼 20g, 감초 10g.

위의 약들을 거칠게 가루내어 한 번에 20g씩 물에 달여 따뜻하게 해서 먹는다[본사].

| 창공산倉公散 |

【 처방 】 박새뿌리여로 · 참외꼭지과체 · 석웅황웅황, 백반 각각 같은 양.

위의 약들을 가루내어 조금씩 콧구멍에 불어넣어 준다[본사].

21 부인婦人

임신할 수 있게 하는 방법[求嗣]

사람이 생겨나는 것은 임신에서부터 시작된다. 임신할 수 있게 하려면 무엇보다 먼저 달거리를 고르게 해야 한다. 임신하지 못하는 부인들을 보면 반드시 달거리 날짜가 앞당겨지거나 늦어지며 혹 그 양이 많거나 적다. 그리고 달거리를 하기 전에 아프거나 달거리를 한 뒤에 아프며 혹 생리가 짙은 자줏빛이고 혹 멀겋거나 덩이지기도 하면서 고르지 못하다. 이렇게 생리가 고르지 못하면 기혈氣血이 조화되지 못하여 임신할 수 없게 된다[단심].

- 임신할 수 있게 하자면 여자들은 생리를 고르게 하는 것이 중요하고 남자들은 정기精氣를 충실하게 하는 것이 중요하다. 또한 성욕을 억제하고 마음을 깨끗하게 가지는 것이 제일 좋은 방법이다. 성욕을 억제하여 함부로 성생활을 하지 말고 정기를 축적하면서 정액을 충실하게 했다가 적당한 시기에 성생활을 해야 임신할 수 있다. 성욕을 억제하면 정기가 충실해지기 때문에 흔히 임신할 수 있을 뿐 아니라 또 오래 살 수도 있게 된다[입문].

- 남자의 정액이 멀거면 비록 성생활을 해도 정액이 힘없이 사정되어 자궁으로 곧바로 들어가지 못하므로 흔히 임신이 되지 않는다. 평상시에 성생활을 조절하지 못해서 정액을 너무 많이 배설하였으면 반드시 정精을 보하고 겸해서 마음을 안정하여 성욕이 동하지 않게 해야 한다. 이렇게 해서 정액이 충실할 때에 성생활을 하면 임신을 하게 된다[입문].

- 남자의 양기가 몹시 약해져서 음경에 힘이 없으며 정액이 차면서 멀거면 고본건양단固本健陽丹 · 속사단續嗣丹 · 온신환溫腎丸 · 오자연종환五子衍宗丸 등을 쓰는 것이 좋다[입문].

- 남자의 맥이 미약微弱하면서 삽澁하면 임신할 수 없는데 이것은 정액이 멀겋고 차기 때문이다. 이런 데는 양기석원陽起石元을 쓰는 것이 좋다[맥경].

- 여자에게 성욕이 나게 하는 데는 옥약계영환 · 종사환 · 난궁종사환 등을 쓰는 것이 좋다.

- 부인이 임신하지 못하는 것은 흔히 혈血이 적어서 정액을 잘 받아들이지 못하기 때문이다. 이때는 생리를 고르게 하고 혈을 보하는 것이 좋다. 그러자면 백자부귀환百子附歸丸 · 호박조경환琥珀調經丸 · 가미양영환加味養榮丸 · 가미익모환加味益母丸 · 제음단濟陰丹 · 승금단勝金丹 · 조경종옥탕調經種玉湯 · 선천귀일先天歸一湯 · 신선부익단神仙附益丹 · 조경양혈원調經養血元 · 온경탕溫經湯 등을 쓰는 것이 좋다.

- 부인에게 음혈陰血이 부족하면 성생활을 해도 자궁에서 정액을 제대로 받아들이지 못하므로 임신하지 못하며 혹 임신이 된다 하여도 유지하지 못한다. 그러므로 남자나 여자가 결혼할 때 반드시 나이가 맞아야 한다. [입문].

- 임신하지 못하는 부인이 여위고 약해지는 것은 자궁에 혈이 부족된 것이므로 음陰을 북돋아 주고 혈血을 보해야 한다. 이런 데는 사물탕四物湯, 처방은 혈문(血門)에 있다에 향부자와 속썩은풀황금을 더 넣어 쓴다. 임신하지 못하는 부인의 몸이 지나치게 살쪄서 자궁에까지 영향이 있을 때에는 습濕과 울담[燥痰]을 풀어주어야 한다. 이런 데는 천남성 · 끼무릇반하 · 궁궁이천궁 · 곱돌활석 · 방기 · 강호리강활나 도담탕導痰湯, 처방은 담음문(痰飮門)에 있다을 쓰는 것이 좋다[단심].

임신시키기 위한 방법

| 고본건양단固本健陽丹 |

대체로 임신하지 못하는 것은 정혈이 멀겋고 차거나 성생활을 지나치게 한 탓으로 신수腎水가 약해져서 정액이 자궁으로 곧바로 들어가지 못하기 때문이다. 모혈母血이 부족하거나 허하고 찬 데만 원인이 있는 것이 아니다.

【처방】 찐지황숙지황 · 산수유 각각 120g, 파극 80g, 새삼씨토사자 · 속단술에 담갔다 낸 것 · 원지법제한 것 · 뱀도랏열매사상자, 덖은 것 각각 60g, 백복신 · 마산약, 술로 축여 찐 것 · 쇠무릎우슬, 술로 씻은 것 · 두충술로 씻은 다음 썰어서 연유를 발라 덖어 실을 버린 것 · 당귀술로 씻은 것 · 육종용술에 담갔다 낸 것 · 오미자 · 익지인소금물로 축여 덖은 것 · 녹용연유를 발라 구운 것 각각 40g, 인삼 80g.

위의 약들을 가루를 내어 꿀로 반죽한 다음 알약을 만든다. 한 번에 50~70알씩 소금 끓인 물이나 데운 술로 빈속에 먹고 잠잘 무렵에 다시 먹는다[회춘].

| 속사단續嗣丹 |

【효능】 임신하지 못하는 데 먹으면 좋다.

【처방】 산수유 · 천문동 · 맥문동 각각 100g, 파고지덖은 것 160g, 새삼씨토사자 · 구기자 · 복분자 · 뱀도랏열매사상자 · 파극 · 찐지황숙지황 · 부추씨덖은 것 각각 60g, 용골 · 단너삼황기 · 굴조개껍질모려 · 마산약 · 당귀 · 쇄양 각각 40g, 인삼 · 두충 각각 30g, 귤껍질陳皮 · 흰삽주백출 각각 20g, 누른 개[黃狗]의 불알 2쌍연유를 발라 구워 가루낸다.

위의 약에서 천문동 · 맥문동 · 찐지황을 덖어서 1보를 찐 데다 넣고 잘 짓찧는다. 그리고 나머지 약들을 보드랍게 가루내어 꿀과 함께 짓찧은 약에 넣고 반죽한 다음 잘 짓찧어 알약을 만든다. 한 번에 100알씩 데운 술이나 소금 끓인 물로 빈속과 잠잘 무렵에 먹는다[입문].

| 온신환溫腎丸 |

【효능】 이 약을 먹으면 임신할 수 있다.

【처방】 산수유, 찐지황숙지황 각각 120g, 파극 80g, 새삼씨토사자·당귀·녹용·익지인·두충·생건지황·복신·마산약·원지·속단·뱀도랏열매사상자 각각 40g.

위의 약들을 가루 내어 꿀로 반죽한 다음 알약을 만든다. 한 번에 50~70알씩 빈속에 데운 술로 먹는다. 유정遺精이 있을 때에는 녹용을 곱절 넣고 용골과 굴조개껍질모려을 더 넣어 쓴다[입문].

| 오자연종환五子衍宗丸 |

【효능】 임신하지 못하는 원인이 남자에게 있는 것을 치료한다.

【처방】 구기자 340g, 새삼씨토사자, 술에 담갔다가 법제한 것 280g, 복분자 200g, 길짱구씨차전자 120g, 오미자 40g.

위의 약들을 가루내어 꿀로 반죽한 다음 알약을 만든다. 한 번에 90알씩 빈속에 데운 술로 먹고 잘 때에는 50알씩 소금 끓인 물로 먹는다. 봄에는 병정일丙丁日이나 사오일巳午日, 여름에는 무기일戊己日이나 진술일辰戌日 또는 축미일丑未日, 가을에는 임계일壬癸日이나 해자일亥子日, 겨울에는 갑을일甲乙日이나 인묘일寅卯日에 각각 약을 만들되 첫 상순上旬 개인 날을 택한다.

| 양기석원陽起石元 |

【효능】 남자의 정액이 차고 멀거며 많지 않아서 임신을 하지 못하는 것을 치료한다.

【처방】 양기석불에 달구어 간 것·새삼씨토사자, 술에 담갔다가 법제한 것·녹

용술로 축여 쪄서 약한 불기운에 말린 것 · 천웅싸서 구운 것 · 부추씨구자, 덖은 것 · 육종용술에 담갔다 꺼낸 것 각각 40g, 복분자술에 담갔다 꺼낸 것 · 석곡 · 뽕나무겨우살이상기생 · 침향 · 원잠아술로 축여 구운 것 · 오미자 각각 20g.

위의 약들을 가루내어 술을 넣고 쑨 찹쌀풀로 반죽한 다음 알약을 만든다. 한 번에 70~90알씩 빈속에 소금 끓인 물로 먹는다[득효].

| 옥약계영환 |

【 효능 】 임신하지 못하는 것을 치료한다.

【 처방 】 향부자짓찧어 껍질과 털뿌리를 버리고 식초를 탄 물에 3일 동안 담가 두었다가 덖어 말려 보드랍게 가루낸 것 580g, 당귀 80g, 집함박꽃뿌리백작약 · 궁궁이천궁 · 적석지 · 고본 · 인삼 · 모란뿌리껍질목단피 · 흰솔풍령백복령 · 백미 · 계심 · 구릿대백지 · 흰삽주백출 · 현호색 · 몰약 각각 40g.

위의 약들에서 적석지와 몰약을 제외한 나머지 약들은 썰어서 술에 3일 동안 담가 두었다가 약한 불기운에 말려 가루낸다. 이 가루약 580g을 다시 아주 부드럽게 가루낸 것과 따로 가루내어 두었던 적석지 가루와 몰약 가루를 모두 함께 조린 꿀로 반죽한 다음 알약을 만든다. 한 번에 1알씩 잘 씹어 먹되 먼저 새벽에 따뜻한 찻물이나 박하 달인 물로 양치질하고 나서 데운 술이나 끓인 물로 빈속에 먹는다. 그리고 마른 음식물을 먹어 약 기운을 내려가게 한다. 이렇게 한 달 가량 먹으면 효력이 난다[광사].

● 일명 여금단女金丹이라고도 하는데 여기에는 계심桂心이 없고 찐지황이 있다. 주로 임신하지 못하는 것을 치료한다. 혹시 담화痰火로 생긴 병은 없고 생리도 고르며 얼굴도 축나지 않고[不減] 다만 오랫동안 임신이 되지 않는 것은 자궁에 음陰만 있고 양陽이 없어서 임신하지 못하는 것이다. 그러므로 이 약을 먹는 것이 좋다. 이 약을 먹어서 자궁의 양기를 약간 발동시키는 데 한 달이면 효력이 난다. 혹은 적백이슬赤白帶下 · 붕루崩漏 · 혈풍血風 · 혈기血氣 · 허로虛勞 등 여러 가지 증상을 모두 치료한다. 참으로 여자들에게 좋은 약이다[입문].

| 종사환 |

【 효능 】 생리가 고르고 보약의 효과가 잘 나는 사람은 7일 동안 약을 먹고 성생활을 하여 임신이 되면 먹지 말아야 한다.

【 처방 】 향부자 · 백미 · 끼무릇반하 · 흰솔풍령백복령 · 두충 · 후박 · 당귀 · 진교 각각 80g, 방풍 · 육계 · 건강 · 쇠무릎우슬 · 더덕 각각 60g, 족두리풀세신 · 인삼 각각 9.2g.

위의 약들을 가루를 내어 졸인 꿀로 반죽한 다음 알약을 만든다. 한 번에 50~70알씩 술로 빈속에 먹는다[입문].

| 난궁종사환 |

【 효능 】 임신하지 못하는 부인이 먹는다.

【 처방 】 후박 50g, 오수유 · 흰솔풍령백복령 · 백급 · 가위톱백렴 · 석창포 · 노랑돌쩌귀백부자 · 계심 · 인삼 · 몰약 각각 40g, 족두리풀세신 · 유향 · 당귀술에 담갔다 꺼낸 것 · 쇠무릎우슬, 술로 씻은 것 각각 30g.

위의 약들을 가루를 내어 꿀로 반죽한 다음 알약을 만든다. 한 번에 10~20알씩 술로 먹는다.

● 일명 임자환壬子丸이라고도 한다[집략].

| 백자부귀환百子附歸丸 |

【 효능 】 오랫동안 먹으면 임신이 된다. 그리고 달거리가 고르지 못한 것을 치료한다.

【 처방 】 향부자4가지 방법으로 법제하여 가루를 낸 것, 법제하는 방법은 포문에 있다. 460g, 궁궁이천궁 · 집함박꽃뿌리백작약 · 당귀 · 찐지황숙지황 · 아교주 · 묵은 약쑥陳艾 각각 80g.

위의 약들을 가루를 내어 석류 1개껍질째로 짓찧는다를 달인 물로 쑨 풀

잡병편

로 반죽한 다음 알약을 만든다. 한 번에 100알씩 식초를 두르고 끓인 물로 빈속에 먹는다[광사].

● 일명 백자건중환百子建中丸이라고도 하는데 여기에는 석류 한 가지가 없다. 알약을 만들 때 처음부터 마지막까지 쇠그릇을 쓰지 말아야 한다[광사].

| 호박조경환琥珀調經丸 |

【 효능 】 자궁이 냉冷하여 임신하지 못하는 데 먹으면 달거리가 고르게 된다.

【 처방 】 향부미 600g 2몫으로 나누어 동변과 쌀초에 각각 9일 동안 담가 두었다가 꺼내어 깨끗한 비빈쑥 160g과 고루 섞어서 다시 식초 5사발을 넣은 사기그릇에 넣고 모두 마를 때까지 조린 다음 궁궁이(천궁), 당귀, 집함박꽃뿌리(백작약), 찐지황(숙지황), 생지황, 몰약 각각 80g, 호박 40g을 넣는다.

위의 약을 가루를 내어 식초를 두고 쑨 풀로 반죽한 다음 알약을 만든다. 한 번에 100알씩 약쑥과 식초를 두고 달인 물로 빈속에 먹는다[입문].

| 가미양영환加味養榮丸 |

【 효능 】 달거리가 있기 전에 겉으로는 조열潮熱이 나고 속으로는 번조증煩躁症이 나며 기침이 나고 입맛이 없으며 머리가 어지럽고 눈 앞이 아찔한 것과 이슬帶下 · 혈풍血風 · 혈기血氣 등으로 오랫동안 임신하지 못하는 것과 일체 담화痰火로 생긴 증을 치료하는 데 이 약을 먹으면 임신이 된다. 또는 몸풀기 전에 태동胎動과 태루胎漏가 있을 때 늘 먹으면 유산하지 않게 된다.

【 처방 】 찐지황숙지황 · 당귀 · 흰삽주백출 각각 80g, 집함박꽃뿌리백작약 · 궁궁이천궁 · 속썩은풀황금 · 향부자 각각 60g, 귤껍질陳皮 · 패모 · 흰솔풍령백복령 · 맥문동 각각 40g, 갖풀아교 28g, 감초 20g, 검정콩 49

알흑두, 닦아서 껍질을 버린다.

위의 약들을 가루를 내어 꿀로 반죽한 다음 알약을 만든다. 한 번에 70~90알씩 데운 술이나 소금 끓인 물로 빈속에 먹는다. 여러 가지 피를 먹지 말아야 한다[입문].

| 가미익모환加味益母丸 |

【 효능 】 100일 동안 먹으면 임신이 된다.

【 처방 】 익모초 300g, 당귀 · 함박꽃뿌리작약 · 목향 각각 80g.

위의 약들을 가루를 내어 꿀로 반죽한 다음 알약을 만든다. 한 번에 1백 알씩 끓인 물로 먹는다[입문].

| 제음단濟陰丹 |

【 효능 】 부인이 오랜 냉병으로 임신을 하지 못하거나 자주 유산하는 것을 치료한다. 이것은 모두 충맥衝脈과 임맥任脈이 허손虛損되고 자궁 안에 오랜 병이 있어서 달거리가 고르지 못하기 때문이다. 혹은 붕루崩漏, 이슬帶下 등 36가지 병은 임신하지 못하게 하므로 대가 끊어지기도 한다. 또는 몸푼 뒤 온갖 병을 치료하여 임신이 되게 하며 아이를 낳은 다음 병 없이 충실히 자랄 수 있게 한다.

【 처방 】 삽주창출 300g, 향부자 · 찐지황숙지황 · 쉽싸리택란 각각 160g, 인삼 · 도라지길경 · 잠퇴 · 석곡 · 고본 · 진교 · 감초 각각 80g, 당귀 · 계심 · 건강 · 족두리풀세신 · 모란뿌리껍질목단피 · 궁궁이천궁 각각 60g, 목향 · 흰솔풍령백복령 · 좋은 먹태운 것 · 복숭아씨도인 각각 40g, 조피열매천초 · 마산약 각각 30g, 찹쌀덖은 것 2홉 반 · 대두황권덖은 것 1홉 2작.

위의 약들을 가루를 내어 조린 꿀로 반죽한 다음 40g으로 6알씩 만든다. 한 번에 1알씩 데운 술이나 식초를 넣어 끓인 물로 잘 씹어 먹는다[국방].

잡병편

| 승금단勝金丹 |

【 효능 】 달거리할 날짜가 늦어지면서 오랫동안 임신하지 못하는 것과 혈벽血癖과 기氣로 인한 아픔 등 여러 가지 병을 치료한다.

【 처방 】 모란뿌리껍질목단피 · 고본 · 인삼 · 당귀 · 흰솔풍령백복령 · 적석지 · 구릿대백지 · 육계 · 백미 · 궁궁이천궁 · 현호색 · 집함박꽃뿌리백작약 · 흰삽주백출 각각 40g, 침향, 감초 각각 20g.

위의 약들을 가루를 내어 꿀로 반죽한 다음 달걀 알약을 만든다. 한 번에 1알씩 데운 술로 빈속에 씹어 먹는다. 20알을 먹으면 반드시 임신이 된다[득효].

| 조경종옥탕調經種玉湯 |

【 효능 】 부인이 7정七情에 상해서 달거리가 고르지 못하여 임신이 되지 않는 것을 치료한다.

【 처방 】 찐지황숙지황 · 향부자덖은 것 각각 24g, 당귀술로 씻은 것 · 오수유 · 궁궁이천궁 각각 16g, 집함박꽃뿌리백작약 · 흰솔풍령백복령 · 귤껍질陳皮 · 현호색 · 모란뿌리껍질목단피 · 건강덖은 것 각각 12g, 육계 · 비빈 쑥 각각 8g.

위의 약들을 썰어서 4첩으로 나누어 매 1첩에 생강 3쪽을 넣어 물에 달여 빈속에 먹되 달거리가 끝나기를 기다렸다가 하루에 1첩씩 먹는다. 다 먹은 뒤에 성생활을 하면 반드시 임신이 된다. 이 약은 백발백중百發百中한다[의감].

● 『회춘』에는 건강, 육계, 비빈 쑥 등 3가지 약이 없다.

| 선천귀일탕先天歸一湯 |

【 처방 】 당귀술로 씻은 것 48g, 흰삽주백출, 밀기울과 함께 덖은 것 · 흰솔풍령백복령 · 생지황술로 씻은 것 · 궁궁이천궁 각각 40g, 인삼 · 집함박꽃뿌

리백작약 · 쇠무릎우슬, 술로 씻은 것 각각 32g, 사인볶은 것 · 향부자 · 모란뿌리껍질목단피 · 끼무릇반하 각각 28g, 귤껍질陳皮 24g, 감초 16g.

위의 약들을 썰어서 10첩으로 나누어 매 1첩에 생강 3쪽을 넣어 물에 달여 빈속에 먹고 찌꺼기는 다시 달여 잠잘 무렵에 먹되 생리가 있기 전에 먼저 5첩을 먹고 달거리가 끝난 뒤에 5첩을 모두 먹으면 효과가 난다. 달거리가 고르게 되고 맥이 좋아지면 반드시 임신이 된다[의감].

| 신선부익단神仙附益丹 |

【 처방 】 향부미 600g속까지 배도록 동변에 담갔다가 물로 씻어서 하룻밤 이슬을 맞힌 다음 다시 담갔다가 이슬을 맞혀 말리기를 세 번 반복한 다음 속까지 배도록 식초에 하룻밤 담갔다가 햇볕에 말려 가루를 낸다, 익모초 460g 강물에 깨끗이 씻어서 불에 말려 가루를 낸다.

따로 향부자 160g과 약쑥 40g을 달인 즙 3에 식초 7의 비율로 탄 데다 앞의 향부자 가루와 익모초가루를 넣고 반죽한 다음 알약을 만든다. 한 번에 70~90알씩 연한 식초 달인 물로 빈속과 잠잘 무렵에 먹는다. 부인의 온갖 병을 치료할 뿐 아니라 아이를 낳아서 기르는 데도 좋은 효과가 있다[의감].

| 조경양혈원調經養血元 |

【 효능 】 생리가 고르지 못하여 오랫동안 임신하지 못하는 것을 치료한다.

【 처방 】 향부자술과 식초, 소금을 끓인 물과 동변에 각각 사흘씩 담갔다가 약한 불기운에 말린 것 460g, 당귀술에 씻은 것 · 집함박꽃뿌리백작약, 술로 축여 덖은 것 · 생건지술로 씻은 것 · 모란뿌리껍질술로 씻은 것 각각 80g, 궁궁이천궁 · 흰솔풍령백복령 · 구릿대백지 · 건강덖은 것 · 육계 · 잇꽃홍화 · 복숭아씨도인 · 몰약 · 끼무릇반하, 기름을 두고 덖은 것 · 아교주 각각 40g, 현호색 24g, 봉출잿불에 묻어 구운 다음 식초로 축여 덖은 것 · 감초덖은 것 각각

20g, 회향덖은 것 8g.

위의 약들을 가루를 내어 식초를 넣고 쑨 풀로 반죽한 다음 알약을 만든다. 한 번에 100알씩 끓인 물이나 데운 술로 빈속에 먹는다. 임신이 되었으면 먹지 말아야 한다[회춘].

| 온경탕溫經湯 |

충맥衝脈과 임맥任脈이 허손虛損되어 생리가 고르지 못하여 날짜를 앞당기기도 하고 더디기도 하며 그 양이 많기도 하고 적기도 하며 달이 넘어도 나오지 않기도 하고 한 달에 두 번 있기도 하며 이전에 유산한 일이 있는 탓으로 어혈瘀血이 머물러 있어서 입술과 입 안이 마르고 가슴과 손발바닥에 번열煩熱이 나고 아랫배가 차고 아프면서 오랫동안 임신하지 못하는 것을 치료한다처방은 포문에 있다.

- 일명 조경산調經散이라고도 한다[정전].
- 일명 대온경탕大溫經湯이라고도 한다[입문].

또 한 가지 처방

남자의 양기를 왕성하게 하여 정자가 자궁으로 곧바로 들어가 임신하게 하는 좋은 약이다. 또는 남자의 정액이 차서 아이를 낳지 못하는 것도 치료한다. 새삼씨토사자, 술에 담갔다가 삶아서 법제한 것를 보드랍게 가루를 내어 참새알 흰자위로 반죽한 다음 알약을 만든다.

한 번에 70알씩 데운 술로 빈속에 먹는데 효력이 있는 것을 여러 번 경험하였다. 나이가 50이 되어서 음위증이 있는 데는 매번 새삼씨 가루 600g, 천웅 160g 반죽한 밀가루에 싸서 잿불에 묻어 구운 다음 껍질과 배꼽을 버리고 4쪽으로 쪼갠 다음 동변에 담갔다가 약한 불기운에 말려 가루를 낸다.을 섞어서 알약을 만들어 먹으면 더욱 효력이 좋다[종행].

또 한 가지 처방

부인이 오랜 냉병으로 임신하지 못하는 데 무술주戊戌酒를 먹으면 아주 좋다는 것을 경험하였다처방은 잡방에 있다.

- 참새고기를 오랫동안 먹으면 임신이 된다[본초].
- 임신이 되지 않는 원인이 남자에게 있을 때에는 그의 배꼽에 뜸을 많이 뜨면 좋다[강목].

잡병편

22 소아小兒

어린이병은 치료하기 어렵다[小兒病難治]

옛말에 "남자 열 사람의 병을 치료하기보다 부인 한 사람의 병을 치료하기 어렵고 부인 열 사람의 병을 치료하기보다 어린이 한 사람의 병을 치료하기가 어렵다"고 하였는데, 이것은 어린이에게서 증상을 묻기 어렵고 맥을 진찰하기 어려워서 치료하기가 더욱 힘들기 때문이다[입문].

- 치료함에 있어서 어른의 병도 어렵지만 어린이의 병이 더욱 어려운 것은 5장 6부가 든든하지 못하고 피부와 뼈가 연약하며 혈기가 왕성하지 못하고 또 경락經絡이 가는 실과 같으며 맥이 뛰는 것과 숨 쉬는 것이 털과 같이 약해서 허虛해지기도 쉽고 실實해지기도 쉬우며 싸늘해지기도 쉽고 열해지기도 쉽다. 뿐만 아니라 말을 하지 못하고 손으로 아픈 데를 가리키지 못하며 아파도 어디가 아픈지 알지 못한다. 그러므로 나타나는 증상을 눈으로 보고망진 소리를 들으며 맥을 짚어 보아 병의 근원을 찾아 음증陰證·양陽證·표증表證·이증裏證·허증虛證·실증實證인가를 자세히 구별하여 치료하지 않으면 실수하는 때가 많을 것이다[득효].

밤에 우는 증[夜啼]

어린이의 밤에 우는 증세에는 4가지가 있다. 첫째는 한증寒證이고, 둘째는 열증熱證이며, 셋째는 구창口瘡과 중설重舌이고, 넷째는 객오客

忤이다.

- 한증이면 배가 아파서 우는데 얼굴이 푸르면서 희고 입김이 싸늘하며 손발이 차고 배도 차며 허리를 구부리면서 운다. 또는 밤중이 지나서 우는 것도 있는데 이것은 대개 밤이면 음이 성하고 차져서 아프기 때문에 우는 것이다. 이때는 육신산六神散과 익황산益黃散, 처방은 아래에 있다을 쓰는 것이 좋다.

- 열증이면 속이 답답해서 우는데 얼굴이 벌겋고 오줌도 붉으며 입 안에 열이 있고 배가 따뜻하다. 혹시 땀이 나며 몸을 뒤로 젖히면서 운다. 또는 초저녁에 몸을 뒤로 젖히고 땀이 나면서 울며 얼굴이 붉고 몸에 열이 나는 것은 반드시 담열痰熱이 있는 것이므로 새벽에 가서야 멎는다. 이런 때에는 도적산導赤散, 처방은 5장문에 있다에 속썩은풀황금을 넣어 달여 먹인다. 통심음通心飮, 처방은 위에 있다도 쓴다.

- 구창과 중설이 있어 젖을 빨지 못하고 젖꼭지를 물리기만 하면 운다. 몸과 이마가 모두 약간 더울 때에는 빨리 등불로 입 안을 비춰 보아 헐지 않았으면 반드시 중설이 있는 것이므로 구창과 중설을 치료하는 방법대로 하면 울음이 저절로 멎는다.

- 객오로 우는 것은 객오증이 생겨서 밤에 우는 것과 혹 낯선 사람을 접촉하여 기를 받아서 우는데 낮에 울며 밤에 놀라는 일도 있다. 반드시 해질 무렵을 전후로 하여 더욱 심하게 우는 것은 객오와 중악이다. 이런 때에는 전씨안신환錢氏安神丸, 처방은 아래에 있다을 쓰는데 객오 치료법에 준하여 치료한다.

- 갓 태어나서 한 달 안으로 밤에 울고 놀라면서 경련이 있는 것은 태중에서 놀랐기 때문이다. 이런 때에는 저유고猪乳膏, 진경산鎭驚散을 쓰는 것이 좋다. 담이 있으면 포룡환抱龍丸, 처방은 아래에 있다을 쓴다.

- 어린이가 밤에 울 때는 심경에 열이 있고 허증이 있는 것으로 보고 치료하여야 하는데 등심산燈心散 · 황련음黃連飮 · 선화산蟬花散 등을 쓴다[강목].

- 밤마다 계속 우는 데는 매미허물 선퇴, 발을 버리고 가루낸다14개, 주사가루 1g을 넣어 꿀로 반죽한 다음 먹인다[강목].

● 갓태어나서 한 달 안에 몹시 우는 것은 좋은데 그것은 태열胎熱 · 태독胎毒 · 태경胎驚이 모두 울음을 따라 흩어지고 괴상한 병도 없어지기 때문이다[입문].

| 육신산六神散 |

【 효능 】 배가 차서 아파하며 밤마다 우는 것을 치료한다.

【 처방 】 흰솔풍령백복령 · 까치콩백편두, 덖은 것 각각 8g, 인삼 · 흰삽주백출 · 마산약, 덖은 것 각각 4g, 감초덖은 것 2.8g.

위의 약들을 거칠게 가루내어 한 번에 4g씩 생강 3쪽, 대추 2알과 함께 물에 넣고 달여 먹인다[득효].

| 저유고猪乳膏 |

【 효능 】 태경으로 밤마다 우는 것을 치료한다.

【 처방 】 호박 · 방풍 각각 4g, 주사 2g.

위의 약들을 가루내어 돼지 젖 1g으로 갠 다음 입 안에 발라 준다[입문].

| 진경산鎭驚散 |

【 효능 】 위와 같은 증상을 치료한다.

【 처방 】 주사 · 우황 · 사향 각각 조금씩.

위의 약들을 한데 잘 갈아서 돼지 젖으로 묽게 갠 다음 입에 발라 빨아먹게 한다[회춘].

| 등심산燈心散 |

【 효능 】 어린이가 가슴이 답답하여 밤마다 우는 것을 치료한다.

【 처방 】 등화 3~4 덩이를 잘 갈아서 골풀속살등심초 달인 물로 개어 하

루 세 번씩 입에 발라서 젖을 물려 넘기게 한다.

- 또 한 가지 처방은 등화 7개, 붕사 1g, 주사 조금을 한데 잘 갈아서 꿀로 갠 다음 입술에 바르면 곧 멎는다[삼인].
- 일명 화화고花火膏라고도 한다[정전].

| 황련음黃連飮 |

【 효능 】 심경에 열이 있어 밤마다 우는 것을 치료한다.

【 처방 】 인삼 8g, 황련 6g, 감초덖은 것 2g, 청죽엽 10잎, 생강 1쪽.

위의 약들을 썰어서 물에 달여 찌꺼기를 버리고 물만 입에 떠서 넣는다[단심].

| 선화산蟬花散 |

【 효능 】 어린이가 밤마다 우는 것이 마치 헛것에 들린 병과 같은 것을 치료한다.

【 처방 】 매미허물선각, 아래 부분의 절반을 가루를 낸 것.

위의 약 1g을 술을 조금 박하 달인 물에 타서 갓난아이에게 먹이면 곧 멎는다. 또 윗부분 절반을 가루를 내어 위의 방법과 같이 먹였더니 다시 처음과 같이 울었다. 옛 사람들이 연구한 것이 이렇게 묘하였다[영류].

여러 가지 감병[諸疳]

감병에는 열감熱疳·냉감冷疳·냉열감冷熱疳·회감蛔疳·뇌감腦疳·척감脊疳·주마감走馬疳·무고감無辜疳·정해감丁奚疳·포로감哺露疳 등이 있고 또 감갈疳渴·감로疳勞·감사疳瀉·감리疳痢·감종疳

腫 · 감창疳瘡 등이 있는데 여기에 씻는 약이 있다[제방].

열감熱疳

감병이 시작할 때에 볼이 붉고 입술이 타며 조열이 나서 불덩이 같고 대변이 잘 배설하지 않는 것이 열감인데 호황련환胡黃連丸을 쓰는 것이 좋다[입문].

● 열감으로 몸이 누렇고 여위며 밤눈증으로 물건을 잘 보지 못하며 혹 헌 데가 나는 데는 오복화독단五福化毒丹, 국방용담원局方龍膽元을 쓰는 것이 좋다[입문].

냉감冷疳

감병이 오래되면 눈이 붓고 얼굴이 거무스름하며 배가 창만하고 설사하는데 대변색이 푸르기도 하고 희기도 하고 곱 같은 것이 나오는 것은 냉감인데 지성환至聖丸을 쓰는 것이 좋다[입문].

● 냉감은 갈증이 많고 찬 땅에 눕기를 좋아하며 번조해하고 소리내어 울며 설사를 하여 점차 여위게 된다. 이런 데는 목향환木香丸, 사군자환使君子丸을 쓰는 것이 좋다. 감병 이 있어서 눈이 붓고 배가 창만하며 이질로 대변색이 푸르기도 하고 희기도 한 것이 일정치 않으며 점차 몸이 여위고 약해지는 것은 냉증이다[전을].

냉열감冷熱疳

냉감 증상과 열감 증상이 둘 다 섞어서 나타나는 것이다. 새것도 오랜 것도 아닌 데는 적積을 삭게 하고 위胃를 고르게 하며 혈을 불리어 주고 기를 고르게 하는 것이 좋다. 이때에는 여성환如聖丸을 쓴다[전을].

회감蛔疳

젖이 없어서 죽과 밥, 고기 등을 너무 일찍 먹이기 시작했거나 단것이나 기름진 것을 많이 먹여 회충이 생겨서 일나는데 몹시 울며 느침을 토하고 배가 아프며 입술은 자줏빛이다. 회충이 비록 맛있는 것을 좋아하지만 동하게 해서는 안 된다. 동하여 그것이 입과 코로 나오면 치료하기 어렵다. 대체로 감적疳積이 오래되면 회충이 없는 것이 없으므로 하충환下蟲丸을 먹이는 것이 좋다[입문].

뇌감腦疳

뇌감은 코가 가렵고 머리털이 까슬까슬해지고 얼굴이 누르고 몸이 여윈다[성혜].

- 머리의 피부가 반질반질하고 머리털이 까슬까슬하게 되며 혹 머리에 생긴 헌 데가 퍼져서 숫구멍까지 부으며 숫구멍이 부으면 흔히 눈을 상하고 목에 힘이 없어서 고개를 숙이며 살이 찌면서 여위지 않는다. 이때는 부자와 천남성 생것을 가루내어 생강즙으로 개어 앓는 곳에 붙인다. 또는 붕어 담즙을 3~5일 동안 콧구멍에 넣으면 효과가 난다[탕씨].
- 뇌감으로 온 머리에 병창餠瘡 : 헌 데의 둘레가 넓고 딱지가 잘 앉는 헌 데.이 생기고 머리가 불같이 더우며 숫구멍이 부어 오르고 온몸에 땀이 많이 나는 데는 용담환龍膽丸을 쓰는 것이 좋다[입문].

척감脊疳

어린이의 감적으로 점차 누렇게 여위어지며 잔등을 치면 북 소리가 나고 등뼈가 톱날같이 드러나는 데는 노회환, 노성고露星膏를 먹이는 것이 좋다[탕씨].

- 척감은 벌레가 척추를 파먹어서 등뼈가 앙상하여 톱날같이 되고 잔등을 치면 북 소리가 나며 열 손가락 등쪽에 헌 데가 나고 자주 손톱을 깨물며 번열이 나고 누렇게 여위며 설사한다. 이런 데는 노회환을 쓰는 것이 좋다[입문].

잡병편

주마감走馬疳

신감腎疳 또는 급감急疳이라고도 한다. 흔히 마마를 앓은 뒤에 여독이 있는 데다 또 젖과 음식을 잘 조절해 먹이지 못하여 단맛이 비脾에 들어가 벌레가 생겨서 위로 잇몸을 파먹으면 입이 헐어 피가 나오고 냄새가 나며 심하면 이뿌리가 헤어지고 문드러져서 이가 까매지면서 빠지며 볼이 구멍이 뚫리는 것을 주마감이라 한다. 이것은 양명陽明의 열기가 말이 달아나듯이 위로 빨리 올라가서 일어나는 것이다. 그러나 아래로 내려가 장위腸胃를 파먹으면 설사와 이질이 생기고 항문이 짓무르는데 그 증상은 머리가 덥고 살이 빠지며 손발이 얼음장 같으며 손톱이 검고 얼굴이 거무스름하며 이 병이 심하면 목에 힘이 없어서 제대로 가누지 못한다. 이런 때에는 신기환腎氣丸, 처방은 허로문에 있다.에 사군자와 멀구슬나무열매고련실을 더 넣어 쓰는 것이 좋다[입문].

- 주마아감走馬牙疳에는 유향환乳香丸 · 입효산立效散 · 동청산銅靑散 · 요백산尿白散 등을 쓰는 것이 좋다[강목].

무고감無辜疳

무고감의 증상은 얼굴이 누렇고 머리털이 곧추서고 때때로 열이 심하며 음식을 먹어도 살찌지 않고 여러 해 지나면 죽게 된다. 하늘에 무고라는 새가 있어서 낮에는 숨어 있다가 밤이면 돌아다니는데 아이들이 있는 집에서 옷이나 포대기를 빨아서 밖에 널어 밤이 지나도록 널어놓았을 때 혹시 이 새가 날아가다가 떨어뜨린 깃으로 더럽힌 것을 아이에게 입히거나 덮어 주면 이 병이 걸리게 된다는 것이다.

또는 뒷머리에 멍울이 있는데 갓 생겼을 때에 터뜨리지 않으면 열기가 점점 많아지고 벌레는 기혈을 따라 흩어져서 5장 6부를 파먹으며 살에 헌 데가 나거나 대변은 설하는데 피고름이 섞여 나오고 점차 누렇게 여위며 머리는 크고 머리털은 곧추서며 손발은 가늘어지고 약해진다. 이때는 월섬환月蟾丸 · 십전단十全丹 · 이련환二連丸을 쓰는 것이 좋다[강목].

정해감丁奚疳

정해감이란 것은 배가 크고 목이 가늘며 누렇게 여위는 것이다. 정丁이란 손발과 목이 아주 가늘고 힘없이 홀로 걷는 모양이고 해奚라는 것은 배가 큰 것이다. 심한 것은 살이 빠져 꽁무니뼈가 드러나고 배꼽이 올라오고 가슴이 그득하며 혹시 음식으로 징벽이 생기며 생쌀이나 흙이나 숯 등을 먹기를 좋아한다. 이런 때에는 십전단十全丹, 포대환布袋丸을 먹는 것이 좋다[입문].

포로감哺露疳

허열虛熱이 있다 없다 하고 머리뼈가 아물지 않고 먹은 것을 도로 토하고 벌레를 토하며 번갈이 나고 구역질과 딸꾹질을 하며 여위어 뼈가 드러난다. 대개 정해감이나 포로감은 모두 비위脾胃가 오랫동안 허한 데로부터 몸이 여위어 가는 것이다. 또는 선천적으로 체질이 허약하여 되는 것도 있다. 이것은 모두 무고감 종류인데 치료하기 어려우며 대체로 비슷하다. 이때는 십전단十全丹, 포대환布袋丸을 쓰는 것이 좋다[입문].

감갈疳渴

감병이 낮에는 번갈이 날서 물을 켜고 젖과 음식을 잘 먹지 않으며 밤이 되면 갈증이 없어진다. 이때는 연담환連膽丸이 좋다[입문].

감로疳勞

뼈가 찌는 것 같고 조열이 나며 식은땀이 나고 기침하며 설사하고 배가 돌같이 뜬뜬하며 얼굴이 은빛같이 흰 것은 잘 치료되지 않는다. 연담환連膽丸에 두꺼비를 태운 가루를 더 넣어 쓰는 것이 좋다[입문].

감사疳瀉

몸이 여위고 얼굴이 누렇고 헌 데가 있고 혹시 진흙을 먹으며 설사하는데 푸르면서 희고 누런 거품 같은 것을 누거나 혹 곱 같은 것이나 진흙 풀어진 것 같은 것을 설사한다. 이때는 지성환至聖丸을 쓰는 것이 좋다[입문]

감리疳痢

감병이 속에 있으면 눈두덩이 붓고 배가 불러 오르며 이질색이 일정하지 않다[전을].

- 감리로 대변색이 누르고 희거나 5가지 빛이 보이는 설사를 때없이 하며 점점 몸이 더 여위어 가는 데는 사군자환使君子丸, 목향환木香丸을 쓰는 것이 좋다[전을].

감종疳腫

어린이의 감병으로 허해진 데나 적이 있어 몸과 얼굴이 붓고 배가 창만한 데는 비아환肥兒丸이 좋고 몹시 창만한 데는 갈환자褐丸子를 쓰는 것이 좋다[전을].

| 호황련환胡黃連丸 |

【 효능 】 열감熱疳을 치료한다.

【 처방 】 호황련 · 황련 각각 20g, 주사 10g.

위의 약들을 보드랍게 가루 내어 저담 속에 채워 넣고 연한 신좁쌀죽웃물에 부은 사기냄비 속에 매달아 놓고 30분쯤 끓인 다음 꺼낸다. 여기에 노회 · 청대 · 두꺼비하마, 태운 가루 각각 8g, 사향 0.4g 을 가루 낸 것을 함께 넣고 밥으로 반죽한 다음 알약을 만든다. 한 번에 3~5알에서 10~20알까지 미음으로 먹인다[입문].

| 오복화독단五福化毒丹 |

【 효능 】 열감으로 창절瘡癤이 많이 생겼거나 마마의 여독餘毒으로 입에서 느침과 피가 섞여 나오고 냄새가 나며 혹 야맹증을 치료한다.

【 처방 】 현삼 40g, 도라지길경 32g, 인삼 · 벌건솔풍령적복령 · 마아초 각각 20g, 청대 10g, 감초 4g, 사향 2g, 금박, 은박 각각 8장.

위의 약들을 가루내어 꿀로 반죽한 다음 40g으로 12알을 만들어 겉에 금박과 은박을 입힌다. 1살 된 어린이에게는 1알을 네 번에 나누어 먹이는데 박하 달인 물에 풀어 먹인다. 야맹증으로 잘 보이지 않는 데는 묵은 좁쌀 씻은 물에 풀어서 먹인다[단심].

잡병편

| 용담원龍膽元 |

【 효능 】 열감을 치료한다.

【 처방 】 용담초 · 황련 · 선귤껍질靑皮 · 사군자 각각 같은 양.

위의 약들을 가루내어 저담즙으로 반죽한 다음 알약을 만든다. 한 번에 10~20알씩 끓인 물로 먹인다[국방].

| 지성환至聖丸 |

【 효능 】 냉감을 치료한다.

【 처방 】 목향 · 후박 · 사군자 · 귤껍질陳皮 · 육두구 각각 8g, 정향 · 정향피 각각 4g.

위의 약들을 가루내어 약누룩신국을 넣고 쑨 풀로 반죽한 다음 알약을 만든다. 한 번에 7~10~15알씩 미음으로 먹인다[입문].

| 목향환木香丸 |

【 효능 】 냉감을 치료한다.

【 처방 】 목향 · 청대 · 빈랑 · 육두구 각각 10g, 사향 6g, 속수자껍질을 벗기고 덖은 것 40g, 두꺼비하마 1마리햇볕에 말려 약성이 남게 태운다.

위의 약들을 가루내어 꿀로 반죽한 다음 알약을 만든다. 한 번에 3~5알에서 10~20알까지 박하 달인 물로 먹인다.

- 어떤 여자가 감병에 걸려서 온갖 약을 써도 효과가 없었는데 이 약을 주었더니 몇 번 먹지 않아 나았다. 그 후에 이 약을 써서 효과를 보지 않은 때가 없었다[전을].

| 사군자환使君子丸 |

【 효능 】 냉감을 치료한다.

【 처방 】 사군자밀가루떡에 싸서 잿불에 묻어 구워 껍데기를 버린 것 40g, 후박 · 가자피訶子皮, 절반은 생것, 절반은 잿불에 묻어 구운 것 · 감초덖은 것 각각 20g, 귤껍질陳皮, 흰 속을 버린 것 10g.

위의 약들을 가루내어 꿀로 반죽한 다음 가시연밥검인만하게 알약을 만든다. 한 번에 1알씩 미음에 풀어서 먹인다. 3살 이전의 어린이에게는 반 알을 젖에 타서 먹인다[전을].

여성환如聖丸

【 효능 】 냉열감을 치료한다.

【 처방 】 황련 · 호황련 · 참느릅나무열매무이 · 사군자육 각각 40g, 사향 2g, 두꺼비하마, 말린 것 5개술에 담갔다가 끓여 고약처럼 되게 한 것.

위의 약 5가지를 가루 내어 두꺼비 고약으로 반죽한 다음 알약을 만든다. 2~3살 된 어린이에게는 한 번에 5~7알씩 인삼 달인 물로 먹인다[전을].

| 하충환下蟲丸 |

【 효능 】 회감을 치료한다.

【 처방 】 두꺼비하마, 말린 것을 태워 가루 낸 것 12g, 멀구슬나무뿌리껍질고련근피 · 쇠고비관중 · 목향 · 복숭아씨도인 · 참느릅나무열매무이 · 빈랑 각각 8g, 담배풀열매학슬 4g, 경분 2g, 사군자육 50개.

위의 약들을 가루내어 밀가루풀로 반죽한 다음 알약을 만든다. 한 번에 10~20알씩 고기 삶은 물로 먹인다[득효].

| 용담환龍膽丸 |

【 효능 】 뇌감腦疳을 치료한다.

【 처방 】 용담초 · 승마 · 먹구슬나무뿌리껍질고련근피 · 방풍 · 벌건솔풍령적복령 · 노회 · 유발회 · 청대 · 황련 각각 같은 양.

위의 약들을 가루내어 저담즙 에 담갔다가 떡으로 반죽한 다음 알약을 만든다. 한 번에 10~20알씩 박하와 차조기잎자소엽을 넣고 달인 물로 먹인다[입문].

| 노회환 |

【 효능 】 척감을 치료한다.

【 처방 】 용담초 · 황련 · 참느릅나무열매무이 각각 40g먼저 참느릅나무열매를 닦아 누른빛이 나게 되면 나머지 2가지 약을 한데 넣고 붉은 빛이 나게 닦는다.

위의 약들을 가루낸 다음 따로 노회 10g을 넣고 섞어서 진밥으로 반죽한 다음 알약을 만든다. 1살 된 어린이에게는 10알, 2살 된 어린이에게는 20알씩 미음으로 먹인다[탕씨].

| 노성고露星膏 |

【 효능 】 위와 같은 증상을 치료한다.

【 처방 】 단너삼황기, 꿀물로 축여 볶은 것 · 호황련 · 지골피 · 시호 각각 같은 양.

위의 약들을 가루내어 꿀로 반죽한 다음 가시연밥검인만하게 알약을 만든다. 하룻밤 지나서 술에 담가서 하룻밤 동안 바깥에 놓아 두었다가 다음날 가라앉힌 다음 술을 버리고 박하 달인 물에 담갔다가 먹인다[탕씨].

| 유향환乳香丸 |

【 효능 】 주마아감을 치료하는 데 신기하게 낫는다.

【 처방 】 유향 · 경분 · 비상 각각 2g, 사향 조금.

위의 약들을 보드랍게 가루내어 얇은 종이를 베어 그 위에 약을 놓고 빚어서 알약을 만들어 자려고 할 때에 약을 아픈 곳에 넣으면 다음날 곧 낫는다. 장이나 소금, 식초 등을 먹여서는 안 된다[강목].

| 입효산立效散 |

【 효능 】 주마아감을 치료한다.

【 처방 】 청대 · 황백 · 백반구운 것 · 오배자 각각 4g.

위의 약들을 가루내어 쌀 씻은 물로 양치하고 약을 뿌려 준다[단심].

| 동청산銅靑散 |

【 효능 】 위와 같은 증상을 치료한다.

【 처방 】 구릿대백지 20g, 동록 10g, 마아초 4g, 사향 1g.

위의 약들을 가루내어 마른 것으로 뿌려 준다[득효].

| 요백산尿白散 |

【 효능 】 주마아감을 치료한다. 비록 이가 모두 빠지고 입술이 뚫어졌

더라도 효과가 있다.

【 처방 】 백반구운 것 · 백매육약성이 남게 태운 것 각각 8g.

위의 약들을 가루낸다. 먼저 부추뿌리와 묵은 쑥을 진하게 달인 물을 닭의 깃에 묻혀 썩은 살은 버리고 그 물로 선지피를 씻어 버린 다음 약을 붙이는데 하루에 두세 번씩 갈아 붙인다[입문].

| 월섬환月蟾丸 |

【 효능 】 무고감을 치료한다.

【 처방 】 두꺼비하마, 때려 죽여 통 속에 넣고 오줌에 잠기게 한 다음 구더기 1국기를 넣어 하룻밤 지난 후 포대에 넣어서 급류에 매달아 하룻밤 담구어 둔 뒤 꺼내어 말린 것1마리, 사향 1g

위의 약들을 가루를 내어 밥으로 반죽한 다음 알약을 만든다. 한 번에 삼십 알씩 미음으로 먹는다. 한 번 먹이면 허번虛煩이 없어지고, 두 번 먹이면 갈증이 없어지고, 세 번 먹이면 설사가 멎는다.

| 십전단十全丹 |

【 효능 】 정해감, 포로감哺露疳, 무고감 등이 심해진 증상을 치료한다.

【 처방 】 귤껍질陳皮 · 선귤껍질靑皮 · 봉출 · 궁궁이천궁 · 오령지 · 백두구 · 빈랑 · 노회 각각 20g, 목향 · 사군자 · 두꺼비하마, 태운 가루 각각 12g.

위의 약들을 가루내어 저담즙에 찐 떡으로 반죽한 다음 알약을 만든다. 한 번에 20~30알씩 미음으로 먹인다[입문].

| 이련환二連丸 |

【 효능 】 무고감을 치료한다.

【 처방 】 황련 · 호황련 · 참느릅나무열매무이 · 청대 각각 20g, 두꺼비

1개마른 것을 술에 담갔다가 뼈를 발라버리고 약한 불기운에 말린 것.

위의 약들을 가루 내어 풀로 반죽한 다음 알약을 만든다. 한 번에 20~30알씩 하루 세 번 미음으로 먹인다[득효].

| 포대환布袋丸 |

【 효능 】 정해감 · 포로감 · 무고감 등을 치료한다.

【 처방 】 야명사 · 참느릅나무열매무이 · 사군자 각각 80g, 노회 · 인삼 · 흰삽주백출 · 흰솔풍령백복령 · 감초 각각 20g.

위의 약들을 가루내어 끓는 물에 담근 증병으로 반죽한 다음 달걀 알약을 만든다. 한 번에 1알씩 비단주머니에 넣은 다음 돼지살코기 80g과 같이 달여 고기가 푹 물렀으면 약을 꺼낸다. 이것을 그늘진 바람받이에 매달아서 말린 다음 고기만을 국물에 넣어 아이에게 먹인다. 다음날도 먼저와 같이 달여 먹이되 약이 모두 없어질 때까지 먹인다[입문].

| 갈환자褐丸子 |

【 효능 】 감종疳腫으로 배가 불러 오른 것을 치료한다.

【 처방 】 무씨 40g, 나팔꽃검은씨흑축, 맏물가루 절반은 생것, 절반은 덖은 것 30g, 선귤껍질靑皮 · 귤껍질陳皮 · 삼릉 · 봉출 · 오령지 · 벌건솔풍령적복령 · 빈랑 각각 20g, 후추 10g, 목향 6g.

위의 약들을 가루내어 밀가루풀로 반죽한 다음 알약을 만든다. 한 번에 15알씩 무씨 달인 물로 먹이면 5가지 감병과 8가지 이질로 살이 여위고 배가 큰 것을 치료하는 데 신기하게 낫는다[단심].

| 화닉환 |

【 효능 】 폐감을 치료한다. 냄새가 나는 콧물이 흐르고 콧물이 흐른 자리에 헌 데가 있는 것을 감닉이라고 하는데 이것을 쓰는 것이 좋다.

【 처방 】 참느릅나무열매무이 · 노회 · 청대 · 궁궁이천궁 · 구릿대백지 · 호황련 · 황련 · 두꺼비하마, 태운 가루 각각 같은 양.

위의 약들을 가루내어 저담즙에 떡으로 반죽한 다음 알약을 만든다. 한 번에 10~20알씩 살구씨행인 달인 물로 먹인다[입문].

| 옥섬산玉蟾散 |

【 효능 】 여러 가지 감창을 치료한다.

【 처방 】 두꺼비乾蟾, 태워 가루 낸 것 12g, 황련 8g, 청대 4g, 사향 1g.

위의 약들을 가루낸다. 먼저 감초 달인 물로 씻은 다음 위의 약 가루를 뿌려 주면 좋다[의감].

| 저두황련환 |

【 효능 】 감창을 치료한다. 어려서부터 20살이 될 때까지 조열이 나고 헌 데가 있는 것은 감질기疳疾氣가 있어서 그러한 것인데 감충疳蟲이 살을 파먹는 관계로 살이 여위며 감열이 온 몸에 돌아다녀 열창熱瘡이 생겼다 없어졌다 하면서 오랫동안 낫지 않는 것을 치료한다.

【 처방 】 수퇘지의 창자 한 보를 깨끗이 씻어서 황련 280g을 썰어서 돼지창자 속에 넣고 실로 동여맨 다음 5되의 쌀 위에 놓고 푹 짓무르도록 쪄서 절구에 넣는다. 그 다음 밥을 조금 넣고 잘 짓찧어 여러 사람이 달라붙어 알약을 만든다. 한 번에 20~30알씩 미음으로 먹이되 20살이 된 사람에게는 곱절을 먹인다[득효].

| 목향원木香元 |

【 효능 】 감리疳痢를 치료한다.

【 처방 】 황련 12g, 목향 · 후박 · 사인 · 야명사볶은 것 각각 8g, 가자육訶子肉 4g.

위의 약들을 가루내어 밥으로 반죽한 다음 알약을 만든다. 한 번에 15알씩 생강 달인 물로 먹인다[득효].

감창을 씻는 약[洗疳瘡藥]

감초 · 황백 · 마편초 · 파뿌리가 달린 것 · 형개수 등을 넣고 달인 물로 따뜻하게 해서 씻은 다음 가자를 태운 가루에 사향, 경분을 각각 조금씩 넣어 뿌려 준다[득효].

토하고 설사하는 것[吐瀉]

어린이가 토하고 설사를 하는데 누런 대변을 설하는 것은 더운 젖에 상한 것이고 파란 대변을 설하는 것은 찬 젖에 상한 것이다. 이런 때에는 모두 설사를 시켜야 하는데 백병자白餠子, 처방은 위에 있다.를 주로 쓴다. 설사한 뒤에 더운 젖에 상한 데는 옥로산玉路散을 먹이고 찬 젖에 상한 데는 익황산益黃散, 처방은 5장문에 있다을 먹인다[정전].

- 갓 태어나서 1달 전에 토하고 설사하는 데는 주사환朱砂丸을 먹이고 나서 주침전朱沈煎으로 조리하는 것이 좋다.
- 갓 태어나서 토하고 설사하는 데 대변빛이 흰 것은 젖에 체한 것이므로 자상환紫霜丸을 먹여 설사시킨 뒤에 향귤병香橘餠을 쓴다.
- 토하고 설사하며 정신을 차리지 못하고 눈을 채 감지 못하는 것은 위에 실열이 있는 것이므로 익원산益元散, 처방은 서문(暑門)에 있다, 옥로산玉露散을 쓴다.
- 여름철에 토하고 설사하며 몸에서 열이 나는 데는 옥로산이나 오령산五苓散, 처방은 상한문에 있다, 익원산 을 각각 절반씩 타서 먹인다.

- 겨울철에 토하고 설사하며 몸이 싸늘한 데는 익황산益黃散, 처방은 5장문에 있다과 이중탕理中湯, 처방은 상한문에 있다.을 쓰는 것이 좋다.
- 토하고 설사하면서 한담이 있는 데는 반속산半粟散을 주로 쓴다.
- 갓 태어나서 애기의 입 안의 구정물을 다 닦아 주지 않아서 그것을 삼킨 탓으로 계속 토하는 데는 모과환木瓜丸을 쓰는 것이 좋다.
- 만일 자주 토하거나 먹은 것을 소화시키지 못하고 그대로 설사하는 것은 풍에 몹시 상한 것이다. 대체로 풍에 상하여 토하고 설사를 많이 하게 되는 것은 풍목風이 비토脾土를 침범하기를 좋아하기 때문이다. 이때는 대청고大青膏, 처방은 위에 있를 쓰는 것이 좋다. 계속 토하고 설사하는 것이 멎지 않아 위태롭게 된 데는 소침환燒鍼丸을 쓴다.
- 여러 해 동안 젖을 토하며 눈이 풀리고 똥냄새가 역하고 힘줄 같은 것이 나오는 것은 성교 때 갓난아이에게 젖을 먹였기 때문인데 그것을 교정토내라고 한다. 이런 때에는 익황산益黃散, 오감보동원五疳保童元, 처방은 위에 있다을 쓰는 것이 좋다. 토하고 설사하는 것이 오래되어서 만경풍이 되려는 데는 화위환和胃丸, 쌍금원雙金元, 처방은 위에 있다.을 쓰는 것이 좋다[전을].
- 어린이가 토하고 설사하는 데는 조위고助胃膏를 두루 쓰는데 효과가 아주 좋다[탕씨].

| 옥로산玉露散 |

【 효능 】 여름철에 토하고 설사하면서 몸에 열이 나거나 번갈이 나는 것을 치료한다.

【 처방 】 석고 · 한수석 각각 20g, 감초생것 4g.

위의 약들을 부드럽게 가루내어 한 번에 2g 혹은 4g씩 따뜻한 물이나 찬물로 먹인다[전을].

| 주사환朱砂丸 |

【 효능 】 갓난아이가 토하고 설사하는 것을 치료한다. 이것은 구정물이 위에 들어갔기 때문이다.

【 처방 】 주사 · 천남성 · 파두상 각각 같은 양.

위의 약들을 가루 내어 꿀로 반죽한 다음 알약을 만든다. 한 번에 2~3알씩 박하 달인 물로 먹이고 나서 주침전朱沈으로 조리한다[입문].

| 주침전朱沈煎 |

【 처방 】 주사 8g, 곽향 12g, 곱돌활석 20g, 정향 14개.

위의 약들을 가루낸다. 새로 길어 온 물 1잔에 참기름을 넣으면 꽃처럼 기름방울이 뜬다. 여기에다 약 가루 2g을 떠서 놓으면 잠깐 사이에 가라앉는다. 그러면 그 웃물은 치워 버리고 다른 따뜻한 물로 먹인다.

- 한 달 전에 난 갓난아이가 토하는 데는 먼저 주사환으로 설사시키고 다음에 주침전으로 사기를 몰아내면 속에 있는 구정물이 저절로 내려가면서 토하지 않는다[강목].

| 향귤병香橘餠 |

【 효능 】 갓 나서 젖에 체하여 토하고 설사하는 것을 치료한다.

【 처방 】 목향 · 귤껍질陳皮 · 선귤껍질 각각 10g, 후박 · 약누룩신국 · 보리길금맥아 · 사인 각각 2g.

위의 약들을 가루내어 꿀로 반죽한 다음 가시연밥검인만하게 알약을 만든다. 한 번에 1알씩 차조기잎자소엽 달인 물이나 미음으로 먹인다[입문].

| 화중산和中散 |

【 효능 】 위를 편안하게 하고 토하고 설사하는 것을 멎게 하며 번갈증

을 없앤다.

【 처방 】 인삼 · 흰삽주백출 · 흰솔풍령백복령 · 감초덖은 것 · 칡뿌갈근 · 단너삼황기 · 까치콩백편두, 덖은 것 · 곽향 각각 1g.

위의 약들을 거칠게 가루 낸 다음 1첩으로 하여 생강 5쪽, 대추 2알과 함께 물에 넣고 달여 먹인다[전을].

● 어떤 처방에는 복통과 설사를 치료하는 데는 후박 4g, 흰삽주백출 2g, 건강, 감초 각각 1.2g을 함께 넣고 달여서 먹인다. 이것을 화중산和中散이라고 했다[정전].

| 반속산半粟散 |

【 효능 】 위가 차서 거품침이나 희고 푸른 물을 토하는 것을 치료한다.

【 처방 】 끼무릇반하, 생강즙으로 법제한 것 8g, 묵은좁쌀 4g.

위의 약들을 1첩으로 하여 생강 10쪽과 함께 물에 넣고 달여서 먹인다[정전].

| 모과환木瓜丸 |

【 효능 】 갓 태어나서 계속 토하는 것을 치료한다.

【 처방 】 모과 · 사향 · 목향 · 빈랑 · 경분 각각 1g.

위의 약들을 가루내어 밀가루풀로 반죽한 다음 알약을 만든다. 한 번에 1~2알씩 감초 달인 물로 먹인다[정전].

| 소침환燒鍼丸 |

【 효능 】 젖과 음식에 체하여 계속 토하고 설사하여 몹시 위태로운 것을 치료한다.

【 처방 】 황단 · 주사 · 백반구운 것 각각 같은 양.

위의 약들을 가루내어 대추살로 반죽한 다음 알약을 만든다. 한 번에 1알씩 바늘에 꿰어서 등불에 약성이 남게 태운 다음 젖이나 미음에 타서 먹인다. 이 약은 열을 내리고 진정시키는 힘이 있어서 순전히 토하고 설사하는 것을 치료한다[의감].

| 화위환和胃丸 |

【 효능 】 계속 토하고 설사하여 만경풍이 생기려는 것을 치료한다.

【 처방 】 정향, 흰삽주백출 각각 40g, 끼무릇반하 20g, 곽향 · 전갈꼬리 각각 4g.

위의 약들을 가루내어 생강즙으로 쑨 풀로 반죽한 다음 알약을 만든다. 1살 난 어린이에게는 한 번에 10알씩 생강 달인 물에 풀어서 먹인다[강목].

| 조위고助胃膏 |

【 효능 】 어린이가 토하고 설사하는 것을 치료한다. 비위를 편안하게 하고 젖과 음식을 잘 먹게 하는 데 아주 좋다.

【 처방 】 마 20g, 인삼 · 흰삽주백출 · 귤껍질陳皮 · 감초 각각 10g, 목향 4g, 사인 20개 · 백두구 7개 · 육두구 2개.

위의 약들을 가루내어 꿀로 반죽한 다음 알약을 만든다. 한 번에 1알씩 미음에 타 먹이거나 가루내어 한 번에 4g씩 모과 달인 물에 타서 먹인다[탕씨].

설사와 이질[泄痢]

어린이의 감리疳痢는 푸르고 희며 누른 거품 물을 싸고 대변색이 자주 변한다.

- 감질은 창만하면서 설사하는 것인데 그 증상은 눈두덩이 붓고 배가 창만하여 대변색이 자주 변하고 물을 많이 켜며 점점 여위어 가는 것이다.
- 적리積痢에는 황금작약탕을 쓰는 것이 좋고 허해서 설사하는 데는 고장환固腸丸, 두 가지 처방은 모두 대변문에 있다.이 좋다.
- 백리白痢에는 익원산益元散, 처방은 서문에 있다. · 온육환溫六丸, 처방은 대변문에 있다을 쓰는 것이 좋다.
- 적백리赤白痢에는 황련아교원黃連阿膠元 · 육신환六神丸, 두가지 처방은 다 대변문에 있다을 쓰는 것이 좋다.
- 감리로 배가 아픈 데는 소감원蘇感元, 처방은 대변문에 있다.을 쓰는 것이 좋다. 8가지 이질에서 위태로운 증은 첫째는 적리積痢이고, 둘째는 백리白痢이며, 셋째는 적백리赤白痢이고, 넷째는 식적리食積痢이며, 다섯째는 경리驚痢이고, 여섯째는 비허리脾虛痢이며, 일곱째는 시행리時行痢이고, 여덟째는 감리疳痢인데 모두 소주거원小駐車元, 진인양장탕眞人養藏湯, 두 가지 처방은 대변문에 있다.을 쓴다[유취].
- 어린이의 이질에 항문이 오므라지지 않고 누런 물이 계속 흐르는 것은 치료하기 어렵다[득효].

또 한 가지 처방

설사와 이질을 치료한다. 오배자 를 누렇게 덖어서 가루내어 물에 담근 오매살로 반죽한 다음 알약을 만든다. 한 번에 1알씩 쓰되 백리白痢에는 미음으로 먹이고 적리에는 생강 달인 물로 먹이며 물만 설사하는 데는 찬물로 먹인다[회춘].

단방單方

모두 32가지이다.

| **남엽즙**藍葉汁, 쪽잎즙 |

【 효능 】 감충疳蟲을 죽인다. 어린이가 감질疳疾로 열이 몹시 나는 것을 치료한다. 쪽잎즙을 먹인다. 단독이 속으로 들어간 것도 치료한다[본초].

| **황련**黃連 |

【 효능 】 감충을 죽인다. 저두를 쪄서 황련과 함께 짓찧어 알약을 만들어 먹인다.

- 또한 비감鼻疳으로 코 밑이 헌 것을 치료한다. 황련을 가루를 내어 하루 세 번씩 헌 데에 붙인다[본초].

| **포황**蒲黃, 부들꽃가루 |

【 효능 】 어린이의 허열虛熱을 치료한다.

【 처방 】 부들꽃가루를 꿀로 반죽한 다음 과식果食을 만들어 먹이면 아이가 튼튼해진다[본초].

| **왕과**王瓜 |

【 효능 】 왕과를 배꼽에 붙인다. 어린이의 이질을 치료하는 좋은 약이다.

【 처방 】 서리 맞은 왕과덩굴을 햇볕에 말려 약성이 남게 태워 가루를 낸 다음 참기름으로 개어 배꼽에 붙이면 곧 낫는다[의감].

| **사군자**使君子 |

【 효능 】 어린이의 감충疳蟲과 회충蛔蟲, 촌백충寸白蟲을 죽인다. 그 껍질을 벗기고 속을 먹이면 벌레가 곧 나간다[본초].

| **천남성**天南星 |

【 효능 】 경풍驚風과 목이 쉬어 말을 못 하는 것과 여러 가지 병을 앓은 뒤에 말을 하지 못하는 것을 치료한다.

【 처방 】 천남성 1개를 껍질과 배꼽을 버리고 거품이 일도록 씻은 다음 가루를 내어 3살 된 어린이에게는 1~2g을 저담즙으로 개어서 먹이면 곧 말을 하게 되는 데 효과가 좋다[의감].

| **변축**마디풀 |

【 효능 】 어린이가 회충으로 배가 아파하는 것을 치료한다.

【 처방 】 마디풀을 진하게 달여 먹이면 회충이 곧 나온다. 그 즙으로 죽을 쑤어 먹여도 좋다[본초].

| **저근**苧根, 모시뿌리 |

【 효능 】 어린이의 독창毒瘡과 악창惡瘡에 여러 가지 빛이 나타나는 것을 치료한다.

【 처방 】 모시뿌리 달인 물로 매일 서너 번씩 목욕을 시킨다[본초].

| **오가피**五加皮, 오갈피 |

【 효능 】 3살이 되도록 걷지 못하는 것을 치료한다.

【 처방 】 오가피를 보드랍게 가루를 내어 한 번에 4g씩 미음에 탄 다음 좋은 술을 조금 넣어 먹이는데 하루에 세 번씩 먹이면 뛰어다니게 된다[본초].

| **죽엽**竹葉, 참대잎 |

【 효능 】 어린이가 놀라는 증상과 관련되는 열을 치료한다. 참대잎을

잡병편

물에 달여 먹인다.

【 처방 】 참대기름이 더욱 좋다. 1~2홉을 따뜻하게 하여 먹인다[본초].

| 유서柳絮, 버들개지 |

【 효능 】 버들개지를 많이 모아서 요포에 넣어 두면 아주 부드러워진다. 여기에 어린이를 눕히면 아주 좋은데 이것은 성질이 서늘하기 때문이다[본초].

| 즉어붕어 |

【 효능 】 어린이의 뇌감腦疳으로 코가 가렵고 머리칼이 곧추서며[作穗] 얼굴이 누렇고 여위는 데는 붕어열[膽]을 코 안에 넣기를 3~5일 하면 낫는다.

- 머리가 헐거나 입이 헌 데는 붕어대가리를 태워 가루를 낸 다음 뿌려 준다[본초].

| 노봉방露蜂房 |

【 효능 】 어린이의 적백이질赤白痢疾을 치료한다. 노봉방을 불에 태워 가루낸 다음 미음에 타 먹인다.

【 처방 】 대소변이 나오지 않는 데는 노봉방을 태워 가루를 낸 것 4g씩 하루 두 번씩 술에 타서 먹인다[본초].

| 별鱉, 자라 |

【 처방 】 어린이가 허로虛勞로 몹시 여위는 데는 자라고기로 국을 끓여 먹인다.

- 어린이의 탈항증脫肛證에는 자라대가리를 태워 가루를 낸 다음 뿌려 준다[본초].

| **소하**小蝦, 작은 새우 |

【 처방 】 어린이의 붉고 흰 유진遊疹 : 피부병의 한 가지인데 일정한 자리가 없이 가려우면서 좁쌀 같은 것이 돋는 것과 단독丹毒에는 개울에 있는 작은 새우를 잡아서 짓찧어 붙인다[본초].

| **율모각**栗毛殼, 밤송이 |

【 효능 】 어린이의 화단火丹과 5색의 단독을 치료한다.

【 처방 】 밤송이 달인 물로 씻는다[본초].

| **포도**蒲萄 |

【 효능 】 꽃이 내돋지 않는 데 먹이면 다 나온다. 혹 술에 풀어 먹어도 좋다[본초].

| **건시**乾柿, 곶감 |

【 처방 】 쌀가루에 곶감을 섞어서 떡을 만들어 먹이면 가을에 생기는 이질을 치료한다[본초].

| **이**梨, 배 |

심장의 풍열로 정신이 혼미하고 속이 답답한 데는 생배즙에 쌀을 넣어 죽을 쑤어 먹인다[본초].

- 가래가 나오는 기침을 하며 숨차하는 데는 씨를 뺀 배 속에 꿀을 넣고 잿불에 묻어 구워 먹인다[의감].

| **지마**脂麻, 참깨 |

【 효능 】 참깨생것를 씹어서 어린이의 머리에 난 헌 데에 붙이면 좋고

잡병편

연절軟癤 : 크기가 수수알이나 콩알만하고 빛이 붉고 피고름이 들어 있는 작은 부스럼을 말한다. 도 치료한다.

● 또한 외사로 나는 열[各熱]에는 참깨를 짓찧어낸 즙을 먹인다[본초].

| 적소두赤小豆, 붉은팥 |

【효능】 어린이의 단독丹毒과 사시, 연절軟癤을 치료한다.

【처방】 붉은팥을 가루를 내어 달걀 흰자위로 개어서 바르면 곧 없어진다[본초].

| 요실蓼實, 여뀌씨 |

【효능】 어린이 머리에 난 헌 데를 치료한다.

【처방】 여뀌씨를 가루를 내어 달걀 흰자위로 개어서 바른다[본초].

| 동과인冬瓜仁, 동아씨 |

【처방】 만경풍慢驚風을 치료한다. 동아씨를 가루를 내어 먹이거나 달여서 먹여도 좋다[득효].

| 박하薄荷 |

【처방】 어린이의 경풍驚風과 열이 심한 데 주로 쓴다. 또한 풍담을 치료하는 데 꼭 필요한 약이다. 물에 달여서 먹인다[본초].

| 마치현馬齒 , 쇠비름 |

【효능】 어린이의 감리疳痢를 주로 치료한다. 쇠비름을 익혀서 양념을 넣고 빈속에 먹인다.

【처방】 또한 마마를 앓은 뒤에 딱지가 떨어진 자리와 백독창白禿瘡에

쇠비름즙을 조려 고약을 만들어 바르면 좋다[본초].

| 개자芥子, 겨자 **|**

【 효능 】 구슬이 시원히 돋지 않거나 빛이 붉지 않고 윤택하지 못한 것을 치료한다.

【 처방 】 자초음紫草飮, 처방은 위에 있다을 먹이고 겉으로는 겨자 가루 끓인 물로 개어 고약을 만들어 아이의 발바닥에 발라 주되 마르면 다시 발라 주면 곧 붉고 윤택해지면서 잘 돋는다[입문].

잡병편

| 계장초 |

【 효능 】 어린이의 적백이질赤白痢疾을 치료한다.

【 처방 】 계장초를 짓찧어 낸 즙 1홉을 꿀에 타서 먹이면 아주 좋다[본초].

| 수근水芹, 미나리 **|**

【 효능 】 어린이가 갑자기 열이 나는 것과 곽란으로 토하고 설사하는 것을 치료한다.

【 처방 】 미나리를 짓찧어 낸 즙을 먹이거나 달여서 물을 먹인다[본초].

| 사향麝香 **|**

【 효능 】 어린이의 경간驚癎과 객오客忤를 치료한다.

【 처방 】 좋은 사향과 주사를 부드럽게 갈아서 끓인 물에 타서 먹인다[본초].

| 우황牛黃 |

【 효능 】 어린이가 경간으로 정신이 혼미하고 눈을 곧추뜨며 이를 악무는 것을 치료한다.

【 처방 】 콩알만한 우황을 잘 갈아서 꿀물에 타서 모두 먹인다[본초].

4

동의보감 탕액편 湯液篇

01 탕액서례湯液序例

약을 채취하는 방법[採藥法]

약을 캐는 시기는 대체로 음력 2월과 8월이다. 이때에 채취하는 이유는 다음과 같다. 이른 봄에는 뿌리에 있는 약물이 오르려고는 하나 아직 가지와 잎으로는 퍼지지 않고 제대로 모두 있기[勢力淳濃] 때문이다. 그리고 가을에는 가지와 잎이 마르고 약물이 모두 아래로 내려오기 때문이다. 실제 체험한 바에 의하면 봄에는 될수록 일찍 캐는 것이 좋고 가을에는 될수록 늦게 캐는 것이 좋다. 꽃 · 열매 · 줄기 · 잎은 각각 그것이 성숙되는 시기에 따는 것이 좋다.

- 절기가 일찍 오고 늦게 오는 때가 있으므로 반드시 음력 2월이나 8월에 국한되어 채취하지 않아도 된다[본초].

약을 말리는 방법[乾藥法]

폭건暴乾이라는 것은 햇볕에 쪼여 말린다는 것이며 음건陰乾이라는 것은 볕에 쪼이지 않고 그늘에서 말린다는 것이다. 요즘 보면 약을 채취하여 그늘에서 말려 나빠지게 하는 것이 많다. 녹용鹿茸을 그늘에서 말린다고 하면서 몽땅 상하게 하는 것도 있다. 요즘은 불에 말리는데 쉽게 마르고 약의 품질도 좋다. 풀이나 나무의 뿌리와 싹도 그늘에서 말리면 나쁘다. 음력 9월 이전에 캔 것은 모두 햇볕에 말리는 것이 좋고

탕액편

10월 이후에 캔 것은 다 그늘에서 말리는 것이 좋다[본초].

- 모든 약들은 음력 8월 이전에 캤으면 햇볕에 말리거나[日乾] 불에 말리는 것[火乾]이 좋으며 10월 이후부터 정월 사이에 캤으면 그늘에서 말리는 것이 좋다[본초].

- 모든 고기[筋肉]는 음력 12월에 잡은 것이 아니면 불에 말리는 것이 좋다[본초].

세 가지 품질[三品]의 약성[藥性]

상품[上藥]은 120가지인데 주약[君藥]으로 쓴다. 이것은 주로 생명을 보호하며 천기天氣와 서로 상응한다. 그리고 독이 없으므로 오랫동안 써도 사람이 상하지 않는다. 몸이 가뿐해지게 하고 기운이 더 나게 한다. 늙지 않고 오래 살려면 상품에 속하는 약을 기본으로 써야 한다.

- 중품[中藥]도 120가지인데 신약臣藥으로 쓴다. 이것은 주로 양생[養性]하는 데 쓴다. 인기人氣와 서로 상응하고 독이 없는 것도 있고 있는 것도 있으므로 맞는 것을 골라 써야 한다. 병을 예방하고 허약한 것을 보하려면 중품에 속하는 약을 기본으로 써야 한다.

- 하품[下藥]은 125가지인데 좌사약佐使藥으로 쓴다. 주로 병을 치료하는 데 쓴다. 지기地氣와 서로 상응하고 독이 많으므로 오랫동안 먹을 수 없다. 오한이 나거나 열이 나는 것과 병사를 없애고 적취積聚를 삭이며 병을 고치려면 하품에 속하는 약을 기본으로 써야 한다. 하품 약은 순전히 공격하는 성질[攻擊]만 있고 독이 있으며 약 기운이 맹렬하기 때문에 원기를 상하게 한다. 그러므로 늘 먹을 수 없고 병이 나으면 곧 쓰지 말아야 한다[본초].

오랫동안 둬두면 좋은 6가지 약[六陳良藥]

오독도기狼毒 · 지실枳實 · 귤껍질橘皮 · 끼무릇半夏 · 마황麻黃 · 오수유吳茱萸 이 6가지는 오래 두었다 쓰는 약이다. 이런 약들은 오랫동안 두었다[陳久]가 쓰는 것이 좋으며 그 밖의 약은 햇것[新]이 좋다[본초].

- 마황 · 형개荊芥 · 노야기香薷 · 귤껍질陳皮 · 끼무릇반하 · 지실 · 지각枳殼 · 오수유 · 오독도기狼毒는 다 오래두었던 것을 쓰는 것이 좋다[입문].

약을 법제하는 방법[修製法]

약이란 병을 치료하는 것이다. 대체로 병은 자주 변하고 약은 주로 치료하는 병이 있다. 약을 법제하는 것도 사람이 한다. 그 때문에 이 3가지에서 1가지라도 무시해서는 안 된다[동원].

- 술은 약 기운[藥勢]을 잘 돌게 하므로 약 짓는 사람들은 술 기운을 이용하여 약 기운이 잘 돌게 하여야 한다[본초].
- 대체로 병이 머리 · 얼굴 · 손 · 손가락의 피부에 생겼을 때에는 약을 술에 축여 덖어[酒炒] 써야 한다. 그래야 약 기운이 위로 가게 된다. 병이 목구멍 아래에서 배꼽 위에까지 생겼을 때에는 약을 술에 담갔다가[酒浸] 쓰거나 술에 씻어서[酒洗] 쓰고 병이 아랫도리에 생겼을 때에는 생것을 쓰며 약 기운을 오르게도 하고 내리게도 하려면 절반을 생것으로 쓰고[半生] 절반을 익혀서[半熟] 써야 한다[입문].
- 대황大黃은 반드시 잿불에 묻어 구워서 써야 한다. 왜냐하면 약의 성질이 차므로 위기胃氣가 상할 수 있기 때문이다.
- 오두川烏와 부자附子를 싸서 구워 쓰는 것은 독을 없애자는 데 있다.
- 황백黃柏과 지모知母는 하초下焦의 병에 쓰는 약인데 허약해진 지 오랜 사람

당액편

에게 쓸 때에는 술에 담갔다가 햇볕에 말려[酒浸暴乾] 써야 한다. 왜냐하면 약의 성질이 차므로 위기胃氣를 상할 우려가 있기 때문이다.

- 찐지황熟地黃을 술에 씻어[酒洗] 쓰는 것도 역시 마찬가지이다.

- 당귀當歸를 술에 담갔다가[酒浸] 쓰는 것은 발산하는 것을 돕게 하자는 것이다.

- 모든 약을 싸서 굽거나 더운물에 우리거나湯泡 잿불에 묻어 굽거나 덖은 것炒, 혹은 볶은 것은 독을 없애자는 것이며 식초에 담그거나 생강으로 법제하거나 조린 젖을 발라 굽는 것은 약 기운을 경락經絡으로 가게 하자는 것이다.

- 대체로 약 기운이 폐肺로 가게 하려면 꿀에 법제하고 비脾로 가게 하려면 생강에 법제하며 신腎으로 가게 하려면 소금에 법제하고 간肝으로 하게 하려면 식초에 법제하며 심心으로 가게 하려면 동변에 법제해야 한다[입문].

- 목향木香을 좌약佐藥으로 쓰면 체기가 풀어지고[散滯] 폐기가 잘 퍼지며 침향沈香을 좌약으로 쓰면 무엇이나 모두 잘 오르내리게 되며 소회향小茴香을 좌약으로 쓰면 약 기운이 경락으로 가고 소금물에 축여 덖어 쓰면 신腎의 원기가 보해진다[단심].

- 당귀當歸는 술로 법제하여 써야 하는데 담이 있는 데는 생강즙에 담가 즙이 푹 밴 다음에 써야 한다. 그것은 혈을 이끌어서 병의 근원이 있는 곳으로 가게 하자는 이치이다. 찐지황熟地黃도 역시 마찬가지이다.

- 임신부의 상한傷寒에는 흔히 끼무릇半夏을 끓인 물에 여러 번 우려서 쓰는데 그것은 태기胎氣를 상하지 않게 하기 위해서이다[단심].

- 원지遠志 · 파극巴戟 · 천문동 · 맥문동 · 연밥 · 오약 같은 약들은 심心을 버리지 않고 쓰면 속이 번조해진다.

- 측백씨栢子仁 · 역삼씨大麻子 · 익지인益知仁 · 초과草果 같은 약들은 껍질을 버리지 않고 쓰면 가슴이 트직해진다.

- 저령猪苓 · 흰솔풍령茯苓 · 후박厚朴 · 뽕나무뿌리껍질桑白皮 같은 약들을 겉껍질을 버리지 않고 쓰면 원기가 소모된다.

- 당귀 · 지황地黃 · 육종용肉蓯蓉은 술로 씻어서 흙을 없애고 써야 속이 트직하면서 답답한 증[滿悶]이 생기지 않는다.
- 복숭아씨桃仁와 살구 씨杏仁는 두 알들이와 꺼풀과 끝을 버리고 써야 정절이 생기지 않는다.
- 삽주蒼朮 · 끼무릇 · 귤껍질陳皮은 더운물에 우려 씻어서 써야 조燥한 성질이 없어진다.
- 마황은 물에 달여 거품을 걷어 내고 써야 답답증[煩心證]이 생기는 것을 막을 수 있다.
- 인삼 · 도라지 · 상산常山은 노두蘆頭를 버리고 써야 구역이 나지 않는다[입문].
- 원화芫花는 오줌을 잘 배설하게 하는 약이나 식초와 같이 쓰지 않으면 잘 배설되지 못한다.
- 녹두菉豆는 독을 푸는 약인데 껍질을 버리지 않고 쓰면 효과가 없다.
- 초과草果는 배가 팽팽하게 불러오른 것을 삭게 하는 약이나 껍질째로 쓰면 도리어 배가 더 불러오르게 된다.
- 나팔꽃 검은씨黑丑는 생것으로 써야 오줌을 잘 배설하게 한다.
- 원지遠志싹은 독이 있는 데 쓴다.
- 부들꽃가루蒲黃는 생것으로 쓰면 궂은 피를 풀어지게 하고 덖어서 쓰면 혈을 보한다.
- 오이풀뿌리地榆는 피가 나오는 것을 멎게 하는 약이나 잔뿌리째로 쓰면 멎게 하지 못한다.
- 귤껍질陳皮은 이기理氣시키는 약이나 흰 속이 있는 채로 쓰면 위胃를 보한다.
- 부자附子는 음증陰을 치료하는 약이나 생것으로 쓰면 약 기운이 피풍皮風으로 달아난다.

- 바꽃草烏은 비증痺證을 치료하는 약인데 생것으로 쓰면 정신이 아찔해진다.
- 궁궁이川芎는 덖어서[炒] 기름을 벗겨 내고 써야 한다. 그렇지 않고 생것으로 쓰면 기가 잘 순환하지 못하게 되어 아프다.
- 비상은 태워서 써야 한다.
- 하눌타리뿌리[天花根]는 젖에 축여 쪄서 참대기름竹瀝을 묻혀 햇볕에 말려 써야 한다. 그래야 상초上焦의 담열痰熱을 없애고 기침을 멎게 하며 폐를 눅여 줄 수 있다[단심].
- 솔풍령茯苓은 가루내어 물에 담그고 저어서 뜨는 것은 버리고 써야 한다. 뜨는 것은 솔풍령의 막인데 눈을 몹시 상하게 한다[본초].
- 새삼씨兎絲子는 씻어 일어서 모래와 흙을 버리고 술에 3~5일 동안 담갔다가 쪄서 햇볕에 말려야 가루내기 쉽다[본초].
- 약누룩神麴 · 개완두싹大豆黃券 · 쉽싸리澤蘭 · 참느릅蕪荑 · 백강잠白殭蠶 · 마른옻乾漆 · 봉방蜂房은 다 약간 닦아[微炒] 써야 한다[본초].
- 달임약[湯]에 사향麝香 · 서각犀角 · 녹각鹿角 · 영양각羚羊角 · 우황牛黃 · 부들꽃가루蒲黃 · 주사朱砂를 넣어 먹을 때에는 반드시 분처럼 보드랍게 가루내어 넣고 고루 저어서 먹어야 한다[본초].
- 등에虻蟲와 반묘斑猫 같은 약들은 모두 대가리를 버리고 약간 덖어서[炒] 약에 넣어야 한다.
- 알약[丸藥]에 주사를 입힐 때에는 대체로 알약 40g에 주사 4g의 비율로 쓴다[동원].
- 나팔꽃씨牽牛子는 600g을 망에 갈아서 맏물가루 160g을 내어 쓴다[동원].
- 파두巴豆는 8g을 꺼풀[膜]과 심을 버리고 기름을 빼서 파 두상巴豆霜 4g을 만들어 쓰는 것이 규정된 방법이다[영류].

처방할 때 약을 배합하는 방법[制藥方法]

황제黃帝가 "처방할 때 군약君藥이다 신약臣藥이다 하는 것은 무엇인가?"고 물었다. 그러자 기백岐伯이 "병을 주로 치료하는 약을 군약이라고 하고 군약을 도와주는 약을 신약이라고 하며 신약에 복종하는 약을 사약使藥이라고 한다. 그러니 이것은 상·중·하 3가지 품질의 약을 말하는 것이 아니다"라고 대답하였다. 황제가 "3가지 품질이라는 것은 무엇인가?"고 물었다. 그러자 기백이 "약의 품질이 좋고 나쁜 것이 현저히 다르기 때문에 이것을 상·중·하로 갈라 놓은 것을 말한다"라고 대답하였다[내경].

- 보약을 쓸 때에는 반드시 3가지 품질을 맞게 써야 하지만 병을 치료할 때에는 반드시 그렇게 할 필요는 없다. 주로 병을 치료하는 약이 군약[君]이고 군약을 돕는 것이 신약[臣]이며 신약에 복종하는 약이 사약[使]이다. 이것들을 알맞게 배합하여야 좋은 처방이 될 수 있다[왕주].

- 처방에는 군약[君]·신약[臣]·좌약[佐]·사약[使]이 있기 때문에 서로 퍼져 나가게도 하고 거두어들이게도 한다. 그러므로 처방을 구성할 때 군약 1, 신약 2, 좌약 3, 사약 5으로 하는 것이 좋다. 또는 군약 1, 신약 3, 좌사약 9로 하는 것도 좋다. 요즘 약 처방 구성을 보면 마치 옛날에 국가기구에 인원을 알맞게 배치한 것과 비슷하다. 만약 군약이 많고 신약이 적거나 신약이 많고 좌약이 적으면 약의 효과가 충분히 나타나지 못한다[서례].

- 군약을 제일 많이 넣고 신약을 그보다 좀 적게 넣으며 좌약은 좀 더 적게 넣어야 한다. 어떤 증을 주로 치료하는 효능이 같은 약일 때에는 같은 양으로 하여 넣을 수 있다[동원].

- 풍증風證을 치료하는 데는 방풍防風을 군약으로 하고 상초의 열을 치료하는 데는 속썩은풀黃芩을 군약으로 하며 중초의 열을 치료하는 데는 황련을 군약으로 하고 습증濕證을 치료하는 데는 방기防己를 군약으로 하며 한증寒證을 치료하는 데는 부자附子를 군약으로 한다[동원].

탕액편

- 대체로 군약을 10으로 한다면 신약은 7~8, 좌약은 5~6, 사약은 3~4로 한다. 그 밖의 가감하는 약은 좌사약[佐使]의 용량과 같이해야 한다[입문].
- 등분等分이라고 하는 것은 용량이 똑같아서 많고 적은 것이 없다는 것을 말하는 것이다. 양생[養性]할 때에 허약한 것을 보하는 데 쓰는 완방緩方의 약량이 다 그렇다. 만일 병을 치료하기 위해서 급방急方을 쓸 때에는 반드시 군 · 신 · 좌 · 사약을 알맞게 써야 한다[입문].
- 단계丹溪는 "나는 병을 치료할 때에 매번 동원이 말한 약의 효능에 따라 중경仲景의 처방법을 쓴다. 이와 같이 하면 약의 가지 수는 적게 쓰면서도 정확한 효과를 볼 수 있다"라고 하였다[단심].
- 성질이 순전히 찬 약과 성질이 순전히 더운 약에는 감초를 넣어 써서 그 약기운을 완화시켜야 한다. 그리고 성질이 찬 약 과 더운 약을 섞어 쓰는 데도 역시 감초를 넣어 써서 그 약의 성질을 고르게 해야 한다[입문].
- 산치자는 약전국과 같이 쓰지 않으면 토하게 하지도 못 하고 퍼져 나가게 하지도 못한다.
- 마황麻黃은 총백과 같이 쓰지 않으면 땀을 나게 하지 못한다.
- 대황은 지실과 같이 쓰지 않으면 소통하게 하지 못한다.
- 참대기름竹瀝은 생강즙과 같이 쓰지 않으면 약 기운이 경락으로 가지 못한다.

달임 약 · 가루약 · 알약을 만드는 방법[湯散丸法]

약들의 성질은 알약[丸]으로 써야 좋은 것, 가루약[散]으로 써야 좋은 것, 물에 달여[水煮] 써야 좋은 것, 술에 담갔다[酒漬] 써야 좋은 것, 고약으로 만들어[膏煎] 써야 좋은 것 등이 있다. 또한 한 가지의 약을 아무렇게 하여 써도 모두 좋은 것도 있고 달이거나 술에 넣을 수 없는 것도 있으므로 각기 약의 성질에 맞게 지어 써야 한다. 이와 어긋나게 써서는 안 된다[서례].

- 알약이 세마細麻만하다는 것은 참깨 알胡麻만하다는 것이다. 기장알이나 좁쌀알만하다는 것도 같은 말이다. 기장쌀 16알은 콩 1알만하고 역삼씨 1알은 참깨 3알만하며 호두 1알은 삼씨 2알만하다. 소두小豆라고 하는 것은 요즘 붉은팥을 말하는 것인데 삼씨 3알과 같다. 또한 콩 1알은 팥 2알만하고 벽오동씨 1알은 콩 2알만하다.

- 네모 한 치 되는 약숟가락으로 가루약을 하나 떠서 꿀에 반죽한 것으로 벽오동씨梧子만한 알약 10알을 만드는 것이 기준이다. 탄자彈丸만하다. 또는 달걀노른자위만하다는 것은 벽오동씨 10알만 하다는 것과 같은 말이다[본초].

- 대체로 가루약의 용량 단위에서 1도규刀圭라는 것은 네모 한 치 숟가락의 10분의 1에 해당한 양인데 이 양을 꿀에 반죽하면 벽오동씨만해진다. 방촌시方寸匕라는 것은 네모가 모두 1치 되는 숟가락이라는 것인 이것으로 가루약을 흘러 떨어지지 않게 떠낸 것이 1방촌시이다[본초].

- 1촬撮은 4도규이며 10촬은 1작勺이고, 10작은 1홉[合]이다. 약을 되로 되는 것은 약속이 빈 것도 있고 꽉 찬 것도 있으며 가벼운 것도 있고 무거운 것도 있기 때문에 근斤으로 계산하기 곤란할 때 쓴다. 약되[藥升] 네모 반듯하게 만드는데 윗부분의 내경은 1치 되게 하고 밑바닥의 내경은 6푼, 깊이는 8푼이 되게 만든다[본초].

- 방촌시를 도규라고도 한다고 한 것은 칼 끝의 삼각이 진 곳에 약이 담기게 떠내는 것처럼 떠낸다는 것을 말하는 것이다[정리].

- 중경仲景이 마두대麻豆大만하게 약을 썰라고 한 것은 부저씹는다는 뜻하는 것과 같은 것이다. 부저란 옛날 약을 써는 방법인데 옛날에는 쇠칼이 없어서 약을 이빨로 마두씨만하게 물어 뜯어서 거칠게 가루내었다. 이것을 약물이 멀겋게 달여 먹으면 뱃속에 들어가서 약 기운이 쉽게 올라가기도 하고 쉽게 발산되기도 한다. 이렇게 하는 것을 부저라고 한다. 요즘 사람들은 칼로 마두대만하게 썰어서 쓰니 부저하는 것이 헐하게 되었다. 부저한 약을 달여서 물약

을 만들어[取汁] 쓰면 약 기운이 경락으로 잘 순환하게 된다[동원].

- 산散이라는 것은 보드라운 가루약이라는 것인데 이 약 기운은 경락을 따라 돌지 않고 가름막 위에 생긴 병이나 장부藏府에 생긴 적기積氣를 없앤다. 약의 기미氣味가 센 것[厚者]은 끓인 물에 타서 먹고 약의 기미가 약한 것[薄者]은 달여서 찌꺼기째로 먹어야 한다[동원].

- 하초의 병을 치료할 때에는 알약을 크고 번들번들하고 둥글게 만들어 쓰며 중초의 병을 치료할 때에는 그 다음으로 크게 만들어 쓰고 상초의 병을 치료할 때에는 매우 작게 만들어 써야 한다. 걸쭉한 밀가루풀에 반죽하는 것은 알약이 더디게 풀리게 하여 바로 하초로 가게 하자는 것이고, 술이나 식초에 쑨 풀에 반죽하는 것은 줄어들게 하거나 잘 퍼져 나가게 하자는 것이다. 천남성, 끼무릇을 써서 습을 없애려면 생강즙을 함께 써서 독을 없애야 한다. 묽은 밀가루풀에 반죽하여 알약을 만드는 것은 잘 풀리게[易化] 하자는 것이다. 하루 저녁 물에 불린 증병蒸餠에 반죽하는 것은 잘 풀리게 하자는 것이며, 물에 반죽하는 것도 또한 잘 풀리게 하자는 것이다. 조린 꿀에 반죽하여 알약을 만드는 것[煉蜜丸]은 더디게 풀리게 하면서 약 기운이 경락으로 가게 하자는 것이다. 황랍에 반죽하여 알약을 만드는 것은 잘 풀리지 않게 하여 천천히 계속 효과가 나게 하자는 것이다[동원].

7방七方

7방에는 대방大方 · 소방小方 · 완방緩方 · 급방急方 · 기방奇方 · 우방偶方 · 복방複方이 있다[입문].

- 군약을 2가지로 하고 신약을 3가지로 하며 좌약을 9가지로 하는 것은 대방大方이고 군약을 1가지로 하고 신약을 2가지로 하는 것이 바로 소방小方이다. 상초를 보하거나 상초의 병을 치료하는 데는 완방緩方을 쓴다. 즉 자주 조금씩 쓰는 것이 완방이다.

- 하초를 보하거나 하초의 병을 치료하는 데는 급방急方을 쓴다. 즉 자주 많이 쓰는 것이 급방이다.

- 기방奇方은 1가지나 3가지 약으로 된 처방이고 우방偶方은 2 · 4 · 6 · 8 · 10 등 짝이 맞는 수의 가지 수로 된 처방을 말한다. 복방複方이란 바로 2개나 3개의 처방을 합하여 하나의 처방을 만든 것인데 통성산通聖散 같은 것이 복방이다[입문].
- 군약이 1가지이고 신약이 2가지인 것은 소방이고 군약이 1가지, 신약이 3가지, 좌사약이 5가지로 된 것은 중방中方이며 군약이 1가지, 신약이 3가지, 좌사약이 9가지로 된 것은 대방이다[내경].
- 군약이 1가지, 신약이 2가지인 것은 기방이고 군약이 2가지, 신약이 4가지로 된 것은 우방이며 군약이 2가지, 신약이 3가지로 된 것은 기방이고 군약이 2가지, 신약이 6가지로 된 것은 우방이다. 그러므로 병이 인후 가까이에 있을 때에는 기방을 쓰고 먼 곳에 있을 때에는 우방을 쓴다. 땀을 내는 데는 기방을 쓰지 않고 설사를 시키는 데는 우방을 쓰지 않는다. 상초를 보하거나 상초의 병을 치료하는 데는 완방을 쓰고 하초를 보하거나 하초의 병을 치료하는 데는 급방을 쓴다. 급방은 기미가 센[厚] 약을 쓰고 완방은 기미가 약한[薄] 약을 쓰는데 약 기운이 알맞게 가게 한다는 것이 이것을 말하는 것이다. 주註에 "기방은 옛날의 단방單方 을 말하는 것이고 우방은 복방을 말하는 것이다"고 씌어 있다[내경].
- 군약이 1가지, 신약이 3가지, 좌사약이 9가지로 된 것은 대방이다. 병이 먼 곳에 있으면 대방을 쓰되 기방이나 우방으로 하여 쓴다. 대방을 쓸 때에는 먹는 횟수를 적게 하되 2번까지 먹을 수 있다. 신과 간은 위치가 멀기 때문에 여기에 병이 생겼을 때에는 달임 약이나 가루약을 단번에 많이 먹어야 한다.
- 군약이 1가지, 신약이 2가지로 된 것은 소방이다. 병이 가까운 곳에 있으면 소방을 쓰되 기방이나 우방으로 하여 쓴다. 소방을 쓸 때에는 먹는 횟수를 많이 하되 9번까지 먹을 수 있다. 심과 폐는 위치가 가까우므로 여기에 병이 생겼을 때에는 달임 약이나 가루약을 쓰는데 조금씩 자주 먹어야 한다.
- 주병을 치료하는 데는 완방을 쓰는데 완방이란 병의 근본을 치료하는 약이다. 밖으로부터 침범한 병을 치료할 때[治客]에는 급방을 써야 한다. 급방이란

표증標證을 치료하는 약이다[동원].

- 소갈증消渴證을 치료할 때에 감로음자甘露飮子 약재를 가루약으로 만들어 수시로 혀로 핥아서 먹게 하는 것은 약 기운이 가름막 위[膈上]에 멎어 있게 하자는 것인데 이것이 바로 완방으로 치료하는 것이다.
- 가슴이 답답한 것[心煩]을 치료할 때에 주사안신환朱砂安神丸을 기장쌀알만 하게 만들어 10여 알씩 침으로 넘기게 하는 것은 병이 가까운 곳에 있을 때 기방이나 우방을 소방으로 하여 쓰는 방법이다.
- 노린내가 나는 것을 치료할 때에 사간탕瀉肝湯 처방에서 시호를 주약으로 하고 맛이 쓰고 성질이 찬 용담초, 맛이 짜고 성질이 차고 평하면서 심심한 택사와 길짱구씨를 좌 사약으로 하여 물에 달여서 단번에 먹게 하는 것은 급방이다.
- 음허증陰虛證을 치료할 때에 자신환滋腎丸처방에서 황백을 주약으로 하고 지모를 신약으로 하며 계피를 조금 넣어 좌사약으로 하여 가시연밥만하게 알약을 만들어 빈속에 끓인 물로 1백알씩 먹게 하는 것은 병이 먼 곳에 있을 때 기방이나 우방을 대방으로 하여 쓰는 방법이다[동원].

근·냥·되·말[斤兩升斗]

옛날의 저울에는 오직 수銖와 냥兩만이 있었고 분分은 없었다. 그런데 현재는 기장쌀 10알의 무게를 1수로, 6수를 1분으로, 4분을 1냥으로, 16냥을 1근으로 한다. 알곡이나 수수를 기준으로 하는 제도도 있었으나 그것은 이미 없어진 지 오래다. 현재는 바로 앞에서 말한 것을 기준으로 하여 쓰고 있다[본초].

- 옛날 방제方劑의 치錙·수銖·분分·양兩은 현재 것과 같지 않다. 수라는 것은 6수가 1분이 되는 수인데 즉 2돈 5푼이다. 24수가 1냥이다. 이것 3냥이 오늘의 1냥이며 2냥은 오늘 6돈 5푼이다[동원].

- 『참동계參同契』 주해에는 "수數란 작은 것이지만 모으면 큰 것이 된다. 그러므로 이것 10개의 분粉을 1환丸이라고 한다. 1환이란 기장쌀알만한 것을 말하고 기장쌀 1알 남짓한 것을 도규라고 한다. 기장쌀 64알이 1규圭이며 기장쌀 10알이 1루累이다. 10루가 수銖가 되고 2수 4루가 1돈이 되며 10돈이 1냥이 되고 8수가 1치가 된다"고 씌어 있다. 설문說文에 "6수가 1치가 된다"고 씌어 있는 것이나 감운監韻에 "8냥이 1치가 된다"고 씌어 있는 것은 잘못된 것이다. 3치가 1냥이며 24수이다. 16냥은 1근인데 1근은 384수이다[정리].
- 물 1되[升]라는 것은 오늘의 큰 잔으로 하나를 말한다[동원].
- 물 1잔盞이란 오늘의 흰 찻잔으로 하나를 말하는데 대략 반 근으로 계산한다. 그 나머지 단위도 이것을 기준으로 하였다[정전].
- 『단계심법丹溪心法』에 있는 탈명단奪命丹에는 동록銅綠이 1자로 되어 있다. 『고금의감古今醫鑑』에 있는 화생환化生丸도 바로 탈명단인데 여기에는 동록이 2푼 5리로 되어 있다. 이것을 보아 1자가 2푼 5리라는 것을 알 수 있다. 4푼이 1수이므로 3수가 1돈 2푼 5리가 되며 6수는 2돈 5푼, 12수는 5돈, 24수는 1냥이 된다.
- 1자字란 바로 2푼 5리를 말한다. 동전에 4개의 글자가 있는데 이것의 4분의 1이 1자 즉 2푼 5리이다[입문].

약을 달이는 방법[煮藥法]

환자에게 먹일 약은 사람을 선택해서 달이게 하되 도덕을 지킬 줄 알고 친하여 믿을 수 있으며 성의껏 꾸준하게 약을 달일 수 있는 사람이어야 한다. 약탕관은 기름기 · 때 · 비리거나 누린내가 나는 것이 묻은 것은 쓰지 말고 반드시 새 것이나 깨끗한 것을 써야 한다. 물은 단물甛水이 제일이고 물량은 짐작하여 두며 약한 불에 일정한 양이 되게 달여서 비단천으로 걸러 찌꺼기를 버리고 맑은 물만 먹으면 효과가 나지 않는 일이 없다[동원].

- 약을 달이는 방법[煎煮藥法]은 다음과 같다. 은이나 돌그릇을 쓰고 약한 불에 오랫동안 달여야 한다. 불을 너무 세게 하여서는 안 된다. 땀을 나게 하는 약이나 설사시키는 약은 매번 10분의 8 정도 되게 달여서 먹고 다른 병을 치료하는 약은 7분 정도 되게 달여서 먹는다. 보약은 6분 정도 되게 달여서 먹어야 한다. 지나치게 조려도 안 되고 센 불로 갑자기 달여도 안 된다. 그것은 약 기운이 약해질 수 있기 때문이다. 그리고 약은 짜서 먹고 찌꺼기는 뒤두었다가 다시 달여 먹어야 한다[득효].

- 보약은 반드시 푹 달이고 대소변을 잘 배설하게 하는 약은 약간 달인다. 보약은 물 2잔에 넣고 8분 정도 되게 달이거나 물 3잔에 넣고 1잔 정도 되게 달인다. 대소변을 잘 배설하게 하는 약은 물 1잔 반에 넣고 1잔이 되게 달이거나 1잔에 넣고 8분 정도 되게 달여서 먹는다[입문].

- 보약은 푹 달여야 한다는 것은 물을 많이 넣고 약물이 조금 되게 조린다는 것이다. 설사시키는 약은 슬쩍 달여야 한다는 것은 물을 적게 넣고도 약물이 많게 달인다는 것이다[동원].

- 병이 머리 같은 데 있을 때에는 술에 넣고 달이고[加酒煎] 습증을 치료할 때에는 생강을 넣고 달이며 원기를 보하려고 할 때에는 대추를 넣고 달이고 풍한을 발산發散시키려고 할 때에는 총백을 넣고 달이며 가름막 위[膈上]에 생긴 병을 치료할 때에는 꿀을 넣고 달인다[동원].

- 옛날 처방에 약 1제劑에는 물을 적게 넣는다고 하였다. 이것은 요즘 양으로 보면 약재 20g에 물 1잔 반의 비율로 둔다는 것인데 한 번에 먹는다[활인].

- 약재 가운데서 병을 주로 치료하는 약을 먼저 달여야 한다. 즉 땀을 내야 할 때에는 마황을 먼저 1~2번 끓어오르게 달인 다음 다른 약을 넣고 달여서 먹어야 한다는 것이고, 땀을 멈추어야 할 때에는 먼저 계지를 달여야 한다는 것이다. 화해和解시켜야 할 때에는 시호를, 풍에 상한 데는 먼저 방풍을, 더위에 상한 데는 먼저 노야기를, 습에 상한 데에는 먼저 삽주를 달여야 한다는 것이다. 그

외의 약들도 모두 이와 같다[입문].

약을 먹는 방법[服藥法]

황제黃帝가 "독이 있는 약과 독이 없는 약을 먹는 방법은 어떤가?"고 물었다. 그러자 기백岐伯이 "오랜 병과 오래지 않은 병이 있고 처방에는 대방과 소방이 있으며 독이 있는 약과 없는 약이 있으므로 먹는 데도 일정한 방법이 있다. 독이 센 약[大毒]으로 병을 치료할 때에는 병의 10분의 6을 약으로 치료해야 한다. 보통 정도 독이 있는 약[常毒]으로 치료할 때에는 10분의 7을 약으로 치료해야 한다. 약간 독이 있는 약[小毒]으로 치료할 때에는 병의 10분의 8을 약으로 치료해야 한다. 독이 없는 약[無毒]으로 병을 치료할 때에는 병의 10분의 9를 약으로 치료해야 한다. 그 다음에는 곡식과 고기 · 과실 · 채소로 영양을 보충하여 병을 다 낫게 해야 한다. 그리고 약을 위에서 말한 것보다 지나치게 써서 정기를 상하게 하지 말아야 한다"라고 하였다[내경].

- 만일 독이 있는 약을 써서 병을 치료할 때에는 처음에 기장쌀이나 좁쌀알만 한 것을 써야 하는데 병이 나으면 그만두어야 한다. 그러나 낫지 않으면 양을 곱절로 써야 한다. 그래도 낫지 않으면 처음 양의 10배 정도 쓰되 나을 때까지 써야 한다[본초].

- 병이 가름막 위[胸膈以上]에 있을 때에는 식사 뒤에 약을 먹어야 하고 병이 명치 밑[心腹以下]에 있을 때에는 약을 먹은 다음 음식을 먹어야 한다. 병이 팔다리나 혈맥에 있을 때에는 아침 빈속에 약을 먹어야 하고 병이 골수에 있을 때에는 밥을 배불리 먹은 다음 밤에 약을 먹어야 한다[본초].

- 상초에 있는 병은 하늘과 통하므로 이때에 쓰는 약은 센 불에 연하게 달여서 천천히 먹는 것이 좋다.

- 하초에 있는 병은 땅과 소통하므로 이때에 쓰는 약은 약한 불에 진하게 달여

탕액편

서 빨리 먹는 것이 좋다[역로].

● 상초에 병이 있을 때에는 약을 자주 조금씩 먹는 것이 좋고 하초에 병이 있을 때에는 단번에 많이 먹는 것이 좋다. 조금씩 먹으면 약 기운이 상초에 퍼지고 많이 먹으면 하초를 세게 보한다[동원].

● 대체로 약을 먹을 때에는 성질이 찬 약은 덥게 하여 먹고 더운 약은 차게 하여 먹으며 중화하는 약은 따뜻하게 하여 먹어야 한다[종행].

● 달인 약은 따뜻하게 하거나 덥게 하여 먹어야 쉽게 내려간다. 차게 하여 먹으면 구역이 나면서 올라온다[본초].

● 토하기[嘔吐] 때문에 약을 먹기가 곤란할 때에는 반드시 한 숟가락씩 천천히 먹어야지 너무 급하게 먹어서는 안 된다[입문].

● 신腎을 보하는 약은 반드시 새벽 4시경 말하기 전에 먹어야 한다. 대체로 신기는 새벽 4시경에 처음으로 발동하였다가 말을 하거나 기침하거나 침을 뱉으면 곧 막힌다. 그러므로 반드시 약은 신기가 동할 때에 조용히 먹어야 약 효과가 아주 좋다[직지].

뿌리와 잔뿌리를 쓰는 방법[用根梢法]

모든 약 뿌리[藥根]에서 흙 속에 있는 뿌리의 절반 위의 기운은 위로 올라가서 싹이 나게 한다. 이 부분을 뿌리[根]라고 한다. 절반 아래의 기운은 아래로 내려가서 땅 속으로 들어가는데 이 부분을 잔뿌리[梢]라고 한다. 중초에 병이 있을 때에는 약 뿌리에서 몸통을 쓰고 상초에 병이 있을 때에는 뿌리를 쓰며 하초에 병이 있을 때에는 잔뿌리를 써야 한다. 그것은 뿌리의 기운은 올라가고 잔뿌리의 기운은 내려가기 때문이다[동원].

● 대체로 약뿌리를 상 · 중 · 하로 나누는데 윗도리[人之身半以上]의 병에는 약뿌리의 대가리쪽을 쓰고 중초에 병이 있을 때에는 몸통을 쓰며 아랫도리에 병

이 있을 때에는 잔뿌리를 쓴다.

- 모든 약은 쓸 때에 대가리 · 몸통 · 잔뿌리를 상 · 중 · 하로 나누어 쓰는데 이것은 물체의 형태를 갈라서 그에 맞게 쓰는 것이다[단심].
- 당귀는 대가리 부분은 피를 멎게 하고 약 기운이 위로 올라가게 하며 몸통 부분은 혈을 보하면서 약 기운이 중초에 머물러 있게 하고 잔뿌리 부분은 궂은 피를 풀어주며[破血] 약 기운이 아래로 내려가게 한다.

탕액편

02 수부水部_물

정화수井華水, 새벽에 처음 길은 우물물

성질은 평平하고 맛은 달며[甘] 독은 없다. 몹시 놀라서 9규로 피가 나오는 것을 치료하는 데 입에서 냄새가 나는 것도 없애고 얼굴빛도 좋아지게 하며 눈에 생긴 군살과 예막도 없애며 술을 마신 뒤에 생긴 열리熱痢도 낫게 한다. 정화수란 새벽에 처음으로 길어 온 우물물을 말한다[본초].

- 정화수에는 하늘의 정기가 몰려 떠 있기 때문에 여기에 보음補陰약을 넣고 달여서 오래 살게 하는 알약을 만든다. 깨끗한 것을 좋아하는 사람들은 매일 이 물에 차를 넣고 달여서 마시고 머리와 눈을 깨끗하게 씻는 데 아주 좋다고 한다. 이 물의 성질과 맛은 눈 녹은 물雪水과 같다[정전].
- 정화수는 약을 먹을 때나 알약을 만들 때에도 모두 쓰는데 그릇에 담아 술이나 식초에 담가 두면 변하지 않는다[본초].

한천수寒泉水, 찬 샘물

즉 좋은 우물물好井水을 말한다. 성질은 평平하고 맛은 달며[甘] 독이 없다. 소갈 · 반위 · 열성이질 · 열림熱淋을 치료하는 데 옻으로 생긴 헌데[漆瘡]도 씻는다. 그리고 대소변을 잘 배설하게 한다[본초].

- 우물물을 새로 길어다가 독에 붓지 않은 것을 말한다. 새로 길어 온 물은 맑고 아무 것도 섞이지 않았기 때문에 여기에 약을 넣어서 달일 수 있다[정전].
- 찬 샘물은 입이 벌어지지 않은 조피열매에 중독된 것을 잘 풀어주며 목에 물

고기 뼈가 걸린 것을 내려가게 한다[본초].

국화수菊花水, 국화 밑에서 나는 물

일명 국영수菊英水라고도 한다. 성질은 따뜻하고[溫] 맛은 달며[甘] 독이 없다. 풍비와 어지럼증[眩冒], 풍증을 치료하는 데 쇠약한 것을 보하고 얼굴빛이 좋아지게 한다. 오랫동안 먹으면 늙지 않고 오래 살 수 있다[본초].

- 남양 · 여현 · 북담의 물은 향기로운데 그 이유는 다음과 같다. 그 지방의 언덕에는 국화가 자라므로 물에 국화의 맛이 스며들어갔기 때문이다. 그 지방 사람들은 이 물을 마시기 때문에 오래 살지 못하는 사람이 없다[본초].
- 촉중 사람들이 오래 사는 이유가 있다. 그것은 이곳의 시냇물 상류에 국화가 많아서 흐르는 물에 4철 국화의 향기가 들어 있기 때문이다. 이곳 사람들은 그 물을 마시기 때문에 모두 200~300살까지 장수한다. 도정절陶靖節이라는 사람은 국화를 심어서 그것을 물에 담갔다가 그 물에 차를 달여 마시기 좋아하였는데 그것은 오래 살기 위해서 한 것이다[정전].

납설수臘雪水, 섣달 납향에 온 눈 녹은 물

성질은 차며[冷] 맛은 달고[甘] 독이 없다. 유행성 열병[天行時氣] · 온역 · 술을 마신 뒤에 갑자기 열이 나는 것, 황달을 치료하는 데 여러 가지 독을 풀어준다. 또한 이 물로 눈을 씻으면 열기로 눈에 핏발 선 것[熱赤]이 없어진다[본초].

- 납설수는 대단히 차다. 눈이란 내리던 비가 찬 기운을 받아 뭉쳐서 된 것이다. 눈은 꽃같이 생기고 6모가 났으며 이것은 하늘과 땅 사이의 정기를 받았다[입문].
- 이 물에 모든 과실을 담가서 보관하면 좋다.
- 봄의 눈 녹은 물에는 벌레가 있기 때문에 쓰지 말아야 한다[본초].

춘우수春雨水, 정월에 처음으로 내린 빗물

음력 정월에 처음으로 내리는 빗물을 그릇에 받아서 거기에 약을 달여 먹으면 양기가 위로 오르게 된다[입문].

- 음력 정월에 처음으로 내리는 빗물을 부부가 각각 1잔씩 마시고 성생활을 하면 임신하게 된다[본초].
- 이 물은 오르고 퍼지는 기운을 처음으로 받은 것이기 때문에 중기中氣가 부족하거나 청기淸氣가 오르지 못하는 데 먹는 약을 달일 수 있다[정전].
- 청명에 내리는 빗물이나 곡우에 내리는 빗물은 맛이 단데 이 물로 술을 빚으면 술이 감빛이 나게 되고 맛도 대단히 좋다. 그리고 오랫동안 둬둘 수 있다[식물].

추로수秋露水, 가을철 이슬

성질은 평平하며 맛이 달고[甘] 독이 없다. 소갈증을 낫게 하고 몸을 가벼워지게 하며 배가 고프지 않게 한다. 또한 살빛을 윤택하게 한다. 아침 해가 뜨기 전에 이슬을 받아 쓴다.

- 백 가지의 풀 끝에 맺힌 이슬[百草頭露]로는 여러 가지 병을 치료한다.
- 측백나무잎 위의 이슬은 눈을 밝아지게 한다.
- 백 가지 꽃 위의 이슬은 얼굴빛을 좋아지게 한다[본초].
- 번로수繁露水는 이슬량이 많고 진한 가을의 이슬을 말한다. 이것을 쟁반에 받아서 먹으면 오랫동안 살 수 있고 배도 고프지 않다[본초].
- 가을의 이슬은 걷어들이고 숙살肅殺의 성질이 있기 때문에 여기에 헛것을 없애는 약을 달이거나 문둥병 · 옴 · 버짐에 쓰거나 여러 가지 충을 죽이는 약을 개서 붙일 수 있다[정전].

동상冬霜, 겨울철에 내린 서리

성질이 차고[寒] 독이 없는데 모아서 먹는다. 술 때문에 생긴 열, 술을 마신 뒤의 여러 가지 열, 얼굴이 벌겋게 되는 것, 상한으로 코가 메이는 것[傷寒鼻塞] 등에 쓴다[본초].

- 여름에 돋은 땀띠가 낫지 않고 벌겋게 짓무르는 것은 진주조개 껍질 가루를 겨울철에 내린 서리에 개어서 붙이면 곧 낫는다.
- 해 뜰 무렵에 닭의 깃으로 서리를 쓸어 모아서 사기그릇에 담아 두면 오랫동안 보관할 수 있다[본초].

박雹, 우박

간장의 맛이 좋지 않아졌을 때 우박 1~2되를 받아서 장독에 넣으면 장맛이 전과 같이 된다[식물].

매우수梅雨水, 매화열매가 누렇게 된 때에 내린 빗물

성질은 차고[寒] 맛이 달며[甘] 독이 없는데 이것으로 헌 데와 옴을 씻으면 흠집이 생기지 않는다. 그리고 옷 때를 없애는 것이 잿물과 같다. 이것은 음력 5월에 내린 빗물을 말한다[본초].

반천하수半天河水

성질이 평平하고 혹은 약간 차다[微寒]고도 하고 차다[寒]고도 한다. 맛이 달며[甘] 독이 없다. 심병心病과 귀주, 미친 병[狂邪]을 낫게 하는 데 독한 사기와 귀정鬼精을 없앤다. 정신이 얼떨떨하고 헛소리하는 증[恍惚妄語]도 낫게 한다. 이것은 참대울타리 윗끝이나 큰 나무의 구새 먹은 구멍에 고인 빗물을 말하는데 먹을 수도 있고 여러 가지 헌 데[諸瘡]를 씻을 수도 있다[본초].

- 장상군長桑君이 편작扁鵲에게 주어서 마시게 한 상지上池의 물이라는 것이 바로 참대울타리 윗끝의 구멍에 고였던 물이었다. 이 물은 깨끗한데 그것은 하늘에서 내려와 땅의 더럽고 흐린 것이 섞이지 않은 물이기 때문이다. 그러

므로 늙지 않게 하는 좋은 약을 만들 때 쓸 수 있다[정전].

옥정수玉井水, 옥이 있는 곳에서 나오는 샘물

성질은 평平하고 맛이 달며[甘] 독이 없다. 오랫동안 먹으면 몸이 윤택해지고 머리털이 희어지지 않는다. 이것은 산골짜기의 옥이 있는 곳에서 나오는 물을 말한다. 산에 옥이 있으면 풀과 나무에도 윤기가 돈다. 이처럼 풀과 나무에도 윤기가 돌게 하는데 어찌 사람을 윤택해지게 하지 않겠는가. 산에 사는 사람이 오랫동안 사는 것은 옥돌의 진액을 먹기 때문이 아닌가 싶다[본초].

벽해수碧海水, 짠 바닷물

성질은 약간 따뜻하고[微溫] 맛이 짜며 독이 약간 있는데 이 물을 끓여서 목욕하면 풍으로 가려운 것[風瘙]과 옴[疥癬]이 낫는다. 1홉을 마시면 토하고 설사한 다음 식체로 배가 불러오르고 그득하던 것이 낫는다.

- 넓은 바다 가운데서 맛이 짜고 빛이 퍼런 물을 떠온 것이다[본초].

감란수甘爛水

몹시 휘저어서 거품이 생긴 물을 말한다.
곽란을 치료하는 데 방광경으로 들어가서 분돈증奔豚證도 낫게 한다.

- 이 물을 만드는 방법은 다음과 같다. 물을 1말 정도 큰 동이에 부은 다음 바가지로 그 물을 퍼 올렸다가는 쏟고 퍼 올렸다가 쏟기를 물 위에 구슬 같은 거품 방울이 5~6천 개 정도 생길 때까지 하여 떠서 쓴다. 이것을 일명 백로수百勞水라고도 한다[본초].
- 이 물은 조개껍질을 달빛에 비추어가지고 거기에 받은 물이나 같다. 맛이 달고[甘] 성질이 따뜻하며[溫] 부드럽기 때문에 상한음증傷寒陰證을 치료하는 약을 달이는 데 쓴다[정전].

역류수逆流水

도류수倒流水라고도 하는데 즉 천천히 휘돌아 흐르는 물을 말한다. 거슬러 흐르는 성질이 있기 때문에 여기에 담음을 토하게 하는 약을 타서 쓴다[정전].

- 거슬러 흐르는 성질이 있는 물을 쓰는 것은 돌아 오르게만 하고 내려가지는 못 하게 하자는 것이다[본초].

순류수順流水

순하게 흐르는 물을 말한다. 성질이 순하고 아래로 흐르기 때문에 하초와 허리, 무릎의 병을 치료하는 데 쓴다. 대소변을 잘 배설하게 하는 약을 달이는 데도 쓴다[정전].

온천물溫泉水

여러 가지 풍증으로 힘줄과 뼈마디가 가느라드는 것[筋骨攣縮]과 피부의 감각이 벗어지고[皮膚頑痺] 손발을 잘 쓰지 못하는 증 · 문둥병 · 옴 · 버짐이 있을 때 이 물에 목욕한다. 목욕하고 나면 허해지고 피곤하므로 약이나 음식으로 보해야 한다[본초].

- 온천물은 성질이 열熱하고 독이 있기 때문에 마시지 말아야 한다. 옴이나 문둥병이나 양매창陽梅瘡일 때에는 음식을 배불리 먹은 다음 들어가서 오랫동안 목욕해야 하는데 땀이 푹 나면 그만두어야 한다. 이렇게 10일 정도 하면 모든 창병이 모두 치료된다[식물].
- 온천 밑에는 유황硫黃이 있기 때문에 물이 덥다. 유황으로는 여러 가지 헌 데를 치료할 수 있으므로 유황이 들어 있는 온천물도 마찬가지이다. 온천물에서 유황 냄새가 나기 때문에 풍증이나 냉증을 치료하는 데 아주 좋다[본초].

03 토부土部_흙

약으로 쓰는 흙[土部]

흙에서 만물이 생기므로 2번째에 놓았다. 모두 10가지이다

복룡간伏龍肝

오랜 가마 밑 아궁이 바닥의 누런 흙이다. 성질은 약간 따뜻하고[微溫] 맛이 매우며[辛] 짜다고도 한다 독이 없다성질이 열(熱)하고 약간 독이 있다고도 한다. 코피가 나는 것, 피를 토하는 것, 붕루, 대소변에 피가 섞여 나오는 것을 치료하는 데 피를 잘 멎게 한다. 그리고 옹종과 독기毒氣를 삭이고 해산을 쉽게 하게 하며 태반을 나오게 한다. 어린이가 밤에 우는 증[小兒夜啼]도 치료한다[본초].

- 이것은 가마 밑 아궁이 바닥의 누런 흙이다. 10년 이상 된 아궁이 바닥을 1자 깊이로 파면 자줏빛이 나는 진흙이 나오는데 그것을 쓴다. 아궁이에는 신神이 있기 때문에 복룡간이라고 이름지었다[본초].

호황토好黃土, 좋은 황토

성질이 평平하고 맛이 달며[甘] 독이 없다. 설사와 적백이질[痢赤白], 열독으로 뱃속이 비트는 것같이 아픈 것을 치료한다[본초].

- 또한 모든 약에 중독된 것, 고기에 중독된 것, 입이 벌어지지 않은 조피열매에 중독된 것, 버섯에 중독된 것을 풀어준다[본초].

- 또한 소와 말의 고기나 간을 먹고 중독된 것도 풀어준다[본초].
- 땅 위에서 밑으로 3자 깊이까지의 흙은 모두 거름糞이라고 하고 3자 깊이 아래에 있는 것을 흙이라고 한다. 위에 있는 나쁜 것을 버리고 다른 물이 스며들지 않은 흙을 참흙眞土이라고 한다[본초].
- 땅은 만물의 독을 빨아들인다. 그러므로 옹저癰疽 · 발배發背 · 갑자기 생긴 병 · 급황急黃과 열이 성한 것을 치료한다[본초].

적토赤土

일체의 피를 많이 흘리는 증[失血]을 치료한다. 그리고 헛것[精物]을 없애고 가위에 눌리지 않게 한다. 소나 말한테 발라 주면 온역瘟疫에 걸리지 않는다[본초].

- 이것이 바로 요즘 쓰고 있는 좋은 벌건 흙[好赤土]이다[본초].

백악白惡, 백토

성질이 따뜻하고[溫] 평(平)하다고도 한다 맛이 쓰면서 맵고[苦辛] 달다[甘]고도 한다 독이 없다. 삽장澁腸 작용이 있어 이질을 멎게 한다[본초].

- 이것을 백선토白善土라고도 하는데 오랫동안 먹어서는 안 된다. 그것은 5장이 상하고 여윌 수 있기 때문이다[본초]. 이것이 바로 요즘 화가들이 쓰는 백토白土이다. 불에 태워 가루내서 소금 끓인 물에 수비하여[鹽湯飛] 햇볕에 말려서 쓴다[입문].

해금사海金沙, 실고사리알씨

소장을 잘 소통하게 한다.

- 실고사리풀이 처음 돋아났을 때에는 포기가 작지만 키가 1~2자까지 되게 자란다. 음력 7월에 뜯어서 햇볕에 말린 다음 종이를 펴고 털어서 그 위에 떨어진 것을 받아 쓴다[본초].

정저사井底沙, 우물 밑의 모래

성질이 몹시 차다[至冷]. 끓는 물이나 불에 데서 상처가 생겨 아픈 것과 전갈에 쏘인 것과 가위에 눌린 것을 치료한다[본초].

토봉과상토土蜂窠上土, 땅벌집 위의 흙

종독腫毒을 치료하는 데 거미한테 물린 것도 낫게 한다[본초].

단철조중회鍛鐵竈中灰, 대장간 아궁이에 있는 재

징가와 단단한 적堅積을 치료한다.

- 갑자기 생긴 징가도 치료하는 데 그것은 이 재가 쇠기운까지 겸하고 있기 때문이다. 그러므로 갑자기 생긴 징가를 낫게 하는 것이다[본초].

동회冬灰, 명아주 태운 재

성질이 따뜻하고[溫] 맛이 맵다[辛]. 검은사마귀, 무사마귀를 없앤다. 많이 쓰면 살과 피부가 진무른다[본초].

- 일명 여회藜灰라고도 하는데 여러 가지 쑥과 명아주를 태워서 만든 것이다. 이 재로 옷도 빠는데 빛이 누렇다[본초].
- 다른 재는 한 번 불을 때서 받은 것이지만 이 재는 3~4달 동안 있다가 받은 것이므로 그 성질이 더 세다[본초].

상시회桑柴灰, 뽕나무 재

검은사마귀, 무사마귀를 치료하는 데 그 효과가 명아주재보다 좋다[본초].

- 붉은팥과 같이 삶아서 먹으면 수종水腫이 잘 낫는다[본초].
- 뽕나무만 태운 재가 약으로는 더 좋다[본초].

04 곡부穀部 _ 곡식

약으로 쓰는 곡식[穀部]

자연계에서 사람의 생명을 유지하게 하는 것은 곡식이다. 이것은 흙의 기운을 받았기 때문에 치우치는 성질이 없이 고르고 맛이 심심하면서 달다[淡甘]. 그리고 성질이 평平하면서 고르며 보하는 것이 세고 배설이 잘 되기 때문에 오랫동안 먹어도 싫지 않다. 그러므로 사람에게 대단히 좋은 것이다[강목].

호마胡麻, 검은참깨 또는 검정참깨

성질이 평平하고 맛이 달며[甘] 독이 없다. 기운을 돕고 살찌게 하며 골수와 뇌수를 충실하게 하고 힘줄과 뼈를 든든하게 하며 5장을 눅여 준다[본초].

- 골수를 보하고 정精을 보충해 주며 오래 살게 하고 얼굴빛이 젊어지게 한다[의감].
- 환자가 허해져 말할 기운조차 없어할 때에는 검정참깨胡麻를 쓴다[서례].
- 일명 거승巨勝 또는 방경方莖이라고도 한다. 잎은 청양이라고 한다. 이것이 본래는 호胡라는 지방에서 났고 생김새가 삼과 비슷하기 때문에 호마라고 하였다. 또한 이것이 8가지 곡식 가운데서 제일 좋은 것이라고 하여 거승이라고 하였다[본초].

탕액편

- 보약으로 쓸 때에는 쪄서 햇볕에 말리기를 아홉 번해서 덖어 짓찧어 쓴다. 이것의 성질은 솔풍령복령과 비슷한데 오랫동안 먹으면 다른 곡식을 먹지 않아도 배가 고프지 않다[본초].
- 호마 또는 거승이라고 한 데 대한 여러 사람의 말이 같지 않으나 그것은 모두 현재의 검정참깨를 말하는 것이지 별다른 것은 아니다[연의].
- 호마란 호라는 지방의 검정참깨라는 것이다. 끓인 물에 씻어 일어서 뜨는 것을 버리고 술에 한나절 찐 다음 햇볕에 말린다. 다음 절구에 찧어서 거친 겁질은 버리고 약간 덖어[微炒] 쓴다[입문].

청양검정참깻잎

검정참깻잎을 말하는데 뇌수를 보하고 힘줄과 뼈를 든든하게 한다.

- 이것이 바로 호마잎胡麻葉이다. 성질이 몹시 미끄럽기[甚肥滑] 때문에 머리를 감아도 된다[본초].

호마유胡麻油, 검정참깨기름

성질이 약간 차다[微寒]몹시 차다[大寒]고도 한다. 유행성 열병[天行]으로 변비가 되고 장 속에 열이 몰린 것[熱秘腸內結]을 풀어주며 충蟲을 죽인다[본초].

- 대변을 잘 배설하게 하고 태반이 나오지 않는 것을 나오게 한다. 창종瘡腫과 악창惡瘡에도 바르는데 머리털이 빠진 것도 나오게 한다[본초].
- 이것은 생검정참깨를 짜서 낸 기름이다. 찌거나 덖은 것을 먹거나 등불기름으로 쓰고 약으로는 쓰지 못한다[본초].

백유마白油麻, 흰 참깨

성질이 몹시 차고[大寒] 독이 없다. 장위를 미끄럽게 하고 혈맥을 소통하게 하며 풍사를 풀어주고[行風] 피부를 윤택하게 한다[본초].

- 참깨는 2가지가 있는데 흰 것은 폐肺를 눅여 주고 검은 것은 신腎을 눅여 준다[본초].
- 흰참깨도 검정참깨와 같은 것인데 오직 빛깔을 보고 갈라놓았다. 그러므로 요즘은 모두 참깨라고만 한다. 생것은 성질이 찬데[寒] 덖으면 성질이 열熱해진다[본초].

백유마엽白油麻葉, 흰 참깨잎

짓찧어 신좁쌀웃물漿水과 섞어서 즙을 내어 머리를 감으면 풍사가 풀어지고 머리털이 윤택해진다[본초].

백유마유白油麻油, 흰참깨기름

성질은 몹시 차고[大寒]냉(冷)하다고도 한다 독이 없다. 3초三焦에 있는 열독기운을 내리고 대 · 소장을 소통하게 하며 골수를 미끄럽게 하는데 비장에 부담을 준다[본초].

- 회충으로 명치 밑이 아픈 것을 치료하는 데 모든 충을 모두 죽인다. 또한 모든 헌 데[諸瘡]와 옴 버짐[疥癬]에도 바른다[본초].
- 참깨를 짓찧어 눌러서 기름을 짜는데 생것으로 짠 기름은 약으로 쓰고 덖어 익혀서 짠 기름은 식용으로 쓴다. 이것을 일명 향유香油라고도 한다[본초].
- 잇병[牙齒病]이나 비위병脾胃病에는 절대로 먹지 말아야 한다[본초].
- 묵은 기름으로 만든 고약陳油煎膏은 새살이 돋아나게 하고 옹종癰腫을 삭이며 피부가 터진 것을 아물게 한다[본초].

마자麻子, 삼씨

성질은 평平하고차다[寒]고도 한다 맛이 달며[甘] 독이 없다. 허로증일 때 보하고 5장을 눅여 주며 풍기를 없앤다. 대장에 풍열이 몰려 대변이 잘 배설하지 않는 것을 치료한다. 그리고 오줌을 잘 배설하게 하고 열림熱淋을 낫게 한다. 대소변을 잘 배설하게 하는데 많이 먹지는 말아야 한다. 정기를 잘 순환하게 하고 양기를 약해지게 한다[본초].

- 이른 봄에 심은 것을 춘마자春麻子라고 하는데 알이 작고 독이 있다. 늦은 봄에 심은 것을 추마자秋麻子라고 하는데 약으로 쓰면 좋다[본초].
- 족태음足太陰경과 수양명手陽明경으로 들어가는 약이다[입문].
- 땀이 많이 나는 것[多汗], 위에 열이 있는 것[胃熱], 대변을 보기가 힘든 것[便難] 이 3가지는 모두 습기를 마르게 하고 진액이 없어지게 한다. 장중경張仲景은 삼씨로 족태음경 부위가 건조한 것을 눅여 주어서 장을 소통하게 하였다[탕액].
- 삼씨는 껍질을 벗기기가 아주 어렵다. 물에 2~3일 동안 담가 두었다가 껍질이 터진 다음 햇볕에 말려 새 기왓장 위에 놓고 비벼서 씨알을 받아서 쓴다. 또 한 가지 방법은 다음과 같다. 천에 싸서 끓인 물에 담가 두었다가 물이 식은 다음 꺼내서 우물 가운데 하룻밤 매달아 두되 물에 닿지 않게 한다. 그 다음날 낮에 꺼내서 햇볕에 말려 새 기왓장 위에 놓고 비벼서 키로 까불어 껍질을 버리고 씨알만 받는다. 이와 같이 하면 옹근알만 받을 수 있다[본초].

마분麻粉, 삼꽃가루

성질이 평平하고 맛이 매우며[辛] 독이 있다. 적을 풀어주고[破積] 비증痺證을 낫게 한다. 가루로 먹는데 많이 먹으면 미친다[본초].

- 일명 마발麻勃이라고도 하는데 삼꽃에서 날리는 꽃가루를 말한다. 음력 7월 초에 받은 것이 좋다[본초].

마엽麻葉, 삼잎

회충蛔蟲을 죽인다. 삼잎 삶은 물로 머리를 감으면 머리털이 길게 자라고 윤택해진다[본초].

마근麻根, 삼뿌리

난산難産과 태반이 나오지 않는 것[衣不出]을 치료한다. 어혈을 풀어주고[破瘀血] 석림石淋이 나오게 한다. 달여서 그 물을 마신다[본초].

고마혜저故麻鞋底, 헌 삼신 짝의 바닥

곽란을 낫게 하고 소와 말고기의 중독을 풀어주고, 또 자석 영독을 푼다[본초].

- 일명 천리마千里麻라고 하는데 오래 묵어서 모두 떨어진 것이 더 좋은 것이다. 길가에 버려진 삼신 짝의 돌기총도 천리마라고 하는데 난산을 치료하는 데 쓴다.

고어망故魚網, 오래된 물고기그물

물고기 뼈가 목에 걸려서 내려가지 않는 데 쓴다[본초].

대두大豆, 콩

성질이 평平하고 맛이 달며[甘] 짜다고도 한다 독이 없다. 5장을 보하고 중초中焦와 12경맥을 좋게 하고 중초를 고르게 하며 장위腸胃를 따뜻하게 한다. 오랫동안 먹으면 몸무게가 늘어난다[본초].

- 콩에는 검은 것과 흰 것 2가지 종류가 있는데 검은 것을 약으로 쓴다. 흰 것은 약으로 쓰지 않고 오직 먹기만 한다[본초].

여두穭豆, 쥐눈이콩

성질이 따뜻하고[溫] 맛이 달며[甘] 독이 없다. 중초를 고르게 하고 기를 내리며 맥이 막힌 것을 소통하게 하고 광물성 약재의 독을 없앤다. 이것은 밭에 심는데 알이 작고 검다[본초].

탕액편

- 빛이 검으면서 반들반들하고 작은 수콩雄豆을 약으로 쓰는 것이 더 좋다[본초].
- 콩의 성질은 본래 평平하나 법제하는 데 따라 여러 가지 증상에 효과가 나타난다. 이것을 달인 물煮汁은 성질이 몹시 서늘하기 때문에 번열을 없애고 모든 약독을 푼다. 이것으로 만든 두부는 성질이 차기[寒] 때문에 기를 동動하게 한다. 볶어서[炒] 먹으면 몸이 더워지고 술에 담갔다가 먹으면 풍증이 낫는다. 약전국을 만들면 성질이 몹시 차진다[極冷]. 대두황건이나 장을 만들면 성질이 평平해진다. 그러므로 알맞게 약을 만들어 써야 한다[본초].
- 쥐눈이콩이란 바로 검은수콩雄黑을 말한다. 이것은 신腎과 관련된 곡식이므로 신장병일 때 먹으면 좋다[입문].

두황豆黃, 콩가루

맛이 달다[甘]. 위 속에 열이 있는 데[胃中熱] 쓴다. 배가 불러오르는 것을 없애고 음식이 소화되게 하며 부은 것을 내리고 비증痺證을 낫게 한다[본초].

대두황권大豆黃卷, 콩길금

성질이 평平하고 맛이 달며[甘] 독이 없다. 오랜 풍·습·비風濕痺로 힘줄이 켕기고 무릎이 아픈 것을 치료한다. 5장이나 위 속에 몰린 적취[五臟胃中結聚]를 없앤다[본초].

- 대두황권은 생콩으로 기른 길금을 말하는데 길금싹을 햇볕에 말린 다음 약간 볶어서[微炒] 약에 넣는다[본초].
- 길이가 5푼 정도 되는 콩길금은 부인의 어혈을 풀어주는 데 산모의 약에 넣어 쓴다[본초].

적소두赤小豆, 붉은팥

성질이 평平하고약간 차다[微寒]고도 하고 따뜻하다[溫]고도 한다 맛이 달면서 시고[甘酸] 독이 없다. 물을 빠지게 하며 옹종의 피고름[癰腫膿血]을 빨아낸다. 소갈消渴을 치료하고 설사와 이질을 멎게 하며 오줌을 배설하게 하고 수종과 창만을 내린다[본초].

- 열기와 옹종을 삭히고 어혈을 풀어준다[散惡血][본초].
- 붉은팥은 진액을 뽑아내는 성질이 있기 때문에 수기병水氣病과 각기脚氣를 치료하는 약에서 제일 중요하다. 수기를 잘 순환하게 하고 기를 소통하게 하며 비장을 확 씻어 내는 약이다. 오랫동안 먹으면 몸이 꺼멓게 되면서 몹시 마른다[입문].
- 약으로는 올종자早種者로써 빛이 붉은 것이 좋다. 늦종자晩種者는 효과가 적다[본초].
- 붉은팥은 음 가운데 양이 속하는데 밀에 중독된 것[小麥毒]을 푼다[탕액].

적소두엽赤小豆葉, 팥잎

일명 곽藿이라고도 한다. 오줌이 잦은 것을 멎게 하고 번열을 없애며 눈이 밝아지게 한다[본초]. 어린 콩잎을 역시 곽이라고 하는데 나물을 만들어 먹는다[입문].

적소두화赤小豆花, 팥꽃

성질이 평平하고 맛이 매우며[辛] 독이 없다. 오랫동안 술에 취하여 갈증이 나는 것을 치료한다[본초].

- 소갈병과 술을 마셔서 생긴 두통을 잘 멎게 하는데 술독[酒毒]을 푼다. 그러므로 술을 마셔서 생긴 병에 좋다[본초].
- 붉은팥의 꽃을 일명 부비腐婢라고도 하는데 음력 7월에 따서 그늘에 말려 쓴

탕액편

다[본초].

속미분粟米粉, 좁쌀가루

답답한 것[煩悶]을 멎게 하고 여러 가지 독을 푼다[본초].

- 요즘에는 좁쌀을 여러 날 물에 담가 두어서 쉬게 한 다음 갈아 농마를 앉혀 영분英粉을 만들어 쓴다. 이것은 땀띠를 없애는 데 아주 좋다[본초].

속미분구좁쌀 미숫가루

성질이 차고[寒] 맛이 달며[甘] 독이 없다. 번열을 풀고 갈증과 설사를 멎게 하는 데 대장을 든든하게 한다[본초].

- 좁쌀을 쪄서 가루낸 것인데 혹은 밀이나 보리를 갈아서 만들기도 한다[본초].
- 메좁쌀이 5곡 가운데서 제일 굳지만 신좁쌀웃물漿水에는 잘 풀린다[본초].

속미감즙粟米甘汁, 좁쌀 씻은 물

곽란과 번갈을 치료한다. 좁쌀 씻은 물이 냄새나게 신것이 더 좋다[본초].

- 좁쌀 씻은 물 신것으로 옴과 악창을 씻으면 충이 죽는다[본초].

갱미粳米, 멥쌀

성질이 평平하고 맛이 달면서 쓰고[甘苦] 독이 없다. 위기胃氣를 고르게 하고 살찌게 하며 속을 덥히고 이질을 멎게 하는 데 기를 보하고 답답한 것[煩]을 없앤다[본초].

- 멥쌀이라는 '갱粳' 자에는 굳다는 뜻硬, 즉 堅이 들어 있는데 그것은 찹쌀보다 굳기 때문이다. 이것의 기운은 수태음경과 수소음경으로 들어간다. 기氣와 정精은 모두 쌀을 먹어서 그것이 변화되어 생긴 것이기 때문에 '기氣' 자와 '정

精' 자에는 다 쌀 '미米' 자가 들어 있다[입문].

- 밥이나 죽을 만들어 먹는데 약간 설익어도 비장脾臟에 좋지 못하다. 잘 익혀 먹어야 좋다[본초]. 멥쌀은 늦벼쌀白晩米이 제일 좋다. 올벼쌀早熟米은 이것만 못 하다[본초].
- 이것은 바로 늦벼쌀을 말하는데 서리가 온 뒤에 가을한 것이 좋다[일용].

진품미陳稟米, 묵은 쌀

성질이 따뜻하고[溫] 맛이 짜면서 시고 독이 없다. 답답한 것[煩]을 없애고 위胃를 조화시키고 설사를 멎게 하며 5장을 보하고 장위를 수렴하게 하는 데 끓여서 먹는 것이 좋다[본초].

- 이것이 바로 진창미陳倉米이다. 그러나 여러 학자들이 멥쌀인가 좁쌀인가에 대해서는 말하지 않았다. 그러나 멥쌀과 좁쌀 이 두 가지는 다 묵으면 성질이 차진다[冷]. 그러므로 이것을 자주 먹으면 설사가 나게 된다. 그러니 『내경』에 씌어 있는 것과는 약간 틀린다. 달이거나 삶으면 기름기와 찰기가 없어진다. 때문에 요즘 사람들은 흔히 햇멥쌀新粳이나 햇좁쌀新粟을 쓴다. 대체로 오랫동안 묵으면 냄새와 맛이 다 변한다. 그러니 『내경』에 묵었다는 것은 3~5년이 지난 것을 말한다고 쓴 이유가 있다[본초].

유미찹쌀

성질이 차고[寒]약간 차다[微寒]고도 하고 서늘하다고도 한다 맛이 달면서 쓰고[甘苦] 독이 없다. 중초를 보하고 기를 생기게 하여 곽란을 멎게 한다. 그러나 열을 많이 생기게 하여 대변을 굳어지게 한다[본초].

- 여러 경락을 막히게 하여 팔다리를 잘 쓰지 못하게 하며 풍風을 일으키고 기氣를 동動하게 하며 정신이 얼떨떨하게 하여 자게 하므로[昏昏多睡] 많이 먹어서는 안 된다. 오랫동안 먹으면 몸이 약해진다. 고양이나 개가 먹으면 다리가 굽어들어 잘 다니지 못하게 된다. 그리고 사람은 힘줄이 늘어지게 된다[본초].

탕액편

- 찹쌀이라는 글자는 연할 '연軟' 자의 뜻을 땄는데 그것은 쌀이 차분차분하고 풀기가 있기 때문이다. 즉 찰벼쌀을 말한다. 요즘 사람들은 이것으로 술과 엿을 만든다[입문].
- 찹쌀은 찰진 벼의 쌀이고 멥쌀은 찰지지 않은 벼의 쌀이다. 그러므로 멥쌀과 찹쌀은 거의 비슷하다. 그러나 찰지고 찰지지 않은 것이 다르다[본초].
- 벼는 가스랭이芒가 있는 곡식인데 멥벼와 찰벼를 통틀어 벼라고 한다[본초].
- 찹쌀은 성질이 차지만[寒] 술을 만들면 성질이 열熱해진다. 그리고 술지게미糟는 성질이 따뜻하고[溫] 평平하다. 이것은 마치 약전국과 장의 성질이 같지 않은 것과 같다[본초].

유도간糯稻稈, 찰볏집

온 몸이 노랗게 되는 병[身黃病] · 소갈 · 고독을 치료한다. 달여서 그 물을 마신다[입문].

- 5곡五穀이란 벼稻 · 기장黍 · 피稷 · 보리麥 · 콩菽을 말한다. 올벼早米 · 늦벼晩米 · 찰벼도 모두 벼라고 하는데 찰벼를 벼稻라고 하는 것은 잘못된 것이다(입문).

청량미青粱米, 생동쌀

성질이 약간 차고[微寒] 맛이 달며[甘] 독이 없다. 위비胃痺와 속이 열한 것과 소 갈을 치료하는 데 오줌을 잘 배설하게 한다. 그리고 설사와 이질을 멎게 하며 몸이 가벼워지게 하고 오래 살게 한다[본초].

- 생동찰벼이삭青粱穀穗에는 털이 있고 벼알은 퍼렇다. 그리고 쌀알은 퍼렇고 흰 기장쌀이나 누런 기장쌀보다 잘다. 여름에 먹으면 아주 시원하다[본초].
- 퍼런 것 · 누런 것 · 흰 것 등 3가지가 있으나 모두 조粟의 종류이다. 이것들은 다른 곡식에 비하여 비위脾胃를 아주 잘 보하는데 성질도 서로 비슷하다[본초].
- 조의 종류라고는 하지만 자세하게 말하면 다르다[본초].

- 생동쌀靑粱을 식초에 버무린 다음 쪄서 햇볕에 말리기를 1백 번 하여 미숫가루를 만들어 양식으로 하면 다른 곡식을 먹지 않고도 살 수 있다[본초].

황량미黃粱米

성질이 평平하고 맛이 달며[甘] 독이 없다. 기를 보하고 중초를 조화시켜서 설사를 멎게 한다[본초].

- 생동쌀靑粱과 백량 미白粱가 먹는 데는 황량미만 못 하다. 생동쌀이나 백량미는 모두 성질이 약간 서늘하고 황량미는 성질이 달고[甘] 평平한데 그것은 땅에서 고른 기운을 많이 받았기 때문이다[본초].
- 양미 종류[粱類]는 모두 이삭이 크고 털이 길며 쌀알은 좁쌀알보다 크다. 황량미는 다른 양미 보다 향기롭고 맛이 좋은데 죽근황竹根黃이라고도 한다[입문].

백량미白粱米

성질이 약간 차고[微寒] 맛이 달며[甘] 독이 없다. 열을 내리고 기를 보한다[본초].

서미黍米, 기장쌀

성질이 따뜻하고[溫] 맛이 달며[甘] 독이 없다. 기를 돕고 중초를 보한다. 오랫동안 먹으면 열이 많이 나고 답답증이 생긴다[본초].

- 독이 약간 있기 때문에 오랫동안 먹지 말아야 한다. 5장의 기능을 장애해서 잠이 많게 한다[본초].
- 조粟와 비슷하나 조의 종류는 아니다. 벌건 것[丹] · 새빨간 것[赤] · 검은 것[黑] 등 3가지 종류가 있다. 이것은 폐와 관련된 곡식이므로 폐병에 먹으면 좋다[입문].

탕액편

단서미丹黍米, 붉은 기장쌀

성질이 따뜻하고[溫] 맛이 쓰며[苦] 독이 없다. 기침하면서 기운이 치미는 것과 곽란을 치료하는 데 설사와 갈증을 멎게 한다[본초].

- 이것이 바로 붉은 기장쌀인데 껍질은 붉고 쌀알은 누렇다[본초].
- 기장에는 2가지 종류가 있다. 쌀이 찰진 것을 찰기장이라고 하는데 술을 만들 수 있고 찰지지 않은 것을 기장黍이라고 하는데 밥을 지어서 먹는다. 이것은 벼稻에 멥쌀벼粳와 찹쌀벼糯가 있는 것과 같다[본초].

출미秫米, 찰기장쌀

성질이 약간 차고[微寒] 평(平)하다고도 한다 맛이 달며[甘] 독이 없다. 대장을 순조롭게 하고 옻이 올라 헌것[漆瘡]을 치료하며 옴독과 열을 없앤다. 그러나 5장의 기운을 막히게 하고 풍風을 동動하게 하기 때문에 늘 먹어서는 안 된다[본초].

- 도교를 믿는 사람들은 이것을 귀하게 여기면서 술을 만드는 데는 다른 쌀보다 좋다고 한다[본초].
- 사람들은 이것으로 술과 엿을 만든다[본초].
- 기장黍米과 비슷하나 알이 잘다. 북쪽 지방 사람들은 이것을 보고 황미黃米라고도 하고 황나라고도 하는데 술을 만드는 데는 제일 좋은 것이다[본초].

소맥小麥, 밀

성질이 약간 차고[微寒] 평(平)하다고도 한다 맛이 달며[甘] 독이 없다. 번열을 없애고 잠이 적어지게 하며 조갈燥渴을 멎게 하고 오줌을 잘 배설하게 하며 간기肝氣를 보양한다[본초].

- 밀껍질小麥皮은 성질이 차고[寒] 쌀알은 성질이 열[熱]하다. 달임 약[湯]에 넣을 때에는 껍질째로 넣어서 껍질이 터지지 않게 달여야 한다. 그것은 껍질이 터

지면 성질이 따뜻해지기[溫] 때문이다. 이것으로 보아 껍질을 버린 밀가루는 열과 답답한 것[煩]을 없애지 못한다는 것을 알 수 있다[본초].

- 가을에 심으면 여름에 익기 때문에 4철의 기운을 받게 된다. 그러므로 자연히 차고 따뜻한[寒溫] 성질을 겸하게 된다. 가루는 성질이 열[熱]하고 밀기울은 성질이 찬데[冷] 이것은 당연한 일이다[본초].

면麵, 밀가루

성질이 따뜻하고[溫] 맛이 달다[甘]. 중초를 보하고 기를 도우며 장위를 든든하게 하고 기력이 세지게 하며 5장을 돕는다. 또한 오랫동안 먹으면 몸이 든든해진다[본초].

- 밀은 성질이 차다[寒]. 가루를 만들면 성질이 따뜻해지는데[溫] 독이 있다[본초].
- 열독이 있는 밀가루는 흔히 묵은 것인데 빛은 검누렇다. 또한 가루를 만들 때 돌가루가 섞인 것이므로 절구에 빻아서 먹는 것이 좋다[본초].
- 밀가루는 열을 몰리게 하고 풍기[風]를 동動하게 하는 성질이 있다[본초].

신국神麴, 약누룩

성질은 덥고[煖] 따뜻하다[溫]고도 한다 맛이 달며[甘] 독이 없다. 입맛이 나게 하고 비脾를 든든하게 하며 음식이 소화되게 하고 곽란 · 설사 · 적백이질을 멎게 한다. 징결뱃속에 덩어리가 생긴 것을 풀어주고[破] 담이 치밀어 올라 가슴이 그득한 것[痰逆胸滿]을 내리며 장위 속에 음식이 막혀서 내리지 않는 것[腸胃中塞]을 내리게 하고 유산되게 하며 귀태鬼胎를 나오게 한다[본초].

- 약에 넣을 때에는 고소한 냄새가 나게 덖어서[炒] 넣는다. 불에 덖은 것은 자연계의 5기를 돕고 양명경으로 들어간다[탕액].
- 홍국紅麴은 피를 잘 순환하게 하고 음식이 소화되게 하며 이질을 멎게 한다.

탕액편

홍국이라는 것도 신국인 것 같다.

- 신국을 만드는 방법은 잡방雜方에 자세하게 씌어 있다.

부밀기울

성질이 차고[寒] 서늘하다고도 한다 맛이 달며[甘] 독이 없다. 중초를 조화시키고 열을 없앤다. 열창熱瘡과 끓는 물이나 불에 덴 상처湯火瘡가 짓무른 것, 얻어맞거나 부러져서 어혈瘀血이 진 것을 치료한다[본초].

- 밀은 양陽에 속하지만 밀기울은 성질이 서늘하다[단심].
- 밀가루는 성질이 덥고[熱] 밀기울은 성질이 서늘하다[단심].

부소맥浮小麥, 밀 쭉정이

심을 보하는 데[養心] 대추와 같이 달여서 먹으면 식은땀[盜汗]이 나는 것이 멎는다[의감].

- 식은땀이 나는 것을 멎게 하고 어른이나 어린이의 골증열骨蒸熱과 기열肌熱, 부인의 허로열虛勞熱을 치료할 때에는 약간 볶어서[微炒] 써야 한다[입문].

소맥묘小麥苗, 갓 돋은 밀싹

성질이 차고[寒] 서늘하다고도 한다 맛이 메우며[辛] 독이 없다. 술독과 갑자기 나는 열[暴熱]을 풀며 황달로 눈이 노랗게 된 것을 낫게 하고 가슴의 열기[膈熱]를 없애며 소장을 좋아지게 한다. 즙을 짜서 먹는다[본초].

소맥노小麥奴, 밀깜부기

열이 나면서 답답한 것[熱煩]과 유행성 열독[天行熱毒]을 푼다[본초].

- 즉 밀이삭小麥苗 위에 생긴 거먼 것[黑黴]을 말한다[본초].
- 밀이 익지 않았을 때 포기 가운데 이삭이 여물지 못하고 새까맣게 된 것인데

쥐어 보면 푸석푸석하다[강목].

대맥大麥, 보리

성질이 따뜻하다[溫]약간 차다[微寒]고도 한다. 맛이 짜고 독이 없다. 기를 돕고[益氣] 중초를 조화시키며[調中] 설사를 멎게 하고 허한 것을 보한다. 또는 5장을 든든하게 하는데 오랫동안 먹으면 살이 찌고 건강해지며 몸이 윤택해진다[본초].

- 몸을 덥히는 데[多熱]는 5곡 가운데서 제일이다[본초].
- 오랫동안 먹으면 머리털이 희어지지 않고 풍風이 동動하지 않는다. 그러나 갑자기 많이 먹으면 다리가 약간 약해지는데 그것은 기를 내리기 때문이다. 잘 익혀 먹으면 사람에게 이롭지만 약간 설어도 성질이 차지므로[寒] 사람을 상하게 한다[본초].
- 보리는 밀과 같이 가을에 심은 것이 좋다. 봄에 심은 것은 약 기운이 부족하기 때문에 효과가 적다[본초].
- 침사鍼砂, 몰석자沒石子와 함께 넣어서 달인 물로 수염에 물들이면 아주 꺼멓게 된다[입문].

광맥겉보리

성질이 약간 차고[微寒] 맛이 달며[甘] 독이 없다. 몸을 가벼워지게 하고 비위를 보하며[補中] 열을 없애고 병이 생기지 않게 한다. 오랫동안 먹으면 힘이 세지고 건강해진다[본초].

- 『신농본초경』에는 보리쌀과大麥 겉보리 2가지로 씌어 있는데 이것은 마치 한 가지의 벼에서 2가지 쌀이 나는 것과 같은 것이다. 벼가 멥쌀과 찹쌀이 나는 곡식의 공통된 이름인 것과 같이 겉보리란 보리를 껍질째로 부르는 이름이다. 보리쌀과 겉보리에 대하여 말하는 것과 같다. 그러니 대맥이란 보리쌀을 말하고 광맥이란 겉보리를 말하는 것이 명백하다[본초].

- 보리는 밀보다 약간 크기 때문에 대맥이라고 하였고 그 껍질은 둘러싸 붙어 있고 부드럽기 때문에 둘러붙었다는 '광' 자의 뜻을 따서 광맥이라고 하였다[본초].

청과맥靑顆麥, 쌀보리

성질과 맛은 보리쌀과 같다. 이것은 본래 껍질과 살이 서로 떨어져 있다. 빛이 누렇기 때문에 누런 쌀보리黃顆라고도 한다[본초].

대맥면大麥麵, 보리쌀가루

위胃를 편안하게 하고 갈증을 멎게 하며 음식을 소화시킨다. 창만증을 치료하는 데 성질이 열熱하지도 조燥하지도 않아서 밀보다 낫다[본초].

- 떡을 만들어 먹으면 기氣를 동動하지 않게 한다. 만일 갑자기 많이 먹으면 기가 동하는 것 같지만 오랫동안 먹으면 이롭다[본초].

교맥蕎麥, 메밀

성질이 평平하면서 차고[寒] 맛이 달며[甘] 독이 없다. 장위腸胃를 든든하게 하고 기력을 돕는다. 그리고 여러 가지 병을 생기게 한다고는 하나 5장에 있는 더러운 것을 몰아내고 정신을 맑게 한다[본초].

- 오랫동안 먹으면 풍風이 동動하여 머리가 어지럽다. 돼지고기나 양고기와 같이 먹으면 풍 라風癩, 문둥병가 생긴다[본초].

교맥면蕎麥麵, 메밀가루

여러 가지 헌 데[諸瘡]가 생기게 한다. 그러므로 끓여서 먹는 것이 좋다[직지].

- 민간에서는 위장 속에 적積이 있어서 1년 동안 시름시름 앓을 때 메밀가루를 먹으면 적이 삭는다고 한다[식물].

교맥엽蕎麥葉, 메밀 잎

나물로 만들어 먹는다. 기를 내리고 귀와 눈을 밝아지게 한다[본초].

교맥양蕎麥穰, 메밀대

태워 잿물을 받아 집짐승의 헌 데[瘡]를 씻어 준다[일용].

녹두菉豆

성질이 차고[寒]평(平)하다고도 하고 싸늘하다[冷]고도 한다 맛이 달며[甘] 독이 없다. 일체 단독丹毒 · 번열 · 풍진風疹과 광물성 약 기운이 동動한 것을 치료하는 데 열을 내리고 부은 것을 삭이며 기를 내리고 소갈증을 멎게 한다[본초].

- 5장을 고르게 하고[和五臟] 정신을 편안하게 하며 12경맥을 잘 순환하게 하는 데는 제일 좋다[본초].
- 이것으로 베개를 만들어 베면 눈이 밝아지고[明目] 두풍, 두통이 낫는다[본초].
- 병을 치료하는 데 쓸 때에는 껍질을 버리지 말아야 한다. 대체로 껍질은 성질이 차고[寒] 살은 성질이 평平하다[식물].
- 알은 빛이 퍼렇고 둥글면서 잔 것이 좋다. 약으로 쓸 때에는 껍질을 버리지 않고 써야 한다. 껍질을 버리고 쓰면 기를 약간 막히게 한다[입문].

녹두분菉豆粉, 녹두 가루

성질이 차고[冷]평(平)하다고도 한다 맛이 달며[甘] 독이 없다. 기를 보하고[益氣] 열독을 없애는 데 발배發背와 옹저, 창절을 치료하며 술독, 식중독을 풀어준다[일용].

- 녹두를 물에 담갔다가 갈아서 걸러 가라앉힌 다음 윗물을 치워 버리고 말려

탕액편

서 가루를 내어 쓴다. 이것이 녹두 가루이다[일용].

완두豌豆

성질이 평平하고 맛이 달며[甘] 독이 없다. 중초를 보하고 기를 고르게 하며 영위榮衛를 순조롭게 한다[일용].

- 일명 잠두蠶豆라고도 하는데 위胃를 시원하게 하고 5장을 좋게 한다. 달여서 차를 만들거나 볶어서[炒] 먹으면 좋다[입문].
- 완두가 바로 잠두이다[득효].
- 빛이 퍼런 것이 녹두 같으나 그보다 알이 크다. 요즘은 함경도에서 나는데 서울에서도 심는다[속방].

의이인薏苡仁, 율무쌀

성질이 약간 차고[微寒]평(平)하다고도 한다 맛이 달며[甘] 독이 없다. 폐위, 폐기肺氣로 피고름[膿血]을 토하고 기침하는 것을 치료한다. 또한 풍습비風濕痺로 힘줄이 켕기는 것[筋脈攣急]과 건각기, 습각기[乾濕脚氣]를 치료한다[본초].

- 몸을 가벼워지게 하고 장기를 막는다[사기].
- 오랫동안 먹으면 음식을 잘 먹게 된다. 성질이 완만하여[緩] 세게 내보내지는 못하므로 다른 약보다 양을 곱절로 하여 써야 한다. 깨물어 보아 이에 붙는 것이 좋은 것이다[입문].
- 이 약의 기운은 완만하기 때문에 다른 약의 양보다 곱을 써야 효과를 볼 수 있다[단심].
- 겉곡을 털어 물이 푹 배게 쪄서 햇볕에 말려 갈아서 쓴다. 혹은 찧어서 쌀을 내기도 한다[본초].

출촉수수

곡식 가운데서 키가 제일 크고 알도 크면서 많이 달린다. 북쪽 지방에서 심는데 다른 곡식이 떨어졌을 때에 먹을 것으로 준비한다. 그렇지 않을 때에는 소나 말을 먹인다. 남쪽 지방 사람들은 이것을 노제라고 한다[입문].

패자미稗子米, 돌피쌀

맛이 맵고[辛] 잘 풀어진다. 밥을 지을 수도 있는데 흉년에 먹는다[입문].

아편鴉片

일명 아부용啞芙蓉이라고도 한다. 즉 아편꽃이 피기 전에 참대침[竹鍼]으로 찔러 10여 곳에 구멍을 뚫어 놓으면 진이 저절로 흘러나온다. 이것을 다음날에 참대칼로 긁어서 사기그릇에 담는데 많이 받아서 종이로 잘 막는다. 이것을 14일간 정도 햇볕에 말리면 덩어리가 된다. 이 약은 성질이 급하기 때문에 많이 쓰면 안 된다[입문].

- 오랜 이질이 멎지 않는 것을 치료한다. 아편꽃이 지고 열매가 맺힌 지 15일째 되는 날 오후에 큰 침으로 열매의 푸른 겉껍질만 뚫어지게 10여 곳을 찔러 놓았다가 다음날 아침에 흐르는 진을 참대칼로 긁어 모아 사기그릇에 담아 그늘에서 말린다. 매번 팥알만한 것 한 알을 빈속에 따뜻한 물에 풀어서 먹는다. 파 · 마늘 · 신좁쌀죽웃물漿水을 먹지 말아야 한다. 만일 먹은 다음에 열이 나면서 갈증이 날 때에는 꿀물蜜水로 풀어야 한다[의림].

주酒, 술

성질이 몹시 열하고[大熱] 맛이 쓰면서[苦] 달고[甘] 매우며[辛] 독이 있다. 약 기운[藥勢]이 잘 퍼지게 하고 온갖 사기와 독한 기운[毒氣]을 없앤다. 혈맥을 소통하게 하고 장위를 든든하게 하며 피부를 윤택하게 한다. 근심을 없애고 성내게 하며 말을 잘하게 하고 기분을 좋게 한다[본초].

- 술이 모든 경락을 잘 소통하게 하는 데는 부자附子와 같다. 이것의 매운 맛은 풀어주고[散] 쓴맛은 내리게 하며 단맛은 속에 가만히 있기도 하고 끌고 가기도 하는데 온 몸의 표면에까지 모두 돌아가며 제일 높은 곳에도 간다. 맛이 심심한 것[淡]은 오줌을 잘 배설하게 하며 빨리 내려가게 한다[탕액].
- 『본초』에는 오직 성질이 열熱하고 독이 있다는 것만 씌어 있지 습 가운데 열이 있어서 상화相火와 비슷하다는 것은 씌어 있지 않다. 그것은 사람이 술에 몹시 취하면 몸이 부들부들 떨리는 것으로 알 수 있다[단심].
- 술에는 여러 가지가 있으나 오직 쌀술米酒만 약으로 쓴다. 찹쌀에 맑은 물과 흰 밀가루 누룩을 넣어서 만든 술이 좋다. 『서전正書』에 "만약 술이나 단술을 만들려면 누룩과 엿길금을 만들어야 한다"고 씌어 있는데 술을 만드는 데는 누룩을 쓰고 단술을 만드는 데는 엿길금蘖을 쓴다[본초].

| 조하주槽下酒 |

성질이 덥다[煖溫]. 위胃를 따뜻하게 하고 찬바람과 추위를 막는다. 이것은 아마 거르지 않은 술을 말하는 것 같다.

| 두림주豆淋酒 |

풍으로 경련이 일어[風痓] 몸이 뒤로 잦혀지는 것[角弓反張]을 치료한다 처방은 풍문에 있다.

| 총시주 |

풍한증風寒證을 풀어주고 땀이 나게 하여 상한을 낫게 한다 처방은 상한문에 있다.

| 포도주蒲萄酒 |

얼굴빛이 좋아지게 하고 신腎을 덥게 한다 처방은 잡방에 있다.

| 상심주 |

5장을 보하고 눈과 귀를 밝게 한다. 오디즙을 내어 만든 술이다.

| 구기주枸杞酒 |

허虛한 것을 보補하고 살이 찌게 하며 건강해지게 한다처방은 잡방에 있다.

| 지황주地黃酒 |

혈을 고르게 하며[和血] 얼굴이 젊어지게 한다처방은 잡방에 있다.

| 무술주戊戌酒 |

양기陽氣를 세게 보한다[大補]처방은 잡방에 있다.

| 송엽주松葉酒

각기脚氣와 풍비風痺를 치료한다처방은 풍문에 있다.

| 송절주松節酒 |

역절풍歷節風을 치료한다처방은 풍문에 있다.

| 창포주菖蒲酒 |

풍비風痺를 치료하고 오래 살 수 있게 한다처방은 신 형문에 있다.

| 녹두주鹿頭酒 |

기혈氣血을 보補한다. 사슴의 대가리鹿頭를 고운 물로 만든 술이다.

| 고아주羔兒酒 |

살찌게 하고 건강해지게 한다. 새끼양羔兒을 잡아 삶은 물로 만든 술이다.

| **밀주**蜜酒 |

보익補益하며 풍진風疹을 치료한다처방은 잡방에 있다.

| **춘주**春酒 |

맛이 좋은 술이다. 요즘 삼해주三亥酒라고 하는 것과 같은 것이다.

| **무회주**無灰酒 |

아무것도 섞이지 않은 술인데 즉 좋은 청주[醇酒]를 말한다.

| **병자주**餠子酒 |

찹쌀가루와 여러 가지 약을 섞어서 누룩을 만들어 빚은 술이기 때문에 병자주라고 한다.

| **황련주**黃連酒 |

술독을 푸는 데 사람은 상하지 않게 한다. 어떤 술인지는 자세하게 알 수 없다.

| **국화주**菊花酒 |

오래 살게 하며[延年益壽] 풍으로 어지러운 것[風眩]을 치료한다처방은 신형문에 있다.

| **산동추로백**山東秋露白 |

빛이 순수하고[色純] 맛이 세다[冽][입문].

| **소주소병주**蘇州小甁酒 |

성질이 열한 약이 든 누룩으로 만든 것이기 때문에 마시면 머리가 아프고 갈증이 난다[입문].

초醋, 식초

성질이 따뜻하고[溫] 맛이 시며[酸] 독이 없다. 옹종癰腫을 삭이고 혈훈血暈을 낫게 하며 징괴와 단단한 적[堅積]을 풀어준다[본초].

- 산후 혈훈과 여러 가지 원인으로 피를 많이 흘려서 생긴 혈훈증 과 가슴앓이[心痛], 목구멍이 아픈 것[咽痛]을 치료한다[본초].
- 일체의 물고기나 고기나 남새의 독을 없앤다[본초].
- 식초를 보고 신것이라고도 한다. 그리고 쓴맛이 있기 때문에 민간에서는 고주苦酒라고 한다[본초].
- 고주苦酒는 쌀로 만든 식초를 말한다[득효].
- 많이 먹으면 살 · 5장 · 뼈가 상할 수 있다[본초].
- 약으로는 반드시 2~3년이 된 쌀초[米醋]를 써야 좋은데 그것은 곡식 기운이 많기 때문이다. 밀로 만든 식초는 이것보다 못하다[본초].
- '초醋' 자는 조치한다는 '조措' 자의 뜻과 같은 것인데 5가지 맛을 조절하여 알맞게 한다는 것이다[입문].

이당飴糖, 엿

성질이 따뜻하고[溫] 맛이 달다[甘]. 허약한 것을 보하며 기력을 돕고 5장을 눅여 주며 담痰을 삭이고 기침을 멎게 한다[본초].

- 이당을 또한 교이膠飴라고도 하는데 이것은 진한 꿀厚蜜과 같은 물엿을 말하는 것이다[본초].
- 자줏빛이 나는 것이 엉켜서 호박 빛깔이 된 것을 교膠라고 한다. 빛이 희고 굳게 엉긴 것을 성당이라고 하는데 이것은 약으로 쓰지 않는다[탕액].
- 엿이라고 할 때에는 무른 엿을 말한다. 건중탕建中湯에 넣어 쓰는데 그 기운은 비장으로 들어간다[탕액].

탕액편

- 엿은 토土에 속하는 것이지만 불로 고아 만들었기 때문에 습한 곳에서도 열이 몹시 생기게 한다. 그러므로 많이 먹으면 비풍脾風이 동動할 수 있다[단심].
- 여러 가지 쌀로 모두 만들 수 있으나 오직 찹쌀로 만든 것만 약으로 쓴다[본초].

두부豆腐

성질이 평平하고차다[冷]고도 한다 맛이 달며[甘] 독이 있다. 기를 보하고[益氣] 비위를 조화시킨다[和脾胃][입문].

- 두부는 독이 있고 성질이 차다[冷]. 기氣를 동動하게 하고 신기腎氣를 동[發]하게 하며 두풍 · 헌 데 · 옴을 생기게 할 수 있다[식물].
- 많이 먹으면 배가 불러오르고 생명까지 위험한데 이때에 술을 먹으면 더 심해진다. 이런 때에는 찬물을 마셔야 삭는다[속방].
- 속이 차서 몹시 설사하고 방귀가 많이 나올 때에는 먹지 말아야 한다[입문].

05 인부人部 _ 사람

난발亂髮

성질이 약간 따뜻하고[微溫] 맛이 쓰다[苦]. 피를 흘리는 것[失血]을 주로 치료하는 데 코피를 멎게 하고 골저骨疽와 여러 가지 헌 데[雜瘡]를 낫게 한다[본초].

- 어혈瘀血을 삭히고 관격關格된 것을 통하게 하며 오줌이 잘 배설되게 하고 5림五淋과 대소변이 배설하지 않는 것을 낫게 한다. 또한 전포증轉胞證도 치료한다[본초].
- 갓 잘라 낸 머리털이나 떨어진 지 오랜 것도 모두 모아서 쓴다. 그리고 자기의 머리털이나 병 없는 다른 사람의 것이나 갓 난 남자아이의 머리털을 물론하고 어느 것이나 다 주염 열매를 달인 물에 깨끗하게 씻어서 철판 위에 놓고 약성이 남게 태워 가루내어 쓴다[입문].
- 일명 혈여회血餘灰 또는 인중혈회人中血燒라고도 한다. 약성이 남게 태워야지 지나치게 재가 되게 태워서는 안 된다[본초].

| 발피髮髲, 달비 |

성질이 따뜻하고[溫]약간 차다[小寒]고도 한다 맛이 쓰며[苦] 독이 없다. 5륭과 관격關格되어 소통하지 못하는 것을 치료한다. 또한 오줌을 잘 배설되게 한다.

- 혈민血悶, 혈훈血暈을 치료한다[본초].

탕액편

- 달비는 음을 보하는 효과[補陰之功]가 대단히 빠르므로 반드시 주염 열매를 달인 물이나 너삼고삼을 달인 물苦蔘水에 담가 씻어서 햇볕에 말린 다음 태워 가루 내어 써야 한다[단심].
- 달비란 잘라 낸 머리털을 말하는 것이고 난발은 머리를 빗을 때에 떨어진 머리털을 말하는 것인데 치료 효과는 비슷하다[본초].

| 자수수염 |

태워서 재로 하여 옹창癰瘡에 붙이면 바로 낫는다. 당 태종이 수염을 잘라 이세적李世勣에게 하사한 것이나, 송宋나라 인종이 수염을 잘라 여이간呂夷簡에게 하사한 것은 모두 옹창을 치료하기 위한 것이었다.[본초]

| 인유즙人乳汁 |

성질이 평平하고차다[冷]고도 한다 맛이 달며[甘] 독이 없다. 5장을 보하고 살결이 고와지게 하며 머리털을 윤기 나게 한다.

- 여윈 사람이 먹으면 살찌고 윤택해진다[본초].
- 첫 아들이 먹는 젖은 눈이 피지면서 아프고 눈물이 많이 나오는 것을 치료한다. 또한 말의 간이나 쇠고기를 먹고 중독된 것도 푼다[본초].
- 젖에서는 소젖이 제일 좋고 양의 젖이 그 다음이며 말의 젖은 그 다음이다. 그러나 모두 사람의 젖보다는 못하다.
- 옛날 장창張蒼이란 사람이 이빨이 없어서 젖이 나는 여자 10여 명을 두고 매번 젖을 배불리 먹었는데 백 살이 지나도록 살면서 정승벼슬까지 하였고 살이 박속같이 희어지고 사무를 보는 정신은 청년 시절보다도 나았으며 아들을 여럿 낳았다고 한다. 이것은 젖으로 조양한 효과이다[식물].

부인포의婦人胞衣, 산후태반

기혈이 부족하여 몹시 여윈 것[羸瘦]과 허로 손상과 얼굴에 기미가 돋고 피부가 시꺼멓게 되는 것, 뱃속의 여러 가지 병으로 점차 여위는 것을 치료한다[본초].

- 이것은 아이태産後胞衣를 말하는데 자하거紫河車 · 혼돈피混沌皮 · 혼원의混元衣라고도 한다. 첫아들의 태가 좋은데 만일 없으면 건강한 부인의 둘째 아들의 태도 좋다.
- 태를 참대그릇에 담아서 흐르는 물에 15분 정도 담가 두었다가 깨끗하게 씻어서 힘줄과 꺼풀을 떼어 버린다. 다음 참대로 만든 둥지에 넣고 겉에 종이를 발라 약 기운이 세지 않게 하여 약한 불 기운에 말린다. 쓸 때에는 하룻밤 식초에 담가 두었다가 약한 불기운에 말려서 써야 한다[정전].
- 또 한 가지 방법은 다음과 같다. 씻어서 나무로 만든 시루에 넣고 10여 시간 푹 익도록 쪄서 풀같이 만든다. 다음 돌절구에 다른 약과 같이 넣고 짓찧어 반죽하여 알약을 만들어 쓴다[회춘].
- 옛날 처방에는 아들의 태나 딸의 태를 가리지 않았는데 후세에 와서는 남자는 딸의 태를 , 여자는 아들의 태를 보통 쓰고 있다. 아들의 태나 딸의 태도 첫아이의 태가 좋다고 하는 것은 그럴 듯한 말이다[정전].

| **인뇨**人尿, 오줌 |

성질이 차고[寒] 맛은 짜며 독이 없으니 피로의 갈증과 기침을 그치게 하고 심폐心肺를 윤활하게 하고 혈민血悶과 열광熱狂 및 박손撲損과 어혈瘀血로 어지러운 증세를 치료하며 눈을 밝히고 소리를 더하며 기부肌膚를 윤택하게 하고 폐위와 기침을 치료한다[본초].

요는 소변이다. 열을 내림이 빠르다.

사람의 오줌은 동남의 것이 좋다.[본초]

일찍이 어떤 늙은 부인을 만났는데 80살을 넘었으나 얼굴 모양은 40살과 같았다. 그래서 연유를 물으니, 나쁜 병이 있었는데 어떤 사람이

인뇨를 먹을 것을 알려 주어 40년간 먹었더니 늙어서도 건강하고 다른 병도 없다고 하였다.[단심]

| 인중백人中白 **|**

성질이 차고[寒] 폐위 · 격열膈熱 · 비홍鼻洪 · 토혈吐血 · 이수羸瘦 · 갈질渴疾 · 탕화창湯火瘡을 치료한다.[본초]

인중백은 오줌이 오래되어 희게 된 앙금이다.[본초]

인중백은 오줌통 속에 맑게 가라앉은 깨끗하고 흰 것이다. 풍로에 놓아 두어 2~3년 지나면 쓸 수 있으나 급하면 구애받지 않아도 된다. 또 추상백이라고도 한다. 단계는 간화肝火를 없애고, 음화陰火를 내린다고 하였다. 대개 새 질그릇에 붙어 있는 것을 긁어서 불에 불리어 갈아 가루를 내어 쓴다.[입문]

| 추석秋石 **|**

대보난大補煖하고 화색和色을 돌게 하고悅澤하고 하원下元을 더하게 하니 오래 먹으면 백 가지 병이 없어지고 뼈골이 강해지고 정혈精血을 보하고 개심익지開心益志한다.[본초]

양기를 성하게 하고 음기를 보하여 골수로 들어가니, 진실로 환원위생還元衛生의 보고이다.[입문]

양련법과 음련법은 잡병에 실려 있다.

| 부인월수婦人月水, 월경수 **|**

화살독과 여로복女勞復을 풀어준다.[본초]

부난국의 요술을 부리는 사람이 있었는데, 칼로 베어도 베어지지 않았으나, 월수를 묻힌 칼로 베자 곧 죽었다. 이는 더러워진 것이 신기를 파괴한 것이다. 사람이 약물과 합칠 때 그것을 꺼리는 까닭이다.[본초]

음열을 치료하는 데 좋다.[속방]

개짐을 물에 적셔 짜낸 것도 또한 같다.[본초]

| **홍연**처녀의 초월경수 |

맛은 짜고 독이 있으니 병이 없는 처녀의 첫 번째 나온 월수月水로써 남녀의 기혈쇠약氣血衰弱과 담화痰火의 상승上昇 및 허손과 옹탄을 비롯해서 실음失音과 신통身痛 및 음식 부진飮食不進과 여자의 경이 막힌 증세 등을 치료한다.

조제법은 잡방에 상세하게 씌어 있다.[입문]

탕액편

06 금부禽部_새

단웅계육丹雄鷄肉, 붉은수탉의 고기

성질이 약간 따뜻하고[微溫] 약간 차다[微寒]고도 한다 맛이 달며[甘] 독이 없다. 주로 여자의 붕루[崩中漏下]와 적백대하[赤白]를 치료하는 데 허虛한 것을 보補하고 속[中]을 따뜻하게 하며 정신을 좋아지게 하고[通神] 독을 없애며 좋지 못한 것을 피하게 한다[본초].

- 『주역周易』에 "손괘[巽]는 닭이 되고 바람이 된다"고 씌어 있다. 닭이 새벽 4시경에 우는 것은 해가 장차 손방 즉 동남쪽 사이에서 떠올라 오려는 기운을 감수[感動]하기 때문이다. 그러므로 풍증이 있는 사람[風人]은 먹지 말아야 한다[본초].
- 닭은 토土에 속하나 금金·목木·화火의 성질을 보해 주기 때문에 습 가운데 화[濕中之火]를 도와준다. 그러므로 사기[邪]는 닭을 만나면 더 성한다. 때문에 병이 몹시 심해진다. 닭뿐만 아니라 생선이나 고기류도 모두 병을 심해지게 한다[단심].

백웅계육白雄肉, 흰 수탉의 고기

성질이 약간 따뜻하고[微溫] 차다[寒]고도 한다 맛이 시다[酸]. 미친 것을 치료하는 데 5장을 편안하게 하고 소갈을 멎게 하며 오줌을 잘 배설하게 한다. 또한 단독丹毒도 치료한다[본초].

- 털이 희고 뼈가 검은 닭白毛烏骨이 좋다[입문].

● 털빛이 희고 눈이 검은 것은 진백오계眞白烏鷄 라고 한다[쇄언].

오웅계육烏雄鷄肉, 검은 수탉의 고기

성질이 약간 따뜻하고[微溫] 독이 없다. 가슴앓이[心痛], 배앓이와 명치 아래에 악기心腹惡氣가 있는 것과 풍습으로 저리고 아픈 것[風濕攣痺]을 낫게 한다. 허약하고 여윈 것을 보補하며 안태安胎시킨다. 다쳐서 골절된 것과 옹저를 낫게 한다. 또한 나무나 참대의 가시가 박혀 나오지 않을 때에는 생것을 붙인다[본초].

● 닭은 눈알이 검으면 뼈도 반드시 검은데 이런 것이 진짜 오계烏鷄이다[본초].

| 오웅계담烏雄鷄膽, 검은수탉의 쓸개 |

성질이 약간 차다[微寒]. 주로 눈을 밝아지게 하고 헌 데[肌瘡]를 낫게 한다[본초].

| 오웅계심烏雄鷄心, 검은수탉의 염통 |

5가지 사기[五邪]를 치료한다[본초].

오자계육烏雌鷄肉

성질이 따뜻하고[溫] 맛이 달며[甘] 시다[酸]고도 한다 독이 없다. 풍風·한寒·습濕으로 비증[痺]이 생긴 것과 반위反胃를 치료한다. 태아를 편안하게 하고 산후에 허약해진 것을 보補한다. 옹저도 낫게 하는데 고름을 빨아내고 새피가 생기게 하며 사기와 악기惡氣를 없앤다[본초].

● 털과 뼈가 모두 검은 것이 제일 좋은 것이다[입문].

| 오자계혈烏雌鷄血 |

성질이 평平하고 독이 없다. 중악中惡으로 배가 아픈 것[腹痛]과 접질려서 뼈가 부러져 아픈 것, 젖이 잘 나오지 않는 것을 치료한다[본초].

| 오자계담烏雌鷄膽 |

무사마귀 · 눈병 · 귀병 · 와창을 치료한다[본초].

| 오자계장烏雌鷄腸 |

유 遺尿와 오줌량이 많은 것[小便多]을 치료한다[본초].

황자계육黃雌鷄肉 |

성질이 평平하고따뜻하다[溫]고도 한다 맛이 달며[甘]시다[酸]고도 한다 독이 없다.

- 소갈, 오줌이 잦은 것[小便數] · 설사 · 이질에 효과가 있다. 5장과 골수를 보하며 정수와 양기를 돕고 소장을 덥힌다[본초].
- 털빛도 누렇고 다리도 누런 것이 좋다[입문].

| 황자계늑골黃雌鷄肋骨 |

어린이가 여위면서[小兒羸瘦] 먹어도 살이 찌지 않는 데 쓴다[본초].

계자鷄子, 달걀

성질이 평平하고 맛이 달다[甘]. 불에 데서 생긴 헌 데[熱火瘡], 간질, 경병痙病을 치료하는 데, 마음을 진정시키고 5장을 편안하게 한다. 안태安胎시키고 목이 쉰 것을 트이게 하며 임신부의 유행성 열병[天行熱疾]도 치료한다[본초].

- 생것을 휘저어서 약에 넣는다. 깨뜨려서 약간 익혀 먹으면 담이 덜리고[却痰] 성대가 부드러워진다[입문].
- 달걀은 누런 암탉이 낳은 것이 좋은데 특히 살 검은닭烏鷄의 알이 더 좋다[본초].

| **계자란백**鷄子卵白, 달걀 흰자위 |

성질이 약간 차고[微寒] 맛이 달며[甘] 독이 없다. 눈이 달면서 피지고 아픈 것을 치료하는 데 황달도 낫게 한다. 그리고 번열을 낫게 하고 명치 밑에 잠복된 열[心下伏熱]을 없애며 해산을 쉽게 하게 하고 태반을 잘 나오게 하며 기침이 나면서 기운이 치미는 것[咳逆]을 멈춘다[본초].

| **계자란황**鷄子卵黃, 달걀 노른자위 |

오랜 학질과 옻이 올라 허는 것[漆瘡]과 이질을 치료한다[본초].

- 음陰이 부족不足할 때 혈血을 보補하려면 달걀 노른자위를 써야 한다[탕액].

| **계자란중백피**鷄子卵中白皮, 달걀 속 흰 껍질 |

오랜 기침으로 기운이 몰린 데 효과가 있다. 여기에 마황과 자원을 넣어 쓰면 곧 효과가 있다. 이것을 일명 봉황의鳳凰衣라고도 한다[본초].

백아육白鵝肉, 흰 거위고기

성질이 서늘하고 독은 없다. 5장의 열을 풀고 갈증을 멈추며 사공독射工毒을 치료한다. 푸른 것[蒼]과 흰 것[白] 2가지 종류가 있는데 사공독에는 푸른 것이 좋고 열이 나고 갈증이 나는 데는 흰 것이 좋다[본초].

| **백아고**白鵝膏, 거위기름 |

성질이 약간 차다[微寒]. 귀가 갑자기 먹은 데[耳卒聾] 효과가 있다.

- 피부를 윤택하게 한다. 주로 손발의 피부가 트는 데 쓴다. 그리고 얼굴에 바르는 기름도 만든다[본초].

| **백아란**白鵝卵 |

성질이 따뜻한데[溫] 5장을 보한다. 또한 중초를 보하고 기운을 돕는다[補中益氣][본초].

목방鶩肪, 집오리기름

기름肪이란 두터운 지방厚脂을 말하는데 성질이 몹시 차다. 그리고 주로 수종水腫과 풍허로 추웠다 열이 났다 하는 것[風虛寒熱]을 치료한다[본초].

| 목란鶩卵 |

성질은 차다[寒]. 명치 밑이 화끈거리는 것[心腹熱]을 치료하는 데 소금에 재워서 먹는다[본초].

백압육白鴨肉

성질이 서늘하고[冷] 맛이 달며[甘] 독이 약간 있다독이 없다고도 한다. 허虛한 것을 보補하고 열을 없애며 장부를 고르게 하고[和臟腑] 오줌을 잘 배설하게 한다[본초].

| 백압시白鴨屎 |

백압통白鴨通이라고도 한다. 광물성 약의 중독[石藥毒]을 풀어주고 몰린 열[蓄熱]을 풀어준다. 열독리熱毒痢도 치료한다[본초].

안방雁肪, 기러기기름

성질이 평平하고서늘하다고도 한다. 맛이 달며[甘] 독이 없다. 주로 풍비風痺로 저리고 켕기며 한 쪽을 쓰지 못하는 것[攣急偏枯]과 기가 순환하지 못하는 것을 치료한다. 그리고 머리털과 수염, 눈썹을 자라게 하고 힘줄과 뼈를 든든하게 한다[본초].

- 고기를 먹으면 여러 가지 풍증이 낫는다[본초].
- 기러기에는 기름이 원래 많지 않기 때문에 그 고기째로 먹는 것이 좋다. 아무 때나 잡은 것도 먹지만 겨울에 잡은 것이 더 좋다[본초].

작육雀肉, 참새고기

성질이 덥고[煖] 몹시 따뜻하다[大溫]고도 한다 독이 없다. 5장이 부족한 것을 보補하고 양기를 세지게 하며 기운을 돕는다[壯陽益氣]. 또한 허리와 무릎을 따뜻하게 하고 정수精髓를 보하며 오줌량을 줄이고 음경이 잘 일어서게 한다. 이것을 먹으면 아이를 낳을 수 있는데 겨울 것이 제일 좋다[본초].

- 음력 10월 후 정월 전에 먹으면 사람에게 좋다. 그것은 이때에 교미하지 않기 때문이다[본초].

복익伏翼, 박쥐

성질이 평平하고약간 열하다[微熱]고도 한다 맛이 짜며 독이 없다독이 있다고도 한다. 눈이 어둡고 가려우면서 아픈 것을 치료하는 데 눈을 밝게 한다. 5림五淋을 낫게 하고 오줌을 잘 배설하게 한다. 일명 편복이라고도 한다[본초].

- 복익이라고 한 것은 낮에는 엎드려 있고 날개가 있다는 것이다[본초].
- 이것은 산골짜기나 지붕 사이에서 산다. 입하立夏 후에 잡아서 볕에 말려 쓴다[본초].

| 응두鷹頭 |

5가지 치질[五痔]을 치료한다[본초].

| 응취 / 응조鷹嘴及爪 |

5가지 치질과 호매狐魅를 치료한다[본초].

| 응육鷹肉 |

헛것에 들린 데[邪魅]와 호매에 쓴다[본초].

치육雉肉, 꿩고기

성질이 약간 차고[微寒]평(平)하다고도 하고 따뜻하다[溫]고도 한다. 맛이 시며[酸] 독이 없다약간 독이 있다고도 한다. 중초를 보하고 기가 생기게 하며[補中益氣] 설사를 멈추고 누창瘻瘡을 낫게 한다[본초].

- 꿩은 식료품에서 귀한 것이나 약간 독이 있으므로 늘 먹는 것은 적당하지 않다. 음력 9-12월 사이에 먹으면 약간 보하지만 다른 때 먹으면 5가지 치질이나 헌 데 또는 옴[瘡疥]이 생긴다[본초].
- 한나라 여 태후呂太后의 이름이 꿩 '치雉' 자를 쓰기 때문에 그를 피하기 위하여 야계野鷄라고 하였다[본초].
- 이락伊洛, 지방이름에 꼬리가 길고 몸통이 작은 종류가 있는데 이것을 산닭山鷄이라고 한다. 강남에 희면서 등에 작고 검은 무늬가 있는 종류도 있는데 이것을 흰 꿩이라고 한다. 이것들도 역시 같은 종류이다[본초].

오아烏鴉, 까마귀

성질이 평平하고 독이 없다. 기침과 골증로骨蒸勞로 여위는 것을 치료한다. 또한 급풍증急風證과 어린이의 간질癎疾, 가위눌린 것[鬼魅]을 치료한다[본초].

- 이긴 진흙에 싸서 약성이 남게 태워 가루내어 미음米飮에 타서 먹는다[본초].

| 오아목정烏鴉目睛 |

눈병을 두루 치료하는 데 눈에 넣는다.

| 오아시우烏鴉翅羽 |

어혈을 풀어주는 데[破瘀血] 태워서 쓴다[본초].

연작練鵲, 대까치

성질이 따뜻하면서[溫] 평平하고 맛이 달며[甘] 독이 없다. 기를 보하는데 풍증[風疾]도 치료한다. 범새와 비슷하나 그보다 작고 검은 갈색이다[본초].

반초메비둘기

성질이 평平하고 맛이 달며[甘] 독이 없다. 눈을 밝게 하고 기를 보하며 음양을 돕는다[본초].

- 반초란 즉 반구斑鳩를 말하는데 얼룩 무늬가 있는 것도 있고 없는 것도 있으며 또한 잿빛인 것도 있다. 이것이 춘분에는 누런 밤빛[黃褐候]으로 되고 추분에는 반초가 된다. 오랜 병으로 허손虛損이 된 데 먹으면 기를 보한다[본초].

탕액편

백합흰 비둘기

성질은 평平하고따뜻하다[煖]고도 한다 맛이 시며[酸] 독이 없다. 여러 가지 약독을 풀고 오랜 옴[疥瘡]을 낫게 하는 데 먹이면 곧 낫는다[본초].

- 집비둘기도 메비둘기의 한 종류인데 떼를 지어 날아다니다가 지붕에 모인다[본초].

| 백합분 |

머리가 몹시 가렵고[頭極痒] 아프지 않은 헌 데에 쓰는데 식초에 개어서 졸여서 고약을 만들어 붙인다[본초].

순육메추리고기

성질이 평平하고 맛이 달며[甘] 독이 없다. 5장을 보하고 힘줄과 뼈를 든든하게 하며[實筋骨] 몰린 열[結熱]과 어린이가 5가지 빛이 나는 설사를 하는 것[小兒疳痢下五色]을 치료하는 데 구워서 먹는 것이 좋다[본초].

- 개구리가 변하여 메추리가 되었다고 한다[열자].
- 두더지가 변하여 여가 된다고 하였으니 여가 바로 메추리이다[예기].

휼육鷸肉, 도요새고기

성질이 따뜻한데[煖] 허한 것을 보한다.

- 생김새는 메추리와 비슷한데 주둥이가 길고 퍼렇고 진창길에 앉아서 '율율' 운다[본초].

탁목조啄木鳥, 딱따구리

성질이 평平하고 독이 없다. 치루痔瘻 · 치감[牙齒疳] · 치닉 · 충치를 치료한다[본초].

- 이 새는 갈색인 것과 얼룩무늬가 있는 것이 있는데 갈색인 것은 암컷이고 얼룩무늬가 있는 것은 수컷이다. 나무를 쪼아서 벌레를 잡아먹는다. 일명 열이라고 하는 것이 이것이다. 회남자淮南子가 나무를 쪼는 것으로 충치를 낫게 한다고 한 것이 이것을 두고 한 말이다[본초].
- 또한 산에 있는 딱따구리는 크기가 까치만하고 검푸른 빛이며 대가리 위에 빨간 털이 있다[본초].
- 단오날에 잡은 것이 좋다[입문].

백학白鶴, 두루미

성질이 평平하고 맛이 짜며 독이 없다. 고기는 기운을 돕는다.

- 두루미의 피는 허로虛勞로 부족한 것을 보補하고 풍증을 없애며 폐를 보한다.
- 두루미는 검은 것 · 누런 것 · 흰 것 · 퍼런 것이 있다. 그 가운데서 흰 것이 좋다[본초].

- 일명 자로라고도 한다[음선].

천아육天鵝肉, 고니고기

성질이 평平하고 맛이 달며[甘] 독이 없다. 소금에 절여서 먹으면 좋다. 고니의 솜털로 칼에 베인 것과 매를 맞아 터진 것을 치료하면 곧 낫는다[입문].

교부조巧婦鳥, 뱁새

부인이 손재주가 있게 한다. 뱁새의 알을 먹거나 그 둥지를 태우면서 손에 냄새를 쏘이면 손재주가 생긴다고 한다. 생김새는 참새보다 작은데 숲속에서 산다. 그 둥지는 작은 주머니 같다. 이것을 도작桃雀이라고도 한다[본초].

호작蒿雀, 촉새

성질이 따뜻하고[溫] 맛이 달며[甘] 독이 없다. 먹으면 성욕이 세진다. 생김새는 참새와 비슷하고 빛이 퍼러면서 꺼멓다. 쑥대 속[蒿間]에서 사는데 여러 가지 새보다 맛이 좋다[본초].

할계

맛이 달고[甘] 독이 없다. 고기를 먹으면 몸이 가벼워지고 건강해진다.

- 산닭은 기운이 세고 용감하기 때문에 싸워서 질 줄을 모르고 죽을 때까지 싸운다. 요즘 사람들은 그것을 본따서 모자에 산닭의 털을 꽂는다[본초].

백설조百舌鳥, 꾀꼴새

가슴과 위가 아픈 것을 치료하는 데 구워 먹는다. 또한 어린이가 오랫동안 말을 못하는 데도 효과가 있다. 이것이 바로 요즘 꾀꼴 새라고 하는 것이다[본초].

포곡布穀, 뻐꾹새

부부 간에 서로 사랑하게 한다고 한다. 음력 5월 5일에 다리와 골, 뼈를 내야 한다[본초].

두견杜鵑, 소쩍새

일명 자규子規라고도 한다. 이 새가 처음 우는 것을 먼저 들은 사람은 이별하게 되고 그 소리를 흉내내면 피를 토하게 된다고 한다[본초].

효목올빼미눈알

독이 없는데 먹으면 밤에 잘 보게 된다.

- 고기는 서루鼠瘻에 효과가 있다. 옛 사람들은 올빼미고기 구운 것을 귀하게 여겼는데 그것은 살찌고 맛이 좋기 때문이다.
- 일명 효梟라고도 하고 복이라고도 한다. 이 새는 울음소리가 나쁜데 낮에는 아무것도 보지 못하고 밤에는 사람의 집에 날아다니며 쥐들을 잡아먹는다[본초].
- 부엉이도 역시 이것과 같은 종류이다. 소리개와 비슷하고 뿔이 있으며 두 눈이 고양이 같다. 밤에는 날아다니고 낮에는 숨는다. 이것을 기르면 귀사鬼邪가 없어진다[본초].

07 수부獸部_짐승

사향麝香

성질이 따뜻하고[溫] 맛이 매우면서[辛] 쓰고[苦] 독이 없다. 나쁜 사기를 없애고 마음을 진정시키며 정신을 안정시키고 온학 · 고독 · 간질 · 치병 · 중악과 명치 아래가 아픈 것[心腹痛]을 치료하며 눈에 군살과 예막이 생긴 것을 없애고 여러 가지 옹창의 고름을 모두 빨아낸다. 또한 해산을 쉽게 하게 하고 유산시킨다. 어린이의 경간驚癎과 객오客忤도 낫게 한다[본초].

- 여러 가지 사기[百邪]와 헛것이 들린 병과 가위눌린 것[鬼魅]을 치료하며 3가지 충을 죽인다[본초].
- 사향 기운은 비脾로 들어가서 살에 생긴 병을 낫게 한다[강목].
- 사향은 성질이 따뜻하나 음陰에 속한다. 그러나 능히 양으로 변하며 주리腠理를 열어 준다[직지소아].
- 춘분 때 채취한 생것이 더 좋다. 사향이란 바로 사향노루 음경 앞의 가죽 속에 따로 막膜이 씌워진 곳에 있는 것이다[본초].
- 사향에는 3가지가 있다. 그 첫째는 생향生香이다. 사향노루가 여름에 뱀과 벌레를 많이 먹으면 겨울에 가서 향이 가득 들어차게 된다. 그런데 봄이 되면 갑자기 아파서 사향노루가 발톱으로 긁어서 떨어지게 한다. 생향이 떨어진 부근의 풀과 나무는 모두 누렇게 마른다. 생향을 얻기는 아주 어렵다. 진짜 사향을 가지고 오이나 과수밭을 지나면 열매가 달리지 않는다. 이것으로 진짜 사

향을 알 수 있다. 둘째는 제향臍香인데 이것은 사향노루를 산 채로 잡아서 떼낸 것이다. 셋째는 심결향心結香인데 사향노루가 무엇에 쫓기어 미친 것같이 달아나다가 저절로 죽은 것에서 떼낸 것이다[본초].

● 사향은 일명 사미취四味臭라고도 한다[강목].

| 사육麝肉 |

사향노루의 생김새는 노루獐와 비슷하고 고기도 노루고기와 비슷하면서 비린내가 난다. 사향노루는 뱀을 잡아먹기 때문에 뱀독을 풀어줄 수 있다. 사향노루 배꼽 속에는 사향이 있는데 이것으로 모든 병을 다 치료한다[본초].

| 수사水麝 |

이 사향노루 배꼽 속에는 오직 물만이 들어 있는데 이 물 1방울을 물 1말에 떨어뜨려서 옷에 뿌리면 그 옷이 다 헤지도록 향기로운 냄새가 없어지지 않는다. 그 물을 빼낼 때에는 침鍼으로 찔러서 빼내야 한다. 그 다음 찌른 곳을 석웅황雄黃으로 비벼 주면 곧 아문다. 이 물 사향의 향기는 덩어리 사향[肉麝]보다 배나 된다[본초].

● 우리나라의 사향은 함경도와 평안도의 것이 좋다. 그러나 달자시베리아 지방의 것보다는 못 하다[속방].

우육牛肉, 쇠고기

성질이 평平하고 따뜻하다[溫]고도 한다 맛이 달며[甘] 독이 없다독이 약간 있다고도 한다. 비위脾胃를 보하고 게우거나 설사하는 것을 멈추며 소갈과 수종水腫을 낫게 한다. 또한 힘줄과 뼈, 허리와 다리를 든든하게 한다[본초].

● 고기는 누렁소黃牛의 것이 좋다. 소젖牛乳으로 병을 치료하는 데는 검정소黑牛의 것이 누렁소의 것보다 낫다[본초].

| **우두제**牛頭蹄

풍열風熱을 내리운다.

| **우뇌**牛腦, 쇠골 |

소갈과 풍현風眩을 치료한다[본초].

우오장**牛五臟**

사람의 5장병을 치료한다.

- 간肝은 눈을 밝게 하고 이질을 낫게 한다.
- 염통[心]은 잘 잊어버리는 증을 낫게 한다.
- 기레[脾]는 치질을 낫게 한다.
- 허파[肺]는 기침을 멎게 한다.
- 콩팥[腎]은 신을 보한다[본초].

| **우두** |

민간에서는 양이라고도 한다. 5장을 보하고 비위脾胃를 도우며 소갈을 멎게 한다[본초].

| **우백엽**牛百葉 |

천엽이라고도 한다. 열기熱氣와 수기水氣를 없애고 술독[酒勞]을 풀며 이질을 낫게 한다[본초].

| **우담**牛膽 |

성질이 몹시 차고[大寒] 맛이 쓰며[苦] 독이 없다. 눈을 밝게 하고 소갈을 멎게 한다[본초].

탕액편

| **우비**牛鼻 |

소갈을 멎게 하고 젖이 나오게 한다[본초].

| **우구중연**牛口中涎 |

반위反胃와 구토 및 목이 잠기는 것을 치료한다.

| **우구중치초**牛口中齝草 |

재채기를 주로 치료한다.

| **우골**牛骨 |

성질이 따뜻하고[溫] 독이 없다. 여러 가지 피나는 병[失血]에 쓰는데 약성이 남게 태워서 쓴다[본초].

웅지熊脂

성질이 약간 차고[微寒] 서늘하다고도 한다 맛이 달며[甘] 맛이 달고[甘] 성질이 미끄럽다[滑]고도 한다 독이 없다. 풍증을 치료하고 허虛한 것을 보補하며 심心을 든든하게 하고 노채충[勞蟲]을 죽인다[본초].

- 얼굴에 생긴 주근깨와 기미 · 헌 데 · 머리에 생긴 헌 데, 백 독창을 치료한다[본초].
- 곰 기름을 웅백熊白이라고도 하는데 겨울에만 있고 여름에는 없다. 음력 11월에 기름을 내는데 등에 있는 것이 좋다[본초].

| **웅육**熊肉 |

성질이 평平하고 맛이 달며[甘] 독이 없다. 풍비風痺로 힘줄과 뼈를 잘 쓰지 못하는 것을 치료한다.

- 고질痼疾병 환자적취로 춥다가 열이 나는 환자는 먹지 말아야 한다. 만약 곰고기를 먹으면 일생 동안 낫지 않는다[본초].

| 웅담熊膽 |

성질이 차고[寒] 맛이 쓰며[苦] 독이 없다. 열병熱病·황달·오랜 이질[久痢]·감닉·가슴앓이[心痛], 시주·객오·어린이의 5가지 감질[五疳]을 치료하는데 벌레를 죽이고 악창을 낫게 한다[본초].

- 눈에 넣으면 예 막이 없어지고 소경은 앞을 보게 된다[입문].

| 웅장熊掌, 곰발바닥 |

이것을 먹으면 풍한風寒을 막는다. 이것이 팔진미八珍味의 하나이다.

- 옛 사람들은 곰의 발바닥을 음식 가운데서 아주 귀한 것으로 여겼다. 그러나 질겨서 익히기가 힘들다.
- 곰의 발바닥을 술·식초·물 이 3가지와 함께 넣어서 끓이면 곧 가죽뿔처럼 부풀어오른다[본초].
- 곰은 겨울에 공기만 마시면서 아무것도 먹지 않고 제 발바닥을 핥기 때문에 발바닥의 맛이 좋다[입문].
- 곰이 500년을 살면 여우나 삵으로 변한다고 한다[입문].

| 상아象牙 |

성질이 평平하고 차다[寒]고도 한다 독이 없다. 여러 가지 쇠붙이나 참대나 나무가시가 살에 박혀 나오지 않는 것을 치료한다. 상아로 만든 홀笏이나 빗을 가루내어 쓴다[본초].

| 백교白膠 |

성질이 평平하면서 따뜻하고[溫] 맛이 달며[甘] 독이 없다. 남자가 신기腎氣가 쇠약하고 허손되어 허리가 아프고 몹시 여위는 것[腰痛羸瘦]을 치료한다. 부인이 먹으면 임신하게 되고 안태安胎시키며 적백대하, 피를 토하는 것[吐血], 하혈하는 것이 낫는다[본초].

탕액편

- 일명 녹각교鹿角膠 또는 황명교黃明膠라고 하는데 사슴의 뿔을 고아서 만든다.
- 교를 만드는 방법은 잡방문에 자세하게 씌어 있다[본초].

| 녹각상鹿角霜 |

성질이 따뜻하고[溫] 맛이 짜며 독이 없다. 허로로 몸이 여위는 데 쓴다. 신을 보하며[補腎] 기를 돕고[益氣] 정을 든든하게 하며[固精] 양기를 세지게 하고[壯陽] 골수를 든든하게 하며 몽설을 멎게 한다[입문].

우유牛乳

성질이 약간 차고[微寒] 서늘하다[冷]고도 한다 맛이 달며[甘] 독이 없다. 허하고 여윈 것虛羸을 보하며 번갈煩渴을 멎게 하고 피부를 윤택하게 한다. 또한 심폐心肺를 보하고 열독熱毒을 풀어준다[본초].

- 우유를 먹을 때에는 반드시 1~2번 끓어오르게 끓여 식혀서 마셔야 한다. 생것을 마시면 이질이 생기고 뜨겁게 하여 먹으면 곧 기가 막힌다. 또한 단숨에 먹지 말고 천천히 먹어야 한다[본초].
- 우유로 병을 치료하는 데는 검정 소黑牛의 것을 쓰는 것이 누렁소黃牛의 것을 쓰는 것보다 낫다[본초].
- 젖乳酪은 신것[酸物]과는 상반된다[본초].

| 양유羊乳 |

성질이 따뜻하고[溫] 맛이 달며[甘] 독이 없다. 심폐心肺를 눅여 주고 소갈을 멈춘다[본초].

| 마유馬乳 |

성질이 서늘하고[冷] 맛이 달며[甘] 독이 없는데 갈증을 멎게 한다.

- 나귀젖驢乳도 이것과 성질이 같은데 냉리冷利를 낫게 한다.

| 낙酪, 타락 |

성질이 차고[寒] 서늘하다[冷]고도 한다 맛이 달면서[甘] 시고[酸] 독이 없다. 번갈증과 열이 나면서 답답한 것, 가슴이 달면서 아픈 것[心膈熱痛]을 치료한다[본초].

- 몸과 얼굴에 생긴 열창熱瘡과 기창肌瘡을 치료한다[본초].

해달海獺, 바다수달

맛이 짜고 독이 없다. 물고기를 먹고 중독된 것, 물고기 뼈에 상하거나 목에 걸려 내려가지 않는 것을 치료한다.

- 수달獺과 비슷하고 크기는 개만한데 털이 물에 젖지 않는다. 바다에서 산다[본초].

녹용鹿茸

성질이 따뜻하고[溫] 맛이 달면서[甘] 시고[酸] 쓰면서[苦] 맵다[辛]고도 한다 독이 없다. 허로로 몸이 여위는 것[虛勞羸瘦]과 팔다리와 허리, 등뼈가 아픈 것을 치료하며 남자가 신기腎氣가 허랭虛冷하여 다리와 무릎에 힘이 없는 것을 보한다. 또한 몽설과 붕루, 적백대하를 치료하며 안태安胎시킨다[본초].

- 음력 5월에 뿔이 갓 돋아서 굳어지지 않은 것을 잘라 불에 그을려서 쓰는데 생김새가 작은 가지처럼 되지 않은 것이 제일 좋다. 가지처럼 된 녹용은 매우 연하고 혈기血氣가 온전하지 못하여 말안장처럼 가닥이 난 것보다도 약 기운이 못하다고도 한다[본초].
- 조린 젖을 발라 불에 그슬려 솜털을 없애고 약간 구워서 약으로 쓴다[본초].
- 코로 냄새를 맡지 말아야 한다. 그것은 녹용 가운데 작은 벌레가 있어서 해롭기 때문이다[본초].

녹각鹿角

성질이 따뜻하고[溫] 맛이 짜며 독이 없다. 옹저, 창종瘡腫을 치료하며 궂은 피[惡血], 중악과 주병으로 가슴과 배가 아픈 것과 뼈가 부러져서 생긴 상처[折傷], 허리나 등뼈가 아픈 것[腰脊痛]을 치료한다[본초].

- 사슴은 천 년 동안 사는데 5백 년 동안 털이 희어진다고 한다. 나이 먹은 사슴의 뿔이 굳고 좋다. 그러므로 약으로 쓰면 좋다[본초].
- 동지에 양기가 처음 생길 때 누렁이의 뿔이 떨어지고 하지에 음기가 처음 생길 때 사슴의 뿔鹿角이 떨어진다. 음기와 양기가 바뀜에 따라 각각 이렇게 떨어지는데 최근 사람들은 아무것이나 약에 쓰는데 아주 경솔한 행동이다. 누렁이 뿔과 사슴의 뿔이 돋기 시작한 때부터 완전히 굳어질 때까지의 기간은 2달도 걸리지 않는다. 그 동안에 큰 것은 12kg이나 되며 굳기가 돌 같다. 하룻 밤낮 동안에 몇 십 그램씩 자란다. 뼈 가운데서 이것보다 빨리 자라는 것은 없다. 풀이나 나무가 잘 자란다고 하여도 이것을 따르지 못한다. 그러니 어찌 다른 뼈나 피에 비할 수 있겠는가[본초].
- 약으로는 저절로 떨어진 것을 쓰지 않는다[본초].
- 식초에 달여서 썰어 쓰거나 누렇게 되도록 구워 쓰거나 태워 가루내어 쓴다[입문].

녹혈鹿血

허虛한 것을 보補하고 허리가 아픈 것을 멎게 하며 폐위로 피를 토하는 것[吐血]과 붕루와 대하를 치료한다.

- 어떤 사람이 사냥을 갔다가 길을 잃었는데 배가 고프고 목이 말랐다. 그리하여 사슴을 잡아 피를 마셨는데 배가 고프고 목이 마르던 것이 곧 없어지고 기혈은 평상시보다 든든해졌다고 한다. 다른 사람이 이것을 알고 사슴의 양쪽 뿔 사이를 찔러서 피를 내어 술에 타서 마셨는데 더 좋았다고 한다[본초].

| 녹육鹿肉 |

성질이 따뜻하고[溫] 맛이 달며[甘] 독이 없다. 허해서 여윈 것을 보하고 5장五臟을 든든하게 하며 기력氣力을 돕고 혈맥血脈을 고르게 한다[본초].

- 산짐승 가운데서 노루獐와 사슴의 고기를 생것으로 먹을 수 있는데 먹어도 노리지도 비리지도 않다. 또한 12지와 8괘에 속하지도 않는다. 또한 사람에게 유익하기만 하고 생명에는 아무런 해로움이 없다. 그러므로 양생하는 사람들[道家]도 말려서 먹는 것을 허락하였다. 그 밖에 소 · 양 · 개 · 닭고기도 원기를 보하고 살과 피부를 든든하게 하지만 후에 나쁘기 때문에 적게 먹어야 한다[본초].
- 제사할 때 사슴의 고기를 쓰는 것은 그것이 특별히 깨끗하기 때문이다[본초].
- 사람을 보하는 데는 사슴의 몸통 전체가 산짐승 가운데서 제일 좋은 것이다. 고기를 말리거나 삶거나 쪄서 술과 함께 먹는다. 그러나 약을 먹을 때에는 먹지 말아야 한다. 그것은 사슴이 늘 독풀이하는 풀[解毒草] 을 먹으므로 약 효과가 적어지게 하기 때문이다[입문].

장육노루고기

성질이 따뜻하고[溫] 맛이 달며[甘] 독이 없는데 5장을 보한다.

- 음력 8월~12월 사이에 먹으면 양고기보다 좋다. 다른 달에 먹으면 기氣가 동動하게 된다.
- 양생하는 사람들[道家]이 노루나 사슴의 고기를 말려 먹는 데는 꺼릴 것이 없다고 한다. 노루를 보고 균고라니이라고도 하는데 균의 고기는 사람이 통이 커지게 한다. 염통[心]과 간肝을 가루내서 술과 먹으면 담이 적어진다[본초].

| 장수麞髓 |

기력을 돕고 얼굴빛이 윤택해지게 하는 데 술에 타서 먹는다[본초].

탕액편

| 장제 |

배꼽 가운데 향香이 있는데 허손虛損된 것을 치료한다. 또한 잘 낫지 않는 병[惡病]도 낫게 한다[본초].

궤육효근노루

성질이 평平하고서늘하다[ ]고도 한다 맛이 달며[甘] 맵다[辛]고도 한다 독이 없다독이 있다고도 한다. 5가지 치질을 낫게 하고 유산하게 한다. 많이 먹으면 고질병이 도지며 진옴[瘡疥]이 생긴다.

- 효근노루도 노루의 한 종류인데 노루보다 작고 긴 어금니가 양쪽으로 나와 있으며 싸우기를 좋아한다. 그리고 깊은 산에서 산다[본초].

| 영양각羚羊角 |

중풍으로 힘줄이 짜그라드는 것[中風筋攣], 열독풍熱毒風이 치미는 것과 중악으로 정신이 혼미한 것을 치료하는 데 마음을 안정시키고 놀란 것처럼 가슴이 두근거리는 것[驚悸]을 멎게 한다. 그리고 언제나 가위에 눌리지 않게 하고 눈을 밝게 하며 고독蠱毒과 악귀惡鬼를 없애고 열독리熱毒痢와 혈리血痢를 낫게 한다[본초].

- 이 뿔은 마디가 많고 쭈글쭈글한 테두리가 많으며 사람 손가락만큼 가늘고 길이는 4~5치 정도 된다. 쭈글쭈글한 테두리가 가는 것일수록 좋은데 아무 때나 잘라서 쓴다[본초].
- 영양은 밤에 잘 때 뿔을 나뭇가지에 걸고 땅에 닿지 않게 하고 잔다. 뿔굽 가운데가 깊이 패이고 예리하며 딴딴하고 가늘며 걸었던 자리가 있는 것이 좋은 것이다[본초].
- 영양각은 궐음경厥陰經의 약이다. 궐음경으로 들어가는 기운이 아주 빠른데 간기肝氣를 좋게 한다[단심].
- 진짜 뿔은 귀에 대고 있으면 '윙윙' 소리가 나는데 이런 것이라야 좋다[본초].

| 영양육羚羊肉 |

살코기는 보하는 성질이 있다. 또한 냉로冷勞와 산람장기로 학질이나 이질이 생긴 것을 치료한다. 또한 뱀한테 물린 것[蛇咬瘡]과 악창惡瘡을 낫게 한다[본초].

| 서각犀角 |

성질이 차고[寒] 약간 차다[微寒]고도 한다 맛이 쓰면서 시고 짜며달면서 맵다[甘辛]고도 한다 독이 없다독이 약간 있다고도 한다. 마음을 안정시키고 풍독을 풀어주며[散風毒] 헛것에 들린 것과 독한 기운에 상한 것을 낫게 한다. 놀라는 증을 멎게 하고 심心에 열독熱毒이 들어가서 미친 말과 허튼소리를 하는 것을 낫게 하며 간기肝氣를 안정시키고 눈을 밝게 하며 산람장기와 모든 중독을 푼다. 옹저癰疽와 창종瘡腫을 치료하는 데 고름이 삭아서 물로 되게 한다[본초].

- 검은 것과 흰 것 2가지가 있는데 약으로 쓰는 데는 검은 것이 더 좋다. 그리고 뿔 끝을 쓰는 것이 더 좋다.
- 대체로 서각으로 만든 물건들은 모두 찌거나 삶은 것이기 때문에 약으로 쓰지 못한다. 생것으로 쓰는 것이 좋다.
- 또한 자서각이라고 하는 것도 있는데 아주 길고 결이 가늘며 눅진눅진하다. 이것은 약으로 쓰지 못한다.
- 고서각으로 약으로 쓰는데 이것은 빛이 꺼멓고 결이 드물며 주름이 쭉쭉 뻗어나갔고 광택이 난다. 이것이 제일 좋다[본초].
- 서각은 심의 열을 내리우고 간기를 안정시키는 약[淸心鎭肝藥]인데 빨리 돌아가는 성질이 있다. 열독을 풀어주고 궂은 피를 변화시키며 심을 맑게 한다. 서각 기운은 양명경陽明經으로 들어간다[입문].
- 서각은 순환하면서 풀어주는 성질이 다른 모든 뿔에 비하여 특히 세다. 사슴뿔은 갓 돋은 것을 쓰지만 서각은 뿔 끝을 쓰는데 그것은 정예롭고 예리한 기

운이 다 뿔끝에 있기 때문이다[본초].

- 서각을 가루낼 때에는 썰어서 종이에 싼 다음 하룻밤 동안 몸에 품고 있다가 가루내야 쉽게 갈린다. 그것은 사람의 기운[人氣]을 받았기 때문이다. 옛 사람들이 서각은 사람의 기운이 가루낸다고 한 것은 바로 이런 것을 보고 한 말이다.
- 대체로 서각은 사람의 몸 기운[熏染]을 받아야 쉽게 갈린다. 보통 달여 먹는 약에 넣을 때에는 줄로 쓸어서 넣는다. 그러나 가루약에 넣을 때에는 가루내서 넣어야 한다. 많이 먹으면 속이 답답해지는데[煩悶] 이런 때에는 사향麝香 1g을 물에 타서 먹어야 풀린다[입문].
- 통천서通天犀 · 해계서 · 벽진서 · 벽수서 등은 모두 희귀한 것들이다[본초].

호골虎骨, 범 뼈, 호랑이 뼈

성질이 평平하며약간 열하다[微熱]고도 한다 맛이 맵고[辛] 독이 없다. 대가리뼈와 정강이뼈脛骨를 쓴다.

- 일명 대충大蟲이라고도 한다. 대체로 누런 빛깔의 범이 좋은데 수컷이 더 좋다.
- 범이 사는 기간은 천 년인데 5백 년이 지나면 털이 허옇게 된다[본초].

| 호두골虎頭骨 |

사기邪氣와 나쁜 기운[惡氣]을 없애고 귀주의 독을 없애며 놀란 것처럼 가슴이 두근거리는 것[驚悸]을 멎게 한다. 또한 온학을 낫게 하고 개한테 물린 독을 푼다.

- 베개를 만들어 베면 가위에 눌리지 않게 되고 문 위에 걸어 두면 헛것이 없어진다[본초].

| 호경골虎脛骨 |

힘줄과 뼈에 독풍이 들어가서 몹시 쪼그라들어 펴지도 굽히지도 못하는 것과 온 몸으로 왔다 갔다 하면서 아픈 것을 치료한다.

- 범의 정강이뼈를 달인 물에 목욕하면 뼈마디에 있던 풍독이 없어진다[본초].
- 정강이뼈를 쓰는 이유는 다음과 같다. 범 몸뚱이의 기운은 모두 앞 정강이뼈에서부터 나오는데 그것은 범의 정기가 여기에 저장되어 있기 때문이다. 그래서 정강이뼈를 약으로 쓴다[입문].

| 호육虎肉 |

성질이 평平하며 맛이 시고[酸] 독이 없다. 기력을 돕고 메스꺼운 것[惡心]과 토하려고 하는 것을 낫게 한다. 학질과 36가지 헛것에 들린 병[庭魅]을 없앤다.

- 범고기를 먹고 산에 들어가면 범이 무서워한다고 한다. 범고기를 뜨겁게 하여 먹으면 이빨이 상한다[본초].

| 호고虎膏 |

개한테 물린 상처를 치료한다. 항문이나 음문에 넣으면 5가지 치질과 하혈下血하는 것이 낫는다[본초].

| 호수虎鬚 |

이빨이 아픈 것을 치료하는 데 불에 따뜻하게 하여 벌레 먹은 이빨 속에 꽂아 넣는다[본초].

| 호비虎鼻 |

전질癲疾과 어린이의 경간驚癎을 치료한다[본초].

| 호조虎爪 |

가위에 눌린 것[惡魅]을 치료한다. 어린이의 팔에 매달아 주면 악귀惡鬼가 없어진다[본초].

| **호아**虎牙 |

음경 끝이 허는 것[陰頭瘡]과 저루疽瘻를 치료한다[본초].

| **호피**虎皮 |

학질을 치료하는 데 바닥에 깔고 그 위에 누워서 잔다[본초].

| **호담**虎膽 |

어린이의 경간과 감리疳痢를 치료한다[본초].

| **호시**虎屎 |

귀기와 악창을 치료한다.[본초]

| **호안정**虎眼睛 |

전질[癲]과 경사驚邪, 악기惡氣에 쓰는데 마음을 안정시킨다. 학질과 어린이의 객오客忤, 놀라면서 우는 증[驚啼]상도 낫게 한다.

- 범의 눈알은 정신을 안정시키므로 정신이 안정되지 않는 데 쓰는 것이 좋다[본사].

표육豹肉

성질이 평平하며 맛이 시고[酸] 독이 없다독이 약간 있다고도 한다. 5장을 편안하게 하고 힘줄과 뼈를 든든하게 하며 몸이 가벼워지게 하고 기를 도와주며[益氣] 용감해지게 한다. 또한 가위에 눌린 것[魂昧]과 귀신 들린 것[邪神]을 낫게 한다[본초].

- 표범의 고기를 먹으면 성질이 거칠어진다. 그러나 조금 있으면 없어진다. 오랫동안 먹으면 추위와 더위에 잘 견딘다.
- 표범털은 빛이 붉으면서 누렇고 무늬는 돈잎 같으면서 꺼멓고 가운데가 비었는데 줄지어 있다. 표범은 범보다 더 날쌔다. 때문에 5장五臟을 안정시키고 몸

을 가벼워지게 한다[본초].

| 표지豹脂 **|**

머리털을 나오게 하는 고약[生髮膏]을 만들어 아침에 바르면 저녁에 머리털이 돋는다[본초].

| 표두골豹頭骨 **|**

태워 재를 내서 잿물을 받아 머리를 감으면 비듬이 없어진다[본초].

| 표비豹鼻 **|**

여우에 홀린 병[狐魅]을 낫게 한다[본초].

| 표피豹皮 **|**

깔고 자면 온역瘟疫이 낫고 헛것[鬼邪]이 없어진다[본초].

토표土豹, 시라소니

털에 무늬가 없고 빛이 붉지 않으며 몸집이 작다. 이것이 범은 아니지만 그의 한 종류이다[본초].

이골狸骨, 삵의 뼈, 살쾡이뼈

성질이 따뜻하고[溫] 맛이 달며[甘] 독이 없다. 귀주와 독기毒氣로 명치 아래가 아픈 것[心腹痛]을 치료한다. 그리고 열격으로 음식이 넘어가지 않는 것, 치루痔瘻, 악창惡瘡을 낫게 한다[본초].

- 삵의 대가리뼈頭骨가 제일 좋은데 태워 가루내서 쓴다[본초].
- 삵에는 여러 가지 종류가 있으나 범 무늬 같은 것이 있는 것을 쓴다. 고양이 무늬 같은 것이 있는 것은 좋지 못하다[본초].

| 이육狸肉 |

여러 가지 주병과 서루鼠瘻, 유풍遊風을 치료한다[본초].

| 이음경狸陰莖 |

월경이 중단된 것과 남자의 퇴산을 치료하는 데 태워 가루내어 강물에 타서 먹는다[본초].

| 이분狸糞 |

귀학으로 오한과 신열이 때 없이 나는 경우에 매우 효험이 있다. 태워 재를 만들어 쓰는데 5월에 수거한 것이 싱싱하다

돈란豚卵, 돼지 불알

성질이 따뜻하고[溫] 맛이 달며[甘] 독이 없다. 분돈증奔豚證과 5가지 융폐증, 사기로 힘줄이 쪼그라드는 것[攣縮]·경간驚癎·전질癲疾·귀주·고독을 치료한다.

- 일명 돈전豚顚이라고도 하는데 그늘에서 말려 두되 썩지 않게 해야 한다[본초].

| 돈육豚肉 |

성질이 차고[寒] 서늘하다[ ]고도 한다 맛이 쓰며[苦] 독이 약간 있다. 열을 내린다.

- 열로 대변이 막힌 데와 혈맥血脈이 약하며 힘줄과 뼈[筋骨]가 허약한 것을 치료한다. 돼지고기는 약 기운을 없애고 풍風을 동動하게 하기 때문에 오랫동안 먹지는 말아야 한다.
- 수은 중독과 광물성 약 중독을 치료한다.
- 돼지고기를 먹으면 살이 빨리 찌는데 그것은 비계가 많기 때문이다.
- 돼지는 수水에 속하는 집짐승이다. 그리고 맛이 좋은데 달면서 짜다. 성질은

약간 찬데 그 기운은 먼저 신腎으로 들어간다[본초].

- 돼지고기에서 골은 버리고 먹어야 한다[본초].

| 돈방고豚肪膏 |

피부를 좋아지게 하는데 손에 바르면 손이 트지 않는다. 여러 가지 악창惡瘡과 옹저癰疽도 치료하는 데 벌레를 죽인다. 이것을 조린 것은 여러 가지 고약을 만드는 데 쓴다.

- 반묘斑猫와 원청의 독도 푼다. 음력 섣달 해일에 잡은 것을 쓰는데 물이 들어가지 않은 것은 오랫동안 변하지 않는다[본초].
- 5달五疸을 치료하며 태반[胞衣]이 나오게 하고 해산을 쉽게 하게 한다[입문].

| 돈혈豚血 |

분돈증[奔豚氣]이나 해외에서 들어온 나쁜 기운이 있을 때 쓴다[본초].

| 돈기고 |

성질을 약간 찬데[微寒] 머리털이 돋게 한다[본초].

| 대저두大猪頭 |

허한 것을 보하고[補虛] 기를 돕는데[益氣] 경간과 5가지 치질[五痔]을 치료한다[본초].

| 저뇌猪腦 |

풍현風眩이나 머리에서 소리가 나는 데[腦鳴]와 얼어서 생긴 헌 데[凍瘡]에 쓴다[본초].

| 저골수猪骨髓 |

성질이 차다[寒]. 맞아서 뼈가 상한 것[打撲傷]과 악창惡瘡을 치료한다

[본초].

| 저골猪骨 |

여러 가지 과실에 중독된 것을 푼다. 태워 가루내어 물을 타서 먹는다[본초].

| 저간猪肝 |

성질이 따뜻하다[溫]. 냉설冷泄과 피곱이나 곱을 오랫동안 누는 설사를 치료하는 데 습濕을 없앤다. 각기脚氣도 치료한다[본초].

| 저심猪心 |

성질이 열熱하다. 경사驚邪와 경간을 치료한다. 심혈心血이 부족한 것을 보한다[본초].

| 저비猪脾 |

비위脾胃에 허열虛熱이 있는 데 쓴다. 생강 · 귤껍질 · 인삼 · 파밑 · 묵은쌀陳米과 함께 넣고 국을 끓여서 먹는다[본초].

| 저폐猪肺 |

성질이 차다[寒]. 폐肺를 보補하고 반묘와 지담地膽의 독을 없앤다[본초].

| 저신猪腎 |

이것을 요자腰子라고 하는데 성질이 서늘하다. 신기腎氣를 고르게 하고 방광의 작용이 잘 되게 하며 신腎을 보하고 허리와 무릎을 덥게 한다. 또한 귀머거리와 허리가 아픈 것을 낫게 한다. 신을 보하기는 하지만 아이를 많이 낳지 못하게 한다.

● 겨울에 먹으면 원기[眞氣]가 상하기 때문에 먹지 말아야 한다[본초].

| 저두 |

성질이 약간 따뜻하다[微溫]. 골증骨蒸과 열로熱勞를 치료하는 데 허하고 여윈 것[虛羸]을 보하고 기운을 돕는다. 갈증을 멎게 하고 이질을 멈춘다. 또한 갑자기 이질이 생겨 허약해진 것도 치료하며 노채충[勞蟲]도 죽이는 데 사철 모두 쓸 수 있다[본초].

| 저장猪腸 |

허손되어 오줌이 잦은 것을 치료한다. 또한 하초下焦가 허손된 것도 보한다[본초].

| 저담猪膽 |

성질이 약간 차고[微寒] 몹시 차다[大寒]고도 한다 맛이 쓰다. 상한으로 열이 나고 목이 마르는 것[傷寒熱渴], 골증열과 노극勞極으로 대변이 나오지 않는 것을 치료하며 습닉으로 고름과 피가 계속 나오는 것을 낫게 한다. 또한 어린이의 5가지 감질[五疳]도 치료하는 데 벌레를 죽인다[본초].

- 마른 것을 눅여 주고[潤燥] 대변이 잘 나오게 한다. 그리고 이 약 기운은 심으로 들어가서 혈맥을 통하게 한다[입문].
- 성질이 차고[寒] 맛이 쓰고[苦] 짜기 때문에 사람의 오줌과 본질적으로 같다[탕액].

| 저신 |

성질이 차다[寒]. 폐위로 숨이 차고[喘息] 기로 배가 불러오르는 것[氣脹]과 여드름 · 살이 트는 것 · 주근깨 · 기미를 없앤다[본초].

| 저치猪齒 |

성질이 평平하다. 어린이의 경간驚癎, 뱀한테 물린 것을 치료한다[본초].

탕액편

| 저유즙猪乳汁 |

어린이의 경간驚癎·천조증天弔證·어른의 제간猪癎·계간을 치료한다[본초].

| 저설猪舌 |

비脾를 든든하게 하며 음식을 잘 먹게 한다[본초].

| 저현제猪懸蹄 |

성질이 평平하다. 5가지 치질[五痔], 장옹腸癰으로 속이 패이는 것[內蝕]을 치료한다[입문].

| 저황猪黃 |

쇠붙이에 상한 것[金瘡]과 혈리血痢를 치료한다. 저황은 저담 주머니 속에 생기는 것인데 물에 타서 먹는다[본초].

| 저이중구猪耳中垢 |

뱀에게 물린 상처를 주로 치료한다.

| 저부猪膚 |

성질이 차고[寒] 맛이 달며[甘] 독이 없다. 상한으로 열이 생겨서 설사하고[傷寒客惡下痢] 목 안이 아프며[咽痛] 가슴이 그득하고[胸滿] 속이 답답한 것[心煩]을 치료한다[입문].

- 돼지는 수水에 속하는 집짐승인데 그 기운은 먼저 신腎으로 들어가서 소음경少陰經에 있는 열을 내린다. 부膚란 가죽을 말한다. 검정 돼지의 가죽을 쓰는 것이 좋다[활인].

| 저시猪屎 |

성질이 차기 때문에 천행열병天行熱病과 황달 및 습비濕痺와 고독을 치료한다.

야저황野猪黃

성질이 평平하고 맛이 달면서[甘] 맵고[辛] 독이 없다. 귀주·간질·악독풍惡毒風·어린이 감질[疳氣]·객오·천조풍天吊風을 치료한다.

- 야저황이란 멧돼지 담낭 속에 있는 것인데 갈아서 물에 타서 먹는다[본초].
- 멧돼지의 생김새는 집돼지와 비슷하나 허리와 다리가 길고 털이 갈색이다[입문].

| 야저육野猪肉 |

맛이 달고 좋으며 독이 없다. 살과 피부를 보하는 데 장풍으로 피를 쏟는 것[腸風瀉血]을 치료한다.

- 벌건 살은 사람의 5장을 보하고 풍허기風虛氣를 생기지 않게 한다.
- 암퇘지고기가 맛이 있다.
- 멧돼지고기가 집돼지고기보다 나은 것은 풍기風氣를 동動하지 않게 하기 때문이다. 그래서 집돼지보다 낫다고 한다[본초].

| 야저지野猪脂 |

얼굴빛이 좋아지게 하고 풍종風腫을 내리며 독창毒瘡과 옴[疥癬], 부인의 젖이 나오지 않는 것을 치료한다.

- 산모가 젖이 나오지 않을 때 이 기름을 조려서 술에 타서 먹으면 젖이 곧 나오게 되는데 어린이 다섯 명을 먹일 수 있게끔 나온다.
- 음력 섣달에 잡아서 오랫동안 두었던 것이 좋다[본초].

| 야저담野猪膽 |

열독과 사기를 치료한다[본초].

| **야저치**野猪齒 |

뱀한테 물려 생긴 헌 데에 태워 가루내서 먹는다[본초].

| **야저외신**野猪外腎 |

붕루[崩中] · 대하帶下 · 장풍腸風 · 혈리血痢에 쓰는데 껍질째로 태워 가루내서 먹는다[본초].

저염자

멧돼지 목 아래의 울대 옆에 있는 것인데 생김새는 대추알만하면서 약간 납작하고 빛깔은 붉다[의림].

호음경狐陰莖, 여우 음경

성질이 약간 차고[微寒] 맛이 달며[甘] 독이 있다. 임신하지 못하는 것과 음부가 가려운 것, 어린이가 퇴산으로 음낭이 부은 것[卵腫]을 치료한다.

- 여우는 잘 홀리게 한다.
- 생김새는 누런개黃狗와 비슷하나 그보다 작고 코 끝이 뾰족하며 꼬리가 길다[본초].

| **호육**狐肉 |

성질이 덥고[煖] 따뜻하다[溫]고도 한다 맛이 달며[甘] 독이 약간 있다. 5장에 사기邪氣가 있는 것과 정신이 얼떨떨하면서 잘 잊어버리는 것[精神恍惚健忘]을 치료한다. 또한 허로증虛勞證을 보하고 고독蠱毒 · 옴[疥] · 헌데[瘡]를 치료한다. 국을 끓여서 먹는다.

- 회를 쳐서 먹으면 속이 몹시 더워지고 풍사가 없어진다[본초].

| **호오장**狐五臟 |

성질이 약간 차고[微寒] 맛이 쓰며[苦] 독이 있다. 고독蠱毒과 어린이의

경간을 치료한다.

● 염통[心]과 肝을 생것으로 먹으면 여우에게 홀린 것[孤魅]이 낫는다.

● 간肝을 태워 가루내서 먹으면 풍증이 낫는다[본초].

| 호담狐膽 |

갑자기 숨이 끊어진 것같이 된 때[暴死]에 따뜻한 물에 타서 입에 떠 넣어 주면 곧 깨어난다. 음력 섣달에 잡은 수컷의 담이 좋다[본초].

| 호장두 |

성질이 약간 차다[微寒]. 옴과 어린이의 경간, 어른이 헛것이 보인다고 하는 것을 치료한다[본초].

| 호두미狐頭尾 |

이것을 태우면 나쁜 기운[惡氣]이 없어진다[본초].

| 호진狐唇 |

가시[惡刺]를 나오게 한다[본초].

| 호시狐屎 |

불에 사르면 온역瘟疫의 악기惡氣를 몰아낸다.

달간獺肝

성질이 약간 열하고[微熱] 평(平)하다고도 한다 맛이 달며[溫] 짜다고도 한다 독이 있다독이 없다고도 한다. 귀주, 한집안 식구가 모두 앓게 되는 전염병, 전시노채傳尸勞瘵를 치료하는 데 오랜 기침도 멎게 하고 고독蠱毒도 낫게 한다.

● 일명 수구水狗라고 하는 것이 바로 수달이다.

- 수달의 5장이나 고기는 모두 성질이 차지만 간肝의 성질만은 따뜻한데 전시노채를 치료한다. 또한 산후에 허해진 것도 낫게 한다. 여러 짐승의 간은 다 몇 개의 엽葉으로 되어 있다. 그러나 오직 수달水獺의 간은 음력 1월에는 1엽이고 12월에는 12엽이다. 그러나 그 사이에 엽의 수가 줄어든다. 생김새를 보아 이와 같이 생기지 않은 것은 대체로 가짜이다[본초].

| 달육獺肉 |

성질이 차고[寒] 평(平)하다고도 한다 독이 없다. 골증노열骨蒸勞熱과 혈맥血脈이 잘 통하지 못하는 것, 월경이 중단된 것, 대소변이 잘 배설되지 않는 것[大小腸秘澁]을 치료한다. 이것은 양기陽氣를 줄어들게 하기 때문에 남자에게는 좋지 않다. 그러나 조금씩 먹으면 좋다.

- 수창水脹과 열창熱脹을 내리게 하여 낫게 한다. 그러나 냉창冷脹에 쓰면 더 심해진다. 그 이유는 이것이 열熱은 치료하나 냉冷은 치료하지 못하기 때문이다.
- 온역瘟疫과 유행병[時氣]을 치료한다. 소나 말이 전염병에 걸렸을 때에는 수달의 똥을 달여서 그 물을 떠서 먹이면 좋다[본초]

| 달담獺膽 |

눈에 예막이 생긴 것, 눈 앞에 검은 꽃무늬 같은 것이 나타나거나[黑花] 파리가 오르내리는 것 같은 것이 나타나는 것[飛蠅]과 눈이 똑똑히 보이지 않는 것을 치료한다.

- 멍울이 진 것[結核]과 나력에 제일 잘 듣는다[속방].
- 옛말에 수달의 쓸개는 잔[盃]을 갈라지게 한다고 하였다. 그러나 시험해 보니 그렇지 않다. 이것을 잔에 바르면 오직 술이 약간 떠올라올 뿐이다[본초].

| 달신獺腎 |

남자에게 좋다[본초].

| 달골獺骨 **|**

구역[嘔]과 딸꾹질을 멎게 하고 목구멍에 물고기뼈가 걸린 것을 낫게 한다[본초].

| 달수獺髓 **|**

흠집[瘢痕]을 없어지게 한다. 흰 수달의 골수를 내어 호박가루에 섞어서 바른다[본초].

| 달사족獺四足 **|**

물고기뼈가 목에 걸렸을 때 삶아서 그 물을 마신다. 또는 수달의 발톱으로 목 아래를 긁어도 걸렸던 것이 곧 내려간다[본초].

| 달피獺皮 **|**

이 가죽으로 옷을 장식하는 데 소매를 만들면 때가 묻지 않는다. 눈에 먼지가 들어갔을 때 이 가죽으로 눈을 문지르면 곧 나온다. 또한 수달의 털 끝에는 먼지가 묻지 않는 것이 다른 털과 특별히 다른 것이다[본초].

단육 오소리고기

성질이 평平하고 맛이 달며[甘] 시다[酸]고도 한다 독이 없다. 수창水脹이 오래되어 해진 것을 치료한다.

- 일명 환돈이라고도 하는데 개와 비슷하면서 좀 작고 주둥이가 뾰족하며 발이 검고 털은 갈색이며 살이 몹시 쪘다. 쪄서 먹으면 맛이 좋다[본초].
- 오소리고기는 맛이 달고 좋다. 국을 끓여서 먹으면 수종水腫이 내린다. 여윈 사람이 먹으면 살이 허옇게 찐다. 오랜 이질에 아주 잘 듣는다[입문].
- 민간에서는 이것을 토저土猪라고 한다[속방].

| 단지고 |

전시노채[傳尸] · 귀주 · 기운이 치밀어 오르고 기침이 나는 것[上氣喘逆]을 치료한다[본초].

| 단포 |

마른 것으로 달걀만한 것을 끓는 물에 넣고 주물러서 빈속에 먹으면 고독蠱毒을 토한다[본초].

올눌제해구신

성질이 몹시 열하며[大熱] 열(熱)하다고도 한다 맛이 짜고 독이 없다. 5로 7상, 신기가 쇠약한 것, 음위증, 기운이 없고 얼굴이 꺼멓게 되며 정액이 찬 것[面黑精冷], 남자의 신기가 약하고 정액이 적은 것[腎精衰損], 성생활을 지나치게 한 탓으로 신로腎勞가 되어 여위고 상한 것, 가위눌린 것, 여우한테 홀린 것, 꿈에 헛것과 방사하는 것, 중악中惡, 사기邪氣를 치료하며 양기陽氣를 돕고 허리와 무릎을 덥힌다.

- 신라는 물개海狗의 음경이다. 고환이 달린 채로 떼낸다.
- 배꼽은 붉은 자줏빛이고 그 가죽에는 살이 붙어 있으며 노란털 3오리가 한 구멍으로 돋아나 있다. 음경을 떼내서 그늘에 1백 일 동안 말린 다음 그릇에 담고 뚜껑을 잘 덮어 두면 새 것처럼 눅신눅신해진다. 아무 때나 떼낸다[본초].
- 고환 위에는 붉은 자줏빛 반점이 있고 두 겹으로 된 엷은 막[薄膜]이 고환을 싸고 있다[입문].
- 술에 하루 동안 담가 두었다가 종이에 싸서 약한 불에 고소한 냄새가 나게 구운 다음 잘게 썰어 탕쳐서 먹는다[본초].
- 대체로 털을 그슬려 없애고 술에 하루 동안 담가 두었다가 약한 불에 고소한 냄새가 나게 구워서 잘게 썬 다음 따로 가루내어 쓴다. 만일 해구신이 없으면 이것 1개 대신 누렁개의 콩팥黃狗腎 3개를 쓸 수 있다[입문].

시피豺皮, 승냥이가죽

성질이 열熱하고 독이 있다. 냉비冷痺와 각기脚氣를 치료하는 데 뜨겁게 구워서 다리를 싸매면 곧 낫는다.

- 또한 벌레 먹은 이빨에 태워 가루내어 붙인다.
- 고기는 맛이 신데 먹지 말아야 한다. 먹으면 여위고 정신이 상한다[본초].

야타지野駝脂, 낙타기름

성질이 따뜻하고[溫] 독이 없다. 여러 가지 풍증과 완비頑痺 · 악창 · 종독腫毒을 치료하는 데 기름은 잔등에 있는 2개의 혹 사이에 있다.

- 잔등에 있는 혹과 발족이 제일 기름졌는데 이것을 삶아 익혀 식초를 쳐서 먹는다[본초].

미후잔나비

고기는 성질이 평平하고 맛이 시며[酸] 독이 없다. 모든 풍증과 허로를 치료한다. 포육[脯]을 만들어 오랜 학질에도 쓴다.

- 잔나비는 종류가 여러 가지인데 빛이 누렇고 꼬리가 길며 얼굴이 붉은 것을 약으로 쓴다[본초].
- 잔나비는 800년이 지나면 원숭이猿가 되고 원숭이가 500년이 지나면 곽으로 변하며 곽은 천 년이 지나면 두꺼비로 변한다고도 한다[입문].

위피蝟皮, 고슴도치가죽

성질이 평平하고 맛이 쓰다[苦] 달다[甘]고도 하고 독이 있다고도 한다. 5가지 치질이나 음식창陰蝕瘡으로 5가지 빛을 띤 핏물이 나오는 것, 장풍腸風으로 피를 쏟는 것, 치질, 복통을 치료하며 산기疝氣와 적積을 삭인다.

탕액편

● 밭이나 들판에서 사는데 아무 때 잡아 써도 좋다. 돼지족발같이 생긴 것이 좋고 쥐족발같이 생긴 것은 그 다음이다. 누기를 받지 않게 해야. 한다.

● 생김새는 오소리와 비슷한데 다리가 짧고 가시가 많으며 꼬리는 1치 정도이다. 사람이 가까이 가면 대가리와 발을 감추고 통째로 가시처럼 되어 가까이 하지 못하게 한다[본초].

● 약으로는 태워 가루내거나 누렇게 되도록 굽거나 꺼멓게 되도록 덖거나 물에 삶아서 쓰는데 술과 섞어서 쓰는 것이 좋다[입문].

위육蝟肉

하초下焦를 고르게 하고 위기胃氣를 좋게 한다.

● 또한 입맛이 나게 하고 구역과 혈한血汗을 멎게 하며 음식을 잘 먹게 한다. 벌레 '충' 변에 밥집 '위胃' 자로 글자를 만든 데는 이런 뜻이 담겨져 있다[입문].

| 위지蝟脂 |

이 기름에 광물성 약재를 달일 수 있다. 귀머거리와 장풍腸風으로 피를 쏟는 것[瀉血], 5가지 치질[五痔]을 치료한다[본초].

언서두더지

성질이 차고[溫] 맛이 짜며 독이 없다. 옹저나 여러 가지 누창으로 패어 들어가는 것[瘻蝕], 악창 · 옴 · 음닉창으로 헤진 것, 혈맥이 잘 통하지 못하여 생긴 옹저를 치료한다. 어린이에게 먹이면 회충이 죽는다.

● 일명 분서라고도 하는데 늘 밭을 뒤지면서 다닌다. 생김새는 쥐 같은데 살이 찌고 기름이 많으며 빛이 검고 주둥이와 코가 뾰족하며 다리는 짧고 힘이 있다. 꼬리로도 잘 다니는데 그 길이는 1치 정도이다. 눈이 몹시 작고 목이 짧다. 음력 5월에 잡아 말려서 구워 쓴다.

누서날다람쥐

성질이 약간 따뜻하다[微溫]. 유산하게 하며 아이를 쉽게 낳게 한다.

- 날다람쥐가 바로 오서인데 날아다니는 쥐飛生鳥이다. 산 속에 있는데 생김새는 박쥐 같고 크기는 까치나 비둘기만하며 밤에 날아다닌다. 그 가죽을 벗겨 두었다가 해산할 때에 손에 쥐고 있으면 아이를 쉽게 낳게 된다.
- 털은 벌거면서 꺼멓고 꼬리가 길다. 날아다니기는 하나 멀리 날아가지는 못한다. 사람들이 이것을 보고 비생飛生이라고도 한다[본초].

황서黃鼠, 족제비

이것이 바로 서랑鼠狼이다. 고기를 가루내어 누창瘻瘡이 오랫동안 아물지 않는 데 붙이면 곧 낫는다.

- 4개의 발은 산기疝嗜가 치밀어 오르는데 태워서 먹는다[속방].

필두회筆頭灰, 오래된 붓 끝을 태운 재

성질이 약간 차다[微寒]. 오줌이 잘 나오지 않거나 아주 나오지 않는 것과 음종陰腫, 음위증을 치료한다.

- 오랫동안 쓴 것을 태워서 가루내서 쓴다[본초].

08 어부魚部 _ 물고기

이어담鯉魚膽, 잉어쓸개

성질이 차고[寒] 맛이 쓰며[苦] 독은 없다. 청맹과니[靑盲]를 낫게 하고 눈을 밝게 한다. 눈에 열이 있어 피가 지면서[赤] 아픈 것과 귀머거리를 치료한다.

- 눈에 넣으면 핏발이 서고 부었던 것과 예막이 생겨서 아프던 것이 낫는다. 장예도 낫게 한다[본초].

| 이육鯉肉 |

성질이 차고[寒] 평(平)하다고도 한다 맛이 달고[甘] 독은 없다독이 있다고도 한다. 이것은 황달 · 소갈 · 수종병水腫病 · 각기병 등에 쓰며 기를 내리고 냉기와 현벽을 풀어준다[破]. 또한 태동과 임신부가 몸이 붓는 것을 치료하는 데 안태安胎시킨다.

- 잉어는 아주 좋은 물고기인데 생김새가 귀엽고 빛은 자주 변한다. 등심에는 비늘이 있는데 대가리에서부터 꼬리까지 36개나 된다. 이것은 수數가 왕성하기 때문이다.
- 강이나 호수, 못에 사는데 물고기 가운데서 제일 맛있다.
- 손질할 때에는 독이 있는 2개의 힘줄과 검은 피를 버려야 한다[본초].

| 이뇌수鯉腦髓 |

갑자기 귀머거리가 된 데 죽을 쑤어서 먹는다[본초].

| 이치鯉齒 |

석림石淋을 치료하는 데 태워서 가루내어 술에 타서 먹는다[본초].

| 이목鯉目 |

태워 가루내서 헌 데에 붙인다[본초].

- 눈알은 살에 가시가 박혀서 빠지지 않는 데와 여러 가지 헌 데에 풍사와 물독[水毒]이 들어가서 붓고 아픈 데 쓰는데 태워서 가루내어 넣으면 곧 낫는다. 모든 물고기의 눈알은 모두 좋다[입문].

즉어붕어

성질은 따뜻하고[溫] 평(平)하다고도 한다 맛이 달며[甘] 독은 없다. 위기胃氣를 고르게 하고 5장을 보한다. 또한 중초를 고르게 하고 기를 내리며 이질을 낫게 한다. 순채와 같이 국을 끓여서 먹으면 위가 약해서 소화가 잘 되지 않던 것이 낫게 된다. 회를 쳐서 먹으면 오래된 적백이질이 낫는다.

- 일명 부어라고도 하는데 여러 가지 물고기 가운데서 제일 먹을 만한 고기이다. 빛이 검으면서 몸통은 밭고[促] 배가 크며 등이 두드러졌는데 못에는 다 있다.
- 다른 한 종류는 등이 높고 배가 좁은 것도 있는데 이것을 절어라고 한다. 약효과는 붕어보다 못 하다[본초].
- 모든 물고기는 모두 화火에 속하지만 붕어만은 토土에 속하기 때문에 양명경陽明經으로 들어가서 위기를 고르게 하고 장위를 든든하게 한다. 그리고 물고기는 물 속에서 잠시 동안도 멈춰 있지 않기 때문에 화를 동하게 하는 것이다[입문].

| 즉두 |

성질이 따뜻하다[溫]. 어린이의 머리와 입에 헌 데가 생긴 데와 중설重

탕액편

舌, 눈에 예막이 생긴 데 태워서 가루내어 쓴다[본초].

| 즉담 |

어린이가 뇌창腦瘡일 때 담즙을 코 안에 조금씩 넣어 준다[본초].

| 즉자 |

중초를 고르게 하고 간을 보한다. 물고기가 낳은 알은 풀 위나 흙에 붙어서 겨울을 나고 음력 6월 삼복철 비가 올 때에 부화되어 물고기가 된다[본초].

오적어골烏賊魚骨, 오징어 뼈

성질이 약간 따뜻하고[微溫] 맛이 짜며 독이 없다독이 약간 있다고도 한다. 부인이 하혈을 조금씩 하는 것, 귀머거리[耳聾]와 눈에서 뜨거운 눈물이 나오는 것[眼中熱淚]과 혈붕血崩을 치료하고 충심통蟲心痛을 멎게 한다.

- 생김새는 가죽주머니 같은데 입은 배 밑에 있으며 8개의 지느러미가 모두 입 곁에 모여 있다. 그리고 뼈가 1개 있는데 그 두께는 3~4푼 정도이고 작은 배같이 생겼으며 속이 빈 것같이 가볍고 희다. 또한 띠같이 생긴 2개의 수염으로 배의 닻줄처럼 제 몸통을 잡아맸기 때문에 남어纜魚라고도 한다. 동해 바다에 있는데 아무 때나 잡을 수 있다[본초].
- 이것의 뼈를 일명 해표 초라고도 하는데 물에 2시간 동안 삶아서 누렇게 된 다음에 껍질을 버리고 보드랍게 가루내어 수비水飛한다. 다음 햇볕에 말려 쓴다[입문].
- 물 위에 떠 있다가 까마귀가 죽은 것인 줄 알고 쪼을 때 곧 까마귀를 감아 가지고[卷取] 물 속으로 들어가 먹기 때문에 오징어라고 했다. 뼈가 없는 것은 유어柔魚라고 한다[본초].

| **오적육**烏賊肉 |

성질이 평平하고 맛이 시다[酸]. 기氣를 보하고 의지를 강하게 하며 월경을 통通하게 한다. 오랫동안 먹으면 정을 많게 해서 어린이를 낳게 한다[본초].

여어가물치

성질이 차고[寒] 맛이 달며[甘] 독은 없다. 부은 것을 내리고 오줌이 잘 배설하게 하며 5가지 치질을 치료한다. 헌 데가 생겼을 때에는 먹지 말아야 한다. 그것은 헌데 아문 자리가 허옇게 되기 때문이다.

- 일명 예어라고도 하는데 어느 못에나 다 있다. 이것은 뱀의 변종[變]이므로 잘 죽지 않는다. 그것은 뱀의 성질이 아직 남아 있기 때문이다[본초].
- 나병癩病을 다스리니 이것으로 화사花蛇를 대신 쓰면 또한 풍을 제거한다[단심].
- 일명 동어라고도 한다. 빛은 검고 비늘은 없으며 대가리에 별 같은 점이 있는데 이것을 수염水厭이라고 한다[일용].

만려어鰻魚, 뱀장어

성질이 차고[寒] 평(平)하다고도 한다 맛이 달고[甘] 독이 없다약간 있다고도 한다. 5가지 치질과 누공[瘻]이 생긴 헌 데를 치료한다. 여러 가지 충을 죽이는 데 악창惡瘡과 부인의 음문이 충으로 가려운 것을 낫게 한다.

- 이 물고기는 독이 있으나 5장이 허손된 것을 보하고 노채를 낫게 한다.
- 두렁허리 비슷하면서 배가 크고 비늘이 없으며 퍼러면서 누런색이 나는데 뱀 종류이다. 강과 호수에는 다 있는데 5가지 빛이 나는 것이 효과가 더 좋다[본초].

| **해만**海鰻 |

성질이 평平하고 독이 있다. 악창과 옴[疥], 누창을 치료하는 데 효능

은 뱀장어와 같다. 바다에 있다[본초].

청어靑魚

성질이 평平하고 맛이 달며[甘] 독이 없다. 습비濕痺로 다리가 약해지는 데 쓴다[본초].

- 강이나 호수에 있는데 잉어나 혼어 비슷하고 등은 퍼렇다[본초].
- 이것은 우리나라의 청어가 아니다[속방].

석수어石首魚, 조기

성질이 평平하고 맛이 달며[甘] 독이 없다. 음식이 잘 소화되지 않고 배가 불러오르면서 갑자기 이질이 생긴 데 주로 쓴다. 순채와 같이 국을 끓여서 먹으면 음식 맛이 나게 되고 소화가 잘 되며 기를 보한다.

- 말린 것을 굴비라고 한다. 이것은 남해에 있다[본초].

치어숭어

성질이 평平하고 맛이 달며[甘] 독이 없다. 이것은 음식 맛이 나게 하고 소화가 잘 되게 하며 5장을 좋아지게 하고 살찌게 하며 건강해지게 한다.

- 이 물고기는 진흙을 먹으므로 온갖 약을 쓸 때도 꺼리지 않는다. 생김새는 잉어와 비슷한데 몸통은 둥글고 대가리는 넓적하며 뼈는 연하다[軟]. 강과 바다의 얕은 곳에서 산다[본초].

노어농어

성질이 평平하고 맛이 달며[甘] 독이 약간 있다. 5장을 보하고 장위를 고르게 하며 힘줄과 뼈를 든든하게 한다. 회를 쳐서 먹으면 더 좋은데 많이 먹어야 좋다. 독이 좀 있으나 병이 생기게는 하지 않는다. 강이나 호 수에 있다[본초].

점어鮎魚, 메기

성질은 덥고[熱] 맛은 달며[甘] 독이 없다. 부은 것을 내리고 오줌을 잘 누게 한다.

- 못에서 사는데 어느 못에나 다 있다. 대가리가 크고 입은 모가 났으며 등이 검푸르고 비늘이 없으며 침이 많다.
- 3가지 종류가 있는데 입과 배가 다 큰 것은 호어라고 하고 등이 퍼렇고 입이 작은 것은 점어鮎魚라고 하며 입이 작고 등이 누렇고 배가 허연 것은 위어라고 한다. 이것은 모두 비늘이 없고 독이 있기 때문에 식료품으로는 좋지 않다. 일명 이어라고도 한다[본초].

비목어比目魚, 가자미

성질이 평平하고 맛이 달며[甘] 독이 없다. 허한 것을 보하고 기력을 세지게 한다. 많이 먹으면 기를 동動하게 한다.

- 동해에 가자미가 있는데 접어라고도 한다[본초].
- 생김새는 산대잎 같고 한 쪽에 두 눈이 있는데 다닐 때에는 두 눈을 나란히 하고 다닌다[일용].

공어가오리

먹으면 몸을 보한다. 꼬리에는 독이 많고 살로 된 지느러미가 있으며 꼬리는 2자나 된다. 꼬리에 가시가 있는데 이 가시에 찔렸을 때에는 수달의 껍질과 고기 잡는 발을 만들었던 참대를 달여 먹어야 독이 풀린다[식물食物].

하돈복어

성질이 따뜻하고[溫] 서늘하다[ ]고도 한다 맛이 달며[甘] 독이 있다독이 많다고도 한다.

- 이 물고기는 독이 많다. 그러나 맛은 좋은데 제대로 손질하지 않고 먹으면 죽을 수 있다. 그러므로 조심해야 한다.
- 이 물고기의 살에는 독이 없으나 간과 알에는 독이 많기 때문에 손질할 때에는 간과 알, 등뼈 속의 검은 피를 깨끗하게 씻어 버려야 한다[본초].
- 미나리수근와 같이 끓이면 독이 없어진다[속방].

구어대구

성질이 평平하고 맛이 짜며 독이 없다. 먹으면 기가 보해진다. 장腸과 기름의 맛이 더 좋다. 동해와 북해에 있다. 민간에서는 대구어大口魚라고 한다[속방].

팔초어八梢魚, 문어

성질이 평平하고 맛이 달며[甘] 독이 없다. 먹어서는 특별한 효과가 없다. 몸통에는 8가닥의 긴 다리가 있고 비늘과 뼈가 없기 때문에 팔대 어八帶魚라고도 한다. 동해와 북해에 있다. 민간에서는 문어文魚라고 한다[속방].

소팔초어小八梢魚, 낙지

성질이 평平하고 맛이 달며[甘] 독이 없다. 생김새는 문어와 비슷한데 작고 비늘과 뼈가 없으며 바닷가에서 산다. 민간에서는 낙제絡蹄라고 한다[속방].

- 『신농본초경本經』에는 장거어章擧魚 또는 일명 석거石距라고도 한다고 하였

는데 오징어보다 크고 맛이 좋다[본조].

송어松魚

성질이 평平하고 맛이 달며[甘] 독이 없다. 맛이 아주 좋으며 살이 많고 빛깔이 벌거면서 선명한 것이 관솔[松節]과 같다고 하여 송어라고 한다. 동해, 북해와 강에서 산다[속방].

연어

성질이 평平하고 독이 없으며 맛이 좋다. 알이 진주같이 생겼는데 약간 벌건 빛이 나는 것이 맛이 더 좋다. 동해, 북해와 강에서 산다[속방].

추어鰍魚, 미꾸라지

성질이 따뜻하고[溫] 맛이 달며[甘] 독이 없다. 비위를 보하고 설사를 멈춘다. 생김새는 짧고 작으며 늘 진흙 속에서 산다. 일명 추어라고도 한다[입문].

황상어黃魚

성질이 평平하고 맛이 달며[甘] 독이 없다. 술에 취한 것을 깨어나게 한다. 일명 앙알이라고도 하는데 꼬리는 메기와 같다[일용].

은조어銀條魚, 도루묵

성질이 평平하고 독이 없다. 속을 편안하게 하고 위를 튼튼하게 한다. 생강과 함께 넣어서 국을 끓이면 좋다[입문].

- 요즘 은어銀魚, 銀口魚라고 하는 것이 이것을 말하는 것 같다.

회어민어

남해에서 사는데 맛이 좋고 독이 없다. 부레로는 갖풀아교을 만들 수 있다. 일명 강표라고도 한다[입문].

- 일명 어표라고도 하는데 파상풍破傷風을 치료한다[정전].
- 요즘 민어民魚라고 하는 것이 이것을 말하는 것 같다[속방].

09 충부蟲部 _ 곤충

백밀白蜜, 꿀

성질이 평平하고약간 따뜻하다[微溫]고도 한다 맛이 달며[甘] 독이 없다. 5장을 편안하게 하고 기를 도우며 비위를 보하고 아픈 것을 멎게 하며 독을 푼다[解]. 여러 가지 병을 낫게 하고 온갖 약을 조화시키며呪雪脾氣를 보한다. 또한 이질을 멎게 하고 입이 헌것을 치료하며 귀와 눈을 밝게 한다.

- 산 속의 바위틈에 있는 것으로써 빛이 희고 기름 같은 것이 좋다. 일명 석밀石蜜이라고 하는 것도 있는데 그것은 벼랑에 있는 꿀을 말한다.
- 산 속의 바위틈이나 나무통 안에서 2~3년 묵은 것이라야 성질과 냄새, 맛이 좋다. 양봉한 꿀은 1년에 두 번 뜨는데 자주 뜨면 성질과 맛이 좋지 못하다. 때문에 묵어서 허옇게 된 것이 좋다[본초].
- 황랍은 새것을 쓰고 꿀은 묵은 것을 쓴다. 꿀은 반드시 다음과 같이 조려야 한다. 불에 녹여서 하룻밤 종이를 덮어 두었다가 황랍이 종이 위에 다 올라붙은 다음 건져 버리고 다시 빛이 변하도록 조려야 한다. 대체로 600g을 360g이 되게 조리면 좋다. 지나치게 조리면 안 된다[입문].

| 봉자蜂子 |

성질이 평平하고 맛이 달며[甘] 독이 없다.

- 새끼벌이란 바로 꿀벌 새끼를 말한다. 꿀개 속에 있는데 번데기 같으면서 빛

탕액편

이 희고 크다. 황봉의 새끼黃蜂子란 바로 집이나 큰 나무 사이에 집을 짓고 있는 퉁벌을 말하는데 벌보다 크다. 땅벌의 새끼土蜂子란 바로 땅 속에서 사는 벌을 말하는데 생김새가 제일 크다. 새끼벌은 대가리와 발이 생기지 않은 것을 쓰는 것이 좋은데 소금에 볶아서[炒] 먹는다. 이것은 모두 성질이 서늘하고 독이 있는데 대소변이 나오게 하고 부인의 대하증을 치료한다[본초].

| 밀랍蜜蠟 |

성질이 약간 따뜻하고[微溫] 맛이 달며[甘] 독이 없다. 피고름이 나오는 이질과 쇠붙이에 상한 것을 치료하고 기를 보하며 배고프지 않게 하고 늙지 않게 한다.

- 황랍黃蠟이란 바로 꿀개의 찌꺼기[密脾底]를 말한다. 처음 것은 향기가 있고 묽은데 여러 번 끓이면 굳어진다. 민간에서는 황랍이라고 한다[본초].

| 백랍白蠟 |

성질이 평平하고 맛이 달며[甘] 독이 없다. 오랜 이질을 치료하고 부러진 것을 이어지게 한다.

- 황랍을 얇게 깎아서 백 일 정도 햇볕에 말리면 저절로 빛이 희어진다. 만일 빨리 쓰려면 녹여서 물 가운데 10여 일 동안 넣어 두었다가 쓴다. 이와 같이 하여도 역시 빛이 희어진다[본초].
- 또 한 가지 백밀은 전라도, 경상도와 제주도에서 나는데 이것은 수청목나무진水青木脂을 말한다. 이것으로 초를 만들어 불을 켜면 대단히 밝다. 이것은 백랍이 아니다[속방].

| 얼옹 |

성질이 평平하고 맛이 매우며[辛] 독이 없다독이 있다고도 한다. 오래된 귀머거리와 코가 메이는 것을 치료하고 구역을 멎게 하며 참대나 나무가 찔려 박힌 것을 뽑아지게 한다. 이것이 바로 과라이다. 일명 포로蒲盧

라고도 한다. 허리가 가는 벌이다. 빛이 검고 허리가 가늘며 진흙으로 집 담 벽이나 어떤 물체에 붙어서 대롱을 여러 개 묶어 놓은 것 같은 집을 짓는다. 약으로는 덖어서 쓴다[본초].

| 노봉 방露蜂房 **|**

성질이 평平하고 맛이 쓰며[苦] 독이 없다약간 독이 있다고도 한다. 경간驚癎, 계종, 옹종癰腫이 낫지 않는 것과 유옹乳癰, 이빨이 쏘는 것을 치료한다.

- 나무 위에 붙어 있는 크고 누런 벌집을 말한다. 마을에 있는 것은 약 효과가 약하기 때문에 쓰지 못한다. 산 속에서 바람과 이슬을 맞은 것이 좋다. 음력 7월이나 11월, 12월에 뜯어다가 덖어서 말린 다음 가루내어 쓴다.
- 땅벌집은 옹종이 삭아지지 않을 때 식초에 개어 바른다[본초].
- 자금사紫金砂란 바로 말벌집의 꼭지이다. 대소변이 막혔을 때 덖어 가루내어 쓴다[총록].

모려牡蠣

성질이 평平하고약간 차다[微寒]고도 한다 맛이 짜며 독이 없다. 대 소장을 조여들게 하고 대소변이 지나치게 배설되는 것과 식은땀[盜汗]을 멎게 하며 유정·몽설·적백대하를 치료하며 온학을 낫게 한다.

- 굴조개껍질은 굳은 것을 물러지게 하고 수렴 작용하는 약제인데 약 기운은 족소음경足少陰經으로 들어간다[총록].
- 동해에 있는데 아무 때나 잡는다. 음력 2월에 잡은 것이 좋다. 배 쪽의 껍질을 남쪽으로 향하게 들고 보았을 때 주둥이가 동쪽으로 돌아가 있는 것을 좌고모려左顧牡蠣라고 한다. 혹 대가리가 뾰족한 것을 좌고모려라고도 하는데 이것을 약으로 쓴다. 대체로 큰 것이 좋다.
- 먼저 소금물에 2시간 정도 끓인 다음 불에 구워 가루내어 쓴다[총록].

| **모려육**牡蠣肉 |

먹으면 맛이 좋은데 몸에 아주 좋다. 또한 살결을 곱게 하고 얼굴빛을 좋아지게 하는데 바다에서 나는 식료품 가운데서 가장 좋은 것이다[총록].

귀갑龜甲, 남생이 등딱지

성질이 평平하고 맛이 짜면서 달고 독이 있다독이 없다고도 한다. 적백대하를 치료하고 징가를 풀어주며 학질과 5가지 치질, 음식창과 습비로 다리가 늘어지고 약해진 것을 치료한다[본초].

- 징 가를 풀어주고 대하를 멎게 하며 학질과 노복勞復을 치료한다[의감].
- 일명 신옥神屋이라고도 하는데 강과 호수에서 산다. 아무 때나 잡아서 써도 좋다. 누기가 차지 않게 해야 한다. 누기가 차면 독이 생긴다[본초].
- 남생이 배딱지는 산 채로 벗긴 것이 제일 좋은데 조린 젖을 발라 굽거나 술에 담갔다가 구워서 쓴다[입문].

| **귀판**龜板 |

성질과 맛을 남생이의 등딱지와 같다.

- 등딱지는 귀갑이라고 하고 배딱지는 귀판이라고 한다. 이것은 다음이 허하거나 식적食積으로 열이 나는 것을 치료한다[입문].
- 남생이 배딱지는 음을 보하고 뼈가 이어지게[續] 하며 어혈을 몰아낸다[의감].
- 배 밑에 송곳으로 구멍 열 개를 뚫을 수 있는 것이 패구敗龜인데 혈증으로 마비된 것을 치료한다. 의학책에는 패구가 많이 씌어 있는데 이것은 송곳으로 지져서 구멍을 많이 뚫은 것을 쓴다는 말이다. 이것을 누천기漏天機라고 한다[본초].
- 남생이는 음陰가운데서 음이 많은 동물인데 북쪽의 기운을 받아서 생긴 것이기 때문에 음을 세게 보한다[단심].

별갑鱉甲, 자라등딱지

성질이 평平하고 맛이 짜며 독이 없다. 징가와 현벽에 쓰며 뼈마디 사이의 노열勞熱을 없앤다. 부인이 5가지 대하가 흐르면서 여위는 것과 어린이의 갈빗대 밑에 단단한 것이 있는 것을 치료한다. 또한 온학을 낫게 하고 유산하게 한다[본초].

- 붕루를 멎게 하고 현벽과 골증노열骨蒸勞熱을 없앤다[의감].
- 강이나 호수에서 산다. 산 채로 잡아 등딱지에서 고기를 발라낸 것이 좋고 삶아서 벗긴 것은 쓰지 못한다. 변두리에 살같이 너덜너덜한 것이나 말라붙은 것이 있는 것이 좋다. 양쪽에 뼈 같은 것이 나온 것은 삶은 것이다.
- 빛이 퍼렇고 갈빗대가 9개이고 너부렁이가 많으며 무게가 280g 정도 되는 것이 제일 좋다. 아무 때나 잡아 써도 좋다.
- 자라를 먹을 때에 비름을 먹어서는 안 된다.
- 식초를 넣고 누렇게 삶아 쓰면 노 열을 내린다. 동변에 하루 동안 삶아서 쓰기도 한다[본초].

| 별육鱉肉 |

성질이 차고[冷] 맛이 달다[甘]. 열기熱氣와 습비濕痺 및 부인의 대하를 치료하는 데 기를 보하고 부족한 것을 보한다. 잘게 썰어서 양념을 하고 끓여서 먹는다. 오랫동안 먹으면 나쁘다. 그것은 성질이 차기 때문이다.

- 자라의 등딱지와 고기는 음陰을 보한다.
- 발이 3개인 것과 하나인 것, 대가리와 발을 움츠렸다 내밀었다 하지 못하는 것은 독이 몹시 심하기 때문에 먹지 말아야 한다[본초].
- 자라는 눈으로 듣기 때문에 수신守神이라고도 한다[입문].

석결명石決明, 전복껍질

성질이 평平하고 맛이 짜며 독이 없다. 청맹과니와 내장內障 · 간肝 · 폐肺에 풍열이 있어 눈에 장예가 생긴 것을 치료한다.

- 복어껍질鰒魚甲을 말하는데 일명 구공라九孔螺 또는 천리광千里光이라고도 한다. 동해나 남해에서 난다. 구멍이 7개나 9개 있는 것이 좋다. 아무 때나 잡아 써도 좋다. 진주의 어미이다. 속에는 진주가 들어 있다.
- 밀가루떡에 싸서 잿불에 굽거나 소금물에 2시간 정도 삶아서 겉에 있는 검으면서 주름이 진 껍질은 버리고 밀가루처럼 보드랍게 가루내어 쓴다[본초].

| 석결명육石決明肉 |

복어鰒魚라고 하는데 성질이 서늘하고 맛이 짜며 독이 없다. 먹으면 눈이 밝아진다.

- 전복을 반찬으로도 먹는데 맛이 좋다.
- 껍질과 살은 모두 눈병을 낫게 한다[본초].

해蟹, 게

성질이 차고[寒] 서늘하다고도 한다 맛이 짜며 독이 있다약간 독이 있다고도 한다. 가슴에 열이 몰린 것을 풀어주고 위기를 도와주어 음식이 소화되게 하며 옻이 오른 것과 몸푼 뒤에 배가 아픈 것, 궂은 피가 내리지 않는 것을 치료한다.

- 열은 바닷가 · 시냇물 · 호수 · 못 등에서 산다. 발이 8개인데 집게발이 둘이다. 발가락을 폈다 굽혔다 하면서 기어가는데 옆으로 가기 때문에 방해라고도 한다. 맛이 좋은 반찬이다.
- 여름과 초가을에 매미처럼 허물을 벗는다. 벗을 '해解' 자와 벌레 '충蟲' 자를 따서 게 '해蟹' 자를 만든 뜻이 있다.

- 음력 8월 전에는 게의 뱃속에 벼가시랭이 같은 덩어리가 있는데 이것은 몸에 나쁘다. 그러므로 8월이 지나야 먹을 수 있다.
- 서리가 내린 때에 맛이 더 좋다. 서리가 내리기 전에는 독이 있다[본초].

| 해조蟹爪 |

유산하게 하고 어혈을 삭히며 몸푼 뒤에 궂은피가 막혀 배가 아픈 것을 낫게 한다[본초].

| 석해石蟹 |

방게같이 생기지 않았다. 생김새가 작은데 딱지 속에 있는 장을 오랫동안 아물지 않는 헌 데에 붙이면 좋다. 방게는 옆으로 가고 가재는 뒷걸음질하는 것이 다르다. 이것은 시냇물에서 산다[속방].

상표초사마귀알집

성질이 평平하고 맛이 짜면서 달며 독이 없다. 남자가 신기腎氣가 쇠약하여 몽설과 유정이 있거나 오줌이 술술 자주 나오는 것, 오줌이 나오는 줄 모르는 것 등을 치료한다.

- 일명 식우당랑자라고도 한다. 뽕나무에 붙어서 사는데 음력 2~3월에 따서 찌거나 불에 구워서 쓴다. 그렇지 않으면 설사한다.
- 뽕나무의 것이 좋은데 그것은 뽕나무껍질桑皮의 진기津氣까지 겸하고 있기 때문이다. 약간 쪄서 쓴다[본초].

백강잠白殭蠶

성질이 평平하고 맛이 짜면서 매우며 독이 없다독이 약간 있다고도 한다. 어린이의 경간을 치료하고 3가지 충을 죽이며 주근깨와 여러 가지 헌데의 흠집과 모든 풍병, 피부가 가렵고 마비된 것을 낫게 하며 부인이

붕 루로 아래로 피를 쏟는 것을 멎게 한다.

- 누에가 저절로 죽어서 빛이 허옇게 되고 꼿꼿한 것이 좋다. 음력 4월에 수집해서 쓰는데 누기가 차지 않게 해야 한다. 누기가 차면 독이 생긴다.
- 찹쌀 씻은 물에 담가 두었다가 침[涎] 같은 것과 주둥이는 버리고 생강즙에 덖어서 쓴다[본초].

| 잠용자 |

성질이 평平하고 맛이 달며[甘] 독이 없다. 풍증과 허로, 여위는 것을 치료한다. 이것은 누에고치에서 실을 뽑으면 나온다[본초].

| 잠사蠶砂 |

누에똥蠶屎을 잠사라고 한다. 성질을 따뜻하고[溫] 독이 없다. 풍비風痺로 몸을 잘 쓰지 못하는 것과 배가 끓는 것을 치료한다.

- 일명 마명간馬鳴肝이라고도 하는데 깨끗하게 받아서[收取] 햇볕에 말린 다음 누렇게 되도록 덖어서[炒] 쓴다. 음력 5월에 받아서 쓰는 것이 좋다.
- 술에 담갔다가 그 술을 마신 다음 잠사를 뜨겁게 덖어 아픈 곳에 찜질하기도 한다[본초].

| 잠포지蠶布紙 |

성질이 평平하다. 혈풍血風을 치료하는 데 부인인 환자에게 좋다. 일명 마명퇴馬鳴退 또는 잠련蠶連이라고도 하는데 부인의 혈로血露를 치료한다. 부인들에게 쓰는 약에 많이 넣는다.

- 이것은 누에가 갓 부화된 누에알껍질이 붙어 있는 종이를 말한다. 또는 잠퇴蠶退라고도 하는데 약에 넣을 때에는 약간 덖어서 쓴다[본초].

와우蝸牛, 달팽이

성질이 차고[寒] 맛이 짜며 독이 약간 있다. 적풍賊風으로 입과 눈이 삐

뚫어진 것과 삐인 것 · 탈항 · 소갈 · 경간을 치료한다.

- 일명 해양海羊이라고도 하는데 즉 껍질을 지고 있는[負殼] 달팽이다. 음력 8월에 잡아서 쓰는데 생김새가 둥글면서 큰 것이 좋다. 약으로는 덖어서 쓴다.
- 달팽이는 껍데기를 지고 다니는데 놀라면 대가리와 꼬리를 움츠려서 껍데기 속으로 들이민다. 그리고 뿔이 4개 있다. 활유 와 대체로 비슷하면서 약간 다르다[본초].

| 활유 |

성질 · 맛 · 효능은 달팽이와 같다.

- 달팽이보다 큰데 껍데기가 없고 2개의 뿔이 있다. 장마철에 참대밭이나 못가에 많다[본초].

맹충등에

성질이 차고[寒] 맛이 쓰며[苦] 독이 있다. 어혈과 혈적血積, 징가를 주로 몰아내고 혈맥을 잘 소통하게 한다.

- 어혈로 월경이 막힌 것을 치료하고 징결을 삭히며 뭉친 고름[積膿]을 없애고 유산하게 한다[본초].
- 피가 몰린 것을 풀어준다[회남].
- 나무 등에는 길고 크며 빛이 퍼렇다. 이것이 소나 말이 넘어지도록 피를 빨아 먹는 경우도 있다. 비망이라고 하는 등에는 생김새가 꿀벌 같고 배가 오목하면서 납작하고 연하고 누런 풀빛이다. 약으로 쓰이는 등에가 바로 이것이다. 또 한 가지는 작은 등에인데 크기가 파리만하고 소나 말의 피를 몹시 빨아 먹는다. 이 3가지는 대체로 같은 것인데 모두 어혈을 풀어준다. 음력 5월에 잡아서 쓰는데 배에 피가 들어 있는 것이 좋다. 누렇게 되도록 덖어서 대가리와 날개, 다리를 버리고 쓴다[본초].

자패紫貝

성질이 평平하고 독이 없다. 눈을 밝게 하고 열독을 풀어준다. 바다에서 사는데 이것이 바로 아라이다. 크기가 2~3치 정도이고 자줏빛 반점이 있으며 뼈가 허옇다[본초].

| 패자貝子 |

성질이 평平하고서늘하다고도 한다 맛이 짜며 독이 있다. 5가지 임병을 치료하는 데 오줌을 잘 배설하게 하고 열기가 몰린 것을 풀어주며 눈에 생긴 장예를 낫게 한다.

- 바다에 사는 조개 종류 가운데서 제일 작은데 물고기 이빨같이 희기 때문에 일명 패치貝齒라고도 한다.
- 자패는 큰 것을 말한다. 작은 것을 패자라고 한다. 아무 때나 잡아서 쓴다.
- 술에 씻어서 불에 구운 다음 보드랍게 가루내어 수비해서 쓴다[본초].

해마海馬

성질이 평平하고 따뜻하며[溫] 독이 없다. 난산難産을 치료한다.

- 부인이 난산할 때에 손에 이것을 쥐면 순산하게 된다동물 가운데서 양이 새끼를 제일 쉽게 낳는다 해산할 무렵에 몸에 대고 있거나 손에 쥐고 있으면 좋다.
- 일명 수마水馬라고도 한다. 남해에서 사는데 크기는 수궁만하고 대가리는 말 같으며 몸뚱이는 새우 같고 등은 곱사등처럼 되고 거무스름한 빛이 난다. 새우의 한 종류인데 잡아서 햇볕에 말려 쓴다. 암컷과 수컷 한 쌍을 써야 한다[본초].

섬여두꺼비

성질이 차고[寒] 맛이 매우며[辛] 독이 있다. 징결을 풀어주고 악창惡瘡을 낫게 하며 감충疳蟲을 죽인다. 미친개한테 물린 것과 어린이가 얼굴빛이 누렇게 되고 벽기癖氣가 있는 것을 치료한다.

- 몸뚱이는 크고 등은 검으면서 점은 없으나 몹시 울퉁불퉁하고 잘 뛰지 못하며 소리를 내지 못하고 더디게 움직이는데 대체로 집 근처의 습한 곳에서 산다.
- 두꺼비를 민간에서는 나흘마라고도 하고 풍계라고도 한다[정전].
- 음력 5월에 잡아서 말리는데 동쪽으로 뛰던 것이 좋다. 껍질과 발톱을 버리고 하룻밤 술에 담갔다가 그늘에서 말린 다음 조린 젖을 발라 굽거나 술에 축여 구워서 뼈를 버리고 쓰거나 약성이 남게 태워서 쓴다[본초].

방합蚌蛤, 진주조개

성질이 차고[冷] 맛이 달며[甘] 독이 없다. 눈을 밝게 하고 소갈증消渴證을 치료하며 열독과 술독을 풀며 눈에 피가 진 것을 삭이고 부인의 허로와 혈붕, 대하증을 낫게 한다이것은 조갯살의 효과이다.

- 조개껍데기를 가루낸 것이 방분蚌粉인데 반위反胃와 가슴에 담음이 있어 아픈 것과 옹종을 치료한다.
- 바다에서 사는 큰 조개를 말하는데 여러 해 된 조개에는 진주가 있다. 이런 조개에서 진주를 얻는다[본초].

| 합리참조개 |

성질이 차고[寒] 맛은 달며[甘] 독이 없다. 5장을 좋아지게 하고 소갈증을 멈추며 음식맛이 나게 하고 소화가 잘 되게 하며 술독을 풀어서 술에 취한 것을 깨어나게 한다. 부인의 혈괴血塊도 풀어준다이것은 조갯살의 효과이다. 삶아 먹는 것이 좋다.

- 껍질 가루는 오랜 노벽증[老癖證]으로 추웠다 열이 났다 하는 것을 치료한다. 합분이란 바로 조가비 가루를 말한다. 참조개의 껍데기를 구워 가루낸 것은 담으로 아픈 데 쓴다[단심].
- 합분蛤粉은 산통疝痛과 반위反胃, 오랜 담을 치료한다.

- 『예기禮記』 월령月令에는 참새가 바다에 들어가서 참조개로 되었다고 씌어 있다[본초].

| 차오 |

성질이 차고[寒] 독이 없다. 술독과 소갈증, 술 마신 뒤에 생긴 갈증을 치료한다이것은 차오살의 효과이다.

- 껍질로는 종창을 치료하는 데 불에 구워서 식초에 담갔다가 가루낸 다음 감초 가루와 같은 양으로 섞어서 술로 먹는다. 그리고 식초에 개어 종처에 발라도 좋다.
- 바다에서 사는 큰 조개를 말하는데 일명 신蜃이라고도 한다. 광선을 비춰 보면 좋은 누각처럼 생겼다. 『예기禮記』 월령月令에 꿩이 바다에 들어가 신이 되었다고 씌어 있는 것은 이런 것을 보고 한 말이다[본초].

| 문합 · 해합文蛤海蛤 |

동해에서 나며 큰데 참깨 모양으로 생겼다. 자줏빛의 무늬가 닳아서 없어지지 않는 것은 문합이다. 무늬가 닳아 없어지는 것은 해합이다. 이 2가지는 같은 종류이며 주로 치료하는 병도 같다[입문].

| 마도馬刀, 말 조개 |

성질이 약간 차고[微寒] 맛이 매우며[辛] 독이 있다. 적백대하를 치료하고 석림을 삭이며 5장의 열을 내리고 새나 짐승, 쥐를 죽이며 담음으로 아픈 것을 치료한다이것은 껍질의 효과이다.

- 일명 마합馬蛤이라고도 하는데 강이나 호수, 못에서 산다. 여러 지방에 다 있는데 가늘고 긴 것은 작은 조개이다. 흔히 진흙이나 모래에서 산다. 아무 때나 잡아서 불에 구워 쓴다[본초].
- 생김새가 참마도斬馬刀와 같이 때문에 마도라고 하는데 백합조개 종류이다. 살로는 젓을 담근다. 그러나 많이 먹으면 풍담風痰이 생긴다. 진주조개 · 살조

개 · 가막조개 · 소라 · 골뱅이는 대체로 비슷하면서 약간 다르다[입문].

| **현**가막조개 |

성질이 서늘하고[冷] 차다[寒]고도 한다 독이 없다. 눈을 밝게 하고 오줌이 잘 배설하게 하며 열 기운을 내리고 음식맛이 나게 하며 소갈을 멈춘다. 또한 술독과 황달을 없앤다이것은 조갯살의 효과이다.

- 껍데기를 태워 가루낸 것은 성질이 따뜻한데[溫] 음창陰瘡 · 이질 · 반위反胃 · 구토 등을 치료하고 가슴에 생긴 담수痰水를 없앤다.
- 참조개보다 작고 꺼멓다. 물 속의 진흙 속에서 사는데 아무 때나 잡아서 써도 좋다[본초].

| **감**살 조개 |

성질이 따뜻하고[溫] 맛이 달며[甘] 독이 없다. 5장을 편안하게 하고 위胃를 든든하게 하며 속을 따뜻하게 하고 음식이 소화되게 하며 음경이 일어서게 한다이것은 조갯살의 효과이다.

- 껍데기는 불에 구워서 식초에 담갔다가 가루내어 식초로 고약이나 알약을 만들어 먹는다. 일체 혈기병血氣病 · 냉기병冷氣病 · 징벽 등을 치료한다.
- 바다에서 사는 것이 제일 맛있다. 껍데기가 기와같이 생겼기 때문에 일명 와롱자瓦壟子라고도 한다[본초].
- 와롱자는 혈괴血塊의 담적痰積을 잘 삭인다[정전].
- 이것이 요즘의 강요주江瑤柱인 것 같다. 그 살은 맛이 달고[甘] 껍데기는 기와같이 생겼다. 함경도 일대의 바다에서 난다[속방].

| **성**가리 맛 |

성질이 따뜻하고[溫] 차다[寒]고도 한다 맛이 달며[甘] 독이 없다. 가슴이 안타깝게 답답한 것[煩悶]과 갈증을 멈춘다.

● 바다 밑의 진흙 속에서 사는데 길이는 2~3치 정도이고 굵기는 손가락만하다. 양쪽 끝이 벌어진 것을 삶아서 먹는다[본초].

| 담채淡菜, 홍합 |

홍합을 섭조개라고도 한다. 성질이 따뜻하고[溫] 맛이 달며[甘] 독이 없다. 5장을 보하고 허리와 다리를 든든하게 하며 음경이 일어서게 하고 허손되어 여위는 것과 몸푼 뒤에 피가 뭉쳐서 배가 아픈 것 · 징가 · 붕루, 대하 등을 치료한다.

● 바다에서 나는데 한 쪽이 뾰족하고 가운데 잔털이 있다. 일명 각채殼菜 또는 동해부인東海夫人이라고 한다. 생김새는 아름답지 못하나 사람에게 매우 좋은데 삶아서 먹으면 좋다. 아무 때나 잡아서 써도 좋다[본초].

● 바다에서 나는 것은 모두 맛이 짜지만 이것만은 맛이 심심하기 때문에 담채라고 한다. 민간에서는 홍합紅蛤이라고 한다[입문].

하鰕, 새우

성질이 평平하고 맛이 달며[甘] 독이 약간 있다. 5가지 치질을 치료한다. 오랫동안 먹으면 풍이 동한다. 강이나 바다에서 사는데 제일 큰 것은 삶으면 빛이 허옇게 된다.

● 개울이나 물웅덩이에서 사는 것은 작은데 어린이의 적유증과 적백유증[赤白遊腫]에 쓴다. 이것은 삶으면 빛이 벌겋게 된다[본초].

전라田螺, 우렁이

성질이 차고[寒] 맛이 달며[甘] 독이 없다. 열독을 풀고 갈증을 멈추며 간에 열이 있어서 눈에 피가 지고 부으며 아픈 것을 낫게 하고 대소변을 잘 배설하게 하며 뱃속에 열이 몰린 것을 없앤다.

● 열을 내리고 술에 취한 것을 깨어나게 한다.

- 논밭에서 사는데 생김새는 둥글고 크기는 복숭아桃나 추리李만하고 달팽이와우와 비슷하면서 뾰족하고 길다. 빛깔은 푸르스름한데 여름과 가을에 잡아 쓴다. 쌀 씻은 물에 담가서 진흙을 뺀 다음 삶아 먹는다.
- 일명 나사라고도 한다[일용].
- 일명 귀안정鬼眼睛이라고도 하는데 바로 흙 담장에 있는 우렁이 껍질이다[동원].
- 이것은 잘 죽지 않는다. 잘못하여 진흙에 섞여서 담 벽에 있게 되어도 30년 동안 살아 있다. 공기와 이슬을 마시고 산다[본초].

| 전라 각田螺殼 |

반위와 위胃가 찬 것을 치료하고 담을 삭이며 명치 밑이 아픈 것을 낫게 한다. 불에 구워 가루내어 쓴다[본초].

| 해라海螺, 소라 |

눈 아픔[目痛]이 오래도록 낫지 않는 것을 치료한다. 생것을 잡아서 입을 벌린 다음 황련을 넣고 즙을 내어 눈에 넣는다. 이것은 바다에 있는 작은 소라를 말한다[본초].

백화사白花蛇

성질이 따뜻하고[溫] 맛이 달면서[甘] 짜며 독이 있다. 문둥병과 갑자기 생긴 풍증으로 가려운 것, 중풍이 되어 입과 눈이 삐뚤어진 것, 몸 한쪽을 쓰지 못하는 것, 뼈마디가 아픈 것, 백전풍 · 두드러기 · 풍비風痺 등을 치료한다.

- 뱀으로는 풍증을 치료하는 데 그것은 뱀이 뚫고 들어가는 성질이 있어서 약 기운을 끌고 풍병이 있는 곳까지 들어가서 풍風을 진정시키기 때문이다. 그러므로 사약使藥이라고 한다.

- 검은 바탕에 흰 점이 있고 모가 난 무늬가 있는 뱀이 백화사보다 좋다. 이것으로 풍증을 치료하는 데 다른 뱀보다 효과가 빠르다. 일명 건비사라고도 하는데 깊은 산골짜기에 있다. 음력 9~10월에 잡아서 불에 말린다.
- 모든 뱀은 다 코가 아래로 향하였지만 이 뱀만은 위로 향하였기 때문에 건비사라고 한다. 말라 죽어도 살아 있는 것처럼 눈을 감지 않는 것이 좋은 것이다.
- 이 뱀은 독이 많은데 대가리와 꼬리 쪽에서 각각 2자 길이만한 부분에는 독이 더 많다. 그러므로 가운데 토막만 술에 담가서 푹 축인 다음에 껍질과 뼈를 버리고 그 살만 약한 불기운에 말려서 써야 한다. 그리고 뼈는 먼 곳에 버리거나 묻어야 한다. 그것은 산 뱀이나 다름없이 사람을 상하게 하기 때문이다[본초].

| 토도사土桃蛇 **|**

이 뱀의 빛깔은 누렇고 땅굴 속에서 산다. 가을이 되면 우는데 멀리에서도 그 소리를 들을 수 있다. 살을 발라서 구워 가루내어 술에 타서 먹는다. 문둥병과 여러 가지 풍증을 치료한다[속방].

지주蜘蛛, 말거미

성질이 약간 차고[微寒] 독이 있다. 어른과 어린이에게 생긴 퇴산과 배가 커진 정해감[丁奚]을 치료하며 벌 · 뱀 · 왕지네오공의 독을 푼다. 공중에 둥그렇게 그물을 친다. 몸둥이는 작고 엉덩이와 배가 크다. 빛이 짙은 잿빛이고 뱃속에 푸르스름한 고름 같은 물이 있는 것이 좋다. 대가리와 발을 버리고 가루내어 고약을 만들어 쓴다. 타지게 덖으면[炒焦] 효과가 없다[본초].

오공蜈蚣, 지네

성질이 따뜻하고[溫] 맛이 매우며[辛] 독이 있다. 귀주 · 고독 · 사매邪魅와 뱀독을 치료하고 헛것을 없애며 3충三蟲을 죽이고 온과 명치 아래와 배에 뭉친 징벽을 낫게 하고 유산시키며 궂은 피[惡血]를 나가게 한다.

- 흙이나 돌 사이[石間], 썩은 풀잎이 쌓여 있는 곳, 지붕이나 벽짬[壁間]에서 사는데 등은 검푸른 빛이 나면서 번쩍거리고 발은 벌거며 배는 누렇고 대가리는 금빛이다. 그리고 발이 많은데 대가리와 발이 벌건 것이 좋다. 음력 7월에 잡아 햇볕에 말려서 쓰거나 구워서 쓴다.
- 일명 즉저라고도 한다. 회남자淮南子가 즉저는 대帶를 맛있게 먹는다고 하였는데 대帶라는 것은 작은 뱀小蛇을 말한다. 왕지네오공는 뱀을 억누르는 성질을 가지고 있다. 뱀을 보기만 하면 곧 덮쳐서 골을 먹는다.
- 왕지네는 활유를 무서워한다. 활유가 왕지네의 몸에 닿기만 하여도 곧 죽는다. 그러므로 활유는 왕지네의 독을 푸는 것이다[본초].
- 생강즙을 발라 구워서 대가리와 발을 버리고 가루내어 쓴다[입문].
- 일명 천룡天龍이라고도 한다[유취].

탕액편

수질水蛭, 거머리

성질이 평平하고약간 차다[微寒]고도 한다 맛이 짜면서 쓰고 독이 있다. 어혈瘀血 · 적취積聚 · 징가를 치료하고 유산시키며 오줌을 잘 배설하게 한다. 월경이 나오지 않다가 혈로血勞가 되려고 하는 것도 치료한다.

- 못에서 사는데 음력 5~6월에 잡아서 햇볕에 말린다.
- 일명 마기, 마황이라고도 한다. 혹 큰 것도 있는데 작은 것이 좋다. 사람이나 소, 말의 피를 빨아 먹어서 배가 똥똥해진 것이 좋다.
- 거머리를 잡아 길게 늘어서 배에 있는 알을 버려야 한다. 거머리를 죽이기는 힘들다. 불에 구워서 1년 동안 두었던 것도 물을 만나면 다시 살아난다고 한다[본초].
- 쌀 씻은 물에 하룻밤 담가 두었다가 햇볕에 말린 다음 잘게 썰어서 석회와 함께 누렇게 덖어서 쓴다[득효].

반묘斑猫

성질이 차고[寒] 매우며[辛] 독이 많다. 귀주, 고독을 치료하고 죽은 살을 삭여내며 석림을 녹여내고[破石淋] 오줌을 잘 배설하게 한다. 또한 나력을 치료하고 유산하게 한다.

- 콩꽃이 필 때에 콩잎 위에 많은데 길이는 5~6푼 정도이고 딱지 위에는 검누른 반점이 있다. 배는 꺼멓고 주둥이는 뾰족하며 크기는 파두만 하다. 음력 7~8월에 잡아서 그늘에 말려 쓰는데 날개와 발을 버리고 찹쌀과 함께 넣어서 쌀이 누렇게 되도록 덖어서 쓴다. 생것을 쓰면 토하고 설사한다[본초].

| 원청 |

성질이 약간 따뜻하고[微溫] 맛이 매우며[辛] 독이 있다. 크기는 반묘만 한데 청록색이다. 음력 3~4월에 잡아서 햇볕에 말린다[본초].

| 지담地膽 |

성질이 차고[寒] 맛이 매우며[辛] 독이 있다. 효능과 약 만드는 방법은 반묘와 같다.

- 이 벌레가 음력 2~3월에 원화 위에 있을 때에는 원청이라고 하고 6~7월에 칡꽃葛花에 있을 때에는 갈상정장葛上亭長이라고 하며 8월에 콩꽃豆花 위에 있을 때에는 반묘斑猫라고 한다. 9~10월에는 땅에 들어가서 숨기 때문에 이때에는 지담地膽이라고 한다. 이것은 한 가지 벌레이지만 계절에 따라 이름이 다르다[본초].

강랑말똥구리

성질이 차고[寒] 맛이 짜며 독이 있다. 어린이의 경간, 배가 불러오르고 추웠다 열이 났다 하는 것, 어른의 전광癲狂, 분돈奔豚을 치료하고 화살촉이 박힌 것을 나오게 하며 악창을 아물게 하고 유산하게 한다.

- 일명 길랑이라고도 하는데 곳곳에 다 있다. 소나 말똥 속에 잘 들어가며 그것을 둥글게 만들어 밀고 다닌다. 민간에서는 이것을 구환推丸이라고 하는데 큰 것을 잡아 쓴다. 코 끝이 납작한 것이 제일 좋은 것이다. 이것을 약으로 쓰는데 날개와 발을 버리고 덖어서 약에 넣는다. 음력 5월에 잡아 쪄서 둬둔다. 쓸 때에는 구워서 쓴다. 그 가운데서 코 끝이 높고 눈이 우묵한 것을 호강랑이라고 하는데 제일 좋은 것이다[본초].

오령지五靈脂

성질이 따뜻하고[溫] 맛이 달며[甘] 독이 없다. 명치 밑이 차면서 아픈 것을 치료하고 혈맥을 잘 소통하게 하며 월경이 막힌 것을 소통하게 한다[본초].

- 이 약 기운은 간肝으로 들어가기 때문에 피를 잘 순환하게 하고 지혈止血하는 데는 효과가 제일 빠르다. 부인이 혈기로 찌르는 것같이 아픈 데 효과가 아주 좋다[단심].
- 이것은 북쪽 지방에 사는 한호충寒號蟲의 똥이다. 빛은 무쇠처럼 검은데 아무 때나 모아서 쓴다. 이 동물은 발이 4개이고 날개에 살이 있기 때문에 멀리 날아가지 못한다.
- 오령지에는 모래와 돌이 섞여 있다. 그러므로 술에 갈아서 수비하여[研飛鍊] 모래와 돌을 버려야 한다[본초].
- 생것을 쓰려고 할 때에는 술에 갈아 수비하여 모래와 돌을 버리고 써야 하며 익혀서 쓰려고 할 때에는 술에 갈아 수비한 다음에 연기가 나도록 덖어서 가루내어 써야 한다[입문].
- 명치 밑에 궂은 피[死血]가 있어 아픈 것을 멎게 하는 데는 아주 좋다[의감].

갈蠍, 전갈

성질이 평平하고 맛이 달면서[甘] 맵고[辛] 독이 있다. 여러 가지 풍증과 중풍으로 입과 눈이 삐뚤어진 것, 팔다리를 쓰지 못하는 것, 말을 잘 하지 못하는 것, 손발이 쪼그라드는 것, 어린이의 경풍을 치료한다.

- 청주靑州에서 나는데 생김새가 단단하고 작은 것이 좋다.
- 아무 때나 잡아서 써도 되는데 전체를 쓸 수도 있고 꼬리만 쓸 수도 있다. 꼬리 부분이 약 효과가 더 좋다. 물로 뱃속에 있는 흙이나 모래를 씻어 버린 다음 덖어서[炒] 쓴다.
- 전갈의 앞 부분을 오이라고 하고 뒷부분을 채라고 하는데 사람이 쏘이면 독이 심하다[본초].
- 우리나라의 창덕궁 후원과 황주에서 간혹 나는데 이것은 중국에서 무역하여 오던 도중 놓친 것이 번식된 것이다[속방].

누고도루래

성질이 차고[寒] 서늘하다[冷]고도 한다 맛이 짜며 독이 없다독이 있다고도 한다. 난산에 쓴다. 옹종癰腫을 삭이고 목구멍에 걸린 것을 내려가게 하며 악창을 낫게 하고 가시를 나오게 하며 부은 것을 내린다[본초].

- 이 약은 소장이나 방광의 병에 효과가 아주 빠르다[강목].
- 일명 곡이라고도 하는데 민간에서는 토구土狗, 하늘밥도둑라고 한다. 어느 곳에나 다 있는데 두엄더미 밑의 흙에 구멍을 뚫고 산다. 밤에 나오는 것이 좋은데 하지가 지난 다음에 잡아서 햇볕에 말려 덖어서 쓴다. 허리에서부터 앞 부분은 조여들게 하여 대소변이 지나치게 배설되는 것을 멎게 하고 허리에서부터 뒤쪽 부분은 대소변을 잘 배설되게 하는 약으로 쓴다[본초].

| 누고뇌 |

참대가시가 살에 찔려 박혀서 나오지 않을 때 바르면 곧 나온다[본초].

청령잠자리

성질이 약간 차고[微寒] 서늘하다[ ]고도 한다 독이 없다. 양기를 세지게하고 신[水]을 덥게 하며 유정을 멈춘다.

- 일명 청정, 청랑자青娘子라고도 한다. 발이 6개이고 날개가 4개인데 시냇가나 도랑에 잘 날아다닌다. 음력 5~6월에 잡아서 말려 날개와 발을 버리고 볶어서 쓴다.
- 종류가 몇 가지인데 푸른색이 나면서 눈알이 큰 것이 좋다[본초].

형화螢火, 반딧불이

성질이 약간 따뜻하고[微溫] 맛이 매우며[辛] 독이 없다. 눈을 밝게 하고 청맹과니[青盲]와 고독, 귀주를 치료하며 정신이 좋아지게 한다.

- 일명 야광夜光이라고도 하는데 썩은 풀 속에서 생겨난다. 대서 전후에 많이 날아다닌다. 이것은 여름의 더운 기운을 받아 그것을 불빛으로 변화시켜 밝게 비치게 한다. 음력 7월 7일에 잡아 술에 넣어 죽여서 말린다[본초].

서부鼠婦

성질이 따뜻하고[溫] 약간 차다[微寒]고도 한다 맛이 시며[酸] 독이 없다독이 있다고도 한다. 기氣로 생긴 임병으로 오줌을 누지 못하는 것과 월경이 나오지 않는 것, 혈가를 치료하고 오줌을 잘 배설하게 하며 유산하게 한다.

- 또한 습생충濕生蟲이라고도 하는데 집 근처의 습기 있는 땅이나 질그릇 밑, 흙구덩이 속에서 산다. 쥐의 잔등에 언제나 있기 때문에 서부라고도 한다[본초].
- 이것이 바로 지계라는 것인데 단오날에 잡아서 햇볕에 말린다[입문].

10 과부果部 _ 과일

연

| 연실蓮實, 연밥 |

성질은 평平하고 차며[寒] 맛이 달고[甘] 독이 없다. 기력을 도와 온갖 병을 낫게 하며 5장을 보하고 갈증과 이질을 멈춘다. 또한 정신을 좋게 하고 마음을 안정시키며 많이 먹으면 몸이 좋아진다[본초].

- 12경맥의 기혈을 보한다[입문].
- 일명 수지단水芝丹 또는 서련瑞蓮 또는 우실藕實이라고도 한다. 그 껍질은 검고 물에 가라앉는데 이것을 석련石蓮이라고 한다. 물에 넣으면 반드시 가라앉지만 소금을 넣고 달이면 뜬다. 연밥은 어느 곳에나 있으며 못에서 자란다. 음력 8~9월에 검고 딴딴한 것을 따서 쓴다. 생것으로 쓰면 배가 불러오르기 때문에 쪄서 먹는 것이 좋다[본초].
- 그 잎은 '하荷' 라고 하고 줄기는 '가茄' 라 하며 밑그루는 '밀' 이라 하고 피지 않은 꽃봉오리는 '함담' 이라 하며 꽃이 핀 것은 '부용芙蓉' 이라고 하고 열매는 '연蓮' 이라고 하며 뿌리는 '우藕' 라 한다. 연밥 가운데를 '적' 이라 하는데 이 적 가운데는 길이가 2푼쯤 되는 푸른 심이 있다. 이것을 '의薏' 라고 하는데 맛이 쓰다. 부거芙라고 하는 것은 이것을 통틀어서 이르는 말이다[본초].
- 대체로 흰 연밥을 쓰는 것이 좋다[일용].

| 우즙藕汁, 연근을 짜낸 물 |

성질이 따뜻하고[溫] 맛은 달며[甘] 독이 없다. 우藕란 것은 연뿌리이다. 토혈을 멎게 하고 어혈을 삭인다. 생것을 먹으면 곽란 후 허해서 나는 갈증을 멎게 하고 쪄서 먹으면 5장을 아주 잘 보하며 하초를 든든하게 한다. 연뿌리와 꿀을 함께 먹으면 배에 살이 오르고 여러 가지 충병이 생기지 않는다.

- 답답한 것을 없애고 설사를 멎게 하며 술독을 풀어주고 식사 뒤나 병을 앓고 난 뒤에 열이 나면서 나는 갈증을 멎게 한다.
- 연뿌리마디는 성질이 차므로[冷] 열독을 풀며 어혈을 삭인다.
- 옛날 송나라의 고관이 연뿌리의 껍질을 벗기다가 실수하여 양의 피를 받아놓은 그릇에 떨어뜨렸는데 그 피가 엉키지 않았다. 이것으로써 연뿌리가 어혈을 풀어줄[散] 수 있다는 것을 알게 되었다[본초].

| 하엽荷葉, 연잎 **|**

갈증을 멎게 하고 태반을 나오게 하며 버섯 중독을 풀어주고 혈창血脹으로 배가 아픈 것을 치료한다.

- 하비荷鼻는 성질이 평平하고 맛은 쓰며[苦] 독이 없다. 혈리血痢를 치료하고 안태시키며 궂은 피[惡血]를 없앤다. 하비는 즉 연잎의 꼭지이다[본초].

| 연화蓮花, 연꽃 **|**

성질이 따뜻하고[煖] 독이 없다. 마음을 안정시키고 몸을 가볍게 하며 얼굴을 늙지 않게 한다. 향료에 넣어 쓰면 매우 좋다.

- 일명 불좌수佛座鬚인데 즉 연화예蓮花蘂, 연꽃꽃술이다[정전].
- 연화 예는 저절로 나오는 정액을 멎게 한다[입문].

| 연의蓮薏, 연실의 심 **|**

적 가운데에 있는 푸른 것을 의薏라고 하는데 맛이 몹시 쓰다[甚苦]. 먹으면 곽란이 생긴다[본초].

- 의는 연심蓮心이다. 심열心熱과 혈병으로 나는 갈증과 여름철에 생기는 곽란

을 치료한다[국방].

귤

| 귤피橘皮, 귤껍질 **|**

성질이 따뜻하며[溫] 맛은 쓰고 매우며[苦辛] 독이 없다. 가슴에 기가 뭉친 것을 치료한다. 음식맛이 나게 하고 소화를 잘 시킨다. 이질을 멈추며 담연痰涎을 삭이고 기운이 위로 치미는 것과 기침하는 것을 낫게 하고 구역을 멎게 하며 대소변을 잘 소통하게 한다.

- 나무의 높이는 3~6미터이며 잎은 탱자나무 잎과 같고 가시가 줄기 사이에 돋아 있으며 초여름에 흰 꽃이 핀다. 6~7월에 열매가 열리고 겨울에 노랗게 익으므로 먹을 수 있다. 열매는 음력 10월에 따는데 껍질은 묵은 것이 좋다. 이 열매는 남방에서 난다[본초].
- 우리나라에서는 오직 제주도에서만 난다. 제주도에서는 청귤 · 유자 · 감자 등이 모두 난다[속방].
- 비위脾胃를 보하려면 흰 속을 긁어 버리지 말아야 한다. 만일 가슴에 막힌 기를 치료하려면 흰 속을 긁어 버리고 써야 한다. 그 빛이 벌겋기 때문에 홍피紅皮라고 한다. 오래된 것이 좋은데 이것을 진피陳皮라고 한다.
- 흰 속이 그대로 있는 것은 위胃를 보하고 속을 편안하게 한다. 흰 속을 버린 것은 담을 삭이고 체기를 풀어준다.
- 흰삽주백출와 함께 쓰면 비위를 보하고 흰삽주와 함께 쓰지 않으면 비위를 사瀉한다. 감초와 함께 쓰면 폐를 보하고 감초와 함께 쓰지 않으면 폐를 사한다[단심].
- 약 기운이 하초下焦에 들어가게 하려면 소금물에 담갔다가 쓰고 폐가 건조하면 동변[童便]에 담갔다가 볕에 말려 쓴다[입문].

| 귤육橘肉, 귤의 속살 **|**

성질이 차고[冷] 맛을 달며[甘] 시다[酸]. 소갈증을 멎게 하고 음식맛을 나게 하고 소화를 잘 시킨다. 귤 속을 많이 먹으면 담이 생긴다.

- 신것은 담을 모이게 하고 단것은 폐를 눅여 준다[潤]. 껍질은 약으로 쓰지만 귤의 속살은 사람에게 그리 좋지 않다[본초].

| 귤 낭상근막橘囊上筋膜, 귤의 속살에 붙은 실 같은 층 **|**

갈증을 멎게 하고 술을 마신 뒤에 토하는 것을 치료하는 데 달여 먹으면 좋다[본초].

| 귤핵橘核, 귤씨 **|**

요통腰痛과 방광기膀胱氣 : 산증의 한 가지인데 아랫배가 아프고 오줌을 누지 못하는 병.와 신기腎氣가 찬 것[冷]을 치료한다. 귤씨를 덖어 가루내어 술에 타서 먹는다[본초].

| 청귤피靑橘皮, 선 귤껍질 **|**

성질은 따뜻하고[溫] 맛은 쓰며[苦] 독이 없다. 기가 막힌 것을 치료하고 소화가 잘 되게 하며 적積이 뭉친 것과 가슴에 기가 막힌 것을 풀어 준다[본초].

- 생김새가 작고 푸르기 때문에 청피靑皮라고 한다. 이것은 족궐음경足厥陰經의 인경약引經藥이며 또는 수소양경手少陽經의 약이다. 숨결이 밭은[短] 사람은 쓰지 말아야 한다. 적을 삭이고 아픈 것을 멎게 하려면 식초로 축여 덖어서 쓴다[입문].
- 귤껍질진피(陳皮)은 맛이 맵기 때문에 상초의 기를 고르게 하고 선귤껍질은 맛이 쓰기 때문에 하초의 기를 고르게 한다. 선귤껍질과 귤껍질을 함께 쓰면 3초의 기를 해친다. 이때는 흰 속을 버리고 쓴다[역로].
- 지금의 청귤은 황귤黃橘과 비슷하면서도 작은 것이 다른데 이것은 딴 종류일 것이다. 그것을 따서 속살은 버리고 볕에 말린다[본초].
- 선귤껍질은 간과 담 두 경락의 약이다. 사람이 자주 노해서 옆구리에 울적鬱

積이 생긴 데 쓰면 아주 좋다[정전].

| 청귤엽靑橘葉, 귤잎 **|**

가슴으로 치미는 기를 내려가게 하고 간기를 잘 순환하게 하는데 젖이 붓는 것과 협옹脇癰일 때에 쓴다[입문].

| 유자柚子 **|**

유자의 껍질은 두껍고 맛이 달며[甘] 독이 없다. 위胃 속의 나쁜 기를 없애고 술독을 풀며 술을 마시는 사람의 입에서 나는 냄새를 없앤다.

- 좋은 과실로써는 운몽雲夢 지방에서 나는 유자가 좋다.
- 작은 것은 귤이고 큰 것은 유자인데 유자는 등자橙子와 비슷하면서 귤보다 크다[본초].
- 귤이 큰 것을 유자라고 한다[단심].

대추

| 대조大棗, 대추 **|**

성질은 평平하고따뜻하다[溫]고도 한다 맛은 달며[甘] 독이 없다. 속을 편안하게 하고 비脾를 영양하며 5장을 보하고 12경맥을 도와주며 진액津液을 불리고 9규[竅]를 소통하게 한다. 의지를 강하게 하고 여러 가지 약을 조화시킨다.

- 일명 건조乾棗라고 하는데 어느 곳에나 다 있다. 음력 8월에 따서 볕에 말린다.
- 대추살은 허한 것을 보하기 때문에 달임 약에는 모두 쪼개 넣어야 한다[본초].
- 단맛으로 부족한 경락을 보하여 음혈을 완화시킨다. 혈이 완화되면 경맥이 살아나기 때문에 12경맥을 도울 수 있다[입문].

| 생조生棗, 생대추 **|**

맛은 달고[甘] 맵다[辛]. 많이 먹으면 배가 불러오르고 여위며 추웠다 열이 났다 한다.

- 생대추를 쪄서 먹으면 장위를 보하고 살찌게 하며 기를 돕는다. 생것을 먹으면 배가 불러오르고 설사한다[본초].

| **핵중인**核中仁, 대추씨 |

3년 묵은씨 가운데 있는 알을 구워서 복통腹痛과 사기邪氣 · 시주 · 객오客忤 등에 쓴다[본초].

| **조엽**棗葉, 대추나무잎 |

가루내어 먹으면 사람이 여위게 된다. 즙을 내어 땀띠에 문지르면 좋다[본초].

포도葡萄

성질이 평平하고 맛은 달며[甘] 달고[甘] 시다[酸]고도 한다 독이 없다. 습비濕痺와 임병을 치료하고 오줌이 잘 배설되게 하며 기를 돕고 의지를 강하게 하며 살찌게 하고 건강하게 한다.

- 열매에는 자줏빛과 흰 빛의 2가지가 있는데 자줏빛이 나는 것을 마유馬乳라 하고 흰 빛이 나는 것을 수정水晶이라고 한다. 그리고 둥근 것도 있고 씨가 없는 것도 있는데 음력 7~8월이 되면 익는다. 북쪽 지방의 과실이 매우 좋다.
- 많이 따 두었다가 마마 일 때 구슬이 돋지 않는 데 쓰면 효과가 매우 좋다. 많이 먹으면 눈이 어두워진다.
- 이 즙으로 만든 술을 포도주葡萄酒라고 한다[본초].

| **포도근**葡萄根, 포도나무뿌리 |

이것을 달여 그 물을 마시면 구역과 딸꾹질이 멎는다. 그리고 임신한 후 태기가 명치를 치밀 때에 마시면 곧 내려간다.

- 이 뿌리는 오줌을 잘 배설하게 한다[단심].

탕액편

| **영욱**머루 |

즉 산포도山葡萄인데 열매는 작고 맛은 시다. 이것으로도 술을 만들 수 있다[단심].

밤

| **율자**栗子, 밤 |

성질은 따뜻하고[溫] 맛은 시며[酸] 독이 없다. 기를 도와주고 장위를 든든하게 하며 신기腎氣를 보하고 배가 고프지 않게 한다.

- 어느 곳에나 있는데 음력 9월에 딴다.
- 과실 가운데서 가장 좋다. 말리려고 할 때에는 갑자기 말리지 말아야 한다. 생으로 두려면 눅눅하게 두지 말아야 한다. 밤을 모래 속에 묻어 두면 다음해 늦은 봄이나 초여름이 되어도 갓 딴 것과 같다.
- 생밤生栗은 뜨거운 잿불에 묻어 진이 나게 구워 먹어야 좋다. 그러나 속까지 익히지 말아야 한다. 속까지 익히면 기가 막히게 된다. 생으로 먹어도 기를 발동하게 하므로 잿불에 묻어 약간 구워 그 나무의 기를 없애야 한다.
- 밤의 한 가지 종류로서 꼭대기가 둥글고 끝이 뾰족한데 이것을 선율旋栗이라고 한다. 그 크기는 밤보다 좀 작을 뿐이다[본초].

| **율피**栗皮, 밤껍질 |

이것을 '부扶' 라고도 하는데 즉 밤알껍질이다. 이것을 꿀에 개어 바르면 피부가 수축된다. 늙은이의 얼굴에 생긴 주름살을 펴게 한다[본초].

| **율설**栗楔, 밤의 가운뎃톨 |

밤 한 송이 안에 3알이 들어 있을 때 그 가운데 것을 말한다. 힘줄과 뼈가 풍으로 아픈 것을 낫게 하고 나력으로 붓고 아픈 데와 독이 서는 데[出] 발라 준다. 화살촉이나 가시를 빼낸다[본초].

딸기

| 복분자覆盆子, 나무딸기 **|**

성질은 평平하며약간 열하다[微熱]고도 한다 맛은 달고[甘] 시며[酸] 독이 없다. 남자의 신기腎氣가 허하고 정精이 고갈된 것과 여자가 임신되지 않는 것을 치료한다. 또한 남자의 음위증陰痿證을 낫게 하고 간을 보하며 눈을 밝게 하고 기운을 도와 몸을 가볍게 하며 머리털이 희어지지 않게 한다.

- 음력 5월에 따는데 어느 곳에나 다 있다. 절반쯤 익은 것을 따서 볕에 말린다. 그것을 쓸 때에는 껍질과 꼭지를 버리고 술에 쪄서 쓴다.
- 신정腎精을 보충해 주고 오줌이 잦은 것을 멎게 한다. 그러므로 요강을 엎어 버렸다고 하여 엎을 '복覆' 자와 동이 '분' 자를 따서 복분자라고 하였다[본초].

| 봉류멍덕딸기 **|**

성질과 효능은 복분자와 같다.

- 멍덕딸기는 분자가 아니고 딸기의 다른 종류이다.
- 덩굴로 된 것이 멍덕딸기이고 나무로 된 것은 복분자이다. 이것들에서 모두 열매를 딴다. 복분자는 빨리 익고 작으며 멍덕딸기는 늦게 익고 크다. 그 생김새가 거의 비슷하나 좀 다른데 한 가지 종류는 아니다[본초].
- 오줌이 잦은 것을 덜며[俱] 흰 머리칼을 검어지게 한다[일용].

앵두

| 앵도櫻桃, 앵두 **|**

성질은 열熱하고따뜻하다[溫]고도 한다 맛은 달며[甘] 독은 없다약간 독이 있다고도 한다. 중초를 고르게 하고 비기脾氣를 도와주며 얼굴을 고와지게 하고 기분을 좋게 하며 수곡리水穀痢를 멎게 한다.

- 모든 과실 가운데서 제일 먼저 익기 때문에 옛 사람들은 흔히 귀하게 여겨 왔

다. 따서 침묘寢廟 : 봉건사회에서 역대의 신주를 두는 왕실의 사당.에 올렸다. 일명 함도含桃라고도 하는데 음력 3월 말~4월 초에 처음으로 익기 때문에 정양의 기운[正陽之氣]을 받으며 모든 과실 가운데서 제일 먼저 익기 때문에 성질이 열熱하다.

- 많이 먹어도 나쁠 것은 없으나 허열虛熱이 생긴다[본초].
- 꾀꼬리가 먹으며 또 생김새가 복숭아 같기 때문에 앵두라고 하였다[입문].

| 앵도엽櫻桃葉, 앵두나무잎 **|**

밤에게 물렸을 때 짓찧어 붙이고 또 즙을 내어 먹으면 뱀독이 속으로 들어가는 것을 막을 수 있다[본초].

| 동행근東行根, 동쪽으로 뻗은 앵두나무뿌리 **|**

촌백충증과 회충증을 치료하는 데 삶아서 그 물을 빈속에 먹는다[본초].

매실

| 매실梅實, 매화열매 **|**

성질은 평平하고 맛이 시며[酸] 독이 없다. 갈증과 가슴의 열기를 없앤다.

- 남방에서 나며 음력 5월에 노랗게 된 열매를 따서 불에 쪼여 말린 다음 오매를 만든다. 또한 소금에 절여서 백매白梅를 만든다. 또는 연기에 그 슬려도 오매가 되며 볕에 말려 뚜껑이 잘 맞는 그릇에 담아 두어도 백매가 된다. 이것을 쓸 때에는 반드시 씨를 버리고 약간 덖어야 한다.
- 생것은 시어서[酸] 이[齒]와 뼈를 상하고 허열이 나기 때문에 많이 먹지 말아야 한다. 대체로 신것을 먹으면 진액이 빠지고나무를 자라게 하는데 물이 없어지는 것과 같다 진액이 빠지면 이가 상한다. 이것은 신腎은 수水에 속하고 밖으로는 이[齒]가 되기 때문이다[본초].

| **오매**烏梅 |

성질은 따뜻하고[煖] 맛이 시며[酸] 독이 없다. 담을 삭이며 구토와 갈증, 이질 등을 멎게 하고 노열勞熱과 골증骨蒸을 치료하며 술독을 풀어준다. 또한 상한 및 곽란일 때에 갈증이 나는 것을 치료하며 검은사마귀를 없애고 입이 마르며 침을 잘 뱉는 것을 낫게 한다[본초].

| **백매**白梅 |

성질은 따뜻하며[煖] 맛이 시고[酸] 독이 없다. 쇠붙이에 상한 것을 낫게 하며 피를 멎게 하고 검은사마귀와 궂은살을 썩게 하고 담연[痰唾]을 없앤다.

- 백매를 물에 담가 신맛이 나게 해서 국이나 김치에 넣으면 좋다[본초].

모과

| **모과**木瓜 |

성질은 따뜻하며[溫] 맛이 시고[酸] 독은 없다. 곽란으로 몹시 토하고 설사하며 계속 쥐가 이는 것을 치료하며 소화를 잘 시키고 이질 뒤의 갈증을 멎게 한다. 또한 분돈奔豚 · 각기脚氣 · 수종水腫 · 소갈 · 구역 · 담연이 있는 것 등을 치료한다. 또한 힘줄과 뼈를 든든하게 하고 다리와 무릎에 힘이 없는 것을 낫게 한다.

- 모과는 남방에서 나는데 그 나뭇가지의 생김새는 벚꽃과 같으며 열매 속의 칸이 막혔으며 그 속에 씨가 있다. 씨 모양은 하늘타리 씨과루인와 같다. 불에 말려 쓰는데 아주 향기롭다. 음력 9월에 딴다.
- 열매는 작은 참외 같으며 시큼하기는 하나 먹을 수 있다. 그러나 이와 뼈를 상하기 때문에 많이 먹지 말아야 한다.
- 이것은 간에 들어가기 때문에 힘줄과 혈을 보한다.
- 쇠붙이에 대지 말고 구리칼로 껍질과 씨를 긁어 버리고 얇게 썰어서 볕에 말

린다.

- 모과는 나무의 정기를 받았기 때문에 힘줄에 들어간다. 연백상을 바르면 신맛이 없어진다. 이것은 금金의 억제를 받기 때문이다[본초].
- 모과의 열매는 박 같은 것이 좋다. 수족태음경手足太陰經에 들어가기 때문에 폐를 도와주고 습을 없애며 위를 고르게 하고 비脾를 자양한다[입문].

| 모과지엽木瓜枝葉, 모과나무의 가지와 잎 **|**

달인 물을 마시면 곽란이 치료된다. 그 달인 물로 발과 정강이를 씻으면 잘 쓰지 못하던 다리를 쓸 수 있다[본초].

| 모과근木瓜根 **|**

각기脚氣를 치료한다[본초].

감

| 홍시紅柹, 연감 **|**

성질은 차고[寒] 싸늘하다[冷]고도 한다 맛은 달며[甘] 독이 없다. 심폐心肺를 눅여 주며[潤] 갈증을 멈추고 폐위와 심열을 치료한다. 또 음식맛을 나게 하고 술독과 열독을 풀어주며 위의 열을 내리고 입이 마르는 것을 낫게 하며 토혈을 멎게 한다.

- 남방에서 나며 말랑말랑하게 익은 것이 홍시이다. 술을 마신 뒤에 먹지 말아야 한다. 가슴이 아프고 또 취하기 쉽다. 게蟹와 같이 먹으면 배가 아프며 토하고 설사한다. 감에는 7가지의 좋은 점이 있다. 첫째는 나무가 오래 살고, 둘째는 그늘이 많고, 셋째는 새가 둥지를 틀지 않고, 넷째는 벌레가 없고, 다섯째는 단풍이 들어서 보기 좋고, 여섯째는 과실이 아름답고 일곱째는 떨어진 잎도 곱고 크다. 감은 처음에는 퍼러면서 몹시 떫으나 익으면 빨갛게 되면서 떫은 맛이 저절로 없어진다[본초].
- 감은 붉은 과실이기 때문에 우심홍주牛心紅珠라고도 한다. 볕에 말린 것은 백

시白柿라 하고 불에 말린 것은 오시烏柿라고 하며 백시의 겉에 두텁게 내돋은 것을 시상柿霜이라고 한다[입문].

| 오시烏柿 |

오시는 즉 불에 말린 것인데 일명 화시火柿라고도 한다. 성질은 따뜻하며 독을 빼고 쇠붙이에 다친 것, 불에 덴 것 등을 치료하며 새살이 돋아나게 하며 아픈 것을 멎게 하며 설사를 멈춘다[본초].

| 백시白柿, 곶감 |

즉 볕에 말린 것이다. 성질은 차다[冷] 평(平)하다고도 한다. 온보溫補하며 장위를 두텁게 하고 비위를 든든하게 하며 오랜 식체를 삭이고 얼굴에 난 주근깨를 없애며 어혈을 삭이고 목소리를 곱게 한다. 일명 건시乾柿 또는 황시黃柿라고도 한다[본초].

탕액편

비파

| 비파엽枇杷葉 |

성질은 평平하고 맛은 쓰며[苦] 달다[甘]고도 한다 독이 없다. 기침하면서 기운이 치밀며 음식이 내리지 않고 위가 차서 구역하고 딸꾹질하는 것과 폐기肺氣와 갈증을 치료한다.

- 남방에서 나며 나무의 높이는 3미터 남짓하며 잎의 크기가 나귀의 귀만하고 잎의 등쪽에 솜털이 있다. 음력 4월에 잎을 따서 볕에 말린다.
- 반드시 불에 구워 천으로 누런 솜털을 깨끗이 훔쳐 버려야 한다. 그렇지 않으면 털이 폐에 들어가서 기침이 멎지 않는다[본초].

| 비파실枇杷實, 비파나무열매 |

성질은 차고[寒] 맛은 달며[甘] 독이 없다. 폐의 병을 치료하며 5장을 눅여 주고 기를 내린다[입문].

여지

| 여지예지 **|**

성질은 평平하고약간 따뜻하다[微溫]고도 한다 맛은 달며[甘] 달면서 시다[甘酸]고도 한다 독이 없다. 정신을 깨끗하게 하고 지혜를 도우며 번갈을 멎게 하고 얼굴빛을 좋게 한다.

- 쓰촨과 윈난 지방에서 나며 과실은 달걀만하고 껍질에는 붉은 항라의 무늬 같은 것이 있고 살은 푸르고 흰 것이 수정 같으며 맛이 꿀맛 같다. 또한 씨는 연밥蓮子肉 같으며 비계같이 희고 달면서 즙이 많다.
- 많이 먹으면 열이 난다. 꿀물을 마시면 풀린다.
- 과실이 열렸을 때의 가지는 약하고 꼭지는 단단하여 딸 수 없기 때문에 칼이나 도끼로 그 가지를 찍는다. 때문에 칼로 찌를 '예' 자와 가지 '지枝' 자를 붙여서 예지라고 이름을 지은 것이다[입문].

| 여지핵예지씨 **|**

가슴앓이[心痛]와 소장산기小腸疝氣를 치료하는 데 태워 가루낸 다음 따뜻한 술에 타서 먹는다[입문].

유당乳糖

성질은 차며[寒] 맛이 달고[甘] 독이 없다. 5장을 편안하게 하고 기를 도우며 명치 밑이 화끈거리면서 불러오르고 입이 마르며 갈증이 나는 것을 치료한다. 그러나 성질이 차서 설사를 하게 한다.

- 사탕수수의 즙甘蔗汁을 내어 조린 사탕煉沙糖에 우유를 타서 유당을 만든다[본초].
- 일명 석밀石蜜이라고도 하는데 지금은 유당이라 한다. 쓰촨과 저장 지방에서 나는 것이 가장 좋으며 우유 즙에 사탕을 타서 끓여 딴딴한 떡을 만든다[단심].

| 도핵인桃核仁, 복숭아씨 **|**

성질은 평平하며따뜻하다[溫]고도 한다 맛이 달고[甘] 쓰며[苦] 독이 없다. 어혈과 월경이 막힌 것을 치료하며 징가를 풀어주고 월경을 소통하게 하며 가슴앓이를 멎게 하고 3충을 죽인다.

- 어느 곳에나 있으며 음력 7월에 따서 씨를 깨뜨려 받은 알맹이를 그늘에 말려 쓴다[본초].
- 피가 막힌 것을 풀어주고 새로운 피가 생기게 하며 어혈을 몰아내고 피를 잘 순환하게 한다[의감].
- 간은 혈이 모이는 곳인데 혈에 사기가 있으면 간기가 건조해진다. 『내경』에 간이 몹시 조여들면 빨리 단것을 먹어서 완화하게 하라고 하였는데 복숭아씨도인는 맛이 쓰고[苦] 달며[甘] 매워서[辛] 피를 풀어주고 간을 완화시킨다[강목].
- 수족궐음경手足厥陰經에 들어가는데 끓는 물에 담갔다가 두 알들이와 꺼풀과 끝을 버리고 찰 지게 갈아서 쓴다[탕액].

| 도화桃花, 복숭아꽃 **|**

성질은 평平하고 맛이 쓰며[苦] 독이 없다. 석림石淋을 치료하며 대소변을 잘 배설하게 하고 3충을 밀어내며 시주와 악귀惡鬼를 죽이고 얼굴빛을 좋게 한다.

- 꽃받침은 적취積聚를 치료한다. 꽃이 떨어질 때 대바구니에 주워 담아 그늘에서 말려 밀가루로 반죽한 다음 떡을 만든다. 이것을 빈속에 먹으면 오래된 적취를 몰아낸다[의설].
- 음력 3월 3일에 꽃을 모아 그늘에서 말린다. 여러 겹 둘러싸인 꽃은 쓰지 못한다[본초].

| 도효桃梟, 나무에 달린 마른 복숭아 **|**

성질은 약간 따뜻하며[微溫] 맛은 쓰다[苦]. 온갖 헛것에 들린 것과 5가지 독을 없애며 나쁜 기운에 감촉되며 명치 밑이 아픈 것을 치료하고 피를 풀어준다. 또한 악기, 독기에 감촉된 것과 충주를 없앤다.

- 일명 도노桃奴라고도 한다. 복숭아가 나무에 달려 말라서 겨울이 지나도록 떨어지지 않는 것을 도 효라고 한다. 음력 정월에 따며 속이 실한 것이 좋다. 혹 음력 12월에 딴다고도 한다.
- 일명 귀촉루鬼髑髏라고도 하는데 이는 여러 겹 둘러싸인 복숭아꽃이 피는 나무에 달려 마른 것을 음력 12월에 따서 쓴다[본초].
- 술에 버무려 쪄서 구리칼로 살을 긁어서 약한 불기운에 말려 쓴다[입문].

| 도교桃膠, 복숭아나무진 **|**

석림을 몰아내고 어혈을 풀어주며 중악과 시주, 객오를 치료한다[본초].

| 도실桃實, 복숭아열매 **|**

성질은 열熱하고 맛이 시며[酸] 약간 독이 있다. 얼굴빛을 좋게 하는데 많이 먹으면 열이 난다[본초].

살구

| 행핵인杏核仁, 살구씨 **|**

성질은 따뜻하며[溫] 맛이 달고[甘] 쓰며[苦] 독이 있다조금 독이 있다고도 한다. 기침이 나면서 기가 치미는 것, 폐기로 숨이 찬 것 등을 치료하고 해기解肌 : 땀을 갑자기 많이 내지 않고 축축하게 약간 내는 땀내는 방법의 한 가지. 하여 땀이 나게 하며 개의 독을 없앤다.

- 어느 곳에나 다 있는데 산살구山杏는 약에 쓸 수 없고 반드시 집 근처에 심은 살구나무의 열매를 음력 5월에 따서 쓴다.

- 수태음경에 들어간다. 씨를 깨뜨려 속의 알맹이를 발라 끓는 물에 담갔다가 꺼풀과 끝과 두 알들이를 버리고 밀기울과 함께 노랗게 덖어서 쓴다.
- 두 알들이는 사람을 죽일 수 있으며 개도 죽인다. 복숭아씨나 살구씨의 두 알들이가 사람을 죽일 수 있다. 꽃잎은 본래 다섯 잎인데 만일 여섯 잎이면 반드시 두 알들이로 된다. 풀과 나무의 꽃이 모두 다섯 잎인데 오직 산치자山梔子와 설화雪花만이 여섯 잎이다. 이것은 자연의 법칙이다. 그런데 복숭아나 살구도 꽃이 다섯 잎이지만 만일 여섯 잎이면 그것은 두 알들이로 된다. 두 알이 들어 있는 것은 음양의 원리를 벗어난 것이기 때문에 사람을 죽이는 것이다[입문].

| 행실杏實, 살구열매 **|**

성질은 열熱하고 맛이 시며[酸] 독이 있다. 많이 먹으면 정신이 상하고 힘줄과 뼈가 상한다[본초].

석류石榴

성질은 따뜻하며[溫] 맛이 달고[甘] 시며 독이 없다. 목 안이 마르는 것과 갈증을 치료한다. 폐를 상하기 때문에 많이 먹지 말아야 한다.

- 석류는 남방에서 나는데 음력 8~9월에 과일을 딴다. 단것과 신 것 2가지 종류가 있는데 단것은 먹을 수 있고, 신것은 약으로 쓴다. 많이 먹으면 이를 상할 수 있다.
- 석류는 도가道家에서 삼시 주三尸酒라 하는데 삼시가 이 과일을 만나면 취하기 때문이다[본초].

| 석류각石榴殼, 석류껍질 **|**

맛은 시고[酸] 독이 없다. 유정[漏精]을 멎게 하고 삽장[澁腸] 작용을 하며 또한 적백이질을 치료한다. 늙은 나무에 달린 것과 오랫동안 묵은 것이 좋다. 그리고 약간 덖어서 쓰는 것이 좋다[본초].

| 석류화石榴花, 석류꽃 **|**

심열로 토혈하는 것, 코피나는 것 등을 치료한다. 만첩꽃이 더욱 좋다[본초].

| 동행근피東行根皮, 동쪽으로 뻗은 석류나무의 뿌리껍질 **|**

회충과 촌백충을 풀어준다[본초].

배

| 이자梨子, 배 **|**

성질은 차며[寒] 서늘하다[冷]고도 한다 맛이 달고[甘] 약간 시며[微酸] 독이 없다. 객열客熱을 없애며 가슴이 답답한 것을 멎게 하고 풍열과 가슴 속에 뭉친 열을 풀어준다.

- 어느 곳에나 다 있다. 맛이 달고[甘] 성질이 차서[寒] 갈증에 좋다. 술을 마신 뒤의 갈증을 치료하는 데 더욱 좋다. 그러나 많이 먹으면 속을 차게 한다. 쇠붙이에 다쳤을 때와 산모는 더욱 먹지 말아야 한 다[본초

| 이엽梨葉, 배나무잎 **|**

곽란으로 계속 토하고 설사하는 것을 치료한다. 배나무잎을 달여 물을 마신다[본초].

| 이수피梨樹皮, 배나무껍질 **|**

헌데와 버짐 · 옴 · 문둥병을 치료하는 데 효과가 있다. 껍질을 달인 물로 씻는다[본초].

임금林檎, 능금

성질은 따뜻하며[溫] 맛이 시고[酸] 달며[甘] 독이 없다. 소갈증을 멎게 하고 곽란으로 배가 아픈 것을 치료하며 담을 삭이고 이질을 멎게 한다.

- 나무는 사과나무柰樹와 비슷한데 열매는 둥글면서 사과柰와 같다. 음력 6~7월에 익는데 내금來禽이라고도 한다. 어느 곳에나 다 있다. 맛은 쓰고 떫으므로[苦澁] 많이 먹지 말아야 한다. 많이 먹으면 모든 맥이 소통하지 않게 되고 잠이 많으며 담과 창절瘡癤이 생긴다.
- 반쯤 익은 것은 맛이 쓰고 떫기 때문에[苦澁] 약에 넣어 쓴다. 물렁물렁하게 익은 것은 맛이 없다[본초].

이

| 이핵인李核仁, 오얏 씨 |

성질은 평平하고 맛이 쓰며[苦] 독이 없다. 삐었거나 부러져서 뼈가 아프고 살이 상한 것을 치료하며 오줌을 잘 배설하게 하고 수종水腫을 내리며 얼굴에 난 주근깨를 없앤다.

- 어느 곳에나 다 있는데 음력 6~7월에 따서 씨를 깨뜨려 씨알을 받아 끓는 물에 우린 다음 꺼풀과 끝을 버리고 갈아서 쓴다.
- 살구씨와 같은 것이 좋다[본초].

| 이근백피李根白皮 |

성질은 몹시 차고[大寒] 서늘하다고도 한다 맛이 쓰며[苦] 독이 없다. 소갈증을 멈추고 분돈으로 기가 치미는 것, 열독으로 안타깝게 답답한 것[熱毒煩躁], 치통, 적백이질과 적백대하 등을 치료한다. 누른빛이 날 때까지 구워 물에 달여 먹는다[본초].

| 이엽李葉 |

어린이의 경간驚癎, 열학을 치료한다. 추리나무잎을 삶은 물로 목욕시킨다[본초].

| 이실李實 **|**

즉 추리나무열매이다. 맛이 달고[甘] 좋은 것을 먹는데 대체로 맛이 쓴 것[苦]은 약으로 쓴다. 뼈마디 사이의 노열勞熱과 고질인 열기[痼熱]를 풀어주며 기를 좋게 한다. 다만 많이 먹지 말아야 한다[본초].

호도

| 호두胡桃, 당추자 **|**

성질은 평平하며열(熱)하다고도 한다 맛이 달고[甘] 독이 없다. 월경을 소통하게 하며 혈맥을 윤활하게 한다. 수염을 검게 하며 살찌게 하고 몸을 튼튼하게 한다.

- 성질이 열하므로 많이 먹어서는 안 된다. 그것은 눈썹이 빠지고 풍을 동하게 하기 때문이다. 여름에는 먹지 말아야 한다. 비록 살찌게는 하나 풍을 생기게 한다.
- 남방에서 나며 과실의 겉은 푸른 껍질로 싸여 있는데 호두가 그 씨이다. 그 속에 있는 살이 호두살이다. 끓는 물에 담갔다가 얇은 꺼풀을 벗겨 버리고 쓴다.
- 호두 속의 살이 쭈그러져 겹친 것이 폐의 형체와 비슷한데 이것은 폐를 수렴시키므로 폐기로 숨이 가쁜 것을 치료하며 신을 보하고 허리가 아픈 것을 멎게 한다. 본래 호지胡地에서 나는 것이고 겉에는 푸른 껍질로 되어 있으며 그 생김새가 복숭아 같으므로 호두라고 한다[입문].

| 외청피外靑皮, 호두의 푸른 겉껍질 **|**

선과실 겉 부분의 푸른 껍질이다. 수염과 머리털에 물들이면 검어진다[본초].

| 수피樹皮, 호두나무껍질 **|**

설사와 이질을 치료하며 갈색으로 물들인다. 호두나무에서 즙을 받아 머리를 감으면 검어진다[본초].

미후도다래

성질은 차며[寒] 맛이 시고[酸] 달며[甘] 독이 없다. 심한 갈증과 번열을 멎게 하며 석림을 치료한다. 또 비위脾胃를 차게 하고 열기에 막힌 증상과 반위反胃를 치료한다.

- 어느 곳에나 다 있으며 깊은 산 속에서 자라는데 나무를 감고 덩굴지어 뻗어 있다. 그 열매는 푸른 풀색이며 생김새가 좀 납작하면서 크다. 처음에는 몹시 쓰고 떫다가[甚苦澁] 서리를 맞은 다음에는 맛이 달고[甘] 좋아져서 먹을 만하다. 일명 등리藤梨라고도 한다[본초].

해송자海松子, 잣

성질은 조금 따뜻하고[小溫] 맛이 달며[甘] 독이 없다. 골 절풍骨節風과 풍비증風痺證, 어지럼증 등을 치료한다. 피부를 윤기 나게 하고 5장을 좋게 하며 허약하고 여위어 기운이 없는 것을 보한다[본초].

- 어느 곳에나 모두 있으며 깊은 산 속에서 자란다. 나무는 소나무나 측백나무와 비슷하고 열매는 오이씨瓜子 같은데 그 씨를 깨뜨려서 속꺼풀을 벗겨 버리고 먹는다[속방].

내자柰子

성질은 차고[寒] 서늘하다[冷]고도 한다 맛이 쓰며[苦] 쓰고 떫다[苦澁]고도 한다 독이 없다. 심기를 보하고 비脾를 고르게 하며 중초와 부족한 기를 보한다.

- 어느 곳에나 있으며 능금과 비슷하나 좀 작다. 많이 먹으면 배가 불러오른다[본초].

은행銀杏

성질은 차고[寒] 맛이 달며[甘] 독이 있다. 폐肺와 위胃의 탁한 기를 맑

탕액편

게 하며 숨찬 것과 기침을 멎게 한다[입문].

● 일명 백과白果라고도 한다. 또한 잎이 오리발가락 같기 때문에 압각수鴨脚樹라고도 한다. 은행나무는 키가 아주 크며 열매는 살구씨행인 같기 때문에 은행이라 하였다. 익으면 빛이 노래진다. 속껍질을 벗겨 버리고 씨만 삶아 먹거나 구워 먹는다. 생것은 목구멍을 자극하며 어린이가 먹으면 놀라는 증상이 생긴다[일용].

| 무화과無花果 |

맛은 달고[甘] 음식을 잘 먹게 하며 설사를 멎게 한다[식물].

● 꽃이 없이 열매가 열리는데 그 빛이 푸른 추리靑李 같으면서 좀 길쭉하다. 중국으로부터 우리나라에 이식되었다[속방].

II 채부菜部 _ 야채

생강生薑

성질이 약간 따뜻하고[微溫] 맛이 매우며[辛] 독이 없다. 5장으로 들어가고 담을 삭이며 기를 내리고 토하는 것을 멎게 한다. 또한 풍 · 한 · 사와 습기를 없애고 딸꾹질하며 기운이 치미는 것과 숨이 차고 기침하는 것을 치료한다.

- 이 약의 성질은 따뜻하나[溫] 껍질의 성질은 차다[寒]. 그러므로 반드시 뜨겁게 하려면 껍질을 버려야 하고 차게 하려면 껍질째로 써야 한다[본초].
- 끼무릇반하 · 천남성 · 후박의 독을 잘 없애고 토하는 것과 반위反胃를 멎게 하는 데 좋은 약이다[탕액].
- 옛날에 생강을 먹는 것을 그만두지 말라고 한 것은 늘 먹으라는 말이다. 그러나 많이 먹지 말아야 하며 밤에 먹어서는 안 된다. 또한 음력 8~9월에 생강을 많이 먹으면 봄에 가서 눈병이 생기고 오래 살지 못하게 되며 힘이 없어진다[본초].
- 우리나라 전주에서 많이 난다[속방].

| 건강乾薑, 마른 생강 **|**

성질이 몹시 열[大熱]하고 맛이 매우며[辛] 쓰다[苦]고도 한다 독이 없다. 5장 6부를 잘 소통하게 하고 팔다리와 뼈마디를 잘 놀릴 수 있게 하며 풍 · 한 · 습 · 비를 몰아낸다. 곽란으로 토하고 설사하는 것과 찬 기운으로 명치가 아픈 것, 설사와 이질을 치료한다. 비위를 덥게 하고 오래된 식체를 삭히며 냉담冷痰을 없앤다.

- 생강으로 건강을 만드는 방법이 있다자세한 것은 잡방문(雜方門)에 있다.
- 물에 씻어서 싼 다음 약한 불에 구워 쓴다. 싸서 구운 것은 속을 덥히고[溫] 생 것은 발산시킨다. 피를 멎게 하려면 새까맣게 되도록 볶어서[炒] 써야 한다[탕액].
- 건강을 많이 쓰면 정기正氣가 줄어드는데 이렇게 된 때에는 생감초를 써서 완화시켜야 한다[단심].
- 건강을 불에 법제하면 약 기운이 머물러 있게 된다. 그러므로 속이 찬 증상이 치료된다[단심].

| **건생강**乾生薑, 말린 생강 |

껍질째로 말린 것이다. 비위에 있는 한사와 습사를 없앴다[입문].

토란

| **우자**芋子, 토란 |

성질이 평平하고차다[冷]고도 한다 맛이 매우며[辛] 독이 있다. 장위腸胃를 잘 소통하게 하고 살과 피부를 든든하게 하며 중초를 잘 소통하게 하고 궂은 피를 풀어주며 굳은살을 없앤다.

- 일명 토지土芝라고도 하는데 어느 곳에나 다 있다. 생것은 독이 있기 때문에 목이 알알하여 먹을 수 없다. 성질이 미끄럽다. 익히면 독이 없어지고 세게 보한다. 붕어와 같이 국을 끓여 먹으면 더 좋다[본초].
- 밭에 심은 것은 먹을 수 있으나 들에 저절로 난 것은 독이 있기 때문에 먹지 말아야 한다. 가운데 돋아난 싹을 우두芋頭라고 하고 우두의 둘레에 붙어서 난 것을 토란이라고 한다[본초].
- 요즘 사람들은 토련土蓮이라고 한다[속방].

| **우엽**芋葉, 토란잎 |

성질이 차고[冷] 독이 없다. 답답한 것을 없애고 설사를 멎게 하며 임신부가 태동으로 속이 답답한 것을 치료한다[본초].

아욱

| **동규자**冬葵子, 돌 아욱씨 |

성질이 차고[寒] 맛이 달며[甘] 독이 없다. 5가지 임병을 치료하고 오줌을 잘 누게 하며 5장 6부에 있는 한열증寒熱證과 부인의 젖줄이 막혀서 아픈 것을 치료한다.

- 가을에 아욱葵을 심고 겨울이 지나고 봄이 되도록 덮어 두면 씨가 앉는데 이것을 돌아욱씨라고 한다. 약으로 많이 쓰는데 성질이 활리滑利하고 돌을 잘 내리게 한다. 춘규자春葵子도 성질이 활滑하나 약으로는 쓰지 못한다.
- 서리가 내린 뒤의 돌 아욱은 먹지 못한다. 그것은 담을 동하게 하고 물을 토하게 하기 때문이다. 씨는 약간 덖어 부스러뜨려서 쓴다[본초].

| **동규근**冬葵根, 돌아욱뿌리 |

악창과 임병을 치료하고 오줌을 잘 배설하게 한다[본초].

| **동규엽**冬葵葉, 돌아욱잎 |

다른 채소처럼 나물을 만들어 먹으면 매우 달고 맛이 있다. 적과 기운이 몰린 것을 잘 헤친다[본초].

비름

| **현실**비름씨 |

성질이 차고[寒] 맛이 달며[甘] 독이 없다. 청맹과니와 백예를 치료하는데 눈을 밝게 하며 사기를 없앤다. 또한 대소변을 잘 배설하게 하고 회충을 죽인다.

탕액편

- 간풍肝風과 객열, 눈에 예막이 생긴 것과 검은 꽃무늬 같은 것이 보이는 것을 치료한다.
- 어느 지방에나 다 있고 씨는 서리가 내린 뒤에 익는데 가늘면서 검다. 음력 9~10월에 씨를 받는다[본초].

| 현경엽 莧莖葉, 비름의 줄기와 잎 **|**

기를 보하고 열을 내리며 9규竅를 소통하게 한다.

- 비름에는 6가지 종류가 있다. 약으로는 참비름과 흰 비름을 쓰는데 이것이 실제는 한 가지이다[본초].

| 적현붉은 비름 **|**

적리赤痢와 혈리血痢를 치료한다. 이 비름의 줄기와 잎은 진한 붉은빛이다[본초].

| 자현자줏빛 비름 **|**

이질을 치료한다. 이 비름의 줄기와 잎은 모두 자줏빛인데 채소나 오이에 물을 들일 수 있다[본초].

무

| 만정蔓菁, 순무 **|**

성질이 따뜻하고[溫] 맛이 달며[甘] 독이 없다. 5장을 좋아지게 하고 음식을 소화시키며 기를 내리고 황달을 치료한다. 몸을 가벼워지게 하고 기를 도와준다.

- 4계절 동안 다 있는데 봄에는 싹을 먹고 여름에는 잎을 먹으며 가을에는 줄기를 먹고 겨울에는 뿌리를 먹는다. 흉년에는 식량을 대신할 수 있다. 채소 가운데서 제일 좋은 것이다. 뿌리를 땅에 묻어 두면 겨울이 지나도록 마르지 않다가 봄에 싹이 튼다. 늘 먹으면 살이 찌고 건강해진다.

- 여러 가지 채소 가운데서 이롭기만 하고 해로운 것이 없는 것이 이것이다. 늘 먹으면 참으로 좋다[본초].

| 내복무 |

성질이 따뜻하고[溫] 차다[冷]고도 하고 평(平)하다고도 한다 맛이 매우면서 달고[辛甘] 독이 없다. 음식을 소화시키고 담벽痰癖을 풀어주며 소갈을 멎게 하고 뼈마디를 잘 놀릴 수 있게 한다. 5장에 있는 나쁜 기운을 씻어 내고 폐위로 피를 토하는 것과 허로로 여윈 것, 기침하는 것을 치료한다.

- 아무 곳에나 심는데 늘 먹는 채소이다. 무가 기를 내리는 데는 제일 빠르다. 오랫동안 먹으면 영榮, 위衛가 잘 순환하지 못하게 되고 수염과 머리털이 빨리 희어진다.
- 민간에서는 나복 또는 노복이라고 한다. 메밀국수의 독을 푼다. 일명 내복이라고도 한다[본초].

| 내복자무씨 |

배가 팽팽하게 불러 오르는 것과 적취를 치료하는 데 5장을 고르게 하고 대소변을 잘 배설하게 한다. 또한 가루내어 미음에 타서 먹으면 풍담風痰을 토하게 되는데 효과가 아주 좋다.

- 배추씨는 꺼멓고 순무씨는 자줏빛이 나면서 붉은데 크기는 비슷하다. 그러나 무씨는 누러면서 벌건 빛이 나고 배추씨보다 몇 배나 크며 둥글지 않다[본초].

배추

| 숭채배추 |

성질이 평平하고서늘하다고도 한다 맛이 달며[甘] 독이 없다독이 약간 있다고도 한다. 음식을 소화시키고 기를 내리며 장위를 잘 소통하게 한다. 또한 가슴 속에 있는 열기를 없애고 술 마신 뒤에 생긴 갈증과 소갈증을 멎게 한다.

- 채소 가운데서 배추를 제일 많이 먹는다. 많이 먹으면 냉병冷病이 생기는데 그것은 생강으로 풀어야 한다[본초].

| 숭채자배추씨 **|**

기름을 짜서 머리에 바르면 머리털이 빨리 자라고 칼에 바르면 녹이 슬지 않는다[본초].

| 숭채제김칫국물 **|**

배추를 햇볕에 절반 정도 말려서 다음날 독에 넣고 더운 밥물을 부어서 2~3일 동안 놓아 두면 초같이 시어진다. 이것을 김칫국물이라고 한다. 약으로 쓰는데 담연을 토하게 한다. 양념을 넣고 끓여서 먹으면 비위脾胃가 보해지고 술이나 국수의 독이 풀린다[입문].

죽순竹筍

성질이 차고[寒] 맛이 달며[甘] 독이 없다. 소갈을 멎게 하고 오줌을 잘 배설하게 하며 번열煩熱을 없애고 기를 돕는다.

- 남방의 참 대밭에서 나는데 속을 차게 하고 기를 동하게 한다. 그러므로 많이 먹지 말아야 한다[본초].
- 담을 삭이고 오줌을 잘 배설하게 하며 위기胃氣를 고르게 한다. 죽순을 따서 쪄 먹거나 삶아 먹는다[입문].
- 참대순은 종류가 매우 많은데 맛이 좋고 먹으면 시원하므로 사람들이 먹기를 좋아한다. 그러나 성질이 차서 소화가 잘 안 되고 비위에 좋지 못하기 때문에 적게 먹는 것이 좋다[식물].

서과西瓜, 수박

성질이 차고[寒] 맛을 달면서[甘] 아주 심심하며[極淡] 독이 없다. 번갈과 더위의 독을 없애고 속을 시원하게 하며 기를 내리고 오줌을 잘 배설하게 한다. 혈리血痢와 입 안이 헌 것을 치료한다[입문].

- 거란契丹이 회흘回紇을 정복하고 이 종자를 얻어다가 소똥거름을 주고 심었는데 크기가 박만하고 둥그스름한 열매가 열렸다. 그 빛깔은 퍼런 옥 같았고 씨는 금빛이 나는 것과 혹 벌겋거나 검은 것이 있었다. 그리고 혹은 검정참깨색[黑麻色]과 같은 것도 있었다. 이것은 북쪽 지방에 많았는데 요즘은 퍼져서 남북의 곳곳에서 모두 심는다. 음력 6~7월에 익는다[일용].
- 또 한 가지 종류는 양계楊溪라는 것인데 가을에 나서 겨울에 익는다. 생김새는 약간 길쭉하면서 넓적하고 크다. 속색은 연분홍빛이고 맛은 수박보다 좋다. 다음해 여름까지 둬둘 수 있다. 이 씨는 이인異人이 주었다고 한다[식물].

참외

| 첨과甛瓜, 참외 **|**

성질이 차고[寒] 맛이 달며[甘] 독이 있다독이 없다고도 한다. 갈증을 멎게 하고 번열을 없애며 오줌을 잘 배설하게 한다. 3초에 기가 막힌 것을 소통하게 하고 입과 코에 생긴 헌 데를 치료한다.

- 어느 곳에나 심는데 많이 먹으면 오래된 냉병이 동하여 배가 상하게 되고 다리와 팔의 힘이 없어진다.
- 징벽이나 각기병이 있을 때에는 더욱 먹지 말아야 한다. 물에 잠겨 있고 꼭지와 배꼽이 2개씩인 것은 모두 사람을 죽게 한다[본초].

| 과체참외꼭지 **|**

성질이 차고[寒] 맛이 쓰며[苦] 독이 있다. 온 몸이 부은 것을 치료하는데 물을 빠지게 하며 고독을 죽인다. 코 안에 생긴 군살을 없애고 황달을 치료하며 여러 가지 음식을 지나치게 먹어서 체했을 때 토하게 하거나 설사하게 한다.

- 이것이 첨과체인데 일명 고정향苦丁香이라고도 한다. 참외는 퍼런 것과 흰 것

2가지가 있는데 반드시 퍼런 참외꼭지를 써야 한다. 음력 7월에 참외가 익어서 저절로 떨어진 꼭지를 쓰는데 덩굴에서부터 약 반 치 정도 되게 잘라서 그늘에 말려 밀기울과 함께 누렇게 되도록 덖어서 쓴다[본초].

| 과자瓜子, 참외씨 **|**

뱃속의 적취를 없애고 피고름이 고인 것을 풀어주기 때문에 장옹腸癰이나 위옹胃癰에 써야 할 약이다. 또한 부인의 월경량이 지나치게 많은 것도 치료한다.

● 햇볕에 말려 가루내서 종이로 3겹 싼 다음 눌러 기름을 빼버리고 쓴다[본초].

| 과자엽瓜子葉, 참외 잎 **|**

머리털이 없는데 즙을 내어 바른다[본초].

| 과자화瓜子花, 참외 꽃 **|**

가슴앓이와 딸꾹질을 치료한다[본초].

| 야첨과野甛瓜, 들참 외 **|**

마박아馬剝兒라고도 하는데 맛이 시다[酸]. 참외같이 생겼으나 그보다 작다. 열격을 치료한다[입문].

동아

| 백동과白冬瓜, 동아 **|**

성질이 약간 차고[微寒] 서늘하다[冷]고도 한다 맛이 달며[甘] 독이 없다. 3가지 소갈병을 치료하고 몰린 병을 풀며 대소변을 잘 배설하게 하고 광물성 약재의 독을 없앤다. 수창水脹과 가슴이 답답한 것을 낫게 한다.

● 일명 지지地芝라고도 하는데 덩굴이 뻗는다. 열매가 달리는데 처음에는 청록색이고 서리가 온 뒤에는 껍질이 분을 칠한 것처럼 허옇게 된다. 그러므로 백

동과라고도 한다. 열이 있을 때 먹으면 좋으나 냉이 있을 때 먹으면 여위게 된다[본초].

- 오래된 병이 있을 때와 음이 허한 사람은 먹지 말아야 한다[단심].

| **백동과자**白冬瓜子, 동아 씨 |

동과자冬瓜子이다. 성질이 평平하고 차며[寒] 맛이 달고[甘] 독이 없다. 피부를 윤택하게 하고 얼굴빛이 좋아지게 하며 주근깨를 없앤다. 또한 이것으로 얼굴에 바르는 기름도 만든다.

- 서리가 내린 뒤나 음력 8월에 채취해서 껍질은 버리고 알맹이만 약간 덖어[微炒] 쓴다[입문].

호과胡瓜, 오이

성질이 차고[寒] 맛이 달며[甘] 독이 없다. 많이 먹으면 한기와 열기가 동하고 학질이 생긴다.

- 이것은 요즘 보통 먹는 오이를 말한다. 늙으면 누렇게 되므로 황과黃瓜라고도 한다[본초].

사과絲瓜, 수세미

성질이 찬데[寒] 독을 푼다. 모든 악창과 어린이의 마마[痘疹]·유저乳疽·정창丁瘡·각옹脚癰을 치료한다.

- 서리가 내린 뒤에 늙은 수세미오이를 껍질·뿌리· 씨까지 온전한 것으로 약성이 남게 태워서 가루내어 4~12g을 꿀물에 타서 먹으면 헌 데가 삭으면서 독이 풀어져 속으로 들어가지 못한다[입문].
- 일명 천라天蘿라고도 하고 천락사天絡絲라고도 한다. 이것의 잎을 우자엽虞刺葉이라고 한다[정전].
- 어린것은 삶아 익혀서 생강과 식초로 양념하여 먹고 마른 것은 껍질과 씨를

버리고 그 속으로 그릇을 씻는다[식물].

- 중국에서 씨를 가져다가 심은 것인데 생김새는 오이 같으나 매우 길고 크다[속방].

겨자

| 개채芥菜, 겨자와 갓 **|**

성질이 따뜻하고[溫] 맛이 매우며[辛] 독이 없다. 신腎에 있는 사기를 없애고 9규竅를 잘 소통하게 하며 눈과 귀를 밝게 한다. 기침과 기운이 치미는 것도 멎게 한다. 그리고 속을 따뜻하게 하며 두면풍頭面風을 없앤다.

- 개채의 매운맛은 코에서 더 아린다.
- 생김새가 배추 같은데 털이 있고 맛은 몹시 매우면서[極辛] 알알하다[辣]. 잎이 큰 것이 좋다. 삶아 먹으면 기를 동하게 하는데 다른 여러 가지 채소보다 훨씬 세다.
- 황개黃芥, 자개紫芥, 백개白芥가 있는데 황개와 자개로는 김치를 하여 먹으면 아주 좋고 백개는 약으로 쓴다[본초].

| 개자芥子, 겨자씨 **|**

풍독증風毒證과 마비된 것, 얻어맞거나 다쳐서 어혈진 것, 요통腰痛, 신腎이 차고 가슴이 아픈 것을 치료한다.

- 덖어서 가루내어 장을 담가 먹으면 5장이 잘 소통한다[본초].

| 백개白芥, 흰 겨자 **|**

성질이 따뜻하고[溫] 맛이 매우며[辛] 독이 없다. 몸이 찬 것을 치료하고 5장을 편안하게 한다.

- 서융西戎에서 온 것인데 갓芥과 비슷하고 잎이 허옇다. 나물을 하여 먹으면 아

주 맵고 맛이 좋다[본초].

| 백개자白芥子, 흰 겨자씨 **|**

기운이 치미는 것을 낫게 하고 땀이 나게 하며 가슴에 담이 있고 냉하여 얼굴이 누렇게 된 것을 치료한다.

- 씨는 알이 굵고 희어서 백량미白粱米 같은데 약으로 쓰면 아주 좋다. 담이 피부 속 힘줄막 밖에 있을 때 이것을 쓰지 않으면 약 기운이 그곳까지 도달하지 못한다. 약간 덖어서 가루내어 쓴다[입문].

와거상추

성질이 차고[冷] 맛이 쓰며[苦] 독이 약간 있다. 힘줄과 뼈를 든든하게 하고 5장을 편안하게 하며 가슴에 기가 막힌 것을 소통하게 하고 경맥을 통하게 한다. 이빨을 희게 하고 머리가 총명하게 하며 졸리지 않게 한다. 또한 뱀한테 물린 것도 치료한다.

- 요즘 보통 먹는 채소를 말하는데 냉병이 있는 사람이 먹으면 배가 차진다. 그러나 사람에게 몹시 해롭지는 않다[입문].

고채苦菜, 씀바귀

성질이 차고[寒] 맛이 쓰며[苦] 독이 없다독이 약간 있다고도 한다. 5장의 사기와 열기를 없애고 마음과 정신을 안정시키며 잠을 덜 자게 하고 악창을 낫게 한다.

- 밭이나 들에 나며 겨울에도 죽지 않는다. 일명 유동遊冬이라고도 한다. 잎은 들부루와 비슷하면서 가는데 꺾으면 흰 진[白汁]이 나온다. 꽃은 국화처럼 노랗다. 음력 3월 3일에 캐어 그늘에서 말린다[본초].
- 줄기에서 나오는 흰 진을 사마귀에 바르면 사마귀가 저절로 떨어진다[입문].

냉이

| 제채薺菜, 냉이 **|**

성질이 따뜻하고[溫] 맛이 달며[甘] 독이 없다. 간기를 잘 소통하게 하고 속을 고르게 하며 5장을 편안하게 한다.

- 밭이나 들에 나는데 겨울에도 죽지 않는다. 냉이로 죽을 쑤어 먹으면 그 기운이 피를 간으로 이끌어 가기 때문에 눈이 밝아진다[본초].
- 음력 8월은 음 가운데 양이 포함되어 있는 때이기 때문에 양기陽氣도 생긴다. 그러므로 이때에는 냉이와 밀이 다시 살아난다[참 동계의 주해].

| 제채자薺菜子, 냉이씨 **|**

일명 석명자라고도 한다. 5장이 부족한 것을 보하고 풍독風毒과 사기邪氣를 없애며 청맹과니와 눈이 아파서 보지 못하는 것을 치료한다. 또한 눈을 밝게 하고 장예를 없애며 열독을 푼다. 오랫동안 먹으면 모든 것이 선명하게 보인다. 음력 4월에 채취한다[본초].

| 사삼沙參, 더덕 **|**

성질이 약간 차고[微寒] 맛이 쓰며[苦] 독이 없다. 비위를 보하고 폐기를 보충해 주는데 산기疝氣로 음낭이 처진 것을 치료한다. 또한 고름을 빨아내고 종독腫毒을 삭이며 5장에 있는 풍기風氣를 풀어준다.

- 어느 지방에나 모두 있는데 산에 있다. 잎이 구기자와 비슷하면서 뿌리가 허옇고 실한 것이 좋다. 싹이나 뿌리는 채소로 먹는다[본초].
- 음력 2월과 8월에 뿌리를 캐어 햇볕에 말린다[본초].

| 길경桔梗, 도라지 **|**

성질이 약간 따뜻하며[微溫] 평(平)하다고도 한다 맛이 매우면서 쓰고[辛苦] 독이 약간 있다. 폐기로 숨이 찬것을 치료하고 모든 기를 내리며 목구멍이 아픈 것과 가슴, 옆구리가 아픈 것을 낫게 하고 고독을 없앤다.

- 어느 지방에나 모두 있는데 산에 있다. 음력 2월과 8월에 뿌리를 캐어 햇볕에 말린다[본초].
- 도라지는 모든 약 기운을 끌고 위로 올라가면서 아래로 내려가지 못하게 한다. 또한 기혈도 끌어올린다. 그러니 나룻배와 같은 역할을 하는 약인데 수태음경의 인경약이다[단심].
- 요즘은 채소로 4계절 늘 먹는다[속방].

파

| 총백파밑 **|**

성질이 서늘하고 평(平)하다고도 한다 맛이 매우며[辛] 독이 없다. 상한으로 추웠다 열이 나는 것, 중풍, 얼굴과 눈이 붓는 것, 후비喉痺를 치료하고 태아를 편안하게 하며 눈을 밝게 하고 간에 있는 사기를 없애고 5장을 고르게 한다. 여러 가지 약독藥毒을 없애고 대소변을 잘 배설하게 하는데 분돈과 각기 등을 치료한다.

- 어느 곳에나 모두 심는데 겨울에 먹는 것이 좋다. 그리고 반드시 양념을 하여 먹되 많이 먹지 말아야 한다. 그것은 뼈마디를 벌어지게 하고 땀이 나게 하여 사람을 허해지게 하기 때문이다.
- 일명 동총이라고도 하는데 그것은 겨울을 지나도 죽지 않는다고 해서 붙인 이름이다. 피밑을 갈라서 심으면 씨가 앉지 않는다. 이런 것을 먹거나 약으로 쓰는 데 제일 좋다.
- 파는 대체로 발산시키는 효과가 있기 때문에 많이 먹으면 정신이 흐려진다. 또한 흰 밑은 성질이 차고[寒] 푸른 잎은 성질이 덥다[熱]. 상한에 쓸 때에 푸른 잎을 버리고 쓰는 것은 잎의 성질이 덥기[熱] 때문이다.
- 파는 채소에서 첫째가는 것이므로 냄새가 나지만 많이 쓴다. 금이나 옥을 녹여 물이 되게 한다[본초].
- 수태음경, 족양명경으로 들어가 아래위의 양기를 소통하게 한다. 파는 주로

탕액편

풍한을 발산시키는 약이다[탕액].

| **총근**파뿌리 |

즉 파의 잔뿌리를 말한다. 상한의 양명경과 두통을 치료한다[본초].

| **총엽**파잎 |

여러 가지 헌 데에 풍사가 침범했거나 물이 들어가서 붓고 아프면서 파상풍破傷風이 된 것을 치료한다[본초].

대산**大蒜, 마늘**

성질이 따뜻하고[溫] 열(熱)하다고도 한다 맛이 매우며[辛] 독이 있다. 옹종癰腫을 풀어주고 풍습風濕과 장기를 없애며 현벽을 삭이고 냉과 풍증을 없애며 비를 든든하게 하고 위를 따뜻하게 하며 곽란으로 쥐가 나는 것, 온역瘟疫, 노학勞瘧을 치료하며 고독과 뱀이나 벌레한테 물린 것을 낫게 한다.

- 밭에는 모두 심을 수 있는데 가을에 심어서 겨울난 것이 좋다. 음력 5월 5일에 캔다.
- 마늘은 냄새가 나는 채소이다. 요즘은 6쪽 마늘만 마늘이라고 하는데 몹시 냄새가 나서 먹을 수 없다. 오랫동안 먹으면 간과 눈이 상한다.
- 한 톨[獨顆]로 된 것은 통마늘獨豆蒜이라고 하는데 헛것에 들린 것을 낫게 하고 아픈 것을 멎게 한다. 이것은 옹저에 뜸을 뜰 때에 많이 쓴다.
- 오랫동안 먹으면 청혈 작용[淸血]을 하여 머리털을 빨리 희게 한다[본초].

| **소산**小蒜, 달래 |

성질이 따뜻하고[溫] 열(熱)하다고도 한다 맛이 매우며[辛] 독이 약간 있는데 이 약 기운은 비와 신으로 들어간다. 속을 덥히고 음식이 소화되게

하며 곽란으로 토하고 설사하는 것을 멎게 하고 고독을 치료한다. 뱀이나 벌레한테 물린 데도 붙인다.

- 일명 역근 또는 완자라고도 하는데 산에서 난다. 『이아爾雅』에 "채소에서 맛이 있는 것은 운몽 지방에서 나는 냄새가 나는 채소이다"고 씌어 있는데 그것은 바로 이것을 말한다. 뿌리와 잎은 마늘 같으나 가늘고 작으며 냄새가 몹시 난다. 음력 5월에 캔다[본초].

부추

| 구채부추 |

성질이 따뜻하고[溫] 열(熱)하다고도 한다 맛이 매우면서[辛] 약간 시고[微酸] 독이 없다. 이 약 기운은 심으로 들어가는데 5장을 편안하게 하고 위胃 속의 열기를 없애며 허약한 것을 보하고 허리와 무릎을 덥게 한다. 흉비증胸痺證도 치료한다[본초].

- 부추는 가슴 속에 있는 궂은피[惡血]와 체한 것을 없애고 간기를 든든하게 한다[단심].
- 어느 지방에나 모두 있는데 한번 심으면 오래 가기 때문에 부추밭이 된다. 심은 다음 1년에 세 번 정도 갈라서 심어도 뿌리가 상하지 않는다. 겨울에 덮어주고 북돋아 주면 이른 봄에 다시 살아난다. 한 번 심으면 오래 간다. 채소 가운데서 성질이 제일 따뜻하고[溫] 사람에게 이롭다. 늘 먹으면 좋다.
- 부추는 매운 냄새가 특별히 나기 때문에 수양하는 사람들은 꺼린다.
- 즙을 내어 먹거나 김치를 담가 먹어도 다 좋다[본초].

| 구채자부추 씨 |

성질이 따뜻하다[煖]. 몽설夢泄과 오줌에 정액이 섞여 나오는 것을 치료하는 데 허리와 무릎을 덥게 하고 양기陽氣를 세게 한다. 유정과 몽설을 치료하는 데 아주 좋다. 약으로 쓸 때에는 약간 덖어서 쓴다[본초].

| 해채薤菜, 염교 **|**

성질이 따뜻하고[溫] 맛이 매우면서[辛] 쓰고[苦] 독이 없다. 중초를 고르게 하고 오래된 이질과 냉증으로 오는 설사를 멎게 하며 추웠다 열이 나는 것과 수기水氣를 치료하며 살찌게 하고 건강해지게 한다.

- 염교는 성질이 따뜻하고[溫] 잘 보하므로 누구나 모두 먹으려고 한다.
- 그 기운이 뼈로 들어가는 좋은 채소이다.
- 밭에서 자라는데 부추 비슷하면서 잎이 넓고 흰 빛이 많으며 씨가 없다. 맛이 맵기는 하나 냄새가 5장에 배지 않기 때문에 도가道家들이 늘 먹는다. 염교가 허한 것을 보하는 데는 제일 좋다.
- 국이나 죽을 쑤어 먹으며 데쳐서 나물을 하거나 김치를 담근다.
- 염교의 잎은 넓고 광택이 있다. 그러므로 옛사람들은 염교 잎에 이슬이라는 말을 했는데 그것은 염교잎이 광택이 있고 매끄럽기 때문에 이슬이 붙어 있을 수가 없다는 것을 비유해서 한 말이다[본초].

| 자소紫蘇, 차조기 **|**

성질이 따뜻하고[溫] 맛이 매우며[辛] 독이 없다. 명치 밑이 불러오르고 그득한 것과 곽란, 각기 등을 치료하는 데 대소변이 잘 나오게 한다. 일체의 냉기를 없애고 풍한일 때 표사表邪를 풀어준다. 또한 가슴에 있는 담과 기운을 내려가게 한다.

- 밭에서 심는다. 잎의 뒷면이 자줏빛이고 주름이 있으며 냄새가 몹시 향기로운 것을 약으로 쓴다. 자줏빛이 나지 않고 향기롭지 못한 것은 들차조기野蘇인데 약으로 쓰지 못한다. 잎의 뒷면과 앞면이 다 자줏빛인 것은 더 좋다. 여름에는 줄기와 잎을 따고 가을에는 씨를 받는다.
- 잎은 생것으로 먹을 수 있다. 여러 가지 생선이나 고기와 같이 국을 끓여 먹으면 좋다[본초].

향유香薷, 노야기

성질이 약간 따뜻하고[微溫] 맛이 매우며[辛] 독이 없다. 곽란으로 배가 아프고 토하며 설사하는 것을 치료한다. 수종을 내리게 하고 더위 먹은 것과 습증을 없앤다. 위기胃氣를 덥히고 번열煩熱을 없앤다.

- 집집마다 심는다. 여름철에는 채소로 먹는다. 음력 9~10월에 이삭이 나온 다음에 베어서 말린다[본초].
- 일명 향여香茹라고도 하는데 그것은 채소로 먹을 수 있다고 하여 붙인 이름이다[입문].

박하薄荷

성질이 따뜻하고[溫] 평(平)하다고도 한다 맛이 매우면서[辛] 쓰며[苦] 독이 없다. 모든 약 기운을 영위榮衛로 이끌어 간다. 땀이 나게 하여 독이 빠지게 하는데 상한·두통·중풍·적풍賊風·두풍頭風을 치료한다. 그리고 뼈마디가 잘 놀려지게 하며 몹시 피로한 것을 풀리게 한다.

- 밭에 심는데 생으로 먹을 수 있다. 또는 김치를 만들어 먹는다. 여름과 가을에 줄기와 잎을 따서 햇볕에 말려서 쓴다[본초].
- 성질이 서늘하고 맛이 맵다[辛]. 머리와 눈을 아주 시원하게 하고 골증骨蒸을 낫게 한다. 수태음과 수궐음경으로 들어가는데 약 기운이 위[上]로 올라가는 약이다[탕액].
- 고양이가 박하를 먹으면 취한다[식물].

가자茄子, 가지

성질이 차고[寒] 맛이 달며[甘] 독이 없다. 추웠다 열이 났다 하는 5장 허로와 전시노채를 치료한다.

- 밭에 심어서 먹는데 일명 낙소落蘇라고도 한다. 기를 동하게 하여 고질병이

탕액편

생기게 하므로 많이 먹지 말아야 한다.

- 가지의 종류에는 자줏빛 가지, 누런 가지가 있는데 남북 지방에 모두 있다. 푸른 물가지나 흰 가지는 북쪽에만 있다. 약으로는 흔히 누런 가지를 쓴다. 그 밖의 가지는 오직 채소로만 먹는다[본초].
- 신라에서 나는 한 가지 종류는 약간 반들반들하면서 연한 자줏빛이 나고 꼭지가 길며 맛이 달다. 이것은 이미 중국에 널리 퍼졌으나 몸에는 이로운 것이 아무것도 없고 약효도 없다[입문].

수근水芹, 미나리

성질이 평平하고 차다[寒]고도 한다 맛이 달고[甘] 독이 없다. 번갈을 멎게 하고 정신이 좋아지게 하며 정精을 보충해 주고 살찌고 건강해지게 한다. 술을 마신 뒤에 생긴 열독을 치료하는 데 대소변을 잘 배설하게 한다. 여자의 붕루, 대하와 어린이가 갑자기 열이 나는 것을 치료한다.

- 일명 수영水英이라고도 하는데 물에서 자란다. 잎은 궁궁이천궁와 비슷하고 흰 꽃이 피며 씨는 없다. 뿌리도 역시 흰 빛이다. 김치와 생절이를 만들어 먹는다. 또한 삶아서 먹기도 한다. 생것으로 먹어도 좋다. 또한 5가지 황달도 치료한다[본초].

순채蓴菜

성질이 차고[寒] 서늘하다[冷]고도 한다 맛이 달며[甘] 독이 없다. 소갈, 열비熱痺를 치료하고 장위腸胃를 든든하게 하며 대·소장을 보한다. 열달熱疸을 치료하고 온갖 약독을 풀어주며 음식을 잘 먹게 한다.

- 못에서 자라는데 곳곳에 다 있다. 음력 3~4월에서부터 7~8월까지는 그 이름을 사순絲蓴이라고 하는데 맛이 달고[甘] 연하다[軟]. 상강霜降 후부터 12월까지는 이름을 괴순塊蓴이라고 하는데 맛이 쓰고[苦] 깔깔하다[澁]. 이것으로 만든 국은 다른 채소국보다 좋다.

- 성질은 차지만[寒] 보하는 성질이 있다. 뜨겁게 하여 먹으면 기가 몰려 내려 가지 않기 때문에 몸에 몹시 해롭다. 많이 먹거나 오랫동안 먹지 말아야 한다[본초].

호유胡荽, 고수

성질이 따뜻하고[溫] 평(平)하다고도 한다 맛이 매우며[辛] 독이 약간 있다. 음식이 소화되게 하고 소장기小腸氣와 심규心竅를 소통하게 하며 홍역 때 꽃과 마마일 때 구슬이 잘 돋지 않는 것을 치료한다.

- 밭에 심는다. 대체로 생것을 먹는다. 고수도 역시 냄새가 나는 채소이다. 오랫동안 먹으면 정신이 나빠지고 잊어버리기를 잘한다. 그리고 겨드랑이에서 냄새가 나게 된다.
- 북쪽 사람들은 남북조 시대 후조의 왕 석륵石勒의 이름이 호胡이므로 그것을 피하느라고 이 채소의 이름을 향유香荽라고 하였다[본초].

들깨

| 임자荏子, 들깨 |

성질이 따뜻하고[溫] 맛이 매우며[辛] 독이 없다. 기를 내리고 기침과 갈증을 멎게 한다. 폐를 눅여 주고 중초를 보하며 정수精髓를 보충해 준다.

- 많이 심는데 씨를 갈아 쌀과 섞어서 죽을 쑤어 먹으면 살이 찌고 기가 내리며 보해진다.
- 이것의 기름을 짜서 조려 비단을 짤 때 옻칠하는 데 쓴다.
- 들깨가 익으려 할 때에 이삭을 따서 먹으면 몹시 고소하고 맛이 있다[본초].

| 임자엽荏子葉, 들깻잎 |

중초를 고르게 하고 냄새나는 것을 없애며 기가 치미는 것과 기침하는 것을 치료한다. 여러 가지 벌레한테 물린 데와 음낭이 부은 데는 짓찧어 붙인다[본초].

궐채蕨菜, 고사리

성질이 차고[寒] 활滑하며 맛이 달다[甘]. 갑자기 나는 열을 내리고 오줌을 잘 배설하게 한다.

- 어느 지방에나 모두 있는데 산언덕과 들판에 난다. 많이 꺾어다가 삶아서 먹으면 맛이 아주 좋다. 그러나 오랫동안 먹어서는 안 된다. 양기가 줄어들게 되고 다리가 약해져서 걷지 못하게 되며 눈이 어두워지고 배가 불러오른다[본초].

궐채미蕨菜薇, 고비

성질이 차고[寒] 맛이 달며[甘] 독이 없다. 중초를 고르게 하고 대·소장을 눅여 주며[潤] 오줌을 잘 배설하게 하고 부종浮腫을 내린다. 이것은 고사리 종류인데 자라는 곳도 역시 같다[입문].

목숙苜蓿, 거여목

줄기와 잎은 성질이 평平하고 뿌리는 성질이 서늘하며 맛이 쓰고[苦] 독이 없다. 속을 편안하게 하고 5장이 좋아지게 하며 비위에 있는 사기와 여러 가지 나쁜 열독을 없앤다. 또한 대소변을 잘 배설하게 하고 황달을 치료한다.

- 어느 지방에나 모두 있는데 밭이나 들의 젖은 땅에서 자란다. 많이 캐서 삶아 장을 쳐서 먹는다. 생것으로 먹어도 좋다. 많이 먹으면 여위게 된다[본초].

양하蘘荷

성질이 약간 따뜻하고[微溫] 맛이 매우며[辛] 독이 약간 있다. 고독과 학질을 치료한다.

- 잎은 파초 같고 뿌리는 생강 같으면서 굵다. 뿌리와 줄기로는 생절이를 만들어 먹을 수 있다. 붉은 것과 흰 것 2가지가 있는데 붉은 것을 먹는다. 흰 것은 약으로 쓴다.
- 『주례周禮』에 가초嘉草로는 고독을 치료한다고 씌어 있는데 가초란 바로 양하를 말한다[본초].
- 우리나라의 남쪽에서 나는데 사람들이 많이 심어서 먹는다[속방].

즙채蕺菜, 멸

성질이 약간 따뜻하고[微溫] 맛이 매우며[辛] 독이 있다. 그리마의 오줌독으로 생긴 헌 데[尿瘡]를 치료한다.

- 여러 지방의 산과 밭, 들에서 자란다. 사람들은 이것을 생것으로 먹기 좋아한다. 그러나 많이 먹으면 양기陽氣가 상한다[본초].

유채

| 운대유채 |

성질이 따뜻하고[溫] 서늘하다고도 한다 맛이 매우며[辛] 독이 없다. 유풍遊風·단종丹腫·유옹乳癰을 치료하며 징결癥結과 어혈을 풀어준다.

- 여러 지방에 있다. 오랫동안 먹으면 양기가 상한다. 그러므로 도가들은 특별히 꺼린다[본초].

| 운대자유채씨 |

기름을 짜서 머리에 바르면 머리털이 길게 자라고 검어진다[본초].

군달莙蓬, 근대

성질이 평平하고 독이 약간 있다. 비위를 보하여 기를 내리고 비위를 좋아지게 한다. 또한 두풍頭風을 치료하고 5장을 편안하게 한다.

탕액편

● 채소밭에 많이 심는다. 사람들이 이것을 흔히 먹는데 많이 먹어서는 안 된다. 배가 상할 수 있다[본초].

파릉菠薐, 시금치

성질이 차고[冷] 독이 약간 있다. 5장이 좋아지게 하며 장위에 있는 열을 없애고 주독酒毒을 풀어준다.

● 밭에 심어서 많이 먹는데 많이 먹지 말아야 한다. 다리가 약해질 수 있다[본초].

번루蘩蔞

성질이 평平하고약간 차다[微寒]고도 한다 맛이 시며[酸] 달면서 짜다 고도 한다 독이 없다. 종독腫毒을 낫게 하고 오줌이 지나치게 나오는 것을 멎게 하며 어혈을 풀어주며 오랜 악창도 치료한다.

● 이것이 바로 계장초鷄腸草인데 여러 지방에 있다. 그 줄기는 덩굴지는데 잘라 보면 가는 실 같은 것이 있고 속이 빈 것이 닭의 창자 같다고 하여 계장초라 하였다. 삶아서 나물을 하여 먹거나 생것으로 먹어도 좋다[본초].

박

| 첨호甛瓠, 단박 **|**

성질이 차고[冷] 맛이 달며[甘] 독이 없다독이 약간 있다고도 한다. 오줌을 잘 배설하게 하고 번갈을 멎게 하며 심열을 없앤다. 소장을 좋아지게 하고 심폐를 눅여 주는 데 석림을 치료한다.

● 맛이 단 박으로 사람들은 늘 나물을 하여 먹는다[본초].

| 고호苦瓠, 쓴박 **|**

성질이 차고[冷] 맛이 쓰며[苦] 독이 있다. 박속은 수종병으로 얼굴과 팔다리가 부은 것을 치료하는 데 수기水氣를 내린다. 쓴 박은 토하게 하는데 이것을 먹고 토하는 것이 멎지 않을 때에는 기장 짚 잿물을 마셔야 멎는다[본초].

버섯

| 목이木耳, 나무버섯 **|**

성질이 차고[寒] 평(平)하다고도 한다 맛이 달며[甘] 독이 없다. 5장을 좋아지게 하고 장위에 독기가 몰린 것을 풀어주며 혈열을 내리고 이질과 하혈하는 것을 멎게 하며 기를 보하고 몸이 가벼워지게 한다[본초].

- 땅에 돋은 것을 균菌이라고 하고 나무에 돋은 것을 연이라고도 하고 심이라고도 한다. 버섯에는 천화심 · 마고심 · 향심 · 육심 등이 있는데 모두 습기가 훈증해서 생긴 것이다. 산 속의 으슥한 곳에 나는 것은 독이 많아서 사람을 죽게 한다[일용].

- 버섯은 성질이 평平하고약간 따뜻하다[微溫]고도 한다 맛이 짜면서 달고[甘] 독이 약간 있다. 가슴앓이를 치료하는 데 속을 덥히고 여러 가지 벌레를 죽인다. 요즘은 두루 버섯을 많이 쓰는데 독이 있는 것이 많다. 그러므로 썰어서 생강즙에 버무려 보거나 밥알과 섞어 보아야 한다. 이때에 꺼멓게 되는 것은 독이 있는 것이다. 그렇게 되지 않는 것은 해롭지 않다[일용].

- 나무에서 돋은 것이나 땅에서 돋은 것이나 다 습과 열이 서로 합쳐서 돋게 한 것이기 때문에 많이 먹으면 습열이 생길 수 있다. 초봄에는 독이 없다. 여름과 겨울에는 독이 있는데 그것은 뱀과 벌레가 지나갔기 때문이다[입문].

- 느릅나무 · 버드나무 · 뽕나무 · 회나무 · 닥나무의 버섯이 5가지 버섯에 속한다. 나무에 좁쌀죽을 쑤어 바르고 풀로 덮어 두면 곧 버섯이 돋는다. 연한 것은 생절이를 하여 먹을 수 있다[본초].

| **상이**桑耳, 뽕나무버섯 |

성질이 평平하고따뜻하다[溫]고도 한다 맛이 달며[甘] 독이 약간 있다. 이질로 피를 쏟는 것과 부인의 명치 밑이 아픈 것, 붕루, 적백대하를 치료한다[본초].

● 일명 상황桑黃이라고도 한다[본초].

| **괴이**槐耳, 회나무버섯 |

5가지 치질과 풍증을 치료하는 데 어혈을 풀어주고 기력이 더 나게 한다[본초].

| **마고**표고버섯 |

성질이 평平하고 맛이 달며[甘] 독이 없다. 정신이 좋아지게 하고 음식을 잘 먹게 하며 구토와 설사를 멎게 한다. 아주 향기롭고 맛이 있다[입문].

| **석이**石耳 |

성질이 차고[寒] 평(平)하다고도 한다 맛이 달며[甘] 독이 없다. 속을 시원하게 하고 위胃를 보하며 피나는 것을 멎게[止血] 한다. 그리고 오랫동안 살 수 있게 하고 얼굴빛을 좋아지게 하며 배고프지 않게 한다. 높은 산의 벼랑에서 나는 것을 영지靈芝라고 한다[일용].

| **균자**菌子, 땅버섯 |

성질이 차다[寒]. 5장에 풍증이 생기게 하고 경락을 막히게 하며 치질을 도지게 하고 사람을 까무러치게 한다. 들이나 밭에 나는데 독이 있는 것이 많으므로 경솔하게 먹지 말아야 한다. 또한 신나무버섯楓樹菌은 독이 아주 많다[본초].

| 송이松耳, 송이버섯 **|**

성질이 평平하고 맛이 달며[甘] 독이 없다. 맛이 매우 향기롭고 솔냄새가 난다. 이것은 산에 있는 늙은 소나무 밑에서 솔 기운을 받으면서 돋은 것인데 나무버섯 가운데서 제일이다[속방].

해채**海菜, 미역**

성질이 차고[寒] 맛이 짜며 독이 없다. 열이 나면서 답답한 것을 없애고 영류와 기가 뭉친 것을 치료하며 오줌을 잘 배설하게 한다.

- 바다에서 나는데 빛이 퍼렇다. 그러나 말리면 자줏빛으로 되기 때문에 일명 자채紫菜라고도 한다[본초].

다시마

| 해대海帶, 참다시마 **|**

산기疝氣를 치료하고 수기水氣를 내리며 영류와 기가 뭉친 것을 낫게 하며 굳은 것을 연하게[軟] 한다.

- 동해에서 나는데 듬북해조과 비슷하면서 굵고 길다[본초].

| 곤포昆布, 다시마 **|**

성질이 차고[寒] 맛이 짜며 독이 없다. 12가지 수종을 치료하는 데 오줌을 잘 배설하게 하고 얼굴이 부은 것을 내리게 한다. 또한 누창瘻瘡과 영류, 기가 뭉친 것[結氣]도 치료한다.

- 동해에서 난다. 바다에서 나는 약들은 짠맛을 씻어 버리고 써야 한다[본초].

감태**甘苔, 김**

성질이 차고[寒] 맛이 짜다. 치질을 치료하는 데 벌레를 죽인다. 곽란으로 토하고 설사하는 것, 속이 답답한 것도 치료한다.

탕액편

● 일명 청태靑苔라고도 한다. 바다에서 나는데 말려서 먹는다[본초].

녹각채鹿角菜

성질이 몹시 차고[大寒] 독이 없다독이 약간 있다고도 한다. 열기를 내리고 어린이의 골증骨蒸을 치료하며 메밀독을 푼다.

● 동해에서 나는데 오랫동안 먹지 말아야 한다[본초].

● 요즘 청각채靑角菜라고 하는 것이 이것인 것 같다[속방].

목두채木頭菜, 두릅나물

성질이 평平하고 독이 없다. 삶아서 나물이나 김치를 만들어 먹는다. 여러 지방에 있는데 이른 봄에 캔다[속방].

백채白菜, 머위

성질이 평平하고 독이 없다. 줄기를 뜯어다 삶아 국이나 나물을 하여 먹으면 아주 좋다. 여러 지방에서 심는다[속방].

12 초부草部 _ 풀

황정黃精, 낚시둥굴레

성질은 평平하고 맛이 달며[甘] 독이 없다. 중초를 보하고 기를 도우며 5장을 편안하게 하고 5로 7상五勞七傷도 보하며 힘줄과 뼈를 든든하게 하고 비위를 보하며 심폐를 눅여 준다[潤].

- 일명 선인반仙人飯이라고도 한다. 음력 3월에 돋아나며 키는 1~2자이다. 잎은 참대잎 같으나 짧고 줄기에 맞붙어 나온다. 줄기는 부드럽고 연한데 복숭아나무가지와 거의 비슷하다. 밑은 누렇고[黃] 끝은 붉다. 음력 4월에 푸르고 흰 빛의 잔꽃이 피며 씨는 흰 기장白黍과 같다. 씨가 없는 것도 있다. 뿌리는 풋생강 비슷한데 빛은 누렇다. 음력 2월과 8월에 뿌리를 캐어 볕에 말린다. 뿌리와 잎 · 꽃 · 씨 등을 다 먹을 수 있다.
- 잎은 한 마디에 맞붙어 난 것을 낚시둥굴레라 하고 맞붙어 나지 않은 것을 편정偏精이라 하는데 약효가 못 하다.
- 낚시둥굴레의 뿌리는 말려도 누긋누긋하며[柔軟] 기름기와 윤기가 있다[본초].
- 낚시둥굴레는 태양의 정기를 받은 것이다. 약으로는 생것대로 쓴다. 만일 오랫동안 두고 먹으려면 캐어 먼저 물에 우려서 쓴맛을 빼어 버리고 아홉 번 찌고 아홉 번 말려서 쓴다[입문].
- 우리나라에서는 다만 평안도에만 있다. 평상시에 나라에 바쳤다[속방].

창포菖蒲, 석창포

성질은 따뜻하고[溫] 평(平)하다고도 한다 맛이 매우며[辛] 독이 없다. 심규[心孔]를 열어 주고 5장을 보하며 9규를 잘 소통하게 하고 귀와 눈을 밝게 하며 목청을 좋게 하고 풍습으로 전혀 감각이 둔해진 것을 치료하며 뱃속의 벌레를 죽인다. 이와 벼룩 등을 없애며 건망증을 치료하고 지혜가 생기게 하며 명치 밑이 아픈 것을 낫게 한다.

- 산골짜기의 개울가, 바위틈이나 자갈 밑에서 나고 자란다. 그 잎의 한가운데는 등심이 있고 칼날 모양으로 되어 있다. 한 치 되는 뿌리에 9개의 마디 혹은 12개의 마디로 된 것도 있다. 음력 5월, 12월에 뿌리를 캐어 그늘에서 말린다. 지금 5월 초에 바깥쪽으로 드러난 뿌리는 쓰지 않는다.
- 처음 캤을 때에는 뿌리가 무르다가 볕에 말리면 딴딴해진다. 썰면 한가운데가 약간 붉으며 씹어 보면 맵고 향기로우며 찌꺼기가 적다.
- 걸고 습한 땅에서 자라는데 뿌리가 큰 것을 창양昌陽이라 한다. 풍습병을 주로 치료한다. 또한 이창泥菖과 하창夏菖이라는 종류가 있는데 서로 비슷하다. 이것은 모두 이와 벼룩을 없애기는 하나 약으로는 쓰지 않는다. 또한 수창水菖이 있는데 못에서 자라며 잎이 서로 비슷하나 다만 잎 한가운데에 등줄이 없다[본초].
- 손蓀은 잎에 등심 줄이 없고 부추잎 같은 것이다. 석창포에는 등심 줄이 있는데 꼭 칼날처럼 되어 있다[단심].

국화

| 감국화甘菊花, 단국화 |

성질은 평平하고 맛이 달며[甘] 독이 없다. 장위를 편안하게 하고 5맥을 좋게 하며 팔다리를 잘 놀리게 하고 풍으로 어지러운 것과 두통에 쓴다. 또 눈의 정혈을 돕고 눈물이 나는 것을 멈추며 머리와 눈을 시원하게 하고 풍습비風濕痺를 치료한다.

- 어느 곳에나 심는다. 국화의 종류가 매우 많은데 오직 홑잎꽃單葉이면서 작고 누렁고 잎은 진한 풀빛이고 작으며 엷다. 늦은 가을에 꽃이 피는 것이 진짜이다.
- 단것은 약에 쓰고 쓴 것은 쓰지 못한다.
- 들국화는 의국薏菊이라고도 하는데 단국화는 달고 의국은 쓰다. 단국화는 오래 살게 하고 들국화는 기운을 사瀉하게 한다. 꽃은 작으면서 몹시 향기롭다. 줄기가 푸른 것이 들국화이다.
- 음력 1월에 뿌리를 캐며 3월에 잎을 따고 5월에 줄기를 베며 9월에 꽃을 따고 11월에 씨를 받아 그늘에서 말려 쓴다[본초].

| **백국화**白菊花, 흰 국화 |

잎과 줄기가 다 단국화와 비슷한데 오직 꽃만 희다. 역시 풍으로 어지러운 데 주로 쓴다. 그리고 머리가 희지 않게 한다.

- 잎의 크기는 쑥잎과 비슷하다. 줄기는 푸르고 뿌리는 가늘며 꽃은 희고 꽃술은 누렇다. 흰 국화의 성질은 평平하고 맛이 매우며[辛] 독이 없다. 풍으로 어지러운 데 주로 쓴다. 음력 8~9월에 꽃을 따서 햇볕에 말린다[본초].

| **고의**苦意, 들국화 |

맛은 쓴데[苦] 어혈을 풀어준다. 부인의 뱃속에 있는 어혈을 치료한다[본초].

인삼人蔘

성질은 약간 따뜻하고[微溫] 맛이 달며[甘] 약간 쓰다고도 한다 독이 없다. 주로 5장의 기가 부족한 데 쓰며 정신을 안정시키고 눈을 밝게 하며 심규를 열어 주고 기억력을 좋게 한다. 허손된 것을 보하며 곽란으로 토하고 딸꾹질하는 것을 멎게 하며 폐위로 고름을 뱉는 것을 치료하며 담을 삭인다.

- 찬讚에는 "세 가지 다섯 잎에 그늘에서 자란다네, 나 있는 곳 알려거든 박달나무 밑을 보라"고 씌어 있다. 일명 신초神草라고도 하는데 사람의 모양처럼 생긴 것이 효과가 좋다.
- 산삼은 깊은 산 속에서 흔히 자라는데 응달쪽 박달나무나 옻나무 아래의 습한 곳에서 자란다. 인삼 가운데는 하나의 줄기가 위로 올라갔는데 마치 도라지길경와 비슷하다. 꽃은 음력 3~4월에 피고 씨는 늦은 가을에 여문다. 음력 2월, 4월, 8월 상순에 뿌리를 캐어 대칼로 겉껍질을 벗긴 다음 햇볕에 말린다.
- 인삼은 좀이 나기 쉬운데 다만 그릇에 넣고 꼭 봉해 두면 몇 해가 지나도 변하지 않는다. 또는 족두리풀세신과 같이 넣어서 꼭 봉해 두어도 역시 오래도록 변하지 않는다.
- 쓸 때에는 노두蘆頭를 버려야 하는데 버리지 않고 쓰면 토할 수 있다[본초].
- 인삼은 폐화肺火를 동하게 하므로 피를 토하거나 오랫동안 기침을 하거나 얼굴빛이 검고 기가 실하며 혈이 허하고 음이 허해진 사람에게는 쓰지 말고 더덕사삼을 대용으로 쓰는 것이 좋다[단심].
- 인삼은 쓰고[苦] 성질이 약간 따뜻한데[微溫] 5장의 양을 보하고 더덕은 쓰고 성질이 약간 찬데 5장의 음을 보한다[단심].
- 여름철에는 적게 써야 한다. 그것은 심현 : 명치 밑이 그득하고 아픈 것.이 생기기 때문이다[본초].
- 여름철에 많이 먹으면 심현이 난다[단심].
- 인삼은 수태음경手太陰經에 들어간다[탕액].

천문동天門冬

성질은 차며[寒] 맛이 쓰고[苦] 달며[甘] 독이 없다. 폐에 기가 차서 숨차하고 기침하는 것을 치료한다. 또는 담을 삭이고 피를 토하는 것을 멎게 하며 폐위를 낫게 한다. 뿐만 아니라 신기腎氣를 소통하게 하고 마음을 진정시키며 오줌을 잘 배설하게 한다. 성질이 차나 보하고 3충을 죽이며 얼굴빛을 좋게 하고 소갈증을 멎게 하며 5장을 눅여 준다[潤].

- 음력 2월 · 3월 · 7월 · 8월에 뿌리를 캐어 볕에 말린다. 쓸 때에 뜨거운 물에 담갔다가 쪼개어 심을 버린다. 뿌리가 크고 맛이 단것이 좋은 것이다[본초].
- 천문동은 수태음경과 족소음경에 들어간다[탕액].
- 우리나라에는 다만 충청도 · 전라도 · 경상도에서만 난다[속방].

감초甘草

성질은 평平하고 맛이 달며[甘] 독이 없다. 온갖 약의 독을 풀어준다. 9가지 흙의 기운을 받아 72가지의 광물성 약재와 1,200가지의 초약草藥 등 모든 약을 조화시키는 효과가 있으므로 국로國老라고 한다.

- 5장 6부에 한열의 사기[寒熱邪氣]가 있는 데 쓰며 9규竅를 통하게 하고 모든 혈맥을 잘 순환하게 한다. 또한 힘줄과 뼈를 든든하게 하고 살찌게 한다.
- 음력 2월, 8월에 뿌리를 캐어 볕에 말려서 딴딴하고 잘 꺾어지는 것이 좋다. 꺾을 때 가루가 나오기 때문에 분초粉草라고 한다[본초].
- 감초는 족삼음경足三陰經에 들어가며 구우면 비위를 조화시키고 생으로 쓰면 화火를 사瀉한다[탕액].
- 토하거나 속이 그득하거나 술을 즐기는 사람은 오랫동안 먹거나 많이 먹는 것은 좋지 않다[정전].
- 중국으로부터 들여다가 우리나라의 여러 지방에서 심었으나 잘 번식되지 않았다. 다만 함경북도에서 나는 것이 가장 좋았다[속방].

지황

| 생지황生地黃 |

성질은 차고[寒] 맛이 달며[甘] 쓰다[苦]고도 한다 독이 없다. 모든 열을 내리며 뭉친 피를 풀어주고 어혈을 삭게 한다. 또한 월경을 잘 소통하게 한다. 부인이 붕루증으로 피가 멎지 않는 것과 태동胎動으로 하혈하는 것과 코피, 피를 토하는 것 등에 쓴다.

- 어느 곳에나 심을 수 있는데 음력 2월이나 8월에 뿌리를 캐어 그늘에 말린다. 물에 넣으면 가라앉고 살이 찌고 큰 것이 좋은 것이다. 일명 지수地髓 또는 하라고도 하는데 누런 땅에 심은 것이 좋다.

- 『신농본초경[本經]』에는 생으로 말린다[生乾]는 말과 쪄서 말린다[蒸乾]는 말은 하지 않았는데 쪄서 말리면 그 성질이 따뜻하고[溫] 생으로 말리면 그 성질이 평순해진다[平宣].

- 금방 캔 것을 물에 담가 뜨는 것을 인황人黃이라 하며 가라앉는 것을 지황地黃이라고 한다. 가라앉는 것은 효력이 좋아서 약으로 쓰며 절반쯤 가라앉는 것은 그 다음이며 뜨는 것은 약으로 쓰지 않는다. 지황을 캘 때 구리나 쇠붙이로 만든 도구를 쓰지 않는 것이 좋다[본초].

- 생지황은 혈을 생기게 하고 혈의 열을 식히며 수태양과 수소음경에 들어가며 술에 담그면 약성이 위로 올라가고 겉으로 나간다[탕액].

| 숙지황熟地黃, 찐지황 |

성질은 따뜻하고[溫] 맛이 달며[甘] 약간 쓰고[微苦] 독이 없다. 부족한 혈을 크게 보하고 수염과 머리털을 검게 하며 골수를 보충해 주고 살찌게 하며 힘줄과 뼈를 든든하게 한다. 뿐만 아니라 허손증虛損證을 보하고 혈맥을 소통하게 하며 기운을 더 나게 하고 귀와 눈을 밝게 한다.

- 쪄서 만드는 법[蒸造法]은 잡방雜方에 자세히 씌어 있다[본초].

- 생지황은 위胃를 상하므로 위기胃氣가 약한 사람은 오랫동안 먹지 못한다. 찐지황은 가슴이 막히게 하므로 담화가 성盛한 사람은 역시 오랫동안 먹을 수 없다[정전].

- 찐지황은 수족소음경과 궐음경厥陰經에 들어가며 성질은 따뜻하여 신腎을 보

한다[입문].

- 찐지황을 생강즙薑汁으로 법제하면 가슴이 답답해지는 일이 없다[의감].

삽주

| 백출白朮, 흰 삽주 |

성질은 따뜻하고[溫] 맛이 쓰며[苦] 달고[甘] 독이 없다. 비위를 든든하게 하고 설사를 멎게 하고 습을 없앤다. 또한 소화를 시키고 땀을 줄이며 명치 밑이 몹시 그득한 것과 곽란으로 토하고 설사하는 것이 멎지 않은 것을 치료한다. 허리와 배꼽 사이의 혈을 잘 순환하게 하며 위胃가 허랭虛冷하여 생긴 이질을 낫게 한다.

- 산에서 자라는데 어느 곳에나 다 있다. 그 뿌리의 겉 모양이 거칠며 둥근 마디로 되어 있다. 빛은 연한 갈색이다. 맛은 맵고 쓰나[辛苦] 심하지 않다. 일명 궐력가乞力伽라고 하는 것이 즉 흰 삽주이다[본초].
- 『신농본초경』에는 삽주와 흰 삽주의 이름이 없었는데 근래 와서 흰 삽주를 많이 쓴다. 흰 삽주는 피부 속에 있는 풍을 없애며 땀을 줄이고 위胃를 보하고 중초를 고르게 한다. 허리와 배꼽 사이의 혈을 잘 순환하게 하며 오줌을 잘 배설하게 한다. 위[上]로는 피모皮毛, 중간으로는 심과 위, 아래로는 허리와 배꼽의 병을 치료한다. 기병氣病이 있으면 기를 치료하고 혈병血病이 있으면 혈을 치료한다[탕액].
- 수태양과 수소음, 족양명과 족태음의 4경에 들어간다. 비脾를 완화시키며[緩] 진액을 생기게 하고 습을 말리며 갈증을 멎게 한다. 쌀 씻은 물에 한나절 담갔다가 노두를 버리고 빛이 희고 기름기가 없는 것을 쓴다[입문].
- 위화胃火를 사하는 데는 생것으로 쓰고 위허를 보할 때에는 누런 흙과 같이 덖어서 쓴다[입문].

| 창출蒼朮, 삽주 |

성질은 따뜻하며[溫] 맛이 쓰고[苦] 매우며[辛] 독이 없다. 윗도리 · 중

탕액편

간 · 아랫도리의 습을 치료하며 속을 시원하게 하고 땀이 나게 하며 고여 있는 담음痰飮 · 현벽痃癖 · 기괴氣塊 · 산람장기山嵐瘴氣 등을 풀어주며 풍 · 한 · 습으로 생긴 비증痺證과 곽란으로 토하고 설사하는 것이 멎지 않는 것을 낫게 하며 수종과 창만脹滿을 없앤다.

- 삽주의 길이는 엄지손가락이나 새끼손가락만하며 살찌고 실한 것은 구슬을 꿴 것 같으며 껍질의 빛은 갈색이고 냄새와 맛이 몹시 맵다. 반드시 쌀 씻은 물에 하룻밤 담갔다가 다시 그 물을 갈아 붙여 하루 동안 담가 두었다가 겉껍질을 벗기고 노랗게 덖어서 써야 한다[본초].
- 일명 산정山精이라고 하는데 캐는 방법은 흰 삽주와 같다[본초].
- 족양명과 족태음경에 들어가며 위胃를 든든하게[健] 하고 비脾를 편안하게 한다[입문].
- 삽주는 웅장하여 올라가는 힘이 세고 습을 잘 없애며 비를 안정시킨다[역로].

토사자兎絲子, 새삼씨

성질은 평平하며 맛이 맵고[辛] 달며[甘] 독이 없다. 주로 음경 속이 찬 것, 정액이 저절로 나오는 것, 오줌을 누고 난 다음에 방울방울 떨어지는 것을 치료한다. 또한 입맛이 쓰고 입이 마르며 갈증이 나는 데 쓴다.

정액을 돕고 골수를 북돋아 주며 허리가 아프고 무릎이 찬 것을 낫게 한다.

- 어디에나 있는데 흔히 콩밭 가운데서 자란다. 뿌리가 없이 다른 식물에 기생하며 가늘게 뻗어 올라간다. 빛은 누렇고 음력 6~7월에 씨가 여무는데 몹시 잘아서 누에씨와 같다. 9월에 씨를 받아서 볕에 말린다. 술과 같이 쓰면 좋다. 『선경仙經, 속방俗方』에는 모두 보약으로 되어 있다.
- 고르고 온전한 양기를 받아 씨가 달리는데 위기衛氣를 보하고 근맥을 좋게 한다[본초].
- 물에 씻어서 모래와 흙을 버린 다음 햇볕 에 말려 봄에는 5일 여름에는 3일, 가

을에는 7일, 겨울에는 10일간 술에 담가 두었다가 꺼내어 쪄서 익힌 다음 짓찧어 덩어리를 만든다. 이것을 햇볕에 말린다. 그리고 짓찧어 가루내서 약에 넣는다. 만일 급하게 쓰려면 술에 넣고 푹 무르게 달여 볕에 말린다. 이것을 짓찧어 가루내어 써도 좋다[입문].

우슬牛膝, 쇠무릎

성질은 평平하고 맛은 쓰며[苦] 시고[酸] 독이 없다. 주로 한습으로 위증과 비증痺證이 생겨 무릎이 아파서 굽혔다 폈다 하지 못하는 것과 남자의 음소陰消 : 음증인 소갈을 말한다.증과 늙은이가 오줌이 나오는 것을 참지 못하는 것 등을 치료한다. 골수를 보충하고 음기陰氣를 잘 소통하게 하며 머리털이 희지 않게 하고 음위증陰證과 허리와 등뼈가 아픈 것을 낫게 한다. 유산시키고 월경을 소통하게 한다.

- 어느 곳에나 모두 있는데 학의 무릎[鶴膝] 같은 마디가 있으며 또는 소의 무릎과도 비슷하기 때문에 우슬牛膝이라고 이름을 지었다. 일명 백배百倍라고도 하는데 길고 크며 연하고 윤기 있는 것이 좋다. 음력 2월 · 8월 · 10월에 뿌리를 캐어 그늘에서 말린다[본초].
- 12경맥을 도와주며 피를 잘 순환하게 하고 피를 생기게 하는 약[生血之劑]이다. 모든 약 기운을 이끌어 허리와 넓적다리로 내려가게 한다. 술로 씻어서 쓴다[입문].

익모초

| 충위자茺蔚子, 익모초씨 **|**

성질은 약간 따뜻하며[微溫] 약간 차다고도[微寒] 한다 맛이 맵고[辛] 달며[甘] 독이 없다. 주로 눈을 밝게 하고 정精을 보하며 부종을 내린다.

- 어느 곳에나 다 있는데 일명 익모초益母草 또는 야천 마野天麻라고 한다. 그 잎이 삼과 비슷하며 줄기는 네모가 나고 꽃은 자줏빛이다. 단오날에 줄기와

잎을 베어 그늘에서 말린다. 햇빛과 불빛을 보이지 말며 쇠붙이에 대지 말아야 한다. 어떤 책에는 잎이 깻잎 같으며 줄기는 네모나고 꽃은 마디 사이에 나며 열매는 맨드라미씨와 같으며 검고 음력 9월에 씨를 받는다고 하였다[본초].

| 충위경엽茺蔚莖葉, 익모초 줄기와 잎 **|**

임신과 산후의 여러 가지 병을 잘 낫게 하므로 이름을 익모益母라 하며 임신이 되게 하고 월경을 고르게 한다. 모두 효력이 있으므로 부인들에게 좋은 약이다[입문].

맥문동麥門冬

성질은 약간 차고[微寒] 평(平)하다고도 한다 맛이 달며[甘] 독이 없다. 허로에 열이 나고 입이 마르며 갈증이 나는 것과 폐위로 피고름을 뱉는 것, 열독으로 몸이 검고 눈이 누른 것을 치료하며 심을 보하고 폐를 시원하게 하며 정신을 진정시키고 맥기脈氣를 안정케 한다.

- 잎은 푸르러 향부자와 비슷하며 사철 마르지 않고 뿌리는 구슬을 꿰놓은 것 같다. 그 모양이 보리알 같으므로 이름을 맥문동이라 한다. 음력 2월과 3월, 9월과 10월에 뿌리를 캐어 그늘에서 말린다. 살찌고 큰 것이 좋으며 쓸 때에는 끓는 물에 불리어 심을 빼어 버린다. 그렇게 하지 않으면 답답증[煩]이 생긴다[본초].
- 수태음경으로 들어가는데 경락으로 가게 하려면 술에 담갔다가 쓴다[입문].
- 우리나라에는 경상도 · 전라도 · 충청도에서 난다. 마른 땅에서 나며 섬에도 난다[속방].

독활獨活, 멧두릅

성질은 평平하고약간 따뜻하다고도[微溫] 한다 맛이 달고[甘] 쓰며[苦] 맵다[辛]고도 한다 독이 없다. 온갖 적풍賊風과 모든 뼈마디가 아픈 풍증風證이 금방 생겼거나 오래되었거나 할 것 없이 모두 치료한다.

중풍으로 목이 쉬고 입과 눈이 비뚤어지고 팔다리를 쓰지 못하며 온몸에 전혀 감각이 없고 힘줄과 뼈가 저리면서 아픈 것을 치료한다.

- 멧두릅은 산이나 들에서 자라는데 음력 2월과 3월, 9월과 10월에 뿌리를 캐어 볕에 말린다. 이 풀은 바람이 불 때 흔들리지 않으며 바람이 없을 때는 저절로 움직이므로 독요초獨搖草라고도 한다[본초].
- 줄기는 하나로 곧게 서서 바람에도 흔들리지 않으므로 독활이라 하며 족소음경으로 들어가는 약[行經藥]이다. 따두릅은 기운이 약하고 강호리강활는 기운이 웅장하다[입문].
- 풍을 치료하는 데는 멧두릅을 써야 하는데 부종을 겸하였을 때에는 강호리강활를 써야 한다. 지금 사람들은 자줏빛이고 마디가 빽빽한 것을 강호리강활라고 하며 빛이 누렇고 덩어리로 된 것을 멧두릅이라고 한다[본초].
- 멧두릅은 기운이 약하고 빛깔이 희면서 족소음경에 잠복된 풍을 치료하므로 두 다리가 한습으로 생긴 비증痺證에 의하여 움직이지 못하는 것은 이것이 아니면 치료할 수 없다[탕액].

강활羌活, 강호리

성질은 약간 따뜻하고[微溫] 맛이 쓰며[苦] 맵고[辛] 독이 없다. 주로 치료하는 것이 따두릅과 거의 같다[본초].

- 강호리는 수족태양과 족궐음과 족소음의 표리表裏가 되는 경맥에 인경하는 약[引經之藥]이다. 혼란해진 것을 바로잡아 원기를 회복케 하는 데 주로 쓰는 약으로서 통하지 않는 것이 없고 들어가지 못하는 곳도 없다. 그러므로 온 몸의 뼈마디가 아픈 데는 이것이 아니면 치료하지 못한다[입문].
- 강호리는 기운이 웅장하므로 족태양경에 들어가고 멧두릅은 기운이 약하므로 족소음경에 들어간다. 이 약들은 모두 풍을 치료하는 데 표리의 차이가 있을 뿐이다[탕액].
- 멧두릅과 강호리는 다 같이 우리나라 강원도에서만 난다[속방].

승마升麻

성질은 평平하고약간 차다고도[微寒] 한다 맛이 달며[甘] 쓰고[苦] 독이 없다. 모든 독을 풀어주고 온갖 헛것에 들린 것을 없애며 온역瘟疫과 장기瘴氣를 물리친다. 그리고 고독蠱毒과 풍으로 붓는 것[風腫], 여러 가지 독으로 목안이 아픈 것, 입이 허는 것 등을 치료한다[본초].

- 산이나 들판에서 자라는데 그 잎이 삼과 같으므로 이름을 승마라 한다. 음력 2월, 8월에 뿌리를 캐서 볕에 말려 검은 껍질과 썩은 부분을 긁어 버리고 쓴다. 가늘고 여윈 것이 닭의 뼈 같고 푸른빛 나는 것이 좋은 것이다. 주로 수족양명경의 풍사를 치료하고 겸하여 수족태음경의 살 속의 열을 없앤다[입문].
- 족양명경의 약인데 또한 수양명경과 수태음경으로 간다. 만일 원기가 부족한 사람이 이것을 쓰면 음 속에 양기를 이끌어 위로 가게 하므로 위로 올라가게 하려면 없어서는 안 될 약이다[단심].
- 양기陽氣가 아래로 처진 사람은 반드시 써야 한다. 만일 발산시키려면 생으로 쓰고 중초를 보하려면 술로 축여 덖어서 쓰며 땀을 멎게 하려면 꿀을 발라 덖어서 쓴다[입문].

짱구

| 차전자車前子, 길짱구씨 **|**

성질은 차며[寒] 평(平)하다고도 한다 맛이 달고[甘] 짜며 독이 없다. 주로 기륭氣癃 : 기의 장애로 오줌이 나오지 않는 것. 에 쓰며 5림淋을 소통하게 하고 오줌을 잘 배설하게 하며 눈을 밝게 하고 간의 풍열風熱과 풍독風毒이 위로 치밀어서 눈이 피지고 아프며 장예가 생긴 것을 치료한다.

- 즉부이인데 잎이 크고 이삭이 길며 길가에서 잘 자란다. 소 발길이 닿는 곳에 나서 자라므로 차전車前이라 한다. 음력 5월에 싹을 캔다. 9월, 10월에 씨를 받아 그늘에서 말린다[본초].
- 약간 덖어서[略炒] 짓찧어 쓴다. 잎을 쓸 때는 씨를 쓰지 않는다[입문].

| 차전 엽 · 차전 근車前葉及根, 길짱구의 잎과 뿌리 **|**

주로 코피 · 피오줌[尿血] · 혈림血淋에 쓰는데 즙을 내어 먹는다[본초].

목향木香

성질은 따뜻하고[溫] 맛이 매우며[辛] 독이 없다. 가슴과 배가 온갖 기로 아픈 것, 9가지 심통心痛, 여러 해 된 냉기로 불러오르면서 아픈 것, 현벽痃癖, 징괴 등을 치료한다. 또한 설사 · 곽란 · 이질 등을 멈추며 독을 풀어주고 헛것에 들린 것을 낫게 하며 온역을 방지하고 약의 정기[藥之精]가 목적한 곳으로 잘 가게 한다.

- 즉 청목향青木香인데 생김새가 마른 뼈[枯骨]와 같은 것이 좋다[본초].
- 기를 잘 순환하게 하려면 불빛을 보이지 말고 생으로 갈아 먹는다. 설사를 멎게 하고 대장을 실하게 하려면 목향을 젖은 종이로 싸서 잿불에 묻어 구워 쓴다[입문].

서여마

성질은 따뜻하고[溫] 평(平)하다고도 한다 맛이 달며[甘] 독이 없다. 허로로 여윈 것을 보하며 5장을 충실하게 하고 기력을 도와주며 살찌게 하고 힘줄과 뼈를 든든하게 한다. 심규[心孔]를 잘 소통하게 하고 정신을 안정시키며 의지를 강하게 한다.

- 어느 곳이나 다 있는데 일명 산우山芋라고도 하고 또는 옥연玉延이라고도 한다. 송宋나라 때 임금의 이름과 음이 같으므로 이것을 피하기 위하여 산약山藥이라고 하였다. 음력 2월, 8월에 뿌리를 캐어 겉껍질을 벗기는데 흰 것이 제일 좋고 푸르고 검은 것은 약으로 쓰지 못한다.
- 마는 생으로 말려서 약에 넣는 것이 좋고 습기가 있는 것은 생것은 미끄러워서 다만 붓고 멍울이 선 것을 삭일 뿐이다. 그러므로 약으로는 쓰지 못한다. 익히면 다만 식용으로 쓰는데 또한 기를 막히게 한다.
- 말리는 법[乾法]은 굵고 잘 된 것으로 골라 누런 껍질을 버리고 물에 담그되 백

반가루를 조금 넣어 두었다가 하룻밤 지난 다음 꺼낸다. 침과 같은 것은 훔쳐 버리고 약한 불기운에 말린다[본초].

- 마는 수태음폐경약手太陰肺經藥이다[입문].

원지遠志

성질은 따뜻하고[溫] 맛이 쓰며[苦] 독이 없다. 지혜를 돕고 귀와 눈을 밝게 하며 건망증을 없애고 의지를 강하게 한다. 또는 심기心氣를 진정시키고 가슴이 두근거리는 증[驚悸]을 멎게 하며 건망증[健忘]을 치료하고 정신을 안정시킬 뿐 아니라 정신을 흐리지 않게 한다.

- 산에서 자란다. 잎은 마황과 비슷하고 푸르며 뿌리는 누렇다. 음력 4월, 9월에 뿌리를 캐고 잎을 따서 볕에 말린다[본초].
- 먼저 감초물甘草水에 잠깐 달여 심을 빼어 버리고 생강즙을 축여 덖어서 쓴다[득효].

용담龍膽

성질은 몹시 차고[大寒] 맛이 쓰며[苦] 독이 없다. 위胃 속에 있는 열과 유행성 온병[時氣溫]과 열병 · 열설熱泄 · 이질 등을 치료한다. 간과 담의 기를 돕고 놀라서 가슴이 두근거리는 것을 멎게 하며 골증열[骨熱]을 없애고 창자의 작은 벌레를 죽이며 눈을 밝게 한다.

- 뿌리는 누리끼리한 색깔인데 10여 가닥으로 쭉 갈라진 것은 쇠무릎우슬과 비슷하며 쓰기가 담즙[膽] 같으므로 민간에서 초룡담草龍膽이라 한다. 음력 2월과 8월, 11월과 12월에 뿌리를 캐어 그늘에서 말린다. 뿌리를 캐어 구리칼로 가는 뿌리와 흙을 긁어 버리고 감초 달인 물에 하룻밤 담갔다가 볕에 말려 쓴다. 이 약은 빈속에 먹지 말아야 한다. 먹으면 오줌을 참지 못한다[본초].
- 하초下焦의 습열에 주로 쓰며 눈을 밝게 하고 간을 시원하게 한다[의감].
- 반드시 눈병에 쓰는 약이다. 술에 담그면 약 기운이 위[上]로 가는데 허약한 사

람은 술로 축여 꺼멓게 덖어서 써야 한다[탕액].

세신細辛

성질은 따뜻하고[溫] 맛이 몹시 매우며[大辛] 쓰고[苦] 맵다[辛]고도 한다 독이 없다. 풍습으로 저리고 아픈 데 쓰며 속을 따뜻하게 하고 기를 내린다. 후비喉痺와 코가 막힌 것을 치료하며 담기를 세게[添] 한다. 두풍頭風을 없애고 눈을 밝게 하며 이가 아픈 것을 멎게 하고 담을 삭이며 땀이 나게 한다.

- 산이나 들에서 자라는데 뿌리는 아주 가늘고 맛이 몹시 매우므로 이름을 세신이라고 한다. 음력 2월, 8월에 뿌리를 캐어 그늘에서 말린 다음 노두를 버리고 쓴다.
- 단종[單]으로 가루내어 쓰되 2g을 넘지 말아야 한다. 만일 이 약을 많이 쓰면 숨이 답답하고 막혀서 소통하지 않게 되어 죽을 수 있다. 비록 죽기는 하나 아무런 상처도 없다[본초].
- 소음경약이다. 소음두통에 잘 듣는데 멧두릅을 사약[使]으로 하여 쓴다. 족도리풀은 향기나 맛이 모두 약하면서 완만하므로 수소음경에 들어가며 두면풍頭面風으로 아픈 것을 치료하는 데 없어서는 안 될 약이다[탕액].

석곡石斛

성질은 평平하고 맛이 달며[甘] 독이 없다. 허리와 다리가 연약한 것을 낫게 하고 허손증을 보하며 힘줄과 뼈를 든든하게 하고 신장腎臟을 덥게 하며 신腎을 보하고 정精을 보충하며 신기腎氣를 보하고 허리 아픈 것을 멎게 한다.

- 개울가의 돌 위에서 나는데 가늘면서 딴딴하고 빛이 누렇다. 뽕나무 태운 잿물로 눅여 주면 금빛과 같이 된다. 생김새가 메뚜기 넓적다리와 같은 것이 좋은데 민간에서 금차석곡이라 한다. 음력 7월, 8월에 줄기를 뜯어 그늘에서 말

린다. 약에 넣을 때는 술로 씻은 다음 쪄서 쓴다[본초].

파극천巴戟天

성질은 약간 따뜻하며[微溫] 맛이 맵고[辛] 달며[甘] 독이 없다. 몽설이 있는 데 쓴다. 또한 음위증陰痿證을 치료하고 정精을 돕기 때문에 남자에게 좋다.

- 음력 2월, 8월에 뿌리를 캐어 그늘에서 말린다. 구슬을 많이 꿰놓은 것 같고 살이 두터운 것이 좋다. 지금 의사들은 흔히 자줏빛이 나는 것이 좋은 것이라고 한다. 약으로 쓸 때는 소금물에 잠깐 달여 심을 빼어 버리고 쓴다[본초].

적전赤箭

성질은 따뜻하고[溫] 맛이 매우며[辛] 독이 없다. 헛것에 들린 것과 고독蠱毒과 나쁜 기운[惡氣]을 없애며 옹종癰腫을 삭이고 산증疝證을 치료한다.

- 산이나 들에 나는 천마의 싹天麻苗은 외줄기로 화살과 같이 돋아 올라온다. 잎은 그 끝에 나며 붉기 때문에 적전이라고도 한다. 음력 3월, 4월에 싹을 뜯어 볕에 말린다. 이 풀은 바람이 불 때에는 흔들리지 않고 바람이 없을 때에는 저절로 흔들린다[본초].
- 천마天麻는 풍을 치료하는 데 싹은 적전이라 하며 약효는 겉에서부터 속으로 들어가고 뿌리는 천마라 하는데 약효가 속에서부터 밖으로 나온다[단심].

자

| 암려자菴䕡子 |

성질은 약간 차며[微寒] 맛이 쓰고[苦] 매우며[辛] 독이 없다. 5장의 어혈과 뱃속의 수기水氣와 온 몸의 여러 가지 아픔에 쓴다. 명치 밑이 창만脹滿한 것을 낫게 하며 어혈을 풀리게 하고 월경이 없는 것을 치료한다.

- 줄기와 잎이 쑥과 같으며 어느 곳에나 다 있다. 음력 9월, 10월에 씨를 받아 그늘에서 말려 쓴다[본초].

| 석명자菥蓂子 |

성질은 약간 따뜻하고[微溫] 맛이 매우며[辛] 독이 없다. 눈을 밝게 하고 눈이 아프며 눈물이 흐르는 데 쓴다. 간에 쌓인 열로 눈에 피지고[赤] 아픈 것을 치료하며 눈정기가 나게 한다.

- 어느 곳에나 모두 있는데 이것이 큰 냉이씨다 음력 4월, 5월에 씨를 받아 볕에 말린다[본초].

청대青黛

성질은 차고[寒] 맛이 짜며[鹹] 독이 없다[無毒]. 여러 가지 약독, 유행병으로 머리가 아프고 추웠다 열이 나는 것, 또는 열창熱瘡 · 악종惡腫 · 쇠붙이에 다쳐서 피가 쏟는 것, 뱀과 개 등에 물린 독을 치료한다. 어린이가 감열疳熱로 여윈 것을 낫게 하고 벌레를 죽인다.

- 청대는 쪽으로 만든다. 쪽으로 만든 것이라야 약에 넣어 쓸 수 있다[본초].
- 청대는 나쁜 벌레들을 죽여서 물이 되게 한다[단심].
- 열독 · 충적蟲積 · 감리疳痢 등을 치료하고 5장에 몰린 화를 없애며 간기를 사한다[의감].
- 빛이 푸르러 옛 사람이 눈썹을 그리는 데 썼기 때문에 대黛라고 한다. 즉 전화이다[입문].

남전藍澱

열이 나는 악창에 붙이며 독사에게 물려 독이 오르는 데 붙인다. 겸하여 여러 가지 독과 어린이의 단독열[丹熱]을 풀어준다. 이것은 쪽물을 담은 그릇 밑에 앉은 앙금인데 자줏빛을 띤 푸른빛이 나는 것이다. 그

탕액편

효력이 청대와 같다[본초].

궁궁芎藭, 궁궁이

성질은 따뜻하고[溫] 맛이 매우며[辛] 독이 없다. 모든 풍병·기병·노손勞損·혈병 등을 치료한다. 오래된 어혈을 풀어주며 피를 생겨나게 하고 피를 토하는 것·코피·피오줌·피똥 등을 멎게 한다. 풍·한·사가 뇌에 들어가 머리가 아프고 눈물이 나는 것을 낫게 하며 명치 밑과 옆구리가 냉으로 아픈 것을 치료한다.

- 어느 곳에나 모두 심는다. 음력 3월, 9월에 뿌리를 캐어 볕에 말린다. 오직 죽은 것은 덩이져 무거우면서 속이 딴딴하고 참새골雀腦처럼 생겼다. 이것을 작뇌궁雀腦芎이라 하는데 제일 약효가 좋다[본초].
- 수족궐음경, 소양경에 들어가는 본경약本經藥이다. 혈허로 일체의 두통을 치료하는 데 아주 좋은 약이다. 간경肝經의 풍사風邪를 헤친다.
- 관궁貫芎은 소양경 두통이 심한 것을 낫게 한다. 또한 약 기운이 위로는 머리와 눈에 가고 아래로는 자궁에까지 간다. 두면 풍을 치료하는 데 없어서는 안 된다. 그러므로 정수리와 속골이 아픈 데는 반드시 궁궁이를 써야 한다[탕액].
- 무궁蕪芎은 싹이 돋아나는 대가리가 적은 것인데 약의 힘이 위[上]로 가므로 몰린 것을 잘 흩어지게 한다. 작뇌궁과 효력이 같다[단심].
- 궁궁이 한 가지만 먹거나 오랫동안 먹으면 진기眞氣가 흩어지는데 혹은 갑자기 죽게도 한다. 그러므로 반드시 다른 약을 좌사약으로 써야 한다. 골증열이 나거나 땀이 많은 사람은 더욱 오랫동안 먹지 말아야 한다[본초].
- 크게 덩어리가 지고 색이 희며 기름기가 없는 것이 좋은 것이다[본초].

황련黃連

성질은 차고[寒] 맛이 쓰며[苦] 독이 없다. 눈을 밝게 하고 눈물이 흐르는 것을 멎게 하며 간기를 진정시키고 열독을 없애며 눈에 피져서 잘 보이지 않고 아픈 데 넣으며 이질로 피고름이 섞여 나오는 것을 치료한다. 소갈을 멎게 하고 놀라서 가슴이 두근거리는 것, 번조증이 나는 것 등을 낫게 하며 담을 이롭게 한다. 입 안이 헌것을 낫게 하며 어린이의 감충疳蟲을 죽인다.

- 음력 2월과 8월에 캐는데 마디가 구슬을 꿰놓은 듯하면서 딴딴하고 무거우며 마주쳐서 소리 나는 것이 좋은 것이다. 어떤 책에는 매 발톱같이 생긴 것이 좋은 것이라고 하였다. 쓸 때에는 잔털을 뜯어 버리고 쓴다[본초].
- 술에 담갔다가 볶으면[浸炒] 약 기운이 머리 · 눈 · 입과 혀로 올라가고 생강즙으로 축여 덖으면 매워서 치미는 열[衝熱]을 발산시키는 효과가 있다. 생것으로 쓰면 실화實火를 치료하고 오수유 달인 물에 축여 덖으면 위胃를 조화시키고 창자를 든든하게 한다. 누런 흙과 같이 덖으면 식적食積을 치료하고 회충을 안정시키며 소금물로 축여 덖으면 하초에 잠복된 화를 치료한다[입문].
- 생것으로 쓰면 심을 사하고 열을 내리며 술로 축여 덖으면 장위를 든든하게 하고 생강즙으로 법제하면 구토를 멎게 한다[회춘].
- 수소음경에 들어가는데 맛이 쓰고 조하므로 화火의 장기인 심心에 들어간다. 그것은 화는 조燥한 데를 따라가게 마련이기 때문이다. 심을 사한다고 하지만 사실은 비위 속의 습열을 사하는 것이다[탕액].

낙석絡石, 담쟁이덩굴

성질은 약간 차고[微寒] 따뜻하다[溫]고도 한다 맛이 쓰며[苦] 독이 없다. 옹종이 잘 삭아지지 않는 데와 목 안과 혀가 부은 것, 쇠붙이에 상한 것 등에 쓰며 뱀독으로 가슴이 답답한 것을 없애고 옹저, 외상과 입 안이 마르고 혀가 타는 것[舌焦] 등을 치료한다.

- 일명 석벽려石薜荔라고도 하는데 바위나 나무에 달라붙어서 자라며 겨울에도 잘 시들지 않는다. 잎은 자질구레한 귤잎 비슷하며 나무와 바위에 붙어 덩굴이 뻗어나가는데 줄기의 마디가 생기는 곳에 잔뿌리가 내려서 돌에 달라

붙으며 꽃은 희고 씨는 검다. 음력 6월, 7월에 줄기와 잎을 뜯어서 볕에 말린다[본초].

- 잔뿌리가 내려 바위에 달라붙으며 잎이 잘고 둥근 것이 좋은 것이다. 나무에 뻗은 것은 쓰지 않는다[입문].

백질려白蒺藜, 납가새열매

성질은 따뜻하며[溫] 맛이 쓰고[苦] 매우며[辛] 독이 없다. 여러 가지 풍증, 몸이 풍으로 가려운 것 · 두통 · 폐위로 고름을 뱉는 것, 신[水藏]이 차서 오줌을 많이 누는 분돈奔豚, 신기腎氣와 퇴산 등을 치료한다.

- 벌판과 들에서 자라는데 땅에 덩굴이 뻗으며 잎은 가늘고 씨에는 삼각으로 된 가시가 있어 찌르며 모양이 마름[菱] 비슷한데 작다. 음력 7월 · 8월 · 9월에 씨를 받아 볕에 말린다.
- 질려에는 2가지 종류가 있다. 두질려杜蒺藜는 씨에 가시가 있으며 풍증에 많이 쓰고 백질려는 동주사원同州沙苑에서 나는데 씨가 양의 콩팥 비슷하며 신腎을 보하는 약에 쓴다.
- 지금 많이 쓰는 것은 가시가 있는 것인데 덖어서[炒] 가시를 없애고 짓찧어 쓴다[본초].

황기黃芪, 단너삼

성질은 약간 따뜻하고[微溫] 맛은 달며[甘] 독이 없다. 허손증으로 몹시 여윈 데 쓴다. 기를 돕고 살찌게 하며 추웠다 열이 나는 것을 멎게 하고 신이 약해서 귀가 먹은 것을 치료하며 옹저를 없애고 오래된 헌 데에서 고름을 빨아내며 아픈 것을 멎게 한다. 또한 어린이의 온갖 병과 붕루와 대하 등 여러 가지 부인병을 치료한다.

- 벌판과 들에서 자라는데 어느 곳에나 모두 있다. 음력 2월, 10월에 뿌리를 캐어 그늘에서 말린다[본초].

- 기가 허하여 나는 식은땀[盜汗]과 저절로 나는 땀[自汗]을 멎게 하는데 이것은 피부 표면에 작용하는 약이다. 또 객혈咯血을 멈추고 비위를 편안하게[柔] 한다는 것은 비위의 약[中州之藥]이라는 것이다. 또 상한에 척맥尺脈이 짚이지 않는 것을 치료하고 신기腎氣를 보한다는 것은 속을 치료하는 약이라는 것이다. 그러므로 단너삼 은 상, 중, 하, 속과 겉, 삼초의 약으로 되는 것이다.
- 수소양경과 태음경, 족소음경의 명문에 들어가는 약[命門之劑]이다[탕액].
- 희멀쑥하게 살찐 사람이 땀을 많이 흘리는 데 쓰면 효과가 있고 빛이 검푸르면서 기가 실한 사람에게는 쓰지 못한다[정전].
- 솜처럼 연하면서[軟] 화살같이 생긴 것이 좋다. 창양瘡瘍에는 생것으로 쓰고 폐가 허한 데는 꿀물을 축여 덖어서 쓰며 하초가 허한 데는 소금물을 축여 덖어서 쓴다[입문].

포황蒲黃, 부들꽃가루

성질은 평平하고 맛이 달며[甘] 독이 없다. 9규竅에서 피가 나오는 것을 멎게 하고 어혈을 삭힌다. 혈리血痢 · 붕루 · 대하 · 후배앓이[兒枕] · 하혈 · 유산 등을 치료한다.

- 못에서 자라는데 어느 곳에나 다 있다. 즉 부들꽃방망이蒲槌에 있는 노란 가루이다. 가루가 날리기 전에 털어 쓴다.
- 어혈을 풀어주고 부은 것을 내리려면 생것을 쓴다. 혈을 보한다. 피를 멎게 하려면 덖어서 쓴다. 채로 친 뒤에 빨간 무거리赤滓가 있는 것은 꽃받침인데 덖어서 쓰면 장腸을 몹시 조여들게 하므로 뒤로 피를 쏟는 것[瀉血]과 혈리血痢를 멎게 한다[본초].

향포香蒲

즉 부들의 싹蒲黃苗이다. 5장의 사기로 입 안이 헤어지면서[爛] 냄새나는 것을 치료하며 이를 든든하게[堅] 하고 눈과 귀를 밝게 한다.

- 이것은 즉 감포甘蒲인데 돗자리를 만드는 것이다. 초봄에 나는 싹은 붉고 흰 것이며 생것을 씹으면 달고 만문하다[脆]. 식초에 담그면 죽순맛과 같이 좋다. 절여서 먹고 김치로 해서 먹는다[본초].

결명자決明子

성질은 평平하며약간 차다고도[微寒] 한다 맛이 짜고[鹹] 쓰며[苦] 독이 없다. 청맹靑盲과 눈에 피지면서 아프고 눈물이 흐르는 것, 살에 붉고 흰 막이 있는 데 쓴다. 간기를 돕고 정수精水를 북돋아 준다. 머리가 아프고 코피 나는 것을 치료하며 입술이 푸른 것을 낫게 한다.

- 잎은 거여목처럼 크다. 음력 7월에 누렇고 흰 빛의 꽃이 핀다. 그 열매는 이삭으로 되어 있다. 푸른 녹두靑菉와 비슷하면서 뾰족하다. 또는 그 꼬투리는 콩처럼 되어 있고 씨는 말발굽 같으므로 민간에서 마제결명자馬蹄決明子라고 한다. 음력 10월 10일에 씨를 받아 백 일 동안 그늘에서 말려 약간 덖어서 약으로 쓴다[본초].
- 일명 환동자還瞳子라고도 한다[정전].
- 베개를 만들어 베면 두풍증을 없애고 눈을 밝게 한다[본초].

결명엽決明葉

눈을 밝게 하고 5장을 좋게 한다. 나물을 해서 먹으면 아주 좋다[본초].

단삼丹蔘

성질은 약간 차고[微寒] 평(平)하다고도 한다 맛이 쓰며[苦] 독이 없다. 다리가 약하면서 저리고 아픈 것과 팔다리를 쓰지 못하는 것을 치료한다. 또는 고름을 빨아내고 아픈 것을 멈추며 살찌게 하고 오래된 어혈을 풀어주며 새로운 피를 보하여 주고 안태시키며 죽은 태아를 나오게 한다. 또 월경을 고르게 하고 붕루와 대하를 멎게 한다.

- 줄기와 잎은 박하와 비슷하나 털이 있고 음력 3월에 자홍색의 꽃이 핀다. 뿌리는 붉은데 손가락만하고 길이는 1자 남짓하다[본초].
- 술에 담갔다가 먹으면 달리는 말을 따를 수 있게 되므로 또한 분마초奔馬草라고도 한다[본초].
- 술로 씻어서 볕에 말려 쓴다[입문].

천근茜根, 꼭두서니뿌리

성질은 차고[寒] 맛이 달며[甘] 독이 없다. 6극六極으로 심폐를 상하여 피를 토하거나 뒤로 피를 쏟는 데 쓴다. 코피, 대변에 피가 섞여 나오는 것 · 피오줌 · 붕루 · 하혈 등을 멎게 하고 창절瘡癤을 치료하며 고독蠱毒을 없앤다.

- 이 풀은 붉은 물을 들일 수 있으며 잎은 대추잎棗葉과 비슷하나 끝이 뾰족하고 아래가 넓다. 줄기와 잎에 모두 가시가 있어 깔깔한데 1개 마디에 4~5잎이 돌려나며 풀이나 나무에 덩굴이 뻗어 오르고 뿌리는 짙은 붉은 빛이다. 산과 들에서 자란다. 음력 2월과 3월에 뿌리를 캐어 볕에 말린다. 약에 넣을 때는 잘게 썰어서 덖어서 쓴다[본초].
- 구리칼로 베어서 덖는데 연이나 쇠붙이에 닿지 않게 해야 한다[입문].
- 일명 과산룡過山龍이라고도 한다[정전].

오미자五味子

성질은 따뜻하고[溫] 맛이 시며[酸] 약간 쓰다[苦]고도 한다 독이 없다. 허로虛勞로 몹시 여윈 것을 보하며 눈을 밝게 하고 신[水藏]을 덥히며 양기를 세게 한다. 남자의 정을 돕고 음경을 커지게 한다. 소갈증을 멈추고 번열을 없애며 술독을 풀고 기침이 나면서 숨이 찬 것을 치료한다.

- 깊은 산 속에서 자란다. 줄기는 붉은 빛이고 덩굴로 자라는데 잎은 살구나무잎杏葉과 비슷하다. 꽃은 노랗고 흰 빛이며 열매는 완두콩만한데 줄기 끝에

무더기로 열린다. 선 것[生]은 푸르고 익으면[熟] 분홍자줏빛이며 맛이 단것이 좋다. 음력 8월에 열매를 따서 볕에 말린다.

- 껍질과 살은 달고 시며 씨는 맵고 쓰면서 모두 짠 맛이 있다. 그래서 5가지 맛이 다 나기 때문에 오미자라고 한다. 약으로는 생것을 볕에 말려 쓰고 씨를 버리지 않는다[본초].
- 손진인孫眞人이 "여름철에 오미자를 늘 먹어 5장의 기운을 보해야 한다"고 한 것은 위로는[上] 폐를 보하고 아래로는 신을 보하기 때문이다. 수태음, 족소음경에 들어간다[탕액].
- 우리나라에서는 함경도와 평안도에서 나는 것이 제일 좋다[속방].

메꽃

| 선화旋花, 메꽃 |

성질은 따뜻하고[溫] 맛이 달며[甘] 독이 없다. 기를 보하고 얼굴의 주근깨를 없애며 얼굴빛을 좋게 한다.

- 일명 고자화鼓子花라고도 하는데 그 모양이 나팔과 비슷하기 때문이다. 음력 5월에 꽃을 따서 그늘에서 말린다.
- 이것이 평지대나 못가에 나는 메꽃이다. 덩굴이 뻗으며 잎은 마잎과 비슷하지만 좁고 길다. 꽃은 분홍빛이면서 희고 뿌리에는 털과 마디가 없다. 쪄서 먹는데 맛이 달다. 먹기 좋고 배고프지 않다. 밭에서 자라며 어느 곳에나 모두 있어서 김매기가 어렵다[본초].

| 선화근旋花根, 메뿌리 |

맛이 달다[甘]. 배가 찼다 더웠다 하는데 쓰며 오줌을 잘 배설하게 한다. 오랫동안 먹으면 배고프지 않다. 또 힘줄과 뼈를 이어 주며 쇠붙이에 상한 것을 아물게 한다. 일명 미초美草 또는 돈장초扽腸草라고도 한다[본초].

인동忍冬, 겨우살이덩굴

성질은 약간 차고[微寒] 맛이 달며[甘] 독이 없다. 추웠다 열이 나면서 몸이 붓는 것과 열독, 혈리 등에 쓰며 5시五尸를 치료한다.

- 어느 곳에나 다 있는데 줄기는 붉은 자줏빛이며 오랫동안 묵은 줄기에는 엷고 흰 피막이 있다. 갓 나온 줄기에는 털이 있으며 흰 꽃의 꽃술은 자줏빛이다. 음력 12월에 뜯어다 그늘에서 말린다[본초].
- 이 풀은 덩굴로서 늙은 나무에 감겨 있는데 그 덩굴이 왼쪽으로 나무에 감겨 있으므로 좌전등左纏藤이라 한다. 겨울에도 잘 시들지 않기 때문에 또한 인동초忍冬草라고도 한다. 꽃은 누런 것과 흰 것의 2가지 있으므로 또한 금은화金銀花라고도 한다[입문].
- 일명 노옹수초老翁鬚草 또는 노사등 또는 수양등水楊藤이라고도 한다. 덩굴은 왼쪽으로 감긴다. 꽃은 5개의 꽃잎이 나오면서 희고 향기가 약간 있고 덩굴은 분홍빛을 띠며 들에서 나고 덩굴로 뻗어나간다[직지].
- 지금 사람들은 이것으로써 옹저일 때 열이 몹시 나고 번갈증이 나는 것과 감기 때 땀을 내어 표表를 풀어주는 데 써서 다 효과를 본다[속방].

사상자蛇床子, 뱀 도랏열매

성질은 평平하고따뜻하다[溫]고도 한다 맛은 쓰며[苦] 맵고[辛] 달며[甘] 독이 없다조금 독이 있다고도 한다. 부인의 음부가 부어서 아픈 것과 남자의 음위증陰痿證, 사타구니가 축축하고 가려운 데 쓴다. 속을 덥히고 기를 내린다. 자궁을 덥게 하고 양기를 세게 한다. 남녀의 생식기를 씻으면 풍랭風冷을 없앤다. 성욕을 세게 하며 허리가 아픈 것, 사타구니에 땀이 나는 것, 진버짐이 생긴 것 등을 낫게 한다. 오줌이 많은 것을 줄이며 적백대하를 치료한다.

- 어느 곳에나 모두 있는데 작은 잎은 궁궁이천궁와 비슷하며 꽃은 희고 열매는 기장쌀알黍粒 같으며 누르고 흰 빛이며 가볍다. 습지대에서 나고 자란다. 음

력 5월에 열매를 받아 그늘에서 말린다[본초].

● 알약, 가루약에 넣어 쓸 때 약간 덖은 다음 비벼서 껍질을 버리고 알맹이만 가려서 쓴다. 만일 달인 물로 환부를 씻으려면 생것을 그대로 쓴다[입문].

댑싸리

| 지부자地膚子, 댑싸리 씨 **|**

성질은 차고[寒] 맛이 쓰며[苦] 독이 없다. 방광에 열이 있을 때에 쓰며 오줌을 잘 배설하게 하고 퇴산과 열이 있는 단독으로 부은 것을 치료한다.

● 어느 곳에나 다 있는데 줄기는 붉고 잎은 푸르며 크기는 형개와 비슷하다. 꽃은 누르고 흰빛이다. 씨는 푸르고 흰 빛인데 한잠 자고 난 누에똥과 비슷하다. 빗자루를 맬 수 있다. 일명 낙추자落箒子라고도 한다. 음력 8월과 9월에 씨를 받아 그늘에서 말린다[본초].

● 일명 천두자千頭子라고도 한다[회춘].

| 지부엽地膚葉, 댑싸리 잎 **|**

적백이질을 멎게 하고 장위腸胃를 수렴하여 설사를 멈추며 악창의 독을 풀어 준다. 눈을 씻으면 눈에 열이 있으면서 잘 보지 못하는 것과 밤눈증[雀盲]이 있으면서 깔깔하고[澁] 아픈 것을 낫게 한다. 음력 4월과 5월에 뜯어 쓴다[본초].

경천景天

성질은 평平하며서늘하다[冷]고도 한다 맛이 쓰고[苦] 시며[酸] 독이 없다독이 조금 있다고도 한다. 가슴에 번열이 있어서 발광하는 것과 눈에 피지고 머리가 아픈 것, 유풍遊風으로 벌겋게 부은 것과 센 불에 덴 것, 부인의 대하, 어린이의 단독 등을 치료한다.

● 싹과 잎은 쇠비름마치현과 비슷한데 크게 층層을 지어[作] 난다[生]. 줄기는 몹

시 연약하며 여름에 붉은 자줏빛의 잔꽃이 핀다. 가을에는 말라 죽는다. 음력 4월과 7월에 뜯어서 그늘에 말린다.

- 지금 사람들은 화분에 심어 지붕에 올려놓으면 불이 붙지 않게 한다고 하여 신화초愼火草라고도 한다[본초].

쑥

| 인진호茵陳蒿, 생당쑥 **|**

성질은 약간 차고[微寒] 서늘하다고도 한다 맛은 쓰고 매우며[苦辛] 독이 없다조금 독이 있다고도 한다. 열이 몰려 황달이 생겨 온 몸이 노랗게 되고 오줌이 잘 배설되지 않는 것을 낫게 한다. 유행병으로 열이 몹시 나면서 발광하는 것, 머리가 아픈 것과 장학瘴瘧을 낫게 한다.

- 여러 곳에서 자란다. 모두 북떡쑥蓬蒿 비슷한데 잎이 빳빳하고 가늘며 꽃과 열매가 없다. 가을이 지나면 잎이 마르고 줄기는 겨울이 지나도 죽지 않는다. 다시 묵은 줄기에서 싹이 돋기 때문에 이름을 인진호라고 한다. 음력 5월과 7월에 줄기와 잎을 뜯어 그늘에서 말리는데 불기운을 가까이 하지 말아야 한다[본초].
- 족태양경足太陽經에 들어간다. 뿌리와 흙을 버리고 잘게 썰어서 쓴다[입문].

백호白蒿, 다 북떡쑥

성질은 평平하고 맛은 달며[甘] 독이 없다. 5장의 사기와 풍·한·습으로 생긴 비증痺證을 낫게 한다. 차게 하면 명치 밑이 아프면서 적게 먹고 늘 배고파하는 것을 낫게 한다.

- 백호는 봉호蓬蒿이다. 어느 곳에든지 모두 있다. 이른 봄에 다른 풀들보다 제일 먼저 돋아 나오고 줄기와 잎에 깔깔한 흰 털이 배어나서 마치 가는 쑥 같다. 음력 2월에 뜯는다. 봄부터 가을까지 향기롭고 맛이 좋아 먹을 만하다. 식초에 재워 생으로 절여서 먹으면 몸에 아주 좋다[본초].

탕액편

도꼬마리

| 사이도꼬마리 **|**

성질은 약간 차고[微寒] 맛은 쓰며 맵고[苦辛] 독이 조금 있다. 풍으로 머리가 차면서 아픈 것과 풍습風濕으로 생긴 주비周痺 : 비증의 한 가지. 온몸이 모두 아픈 비증. 와 팔다리가 쪼그라들면서 아픈 것[攣痛], 궂은 살[惡肉]과 썩은 살[死肌]이 있는데 주로 쓰며 일체의 풍을 없앤다. 골수骨髓를 보충해 주고 허리와 무릎을 덥게 하며 나력·옴·버짐·가려움증을 치료한다.

- 즉 창이蒼耳이다. 일명 갈기초喝起草라고도 한다. 곳곳에 다 있다. 열매는 양부래羊負來하고 한다. 옛적에 중국에는 이것이 없었는데 양의 털 속에 붙어서 중국에 들어왔기 때문에 양부래羊負來라 하였다. 음력 5월 초와 7월 초에 줄기와 잎을 뜯고 9월 초에 열매를 따서 그늘에 말린다[본초].

| 사이실도꼬마리열매 **|**

성질은 따뜻하고[溫] 맛은 쓰며 달고[苦甘] 독이 없다. 간肝의 열을 없애며 눈을 밝게 한다. 약에 넣을 때는 절구에 찧어서 가시를 없애고 약간 볶어서[略炒] 쓴다. 일명 도인두道人頭라고도 한다[본초].

하눌타리

| 과루근瓜蔞根, 하눌타리뿌리 **|**

성질은 차고[冷] 맛은 쓰며[苦] 독이 없다. 소갈로 열이 나고 가슴이 답답하면서 그득한 것을 낫게 하며 장위 속에 오래된 열과 8가지 황달로 몸과 얼굴이 누렇고 입술과 입 안이 마르는 것을 낫게 한다. 소장을 잘 소통하게 하며 고름을 빨아내고 종독腫毒을 삭게 하며 유옹乳癰·등창[發背]·치루痔瘻·창절瘡癤을 치료한다. 월경을 원활하게 하며 다쳐서 생긴 어혈瘀血을 삭아지게 한다.

- 일명 천화분天花粉이라고도 한다. 벌판과 들에서 자라는데 곳곳에 다 있다. 일

명 과라 또는 천과天瓜라고도 한다. 그 뿌리가 여러 해 되어 땅 속 깊이 들어간 것이 좋다. 음력 2월, 8월에 뿌리를 캐어 겉껍질을 긁어 버리고 햇볕에 30일 동안 말려 쓴다[본초].

- 천화분은 소갈을 낫게 하는 데 매우 좋은 약이다[단심].

| 과루실瓜蔞實, 하눌타리 **|**

성질은 차고[冷] 맛은 쓰며[苦] 독이 없다. 흉비胸痺를 낫게 하며 심心과 폐를 눅여 주고[潤] 손과 얼굴에 주름이 진 것을 없게 한다. 피를 토하는 것, 뒤로 피를 쏟는 것[瀉血]·장풍腸風·적리赤痢·백리白痢를 치료하는 데 다 덖어 쓴다.

- 하눌타리의 열매를 과루瓜蔞라고 하며 민간에서는 천원자天圓子라고 한다[본초].
- 하눌타리 열매로 가슴 속에 있는 담을 씻어 낸다고 한 것은 껍질 속에 있는 물, 씨를 모두 쓴다는 것을 말한 것이다[단심].
- 열매는 숨이 찬 것, 결흉結胸, 담痰이 있는 기침을 낫게 한다[의감].
- 하눌타리 속 말린 것을 달여 먹으면 담을 삭이며 기를 내린다. 하눌타리 속이 젖은 것은 폐가 마르는 것, 열로 목이 마른 것과 변비를 낫게 한다[입문].

| 과루인(瓜蔞仁, 하눌타리씨 **|**

하눌타리 열매의 속에 있는 씨다. 성질은 축축하고[潤] 맛은 달다[甘]. 폐를 보하고 눅여 주며[潤] 기를 내린다. 가슴에 담화痰火가 있을 때에 달고 완화한[緩] 약으로 눅여 주고 내려보내는 약으로 도와주면 담은 저절로 삭아진다. 그러므로 이 약은 기침을 낫게 하는 데 주요한 약으로 된다[단심].

- 음력 9월, 10월에 열매가 익어서 붉고 누런 색으로 될 때에 따서 씨를 받아 덖은 다음 껍질과 기름을 버리고 쓴다. 민간에서 과루인이라고 한다[입문].

탕액편

| 과루분瓜蔞粉, 하늘타리 뿌리 가루 **|**

하늘타리뿌리를 캐어서 가루를 만드는 것은 칡뿌리 가루[葛粉]를 만드는 법과 같다. 허열虛熱이 있는 사람이 먹으면 아주 좋다. 갈증을 멈추고 진액을 생기게 한다[본초].

너삼

| 고삼苦蔘, 너삼 **|**

성질은 차고[寒] 맛은 쓰며[苦] 독이 없다. 열독풍熱毒風으로 피부와 살에 헌 데가 생기고 적라赤癩 : 문둥병의 한 가지. 로 눈썹이 빠지는 것을 치료한다. 심한 열을 내리고 잠만 자려는 것을 낫게 하며 눈을 밝게 하고 눈물을 멎게 한다. 간담의 기를 보하고 잠복된 열로 생긴 이질과 오줌이 황색이면서 적색인 것을 낫게 한다. 치통齒痛과 악창惡瘡과 음부에 생긴 익창을 낫게 한다.

- 어느 곳이나 모두 있는데 잎은 회나무잎과 아주 비슷하기 때문에 일명 수괴水槐 또는 지괴地槐라고도 한다. 음력 3월 · 8월 · 10월에 뿌리를 캐어 햇볕에 말려 쓰는데 달이는 약에 넣어서 쓰지는 않는다[본초].
- 족소양경으로 들어간다. 맛이 몹시 써서 입에 들어가면 곧 토하므로 위胃가 약한 사람은 삼가해서 써야 한다. 찹쌀 씻은 물에 하룻밤 담갔다가 6시간 동안 쪄서 햇볕에 말린다. 달이는 약에는 적게 넣어 쓰고 알약을 많이 만들어 먹어야 한다. 헌 데를 치료하는 데는 술에 담갔던 것을 쓰고 장풍腸風을 치료하는 데는 연기가 날 때까지 덖어서 가루내어 쓴다[입문].
- 음기陰氣를 세게 보한다[단심].

| 고삼실苦蔘實, 너삼씨 **|**

음력 10월에 씨를 받아 회나무씨를 먹는 방법대로 먹는다. 오래 먹으면 몸이 가벼워지고 늙지 않으며 눈이 밝아지는 것을 경험하였다[본초].

당귀當歸

성질은 따뜻하며[溫] 맛은 달고 매우며[甘辛] 독이 없다. 모든 풍병風病·혈병血病·허로虛勞를 낫게 하며 궂은 피를 풀어주고[破惡血] 새 피를 생겨나게 한다. 징벽癥癖과 부인의 붕루崩漏와 임신 못 하는 것에 주로 쓰며 여러 가지 나쁜 창양瘡瘍과 쇠붙이에 다쳐서 어혈이 속에 뭉친 것을 낫게 한다. 이질로 배가 아픈 것을 멎게 하며 온학溫瘧을 낫게 하고 5장을 보補하며 살이 돋아나게 한다.

- 산과 들에서 자라는 데 심기도 한다. 음력 2월, 8월에 뿌리를 캐어 그늘에 말린다. 살이 많고 여위지 않은 것이 제일 좋다. 또는 살이 많고 눅신눅신하면서[潤] 빳빳하게 마르지 않은 것이 좋다고 한다. 또는 말꼬리와 같은 것이 좋다고도 한다.
- 어혈을 풀어주려[破血] 할 때는 대가리 쪽에서 단단한 것[硬] 한 마디를 쓰고 통증을 멎게 하거나 출혈을 멈추려고 할 때는 잔뿌리를 쓴다[본초].
- 대가리를 쓰면 어혈을 풀어주고 잔뿌리를 쓰면 출혈을 멈춘다. 만일 전체를 쓰면 한편으로는 피를 풀어주고 한편으로는 피를 멈추므로 즉 피를 고르게 하는 것[和血]으로 된다. 수소음경에 들어가는데 그것은 심心이 피를 주관하기 때문이다. 족태음경에도 들어가는데 그것은 비脾가 피를 통솔하기 때문이다. 족궐음경에도 또한 들어가는데 이것은 피를 저장하기 때문이다[탕액].
- 기혈氣血이 혼란된 때에 먹으면 곧 안정된다. 그것을 각기 해당한 곳으로 가게 하는 효과가 있기 때문에 몸웃도리병을 낫게 하려면 술에 담갔다 쓰고 겉에 병을 낫게 하려면 술로 씻어서 쓰며 혈병에 쓸 때에는 술에 축여 쪄서[蒸] 담이 있을 때에는 생강즙에 축여 덖어서[炒] 쓴다[입문].
- 술에 담가 쓰는 것이 좋다[동원].

마황麻黃

성질은 따뜻하고[溫] 평(平)하다고도 한다 맛은 쓰며[苦] 달다[甘]고도 한다

탕액편

독이 없다. 중풍이나 상한으로 머리가 아픈 것과 온학을 낫게 하며 발표發表시켜 땀을 내며 사열邪熱을 없앤다. 한열寒熱과 5장의 사기邪氣도 없애고 땀구멍을 소통하게 하며 온역溫疫을 낫게 하고 산람장기山嵐瘴氣를 미리 막는다.

- 입추 시기에 줄기를 뜯어 그늘에 말려서 퍼런 것을 쓴다. 먼저 뿌리와 마디는 버린다. 뿌리와 마디는 땀을 멎게 하기 때문이다. 먼저 40g을 달이는데 끓으면 위에 뜬 거품[沫]을 걷어 버린다. 거품을 걷어 버리지 않고 쓰면 답답한 증[煩]이 생긴다[본초].
- 마황은 중모中牟 지방에서 나는데 눈이 5자나 쌓인 곳이라도 마황이 있는 자리에는 눈이 쌓이지 못한다. 그것은 양기陽氣를 소통하게 하고 바깥 추위를 물리치기 때문이다[삼인].
- 마황은 수태음경의 약이며 족태양경에 들어가고 수소음경과 양명경을 돌아간다. 태양경과 소음경에 땀을 내어 겉에 있는 한사寒邪를 없애고 위기衛氣가 실한 것을 사瀉하여 영榮 속에 찬 기운을 없앤다[탕액].
- 중국에 나는 것을 우리나라 여러 곳에 옮겨 심었는데 잘 번식되지 않아 다만 강원도와 경상도에만 있다[속방].

통초通草

성질은 평平하고약간 차다[微寒]고도 한다 맛은 맵고 달며[辛甘] 독이 없다. 다섯 가지 임병을 낫게 하고 오줌을 잘 배설되게 하며 관격關格된 것을 풀어주고 수종水腫을 낫게 하며 번열煩熱을 멎게 하고 9규九竅를 잘 소통하게 한다. 말소리를 잘 나오게 하고 비달脾疸로 늘 자려고만 하는 것을 낫게 한다. 유산시키고 3충三蟲도 죽인다.

- 산에서 자라는데 덩굴로 뻗으며 굵기가 손가락과 같고 마디마다 2~3개의 가지가 붙었다. 가지 끝에 5개의 잎이 달렸고 열매가 맺히는데 작은 모과 비슷하다. 씨는 검고 속은 흰데 먹으면 단맛이 있기 때문에 이것을 연복자라고 한다.

음력 정월, 2월에 가지를 베어 그늘에서 말린다.

- 줄기에 가는 구멍이 있어 양쪽 끝이 모두 소통한다. 한쪽 끝을 입에 물고 불 때 공기가 저쪽으로 나가는 것이 좋다[본초].
- 통초는 즉 으름덩굴이다. 속이 비고 결이 있어 가볍고 색이 희며 아주 곱다. 껍질과 마디를 버리고 생것으로 쓴다. 12경맥을 소통하게 하기 때문에 통초라고 했다[입문].
- 으름덩굴의 성질은 평平하고 맛은 달며 심심하다[甘淡]. 오줌이 잘 배설되지 않는 데 쓴다. 소장의 열을 내리며 경맥을 통하게 하고 9규竅를 잘 소통하게 한다[탕액].
- 으름덩굴과 통초는 한 가지 식물이다. 곳곳에 있다. 강원도에서 나는 한 종류의 덩굴을 으름덩굴이라고 한다. 빛은 누렇고 맛은 쓰며[苦] 습열을 사하고 오줌을 잘 누게 하는 효과가 있다. 헌 데를 아물게 하는 데도 역시 효과가 있다. 이것은 다른 식물이다. 혹은 목방기木防己라고도 한다. 습濕을 사하는 데 가장 좋다[속방].

| **통초자**通草子, 통초열매 |

연복자라고 하는데 으름덩굴의 열매이다. 줄기는 으름덩굴 또는 통초라고 한다. 음력 7~8월에 따는데 성질은 차고[寒] 맛은 달다[甘]. 위열胃熱과 반위증反胃證을 낫게 하며 3초三焦의 열을 내리고 대소변을 잘 배설하게 하며 속을 시원하게 하고 갈증을 멎게 한다[본초].

| **통초근**通草根, 통초뿌리 |

즉 으름덩굴의 뿌리다. 목 아래의 영류를 치료한다.

작약芍藥, 함박꽃뿌리

성질은 평平하고 약간 차다[微寒]. 맛은 쓰고 시며[苦酸] 조금 독이 있다. 혈비血痺를 낫게 하고 혈맥을 잘 소통하게 하며 속을 완화시키고 궂은 피를 풀어주며[散惡血] 옹종癰腫을 삭게 한다. 복통腹痛을 멈추고 어혈을 삭게[消] 하며 고름을 없어지게 한다. 여자의 모든 병과 산전 산후의 여러 가지 병에 쓰며 월경을 소통하게 한다. 장풍腸風으로 피를 쏟는 것 · 치루痔瘻 · 등창[發背] · 짓무르고 헌 데, 눈에 피가 지고 군살이 돋아나는[目赤努肉] 데 쓰며 눈을 밝게 한다.

- 산과 들에서 자라는데 음력 2월과 8월에 뿌리를 캐어 햇볕에 말린다. 산골에서 저절로 자란 것을 쓰는 것이 좋고 집 근처에서 거름을 주면서 키운 것은 쓰지 않는다. 꽃이 벌거면서 홑잎單葉의 것을 써야 하며 산에서 나는 것이 좋다.
- 일명 해창解倉이라고도 하는데 두 가지 종류가 있다. 적작약은 오줌을 잘 배설하게 하고 기를 내리며 백작약은 아픈 것을 멈추고 어혈을 풀어준다. 또한 백작약은 보補하고 적작약은 사瀉한다고도 한다[본초].
- 수족태음경에 들어간다. 또한 간기肝氣를 사하고 비위脾胃를 보한다. 술에 담갔다가 쓰면 경맥으로 간다. 혹은 술에 축여 덖어서도[炒] 쓰고 잿불에 묻어 구워서도 쓴다[입문].
- 함박꽃뿌리작약를 술에 담갔다가 덖어서 흰 삽주백출와 같이 쓰면 비脾를 보하고 궁궁이천궁와 같이 쓰면 간기肝氣를 사하고 인삼, 흰 삽주와 같이 쓰면 기를 보한다. 배가 아프며 곱똥을 설사하는 것을 멎게 하는 데는 반드시 덖어서[炒] 쓰고 뒤가 묵직한 데는 덖어 쓰지 말아야 한다. 또는 내려가는 것을 수렴하기 때문에 혈해血海에 가서 밑에까지 들어가 족궐음경에 갈 수 있다고도 한다[단심].

타래붓꽃

| 여실타래붓꽃씨 **|**

성질은 평平하며 따뜻하고[溫] 차다[寒]고도 한다 맛은 달며[甘] 독이 없다. 위열胃熱을 내리며 가슴이 답답한 것을 멎게 하고 오줌을 잘 배설하게 한다. 부인의 혈훈血暈과 붕루[崩中], 대하帶下를 치료하고 창절瘡癤과 종독을 삭게 하며 술독을 풀어주고 황달을 낫게 한다.

- 이것이 즉 마린자馬藺子이다. 곳곳에서 자라며 잎은 염교와 같은데 길고 두텁다. 음력 3월에 자줏빛이면서 녹색의 꽃이 피고 음력 5월에 열매가 달린다. 뿌리는 가늘고 길며 전부 누런 색인데 사람들이 이것으로 술을 만든다. 음력 3월에 꽃을 따고 5월에는 열매를 따서 모두 그늘에서 말린다[본초].
- 지금 사람들은 이것으로 급후비急喉痺를 치료하고 소와 말고기를 먹고 정종腫이 생긴 것을 치료하는 데 아주 잘 듣는다[속방].

| **여화엽**타래붓꽃과 잎 |

촌백충을 죽이고 후비喉痺를 낫게 한다. 많이 먹으면 설사한다[본초].

패랭이꽃

| **구맥**瞿麥, 패랭이꽃 |

성질은 차며[寒] 맛은 쓰고 매우며[苦辛] 달다[甘]고도 한다 독이 없다. 관격關格된 것을 낫게 하며 여러 가지 융폐와 오줌이 배설되지 않는 데 쓰고 가시를 나오게 한다. 옹종을 삭이고 눈을 밝게 하며 예막을 없애고 유산시킨다. 심경心經을 소통하게 하며 소장小腸을 순조롭게 하는 데 매우 좋다.

- 일명 석죽石竹이라고 하는데 곳곳에 다 있다. 입추 후에 씨와 잎을 함께 뜯어 그늘에서 말린다. 씨는 보리麥와 매우 비슷하기 때문에 구맥이라고 부르기도 한다[본초].
- 줄기와 잎은 쓰지 않고 다만 씨의 껍질을 쓴다[입문].
- 관격과 여러 가지로 오줌이 막혀 배설되지 않는 병을 낫게 한다. 오줌이 배설되지 않는 것을 잘 배설되게 하며 방광의 사열邪熱을 몰아내는 데 주약[主之劑]으 로 쓰인다[탕액].

| 구맥자瞿麥子, 패랭이꽃씨 **|**

월경을 하지 않는 것을 치료하며 혈괴血塊를 풀어주고 고름을 빨아낸다[排][본초].

| 구맥엽瞿麥葉, 패랭이꽃잎 **|**

회충을 죽이고 치질, 눈이 붓고 아픈 것, 침음창浸淫瘡, 부인의 음부에 헌 데가 생긴 것을 낫게 한다[본초].

현삼玄蔘

성질은 약간 차고[微寒] 맛은 쓰며 짜고 독이 없다. 열독과 유풍遊風을 낫게 하고 허로증虛勞證을 보하며 골증骨蒸 전시사기傳尸邪氣를 없애고 종독을 삭인다. 영류와 나력을 삭여 없애며 신기腎氣를 보하고 눈을 밝게 한다.

- 싹과 잎은 참깨호마와 비슷한데 음력 7월에 청록색 꽃이 피고 8월에 씨가 달리는데 빛이 검다. 그의 뿌리는 뾰족하고 길다. 생것은 푸르스름하고 마른 것은 자흑색이다. 새로 캔 것은 눅진눅진하며[潤] 기름기가 있다. 음력 3월 · 4월 · 8월 · 9월에 뿌리를 캐어서 햇볕에 말리거나 또는 쪄서 햇볕에 말린다[본초].
- 현삼은 매우 중요한 약으로서 모든 기를 통솔하여 위아래[上下]로 다니면서 시원하고 깨끗하게 하여 흐리지 않게 한다. 그러므로 허한 가운데서 발동하는 기와 무근지화無根之火를 낫게 하는 데는 현삼이 제일 좋은 약이다[탕액].
- 신腎이 상한 데는 반드시 써야 한다. 족소음신경의 주약[君藥]이다. 술에 축여 쪄서 쓰는 것이 역시 좋다[입문].
- 우리나라에는 다만 경상도에서 난다고 하는데 사실인지 아닌지 알 수 없다[속방].

진교

성질은 평平하며 약간 따뜻하고[微溫] 서늘하다[冷]고도 한다 맛은 쓰고 매우며[苦辛] 독이 없다. 풍風 · 한寒 · 습濕으로 생긴 비증痺證에 주로 쓴다. 풍으로 온 몸이 쪼그라들면서 팔다리 뼈마디가 아픈 것이 오래되었거나 갓 생기거나를 물론하고 모두 낫게 한다. 주황酒黃 · 황달黃疸 · 골증骨蒸을 낫게 하고 오줌을 잘 배설하게 한다.

- 일명 진과秦瓜라고도 하는데 산에서 자란다. 뿌리는 누런 흙빛이다. 그물과 같이 서로 얽혔으며 길이는 한 자 정도이고 잎은 푸르러 부루잎과 비슷하다. 음력 6월에 칡꽃葛花과 같은 자줏빛의 꽃이 피어 그 달로 열매가 열린다. 음력 2월, 8월에 뿌리를 캐어 햇볕에 말려서 쓴다. 새로 캐서 쓰는 것이 좋은데 그물 발 같은 무늬가 있는 것이 좋다[본초].
- 수양명경의 약[手陽明經藥]이다. 장풍腸風으로 피를 쏟는 것[瀉血]을 낫게 하고 양명경의 풍습風濕을 없앤다. 물로 흙을 씻어 버리고 쓴다[탕액].

백합百合, 나리

성질은 평平하고 맛은 달며[甘] 독이 없다독이 있다고도 한다. 상한의 백합병百合病을 낫게 하고 대소변을 잘 배설하게 하며 모든 사기와 헛것에 들려[百邪鬼魅] 울고 미친 소리로 떠드는 것을 낫게 한다. 고독을 죽이며 유옹乳癰 · 등창[發背] · 창종瘡腫을 낫게 한다.

- 산과 들에서 자라는데 두 가지 종류가 있다. 한 종류는 잎이 가늘며 꽃이 홍백색이다. 다른 한 종류는 잎이 크고 줄기가 길며 뿌리가 굵고 꽃이 흰데 이것을 약에 쓴다. 또 한 종류는 꽃이 누렇고 검은 얼룩점이 있으며 잎이 가늘고 잎 사이에 검은 씨가 있다. 이것은 약으로 쓸 수 없다.
- 뿌리는 통마늘과 같이 생겼는데 수십 쪽이 겹겹이 붙어 있다. 음력 2월, 8월에 뿌리를 캐 햇볕에 말린다.
- 꽃이 붉은 것은 산단山丹이라고 하는데 아주 좋지는 못하다[본초].
- 나리의 뿌리는 백 조각이 서로 합하여 되는데 오줌을 순하게 배설하는 좋은 약이다. 꽃이 흰 것이 좋다[입문].

구척狗脊

성질은 평平하고약간 따뜻하다[微溫]고도 한다 맛은 쓰고 달며[苦甘] 맵다[辛]고도 한다 독이 없다. 독풍毒風으로 다리에 힘이 없는 것과 풍·한·습으로 생긴 비증痺證과 신기腎氣가 허약하여 허리와 무릎이 뻣뻣하면서 아픈 것을 낫게 한다. 늙은이에게 아주 좋은데 오줌을 참지 못하거나 조절하지 못하는 것을 낫게 한다.

- 뿌리는 길고 가닥진 것을 많이 쳐서 생김새가 개의 등뼈와 같기 때문에 이름을 구척이라 한 것이다. 그 살은 청록색이다. 음력 2월과 8월에 뿌리를 캐 햇볕에 말린다[본초].
- 생김새가 개의 등뼈와 같고 노란 솜털 같은 것이 있는 것이 좋기 때문에 금모구척金毛狗脊이라고 한다. 불에 그을려서 털을 없애고 술에 버무려 쪄서 햇볕에 말려 쓴다[입문].

띠

| 모근茅根, 띠 뿌리 |

성질은 차고[寒] 약간 서늘하다고도 한다 맛은 달고[甘] 독이 없다. 어혈로 월경이 막히고 추웠다 열이 났다 하는 것을 없애고 오줌을 잘 배설하게 하며 다섯 가지 임병을 낫게 한다. 외감열[客熱]을 없애고 소갈消渴과 피를 토하는 것, 코피가 나는 것을 멎게 한다. 즉 백모근白茅根이 모두 곳곳에서 자라는데 음력 6월에 뿌리를 캐어서 햇볕에 말린다[본초].

| 모화茅花, 띠 꽃 |

피를 토하는 것, 코피, 구창과 쇠붙이에 다쳤을 때 주로 쓰며 출혈과 통증을 멎게 한 다[본초

자초紫草, 지치

성질이 차고[寒] 평(平)하다고도 한다 맛은 쓰며[苦] 달다[甘]고도 한다 독이

없다. 5가지 황달을 낫게 하며 오줌을 잘 배설되게 하고 배가 붓거나 불러올라 그득한 것을 내리며 악창惡瘡 · 와창 · 버짐[癬] · 주사비 · 어린이의 홍역과 마마를 낫게 한다.

- 산과 들에서 자라며 곳곳에 다 있는데 지금 자줏빛을 물들이는 데 쓰는 지치이다. 음력 3월에 뿌리를 캐어서 그늘에서 말려서 술에 씻어 쓴다[본초].
- 홍역과 마마에는 반드시 자초용茸을 써야 한다[탕액].

전호前胡

성질은 약간 차며[微寒] 맛은 달고 매우며[甘辛] 독이 없다. 여러 가지 허로虛勞로 오는 설사를 멎게 하며 모든 기병氣病을 치료하고 가슴과 옆구리에 담이 있어 그득한 것과 속이, 명치 밑에 기가 몰린 것을 낫게 한다. 담이 실한 것을 없애고 기를 내리며 기침을 멈추고 음식맛을 나게 하며 소화를 잘 시킨다.

- 곳곳에서 다 자라는데 음력 2월, 8월에 뿌리를 캐 햇볕에 말려 쓴다[본초]

패장敗醬, 마타리

성질은 평平하고약간 차다[微寒]고도 한다 맛은 쓰고 짜며 독이 없다. 어혈이 여러 해 된 것을 풀어주고[破] 고름을 삭여 물이 되게 하며 또 몸푼 뒤의 여러 가지 병을 낫게 하고 쉽게 몸을 풀게 하며 유산하게 한다. 몹시 뜨거운 열과 불에 덴 것, 창양瘡瘍, 옴과 버짐, 단독을 낫게 하고 눈에 피가 진 것, 예장[眼障]과 예막[眼膜]이 생긴 것, 눈에 군살이 돋아난 것, 귀를 알아듣지 못하는 것을 낫게 한다. 또 고름을 빨아내며[排] 누공[瘻]을 아물게 한다.

- 산과 들에서 자라는데 뿌리는 자줏빛이며 시호와 비슷하다. 오래 묵어 상한 콩장 냄새가 나기 때문에 패장이라 한다. 음력 8월에 뿌리를 캐어서 햇볕에 말린다[본초].

- 족소음경과 수궐음경에 들어간다[탕액].

백선白鮮, 백선 피

성질은 차고[寒] 맛은 쓰고 짜며 독이 없다. 모든 열독풍熱毒風, 악풍惡風과 풍창風瘡, 옴과 버짐이 벌겋게 헤어지는 것[爛], 눈썹과 머리털이 빠지며 피부가 당기는 것을 낫게 한다. 열황熱黃 · 주황酒黃 · 급황急黃 · 곡 황穀黃 · 노황勞黃을 낫게 한다. 모든 풍비風痺로 힘줄과 뼈가 약해져서 굽혔다 폈다 하지 못하는 것을 낫게 한다.

- 들과 벌판에서 자라는데 곳곳에 다 있으며 그 냄새가 양의 노린내와 같기 때문에 민간에서 백양선白羊鮮이라 한다. 음력 4~5월에 뿌리를 캐어 그늘에서 말린다[본초].

산장酸漿, 꽈리

성질은 평平하고 차며[寒] 맛이 시고[酸] 독이 없다. 열로 가슴이 답답하고[煩] 그득한 것을 낫게 하고 오줌을 잘 배설하게 한다. 난산에 쓰고 후비喉痺를 낫게 한다.

- 곳곳에서 자라는데 열매는 거푸집으로 만든 주머니와 같으며 그 속에 알맹이가 있는데 매화梅와 추리李만 하고 노란 빨간 빛이며 맛이 신좁쌀죽웃물酸漿과 같기 때문에 산장이라 한다.
- 뿌리는 미나리뿌리와 같고 색은 희며 맛은 몹시 쓴데 황달을 낫게 한다[본초].

부평浮萍, 개구리밥

불에 덴 것을 낫게 하고 얼굴의 주근깨를 없애며 부종을 내리며 오줌을 잘 배설하게 한다. 이것이 개천에 있는 작은 수평이다. 열병을 낫게 하는데 역시 땀을 낼 수 있으며 효과가 아주 좋다[본초].

주먹참외

| 왕과王瓜, 주먹참외 **|**

성질은 차고[寒] 평(平)하다고도 한다 맛은 쓰며[苦] 독이 없다. 혈맥을 잘 소통하게 하며 유행성 열병[天行熱疾], 주황병酒黃病에 몹시 열이 나고 가슴이 답답한 것을 낫게 한다. 소갈을 멎게 하고 어혈을 삭게 하며 옹종癰腫을 삭아지게 하고 유산시키며 젖이 나게 한다.

- 곳곳에서 자라는데 잎은 하눌타리와 같으며 음력 5월에 누런 꽃이 피고 열매가 맺는데 달걀 노른자위만하다. 설었을 때에는 푸르고 익으면 붉다. 뿌리는 칡뿌리갈근 비슷한데 가늘면서도 가루가 많다. 일명 토과土瓜라고도 하는데 음력 3월에 뿌리를 캐어서 그늘에 말린다[본초].

| 왕과자王瓜子, 주먹참외 씨 **|**

심폐心肺를 눅여 주고[潤] 황달을 낫게 하는 데는 생것을 쓰고 폐위肺로 피를 토하며 장풍으로 피를 쏟는 것과 적백이질을 낫게 하는 데는 덖어[炒]서 쓴다.

- 일명 적 포자赤雹子라고 하는데 즉 쥐참외속씨王瓜殼中子이다[본초].

지유地楡, 오이풀뿌리

성질은 약간 차고[微寒] 평(平)하다고도 한다 맛은 쓰고 달며 시고[苦甘酸] 독이 없다. 부인의 7상七傷, 대하, 몸푼 뒤에 어혈로 아픈 것을 낫게 한다. 혈리血痢를 멈추고 고름을 빨아내며[排] 쇠붙이에 다친 것을 낫게 한다.

- 산과 들에서 자라는데 잎은 느릅나무楡와 비슷하고 길며 꽃과 씨는 검은 자줏빛이고 약전국과 비슷하기 때문에 일명 옥시玉豉라고도 한다. 뿌리의 겉은 검고 속은 붉다. 음력 2월, 8월에 뿌리를 캐어서 햇볕에 말린다[본초].
- 성질은 무겁고 차서[沈寒] 하초에 들어가서 열로 난 혈리血痢를 낫게 한다. 하초의 혈풍 · 장풍 · 설사나 이질로 피를 쏟는 데 반드시 써야 할 약이다. 양陽

탕액편

속에 약간 음陰이 있기 때문에 하부의 혈병[下部血]을 낫게 한다[탕액].

대계大薊, 엉겅퀴

성질은 평平하고 맛은 쓰며[苦] 독이 없다. 어혈이 풀리게 하고 피를 토하는 것, 코피를 흘리는 것을 멎게 하며 옹종과 옴과 버짐을 낫게 한다. 여자의 적백대하를 낫게 하고 정精을 보태 주며 혈을 보한다.

- 곳곳에서 자라는데 음력 5월에 금방 돋아난 잎을 뜯고 9월에 뿌리를 캐어서 그늘에서 말린다[본초].
- 지정地丁이 즉 엉겅퀴이다. 꽃이 누런 것은 황화지정黃花地丁이라 하고 꽃이 자줏빛인 것을 자화지정紫花地丁이라 하는데 모두 같이 옹종을 낫게 한다[정전].

소계小薊, 조뱅이

성질은 서늘하고 독이 없다. 열독풍을 낫게 하고 오래된 어혈을 풀어주며[破] 출혈을 멎게 하고 갑자기 피를 쏟거나 혈붕血崩, 쇠붙이에 다쳐 피가 나오는 것을 멈춘다. 거미 · 뱀 · 전갈의 독을 풀어준다.

- 엉겅퀴나 조뱅이는 다 같이 어혈을 풀어주는 데 다만 조뱅이는 힘이 약하므로 부은 것을 잘 삭이지 못한다.
- 엉겅퀴나 조뱅이 는 모두 비슷한데 다만 엉겅퀴는 키가 3~4자가 되고 잎사귀는 쭈글쭈글하며 조뱅이는 키가 1자쯤 되고 잎이 쭈글어지지 않았다. 이와 같이 다르므로 효과도 다르다. 엉겅퀴는 어혈을 풀어주는 이외에 옹종을 낫게 하고 조뱅이는 주로 혈병에만 쓴다. 일명 자계刺薊라고도 한다[본초].

택란澤蘭, 쉽싸리

성질은 약간 따뜻하고[微溫] 맛은 쓰고 달며[苦甘] 맵다[辛]고도 한다 독이 없다. 산전 산후의 여러 가지 병과 몸푼 뒤 복통과 아이를 자주 낳아서 혈기가 쇠약하고 차서 허로병이 생겨 바싹 여윈 것, 쇠붙이에 다친 것,

옹종을 낫게 하며 타박상으로 생긴 어혈을 삭게 한다.

- 진펄[水澤]에서 자라는데 줄기는 모가 나고 잎은 박하와 비슷한데 약간 향기롭다. 음력 3월 초에 싹을 뜯어 그늘에서 말린다. 또한 4월과 5월에 전초를 뜯는다고도 한다[본초].
- 수소양경手少陽經에 들어간다[입문].

천마天麻

성질은 평平하고차다[寒]고도 한다 맛은 쓰며[苦] 달다[甘]고도 한다 독이 없다. 여러 가지 풍습비風濕痺와 팔다리가 짜그라드는 것[攣], 어린이 풍간風癎과 경풍驚風을 낫게 하며 어지럼증과 풍간으로 말이 잘 되지 않는 것과 잘 놀라고 온전한 정신이 없는 것을 치료한다. 힘줄과 뼈를 든든하게 하며 허리와 무릎을 잘 쓰게 한다.

- 즉 적전의 뿌리赤箭根이다. 생김새는 오이와 같은 것이 연달아 10~20개가 붙어 있다. 음력 2월 · 3월 · 5월 · 8월에 뿌리를 캐어서 햇볕에 말린다. 싹의 이름을 정풍초定風草라고 한다. 뿌리를 캐어서 물기 있을 때에 겉껍질을 긁어 버리고 끓는 물에 약간 삶아 내어 햇볕에 말린다. 속이 단단한 것이 좋다[본초].
- 여러 가지 허虛약으로 생긴 어지럼증에는 이 약이 아니면 없앨 수 없다[단심].

아위阿魏

성질은 따뜻하고[溫] 열(熱)하다고도 한다 맛은 매우며[辛] 독이 없다. 노채[傳尸]를 낫게 하며 사귀邪鬼를 없앤다. 징가와 적취[積]를 삭이며 학질을 낫게 하고 여러 가지 잔벌레를 죽인다. 자체에서 냄새가 몹시 나면서 나쁜 냄새를 없애는 묘한 약이다.

- 파사국波斯國에서 나는데 그 나뭇가지를 끊으면 엿과 같은 진이 나온다. 오래면 단단히 굳어진다. 이것을 아위라 하며 모양이 복숭아나무진桃膠과 같다. 색이 검은 것은 쓰지 못하며 누렇고 부서지는 것[黃散]이 좋은 것이다. 먼저 분

탕액편

粉처럼 간 것을 뜨거운 술그릇 위에서 김을 쏘인 다음에 쓴다.

- 품질을 감별하는 방법은 아위 0.8g을 쓰던 구리그릇 속에 담아 두었다가 그 이튿날 본다. 그러면 아위를 묻었던 곳이 은이나 수은처럼 희어지고 붉은 색이 없어진다. 이렇게 되면 좋은 것이다[본초].

고량강高良薑, 양강

성질은 약간 열하고[微熱] 맛은 맵고 쓰며[辛苦] 독이 없다. 위胃 속에서 냉기가 치미는 것과 곽란으로 토하고 설사하는 것을 낫게 한다. 복통을 멎게 하고 설사, 이질[痢]을 낫게 하며 묵은 식체[宿食]를 내려가게 하고 술독을 풀어준다.

- 고량군高良郡에서 나는데 모양이 산강山薑과 비슷한데 썰어서 기름에 덖어서 쓴다[본초].

백부근白部根

성질은 약간 따뜻하고[微溫] 맛은 달며[甘] 독이 없다조금 독이 있다고도 한다. 폐열로 기침하고 숨이 가쁜 것을 낫게 한다. 폐를 눅여 주고 보하며 노채[傳尸]와 골증로骨蒸勞를 치료한다. 회충·촌백충·요충을 죽이고 또한 파리와 하루살이도 죽인다.

- 뿌리가 수십 개 연달아 나서 손에 쥐면 토란과 같다. 그의 심을 버리고 술에 씻어서 덖어서 쓴다[본초].

회향茴香

성질은 평平하고 맛은 매우며[辛] 독이 없다. 음식을 잘 먹게 하며 소화를 잘 시키고 곽란과 메스껍고 뱃속이 편안치 못한 것을 낫게 한다. 신로腎勞와 퇴산㿉疝, 방광이 아픈 것, 음부가 아픈 것을 낫게 한다. 또 중초中焦를 고르게 하고 위胃를 덥게[煖] 한다.

- 잎은 늙은 고수나물老胡과 같은데 아주 성기고 가늘며 무더기로 나며 씨는 보리 비슷하면서 조금 작은 것이 달리는데 푸른색이다. 음력 8월, 9월에 씨를 훑어 그늘에서 말린다. 술과 같이 쓰면 좋다[본초].
- 신과 방광, 소장을 덥게 하고 수족소음과 태양경으로 들어간다. 본래 방광을 치료하는 약이다.
- 하룻밤 술에 담갔다가 노랗게 되도록 덖어서 짓찧어 쓴다[입문].
- 또 한 가지 종류는 팔각회향八角茴香인데 성질과 맛이 조열燥熱하며 주로 요통에 쓴다[입문].
- 우리나라에도 심어서 곳곳에 있다[속방].

관동화款冬花

성질은 따뜻하고[溫] 맛은 맵고 달며[辛甘] 독이 없다. 폐를 눅여 주고 담을 삭이며 기침을 멎게 하고 폐위肺痿와 폐옹肺癰으로 피고름을 뱉는 것을 낫게 하며 번열을 없애며 허로를 보한다.

- 뿌리는 자줏빛이고 줄기는 푸른 자줏빛이며 잎은 비해와 비슷하다. 음력 11월, 12월에 눈 속에서 붉은 자줏빛의 꽃이 핀다.
- 모든 풀 가운데 이 풀만이 눈 속에서도 봄기운을 가장 먼저 맞는다. 눈 속에서도 꽃이 핀다. 음력 11월에 꽃을 따서 그늘에서 말린다. 혹은 음력 정월에 일찍이 따는데 꽃이 절반쯤 핀 것이 좋다. 만일 활짝 피면 약의 효과가 전혀 없다[본초].
- 일명 과동顆冬이라고도 하며 기침을 낫게 하는 데 가장 중요한 약이다. 가지를 버리고 쓴다[입문].
- 『신농본초경』에는 우리나라에서 난다 하였는데 지금은 없다[속방].

홍남화紅藍花, 잇꽃

성질은 따뜻하고[溫] 맛은 매우며[辛] 독이 없다. 몸푼 뒤의 혈훈血暈과 뱃속에 궂은피[惡血]가 다 나가지 못하여 쥐어트는 듯이 아픈 데와 태아가 뱃속에서 죽은 데 쓴다.

- 즉 지금의 홍화紅花이다. 이것으로 진홍색으로 물들이며 연지를 만든다. 잎은 쪽藍과 비슷하기 때문에 쪽 '남藍' 자를 붙인 것이다[본초].
- 잇꽃을 약에 넣을 때에 0.8g이면 심心에 들어가서 양혈養血하고 많이 쓰면 피를 풀어준다. 또 많이 쓰면 피를 풀어주고[破] 적게 쓰면 보혈補血한다고 한다[단심]. 성질은 따뜻하고[溫] 맛은 매우며[辛] 독이 없다. 몸 푼 뒤의 혈훈血暈과 뱃속에 궂은 피[惡血]가 다 나가지 못하여 쥐어트는 듯이 아픈 데와 태아가 뱃속에서 죽은 데 쓴다.
- 즉 지금의 홍화紅花이다. 이것으로 진홍색으로 물들이며 연지를 만든다. 잎은 쪽藍과 비슷하기 때문에 쪽 '남藍' 자를 붙인 것이다[본초].
- 잇꽃을 약에 넣을 때에 0.8g이면 심心에 들어가서 양혈養血하고 많이 쓰면 피를 풀어준다. 또 많이 쓰면 피를 풀어주고[破] 적게 쓰면 보혈補血한다고 한다[단심].

잇

| 홍남묘紅藍苗, 잇꽃 싹 **|**

짓찧어서 유종遊腫 : 피부병의 한 가지. 다발성 피하농양을 말한다고 본다.에 붙인다.

| 홍남자(紅藍子, 잇꽃씨 **|**

마마와 홍역일 때 구슬과 꽃이 시원이 돋지 않는 것을 나오게 한다.

필발

성질은 몹시 따뜻하며[大溫] 맛은 맵고 독이 없다. 위胃가 찬 것을 없애고 음산陰疝과 현벽痃癖을 낫게 한다. 곽란霍亂, 냉기冷氣와 혈기血氣로 가슴이 아픈 것을 낫게 하고 음식을 삭게 하며 비린 냄새를 없앤다.

- 남방에서 나는데 크기가 새끼손가락만하고 검푸른색이다. 음력 9월에 따서 재에 숨을 죽여 말린다[灰殺暴乾][본초].
- 꼭지를 버리고 식초에 하룻밤 담갔다가 약한 불기운에 말려 쓴다[입문].

나마자羅摩子, 새박덩굴의 씨

성질은 따뜻하며[溫] 맛은 달고 매우며[甘辛] 독이 없다. 허로를 치료하는 데 잘 보한다.

- 곳곳에서 자라는데 잎을 먹으면 씨와 같은 효과가 있다. 덩굴이 뻗는데 덩굴을 끊으면 흰 진이 난다. 일명 작표雀瓢라고도 한다[본초].

노회盧薈

성질은 차고[寒] 맛은 쓰며[苦] 독이 없다. 어린이의 5감五疳을 낫게 하고 3충三蟲을 죽이며 치루痔瘻와 옴과 버짐, 어린이가 열이 나면서 놀라는 것을 낫게 한다[본초].

- 페르시아에서 나는데 나무의 진이 엉켜 강엿처럼 새까만 것이다. 여러 덩어리를 물 속에 넣으면 녹으면서 저절로 합해지는 것이 진품이다. 따로 갈아서 쓴다[입문].

현호색玄胡索

성질은 따뜻하고[溫] 맛은 매우며[辛] 쓰다[苦]고도 한다 독이 없다. 몸푼 뒤에 어혈로 생긴 여러 가지 병을 낫게 한다. 월경이 고르지 못한 것, 뱃속에 있는 결괴結塊 · 붕루 · 몸푼 뒤 혈훈血暈을 낫게 한다. 다쳐서 생긴 어혈을 삭게 하고 유산시키며 징벽癥癖을 삭이고 어혈을 풀어준다. 기병氣病과 가슴앓이와 아랫배가 아픈 것을 낫게 하는 데 효과가 좋다.

- 곳곳에서 자라는데 뿌리는 끼무릇반하과 비슷하고 빛이 노랗다[본초].
- 수족태음경과 족궐음경에 들어간다. 식초에 달여서 쓴다[입문].

육두구肉豆蔲

성질은 따뜻하고[溫] 맛은 맵고[辛] 쓰다[苦]고도 한다 독이 없다. 중초를 고르게 하고 기를 내리며 설사와 이질을 멈추고 음식맛이 나게 하며 소화시킨다. 또 어린이가 젖을 토하는 것을 낫게 한다.

- 그 모양이 둥글고 작으며 껍질은 자줏빛이며 팽팽하고 엷은데 속의 살은 맵다. 껍질은 버리고 살만 쓴다. 살에는 기름기가 있고 잘 여물고 단단한 것이 좋다. 마르고 희면서 살이 적은 것은 좋지 못한 것이다[본초].
- 속을 덥게 하고 비脾를 보하며 기를 잘 내리게 한다. 비를 보하게 되면 운화運化작용이 잘 되어 기가 자연히 내려가게 된다[단심].
- 일명 육과肉果라고도 한다. 허설虛泄과 냉설冷泄을 낫게 하는 데 중요한 약이다. 수양명경에 들어간다. 식초에 반죽한 밀가루떡에 싸서 잿불에 묻어 잘 구워지면 종이로 눌러 기름을 모두 빼고 쓰는데 구리에 닿지 않게 해야 한다[입문].

보골지補骨脂

성질은 몹시 따뜻하고[大溫] 맛은 매우며[辛] 쓰다[苦]고도 한다 독이 없다. 허로虛勞, 손상損傷으로 골수骨髓가 줄어들고 신腎이 차서 정액이 저절로 나오고 허리가 아프며 무릎이 차고 음낭이 축축한 것을 낫게 한다. 오줌이 많이 나오는 것을 좋게 하고 뱃속이 찬 것을 낫게 하며 음경이 잘 일어나게 한다.

- 일명 파고지破故紙라고도 하는데 씨가 삼씨麻子같이 둥글고 납작하면서 검다. 음력 9월에 딴다[본초].
- 급히 쓰려면 약간 볶아서 쓴다. 설사를 멈추려면 밀가루와 같이 볶고 신腎을 보하려면 삼씨와 함께 볶는다[입문].

영릉향零陵香

성질은 평平하고따뜻하다[溫]고 한다 맛은 달며[甘] 맵다[辛]고도 한다 독이 없다. 악기惡氣와 시주로 명치 아래와 복통을 낫게 하며 몸에서 향기를 풍기게 한다.

- 잎은 삼잎麻葉 비슷하고 줄기는 모가 났으며 냄새는 궁궁이싹과 같다. 그의 줄기와 잎은 혜蕙라 하고 그의 뿌리를 훈薰이라고 한다. 술과 같이 쓰면 좋다. 음력 3월에 캔다[본초].
- 우리나라에는 오직 제주도에만 있으므로 얻기 어렵다[속방].

사초근莎草根, 향부자

성질은 약간 차고[微寒] 맛은 달며[甘] 독이 없다. 기를 세게 내리고 가슴 속의 열을 없앤다. 오래 먹으면 기를 보하고 기분을 좋게 하며 속이 답답한 것을 풀어준다. 통증을 멈추며 월경을 고르게 하고 오랜 식체를 삭게 한다. 사초의 뿌리에 달린 대추씨 같은 것을 향부자라 하고 또한 작두향雀頭香이라고 한다. 음력 2월, 8월에 캔다[본초].

- 향부자는 기분氣分의 병을 주로 낫게 한다. 향기는 잘 뚫고 나가고 쓴맛은 묵은 것을 잘 밀어내고 새것을 생기게 한다. 부인은 혈이 잘 순환되면 기도 잘 순한하기 때문에 병이 나지 않는다. 늙은이는 정精이 마르고 월경이 끝나면 다만 기氣에만 의존하는 것이다. 그런데 병이 나면 기氣가 막히고 부족하게 되기 때문에 기분에 들어가는 향부자가 주약으로 되어야 하는데 세상에서 이것을 아는 사람은 드물다[단심].
- 향부자는 부인에게 아주 좋은 약이다. 부인의 성격은 너그럽지 못하여 맺힌 것을 풀 줄 모르는 때가 많은데 이 약은 맺힌 것을 잘 풀어주고 어혈을 잘 몰아낸다. 캐서 볏짚불로 잔털을 잘라 버리고 돌절구에 넣고 찧으면 깨끗해진다. 기병氣病에는 약간 덖어[略炒]서 쓰고 혈병血病에는 술에 달여[酒煮]서 쓰며 담 병痰病일 때에는 생강즙에 달인다. 하초가 허약한 데는 소금물에 달이

고 혈이 허하여 화火가 있을 때는 동변에 달여 쓰면 시원해진다. 냉적冷積에는 식초에 담갔다가 덖어서 쓰면 더워지고 소금물에 축여 덖어 쓰면 신腎의 원기를 보한다. 단향檀香에 향부자를 좌약佐藥으로 하면 모든 기를 이리저리 옮겨가게 하는 데 아주 좋다[입문].

홍두구紅豆蔻

성질은 따뜻하고[溫] 맛은 매우며[辛] 쓰다[苦]고도 한다 독이 없다. 물 같은 설사를 하며 복통과 곽란으로 신물을 토하는 것을 낫게 하고 술독을 풀어주며 산람장기독을 없앤다.

- 이것은 양강良薑의 씨다. 꽃은 이삭으로 되었으며 약간의 붉은 빛을 띠었다[본초].

감송향甘松香

성질은 따뜻하고[溫] 맛은 달며[甘] 독이 없다. 명치 아래와 복통을 낫게 하며 기를 내린다.

- 무더기로 나며 잎은 가늘다. 여러 가지 향을 만드는 데 쓴다[본초].
- 또 삼내자三柰子가 있는데 성질과 맛이 거의 같으며 여러 가지 향료로 쓴다[입문].

원의垣衣

성질은 차고[冷] 맛은 시며[酸] 독이 없다. 황달과 속이 답답한 것과 장위腸胃에 갑자기 센 열이 있는 것을 낫게 하다.

- 즉 오랜 담장의 북쪽 그늘진 곳에 있는 푸른 이끼이다[본초].

지의地衣

성질은 차고[冷] 약간 독이 있다. 갑자기 가슴앓이가 생긴 것과 중악中

惡을 낫게 한다.

● 이는 음습한 땅에 햇볕이 쪼여 생기는 이끼이다.

● 대체로 이끼의 종류로는 지붕에 낀 것은 옥유와태屋遊瓦苔라 하고 담장 위에 낀 것은 원의토마종이라 한다. 땅에 생기는 것을 지의地衣라고 하고 우물에 생기는 것을 정태井苔라 하며 물 속 돌 위에 낀 것은 척리陟釐라고 한다[본초].

정중태井中苔, 우물 속의 이끼

성질은 몹시 차며[大寒] 열창熱瘡 · 칠창漆瘡 · 수종水腫을 낫게 한다[본초].

옥유屋遊

갈증을 멎게 하고 소장과 방광의 기를 잘 순환하게 한다. 성질은 차고[寒] 맛은 달다[甘]. 이것이 오랜 지붕의 북쪽 그늘 쪽에 생긴 푸른 이끼이다[본초].

예장(鱧腸

성질은 평平하고 맛은 달며[甘] 시고[酸] 독이 없다. 혈리나 침자리나 뜸자리가 헌것이 터져서 피가 계속 나오는 것을 낫게 한다. 수염과 머리털을 자라게 하고 모든 헌 데에 붙인다.

● 곳곳에 있는데 연자초蓮子草라고 하고 민간에서는 한련자旱蓮子라고 한다. 음력 3월, 8월에 뜯어 그늘에서 말린다. 열매는 작은 연밥과 같고 그 싹을 따면 모두가 진이 나오는데 잠깐 후에는 검어지기 때문에 흔히 수염과 머리털을 검게 하는 약을 넣는다[본초].

모향화茅香花

성질은 따뜻하고[溫] 맛은 쓰며[苦] 독이 없다. 피를 토하는 것, 코피가 나는 것을 멎게 하고 구창灸瘡과 쇠붙이에 다친 데 붙이면 피와 통증이 멎는다.

- 싹은 보리와 비슷하며 음력 5월에 흰 꽃이 핀다. 정월, 2월에 뿌리를 캐고 5월에 꽃을 따고 8월에 싹을 벤다. 줄기와 잎은 흑갈색이고 꽃은 희며 곳곳에 있다[본초].
- 백모향白茅香의 성질은 평平하고 맛은 달며[甘] 알른알른하고 깨끗하며 길다. 이것을 삶은 물에 목욕하면 사기를 물리치고 사람의 몸에서 향기를 풍긴다. 즉 뿌리를 쓴다[본초].

백두구白豆蔻

성질은 몹시 더우며[大溫] 맛은 맵고 독이 없다. 냉적冷積을 낫게 하고 구토와 반위증反胃證을 멎게 하며 음식을 삭게 하고 기를 내리게 한다.

- 포도송이와 같은 씨가 달리며 생것은 푸르고 익으면 희다. 음력 7월에 따서 껍질을 버리고 쓴다[본초].
- 폐에 몰린 기를 발산시키고 주로 폐경에만 들어간다. 눈 흰자위에 생긴 예막을 없앤다[탕액].
- 수태음경과 수태양경으로 들어간다. 이 약에는 청고淸高 : 청백하고 고결한 것.한 기가 따로 있어서 상초에 원기를 보한다. 껍질은 버리고 갈아서 쓴다[입문].

부자附子

성질은 몹시 열하고[大熱] 맛은 매우며 달고[辛甘] 독이 많다. 3초를 보하고 궐역厥逆과 6부府에 있는 한랭과 한습으로 위벽증이 생긴 것을 낫게 한다. 유산시키는 데는 모든 약 가운데서 가장 좋다.

- 오두烏頭 · 오훼烏喙 · 천웅天雄 · 부자附子 · 측자側子가 모두 한 가지 식물이다. 모양이 까마귀 대가리 같은 것을 오두라 하고 두 가닥진 것은 오훼라 한

다. 가늘고 길이가 3~4치 되는 것을 천웅이라 하며 뿌리 곁에 토란과 같이 붙어 있는 것을 부자라 한다. 곁에 연달아 난 것을 측자라고 한다. 이 5가지 약은 같은 데 생기는데 이름만 다르다[본초].

- 부자가 작은 것은 약 힘이 약하고 큰 것은 성질이 사납고 20g쯤 되는 것이 좋다[단심].
- 옛날 의학책에는 큰 부자로서 무게가 40g인 것을 쓰면 그 힘이 크다고 하였다. 대개 쓸 때에는 반드시 싸서 터지도록 구워 껍질과 배꼽을 버리고 쓴다[단심].
- 쓸 때에 동변에 담갔다가 달여서 쓰면 내려가는 힘이 좋아진다.
- 본래 수소양명문手少陽命門과 3초의 약이다. 모든 경맥을 모두 순환하기 때문에 높은 데나 중간이나 낮은 데나 가지 못하는 곳이 없다[입문].
- 감초 · 인삼 · 생강을 배합하면 그 독이 없어진다[입문].

오두烏頭

성질은 몹시 열하고[大熱] 맛은 매우며 달고[辛甘] 독이 없다. 풍 · 한 · 습으로 생긴 비증痺證을 낫게 하고 가슴 위에 있는 냉담冷痰을 삭게 하며 명치 아래가 몹시 아픈 것을 멎게 하고 적취積聚를 풀어주며 유산시킨다.

- 즉 천오川烏이다. 부자와 같은 종류로서 법제하는 방법도 같다. 일명 근堇 또는 해독奚毒이라고도 하는데 그의 모양은 길고 뾰족한 것이 좋다[본초].
- 오두와 천웅은 모두 기가 웅장하고 형세가 세어서 하부의 약에 좌사약이 될 수 있다. 그런데 사람을 해하는 것이 잘 나타나지 않으므로 이것을 알지 못하며 사람을 죽이는 일이 많다. 때문에 반드시 동변에 달여서 담가 두어 그 독을 없애는 동시에 내려가는 힘을 돕게 하여야 한다. 소금을 넣으면 더욱 빠르다[단심].

천웅天雄

성질은 몹시 열하고[大熱] 맛은 매우며 달고[辛甘] 독이 많다. 풍 · 한 · 습으로 생긴 비증과 역절통歷節痛을 낫게 하며 힘줄과 뼈를 든든하게 한다. 또 몸을 가볍게 하며 걸음을 잘 걷게 하고 뼈가 아픈 것[骨間痛]을 없애고 적취를 풀어준다. 또한 유산시킨다.

- 부자와 비슷한데 가늘고 길다. 대개 알약이나 가루약에 싸서 구워 껍질과 배꼽을 버리고 쓴다. 달이는 약에는 껍질째 생으로 쓰면 아주 좋다[본초].
- 천웅이 아니면 상초의 양허를 보할 수 없다. 또 천웅은 위로 올라가고 오두는 아래로 내려간다[입문].

반하半夏, 끼무릇

성질은 평平하고생것은 약간 차고[微寒] 익히면 따뜻하다[溫] 맛은 매우며[辛] 독이 있다. 상한傷寒 데 추웠다 열이 났다 하는 것을 낫게 하고 명치 아래에 담열痰熱이 그득하게 몰린 것과 기침하고 숨이 찬 것을 낫게 하며 담연痰涎을 삭이며 음식을 잘 먹게 한다. 비脾를 든든하게 하고 토하는 것을 멎게 하며 가슴 속의 담연을 없앤다. 또 학질을 낫게 하며 유산시킨다.

- 곳곳에 있으며 밭과 들에서 자라는데 음력 5월, 8월에 뿌리를 캐어서 햇볕에 말린다. 둥글고 희며 오래 묵은 것이 좋다[본초].
- 끓는 물에 담갔다가 조각이 나게 썰어 일곱 번을 씻어 침 같은 진이 모두 없어진 다음 생강즙에 담가 하룻밤 두었던 것을 약한 불기운에 말려 쓴다[본초].
- 족양명경과 태음경, 소양경에 들어간다. 음력 12월에 물에 우려서 밖에 내놓아 얼린다[氷]. 이렇게 일곱 번 우려 오래 두었던 것이 가장 좋다[입문].
- 3가지 소갈과 혈허血虛한 사람, 목구멍이 마르면서 아픈 사람, 장이 말라 대변을 보기 힘든 사람, 땀이 많은 사람에게는 모두 쓰지 말아야 한다[단심].

대황大黃

성질은 몹시 차고[大寒] 맛은 쓰며[苦] 독이 없다독이 있다고도 한다. 어혈과 월경이 막힌 것을 나가게 하며 징가와 적취를 삭이고 대소변을 잘 소통하게 한다. 온장과 열병을 치료하고 옹저癰疽 : 온병을 말한다.와 창절瘡癤과 종독[毒腫]을 낫게 한다. 장군풀將軍이라고 한다.

- 곳곳에서 자라는데 음력 2월과 8월에 뿌리를 캐어서 검은 껍질을 버리고 불에 말리는데 비단무늬 같은 것이 좋다[본초].
- 실열實熱을 빨리 내리고 묵은 것을 밀어내며 새로운 것을 생기게 하는 것이 마치 난리를 평정하고 평안한 세상이 오게 하는 것 같다고 해서 장군풀이라 했다[탕액].
- 수족양명경에 들어간다. 술에 담그면 태양경에도 들어가고 술에 씻으면 양명경에 들어간다. 다른 경에 들어가게 하려면 술을 쓰지 말아야 한다. 술에 한참 동안 담가 두면 그의 맛이 좀 약해지나 술의 힘을 빌려 가장 높은 부위까지 올라가며 술에 씻으면 또한 세게 설사하지 않게 하기 때문에 승기탕에도 다 술에 담갔다가 쓴다. 다만 소승기탕에는 생것을 쓰거나 밀가루떡에 싸서 잿불에 묻어 구워 쓰거나 술에 담갔다가 쪄서 쓰는데 허하고 실한 것을 보아서 쓴다[입문].
- 술에 축여 덖어서 쓰면 위로[上] 머리 끝까지 올라가고 술에 씻으면 위胃로 가며 생것을 쓰면 아래로 내려간다[회춘].

정력자葶藶子, 꽃다지씨

성질은 차고[寒] 맛은 매우며 쓰고[辛苦] 독이 없다. 폐옹肺癰으로 숨결이 밭고 기침하는 것을 낫게 하며 숨이 찬 것을 진정시키고 가슴 속의 담음을 없앤다. 피부 사이에 있던 좋지 못한 물이 위로[上] 넘쳐나서 얼굴과 눈이 부은 것을 낫게 하고 오줌을 잘 배설하게 한다.

탕액편

- 곳곳에 있는데 싹과 잎이 냉이와 비슷하고 음력 3월에 약간 노란 꽃이 피고 꼬투리가 달린다. 그 속에 씨는 납작하면서 작은 것이 마치 기장알과 비슷하며 빛이 누르다. 입하 후에 씨를 훑어 햇볕에 말린다[본초].
- 성질이 급急하며 물을 잘 몰아낸다. 쓰고 단 두 가지 종류가 있는데 쓴것은 세게 설사시키고 단것은 좀 완화하다[탕액].
- 종이 위에 펴고 고소하게 덖든가 혹은 쪄서 쓴다. 이 약은 성질이 급急하여 설사시키는 데 효력이 크며 쓴 것은 더욱 심하고 단것은 조금 약한다[입문].

낭탕자莨菪子, 사리풀 씨

성질은 차고[寒] 맛은 쓰고 달며[苦甘] 독이 많다. 치통을 멎게 하며 거기에서 벌레가 나오게 한다. 많이 먹으면 미쳐서 달아 다니며 헛것이 보인다고 한다.

- 일명 천선자天仙子라고도 하는데 잎은 숭람菘藍과 비슷하며 줄기에는 흰 털이 있다. 음력 5월에 단지 모양의 열매가 맺히며 그 껍질 속에 많은 씨가 들어 있는데 아주 잘아서 좁쌀알 같으며 푸르스름한 빛이 난다. 먼저 식초에 문드러지게[爛] 달여 쓴다.

초호草蒿, 제비쑥

허로를 낫게 하고 식은땀[盜汗]을 멎게 하며 뼈마디에 있는 열매를 없애고 눈을 밝게 한다. 중초를 보하고 기를 도와주며 얼굴색을 좋게 하고 흰 머리를 검게 하며 열황熱黃을 낫게 하고 사기邪氣와 귀독鬼毒을 없앤다.

- 곳곳에 있는데 요즘 청호靑蒿라고 하는 것이 이것이다. 봄기운을 가장 일찍 받고 줄기와 잎은 보통 쑥과 같은데 이 쑥의 빛은 아주 푸르기 때문에 냄새가 향기롭다. 진하게 푸른 것이 좋다. 동변에 7일 동안 담갔다가 햇볕에 말려 쓴다[본초].

선복화旋復花

성질은 약간 따뜻하고[微溫] 맛은 짜며 조금 독이 있다. 가슴에 잘 떨어지지 않는 담연이 있고 가슴과 옆구리에 담과 물이 있어 양 옆구리가 창만한 것을 낫게 한다. 음식맛을 나게 하며 구역을 멎게 하고 방광에 쌓인 물을 내보내고 눈을 밝게 한다.

- 일명 금비초金沸草라고도 하는데 잎은 큰 국화와 비슷하다. 음력 6월에는 작은 동전만하고 국화처럼 생긴 진한 노란 꽃이 된다. 꽃을 따서 햇볕에 말린다. 곳곳에 있다.
- 쪄서 햇볕에 말린다.
- 달이는 약[煎藥]에 넣으면 천으로 걸러서 찌꺼기는 버리고 쓴다[본초].

여로藜蘆, 박새뿌리

성질은 차고[寒] 맛은 맵고 쓰며[辛苦] 독이 많다. 머리에 난 부스럼, 옴으로 가려운 것, 악창과 버짐을 낫게 한다. 궂은살[死肌]을 없애며 여러 가지 벌레를 죽이고 가름막 위의 풍담風痰을 토하게 한다.

- 산에서 자라는데 뿌리는 파와 비슷하고 털이 많다. 뿌리는 또 용담초龍膽와 비슷하다. 음력 2월 · 3월 · 8월에 뿌리를 캐어서 그늘에서 말린다. 일명 녹총이라고도 한다[본초].
- 찹쌀 씻은 물에 달여서 볕에 말려 약간 덖어[微炒]서 쓴다[본초].

사간射干, 범부채

성질은 평平하고 맛은 쓰며[苦] 조금 독이 있다. 후비喉痺와 목 안이 아파 물이나 죽물을 넘기지 못하는 것을 낫게 한다. 오랜 어혈이 심비心脾에 있어서 기침하거나 침을 뱉거나 말을 할 때 냄새가 나는 것을 낫게 하고 뭉친 담을 없애고 멍울이 진 것을 삭게 한다.

● 곳곳에 있는데 잎은 좁고 길며 옆으로 퍼져 새의 날개를 펴 놓은 모양과 같기 때문에 일명 오선烏扇이라고도 한다. 뿌리에 잔털이 많고 껍질은 검누른 색깔이며 살은 누런 색[黃赤]이다. 음력 3월, 9월에 뿌리를 캐어 햇볕에 말린 다음 쌀 씻은 물에 담갔다가 쓴다[본초].

사함蛇含, 사함초

성질은 약간 차고[微寒] 맛은 쓰며[苦] 독이 없다. 쇠붙이에 다친 데[金瘡]·옹저·치질·서루鼠瘻·악창惡瘡과 머리에 난 부스럼을 낫게 한다. 뱀·벌·독사에게 물린 독을 없애고 풍진風疹과 옹종癰腫을 낫게 한다.

● 곳곳에서 자라는데 잎이 가늘고 꽃이 누른 것이 좋다. 음력 8월에 잎을 따서 햇볕에 말리되 불을 가까이 하지 말아야 한다[본초].

● 옛 사람이 보니 뱀이 상처를 입었는데 다른 뱀이 이 풀을 물어다가 상처에 붙여 준 후 상하였던 뱀이 함께 기어 갔다고 한다. 그래서 이것을 상처에 써 보았더니 효과가 있었다고 한다. 그리하여 사함초라 하였다[입문].

상산常山

성질은 차고[寒] 맛은 쓰며 맵고[苦辛] 독이 있다. 여러 가지 학질을 낫게 하고 담연을 토하게 하며 추웠다 열이 났다 하는 것을 낫게 한다.

● 곳곳에 있는데 즉 촉칠의 뿌리蜀漆根다. 음력 8월에 뿌리를 캐 그늘에서 말리는데 가늘고 단단하다. 누런 것을 계골상산이라고 하는데 이것이 가장 좋다[본초].

● 성질은 사납고 날래어서[暴悍] 몰아내기는 잘 하나 진기眞氣를 상할 수 있으므로 많이 쓰지 말아야 한다. 많이 쓰면 몹시 토한다[단심].

● 생것을 쓰면 몹시 토하게 하므로 술에 하룻밤 담갔다가 찌거나 혹은 덖거나 식초에 담갔다가 달여서 쓰면 토하지 않는다[입문].

촉칠蜀漆

즉 상산의 싹常山苗이다. 음력 5월에 잎을 뜯어 햇볕에 말린다. 장학, 귀학[鬼瘧]을 낫게 하며 토하게 한다. 감초 물에 두 번 쪄서 햇볕에 말려 쓴다[입문].

감수甘遂

성질은 차고[寒] 맛은 쓰고 달며[苦甘] 독이 있다. 12가지 수종을 내리고 얼굴이 부은 것과 명치 밑과 배가 창만한 것을 낫게 하며 대소변을 잘 배설하게 한다.

- 껍질은 붉고 살은 희며 구슬을 쭉 꿴 것 같고 단단하면서 무거운 것이 좋다. 음력 2월에 뿌리를 캐 그늘에서 말린다. 이 약은 주로 물을 몰아내는 작용만 하므로 잘 보아서 써야 한다[본초].
- 이 약 기운은 물을 몰아내는 데 물이 몰린 곳으로 바로 들어간다. 밀기울과 같이 덖어서[炒] 쓴다[입문].

백렴가위톱

성질은 평平하고서늘하다[微寒]고도 한다 맛은 쓰고 달며[苦甘] 독이 없다. 옹저 · 창종瘡腫 · 등창[發背] · 나력 · 장풍腸風 · 치루痔瘻와 얼굴이 부르터서 허는 것, 다쳐서 상한 것, 칼이나 화살에 상한 것 등을 낫게 한다. 새살이 돋아나게 하고 통증을 멎게 하며 종독과 끓는 물이나 불에 덴 데 바른다.

- 덩굴로 뻗어나가며 가지 끝에 5개의 잎이 달리고 뿌리는 천문 동과 비슷한데 한 그루 밑에 10여 개의 뿌리가 있으며 껍질은 검붉은색이고 살은 희다. 음력 2월, 8월에 뿌리를 캐어서 햇볕에 말린다[본초].

백급白芨

성질은 평平하고약간 차다[微寒]고도 한다 맛은 쓰고 매우며[苦辛] 독이 없다. 옹종 · 악창 · 패저敗疽 · 등창 · 나력 · 장풍 · 치루와 칼이나 화살에 상한 것, 다쳐서 상한 것, 끓는 물이나 불에 덴 것 등을 낫게 한다.

- 뿌리는 마름열매菱米와 비슷하고 3모가 졌으며 희다. 음력 2월 · 8월 · 9월에 뿌리를 캐어 햇볕에 말린다[본초].
- 가위톱백렴과 백급을 옛날이나 지금의 보약 처방에는 쓴 데가 적고 헌 데를 아물게 하는 처방에 많이 썼는데 대개 2가지를 서로 배합해서 썼다[입문].

택칠澤漆

부종을 낫게 하며 대 소장을 잘 소통하게 하고 학질을 낫게 한다. 이는 대극의 싹이다. 음력 4~5월에 뜯는다[본초].

관중貫衆

성질은 약간 차고[微寒] 맛은 쓰며[苦] 독이 있다. 모든 독을 풀리게 하며 3충을 죽이고 촌백충寸白蟲을 없애며 징가를 삭인다.

- 곳곳에서 자라는데 뿌리의 모양 · 빛깔 · 털 할 것 없이 모두 늙은 수리개 대가리와 비슷하기 때문에 초치두라고 부르며 일명 흑구척黑狗脊이라고도 한다. 음력 3월에 뿌리를 캐어 햇볕에 말린다[본초].

낭아狼牙, 짚신나물

성질은 차고[寒] 맛은 쓰며 시고[苦酸] 독이 있다. 옴으로 가려운 것과 악창, 치질을 낫게 하고 촌백충 및 뱃속의 모든 충을 죽인다.

- 싹은 뱀딸기와 비슷한데 두텁고 크며 진한 풀빛이고 뿌리는 검고 짐승의 어금니와 같기 때문에 낭아라 했다. 일명 아자牙子라고도 한다. 음력 2월, 8월에

뿌리를 캐어 햇볕에 말린다. 누기가 차고 썩어서 곰팡이가 생긴 것은 사람을 죽인다[본초].

양척촉철쭉꽃

성질은 따뜻하고[溫] 맛은 매우며[辛] 독이 많다. 온학 · 귀주 · 고독을 낫게 한다.

- 즉 지금의 철촉화이다. 양羊이 철쭉을 잘못 먹으면 죽기 때문에 양척촉이라 한 것이다. 음력 3월, 4월에 따서 말린다[본초].

상륙商陸, 자리공

성질은 평平하고서늘하다[冷]고도 한다 맛은 맵고 시며[辛酸] 독이 많다. 10가지 수종과 후비로 목이 막힌 것을 낫게 하고 고독을 없애며 유산되게 하고 옹종을 낫게 한다. 헛것에 들린 것을 없애고 악창에 붙이며 대소변을 잘 배설하게 한다.

- 곳곳에 있으며 붉은 것, 흰 것 2가지가 있는데 흰 것은 약에 넣어 쓰고 붉은 것은 독이 많으므로 먹으면 미친다. 다만 외용으로 종기에 붙일 뿐이다. 만일 먹으면 사람을 상하여 피똥을 눌 뿐 아니라 죽는다.
- 일명 장류근章柳根 또는 장륙章陸이라고도 한다. 꽃이 붉은 것은 뿌리도 붉고 흰 것은 뿌리도 희다. 음력 2월, 8월에 뿌리를 캐어서 햇볕에 말리는데 사람의 모양과 같은 것이 효과가 좋다[본초].
- 구리칼로 껍질을 긁어 버리고 얇게 썰어서 물에 3일 동안 담갔다가 녹두를 섞어 한나절 동안 찐다. 그 다음 녹두를 버리고 햇볕에 말리거나 약한 불기운에 말린다[입문].

피마자아주까리

성질은 평平하고 맛은 달고 매우며[甘辛] 조금 독이 있다. 수水, 창脹으

탕액편

로 배가 그득한 것을 낫게 하고 해산을 쉽게 하며 헌 데와 상한 데, 옴·문둥병을 낫게 하며 수징·부종浮腫·시주·악기惡氣를 없앤다.

- 잎은 삼과 비슷한데 아주 크며 씨의 생김새가 우비충 같기 때문에 피마자라 한 것이다[본초].
- 피마자는 몰려 있는 것을 내보내고 병 기운을 잘 빨아내기 때문에 외과에 요긴한 약이다. 소금물에 삶아 껍질을 버리고 알맹이를 쓴다[입문].

산막酸摸

성질은 서늘하고 맛은 시며[酸] 독이 없다. 어린이가 열이 세게 나는 것을 내린다. 그 순을 꺾어서 생것을 먹거나 즙을 내어 먹는다. 소리쟁이 뿌리와 비슷한데 가늘며 맛은 시다. 먹을 수 있다[본초].

고근菰根, 줄 풀뿌리

성질은 몹시 차고[大寒] 맛은 달며[甘] 독이 없다. 장위腸胃에 고질이 된 열을 내리고 소갈을 멎게 한다. 눈이 노란 것을 낫게 하고 대소변을 잘 배설하게 하며 열리熱痢를 멎게 하고 주사비와 낯이 붉은 것을 낫게 한다. 그러나 속을 훑어 내리므로 많이 먹지 말아야 한다.

- 물 속에서 자라는데 잎이 사탕수수와 비슷하고 오랜 뿌리가 서려서 굵다. 여름에 순이 나오는데 먹을 수 있으며 이것을 고채菰菜라고 한다. 3년 이상 된 것은 중심에서 연뿌리 비슷한 흰 밑이 나오는데 희고 연하며 먹을 만하다. 이것을 고수菰首라고 한다. 가을이 되어 씨가 맺히는 것을 조호미彫胡米라 하며 밥을 지을 수 있다[본초].

편축마디풀

성질은 평平하고 맛은 쓰며[苦] 달다[甘]고도 한다 독이 없다. 퍼진 옴·가려운 증·옹저·치질을 낫게 하고 3충을 죽인다. 회충을 없애고 열림을 낫게 하며 오줌을 잘 배설하게 한다.

● 곳곳에 있는데 싹은 패랭이꽃구맥과 비슷하고 잎은 풀빛이고 대잎 비슷하며 가늘다. 마디쯤에 꽃이 피는데 아주 잘다. 음력 5월에 뜯어 그늘에서 말린다[본초].

● 대소변이 잘 배설되지 않는 데 쓴다. 물가에서 자라며 자줏빛 꽃이 피는 것이 좋다. 짓찧어 즙을 내어 먹는다[경험].

낭독狼毒, 오독도기

성질은 평平하고 맛은 매우며[辛] 쓰다[苦]고도 한다 독이 많다. 적취積聚 · 징벽 · 담음을 삭이고 귀정鬼精 및 고독과 새와 짐승의 독을 없앤다.

● 산골짜기에서 자라는데 잎은 자리공상륙이나 대황과 비슷하고 줄기와 잎에는 털이 있다. 음력 4월에 꽃이 피고 8월에 씨가 앉으며 뿌리의 껍질은 누렇고 살은 희다. 음력 2월, 8월에 뿌리를 캐어 그늘에서 말린다. 묵은 것으로써 물에 가라앉는 것이 좋다. 불에 싸서 구워 쓴다[본초].

희렴진득 찰

성질은 차고[寒] 맛은 쓰며[苦] 조금 독이 있다. 열닉으로 속이 답답하고[煩] 그득한[滿] 것을 낫게 하고 풍비風痺를 낫게 한다. 먹는 법은 『신농본초경』에 자세히 씌어 있다.

● 곳곳에 있는데 일명 화엄초라고도 하며 냄새가 도꼬마리의 냄새 비슷한데 쪄서 말리게[蒸暴] 되면 날아간다[散]. 음력 5월 · 6월 · 9월에 줄기와 잎을 베어 햇볕에 말린다[본초].

저근苧根, 모시풀뿌리

성질은 차고[寒] 평(平)하다고도 한다 맛은 달며[甘] 독이 없다. 어린이의 적단赤丹과 독종毒腫, 부인의 태루[漏胎]로 하혈하는 것, 산전 산후에 속에 열이 있어서 안타깝게 답답한 것[煩悶]을 낫게 한다. 5림淋과 유행성 열병[天行熱疾]으로 몹시 갈증이 나고 미쳐 날뛰는 것을 낫게 한다. 독약을 묻힌 화살 · 뱀 · 벌레에게 상한 데 붙인다[본초].

- 즉 지금천을 짜는 모시뿌리이다. 음을 보하고 몰린 피[滯血]를 순환하게 한다[단심].

백두옹白頭翁, 할미꽃뿌리

성질은 차고[寒] 맛은 쓰며[苦] 조금 독이 있다. 적독리赤毒痢와 혈리血痢에 많이 쓰며 목에 생긴 영류, 나력을 낫게 하며 사마귀를 없애고 머리가 헌 데를 낫게 한다.

- 일명 호왕사자胡王使者라고도 하는데 곳곳에 있다. 그 싹은 바람이 불면 가만히 있고 바람이 불지 않으면 움직이는 것이 천마싹赤箭이나 따두릅독활과 같다.
- 줄기 끝에 1치 남짓한 희고 가는 털이 있어 흩어져 드리운 것이 마치 할아버지의 흰 머리털과 비슷하기 때문에 백두옹이라 한 것이다. 음력 8월에 뿌리를 캐어서 햇볕에 말린다[본초].

파초근芭蕉根, 파초뿌리

성질은 차고[寒] 맛은 달며[甘] 독이 없다. 유행성 열병으로 미쳐 날뛰고 안타깝게 답답해 하는 것[煩悶]과 소 갈을 낫게 한다. 즙을 내어 마신다.

- 집 근처에 심는다. 또한 종독에 붙이고 겸하여 머리털 빠진 데 바른다[본초].

파초유芭蕉油, 파초진

두풍으로 머리털이 빠지는 것과 끓는 물이나 불에 덴 것을 낫게 한다. 또 풍간風癎으로 거품을 물면서 아찔해서 넘어지려고 하는 데 마시면 곧 토하고 이내 낫는다.

- 대롱을 껍질 속에 꽂아 놓고 옻을 내는 방법과 같이 진을 받는다[본초].

노근蘆根, 갈뿌리

성질은 차고[寒] 맛은 달며[甘] 독이 없다. 소갈과 외감열[客熱]을 낫게 하고 음식맛이 나게 하며 목이 메이는 것, 딸꾹질하는 것을 멎게 한다. 임신부의 심열과 이질, 갈증을 낫게 한다.

- 물 속에서 자라는데 잎은 참대竹花와 비슷하고 꽃은 희다. 큰 갈대는 잔 갈대보다 좀 큰데 큰 갈대나 잔갈대나 같이 쓴다.
- 약에 쓸 때에는 역수로逆水蘆가 좋은데 이것은 뿌리가 물이 흐르는 방향과 반대로 난 것이다. 또한 물 밑에 들어 있는 달고 매운 것을 쓰고 뿌리가 드러나 물에 뜬 것은 쓰지 못한다[본초].

노화蘆花, 갈대꽃

이름을 봉농이라고 한다. 곽란을 잘 낫게 한다. 달여서 물을 먹는다[본초].

마두령馬兜鈴, 쥐방울

성질은 차고[寒] 평(平)하다고도 한다 맛은 쓰며[苦] 독이 없다. 폐에 열이 있어서 기침하고 숨찬 것을 낫게 하고 폐를 시원하게 하며 기를 내린다.

- 곳곳에 있는데 덩굴이 나무에 감겨 뻗어나가며 씨의 생김새는 방울 같다. 4~5쪽으로 갈라졌고 잎이 떨어진 다음에도 방울은 드리워 말의 목에 단 방울과 같기 때문에 마두령이라 한 것이다. 익으면 저절로 터진다. 음력 8월~9월 사이에 열매를 따서 햇볕에 말린다.
- 다만 속에 있는 씨만 받고 껍질과 속꺼풀은 버리며 약간 덖어서 쓴다[본초].

마두령근馬兜鈴根, 마두령 뿌리

혈치血痔와 누창瘻瘡을 낫게 한다. 생김새가 목향과 비슷하며 새끼손가락만큼 크고 붉고 누런 색이다. 이름을 토청목향土靑木香이라고 하며 또 독행근獨行根이라고도 한다. 음력 3월에 뿌리를 캐어 구워 쓴다[본초].

유기노초劉寄奴草

성질은 따뜻하고[溫] 맛은 쓰며[苦] 독이 없다. 어혈을 풀어주고 창만을 내리며 월경을 잘 하게 하고 징결을 풀리게 한다.

- 싹과 줄기는 약쑥애엽 비슷하고 잎은 푸르러 버들과 비슷하며 줄기는 네모가 나고 누르고 흰 색의 작은 꽃이 피며 기장과 비슷한 열매가 달린다. 작은 쑥 종류이다. 음력 7월, 8월에 캐어 햇볕에 말린다[본초].
- 송宋나라 고조高祖 유유劉裕가 어릴 때 이름이 기노寄奴였는데 그가 쇠붙이에 다쳐 출혈을 이 풀로 치료하여 신기하게 나았기 때문에 유기노라 한 것이다[입문].

골쇄보骨碎補

성질은 따뜻하고[溫] 평(平)하다고도 한다 맛은 쓰며[苦] 독이 없다. 어혈을 풀어주고 피를 멈추며 부러진 것을 이어지게 하고 악창이 썩어 들어가는 것을 낫게 하고 충을 죽인다.

- 생강과 비슷한데 가늘고 길다. 쓸 때에 털을 뜯어 버리고 잘게 썰어 꿀물에 축여 쪄서 말려 쓴다[본초].

연교連翹

성질은 평平하고 맛은 쓰며[苦] 독이 없다. 나력·옹종·악창·영류와 열이 뭉친 것, 고독을 낫게 하며 고름을 빨아내고[排] 창절瘡癤을 낫게 하며 통증을 멎게 한다. 5림과 오줌이 막힌 것을 낫게 하고 심에 열이 있는 것을 없앤다.

- 잎은 계소水蘇와 같고 줄기는 붉으며 높이는 3~4자이고 꽃은 누렇고 아주 귀엽게 생겼다. 가을에 깍지가 있는 열매가 달리는데 쪼개면 속이 벌어지고 조금만 마르면 곧 떨어져서 줄기에 붙어 있지 않는다. 곳곳에 있는데 나무가 늙어야 열매가 달리기 때문에 구하기 어렵다. 열매는 조각져서 서로 나란히 있어 깃과 같기 때문에 연교라 한 것이다[본초].
- 수족소양경과 양명경의 약이며 소음경 으로 들어간다. 속을 버리고 쓴다. 누창[瘻]과 옹종일 때 없어서는 안 되는 약이다[입문].

여여閭茹

성질은 차고[寒] 맛은 매우며 시고[辛酸] 조금 독이 있다. 궂은살[惡肉]을 없애며 옴벌레를 죽이고 고름을 빨아내며 궂은피[惡血]를 없앤다.

- 잎에서는 진이 나며 뿌리는 무와 비슷하다. 껍질은 누렇고 속은 희다. 음력 5월에 뿌리를 캐어 그늘에 말린다. 대가리가 검은 것이 좋다[본초].

율초葎草, 한삼덩굴

성질은 차고[寒] 맛은 달며[甘] 독이 없다. 5림을 낫게 하며 수리水痢를 멈추고 학질을 낫게 하며 문둥병을 낫게 한다.

- 곳곳에서 나는데 덩굴이 뻗으면서 자란다. 여름철에 줄기와 잎을 뜯어 쓴다[본초].

학슬鶴蝨, 담배풀열매

성질은 평平하고서늘하다고도 한다 맛은 쓰며[苦] 조금 독이 있다. 5장에 있는 충과 회충을 죽이며 학질을 낫게 한다. 겸하여 악창에 붙이기도 한다.

● 싹과 잎이 쭈글쭈글하여 차조기紫蘇와 비슷한데 음력 7월에 누렇고 흰 꽃이 핀다. 8월에 열매가 달리는데 씨가 아주 잘다. 아무 때나 줄기와 잎을 함께 따서 쓴다[본초].

작맥雀麥, 귀리

성질은 평平하고 맛은 달며[甘] 독이 없다. 몸풀이[產]를 힘들게 하는 데 달여서 물을 마신다.

● 일명 연맥燕麥이라고도 한다. 싹은 밀과 비슷한데 연약하고 열매는 광맥 같은데 가늘다. 그러나 이삭은 가늘고 길며 성기다[본초].

백부자白附子, 노랑돌쩌귀

성질은 따뜻하고[溫] 맛은 달며 맵고[甘辛] 조금 독이 있다. 중풍으로 목이 쉰 것, 모든 냉冷과 풍기風氣를 낫게 하고 가슴앓이를 멈춘다. 음낭 밑이 축축한 것을 없애고 얼굴에 난 모든 병을 낫게 하며 흠집을 없앤다.

● 색은 희고 싹은 검은 부자와 같다. 음력 3월에 뿌리를 캐어서 햇볕에 말린다. 약에 넣어 쓸 때에는 싸서 구워서 쓴다[본초].

● 『신 농본초경』에는 신라에서 난다고 씌어 있는데 이것은 우리나라에서 난다는 것을 말한 것이다. 지금 곳곳에서 난다[속방].

호로파胡蘆巴

성질은 따뜻하고[溫] 맛은 쓰며[苦] 독이 없다. 신이 허랭하여 배와 옆구리가 창만한 것, 얼굴빛이 검푸른 것을 낫게 한다. 신腎이 허랭한 것을 낫게 하는 데 가장 요긴한 약이라고 한 데도 있다.

● 이것을 남쪽 변방 무씨나복자라고 한 데도 있다. 술에 씻어 약간 볶어서[微炒] 쓴다[본초].

● 회향茴香, 복숭아씨도인를 같이 쓰면 방광기로 통증을 낫게 하는데 아주 효과

적이다[탕액].

곡정초穀精草

성질은 따뜻하고[溫] 맛은 매우며[辛] 독이 없다. 눈병과 후비, 이빨이 풍으로 아픈 것, 여러 가지 헌 데와 옴을 낫게 한다.

- 곳곳에서 난다. 음력 2~3월에 논에서 캔다[본초].

초장 초酢漿草, 괴싱아

성질은 차고[寒] 맛은 시며[酸] 독이 없다. 악창과 와창, 누창을 낫게 하며 여러 가지 잔벌레를 죽인다.

- 곳곳에 모두 있으나 주로 낮고 습한 땅에 많다. 어린이들이 먹는다. 민간에서 산거초酸車草라고 한다[본초].

작엽하초昨葉荷草

성질은 평平하고 맛은 시며[酸] 독이 없다.

- 수곡리水穀痢와 혈리血痢를 낫게 한다.
- 오랜 기와집 위에서 난다. 멀리서 바라보면 소나무와 비슷하기 때문에 일명 와송瓦이라고도 한다. 음력 6월, 7월에 캐서 햇볕에 말린다[본초].

하고초夏枯草, 꿀풀

성질은 차고[寒] 맛은 쓰며 맵고[苦辛] 독이 없다. 추웠다 열이 났다 하는 나력, 서루鼠瘻와 머리에 헌 데가 난 것을 낫게 하며 징가와 영류를 삭이고 기가 몰린 것[結]을 풀어주고 눈이 아픈 것[目疼]을 낫게 한다.

- 곳곳에서 난다. 겨울에도 얼지 않는다. 봄에 흰 꽃이 피는데 음력 5월에 가면 마른다[枯]. 4월에 채취한다[본초].

탕액편

- 『예기』 월령月令에 미초靡草 죽은 것이 가을 기운을 받아서 살아나고 여름에 화火가 왕성한 시절에 가서 죽는다고 하였다. 음력 4월에 채취하여 그늘에서 말린다[입문].
- 이 풀은 본래 순수한 양의 기운[純陽之氣]을 받은 것이므로 음기陰氣를 만나면 말라든다. 궐음厥陰의 혈맥血脈을 보하는 효과가 있다. 그렇기 때문에 눈이 아픈 것을 신기하게 고치는데 이것은 양으로 음병陰病을 낫게 하는 이치이다[강목].

산자고山茨菰

조금 독이 있다. 옹종·누창·나력·멍울이 진 것을 낫게 하고 얼굴에 주근깨와 기미를 없앤다.

- 잎은 길짱구차전 초와 같고 뿌리는 무릇 비슷하다. 산 속 습지에서 난다[본초].
- 민간에서 금등롱金燈籠이라 한다. 꽃은 초롱과 비슷하다. 빛이 희며 위에 검은 점이 있기 때문에 금등롱이라 한 것이다. 외용약으로는 식초를 넣고 갈아서 붙인다[磨付]. 또 알약이나 가루약에 넣어 쓴다[입문].
- 잎은 부추와 비슷하고 꽃은 초롱과 비슷하며 세모가 난 열매가 맺힌다. 음력 2월에 싹이 돋으며 3월에 꽃이 피고 4월에 싹이 마르는데 이때 땅을 파고 뿌리를 캐야 한다. 늦으면 썩는다. 그 뿌리 위에는 털이 덮여 있어 가려내기 어려우므로 싹이 있을 때에 그 땅을 기억해 두었다가 가을이나 겨울에 캐서 껍질을 긁어 버리고 약한 불기운에 말려 쓴다[활심].

등심 초燈心草, 골풀

성질은 차고[寒] 맛은 달며[甘] 독이 없다. 5림과 후비喉痺를 낫게 한다.

- 이것으로 지금 사람들이 돗자리를 짜는 데 쪼개고 속살을 꺼내어 쓴다[본초].

마발馬勃, 말 버섯

성질은 평平하며 맛은 맵고[辛] 독이 없다. 목구멍이 메이고 아픈 것과 악창을 낫게 한다.

- 습지나 썩은 나무 위에서 나는데 푹석푹석한 것[虛軟]이 자줏빛 나는 솜 비슷하다. 큰 것은 말[斗]만하고 작은 것은 되박[升]만하다. 튕기면 자줏빛의 먼지가 난다[본초].

훤초근萱草根, 원추리뿌리

성질은 서늘하고 맛은 달며[甘] 독이 없다. 오줌이 빨가면서 잘 나오지 않는 것과 몸에 번열이 나는 것, 사림沙淋을 낫게 한다. 수기水氣를 내리며 주달酒疸을 낫게도 한다.

- 집 근처에 심는데 흔히 만만한 싹을 캐서 끓여서 먹는다. 꽃망울을 따서 생절이를 만들어 먹으면 가슴을 시원하게 하는 데 아주 좋다고 한다. 일명 녹총이라고도 하고 꽃은 의남宜男이라고도 하는데 임신부가 차고 다니면 아들을 낳게 된다.
- 『양생론養生論』에 씌어 있기를 "원추리가 망우초忘憂草로 불린 것이 여기서 나왔다"고 하였다[본초].

초두구草豆蔻

성질은 열熱하고 맛은 매우며[辛] 독이 없다. 모든 냉기를 낫게 하고 속을 따뜻이 하며 기를 내리고 가슴앓이와 곽란으로 토하는 것을 멎게 하며 입 안의 냄새를 없앤다.

- 용안씨龍眼子와 비슷한데 뾰족하며 껍질에 비늘이 없다. 속의 씨는 석류쪽과 비슷한데 맛이 몹시 매운 것이 좋은 품종이다[본초].
- 풍한의 사기[風寒客邪]가 위胃의 윗구멍에 있는 것을 낫게 하고 비위에 침범한

탕액편

한사를 없애며 가슴과 위가 아픈 것을 잘 멎게 한다[탕액].

● 위가 차고 아픈 것[胃脘冷痛]을 낫게 한다. 족태음경과 양명경에 들어간다. 밀가루 반죽한 것으로 싸서 약한 불에 구운 다음 밀가루 반죽은 버리고 쓴다[입문].

초과草果

성질은 따뜻하고[溫] 맛은 매우며[辛] 독이 없다. 모든 냉기를 없애며 비위를 따뜻하게 하고 구토를 멈추며 배가 팽팽하게 부른 것을 가라앉히고 학모를 낫게 하며 체한 것을 내리게 한다. 술독과 과일을 먹고 적積이 된 것을 없애며 겸해 산람장기를 물리치고 온역을 낫게 한다.

● 비脾의 한습과 한담을 없애는 약이다. 안팎의 껍질을 버리고 알맹이만 골라 밀가루로 반죽한 것에 싸서 약한 불에 구워서 먹는다[입문].

호장근虎杖根, 범싱아 뿌리

성질은 약간 따뜻하고[微溫] 평(平)하다고도 한다 맛은 쓰며[苦] 독이 없다. 몰려 있는 피와 징결을 풀어주고 월경을 잘 하게 하며 몸푼 뒤에 오로[惡血]를 잘 배설하게 하고 고름을 빨아낸다. 창절, 옹 독과 다쳐서 생긴 어혈에 주로 쓰며 오줌을 잘 배설하게 하고 5림을 낫게 한다.

● 일명 고장苦杖 또는 대충장大蟲杖이라고도 한다. 줄기는 참대순과 비슷한데 그 위에 벌건 반점이 있다. 곳곳에서 나는데 음력 2월과 8월에 캐서 쓴다[본초].

초오草烏, 바꽃

성질은 약간 따뜻하고[微溫] 맛은 쓰며 달고[苦甘] 독이 많다. 풍습증으로 마비되고 아픈 것을 낫게 한다. 파상풍破傷風에 쓰면 땀이 난다.

● 산과 들의 일정한 곳에서 자란다. 형태는 노랑돌쩌귀백부자와 비슷한데 검다[입문].

- 반드시 동변에 담갔다가 덖어서 독을 빼야 한다[단심].
- 바꽃은 검정콩흑두과 함께 삶되 참대칼로 짜개 보아 속까지 모두 거머지도록 달여야 한다. 바꽃 40g에 검정콩 1홉을 기준으로 한다[득효].
- 일명 준오准烏라고도 하는데 생것을 먹으면 목 안이 뿌듯하게 된다[의감].

불이초佛耳草, 떡쑥

성질은 열熱하고 맛은 시다[酸]. 풍한으로 기침하고 가래가 나오는 것을 낫게 하고 폐 속의 찬 기운을 없애며 폐기를 세게 끓어올린다[입문].

경실어저귀씨

성질은 평平하고 맛은 쓰며[苦] 독이 없다. 냉이나 열로 된 적백리를 낫게 하고 옹종을 풀어준다.

- 곳곳에서 난다. 잎은 모시와 비슷하고 꽃은 누렇고 씨는 촉규화씨蜀葵子와 비슷한데 검다. 지금 사람들은 이 껍질로 천을 짜고 노끈을 꼰다[본초].
- 즉 백마白麻이다[입문].

13 목부木部_나무

계

| 계피桂皮 |

성질은 몹시 열하며[大熱] 맛을 달고[甘] 매우며[辛] 조금 독이 있다. 속을 따뜻하게 하며 혈맥을 잘 소통하게 하고 간, 폐의 기를 고르게 하며 곽란으로 쥐가 이는 것을 낫게 한다. 온갖 약 기운을 고루 잘 퍼지게 하면서도 부작용을 나타내지 않고 유산시킬 수 있다.

- 계피는 파를 만나면 부드러워진다. 파 달인 물로 계피를 달이면 물이 되게 할 수 있다.
- 남방에서 나며 음력 3월 · 4월에 수유茱萸와 꼭같은 꽃이 피고 음력 9월에 열매가 익는다. 음력 2월 · 8월 · 10월에 껍질을 벗겨 그늘에서 말린다. 쓸 때에 겉껍질을 긁어 버린다[본초].

| 계심桂心 |

9가지 가슴앓이를 낫게 하며 3충을 죽인다. 어혈을 풀어주고 뱃속이 차고 아픈 것을 멈추며 모든 풍기를 없앤다. 5로 7상五勞七傷을 보하고 9규竅를 잘 소통하게 하며 뼈마디를 잘 놀릴 수 있게 한다. 정精을 돕고 눈을 밝게 하며 허리와 무릎을 덥게 하고 풍비風痺를 없앤다. 또한 현벽 · 징가 · 어혈을 삭이고 힘줄과 뼈를 이어 주며 살을 돋아나게 하고 태반이 나오게 한다.

- 이것은 비늘처럼 된 겉껍질을 긁어 버린 다음 그 밑층에 있는 매운 맛을 가진

부분이다. 계피 600g에서 계심 200g을 얻는 것이 기준이다[본초].

| 육계肉桂 |

신腎을 잘 보하므로 5장이나 하초에 생긴 병을 치료하는 약[下焦藥]으로 쓴다. 수족소음경에 들어간다. 빛이 자줏빛이면서 두터운 것이 좋다. 겉껍질을 긁어 버리고 쓴다[입문].

| 계지桂枝 |

지枝라는 것은 가는 가지枝條이고 굵은 줄기身幹가 아니다. 대체로 가지에 붙은 껍질의 기운을 이용하는 것인데 이것은 가벼워 뜨는 성질이 있어 발산發散하는 작용이 있기 때문이다. 『내경』에 "맵고 단것은 발산하므로 양에 속한다"고 하였는데 이것과 뜻이 맞는다.

- 족태양경에 들어가며 혈분의 한사[血分寒邪]를 풀어준다[본초].
- 표表가 허하여 절로 나는 땀은 계지로 사기[邪]를 발산시켜야 한다. 그리하여 위기[衛]가 고르게 되면 표가 치밀해지므로[密] 땀이 저절로 멎게 된다. 계지가 땀을 거두는 것은 아니다[단심].
- 계지는 냄새와 맛이 모두 경輕하기 때문에 올라가며 겉으로 발산시키는 작용을 한다[단심].
- 중경은 계지로 발표發表시키고 육계로 신腎을 보하였는데 위[上]로 뜨는 것은 윗부분에 작용하고 아래에 가라앉는 것은 아랫부분에 작용한다는 자연적인 이치에 의거한 것이다[탕액].

| 유계柳桂 |

작은 가지의 만만한 순嫩條이다. 상초에 가서 양기를 잘 보한다. 박계薄桂는 가늘고 엷은 햇가지인데 상초에 들어가서 어깨와 팔로 잘 간다[입문].

- 계심桂心・균계菌桂・모계牡桂는 모두 한 식물이다. 냄새와 맛이 센 것은 반

드시 어린것이고 약한 것은 반드시 늙은 것이다. 어린것은 맵고[辛] 향기로우면서 겸하여 둥글게 말린다. 늙은 것은 반드시 맛이 심심하고[淡] 자연히 널빤지처럼 얇게 퍼진다. 얇게 퍼진 것은 모계이고 둥글게 말린 것은 균계이다. 굵게 말린 것은 5장과 하초에 생긴 병에 약으로 쓰는 것이 좋고 가볍고 엷은 것은 머리와 눈에 생긴 병을 치료하는 발산약發散藥으로 쓰는 것이 좋다. 또 유계라는 것은 계수나무의 어리고 작은 가지인데 상초에 생긴 병을 치료하는 약으로 쓰는 것이 좋다[본초].

송

| 송지松脂, 송진 **|**

성질은 따뜻하며[溫] 맛은 쓰고[苦] 달며[甘] 평(平)하다고도 한다 독이 없다. 5장을 편안하게 하고 열을 없애며 풍비風痺, 죽은살[死肌], 여러 가지 악창, 머리가 헌 데, 머리털 빠지는 증상, 옴과 가려운 증상을 낫게 한다. 귀머거리와 삭은 이가 아픈 것을 낫게 한다. 여러 가지 부스럼에 바르면 새 살이 돋아 나오고 통증이 멎으며 벌레도 죽는다.

- 일명 송고松膏, 송방松肪이라고도 한다. 음력 6월에 절로 흘러내리는 것을 받으면 구멍을 뚫고서 받은 것과 조려서 진을 낸 것보다 질이 좋다. 투명하며 유향 비슷한 것이 좋은 것이다.
- 법제하자면 뽕나무 잿물桑灰水이나 술에 끓여 주물러서 찬물에 10여 번 담가 내서 희고 미끈미끈해지면 쓸 수 있다[본초].
- 또 한 가지 방법은 강물에 달여 녹여서 찬물에 넣고 두 사람이 켜다가 켜지지 않게 엉키면 재차 달여서 찬물에 넣고 켜는데 이렇게 세 번 한다. 그 다음 또 술에 넣고 달이기를 세 번 하여 흰 엿처럼 될 때까지 한다. 쓸 때에는 돌절구에 넣고 따로 가루낸다. 햇볕에 말려서는 안 되고 약한 불기운에 말려도 안 된다. 이것 한 가지만 먹으면 장위腸胃가 막히게 된다[입문].

| 송실松實, 솔방울 |

성질은 따뜻하며[溫] 맛은 달고[甘] 독이 없다. 풍비로 허약하고 여윈 것과 숨 쉴 기운이 없는 것을 낫게 한다[본초].

| 송엽松葉, 솔잎 |

풍습으로 생긴 헌 데를 낫게 하고 머리털을 나게 하며 5장을 고르게 하고 배고프지 않게 하며 오래 살게 한다[본초].

| 송절松節, 소나무마디 |

백절풍百節風, 다리가 저린 것[脚骨], 뼈마디가 아픈 것[骨節痛] 등을 낫게 한다. 술을 만들어 먹으면 다리가 연약한 것을 낫게 한다[본초].

| 송화松花, 솔꽃 |

송황松黃이라고도 한다. 몸을 가볍게 하고 병을 낫게 한다. 즉 꽃에 있는 누런 가루인데 껍질, 잎 또는 씨보다 좋다[본초].

| 송근백피松根白皮, 소나무뿌리속껍질 |

곡식을 먹지 않고 이것만 먹고도 살 수 있다. 배고프지 않게 하며 기를 보하고 5로증五勞證도 낫게 한다[본초].

| 송제솔기름 |

소나 말의 진옴[疥瘡]을 낫게 한다. 소나무가지를 태워 받은 기름이다[본초].

| 송수피상록의松樹皮上綠衣, 소나무껍질에 돋은 이끼 |

애납향이라고 한다. 일명 낭태狼苔라고도 하는데 여러 가지 향과 같이 피우며 그 연기가 흩어지지 않고 푸르고 흰 색으로 뭉게뭉게 모여 올라가는 것이 아름답다[본초].

| 괴실槐實, 회나무열매 **|**

성질은 차며[寒] 맛은 쓰고[苦] 시며[酸] 짜고 독이 없다. 5가지 치질, 불에 덴 데 주로 쓰며 높은 열[大熱]을 내리고 난산難産을 낫게 한다. 유산시키며 벌레를 죽이고 풍증도 낫게 한다. 남녀의 음창과 음부가 축축하며 가려운 증, 장풍 등을 낫게 하며 해산을 쉽게 한다.

- 음력 10월 초순에 열매와 꼬투리를 따서 새 동이에 담고 우담즙牛膽汁을 넣고서 축축해지도록 버무린 다음 입구를 막고 틈 사이를 진흙 이긴 것으로 발라 둔다. 그리하여 백 일 지나서 꺼내면 껍질이 물크러져 물이 되고 씨는 검은 자줏빛을 띤 콩처럼 된다. 이것은 풍열을 잘 풀어준다. 약에 넣을 때는 약간 덖는다[微炒]. 오래 먹으면 뇌가 좋아지며 머리털이 희어지지 않고 오래 살 수 있게 한다. 일명 괴각槐角이라고도 하는데 이것은 꼬투리를 말한다[본초].
- 회나무는 허성의 정기[虛星之精]로써 잎이 낮에는 맞붙고 밤에는 펴지기 때문에 일명 수궁守宮이라고도 한다[입문].

| 괴지槐枝, 회나무가지 **|**

삶은 물로 음낭 밑이 축축하고 가려운 부분을 씻는다. 태워서 가루내서 이를 닦으면 삭은 이가 낫는다[본초].

| 괴백피槐白皮, 회나무속껍질 **|**

삶은 물로 5가지 치질, 악창, 감닉 그리고 끓는 물 또는 불에 덴 데를 씻는다[본초].

| 괴교槐膠, 회나무진 **|**

급경풍[急風]으로 이를 악물거나 팔다리를 쓰지 못하는 것, 또는 파상풍, 입과 눈이 비뚤어진 것, 힘줄과 혈맥이 짜그라드는 것, 허리나 등이 뻣뻣해지는 것을 낫게 한다. 여러 가지 약과 배합하여 쓴다[본초].

| 괴화槐花, 회나무꽃 **|**

5가지 치질과 가슴앓이를 낫게 하며 뱃속의 벌레를 죽이고 장풍腸風으로 피똥을 누는 것, 적백이질을 낫게 하며 대장의 열을 내린다. 약간 덖어서 쓴다. 일명 괴아槐鵝라고도 한다[본초].

구기자枸杞子

성질은 차고[寒] 평(平)하다고도 한다 맛은 쓰며[苦] 달다[甘]고도 한다 독이 없다. 내상으로 몹시 피로하고 숨 쉬기도 힘든 것을 보하며 힘줄과 뼈를 든든하게 하고 양기를 세게 하며 5로 7상을 낫게 한다. 정기를 보하며 얼굴빛을 젊어지게 하고 흰 머리를 검게 하며 눈을 밝게 하고 정신을 안정시키며 오래 살 수 있게 한다.

- 일명 지선地仙 또는 선인장仙人杖이라고도 한다. 곳곳에 있는데 봄과 여름에는 잎을 따고 가을에는 줄기와 열매를 딴다. 오래 먹으면 모두 몸을 가볍게 하고 기운을 나게 한다.
- 어린 잎嫩葉으로 국이나 나물을 만들어 먹으면 아주 좋다. 빛이 희고 가시가 없는 것이 좋다.
- 줄기는 구기枸杞, 뿌리는 지골地骨이라 하는데 구기라 하면 줄기의 껍질을 써야 하고 지골이라 하면 뿌리의 껍질을 써야 한다. 그리고 구기자라 하면 그의 벌건 열매를 써야 한다. 이것은 한 식물에서 쓰는 부분이 3가지라는 뜻이다. 그 줄기껍질은 성질이 차고[寒] 뿌리껍질은 몹시 차며[大寒] 구기자는 약간 차므로[微寒] 성질도 역시 3가지이다.
- 섬서陝西 지방의 구기자는 앵두櫻桃 같으면서 씨가 아주 적어 맛이 매우 좋다[본초].

지골피地骨皮

족소음경과 수소양경에 들어가서 땀이 나는 골증열[骨蒸]을 낫게 한

탕액편

다. 피부의 열을 잘 풀리게[解] 한다[탕액].

솔

| 복령茯苓, 솔풍령 **|**

성질은 평平하며 맛은 달고[甘] 독이 없다. 입맛을 돋우고 구역을 멈추며 마음과 정신을 안정하게 한다. 폐위로 담이 막힌 것을 낫게 하며 신腎에 있는 사기를 몰아내며 오줌을 잘 배설하게 한다. 수종水腫과 임병淋病으로 오줌이 막힌 것을 잘 배설하게 하며 소갈을 멈추고 건망증[健忘]을 낫게 한다.

- 『선경仙經』에서는 음식 대신 먹어도 좋다고 하였다. 이 약은 정신을 맑게 하고 혼백을 안정시키며 9규를 잘 소통하게 하며 살을 찌게 하고 대소장을 좋게 하며 가슴을 시원하게 한다. 또 영기榮氣를 고르게 하고 위胃를 좋게 하므로[理] 제일 좋은 약이며 곡식을 안 먹어도 배고프지 않다고 하였다.

- 산 속의 곳곳에 있다. 송진이 땅에 들어가 천 년 지나서 솔풍령이 된다. 소나무뿌리를 싸고 있으면서 가볍고 퍼석퍼석한 것은 복신茯神이다. 음력 2월과 8월에 캐서 모두 그늘에서 말린다. 크기가 3~4되가 되며 껍질이 검고 가는 주름이 있으며 속은 굳고 희며 생김새가 새 · 짐승 · 거북 · 자라 같은 것이 좋다[본초].

- 흰 것, 벌건 것 등 두 종류가 있는데 흰 것은 수태음경 · 족태양경 · 족소양경에 들어가고 벌건 것은 족태음경 · 수태양경 · 소음경에 들어간다. 또한 빛이 흰 것은 신수[壬癸]로 들어가고 빛이 벌건 것은 심화[丙丁]로 들어간다[탕액].

- 빛이 흰 것은 보하고 빛이 벌건 것은 사한다[본초].

- 쓸 때에 껍질을 벗기고 가루내서 수비水飛하여 물 위에 뜨는 잡질을 버리고 햇볕에 말려 쓴다. 이렇게 해서 써야 눈이 상하지 않는다. 음이 허한 사람은 쓰지 말아야 한다[입문].

| 복신茯神 |

성질은 평平하며 맛은 달고[甘] 독이 없다. 풍현風眩과 풍허증을 치료하고 경계증과 건망증을 낫게 하며 가슴을 시원하게 하고 머리를 좋게 하며 혼백을 편안히 하고 정신을 안정시키며 마음을 진정시킨다. 주로 경간驚癎을 낫게 한다.

- 솔풍령은 벤 지 여러 해 된 소나무뿌리의 기운으로 생겨나는 것인데 대체로 그 기운이 몰려 있으면서 없어지지 않기 때문에 되는 것이다. 그 진이 차고 넘쳐 뿌리 밖으로 새어나가 뭉친 것이 솔풍령으로 된다. 진이 있기는 해도 그다지 차고 넘치지 못하면 다만 나무뿌리에 맺혀 있기만 하기 때문에 이것을 복신이라 한다[본초].
- 소나무는 찍으면 다시 싹이 못 나오나 그 뿌리는 죽지 않고 진이 아래로 흘러내리게 되기 때문에 솔풍령과 복신이 생긴다. 그러므로 솔풍령과 복신을 써서 심心과 신神의 기능을 좋게 하고 진액을 잘 소통하게 한다[입문].

호박琥珀

성질이 평平하고 맛이 달며[甘] 독이 없다. 5장을 편안하게 하고 정신을 안정시키며 헛것에 들린 것을 낫게 한다. 몸푼 뒤에 아픈 것을 낫게 한다. 오줌을 잘 배설하게 하며 5림을 낫게 하고 눈을 밝게 하며 눈의 예막을 없앤다.

- 피 같은 색이고 천에 세게 비벼 대서 지푸라기가 들러붙는 것이 진품이다. 쓸 때는 따로 분처럼 가루내어 다시 채로 쳐서 쓴다[본초].
- 솔풍령과 호박은 모두 소나무에서 나는데 성질은 서로 다르다. 솔풍령은 음陰에서 나서 음에서 자라고 호박은 양陽에서 나서 음에서 자란다. 그렇기 때문에 모두 영을 고르게 하고 심을 편안하게 하며 오줌을 잘 빼설하게 한다[입문].

유피楡皮, 느릅나무껍질

성질은 평平하고 맛이 달며[甘] 독이 없다. 잘 배설하게 하는 작용도 있기 때문에 대소변이 소통하지 못하는 병에 주로 쓰인다. 오줌을 잘 배설하게 하고 장위의 사열[腸胃邪熱]을 없애며 부은 것을 가라앉히고 5림을 풀리게[利] 하며 불면증, 후한증을 낫게 한다.

- 산 속 곳곳에 있으며 음력 2월에 뿌리를 캐서 속껍질만을 벗겨 햇볕에 말려서 쓴다. 3월에 열매를 따서 장을 담가 먹으면 아주 향기롭고 맛있다[본초].

산조인酸棗仁, 메대추씨

성질은 평平하며 맛이 달고[甘] 독이 없다. 속이 답답하여 잠을 자지 못하는 증, 배꼽의 위아래[上下]가 아픈 것, 피가 섞인 설사, 식은땀 등을 낫게 한다. 또한 간기肝氣를 보하며 힘줄과 뼈를 든든하게 하고 몸을 살찌게 하고 든든하게 한다. 또 힘줄과 뼈의 풍증을 낫게 한다.

- 산에서 자란다. 생김새는 대추나무 같은데 그렇게 크지는 못하다. 열매는 아주 작다. 음력 8월에 열매를 따서 씨를 빼서 쓴다[본초].
- 혈血이 비脾에 잘 돌아오지 못하여 잠을 편안히 자지 못할 때에는 이것을 써서 심과 비를 크게 보하는 것이 좋다. 그러면 혈이 비에 잘 돌아오게 되고 5장이 편안해져서 잠도 잘 잘 수 있게 된다. 쓸 때에는 씨를 깨뜨려 알맹이를 쓴다. 잠이 많으면 생것대로 쓰고 잠이 안 오면 덖어서 익힌[炒熱] 다음 다시 한나절 가량 쪄서 꺼풀과 끝을 버리고 갈아서 쓴다[입문].

닥나무

| 저실楮實, 닥나무열매 |

성질은 차며[寒] 맛이 달고[甘] 독이 없다. 음위증을 낫게 하고 힘줄과 뼈를 든든하게 하며 양기를 돕고 허로를 보하며 허리와 무릎을 덥혀 준다. 또한 얼굴빛을 좋게 하며 피부를 충실하게 하고 눈을 밝게 한다.

- 곳곳에 있는데 껍질을 벗겨 종이를 만든다. 껍질에 얼룩점이 있는 것은 저楮라는 닥나무이고 껍질이 흰 것은 곡穀이라는 닥나무이다. 또한 잎에 비늘이

있는 것은 저라는 닥나무이고 없는 것은 곡이라는 닥나무라고 한다. 음력 8월~9월에 씨를 따서 볕에 말린다[본초].

- 물에 담가 뜨는 것을 버리고 술에 담갔다가 쪄서 약한 불 기운에 말려 쓴다[입문].

| 저엽楮葉, 닥나무잎 **|**

자풍刺風, 가려운 증[身痒], 악창을 낫게 하며 살이 돋아나게 한다. 달인 물로 목욕한다[본초].

| 저수피楮樹皮, 닥나무껍질 **|**

수종과 창만脹滿을 낫게 하며 물을 몰아내고 오줌을 잘 배설하게 한다[본초].

| 저지楮紙, 닥나무로 만든 종이 **|**

태워 가루내어 술에 타서 먹으면 혈훈, 혈붕血崩, 쇠붙이에 다쳐 피가 계속 나오는 것을 멎게 한다[입문].

옻

| 건칠乾漆, 마른 옻 **|**

성질은 따뜻하고[溫] 맛이 매우며[辛] 독이 있다. 어혈을 삭이며 월경이 중단된 것, 산가증疝證을 낫게 한다. 소장을 잘 소통하게 하고 회충을 없애며 단단한 적을 풀어주고 혈훈을 낫게 하며 3충을 죽인다. 전시노채傳尸勞瘵에도 쓴다.

- 그릇에 넣어 둔 옻이 절로 말라서 벌집처럼 구멍이 나고 구멍과 구멍 사이가 쇠나 돌같이 굳어진 것이 좋다. 약에 넣을 때는 반드시 부스러뜨려 연기가 날 때까지 덖어서 쓴다. 그렇지 않으면 사람의 장위腸胃를 상하게 한다. 본래 옻을 타는 사람은 먹지 말아야 한다[본초].

● 옻을 타는 사람이면 달걀 흰자위에 개어서 약에 넣어 먹는다[정전].

| 생칠生漆, 생옻 **|**

회충을 죽이는 데 오래 먹으면 몸이 가벼워지며 늙지 않게 된다선방에 먹는 법이 있다. 하지가 지난 뒤에 채취한다.

● 옻은 약 성질이 모두 사납다[急]. 그러므로 이것을 다룰 때에는 들깨기름을 발라서 독을 풀어야 한다.

● 옻을 시험할 때에는 아무것에나 묻혀서 들어 본다. 그러면 가늘게 늘어지면서 잘 끊어지지 않는다. 끊어지면 급히 굳어진다. 또 마른 참대에 발라 덮어 놓으면 빨리 마른다. 이런 것들이 다 좋은 것이다[본초].

● 게장은 옻을 녹여 물이 되게 하기 때문에 옻독을 푼다[입문].

오가피五加皮, 오갈피

성질은 따뜻하며[溫] 약간 차다[微寒]고도 한다 맛은 맵고 쓰며[辛苦] 독이 없다. 5로 7상을 보하며 기운을 돕고 정수를 보충한다. 힘줄과 뼈를 든든히 하고 의지를 굳세게 하며 남자의 음위증과 여자의 음부 가려움증을 낫게 한다. 허리와 등골뼈가 아픈 것, 두 다리가 아프고 저린 것, 뼈마디가 조여드는 것, 다리에 힘이 없어 늘어진 것 등을 낫게 한다. 어린이가 3살이 되어도 걷지 못할 때에 먹이면 걸어 다닐 수 있게 된다.

● 산과 들에 있는데 나무는 잔떨기나무이고 줄기에는 가시가 돋고 다섯 갈래의 잎이 가지 끝에 난다. 꽃은 복숭아꽃 비슷한데 향기롭다. 음력 3~4월에 흰 꽃이 핀 다음 잘고 푸른 씨가 달린다. 6월에 가면 차츰 검어진다. 뿌리는 광대싸리뿌리 비슷한데 겉은 검누른 빛이고 속은 희며 심은 단단하다. 음력 5월과 7월에는 줄기를 베고 10월에는 뿌리를 캐어 그늘에서 말린다[본초].

● 위[上]로 5거성의 정기[五車星精]를 받아서 자란다. 그렇기 때문에 잎이 다섯 갈래로 나는 것이 좋다. 오래 살게 하며 늙지 않게 하는 좋은 약이다[입문].

만형실蔓荊實, 순비기나무열매

성질은 약간 차며[微寒] 평(平)하다고도 한다 맛이 쓰고[苦] 맵고[辛] 독이 없다. 풍으로 머리가 아프며 골 속이 울리는 것, 눈물이 나는 것을 낫게 하며 눈을 밝게 하고 이빨을 든든히 하며 9규를 잘 소통하게 하고 수염과 머리털을 잘 자라게 한다. 습비濕痺로 살이 오그라드는 것을 낫게 하며 촌백충과 회충을 없앤다.

- 덩굴이 뻗으면서 자라는데 줄기의 높이는 4~5 자 정도이다. 마디에서 가지가 마주나고 잎은 살구잎과 비슷하다. 가을에 벽오동씨만한 열매가 달리는데 가볍고 속이 비었다. 음력 8~9월에 딴다[본초].
- 태양경약인데 술에 축여 쪄서 햇볕에 말린 다음 짓찧어서 쓴다[입문].

신이辛夷

성질은 따뜻하며[溫] 맛은 맵고[辛] 독이 없다. 풍으로 속골이 아픈 것을 낫게 하며 얼굴의 주근깨를 없애고 코가 메이는 것, 콧물이 흐르는 것 등을 낫게 한다. 얼굴이 부은 것을 내리게 하며 치통을 멎게 하고 눈을 밝게析農하며 수염과 머리털을 나게 한다. 얼굴에 바르는 기름을 만들면 광택이 난다.

- 음력 정월과 2월에 꽃이 피는데 털이 부스스한 작은 복숭아 비슷하며 흰 빛에 자줏빛을 띤다. 꽃이 피기 전에 따야 한다. 활짝 핀 것은 약 기운이 떨어진다.
- 북쪽 찬 지방에서는 음력 2월에 꽃이 피는데 목필木筆이라 하고 남쪽 따뜻한 지방에서는 정월에 피는데 영춘迎春이라고 한다.
- 쓸 때는 심과 겉의 털과 꽃받침을 없애고 쓴다[본초].

뽕

| 상상기생桑上寄生, 뽕나무겨우살이 **|**

성질이 평平하며 맛은 쓰고[苦] 달며[甘] 독이 없다. 힘줄뼈 · 혈맥 · 피부를 충실하게 하며 수염과 눈썹을 자라게 한다. 요통腰痛, 옹종과 쇠붙이에 다친 것 등을 낫게 한다. 임신 중에 하혈하는 것을 멎게 하며 안태시키고 몸푼 뒤에 있는 병과 붕루를 낫게 한다.

- 늙은 뽕나무가지에서 자란다. 잎은 귤잎과 비슷하면서 두텁고 부드러우며 줄기는 회나무가지槐枝 같으면서 살찌고 연하다. 음력 3~4월에 누렇고 흰 빛의 꽃이 피고 6~7월에 열매가 익는데 색깔은 누렇고 팥알만하다. 다른 나무에서도 붙어 자라는데 뽕나무에서 자란 것만을 약에 쓴다. 음력 3월초에 줄기와 잎을 따서 그늘에서 말린다.
- 이것은 진짜를 얻기 어렵다. 그 줄기를 끊어 볼 때 진한 노란색이고 열매 안의 즙이 끈적끈적한 것이 진짜라고 한다[본초].

| 상근백피桑根白皮, 뽕나무뿌리껍질 |

폐기肺氣로 숨이 차고 가슴이 그득한 것, 수기水氣로 부종이 생긴 것을 낫게 하며 담을 삭이고 갈증을 멈춘다. 또 폐 속의 수기를 없애며 오줌을 잘 배설하게 한다. 기침하면서 피를 뱉는 것을 낫게 하며 대·소장을 잘 소통하게 한다. 뱃속의 벌레를 죽이고 또한 쇠붙이에 다친 것을 아물게 한다.

- 아무 때나 채취하는데 땅 위에 드러나 있는 것은 사람을 상한다. 처음 캐서 구리칼로 겉껍질을 긁어 버리고 속에 있는 흰 껍질을 벗겨서 햇볕에 말린다. 동쪽으로 뻗은 뿌리가 더욱 좋다[본초].
- 수태음경에 들어가서 폐기를 사한다. 오줌을 잘 배설하게 하려면 생것을 쓰고 기침에는 꿀물에 축여 찌거나 덖어서 쓴다[입문].

| 상엽桑葉, 뽕잎 |

뽕잎은 성질이 따뜻하고[煖] 독이 없다. 각기와 수종을 낫게 하며 대·소장을 잘 소통하게 하고 기를 내리며 풍風으로 오는 통증을 멈춘다.

- 잎이 갈라진 것은 가새뽕이라 하여 제일 좋다. 여름과 가을에 재차 난 잎이 좋

은데 서리가 내린 이후에 따서 쓴다[본초].

| 상지桑枝, 뽕나무가지 **|**

봄에 잎이 내돋지 않은 때에 베어서 덖어[炒] 물에 달여서 먹으면 모든 풍증 · 수기 · 각기 · 폐기 · 기침 · 상기上氣 등을 낫게 한다. 먹은 것을 잘 삭이며 오줌을 잘 배설하게 한다. 팔이 아픈 것, 입 안이 마르는 것을 낫게 하는 데는 즉 뽕나무가지로 만든 차가 제일이다[본초].

| 상심오디 **|**

성질은 차고[寒] 맛은 달며[甘] 독이 없다. 소갈증을 낫게 하고 5장을 편안하게 한다. 오래 먹으면 배가 고프지 않게 된다.

● 검은 오디는 뽕나무의 정기[桑之精]가 모두 들어 있다[본초].

탕액편

| 상화桑花, 뽕나무이끼 **|**

성질은 따뜻하며[暖] 독이 없다. 코피가 몹시 나는 것[鼻洪], 피를 토하기[吐血] · 장풍 · 붕루 · 대하를 낫게 한다. 이것은 뽕나무껍질 위에 있는 흰 이끼다. 칼로 긁어 덖어 말려서 쓴다[본초].

| 상시회림즙桑柴灰淋汁, 뽕나무잿물 **|**

성질은 차며[寒] 맛은 맵고[辛] 조금 독이 있다. 이 물에 붉은팥적소두을 삶아서 죽을 쑤어 먹으면 수종, 창만이 잘 내린다[본초].

| 상두충뽕나무좀벌레 **|**

갑자기 생긴 가슴앓이를 낫게 하며 쇠붙이에 다친 데서 새 살이 잘 돋아나지 않는 것을 낫게 한다. 늙은 뽕나무 속에 있다[본초].

| 자목산뽕나무 **|**

성질은 따뜻하며[溫] 맛이 달고[甘] 독이 없다. 풍허風虛로 귀먹은 것과 학질을 낫게 한다. 삶은 물은 노랗게 물이 든다[본초].

죽엽

| 근죽엽왕댓잎 **|**

성질은 차며[寒] 맛이 달고[甘] 쓰다[苦]고도 한다 독이 없다. 기침하면서 기운이 치미는 것을 멈추고 번열을 없애며 소 갈을 멎게 하고 광물성 약독을 풀어준다. 풍경風痙 · 후비喉痺 · 구토 · 토혈吐血 · 열독풍熱毒風 · 악창을 낫게 하며 잔 벌레를 죽인다.

- 참대 잎에는 근대엽 · 담죽엽淡竹葉 · 고죽엽苦竹葉 3가지가 있다. 왕대는 둥글고 질이 굳은데 큰 것은 배의 상앗대를 만들 수 있고 가는 것은 피리를 만든다. 감죽甘竹은 왕대 비슷한데 가늘고 무성하다. 즉 솜대淡竹이다. 고죽은 흰 것과 자줏빛이 나는 것이 있다[본초].
- 왕대, 담죽이 상품이고 고죽은 그 다음 간다[입문].

| 담죽엽淡竹葉 **|**

성질은 차며[寒] 맛은 달고[甘] 독이 없다. 담을 삭이고 열을 내리며 중풍으로 목이 쉬어 말 못 하는 것, 열이 세게 나고 머리가 아픈 것[壯熱頭痛] 등을 낫게 한다. 경계증, 온역瘟疫으로 발광하며 안타까워하는 것[狂悶], 기침하면서 기운이 치미는 것, 임신부가 어지럼증이 나서 넘어지는 것, 어린이의 경간驚癎, 천조풍天弔風 등을 낫게 한다[본초].

| 고죽엽苦竹葉, 오죽잎 **|**

성질은 서늘하며[冷] 맛이 쓰고[苦] 독이 없다. 잠 못 드는 것을 낫게 하며 소갈을 멈추고 술독을 풀어주며 번열을 없애고 땀을 낸다. 중풍으로 말을 못 하는 것도 낫게 한다[본초].

오수유吳茱萸

성질은 열熱하며 맛은 맵고[辛] 조금 독이 잇다. 속을 덥히고 기를 내리게 하며 통증을 멎게 한다. 명치 밑에 냉이 쌓여 비트는 듯이 아픈 것, 여러 가지 냉이 뭉쳐 삭지 않는 것, 중악中惡으로 명치 밑이 아픈 것 등을 낫게 한다. 곽란으로 토하고 설사하며 쥐가 나는 것을 낫게 하며 담을 삭이고 징벽을 풀어주며 습과 어혈로 감각을 모르는 것을 낫게 한다. 신기腎氣·각기·위胃 속의 냉기를 낫게 한다.

- 잎은 가죽나무 비슷한데 넓고 두터우며 자줏빛이다. 음력 3월에 자줏빛의 꽃이 피고 7~8월에 조피열매椒子 비슷한 열매가 열리는데 어릴 때는 약간 노랗고 모두 익으면 진한 자줏빛으로 된다. 9월 초에 따서 그늘에 말린다[본초].
- 족태음경·소음경·궐음경에 들어간다. 많이 먹으면 기가 막히고 입을 벌리며 눈을 치뜬다[탕액].
- 색은 청록색이다. 더운물에 담가서 쓴 물을 7~8번 우려 버린 다음에 쓴다. 혹 소금물이나 황련 우린 물에 축여 덖어서도 쓴다.
- 법제하는 법은 끓는 물에 한나절 동안 황련과 같이 담가 두었다가 덖어서 따로따로 가려서 쓴다[입문].
- 우리나라에는 오직 경주에만 있으며 다른 곳에는 없다[속방].

| 오수유근백피吳茱萸根白皮, 오수유나무뿌리속껍질 **|**

후비喉痺와 기침하면서 기운이 치미는 것을 낫게 한다. 설사를 멈추며 백선白癬을 없애고 3충을 죽인다.

- 뿌리가 동남쪽으로 뻗어간 것이 좋다. 도가道家들은 3시충을 죽이는 처방에 썼다[본초].

| 오수유엽吳茱萸葉, 오수유나뭇잎 **|**

성질은 열熱하다. 곽란과 명치 밑이 아픈 것, 음낭이 켕기면서 아픈 것을 낫게 한다. 소금을 넣고 덖어서 갈아서 싸매면 좋은 효과가 난다[본초].

| 산수유山茱萸 |

성질은 약간 따뜻하며[微溫] 맛은 시고[酸] 떫으며[澁] 독이 없다. 음陰을 왕성하게 하며 신정[精]과 신기腎氣를 보하고 성 기능을 높이며 음경을 딴딴하고 크게 한다. 또한 정수精髓를 보해 주고 허리와 무릎을 덥혀 주어 신[水藏]을 돕는다. 오줌이 잦은 것을 낫게 하며 늙은이가 시도 때도 없이 오줌을 누는 것을 낫게 하고 두풍과 코가 메이는 것, 귀먹는 것을 낫게 한다.

- 곳곳에서 난다. 잎은 느릅나무 비슷하고 꽃은 희다. 열매가 처음 익어 마르지 않았을 때는 색이 벌건데 크기가 구기자만하며 씨가 있는데 또한 먹을 수 있다. 마른 것은 껍질이 몹시 얇다. 매 600g에서 씨를 빼버리면 살이 160g되는 것이 기준이다.
- 살은 원기를 세게 하며 정액을 굳건하게 한다. 그런데 씨는 정精을 미끄러져 나가게 하기 때문에 쓰지 않는다. 음력 9~10월에 따서 그늘에서 말린다[본초].
- 술에 담갔다가 씨를 버리고 약한 불에 말려서 쓴다. 일명 석조石棗라고도 한다[입문].

두충杜仲

성질은 평平하고 따뜻하며[溫] 맛이 맵고[辛] 달며[甘] 독이 없다. 신로腎勞로 허리와 등뼈가 조여들고 아프며 다리가 아픈것을 낫게 하고 힘줄과 뼈를 든든하게 하며 음낭 밑이 축축하고 가려운 것, 오줌이 방울방울 떨어지는 것 등을 낫게 한다. 정기를 돕고 신의 찬증[腎冷]과 갑자기 오는 요통을 낫게 한다.

- 생김새가 후박과 비슷하고 끊을 때 속에 흰 실이 서로 연결되는 것이 좋다. 겉껍질을 긁어 버리고 가로 썰어서 실이 끊어지게 한다[본초].
- 겉껍질을 긁어 버리고 썰어 조린 젖 또는 꿀에 축여 덖거나 또는 생강즙에 축

여 실이 끊어질 정도로 덖어서 쓴다. 일명 사선목思仙木 또는 석사선石思仙이 라고도 한다[단심].

유핵유인

성질은 약간 차고[微寒] 맛은 달며[甘] 독이 없다. 눈을 밝게 하며 눈에 피가 지고 아픈 증[目赤痛], 눈물이 나며 눈이 붓고 눈귀가 물크러지는 것을 낫게 한다[본초].

- 껍질을 버리고 씨를 가려 끓는 물에 우려낸 다음 꺼풀과 끝을 버리고 고약처럼 되게 갈아 종이에 싸서 눌러 기름을 짜 버리고 쓴다[입문].

향

| 정향丁香 |

성질은 따뜻하며[溫] 맛은 맵고[辛] 독이 없다. 비위를 따뜻하게 하고 곽란 · 신기腎氣 · 분돈기奔豚氣와 냉기冷氣로 배가 아프고 음낭이 아픈 것을 낫게 한다. 또한 성 기능을 높이고 허리와 무릎을 덥게 하며 반위증[反胃]을 낫게 하고 술독과 풍독을 없애며 여러 가지 종기를 낫게 한다. 치감齒疳을 낫게 하며 여러 가지 향기를 낸다.

- 수컷, 암컷이 있는데 수컷은 알이 잘고 암컷은 알이 굵다. 수컷을 쓰려면 꼭지를 떼어 버려야 등창과 옹종[背癰]이 생기는 것을 면할 수 있다.
- 정향 가운데는 크기가 산수유만한 것이 있다. 이것을 민간에서는 모정향母丁香이라고 하는데 냄새와 맛이 더욱 좋다[본초].
- 생김새가 못과 같으며 수태음 · 족양명 · 소음경에 들어간다. 오미자 · 봉출과 같이 쓰면 분돈기를 낫게 한다[탕액].

| 계설향 |

입에서 냄새가 나는 것을 낫게 한다. 한漢나라 시중侍中 응소應邵가

늙어서 입에서 냄새가 났는데 임금이 늘 계설향을 주면서 입 안에 물고 있으라고 하였다.

● 지금 사람들은 정향 가운데서 대추씨만큼 큰 것을 계설향이라고 부른다. 너무 굳고 바짝 마른 것은 향기가 없다. 혹은 계설향이 곤륜산과 광둥, 광시시에서 나는데 백 가지 꽃[百花]을 따서 빚어 계설향을 만들었기 때문에 입에 물면 꽃 향기가 풍기는 것이라고 하였다[본초].

| 백교향白膠香 |

성질은 평平하며 맛은 맵고[辛] 쓰며[苦] 독이 없다. 두드러기 · 풍으로 가려운 것 · 치통齒痛 등을 낫게 한다.

● 즉 풍향지楓香脂이다. 외과外科에서 쓰는 중요한 약이다[본초].

| 곽향藿香 |

성질은 약간 따뜻하며[微溫] 맛은 맵고[辛] 독이 없다. 풍수와 독종을 낫게 하며 나쁜 기운을 없애고 곽란을 멎게 하며 비위병으로 오는 구토와 구역질을 낫게 하는 데 가장 필요한 약이다[본초].

● 수족태음경에 들어가며 토하는 것을 멎게 하고 풍한을 헤치는데 제일 좋은 약이다[탕액].

● 영곽은 퍼석퍼석하고 바짝 마르므로 옛 사람들이 피우는 향을 만드는 데 썼다[본초].

● 약으로는 물로 씻어 흙과 줄기를 버리고 잎을 쓴다[입문].

| 백단향白檀香 |

성질은 따뜻하며[溫] 맛은 맵고[辛] 독이 없다. 열로 부은 것을 삭이고 신기로 오는 복통을 낫게 한다. 명치 아래가 아픈 것 · 곽란 · 중악 · 헛것에 들린 것을 낫게 하며 벌레를 죽인다[본초].

● 나무는 박달나무와 비슷한데 노란 것 · 흰 것 · 자줏빛이 나는 것 등 3가지가 있다. 수태음경, 족소음경에 들어가며 양명경에 들어가서 위기胃氣를 끌고 올라간다. 모든 향은 모두 화火를 발동시키고 기를 소모하므로 냉기가 퍼지지 않는 증이 아니면 경솔히 먹지 말아야 한다. 더구나 용뇌와 사향은 향기롭고 뚫고 들어가는 힘이 세므로 특히 삼가해야 한다[입문].

● 기를 고르게 하여서 맑게 하며 향기로워서 방향성 약을 끌고[引] 아주 높은 곳까지 가게도 한다. 등피와 귤껍질橙橘 같은 것과 함께 쓰는 것이 가장 좋다. 생강 · 대추 · 칡뿌리갈근 · 육두구 · 사인 · 익지인을 좌약으로 쓰면 양명경으로 잘 돌아간다[탕액].

| 자단향紫檀香 |

성질은 따뜻하며[溫] 맛은 맵고[辛] 독이 없다. 약독 · 풍독 · 곽란 · 명치 아래가 아픈 것, 중악, 헛것에 들린 것 등을 낫게 한다. 일명 자진단紫眞檀이라고도 한다[본초].

● 우리나라에는 강원도에서 많이 난다[속방].

| 강진향降眞香 |

성질은 따뜻하며[溫] 평平하고 독이 없다. 돌림열병이 도는 시기, 집안에 괴상한 기운이 있을 때에 피우면 사기와 나쁜 기운을 물리친다.

● 이것을 태우면 학이 내려와 빙빙 날아다닌다고도 하며 또 피우면 덕을 많이 입는다고 했다[본초].

빈랑檳榔

성질은 따뜻하며[溫] 차다[寒]고도 한다 맛은 맵고[辛] 독이 없다. 모든 풍을 없애며 모든 기를 내려가게 한다. 뼈마디와 9규를 순조롭게 하며 먹은 것을 잘 삭이고 물을 잘 몰아낸다[逐]. 담벽痰癖 · 수종 · 징결癥結을 낫게 하며 5장 6부에 막혀 있는 기를 잘 퍼지게 하고 순환하게 한다.

- 영남 지방에서 나는데 과실 대신 먹는다. 남방은 기후가 더워 이것을 먹지 않으면 장기와 역려를 막아 낼 수 없다고 한다. 그 열매는 봄에 열리며 여름에 익는다. 그러나 그 살은 썩기 쉽기 때문에 먼저 잿물에다 삶아 익혀서 약한 불기운에 말려야 오래 둘 수 있다.
- 잘고 맛이 단것을 산빈랑山檳榔이라 하고 크고 맛이 떫은 것을 저빈랑猪檳榔이라 한다. 제일 작은 것을 납자라 하는데 그 지방 사람들은 빈랑손檳榔孫이라고 한다.
- 끝이 뾰족하고 길며 자줏빛 무늬가 있는 것을 빈檳이라 하고 둥글고 짤막한 것을 낭이라 한다. 지금은 그렇게 세분하지 않고 다만 닭의 염통과 비슷하면서 바로 세워 놓을 수 있고 속이 비어 있지 않으며 깨뜨릴 때 비단 무늬 같은 것이 나타나면 좋은 것으로 본다.
- 뾰족하고 긴 것을 골라 쓰는 것은 빨리 효과를 보기 위한 것이다[본초].
- 양지 쪽을 향한 것은 빈랑이고 음지 쪽을 향한 것은 대복자大腹子이다. 가라앉는 성질이 있고 쇠나 돌같이 무겁다. 빛이 흰 것은 맛이 맵고[辛] 기를 잘 풀어주며 벌건 것은 맛이 쓰고[苦] 떫으며[澁] 벌레를 죽인다[입문].
- 칼로 밑을 긁어 버리고 잘게 썬다. 빨리 효과를 내려면 생것대로 써야 한다. 불에 덖으면 약의 힘이 없어진다. 효과를 천천히 내려면 약간 덖거나 식초에 삶아서 쓴다[입문].

치자梔子, 산 치자

성질은 차며[寒] 맛이 쓰고[苦] 독이 없다. 가슴과 대·소장에 있는 심한 열과 위 안에 있는 열[胃中熱氣] 그리고 속이 답답한 것[煩悶]을 낫게 한다. 열독을 없애고 5림을 낫게 하며 오줌을 잘 배설하게 하고 5가지 황달을 낫게 하며 소갈을 멎게 한다. 입 안이 마르고 눈에 핏발이 서며 붓고 아픈 것, 얼굴까지 벌개지는 주사비·문둥병·창양瘡瘍을 낫게 하고 지충의 독을 없앤다.

- 잎은 추리나무잎과 비슷한데 두껍고 굳으며 음력 2~3월에 흰 꽃이 핀다. 꽃은 모두 6잎이며 아주 향기롭다. 늦은 여름, 초가을에 열매가 열린다. 처음에는 푸르다가 익으면 노래지는데 속은 진한 벌건색이다. 음력 9월에 열매를 따서 햇볕에 말린다.
- 약으로 쓰이는 산치자는 의학책에 나와 있는 월도越桃라는 것을 말한다. 껍질이 엷고 둥글며 작고 거푸집에 도드라진 금이 7모[稜] 또는 9모 나는 것이 좋다[본초].
- 작고 7모가 난 것이 좋다. 길고 큰 것도 쓸 수 있는데 약 효과가 좋지 않다[단심].
- 수태음경에 들어가며 가슴이 답답하고 안타까워 잠 못 자는 증상을 낫게 하고 폐화肺火를 사한다[탕액].
- 속씨를 쓰면 가슴 속의 열을 없애고 껍질을 쓰면 피부의 열을 없앤다. 보통 때는 생것을 쓰고 허화虛火에는 동변에 축여 새까맣게 되도록 일곱 번 정도 덖어서 쓰고 피를 멈추는 데는 먹같이 검게 덖어서 쓴다. 폐와 위를 시원하게 하려면 술에 우려서 쓴다[입문].

탕액편

용뇌향龍腦香

성질은 약간 차며[微寒] 따뜻하고[溫] 평(平)하다고도 한다 맛은 맵고[辛] 쓰며[苦] 독이 없다. 눈에 생긴 내장과 외장을 낫게 하며 눈을 밝게 하고 마음을 진정시킨다. 눈에 핏발이 서면서 예막이 생긴 것을 낫게 한다. 명치 밑에 있는 사기와 풍습, 적취를 없애며 3충을 죽이고 5가지 치질을 낫게 한다.

- 영남 지방에서 난다. 생김새는 매화의 꽃판梅花瓣 같은 것이 가장 좋다. 그의 맑은 향기는 여러 가지 약들보다 앞설 수가 있으나 늘 먹을 약으로는 못 된다. 한 가지만 쓰면 약의 힘이 약하고 다른 약을 배합하여 쓰면 효과가 좋다. 차에 넣어 마셔도 좋다. 찹쌀 태운 것과 상사자相思子, 홍두를 합하여 저장하여 두면 날아가지 않는다[不耗][본초].

- 즉 파률국婆律國에 있는 삼나무의 진이다. 용뇌향은 흘러내린 향기로운 액체이다. 생김새는 송진과 비슷하고 삼나무 냄새가 나며 투명하고 매화꽃 판처럼 깨끗한 것이 좋다. 약에 넣을 때에는 따로 갈아 쓴다[입문].
- 용뇌는 화火에 속하는데 세상 사람들은 찬 것으로 잘못 알면서 그의 성질이 풀어주는[散] 작용이 있어 찬 약과 비슷하다는 것은 알지 못하고 있다. 죽어 가는 사람에게 먹이면 기가 곧 모두 흩어지고 만다. 이것이 바로 냄새가 센 것은 풀어주는 작용을 빨리 나타낸다는 뜻이다[단심].
- 용뇌는 신腎에 들어가서 뼈의 병을 낫게 한다[강목].
- 상사자는 영남 지방에서 나는데 나무의 너비가 10여 자나 된다. 씨는 검붉은 것이 좋다[본초].
- 검정콩흑대두이나 골풀등심 초과 함께 보관해도 향기가 날아가지 않는다[속방].

장뇌樟腦

장나무에서 나오는 진으로 만든 것이다. 옴과 버짐, 문둥병으로 열이 나는 것을 낫게 하는 데 붙인다. 향료로도 쓴다. 일명 소뇌昭腦라고도 한다[입문].

무이蕪荑, 참느릅나무열매

성질은 평平하며 맛은 맵고[辛] 독이 없다. 장풍 · 치루 · 악창 · 옴과 버짐 등을 낫게 하며 3충과 촌백충을 죽인다.

- 이것은 산에서 자라는 느릅나무의 열매이다. 누린내가 나는 것이 좋다. 음력 3월에 열매를 따서 그늘에 말린다[본초].

탱자

| **지실**枳實, 탱자열매 |

성질은 차며[寒] 약간 차다[微寒]고도 한다 맛은 쓰고[苦] 시며[酸] 쓰고[苦] 맵다[辛]고도 한다 독이 없다. 피부의 심한 가려운 증과 담벽痰癖을 낫게 하며 창만과 명치 밑이 아픈 것을 낫게 하고 오랜 식체를 삭인다.

- 나무는 귤나무 비슷한데 약간 작다. 잎은 문설주와 비슷하고 가시가 많다. 봄에 흰 꽃이 피고 가을에 열매가 익는다. 음력 7~8월에 따서 햇볕에 말린다.
- 배 껍데기 가 뒤집어진 것이 마치 물동이의 아가리 비슷한데 오래 묵혀 둔 것이 좋다.
- 지실은 담을 삭이는 데 담장을 찌르고 벽을 넘어 뜨릴 만큼 힘이 세다. 물에 담갔다가 속을 긁어 버리고 밀기울과 함께 볶아서 쓴다[입문].
- 속을 버리지 않은 지실은 효력을 더 빨리 나타낸다[단심].

| **지경피**枳莖皮, 탱자나무줄기의 껍질 |

수창水脹, 갑자기 생긴 풍증, 뼈마디가 몹시 짜그라드는 것을 낫게 한다[본초].

| **지근피**枳根皮, 탱자나무뿌리껍질 |

5가지 치질과 대변에 피가 섞여 나오는 것을 낫게 한다[본초].

| **지각**枳殼 |

성질은 차고[寒] 혹은 약간 차다[微寒]고도 한다 맛이 쓰며[苦] 시고[酸] 쓰고[苦] 맵다[辛]고도 한다 독이 없다. 폐기로 기침하는 것을 낫게 하며 가슴 속에 몰려 있는 담을 풀어주고 대·소장을 잘 소통하게 하며 창만을 삭이고 관격關格으로 몰리고 막힌 것을 열어 준다. 담을 삭이고 물을 몰아내며 징벽癥癖과 몰려 있는 사기를 헤치고 풍으로 가렵고 마비된 것, 장풍, 치질을 낫게 한다.

- 음력 7~8월에 열매를 따서 햇볕에 말린다. 배 껍데기가 뒤집어진 것이 마치 물동이의 아가리와 비슷하면서 오래 묵혀 둔 것이 좋다[본초].

탕액편

- 지각의 약 기운은 주로 올라가고 지실의 약 기운은 주로 내려간다. 지각은 올라가서 피부와 흉격의 병을 낫게 하고 지실은 내려가서 명치와 위胃의 병을 낫게 하는데 그 주된 치료는 거의 같다[탕액].
- 탱자는 즉 귤의 종류인데 물에 담갔다가 속을 버리고 밀기울과 함께 덖어서 쓴다[입문].
- 우리나라에는 오직 제주도에서만 난다. 왜귤倭橘이라고도 한다[속방].

후박厚朴

성질은 따뜻하며[溫] 맛이 쓰고[苦] 맵다[辛]고도 한다 독이 없다. 여러 해 된 냉기, 배가 창만하고 끓으면서 소리가 나는 것, 식체가 소화되지 않는 것을 낫게 하며 위기를 몹시 덥게 한다. 곽란으로 토하고 설사하며 쥐가 나는 것을 낫게 하고 담을 삭이며 기를 내리고 장위의 기능을 좋게 한다. 또는 설사와 이질, 구역을 낫게 하고 3충을 죽이며 5장에 몰려 있는 모든 기를 내보낸다.

- 살이 두텁고 자줏빛이면서 윤기가 나는 것이 좋고 엷고 흰 것은 쓰지 못한다. 투들투들한 겉껍질을 깎아 버리고 생강즙에 축여서 덖어서 쓴다. 생강으로 법제하지 않으면 목구멍과 혀를 자극한다[본초].

고다苦茶, 작설차

성질은 약간 차며[微寒] 서늘하다고도 한다 맛은 달고[甘] 쓰며[苦] 독이 없다. 기를 내리고 오랜 식체를 삭이며 머리와 눈을 맑게 하고 오줌을 잘 배설하게 한다. 소갈증을 낫게 하고 잠을 덜 자게 한다. 또한 굽거나 볶아서 먹고 생긴 독을 푼다.

- 나무는 작고 산치자나무와 비슷한데 겨울에 잎이 난다. 일찍 딴 것은 작설차이고 늦게 딴 것은 명차茗다. 이름은 5가지가 있는데 작설차 · 가차 · 설차 · 명차 · 노차이다. 옛 사람들은 차의 싹을 작설雀舌 · 맥과麥顆라고 하였는데

이것은 아주 어린 잎을 말한 것이다. 즉 납다臘茶라는 것이 이것이다. 어린 잎을 따서 짓찧어 떡을 만든다. 어느 것이나 불을 거쳐야 좋다.

- 엽차는 노차라고도 하는데 잎이 센 것을 말한다[본초].

- 수족궐음경에 들어가는데 덥게 해서 마시는 것이 좋다. 식혀서 마시면 담이 몰린다. 오랫동안 먹으면 기름이 빠져서 여위게 된다[입문].

- 몽산蒙山에서 나는 차는 성질이 따뜻하므로[溫] 병을 낫게 하는 데 아주 좋다. 의흥차宜興茶 · 육안차陸安茶 · 동백산차東白山茶 · 신화산차神華山茶 · 용정차龍井茶 · 민랍차 · 촉고차蜀苦茶 · 보경차寶慶茶 · 여산운무차廬山雲霧茶 등이 있는데 다 맛이 좋다는 데서 지어진 이름이다.

- 군 거위고기燒鵝를 먹기 좋아한 어떤 사람에게 의사는 반드시 내옹內癰이 생길 것이라고 하였는데 끝내 그 병이 생기지 않았다. 찾아가서 알아본 바에 의하면 그 사람은 매일 밤 꼭 식힌 차 한 사발씩을 먹곤 하였는데 이것이 해독解毒을 하였던 것이다[식물].

진피秦皮, 물푸레나무껍질

성질은 차며[寒] 맛은 쓰고[苦] 독이 없다. 간의 오랜 열기로 두 눈에 핏발이 서고 부으면서 아픈 것과 바람을 맞으면 눈물이 계속 흐르는 것을 낫게 하며 눈에 생기는 푸른 예막, 흰 예막을 없앤다. 눈을 씻으면 정기를 보하고 눈을 밝게 한다. 열리熱痢와 부인의 대하, 어린이의 열을 겸한 간질을 낫게 한다.

- 곳곳에서 난다. 나무는 박달나무와 비슷한데 잎이 가늘고 껍질에 흰 점이 있으며 거칠지 않다. 껍질에 흰 점이 있기 때문에 민간에서는 백심목白木이라고 한다. 음력 2월과 8월에 껍질을 벗겨 그늘에서 말린다.

- 껍질을 물에 담그면 푸른색이 되는데 이것으로 종이에 글을 쓰면 푸른색으로 보이는 것이 진짜이다[본초].

조피

| 초목椒木, 조피열매씨 **|**

성질은 차고[寒] 맛은 쓰며[苦] 독이 없다독이 조금 있다고도 한다. 12가지 수종을 낫게 한다. 물을 잘 빠지게 하고 오줌을 잘 배설하게 하며 수고水蠱를 낫게 한다[본초].

- 이 약은 물을 오줌으로만 몰아내고 대변으로는 내보내지 않는다. 그렇기 때문에 물을 내보내는 효과가 제일 빨리 나타난다.
- 약간 볶어서[微炒] 쓴다[입문].

| 초엽椒葉, 조피나무잎 **|**

성질은 열熱하다. 분돈奔豚, 복량伏梁 및 신과 음낭이 켕기면서 아픈 것을 낫게 한다. 곽란으로 쥐가 나는 때에는 쪄서 찜질한다[본초].

호동루胡桐淚

성질은 몹시 차며[大寒] 맛은 짜고 쓰며[苦] 독이 없다. 심한 독열로 명치 밑이 답답하고 그득한 것과 풍열로 오는 치통을 낫게 한다. 또 소와 말의 급황병急黃病을 낫게 한다.

- 생김새가 황반과 비슷하고 단단하며 속이 비지 않으면서 썩은 나무가 들어 있는 것은 서역의 호동나무진이다. 맛을 쓰고[苦] 짠데 쓴맛은 물에 들어가면 곧 없어진다.
- 입과 이빨병에 매우 필요한 약이다. 또한 금과 은을 땜하는 데 쓰기도 한다. 모든 물체를 무르게 하는 작용이 있다[본초].
- 식초에 조금 넣으면 곧 끓는 것이 진짜이다[본초].
- 나력과 멍울은 이 약이라야 없앨 수 있다[탕액].

송연묵松烟墨

성질은 따뜻하며[溫] 맛은 맵고[辛] 독이 없다. 몸푼 뒤의 혈훈과 붕루와 갑자기 하혈하는 것, 쇠붙이에 다친 것을 낫게 한다. 피를 멈추고 새살이 돋게 한다.

- 먹은 소나무의 그을음으로 만든 것이다. 약에 쓰는 것은 반드시 소나무 그을음으로 만든 것이라야 한다. 오래된 것이 좋다[본초].
- 달이는 약에는 갈아서 타서 먹고 알약이나 가루약에는 불에 구워서 보드랍게 갈아 먹는다. 다른 먹 가운데 광택이 있고 좋은 향기가 있어도 쓰지 못한다[입문].

저령猪苓

성질은 평平하며 맛은 달고[甘] 독이 없다. 부종, 창만과 배가 그득한 것을 낫게 하며 오줌을 잘 배설하게 하고 임병과 오랜 학질을 낫게 한다.

- 일명 주령朱苓이라고도 하는데 신나무에 생기는 것이다. 그 껍질은 검고 덩어리진 것이 마치 돼지똥과 같다 하여 저령이라 한 것이다. 살이 희고 실한 것이 좋다. 음력 2월과 8월에 캐어 그늘에서 말린다[본초].
- 족태양, 족소음경에 들어가서 습을 없앤다. 습을 스며나가게 하는 다른 약과 대비하면 약성이 너무 말라 진액을 몹시 줄어들게 하기 때문에 습병이 없는 데는 쓰지 말아야 한다. 오래 먹으면 신腎을 상한다[탕액].
- 구리칼로 검은 껍질을 긁어 버리고 약한 불기운에 약간 말려 쓴다[입문].

백극白棘

성질은 차며[寒] 맛은 맵고[辛] 독이 없다. 남자가 허손으로 음위증이 되고 정액이 저절로 나오는 것을 낫게 한다. 신기를 보하여 정수를 북돋아 준다. 또한 명치 아래가 아픈 것과 옹종을 낫게 한다. 곪은 것을 터지게 하며 통증을 멈추고 가시가 들어서 뭉친 것을 터뜨린다.

● 일명 극침棘鍼 또는 극자棘刺라고도 한다. 극은 작은 대추나무라는 말이다. 떨기로 나며 꽃 · 잎 · 줄기 · 열매가 모두 대추와 비슷한데 벌건 것과 흰 것 두 가지가 있다. 흰 것은 줄기가 분처럼 희다.

오약烏藥

성질은 따뜻하며[溫] 맛이 맵고[辛] 독이 없다. 모든 기병과 냉병을 낫게 하며 중악으로 명치 아래가 아픈 것, 주오와 헛것에 들린 것을 낫게 하고 방광과 신의 냉기가 등심으로 치미는 것을 낫게 한다.

곽란과 반위 · 구토 · 설사 · 이질 · 옹종 · 옴 · 문둥병을 낫게 하고 오줌이 술술 자주 나오는 것, 부인의 혈, 기로 오는 통증 등을 낫게 하며 어린이 뱃속의 여러 가지 충을 죽인다.

● 천태天台에서 나는 것이 좋다. 희면서 퍼석퍼석하여[虛軟] 뿌리의 무늬가 수레바퀴 비슷하며 생김새가 구슬을 꿰놓은 것 같은 것이 좋다[본초].

● 족양명경, 족소음경에 들어간다. 영남 지방에서 나는 것은 빛깔이 갈색이면서 단단하다. 다른 지방에서 나는 것도 좋다. 껍질과 심을 버리고 약간 볶어서[略炒] 쓴다. 갈아서 달임 약에 타서 먹기도 한다[입문].

안식향安息香

성질은 평平하며 맛은 맵고[辛] 쓰며[苦] 독이 없다. 명치 밑에 있는 악기惡氣와 귀주, 사기나 헛것에 들려 귀태鬼胎가 된 것, 고독, 온역을 낫게 하고 신기와 곽란, 월경이 중단된 것, 산후 혈훈 등을 낫게 한다.

● 남해에서 난다. 그 나무의 껍질에 홈을 파 놓으면 엿 같은 진이 나온다. 음력 6~7월에 단단하게 엉킨 것을 채취한다. 송진 비슷한 검누른 빛의 덩어리다. 갓 채취한 것은 무르다. 이것은 태우면 좋은 냄새가 나면서 모든 악기를 없앤다[본초].

● 우리나라는 제주도에서 나는데 기름 같은 것은 수안식향水安息香이라 하고

덩어리가 진 것은 건안식향乾安息香이라 한다. 충청도에서 난다[속방].

송라松蘿, 소나무겨우살이

성질은 평平하며약간 열하다[微熱]고도 한다 맛은 쓰고[苦] 달며[甘] 쓰고[苦] 맵다[辛]고도 한다 독이 없다. 추웠다 열이 나는 온학을 낫게 한다. 가슴에 맺혀 있는 열과 담연을 토하게 하고 오줌을 잘 배설하게 하며 머리의 헌 데를 낫게 하고 목에 생긴 영류를 삭이며 성내는 것을 진정시켜 잠을 잘 자게 한다.

- 일명 여라女蘿라고도 하는데 즉 소나무에 붙어 자란다. 음력 5월에 걷어서 그늘에 말린다. 소나무에 붙어 자라는 것이 진짜이다[본초].

위모衛矛

성질은 차며[寒] 맛은 쓰고[苦] 독이 없다독이 조금 있다고도 한다 고독·시주·중악으로 배가 아픈 것을 낫게 한다. 사기나 헛것에 들린 것, 가위 눌리는 것을 낫게 하며 뱃속에 있는 충을 죽인다. 월경을 잘 하게 하며 징결을 풀어주고 붕루·대하·산후 어혈로 아픈 것을 멎게 하며 풍독종風毒腫을 삭이고 유산시킨다.

- 일명 귀전鬼箭이라고도 하는데 곳곳에서 난다. 그 줄기에 세 개의 깃이 달려 모양이 화 살깃 비슷하다. 음력 8월·11월·12월에 베어 껍질과 깃을 벗겨서 쓴다[본초].
- 또 귀전우鬼箭羽라고도 하는데 민간에서는 태워서 좋지 못한 기운을 없앴다[입문].

해동피海桐皮, 엄나무껍질

성질은 평平하며따뜻하다[溫]고도 한다 맛은 쓰고[苦] 독이 없다. 허리나

다리를 쓰지 못하는 것과 마비되고 아픈 것을 낫게 한다. 적백이질, 중악과 곽란, 감닉 · 옴 · 버짐 · 치통 및 눈에 핏발이 선 것 등을 낫게 하며 풍증을 없앤다.

- 재백 피梓白皮 비슷한데 아무 때나 벗긴다[본초].
- 우리나라에는 오직 제주도에서만 난다[속방].

합환피合歡皮, 자귀나무껍질

성질은 평平하며 맛은 달고[甘] 독이 없다. 5장을 편안하게 하고 정신과 의지를 안정시키며 근심을 없애고 마음을 즐겁게 한다.

- 모양은 오동나무와 비슷한데 가지가 아주 부드럽고 약하다. 잎은 주염나무나 회나무와 비슷한데 아주 잘고 빽빽이 나는데 서로 맞붙었다. 그 잎이 저녁이면 맞붙기 때문에 합혼合昏이라고도 한다. 음력 5월에 누렇고 흰 빛의 꽃이 핀다. 화판은 색실과 비슷하다. 가을에 콩꼬투리 같은 열매가 열리는데 씨는 아주 얇고 작다. 아무 때나 껍질과 또는 잎을 채취하여 쓴다. 또한 야합피夜合皮라고도 한다[입문].
- 폐옹肺癰으로 고름을 뱉는 증을 낫게 하며 충을 죽이고 힘줄과 뼈를 이으며 옹종을 삭인다[입문].
- 『양생론養生論』에서 합환이 분을 삭인다고 한 것이 바로 이것이다. 뜰에 이 나무를 심으면 사람이 성내지 않게 된다고 하였다[입문].
- 영화수의 껍질榮花樹枝이란 즉 자귀나무뿌리를 말한 것이다[회춘].

오배자五倍子, 붉나무 열매집

성질은 평平하며 맛은 쓰고[苦] 시며[酸] 독이 없다. 치선齒宣과 감닉, 폐에 풍독이 있어서 피부가 헐거나 버짐이 생겨 가렵고 고름 또는 진물이 흐르는 것을 낫게 하며 5가지 치질로 하혈이 멎지 않는 것, 어린이의 얼굴과 코에 생긴 감창疳瘡, 어른의 입 안이 헌 것 등을 낫게 한다.

- 곳곳에 있는데 붉나무의 잎에서 생긴다. 음력 7월에 열리는데 꽃은 없다. 생것은 푸르고 익으면 누렇다. 큰 것은 주먹만하며 속에 벌레가 많다. 음력 9월에 따서 햇볕에 말린다. 일명 백충창百蟲倉 또는 문합蚊蛤이라고도 한다[본초].
- 속에 벌레를 긁어 버리고 끓는 물에 씻어서 날것째로 쓴다. 알약으로는 약간 덖어서 넣는다[입문].

천축황天竺黃, 참대속진

성질은 차며[寒] 평(平)하다고도 한다 맛은 달고[甘] 독이 없다. 중풍으로 담이 막혀 갑자기 목이 쉬고 말을 못하는 증을 낫게 하며 여러 가지 풍열과 어린이 경풍 · 천조天弔 · 객오客忤 · 간질 및 쇠붙이에 다친 것을 낫게 한다.

- 남해 바닷가에서 난다. 참대 속에 먼지와 모래가 모여 누런 흙처럼 뭉쳐 참대에 붙어 조각이 된 것이다. 가슴을 시원하게 하며 열을 없애므로 어린이의 병에 좋다. 일명 죽고竹膏라고도 한다[본초].
- 인도에서 난다. 참대 속에 있는 누런 흙 같은 것이다[입문].

밀몽화密蒙花

성질은 평平하며약간 차다[微寒]고도 한다 맛은 달고[甘] 독이 없다. 청맹 · 예막 · 눈이 피지는 것, 눈물이 많이 나는 것과 어린이의 마마, 홍역 및 감질의 독이 눈에 침범한 것 등을 낫게 한다.

- 꽃은 아주 잘아 수십 개의 꽃잎으로 한 송이가 되었다. 겨울에 돋아나서 봄에 꽃이 핀다. 음력 2~3월에 꽃을 따서 햇볕에 말린다[본초].
- 술에 하룻밤 담갔다가 말린 다음 꿀에 버무려 쪄서 햇볕에 말려서 쓴다[입문].

| **조협**주염 열매 |

성질은 따뜻하며[溫] 맛은 맵고[辛] 짜며 조금 독이 있다. 뼈마디를 잘 쓰게 하고 두풍頭風을 낫게 하며 9규를 잘 소통하게 하고 담연을 삭게 한다. 기침을 멈추며 창만을 낫게 하며 징가를 풀어주고 유산시킨다. 또 중풍으로 이를 악문 것을 낫게 하며 노채충을 죽인다.

- 곳곳에서 난다. 나무의 키는 높고 가지 사이에서 큰 가시가 돋아 있다. 음력 9~10월에 열매를 따서 그늘에서 말린다. 장조협, 저아조협 등 두 가지가 있는데 지금 의사들은 풍기를 없애는 알약이나 가루약에는 장조협을 쓰고 이빨의 병과 적을 낫게 하는 약에는 저아조협을 많이 쓴다. 성질과 맛은 대체로 비슷하다.
- 좀 안 먹고 잘 여문 것이 좋다. 주염열매 달인 물로 목욕하면 때가 아주 잘 씻어진다[본초].
- 궐음경으로 들어가는 약이다. 껍질과 씨를 버리고 조린 젖을 발라 굽거나 꿀을 발라 구워서 쓴다[입문].
- 쇠모루에 금, 은을 두드리면 천백 년까지도 깨지지 않는데 주염열매를 놓고 두드리면 곧 부서진다. 일명 조각이라고도 한다[단심].

| **조협자**주염열매씨 |

5장에 풍열이 옹체壅滯된 것을 내보낸다. 또한 폐병 약으로도 쓴다. 대장에 풍사가 있어 변비가 된 것을 풀리게 한다. 싸서 구워 속에 있는 씨를 꺼내어 씹어 먹으면 가슴에 담이 있는 것과 신물이 올라오는 것을 낫게 한다[본초].

| **조각자**주염나무가시 |

일명 천정天丁이라고도 한다. 터지지 않은 옹종을 터지게 한다. 이미 터진 때에는 약 기운을 끌고 종처에까지 가므로 모든 악창과 문둥병에

좋은 약이 된다[입문].

귀조협

못가에서 난다. 주염나무와 비슷한데 높이가 1~2자이다. 이것을 달인 물로 목욕하면 풍창風瘡과 옴과 버짐이 낫게 되고 옷의 때도 잘 진다.

가자訶子

성질은 따뜻하며[溫] 맛은 쓰고[苦] 시고 떫다[酸澁]고도 한다 독이 없다. 담을 삭이고 기를 내리며 폐기로 숨이 찬 것과 곽란 · 분돈 · 신기를 낫게 한다. 설사와 이질, 장풍으로 피를 쏟는 것, 붕루, 대하를 멎게 하며 기가 몰린 것을 풀어주고 명치 밑이 불러오르고 그득한 것을 낫게 한다. 먹은 것을 잘 삭이고 입맛을 돋우며 열격[膈]을 낫게 하고 안태시킨다.

- 열매가 산치자와 비슷한데 껍질과 살이 서로 붙어 있다. 음력 7~8월에 열매가 익을 때 딴다. 6모가 나고 빛이 검으며 살이 두터운 것이 좋다. 일명 가리륵訶梨勒이라고도 한다.
- 열매가 익지 않았는데 바람에 날려서 떨어진 것은 수풍자隨風子라 하는데 햇볕에 말려서 보관한다. 저쪽 사람들은 이것을 더 귀하게 여긴다. 작을수록 좋다고 한다[본초].
- 이 약은 대 · 소장을 수렴하면서도 기를 내보낸다. 그것은 그 맛이 쓰고[苦] 떫기[澁] 때문이다[탕액].
- 가자를 물에 적셔 밀가루떡에 싸서 잿불에 묻어 익히거나 또는 술에 담갔다가 쪄서 씨를 버리고 살만 발라 약한 불기운에 말려 쓴다[입문].

버드나무

| **유화**柳花, 버들개지 |

성질은 차며[寒] 맛은 쓰고[苦] 독이 없다. 풍수종 · 황달 · 얼굴이 뜨거

운 증상과 검은 딱지가 앉는 증상, 악창을 낫게 하며 쇠붙이에 다쳐서 출혈을 멈추며 습비濕痺를 낫게 한다.

● 버들개지는 처음 필 때의 누런 꽃술黃蘂이다. 그 꽃이 말라야 솜 같은 것이 나오는데 이것을 버들솜柳絮이라고 한다. 이것을 모아 뜸자리와 헌 데에도 바르고 포단도 만든다. 이것은 날아다니는 솜인데 그 속에 잘고 검은 씨가 달려 있다. 바람에 날아다닌다. 그 씨는 아주 잔데 못에 떨어지면 개구리밥浮萍이 된다[본초].

● 백양나무와 버드나무는 다르다. 백양나무는 잎이 둥글고 넓으며 붉고 가지가 짧고 단단하다. 버드나무는 잎이 좁고 길며 연한 풀빛이고 가지가 길며 부드럽다[본초].

| **유지**柳枝, 버드나무가지 |

치통과 풍열로 붓고 가려운 때에 씻음 약[浴湯] 또는 고약膏藥을 만들어 쓴다. 이빨병[牙齒病]에 매우 요긴한 약이다[본초].

| **목중충설**木中蟲屑, 버드나무 속의 좀똥 |

풍증과 가려운 것, 두드러기를 낫게 한다[본초].

| **유엽**柳葉, 버들잎 |

정창과 끓는 물 또는 불에 데어 독이 속에 들어가서 열이 나고 답답해하는 것을 낫게 한다. 전시傳尸, 골증로骨蒸勞를 낫게 하며 부종을 내리게 한다.

● 고약을 만들어 쓰면 힘줄과 뼈를 이어지게 하며 새 살을 잘 돋아나게 하고 치통을 멎게 한다[본초].

| **적정**赤檉, 붉은개버들 |

일명 우사雨師라고도 하는데 강가에서 자라는 작은 버들이다. 줄기가

벌겋고 잎이 가늘다. 즉 벌건 버들이다. 옴과 버짐 모든 악창을 낫게 한다[본초].

연근楝根, 고련근

성질은 약간 차며[微寒] 맛은 쓰고[苦] 조금 독이 있다. 모든 충을 죽이고 대장을 잘 통하게 한다.

- 수컷, 암컷이 있는데 수컷은 뿌리가 벌겋고 씨가 없으며 독이 많다. 그래서 먹으면 구토가 멎지 않는다. 암컷은 뿌리가 희고 열매가 열리며 약간 독이 있다. 약으로는 암컷을 써야 한다[본초].
- 껍질 40g에 찹쌀 50알을 넣고 삶아서 독을 빼야 한다[입문].
- 우리나라에는 제주도에만 있고 다른 곳에는 없다[속방].

탕액편

저근백피樗根白皮, 가죽나무뿌리껍질

성질은 서늘하며 맛은 쓰고[苦] 조금 독이 있다. 오래된 적리, 백리와 설사 · 치질 · 장풍으로 피를 계속 쏟는 것을 낫게 한다. 입과 코의 감충 · 옴 · 익창의 벌레를 죽이며 귀주 · 전시 · 고독으로 하혈하는 것을 멎게 한다. 그리고 오줌 횟수를 줄인다.

- 가죽나무는 춘나무椿와 거의 같다. 그러나 가죽나무는 냄새가 나면서 성글고 춘나무는 속이 실하면서 잎이 향기롭다. 모두 아무 때나 뿌리를 캔다.
- 또 춘나무와 가죽나무는 모두 냄새가 나는데 다만 하나는 꽃이 피고 열매가 열리고 다른 하나는 꽃이 피지 않으며 열매도 열리지 않는다고 한다. 세상 사람들은 꽃이 없고 열매가 열리지 않으며 나무줄기가 굵고 곧게 자라는 것을 춘 나무로 본다. 춘나무는 뿌리와 잎을 쓴다. 꽃이 피고 꼬투리가 열리며 나무가 작고 줄기가 구불구불한 것을 가죽나무로 본다. 가죽나무는 뿌리 · 잎 · 꼬투리를 쓴다.

- 가죽나무는 일명 호목수虎目樹라고도 하는데 그것은 잎이 떨어진 자리에 눈알 같은 흔적이 남는 데서 온 이름이다[본초].
- 성질은 서늘하고 조燥하다. 반드시 덖어 쓰거나 꿀을 발라 구워 써야 한다[단심].
- 약을 먹을 때는 기름, 기름진 것, 뜨거운 국수나 독이 있는 것을 먹지 말아야 한다[본초].

이스라치

| 욱리인郁李仁, 이스라치씨 |

성질은 평平하며 맛은 쓰고[苦] 매우며[辛] 독이 없다. 온몸의 부종을 가라앉히며 오줌을 잘 배설하게 한다. 장 안에 뭉쳐 있는 기와 관격關格으로 소통하지 못하는 기를 잘 소통하게 한다. 또한 방광의 기를 잘 소통하게 하고 5장이 켕기고 아픈 것을 낫게 한다. 허리와 다리의 찬 고름을 빠지게 하고 오랜 체기를 삭이며 기를 내리게 한다.

- 곳곳에서 난다. 가지 · 줄기 · 꽃잎이 모두 추리와 비슷한데 다만 열매가 잘다. 앵두만하고 빛이 벌거며 맛이 달고[甘] 시며 약간 떫다. 씨는 열매와 같이 익는다. 음력 6월에 열매를 따고 뿌리를 캐어 쓴다. 일명 차하리車下李라고도 한다[본초].
- 껍질을 버리고 더운물에 담갔다가 꺼풀과 끝을 두 알들이를 버리고 꿀물에 하룻밤 담갔다가 갈아서 쓴다[입문].
- 일명 천금등千金藤이라고도 하는데 어혈을 풀어주고 마른 것을 축여 준다[정전].

| 욱리근郁李根, 이스라치뿌리 |

치통과 잇몸이 붓는 것, 이 삭기를 낫게 하며 이빨을 든든하게 한다. 촌백충도 죽인다. 달인 물로 양치질한다[본초].

몰식자沒食子

성질은 따뜻하며[溫] 평(平)하다고도 한다 맛은 쓰고[苦] 독이 없다. 적백·이질·설사·음창과 음낭에 땀이 나는 것, 어린이의 감리를 낫게 하며 수염과 머리털을 검게 한다.

- 일명 무식자無食子라고도 하는데 탄알같이 둥글고 빛이 약간 검다. 껍질에 구멍이 없는 것을 약으로 쓴다[본초].
- 구리나 쇠에 대지 말고 덖어서 보드랍게 갈아 쓴다[입문].

뇌환雷丸

성질은 차며[寒] 맛은 쓰고[苦] 짜며 조금 독이 있다. 3가지 충과 촌백충을 죽이고 고독을 없앤다. 참대뿌리에 생긴 혹이다.

- 흰 것이 좋은데 식초에 담갔다가 싸서 구워 검은 껍질을 버리고 약한 불기운에 말려 쓴다[입문].

상실橡實, 도토리

성질은 따뜻하고[溫] 맛은 쓰며[苦] 떫고[澁] 독이 없다. 설사와 이질을 낫게 하고 장위를 든든하게 하며 몸에 살을 오르게 하고 든든하게 한다. 장을 수렴하여[澁] 설사를 멈춘다. 배불리기 위해 흉년에 먹는다.

- 도토리는 참나무의 열매이다. 곳곳에서 난다. 그 열매에는 누두 같은 꼭지가 달려 있다. 조리참나무와 떡갈나무열매에도 모두 꼭지가 있다. 상수리가 좋다. 아무 때나 껍질과 열매를 함께 채취하여 약으로 쓰는데 어느 것이나 다 덖어서 쓴다.
- 가락나무, 떡갈나무 등이다. 상수리나무, 떡갈나무 두루 부르는 이름이다[본초].

탕액편

| **상각**橡殼, 도토리껍질 |

즉 꼭지이다. 장풍 · 붕루 · 대하를 낫게 하고 냉과 열로 나는 설사와 이질을 멎게 한다. 천에 검은 물을 들일 수 있으며 수염과 머리털을 검게 물들인다[본초].

낙수피떡갈나무껍질

성질은 평平하며 맛은 쓰고[苦] 독이 없다. 물 같은 설사를 멎게 하고 나 력을 삭이며 악창과 헌 데가 바람이나 이슬을 맞은 후 부어 오르며 아픈 것을 낫게 한다.

곡약조리 참나무 잎

성질은 평平하며 맛은 달고[甘] 쓰며[苦] 독이 없다. 혈리 · 치질 · 갈증을 낫게 한다. 잎을 따서 구워 쓴다.

- 조리참나무 껍질은 맛이 쓰고[苦] 떫다[澁]. 고독, 누창 및 악창을 낫게 한다. 떡갈나무와 비슷하다. 또한 꼭지가 달려 있는데 작아서 쓸모가 없다. 아무 때나 딴다[본초].

백양수피白楊樹皮, 백양나무껍질

성질은 서늘하며 맛은 쓰고[苦] 시다[酸]고도 한다 독이 없다. 독풍毒風과 각기로 부은 것과 풍비를 낫게 하며 다쳐서 어혈이 지고 아픈 것, 부러져서 피가 뚝뚝 떨어지면서 아픈 것을 낫게 한다. 달여서 고약을 만들어 쓰면 힘줄이나 뼈가 끊어진 것을 잇는다.

- 곳곳에서 난다. 나무가 약간 희기 때문에 백양이라 한다. 잎의 앞쪽은 푸르고 뒤쪽은 희면서 둥글다. 잎자루가 연약하여 약한 바람에도 몹시 흔들린다. 옛사람들은 많은 경우 집 주변과 무덤 가까이에 심었다[본초].

오동나무

| 동엽桐葉, 오동나무잎 **|**

성질은 차며[寒] 맛은 쓰고[苦] 독이 없다. 음식창을 낫게 한다.

- 오동나무에는 4가지가 있다. 청동靑桐은 씨가 없다. 오동나무껍질梧桐皮은 희며 잎이 푸르고 씨가 있다. 백동白桐은 꽃과 씨가 모두 있으며 악기를 만드는 데 쓸 수 있다. 강동崗桐은 백동과 비슷한데 다만 씨가 없다. 약에 쓰는 것은 백동이다[본초].
- 백동은 음력 2월에 담홍색의 꽃이 피고 열매가 열리는데 기름을 짤 수 있다[입문].
- 벽오동씨桐子는 순비기열매만형자와 비슷한데 약간 크고 청록색이다[속방].

| 동피桐皮, 오동나무껍질 **|**

5가지 치질을 낫게 하고 3가지 충을 죽인다. 5림을 치료하는 데 달인 물로 머리를 감으면 풍증을 없애고 머리털을 나게 한다[본초].

| 동유桐油, 오동나무기름 **|**

성질은 서늘하며 약간 독이 있다. 악창과 옴, 쥐에게 물린 헌 데를 낫게 한다. 오동나무의 씨를 따서 기름을 짠다[본초].

호초胡椒, 후추

성질은 몹시 따뜻하며[大溫] 맛은 맵고[辛] 독이 없다. 기를 내리고 속을 따뜻하게 하며 담을 삭이고 장부의 풍과 냉을 없애며 곽란과 명치 밑에 냉이 있어 아픈 것, 냉리를 낫게 한다. 또한 모든 생선, 고기 및 버섯 독을 풀어준다.

- 남방에서 난다. 생김새는 우엉씨대력자와 비슷하다. 양념으로 쓴다. 양지 쪽으로 향하여 자란 것이 후추이고 음지 쪽으로 향하여 자라는 것이 필징가인

데 가루내어 약으로 쓴다. 일명 부초浮椒라고도 한 다[본초

익지자益智子, 익지 인

성질은 따뜻하며[溫] 맛은 맵고[辛] 독이 없다. 유정遺精을 낫게 하고 오줌 횟수를 줄인다. 침을 흘리지 않게 하며 기운을 돕고 정신을 안정시키며 모든 기를 고르게 한다.

- 생김새가 대추만큼 크고 껍질이 희며 속알맹이가 검고 씨가 잔 것이 좋다[본초].
- 오랫동안 먹으면 머리가 좋아지기 때문에 익지라 한 것이다. 군화君火와 상화相火로 병이 생긴 것을 낫게 하고 수족태음경과 족소음경에 들어가는데 본래 비경脾經의 약이다. 비위에 한사가 들어 있는 것을 낫게 한다. 소금을 넣고 달여 먹으면 위胃를 덥게 하고 정精을 굳건히 간직하게 한다[입문].

서리자

| 우이자牛李子 |

성질은 약간 차며[微寒] 맛은 쓰고[苦] 조금 독이 있다. 추웠다 열이 나는 나력을 낫게 하며 어혈을 풀리게 하고 산가와 냉기를 없애며 수종, 창만을 내리게 한다.

- 일명 서리자鼠李子라고도 한다. 들판과 길가에 나는데 나무의 높이가 70~80자나 된다. 가지와 잎이 추리나무와 비슷한데 윤택하지 않다. 가을에 열매가 익는데 오미자 비슷하다. 가지 위에 사방으로 열린다. 생것은 푸르고 익으면 검붉은 색이 되는데 이삭으로 되어 있다. 가을에 잎이 떨어져도 열매는 가지에 달려 있다. 열매가 익을 때 따서 햇볕에 말려 쓴다. 술에 축여 쪄서 쓴다[본초].
- 어린이의 마마와 홍역에 쓰면 아주 잘 돋게 한다[전씨].

| 우이근즙牛李根汁, 서리자뿌리즙 |

빈속에 먹으면 척골감脊骨疳을 낫게 한다. 입에 머금고 있으면 치닉齒이 낫는다[본초].

| 우이수피牛李樹皮, 서리자나무뿌리껍질 **|**

모든 헌 데와 피부 열독을 낫게 한다[본초].

정공등丁公藤

성질은 따뜻하며[溫] 맛은 맵고[辛] 독이 없다. 풍증과 어혈을 낫게 하고 늙은이와 쇠약한 것을 보하고 성기능을 높이며 허리힘, 다리맥을 세게 하고 비증[痺]을 낫게 한다. 흰 머리를 검게도 하고 풍사를 물리치기도 한다.

- 일명 남등南藤이라고도 한다. 줄기는 마편초 같은데 마디가 있고 자갈색이다. 잎은 살구나무잎과 비슷한데 뾰족하다. 아무 때나 베어서 술에 담가 우러난 것을 먹는다[본초].
- 해숙겸解叔謙의 어머니가 병들어 귀신에게 빌었더니 이인異人이 나타나 약을 주기에 먹고 나았는데 그 약이 이것이다[남사].

피

| 화목피樺木皮 **|**

성질은 평平하며 맛은 쓰고[苦] 독이 없다. 황달 · 유옹 · 폐풍창肺風瘡과 어린이 마마 · 홍역을 낫게 한다.

- 지금 활을 장식하는 봇나무껍질樺皮이다. 나무는 산복숭아山桃와 비슷하고 껍질에는 꽃무늬가 있다. 북쪽 지방에서 온 것이 좋다[본초

| 종려피棕櫚皮 **|**

성질은 평平하며 독이 없다. 코피가 마구 쏟아지는 것과 피를 토하는 것을 멎게 하며 장풍 · 적백이질 · 부인의 붕루, 대하를 낫게 한다.

- 나무의 껍질인데 생김새는 말의 갈기와 비슷하고 빛은 검은 자줏빛이다. 약성이 남게 태워서 쓴다[본초].

탕액편

무궁화

| 목근木槿, 무궁화 |

성질은 평平하며 독이 없다. 장풍으로 피를 쏟는 것과 이질 앓은 뒤에 갈증이 있는 것을 멈춘다.

- 곳곳에 있으며 달여 먹으면 잠을 자게 한다. 아무 때나 껍질을 벗긴다[본초].

| 목근화木槿花, 무궁화꽃 |

성질은 서늘하며 독이 없다. 적백이질과 장풍으로 피를 쏟는 것을 낫게 하는 데 덖어서 쓰는 것이 좋다.

- 달여서 차 대신 마시면 풍증을 낫게 한다.

원화

성질은 따뜻하며[溫] 맛은 맵고[辛] 쓰며[苦] 독이 있다독이 많다고도 한다. 배가 창만한 것, 수종, 한담寒痰으로 침 뱉기를 좋아하는 것, 기침 · 장학 · 고독 · 옹종 · 악창 · 풍습증을 낫게 하며 벌레나 생선 물고기의 독을 푼다.

- 음력 1~2월에 꽃이 피는데 붉고 푸른색이다. 잎이 돋기 전에 꽃을 따서 햇볕에 말린다.
- 쓸 때는 식초에 축여 덖어서 쓰는데 눈에 가까이 하지 말아야 한다[본초].

14 옥부玉部 _ 옥

옥설玉屑

맛은 달고[甘] 성질은 평平하며 독이 없다. 위胃 속의 열을 없애고 천식과 속이 답답하고 그득한 것을 낫게 하며 갈증을 멈춘다. 삼씨만하게 만들어 먹는다.

- 구슬을 깨뜨려 오미술烏米酒이나 오이풀술地楡酒에 넣으면 물이 된다. 또한 파의 즙으로 녹여서 먹을 수도 있다. 삼씨만하게 깨뜨려 먹으면 속에 있는 더러운 찌꺼기가 다 나온다.
- 옥설 1되, 오이풀 1되, 멥쌀 1되, 흰 이슬白露 3되를 구리그릇에 넣고 쌀이 익을 때까지 삶아 물을 짜면 옥설이 녹아 물이 된다. 이것이 옥액玉液이며 또한 신선옥장神仙玉漿이라고도 한다[본초].

파려

성질은 차며[寒] 서늘하다고도 한다 맛은 맵고[辛] 독이 없다. 마음을 안정시키며 경계증을 낫게 한다. 눈을 밝게 하고 예장을 없앤다.

- 이것은 서쪽 나라의 보배이다. 불경에서 7보라 한 것은 금 · 은 · 유리 · 차거車渠 · 마뇌馬腦 · 파려 · 진주가 바로 이것이다[본초].
- 약으로 쓸 때에는 보드랍게 가루내어 수비하여 쓴다[입문].

탕액편

산호珊瑚

성질은 평平하며 맛은 달고[甘] 독이 없다. 마음을 진정시키고 놀라는 증을 멈추며 눈을 밝게 하고 예장을 없애며 코피를 멎게 한다. 법제는 파려와 같다.

- 바다 밑에서 나며 모양은 가지와 줄기가 있어 나무 모양이고 빛은 붉고 윤택하다. 어부가 그물로 건진다[본초].

진주眞珠

성질은 차며[寒] 독이 없다. 마음과 정신을 진정시키고 눈을 밝게 하며 얼굴을 젊어지게 하고 귀머거리를 낫게 한다. 또한 손발의 피부가 붓는 것을 낫게 한다.

- 바다진주조개나 전복 속에도 있다. 약으로 쓸 때에는 온전하고 새것으로 쓰며 뚫거나 붙이지 않은 것이 좋다.
- 약에는 오래 갈아 분가루처럼 해서 먹는다[본초].

15 석부石部 _ 돌

주사朱砂

성질은 약간 차고[微寒] 서늘하다고도 한다 맛은 달고[甘] 독이 없다약간 독이 있다고도 한다. 모든 병을 낫게 하며 정신을 좋게 하고 안정시키며 눈을 밝게 하고 얼굴에 윤기가 돌게 한다. 또한 혈맥을 잘 순환하게 하며 마음을 진정시키고 정신을 흐리게 하는 사기와 가위눌리는 것, 악귀를 몰아낸다. 중악, 명치 아래가 아픈 것, 옴, 여러 가지 헌 데를 낫게 하고 군살을 없애며 심과 폐를 눅여 준다. 오래 먹으면 정신을 좋게 하며 늙지 않게 하고 몸이 가벼워진다.

- 일명 단사丹砂라고도 하는데 부릉산符陵山에서 나며 또 진주에서도 나기 때문에 진사辰砂라고도 한다. 아무 때나 캔다. 주사는 광택이 있고 투명하며 깨뜨리면 격지벽처럼 되어 있다. 또한 운모조각 같고 잘 꺾어지는 것이 좋다. 대개 주사 중에서 좋은 것을 광명사光明砂라고 한다.
- 생으로 쓰는 것이 좋으며 다시 구워서 먹을 때는 조금 먹어야 병이 나지 않는다. 옛날에 어떤 사람이 불에 구운 단사를 몇 알 먹고 며칠 밤 심한 열이 나다가 죽었다고 한다. 생주사는 갓난아이에게도 먹일 수 있다. 그러나 불에 의하여 주사의 성질이 변해서 독이 생기면 사람이 죽을 수 있으므로 반드시 주의해야 한다[본초].
- 보드랍게 가루내어 수비한 뒤에 재를 넣은 사발에 두터운 종이를 깔고 그 종이 위에 수비한 주사를 놓아 습기를 빨아낸 다음 말려서 쓴다[입문].

탕액편

- 천지의 기운이 쌓여서 1천 년에 처음 어울린 것이 현수玄水이고 2천 년이 된 것은 현주玄珠이며 3천 년에야 수은水銀이 된다. 수은은 푸른색을 띠었기 때문에 목木에 속하고 4천 년이 되면 주사가 되는데 빛이 붉기 때문에 화火에 속한다. 또 6천 년 내지 7천 년이 되면 덩어리가 된다[오행상류].

석종유石鍾乳

성질은 따뜻하고[溫] 맛은 달며[甘] 독이 없다. 5로 7상을 보하며 5장을 편안하게 하고 9규를 잘 소통하게 하며 허손을 보하고 눈을 밝게 한다. 또 정을 북돋고 성욕을 세게 하며 하초가 손상되어 다리가 약해지고 아프고 시린 데 쓴다.

- 깊은 산 동굴 속에 있으며 그 생김새는 겨울에 처마 끝에 달린 고드름 같고 투명하며 가벼운 것이 거위 깃의 대롱 같으면서 빛이 흰 것이 좋다.
- 보드랍게 가루내어 수비하고 다시 밤낮 3일 동안 갈아서 옷좀 가루와 같이 되어야 약에 쓸 수 있다[본초].
- 돌로 된 약은 차거나 덥거나 모두 독이 있다. 잘 짐작하여 써야 한다. 『내경』에 돌로 된 약은 약 기운이 맹렬하다고 하였으므로 오래 먹어서는 안 된다고 하였다.
- 보통 돌로 된 약이라고 말하는 것은 즉 석종유이며 옛 사람들이 많이 먹었다[입문].

운모雲母, 돌비늘

성질은 평平하고 맛은 달며[甘] 독이 없다. 5로 7상, 허손으로 숨결이 약하고 기운이 없는 것을 낫게 한다. 5장을 편안하게 하고 정액을 보충하고 눈을 밝게 하며 중초를 보하고 이질을 멎게 한다.

- 곳곳에 있으며 빛이 희고 투명하며 엷고 가벼워 매미날개蟬翼와 같은 것이 좋다[본초].

- 불에 빨갛게 달구어 식초에 담그기를 일곱 번 반복하여 수비해서 햇볕에 말린 다음 다시 분같이 갈아 약에 쓴다[입문].

반석礬石, 백반

성질은 차며[寒] 서늘하다 고도 한다 맛은 시고[酸] 떫으며[澁] 독이 없다. 담을 삭이고 이질을 멎게 하며 음식창과 악창을 낫게 하고 코의 군살을 없애고 갑자기 목구멍이 막힌 것을 낫게 한다. 뼈와 이빨을 튼튼하게 하며 나력 · 서루鼠瘻 · 옴 등을 낫게 한다.

- 즉 지금의 백반白礬이다. 빛이 희고 광택이 있고 말간 것이 좋다. 보드랍게 갈아서 질그릇에 넣고 한나절 동안 불에 달구어 빛이 분같이 희게 된 것을 고백반[枯礬]이라고 한다. 여러 가지 헌 데를 낫게 하는데 궂은 것은 없애고 새 살이 돋아나게 하는 좋은 약이다. 다만 가래를 삭이는 데는 생것을 쓴다. 또한 녹반綠礬, 흑반黑礬, 홍반紅礬 등이 있다.
- 백반을 물에 풀어 종이에 글을 쓰면 그 물기가 마를 때부터 거기에 물이 묻지 않는다. 이것으로 백반의 성질이 습한 것을 없앤다는 것을 알 수 있다. 그러므로 담연을 치료하는 데 쓴다[본초].

공청空青

성질은 차며[寒] 맛은 달고[甘] 시며[酸] 독이 없다. 청맹과 귀머거리를 낫게 하며 간기를 보하고 눈에 열기로 핏발이 서고 아픈 것을 낫게 하며 부예를 없애며 눈물이 나는 것을 멈춘다. 내장과 예장을 치료하는 데 매우 중요한 약이다. 눈동자가 상한 것도 다시 볼 수 있게 한다.

- 공청은 빛이 푸르며 큰 것은 달걀만하거나 양매楊梅만하다. 그 때문에 별명을 양매청楊梅青이라고 하였다. 그 껍데기는 두텁기가 여지껍질 같고 속에는 물이 있는데 맛이 시고[酸] 달다[甛]. 오래된 청맹과 내장일 때에 눈에 넣어 낫게 한다. 그 껍데기는 또한 예를 갈아서 없앨 수 있다.

탕액편

- 그 속은 비었는데 깨뜨려 보아 속에 물이 들어 있는 것은 매우 얻기 어렵다[본초].

웅황雄黃, 석웅황

성질은 평平하고 차며[寒] 맛은 달고[甘] 쓰며[苦] 독이 있다. 중악 · 복통 · 귀주를 낫게 하며 헛것에 들린 것, 나쁜 사기를 없앤다. 또 서루, 악창 · 옹저 · 치질 · 궂은살 · 옴과 버짐 · 익창을 낫게 하고 콧속의 군살, 힘줄이 끊어졌거나 뼈가 부서진 것을 낫게 하고 온갖 벌레의 독을 없애며 5가지 병기의 독과 박새뿌리독[藜蘆毒]을 풀 뿐 아니라 독사의 독을 잘 풀어준다.

- 석웅황을 차고 다니면 헛것이 가까이 오지 못하며 산 속으로 들어가면 호랑이도 숨어 버리며 큰물이나 독한 물건에도 상하지 않는다고 했다.
- 순순하여[純] 잡질[雜]이 섞이지 않고 닭의 볏같이 붉으면서 번쩍번쩍한 것이라야 쓸 수 있다. 또한 불에 태우면 근처의 벌레가 죽는 것이 진짜이다.
- 깨끗하고 투명한 것은 석웅황이고 겉이 검은 것은 훈황熏黃이라 하는데 헌 데와 옴에 쓴다[본초].
- 산의 양지 쪽에서 캔 것은 석웅황이고 음지 쪽에서 캔 것은 자황雌黃이다. 그 빛이 닭의 볏처럼 붉고 투명한 것이 좋은 것이다. 보드랍게 가루내어 수비하여 약에 넣어 쓴다[입문].

자황紫黃

악창 · 옴 · 문둥병을 낫게 한다. 불에 달구어 식힌 다음 보드랍게 가루내어 쓴다[입문].

활석滑石, 곱돌

성질은 차며[寒] 맛은 달고[甘] 독이 없다. 설사와 이질, 젖이 잘 나오지 않는 데, 오줌이 막힌 증상을 낫게 한다. 오줌을 잘 배설하게 하고 위胃 속의 적취를 확 씻어 내며 또한 9규와 6부의 진액을 잘 소통하게 하여 몰리지 않게 하며 갈증을 멈추고 번열이 나고 속이 마르는 감을 낫게 한다. 5림과 난산, 유옹을 낫게 하며 진액을 잘 순환하게 한다.

- 대개 곱돌은 얼음 같고 희고 푸른색이며 돌에다 그으면 희고 번지르르한 금이 그어지는 것이 진짜이다[본초].
- 족태양경에 들어가며 오줌이 잘 배설되지 않는 것을 낫게 하며 미끄러워서 구멍을 잘 소통하게 한다[탕액].
- 족양명경에 들어간다. 빛이 흰 것이 좋으며 보드랍게 갈아 수비하여 쓴다. 대개 쓸 때는 반드시 감초와 함께 쓴다[입문].
- 우리나라에는 충주에서 나는 것이 쓸 만하다[속방].

우여량禹餘粮

성질은 차고[寒] 평平하며 맛은 달고[甘] 독이 없다. 적백이질, 월경이 중단된 것, 징가, 아랫배가 아픈 증상, 붕루와 치루 등 증을 낫게 한다.

- 일명 태일여량太一餘粮이라고도 하는데 생김새는 게사니[鵝]나 오리의 알과 비슷하면서 겉에는 껍질이 겹겹이 싸여 있고 속에는 부들꽃같이 누렇고 보드라운 가루가 있는데 약간 다쳐도 곧 부서진다. 그리고 겹겹이 쌓인 것은 마치 엽자자황葉子雌黃과 같다. 불에 달구었다가 식초에 담그기를 일곱번 반복하여 보드랍게 가루내서 수비하여 쓴다[본초].

자석영紫石英

성질은 따뜻하며[溫] 맛은 달고[甘] 매우며[辛] 독이 없다. 심기心氣가 부족한 것을 보하고 경계증을 멎게 하며 정신을 안정하게 하고 폐기肺氣를 좋게 하며 하초를 안정시키며 소갈을 멎게 한다. 또 임신 못 하던 것을 하게 하며 옹종을 삭이고 얼굴에 윤기가 나게 한다.

- 그 빛은 연한 자줏빛이며 투명하고 작으나 크나 모두 모가 5개 났으며 두 끝이 살촉 같다. 곳곳에 있다. 끓여서 물을 마시면 더우면서도 독이 없다. 백석영白石英에 비하여 약의 힘이 곱이나 세다[본초].
- 수소음경, 족궐음경에 들어간다. 불에 달구어 식초에 담그기를 일곱 번 반복한 다음 보드랍게 가루내서 수비하여 쓴다. 석영에는 5가지 색깔이 있는데 오직 흰 빛과 자줏빛이 나는 2가지만을 약으로 쓴다[입문].

적석지赤石脂

성질은 몹시 따뜻하며[大溫] 맛은 달고[甘] 시고[酸] 매우며[辛] 독이 없다. 복통과 적백이질을 낫게 하며 오줌이 많이 나오는 것을 멈춘다. 또 5장이 허약한 것을 보하고 심기를 도우며[養] 눈을 밝게 한다. 정을 돕고 옹저 · 치질 · 붕루를 낫게 하고 난산과 태반이 나오지 않는 것을 나오게 한다.

- 빛깔과 결이 곱고 풀기가 있어서 혀를 대면 붙는 것이 좋다[본초].
- 붉은 것과 흰 것 2가지가 있는데 붉은 것은 소장에 들어가고 흰 것은 대장에 들어간다. 『경經』에 "삽제[澁]는 빠져 나가는 것을 멎게 한다"고 하였는데 적석지는 수렴하는 약이다[단심].
- 불에 빨갛게 달구었다가 식혀서 보드랍게 가루내서 세 번 수비하여 햇볕에 말려 쓴다[입문].

석류황石硫黃, 유황

성질은 몹시 열하며[大熱] 맛은 시고[酸] 독이 있다. 명치 밑에 있는 적취 · 사기 · 냉벽冷癖과 허리와 신의 오랜 냉증[腰腎久冷], 냉풍으로 전혀 감각이 없는 것, 다리가 냉으로 아프고 약하며 힘이 없는 것을 낫게 한다. 또한 힘줄과 뼈를 든든하게 하며 성 기능을 세게 하고 머리털이 빠지는 것, 악창, 음부에 생긴 익창 등을 낫게 하고 옴과 버짐이 생기게 하는 충을 죽인다.

- 색은 게사니새끼가 알 속에서 처음 나온 것 같은 것이 진짜이다. 이런 것을 곤륜황崑崙黃이라 하며 붉은 것은 석정지石亭脂라고 한다[본초].
- 빛이 누렇고 광택이 있으며 맑은 것이 좋다. 대체로 녹여서 참기름 속에 넣어 두든가 혹은 동변에 담가 7일 동안 두었다가 보드랍게 가루내서 수비하여 쓴다. 참새의 골과 같이 개면[拌] 냄새가 나지 않는다[입문].

석고石膏

성질은 차며[寒] 맛은 맵고[辛] 독이 없다. 유행병으로 머리가 아프고 몸에 열이 나는 것과 3초로 열이 몹시 나는 것, 피부의 열, 입이 마르고 혀가 타며 목구멍이 다는 증을 낫게 한다. 또 소갈증을 낫게 하고 해기解肌해서 땀을 내게 하고 위의 화[胃火]를 사한다.

- 석고는 바위 곁에서 나며 바둑알과 같고 안팎이 온통 흰 것이 가장 좋다. 본래 옥같이 말갛고 결이 가늘며 희고 윤택한 것이 좋다. 누런 것은 임병을 생기게 한다[본초].
- 수태음경과 수소양경, 족양명경에 들어간다. 위 속에 열이 있는 것, 열이 나는 것, 열을 싫어하는 것, 조열燥熱, 오후마다 나는 조열, 저절로 땀이 나는 증상 등을 낫게 한다[탕액].
- 부스러뜨리고 갈아서 가루내어 생감초 달인 물에 수비하며 햇볕에 말리어 쓰거나 불에 달구어 갈아서 수비하여 쓴다[입문].

방해석方解石, 차돌

성질은 몹시 차며[大寒] 맛은 쓰고[苦] 매우며[辛] 독이 없다. 위 속에 머물러 있는 열과 황달을 치료한다. 이 돌은 성질이 차므로 열을 없애는 데는 석고 못지않다.

- 석고와 대체로 비슷하나 차돌은 바위 결에 있지 않고 홀로 있는데 큰 것은 됫박만하고 작은 것은 주먹 같으며 깨뜨리면 모두 모가 진다. 풍증을 낫게 하고 열을 내리는 데는 석고와 비슷하나 해기하여 땀을 내는 데는 석고만 못 하다.
- 보드랍게 갈아서 수비하여 쓰거나 불에 달구어 갈아 쓴다[본초].

양기석陽起石

성질은 따뜻하고[溫] 맛은 짜며 독이 없다. 자궁 속의 어혈 · 징가 · 결괴結塊로 배가 아프고 임신 못하는 것, 음위증으로 일어서지 않는 것을 낫게 하며 남자의 음경 끝이 차고 음낭 밑이 축축하고 가려운 것을 낫게 한다. 또한 냄새나는 땀을 거두며 부종을 내리고 임신을 하게 한다[본초].

- 양기를 도와준다. 그 생김새가 짚신나물낭아 비슷하고 빛이 희며 말건 것이 좋다. 불에 달궈 식초에 담그기를 일곱 번 반복하여 가루낸 다음 수비하여 쓴다. 이는 운모의 밑동이다[입문].

박초朴硝

성질은 몹시 차고[大寒] 맛은 쓰며[苦] 조금 독이 잇다. 배가 팽팽하게 불러오른 것, 대소변이 나오지 않는 것, 월경이 중단된 것을 낫게 한다. 5장의 온갖 병과 6부의 적취를 치료할 때 설사시킨다.

- 일명 초석박硝石朴이라고도 한다. 지상地霜, 초석을 쓸어 모아 한 번 달여 내었을 뿐 다시 제련하지 않았기 때문에 박초라고 한다. 그 맛이 몹시 떫어서 소나 말가죽을 이기는 데 쓴다. 그렇기 때문에 피초皮硝라고도 한다.
- 72가지 돌을 녹여 물이 되게 하기 때문에 초석이라고 한다[본초].
- 초석이라 하는 것은 초의 총칭이다. 불에 법제하지 않은 것을 생초生硝, 박초라고 하고 불에 법제한 것을 분초盆硝, 망초芒硝라고 한다. 옛 사람들은 매운 것을 알고 썼고 지금 사람들은 짠 것으로 알고 쓴다[탕액].

망초芒硝

성질은 몹시 차며[大寒] 맛은 짜고 조금 독이 있다. 5장의 적취와 징가를 풀어주며 5림을 낫게 하고 대소변을 잘 나가게 하며 뱃속에 담이 찬 것, 상한에서 속에 열이 있는 것, 위가 막힌 증과 황달을 낫게 한다. 또한 나 력, 옻이 오른 것을 낫게 하고 어혈을 풀어주며 유산시키고 월경이 중단된 것을 하게 한다.

- 박초를 더운물로 녹여 걸러서 그 물을 절반쯤 졸여 그릇에 담아 하룻밤 두면 가는 결정체로 된다. 이것이 즉 망초이다. 또한 분초盆硝라고도 한다[본초].

마아초馬牙硝

성질은 몹시 차며[大寒] 맛은 달고[甘] 독이 없다. 5장에 쌓인 열, 잠복된 기를 없애며 눈에 핏발이 서면서 부은 것과 예장이 생겨서 깔깔하고 아픈 것을 낫게 한다.

- 역시 박초를 달여 법제한 것이며 깨뜨리면 4~5개의 모가 나고 빛은 희고 투명하며 그 생김새가 말의 이빨과 비슷하다고 하여 마아초라고 하고 또 영초英硝라고도 한다[본초].

현명분玄明粉

성질은 서늘하며 맛은 맵고[辛] 달며[甘] 독이 없다. 심열로 번조한 것과 가슴에 허열이 있는 것을 낫게 하며 5장의 오랜 체기나 징결을 풀어준다[본초].

- 법제하는 법은 겨울에 박초와 무 각각 600g을 같이 무가 익을 때까지 삶는다. 이것을 꺼내어 종이에 밭아서 하룻밤 밖에 놓아 두면 푸르고 흰 빛의 덩어리가 된다. 이것을 매 600g에 감초 생것, 익은 것을 합하여 80g 을 가루내서 넣고 저어서 고르게 섞어 쓴다[입문].
- 그 성질이 완화하기 때문에 늙고 약한 사람에게 꼭 박초를 써야 할 사람은 현

탕액편

명분을 대신 쓴다[탕액].

풍화초風化硝

담화로 생긴 여러 가지 병을 낫게 한다. 박초를 끓는 물에 담가 녹여서 비단천으로 밭아 사기그릇에 넣어 우물 가운데 하룻밤 매달아 두었다가 엉켜서 이빨같이 되고 투명하여 수정같이 희면 쓸 수 있고 그렇지 않으면 다시 녹여 밭아서 투명하고 희게 될 때까지 한다. 또한 박초를 가루내어 대로 만든 키 안에 담고 얇은 비단 천을 덮어 바람이 잘 소통하는 곳에 2달 가량 놓아 두면 풍화된다. 이것을 다시 갈아서 가루내어 약에 넣는다[입문].

염초焰硝

박초를 법제하여 그 정기를 모두 뽑은 뒤에 그 밑에 응결되어 있는 돌 같은 것이다. 즉 정기는 모두 빠지고 남은 찌꺼기이기 때문에 효능이 또한 완만하다. 다만 태우면 연기가 나고 불이 일어난다[본초].

- 태우면 불꽃이 일어나 연기가 나는 불이 붙기 때문에 염초라고 한다. 3가지 초류[硝]가 본래 한 가지 물질이므로 주로 치료하는 것도 서로 같다.
- 초류를 달임 약과 같이 쓸 때는 먼저 약탕관에 약을 넣고 달여서 뜨거울 때에 넣고 저어서 먹는다[입문].

붕사鵬砂

성질은 덥고[煖] 따뜻하고[溫] 평(平)하다고도 한다 맛은 쓰고[苦] 매우며[辛] 독이 없다. 담을 삭이고 기침을 멈추며 징결을 풀어주고 후비증을 낫게 한다.

- 일명 봉사蓬砂라고도 하는데 인후병 치료에 가장 중요한 약이다. 그 생김새가 몹시 광택이 있고 투명하며 또한 큰 덩어리도 있다. 남번南蕃에서 나는 것은

밤색이고 맛은 심심하고[和] 효과가 빠르고 서융西에서 나는 것은 빛이 희고 맛은 탄 냄새가 나고[焦] 효능은 완만하다[본초].

식염食鹽

성질은 따뜻하며[溫] 맛은 짜고 독이 없다. 귀주 · 고독 · 사주 · 독기를 없애며 중악으로 가슴이 아픈 것, 곽란으로 명치 밑이 갑자기 아픈 것, 하부의 익창을 낫게 한다. 또한 가슴 속에 있는 담벽과 음식이 소화되지 않고 위장에 남아 있는 것을 토하게 하며 또 양념의 간을 맞춘다. 많이 먹으면 폐를 상하여 기침이 나게 한다. 소금을 넣고 끓인 물로 모든 헌 데를 씻으면 종 독이 삭아진다.

- 바닷물을 조려서 만든 것으로 눈같이 흰 것이 좋다.
- 서북쪽의 사람들은 적게 먹어서 흔히 오래 살고 병이 적으며 동남쪽의 사람들은 소금 먹기를 좋아하여 오래 살지 못하고 병이 많다. 그러나 물고기와 고기를 절이면 오래 가도 상하지 않으며 베나 비단에 적시면 쉽게 썩고 헤어진다. 그러므로 각기 적당한 것이 따로 있다[본초].
- 양념에 소금이 없어서는 안 된다. 그러나 적게 먹거나 먹지 않는 것이 좋다. 만일 기침이나 부종이 있는 사람은 절대로 먹지 말아야 한다. 소금은 빨갛게 볶거나 혹은 수비하여 쓰는데 너무 많이 써서는 안 된다[입문].

염정鹽精

성질은 차고[寒] 맛은 짜면서 쓰고[苦] 독이 없다. 풍과 냉을 없애고 가루내어 종독에 바르고 끓는 물에 풀어 눈을 씻으면 다 효과가 있다. 소금을 쌓아 놓은 창고 속에 검푸른빛이 생기는데 이것이 염정이다. 일명 이정泥精이라고도 하는데 대개 태음현정석의 종류이다[본초].

탕액편

태음현정석太陰玄精石

성질은 차며[寒] 맛은 짜고 독이 없다. 명치 밑의 모든 병을 낫게 하며 기를 내리고 열을 풀리게[除] 한다.

- 빛은 푸르고 생김새는 거북이의 등 같은 것이 좋다. 보드랍게 가루내어 수비한 다음 햇볕에 말려 쓴다[입문].

청염靑鹽

성질은 차고[寒] 맛은 짜며 독이 없다. 명치 밑이 아픈 것을 낫게 하고 신을 도와주며 정기를 보충하고 여러 가지 혈로 생긴 병을 낫게 한다.

- 빛은 검푸르고 생김새는 덩어리가 지고 모가 났으며 투명한 것이 좋다. 가루내어 수비한 다음 햇볕에 말려 쓴다[입문].

청몽석

식적食積이 없어지지 않고 장부에 머물러 있는 것, 오랜 식체 · 징괴 · 어린이가 식 적으로 여위는 것을 낫게 한다. 이 약에 노사 · 파두 · 대황 · 삼릉을 더 넣어 쓰면 좋다[본초].

- 빛은 푸르고 굳으며 작은 금별 같은 것이 있다. 이는 잘 가라앉는 성질이 있으므로 염초와 같이 쓰면 습열과 담적을 대장으로 잘 몰아낸다. 청몽석과 염초를 각각 같은 양으로 약탕관에 넣고 소금을 두고 이긴 진흙으로 아가리 틈 사이를 잘 봉하고 하루 동안 불에 달구어 꺼내서 분같이 보드랍게 가루를 내어 쓴다[입문].

화예 석花蘂石

쇠붙이에 다친 것을 낫게 하고 출혈을 멈추며 해산한 부인의 혈훈과 어혈을 낫게 한다.

- 일명 화유석花乳石이라고도 하며 생김새는 굳고 무거우며 빛이 유황과 비슷하다. 누런 돌 가운데 연한 흰 점이 있기 때문에 꽃이란 이름을 붙인 것이다. 또 이 약은 피를 물이 되게 한다[본초].
- 쇠붙이에 다친 것을 낫게 하고 어혈을 풀어준다. 유황과 합하여 구워서 먹는다. 혹은 센 불에 달구어 물에 담가 따로 아주 보드랍게 가루내어 쓴다. 만일 급하게 쓰려면 긁어서 가루내어 붙인다[입문].

비상砒霜

성질은 덥고[煖] 맛은 쓰고 시며[苦酸] 독이 있다. 여러 가지 학질과 풍담이 가슴에 있는 것을 낫게 하는 데 토하게 하는 약으로 쓸 수 있다. 또한 후합증을 낫게 하고 담학을 낫게 한다. 그러나 독이 심하므로 경솔히 먹어서는 안 된다.

- 일명 신석信石이라고도 하며 벼룩과 이를 없앤다. 약으로 쓰는 데는 반드시 식초에 끓여 독을 없애야 쓸 수 있다[본초].
- 빛이 노랗고 빨간 빛깔이고 투명하며 젖꼭지같이 뾰족한 것이 좋다. 질그릇 약탕관에 넣고 잘 봉하여 한나절 동안 불에 달군 다음 꺼내어 감초 물에 한나절 담갔다가 물기를 훔치고 말려 갈아 쓴다[입문].

석회石灰

성질은 따뜻하며[溫] 맛은 맵고[辛] 독이 있다. 저창疽瘡・옴・가렴증・악창・문둥병・와창・버짐・백반白瘢・역양풍・흉터・치루・혹・사마귀와 여러 가지 헌데를 낫게 하며 수골저髓骨疽를 낫게 하고 치질을 생기게 하는 충을 죽인다. 또한 검은 사마귀를 없애며 굳은살[惡肉]을 썩히고 분자를 낫게 한다. 또 몸푼 뒤에 음문이 상한 것을 아물게 하고 쇠붙이에 다친 것을 낫게 하며 피를 멎게 하고 새 살을 돋아나게 하며 유산시킨다.

- 일명 악회惡灰라고도 한다. 푸르스름한 빛의 돌을 깨어 석회 굽는 가마에 넣고 구워 물에 끼얹으면 곧 뜨거운 김이 나면서 풀려 가루가 된다[본초].
- 돌을 불에 달궈 회를 만든 것인데 물에 풀리는 것은 약의 효력이 떨어지고 공기 가운데서 저절로 풀린 것은 약의 효력이 세다. 뇌공雷公이 "식초에 담가 하룻밤 지난 뒤에 불에 달궈 비린내와 더러운 냄새를 없애고 약성이 남게 하여 보드랍게 가루낸 다음 쓴다"고 하였다[입문].

석연石燕

성질은 서늘하며 독이 없다. 소 갈과 임 병을 낫게 하며 몸풀기 힘들어할 때 이것을 손에 쥐면 곧 낫는다.

- 생김새는 가막조개와 비슷한데 단단히 엉키어 돌 같다. 불에 달궈 식초에 담가 보드랍게 가루내어 쓴다[본초].

석해石蟹

옹종·칠창漆瘡·청맹·눈의 군살과 예막이 생긴 것을 낫게 한다.

- 바다의 게의 물거품이 여러 해 지나는 동안 서로 엉켜서 돌이 된 것이다. 이것은 바다 조수와 바람 물결에 밀려 나온 것을 주은 것이다. 보드랍게 가루내어 수비하여 쓴다[입문].

노감석爐甘石

눈병을 낫게 하는 데 주약으로 쓰인다.

- 가볍고 희며 양의 골 같은데 돌이 섞이지 않는 것이 좋다. 사기 약탕관에 넣고서 뚜껑을 덮고 숯불에 달구어 빨갛게 된 뒤에 동변에 담그기를 아홉 번 반복한 다음 보드랍게 가루내서 수비하여 쓴다[입문].

아관석鵝管石

주로 폐가 차서 오랫동안 기침하는 것과 담기가 옹체된 것을 낫게 한다.

- 성질은 평平하며 맛은 달고[甘] 독이 없다. 생김새는 거위 깃처럼 속이 비고 빛깔은 희다. 불에 달구어 보드랍게 가루내어 쓴다[입문].

사함석蛇含石

성질은 차며[冷] 맛은 달고[甘] 독이 없다. 가슴앓이 · 시주 · 객오 · 석림 · 난산과 어린이의 경간을 낫게 한다.

- 일명 사황蛇黃이라고도 하는데 뱀이 겨울을 지낼 때에 입에 물고 있던 누런 흙이다. 불에 달구어 식초에 담가 수비하여 쓴다[입문].

백맥반석白麥飯石

결이 거친 누런 돌인데 지금 맷돌 만드는 돌이다. 불에 달구어서 식초에 담그면 부스러기가 식초에 떨어진다. 이것을 갈아서 등창[背癰]에 바르면 잘 낫는다[외과].

- 대개 모난 돌 부스러기가 흔히 옹저를 낫게 한다[본초].

탕액편

16 금부金部 _ 쇠

금설金屑, 금가루

성질은 평平하며차다[寒]고도 한다 맛은 맵고[辛] 독이 있다생것은 독이 있고 법제한 것은 독이 없다. 정신을 진정시키고 혼백을 안정케 하며 마음을 안정하고 5장을 보하며 정을 보태 주고 골수를 보한다. 또 5장의 풍간風癎으로 정신을 잃은 것과 어린이의 놀라는 증상을 낫게 한다.

- 여러 번 법제한 것을 약에 쓸 수 있으며 생것은 독이 있어 사람을 죽인다.
- 의사들이 쓰는 것은 제련한 금박이나 금그릇을 물에 달여 그 물을 쓰므로 독이 없다.
- 『신농본초경』에 "금이라고만 하지 않고 '설屑' 자를 더 붙인 것은 제련한 부스러기로 꺼풀처럼 만들어서야 약에 넣어 쓸 수 있다"고 씌어 있다[본초].
- 세상 만물에 변하여 없어지지 않는 것은 오직 황금 한 가지뿐이다. 금金은 5행의 극이다. 5행이 서로 생하는 것은 금에 이르러 끝난다. 하늘에 첫 번째로 물을 내고 물이 나무를 생기게 하며 나무가 불을 내고 불이 흙을 생기게 하며 흙이 금을 내어 맨 나중에 생겨서 5행의 기운을 조화시키는 기능이 온전해진다. 금이 보배라는 것은 녹이면 물이 되고 치면[擊] 불을 내며 그 부드러운 것은 나무를 본땄고 그 빛은 흙을 본따서 물·불·흙·나무의 4가지를 다 갖추었으므로 만 년을 지나도 썩지 않고 백 번 제련하여도 더욱 굳어지고 세어져서 순전한 양기를 가진 더할 나위 없는 보배이다[정리].
- 금은 수은을 두려워한다. 금은 수은을 만나면 흰 색으로 변하나 불을 가하면

다시 본래의 빛깔로 된다[참동].

은설銀屑, 은가루

성질은 평平하며 맛은 맵고[辛] 독이 있다. 5장을 편안하게 하고 심신을 안정시키며 경계증을 멎게 하고 사기를 없앤다. 또 어린이의 경간 · 전질癲疾 · 미친 병을 낫게 한다.

- 의사들이 은가루를 쓰려면 잘 만들어 놓은 은박을 써야 한다.
- 금과 은가루는 모두 냉을 풀어주고 풍을 없앤다.
- 은은 주석錫을 싫어한다[본초].

수은水銀

성질은 차고[寒] 맛은 매우며[辛] 독이 있다. 마음과 정신을 안정시키고 풍을 없앤다. 또 옴 · 버짐 · 와창 · 누창 · 딱지가 앉는 헌 데, 머리에 털이 빠지는 증상 모든 악창을 낫게 하며 유산시키며 죽은 태아를 나오게 한다.

- 일명 홍汞이라고도 한다. 주사丹砂에서 나오는데 즉 타녀이다. 금 · 은 · 구리 · 주석의 독을 죽인다.
- 수은이 연을 만나면 엉키고 유황을 만나면 뭉치며 대추살과 같이 갈면 풀어지며[散] 시체 속에 넣으면 오래 썩지 않는다. 또 자하거紫河車를 만나면 숨고 금 · 은 · 구리 · 쇠를 그 위에 놓으면 나오고 구리가 수은을 만나면 맑아진다.
- 수은이 귀에 들어가면 뇌로 들어가고 살에 들어가면 온갖 뼈마디가 오그라든다. 이런 환자들을 금으로 만든 물건을 불에 구워 다림질하면 수은이 나와서 금에 붙게 된다. 그것은 금의 빛이 희어지는 것으로 안다.
- 수은을 지나치게 먹으면 위벽증이 생긴다. 수은에 중독이 되면 술을 마시거나 살찐 돼지고기나 무쇠를 담가서 우린 물을 마시면 풀린다[본초].

탕액편

- 생김새는 물과 비슷한데 색깔은 은같이 희다. 주사에서 수은을 뽑는데 그 방법은 화로를 만들어 주사를 넣어서 물그릇 위에 올려놓고 그릇으로 화로 위를 덮은 다음 화로 밖에 불을 놓아 고으면 연기는 날아 위에 붙고 수은은 아래로 흐르는데 그 빛은 약간 붉은색이다[입문].
- 수은을 녹일 때 가마 위에 붙은 재는 홍분汞粉이라 하며 또 민간에서는 수은재水銀灰라 한다[본초].
- 수은은 이蝨를 없애는 데 가장 좋다[속방].

은주

이것은 수은을 승화시켜[升] 만든 것이다. 헌 데벌레瘡蟲를 죽이고 머리에 이를 없애고 문둥병에 태워 연기를 쏘이면 헌데의 궂은물[收水]도 거두고 독을 없앤다. 일명 수화주라고도 한다[입문].

영사靈砂

성질은 따뜻하며[溫] 맛은 달고[甘] 독이 없다. 일체 고랭痼冷, 5장의 온갖 병을 낫게 하며 담연을 삭이고 기력을 더 나게 한다. 또한 혈맥을 잘 통하게 하고 눈을 밝게 하며 답답한 것을 멎게 하고 나쁜 것을 물리친다. 또 심장의 정충증을 안정시킨다. 또 오래 먹으면 정신이 맑아진다.

- 일명 이기사二氣砂라고도 한다. 그 제법은 수은 120g, 유황 40g을 합하여 보드랍게 갈아서 덖어서 청사두靑砂頭를 만들고 냉각 장치를 한 쇠를 녹이는 가마에 넣고 구워 승화시켜 바늘을 묶어 놓은 것처럼 되면 영사가 모두 구워진 것이다[본초].

석주석

성질은 차며[寒] 조금 독이 있다. 영류 · 귀기鬼氣 · 시주 · 객오를 낫게 한다.

- 즉 백랍이다. 줄로 쓸어 가루를 만들어 청목향에 개어서 헌 데가 붓고 독이 성한 데에 붙인다[본초].

적동설赤銅屑, 구리가루

성질은 평平하며 맛은 쓰고[苦] 약간의 독이 있다. 풍안風眼을 낫게 하며 눈을 밝게 하고 뼈를 잇게 하며 이빨을 땜한다. 또 여자가 혈기로 명치가 아픈 것을 낫게 하고 겨드랑이의 냄새를 없애며 수염과 머리털을 검게 한다[본초].

- 붉은 구리가 좋다. 그 제법은 구리그릇 위의 엷은 층을 긁어 가루를 내서 수비하여 깨끗하게 만들어 쓴다[국방].

동청銅靑, 구리에 녹이 슨 것

성질은 평平하며 약간 독이 있다. 눈을 밝게 하고 피부가 벌개지고 군살이 살아나는 것을 없애며 부인이 혈기로 명치가 아픈 것을 낫게 한다.

- 일명 동록銅綠이라고도 하는데 생구리나 제련한 구리나 모두 녹이 슨다. 녹은 즉 구리의 정기인데 구리그릇 위에 푸른색이 나는 것이 이것이다. 담연을 토하게 한다[본초].
- 물에 깨끗이 씻어 보드랍게 가루내어 수비하고 약한 불에 덖어서 말려 쓴다[입문].

동경비銅鏡鼻

성질은 차고[寒] 맛은 시며[酸] 약간의 독이 있다. 월경이 중단된 것, 징가, 임신 못 하는 것, 산후에 깨끗하지 못하고 쑤시는 것처럼 아픈 것을 낫게 한다.

- 옛날 거울도 일체의 사귀[邪魅]나 여자가 꿈에 헛것과 성교하는 것, 고독, 어

린이 경간을 낫게 한다. 또한 해산을 쉽게 하게 하며 갑자기 가슴이 아픈 것을 낫게 한다. 빨갛게 달구어서 술에 담가 그 더운 술을 마신다.

- 온갖 벌레가 귀에 들어갔을 때 거울을 귀에 대고 두드리면 저절로 나온다[본초].

고문전古文錢

성질은 평平하다. 눈을 밝게 하며 예장을 없애고 풍으로 눈에 피가 진 것, 부인의 횡산橫産·역산逆産·가슴과 배가 아픈 것, 5림, 월경이 중단된 것을 낫게 한다.

- 즉 청동전青銅錢이다. 불에 새빨갛게 구워서 식초에 담갔다가 쓴다[본초].

자연동自然銅, 산골

성질은 평平하며서늘하다고도 한다 맛은 맵고[辛] 독이 없다. 마음을 편안하게 하고 경계증을 낫게 하며 다쳐서 부러진 것을 낫게 하며 어혈을 풀어주고 통증을 멎게 하며 고름을 빨아내고 어혈을 삭이며 힘줄과 뼈를 잇는다.

- 곳곳에 있다. 동광석을 제련하지 않는 것이기 때문에 자연동이라 한다. 뼈를 붙이고 힘줄을 잇는 데 매우 좋다[본초].
- 캔 것은 모가 나거나 둥근 것이 일정치 않고 빛은 푸르스름한 빛깔로 구리와 같다. 태우면 푸른 불꽃이 일고 유황 냄새가 난다. 대개 쓸 때는 불에 달구어 식초에 담그기를 아홉 번 반복하여 갈아 수비한 다음 쓴다[입문].
- 자연동은 민간에서 뼈를 붙이는 약으로 쓴다. 그러나 불에 녹이면 독이 있으므로 많이 쓰지 않도록 주의하여야 한다[단심].

생철生鐵, 무쇠

성질은 약간 차다[微寒]. 간질을 낫게 하고 마음을 진정시키며 버짐과 악창 · 옴 · 거미에게 물린 것, 탈항을 낫게 하며 수염과 머리털을 검게 한다.

- 광석을 처음 녹여 부어 그릇이나 연장을 만든 것이 생철이므로 냄비나 가마 같은 것을 쓴다. 모두 물에 달이거나 불에 달구어 담근 물을 쓴다[본초].

유철柔鐵

성질은 평平하며 맛은 맵고[辛] 독이 없다. 살을 단단하게 하고 아프지 않게 한다.

- 일명 숙철熟鐵이라고도 하는데 두세 번 녹여서 못이나 고리를 만들 수 있는 것이다. 대개 단순히 쇠라고 하는 것은 모두 유철이다[본초].

강철鋼鐵

맛은 달고[甘] 독이 없다. 쇠붙이에 다친 것, 답답하고 그득한 것, 가슴에 기가 막혀 음식이 내리지 않는 것을 낫게 한다.

- 생철, 숙철을 합하여 칼 · 검 · 끌과 날을 만드는 것을 강철이라 한다[본초].

철설鐵屑, 쇳 가루, 쇠똥

성질은 평平하며 맛은 맵고[辛] 독이 없다. 놀라게 하는 사기, 전간, 어린이의 객오 또 귀타鬼打 · 귀주 · 사기 및 풍경風痙을 낫게 하는 데 물에 끓여 가라앉혀서 웃물을 먹는다. 또 겨드랑이 냄새가 나는 데 덖어서 찜질한다[본초].

- 쇠를 불에 달구어 모루에 놓고 두드릴 때 떨어지는 작은 쇠 부스러기다[본초].

철액鐵液

성질은 평平하며 맛은 맵고[辛] 달며 독이 없다. 가슴을 놀라게 하는 사기, 일체의 독사나 벌레, 누에에게 물린 데, 옻이 오른 데, 장풍 · 치루 · 탈항 · 모든 악창, 옴을 낫게 하며 수염과 머리털을 검게 한다.

- 야장간 모루 옆에서 떨어지는 보드라운 쇠 부스러기를 물에 오래 담갔다가 그 물로 검게 물들인다. 이것을 일명 철락鐵落이라고도 한다[본초].

철화분鐵華粉

성질은 평平하며 맛은 짜고 독이 없다. 마음과 정신을 편안하게 하고 골수를 굳건히 하며 강하게 하고 풍사를 없애며 오래 살게 하고 흰 머리를 검게 한다.

- 쇠를 두드려서 조각을 만들어 소금물을 뿌린 다음 식초를 넣은 항아리 속에 백 일 동안 담가 두면 쇠 위에 녹이 슨다. 이것을 긁어 보드랍게 가루내어 다른 약과 합하여 알약이나 가루약을 만든다.
- 모든 쇠는 그냥 알약이나 가루약에 넣지 않고 다만 끓인 물을 쓴다. 그러나 철화분만은 약에 직접 넣는다. 일명 철윤분鐵胤粉이라고 한다[본초].

철분鐵粉

성질은 평平하며 맛은 짜고 독이 없다. 마음과 정신을 편안하게 하고 골수를 굳건히 하며 온갖 병을 없애며 흰 머리를 검게 하고 몸을 건강하게 하며 음식을 잘 먹게 한다.

- 철화분을 불에 달구어 낸 것이 철분이다[본초].

철설

악창과 음식창 · 익창 · 쇠붙이에 다친 것, 손발이 터진 것, 나력, 독종을 낫게 하며 벌레를 죽이고 수염과 머리털을 검게 한다.

- 참대나 나무를 도끼나 칼날 위에 놓고 태울 때 진이 나와 옻같이 된 것이다. 일

명 도연刀烟이라고도 하는데 더워서 엉키기 전에 바른다.

- 또 모든 헌 데에 바르면 물이 들어가도 물크러지지 않는다[본초].

침사鍼砂

성질은 평平하고 독이 없다. 적취를 삭이고 수염과 머리털을 검게 한다. 흰 천에도 검게 물든다.

- 바늘 만들 때 줄로 썰은[磨] 보드라운 가루를 침사라 한다. 불에 달구워 식초에 담갔다가 수비한 가루는 철분과 효능이 같다[본초].
- 약에 넣어 쓸 때는 깨끗하게 하여 식초에 담갔다가 꺼내서 햇볕에 말려 다시 식초에 담가 약한 불에 두세 번 덖어서 자줏빛이 된 것을 쓴다[입문].

철정鐵精

성질은 평平하며 약간 따뜻하다[微溫]. 눈을 밝게 하고 경계증을 낫게 하며 심기를 안정시키며 어린이의 경간 · 음퇴 · 탈항을 낫게 한다.

- 쇠도가니 가운데서 날아오는 먼지 같은 것인데 자줏빛이고 가벼운 것이 철정이다. 이것은 구리를 녹이므로 구리그릇을 닦아 빛이 나게 한다[본초].

철장鐵漿

성질은 평平하며 맛은 맵고[辛] 독이 없다. 마음을 진정시키고 전간, 열이 있어 미쳐 날뛰는 증상, 가축의 전광을 낫게 하며 뱀 · 개 · 범 · 이리 등과 독한 가시, 벌레에게 물리고 쏘인 독을 낫게 한다.

- 쇠를 물에 담가 오래 두면 빛이 푸르게 되고 거품[沫]이 돋는데 이것으로 검게 물들일 수 있게 된 것이 철장이다. 여러 가지 독이 속에 들어간 것을 푼다[본초].
- 생철을 물에 담가 두고 날마다 그 물을 마신다. 오래되어 누런 기름이 생기면

탕액편

더욱 좋으며 사람의 몸이 가볍고 건강하게 한다[입문].

마함철

성질은 평平하며 독이 없다. 난산과 어린이의 간질을 낫게 한다.

- 이것은 말 재갈의 쇠이다. 의사들이 침을 만들면 아주 좋다[본초].

차할철車轄鐵

후비증과 목구멍에 열이 나면서 막힌 데 달궈 물에 담가 그 물을 마신다[본초].

약시철열쇠

월경이 중단된 것, 목이 쉰 것, 악기가 치받치는 것을 낫게 하며 또 성욕이 약한 사람은 물에 달여 그 물을 마신다[본초].

고거철치故鋸鐵齒, 오래된 톱날

참대나 나무를 잘못 삼켜 목구멍에 걸려 나오지 않는 데 불에 달궈 술에 담가 그 술을 마신다[본초].

철부鐵斧, 쇠도끼

성질은 따뜻하며[溫] 맛은 맵고[辛] 독이 없다. 후비증과 몸푼 뒤에 생긴 혈가와 복통을 낫게 한다. 불에 빨갛게 달궈 술에 담가서 그 술을 마신다. 도끼가 없으면 쇠저울추를 쓴다[본초].

5

동의보감 침구편 鍼灸篇

01 인체경혈도

임맥의 주요 경혈도

임맥은 기경팔맥의 하나로써 회음혈에서 시작하여 승장혈에서 끝난다. 비뇨기 계통, 생식기 질환 특히 여성의 질환에 효과가 있다.

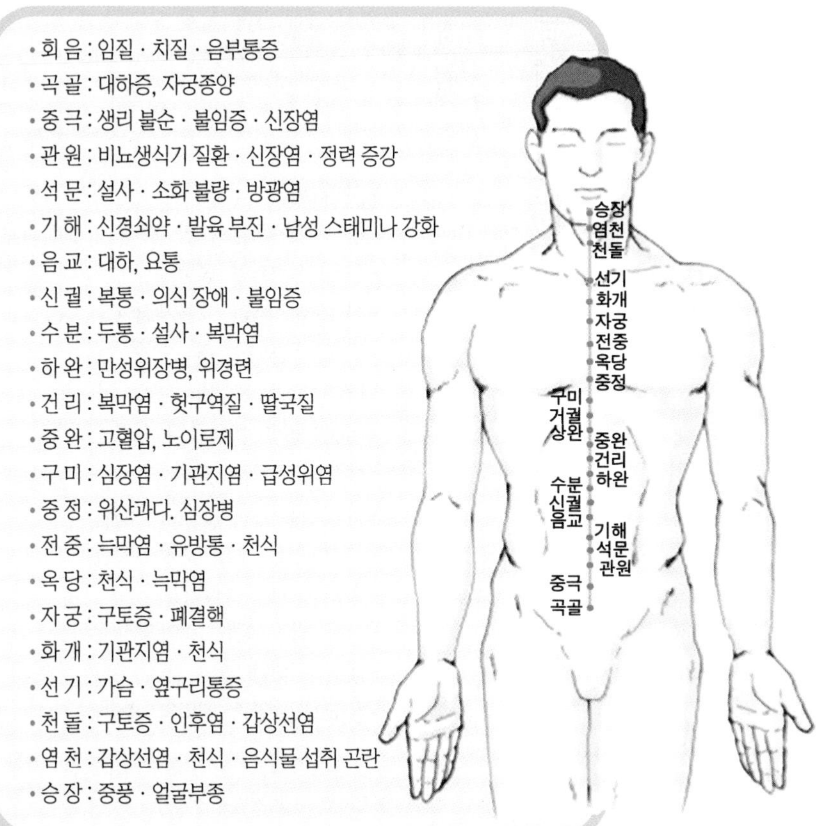

- 회 음 : 임질 · 치질 · 음부통증
- 곡 골 : 대하증, 자궁종양
- 중 극 : 생리 불순 · 불임증 · 신장염
- 관 원 : 비뇨생식기 질환 · 신장염 · 정력 증강
- 석 문 : 설사 · 소화 불량 · 방광염
- 기 해 : 신경쇠약 · 발육 부진 · 남성 스태미나 강화
- 음 교 : 대하, 요통
- 신 궐 : 복통 · 의식 장애 · 불임증
- 수 분 : 두통 · 설사 · 복막염
- 하 완 : 만성위장병, 위경련
- 건 리 : 복막염 · 헛구역질 · 딸국질
- 중 완 : 고혈압, 노이로제
- 구 미 : 심장염 · 기관지염 · 급성위염
- 중 정 : 위산과다. 심장병
- 전 중 : 늑막염 · 유방통 · 천식
- 옥 당 : 천식 · 늑막염
- 자 궁 : 구토증 · 폐결핵
- 화 개 : 기관지염 · 천식
- 선 기 : 가슴 · 옆구리통증
- 천 돌 : 구토증 · 인후염 · 갑상선염
- 염 천 : 갑상선염 · 천식 · 음식물 섭취 곤란
- 승 장 : 중풍 · 얼굴부종

독맥의 주요 경혈도

독맥은 기경팔맥 중의 하나로 몸 전체에 퍼져 있는 양경맥을 다스린다. 꼬리뼈 아래 장강혈에서 시작하여 윗입술 안쪽에 있는 은교혈에서 끝난다.

등뼈가 뻣뻣하거나 머리가 무거우며 몸 뒤쪽에서 발생하는 질환에 효과가 있다.

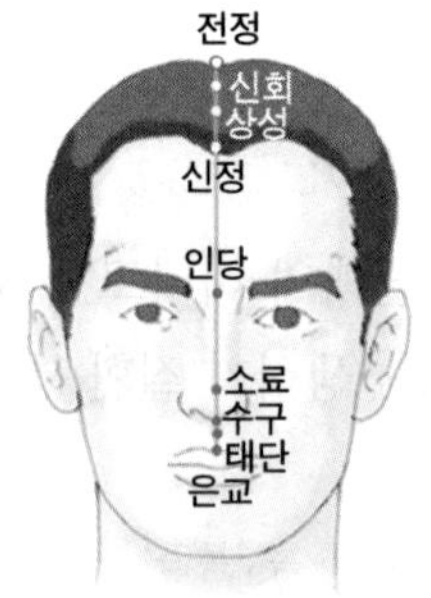

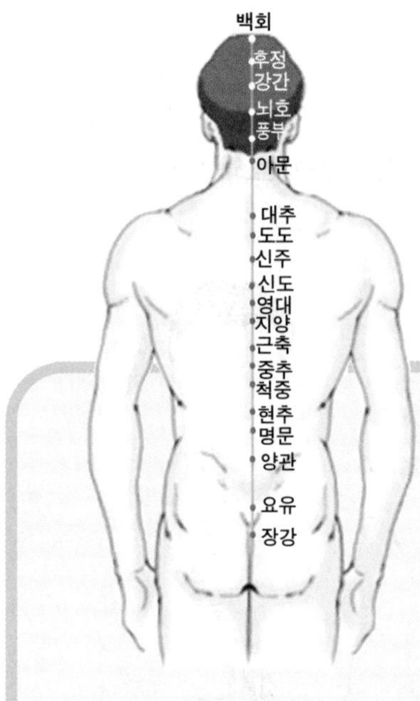

- 장강 : 치질 · 임질 · 소아야뇨증
- 요유 : 요통 · 다리 통증
- 양관 : 허리 통증 · 양기 부족
- 명문 : 요통 · 비뇨생식기 질환
- 현추 : 설사 · 요통 · 급성장염
- 척중 : 황달 · 감기
- 중추 : 시력 장애 · 심한 요통
- 근축 : 늑막염 · 위경련
- 지양 : 황달 · 늑막염
- 영대 : 기관지염 · 오한 · 감기
- 신도 : 신경쇠약 · 중풍
- 신주 : 히스테리 · 호흡기 질환
- 도도 : 두통 · 목경련
- 대추 : 치질 · 위장병
- 이문 : 뒤목이 뻣뻣할 때 · 등쪽 신경통
- 풍부 : 양기 조절 · 중풍
- 뇌호 : 강간 · 백회 · 전정 · 신회
- 상성 · 신정 : 두통 · 중풍 · 어지럼증
- 소료 : 코피 · 어린이 경기
- 수구 : 당뇨 · 중풍 · 소아 경기
- 태단 : 구내염
- 은교 : 잇몸염증 · 각막염 · 황달

얼굴 앞 면의 주요 경혈도

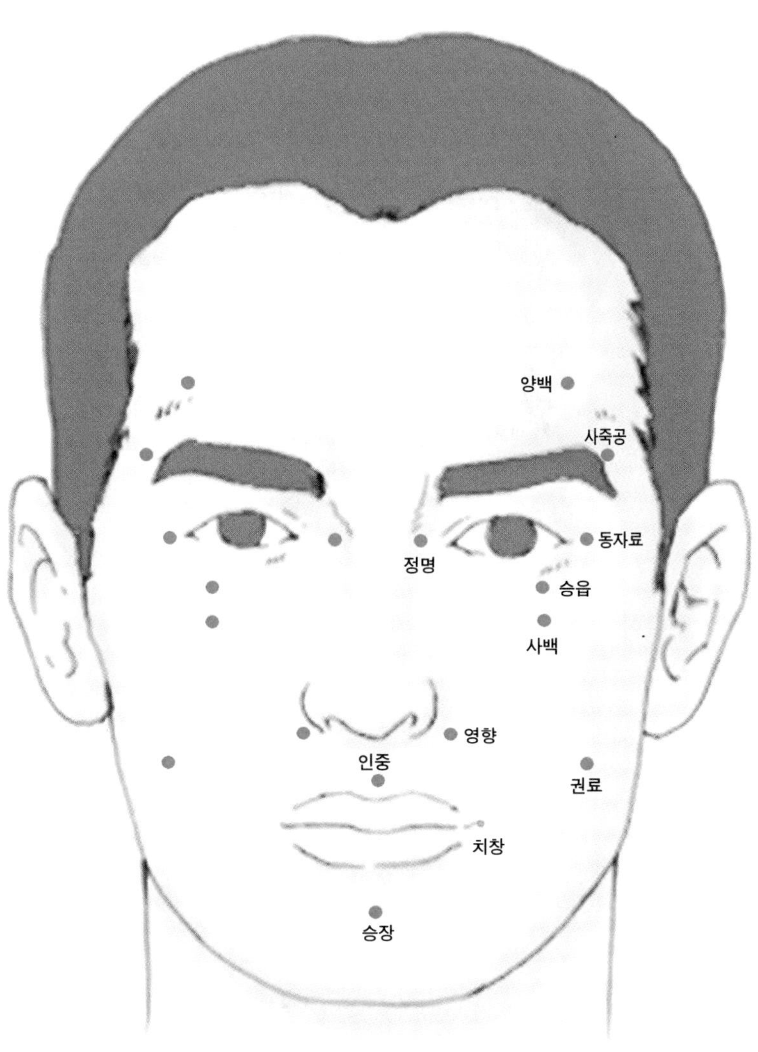

침구편

얼굴 옆 면의 주요 경혈도

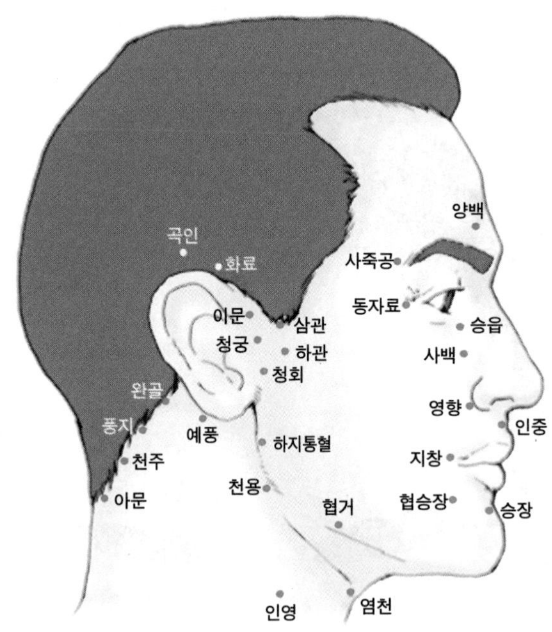

목 앞 면의 주요 경혈도

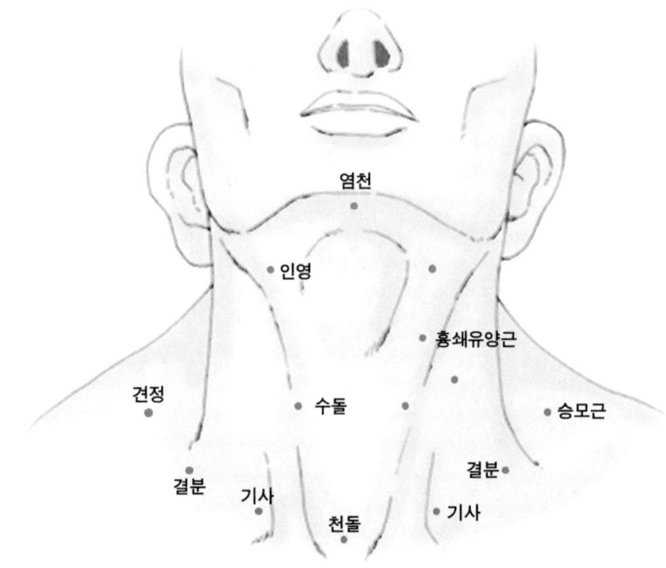

목 옆 면의 주요 경혈도

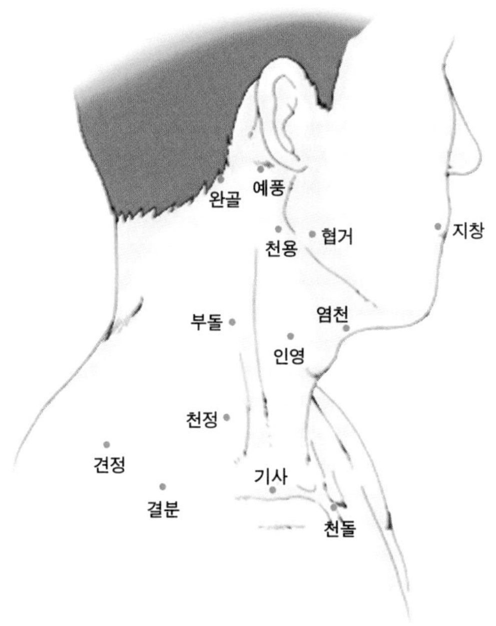

목 뒷 면의 주요 경혈도

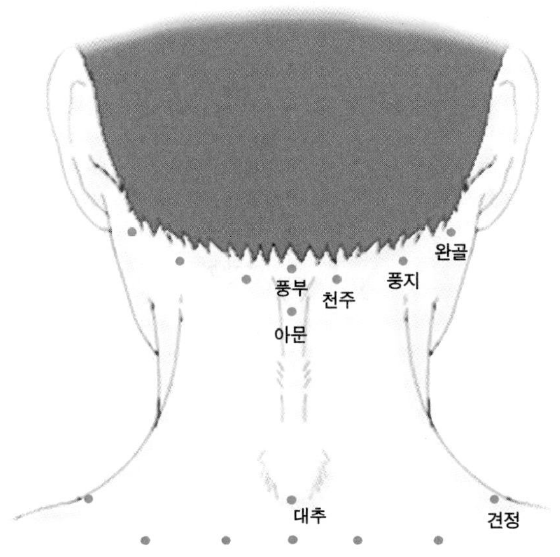

침구편

몸 앞 면의 주요 경혈도

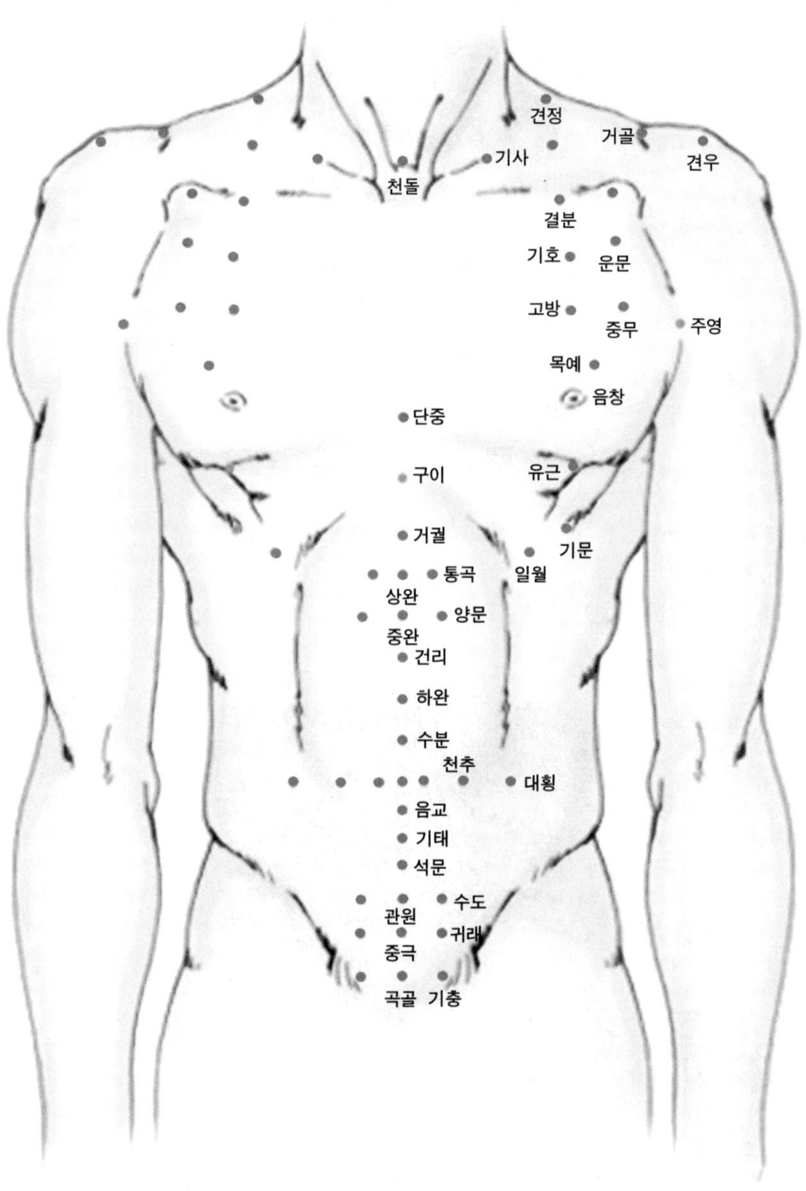

견정
거골
견우
기사
천돌
결분
기호
운문
고방
중무
주영
목예
음창
단중
구이
유근
거궐
기문
통곡
일월
상완
양문
중완
건리
하완
수분
천추
대횡
음교
기태
석문
수도
관원
귀래
중극
곡골
기충

몸 옆 면의 주요 경혈도

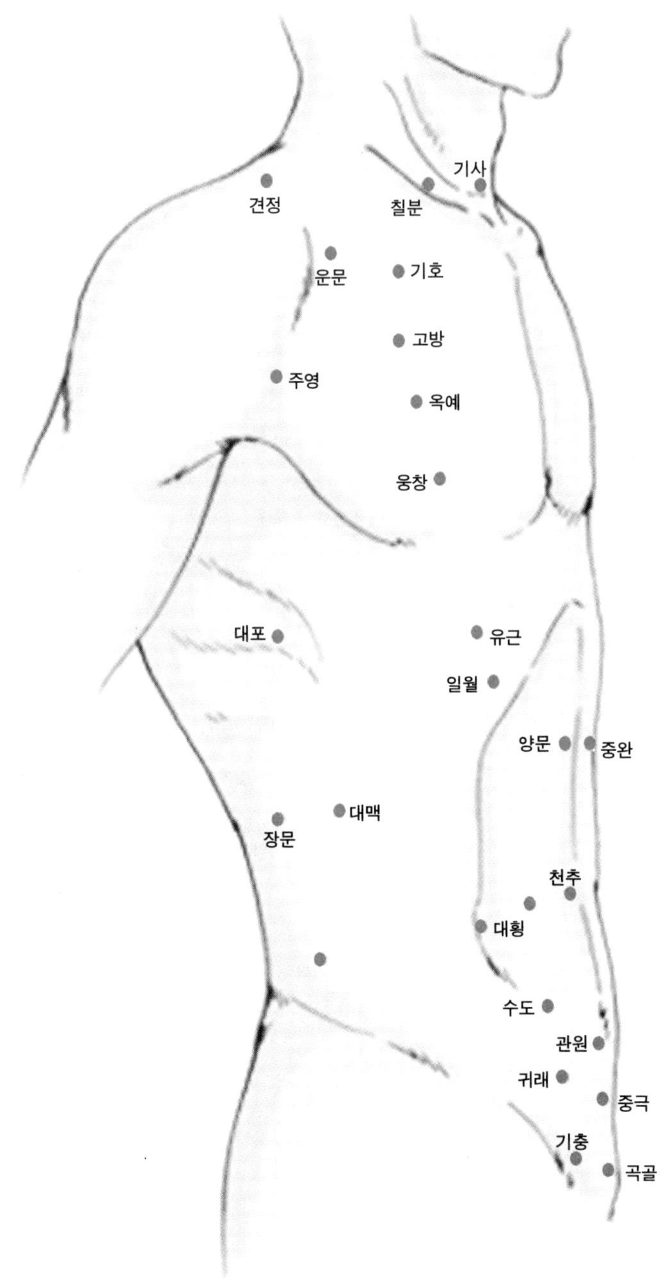

침구편

몸 뒷면의 주요 경혈도

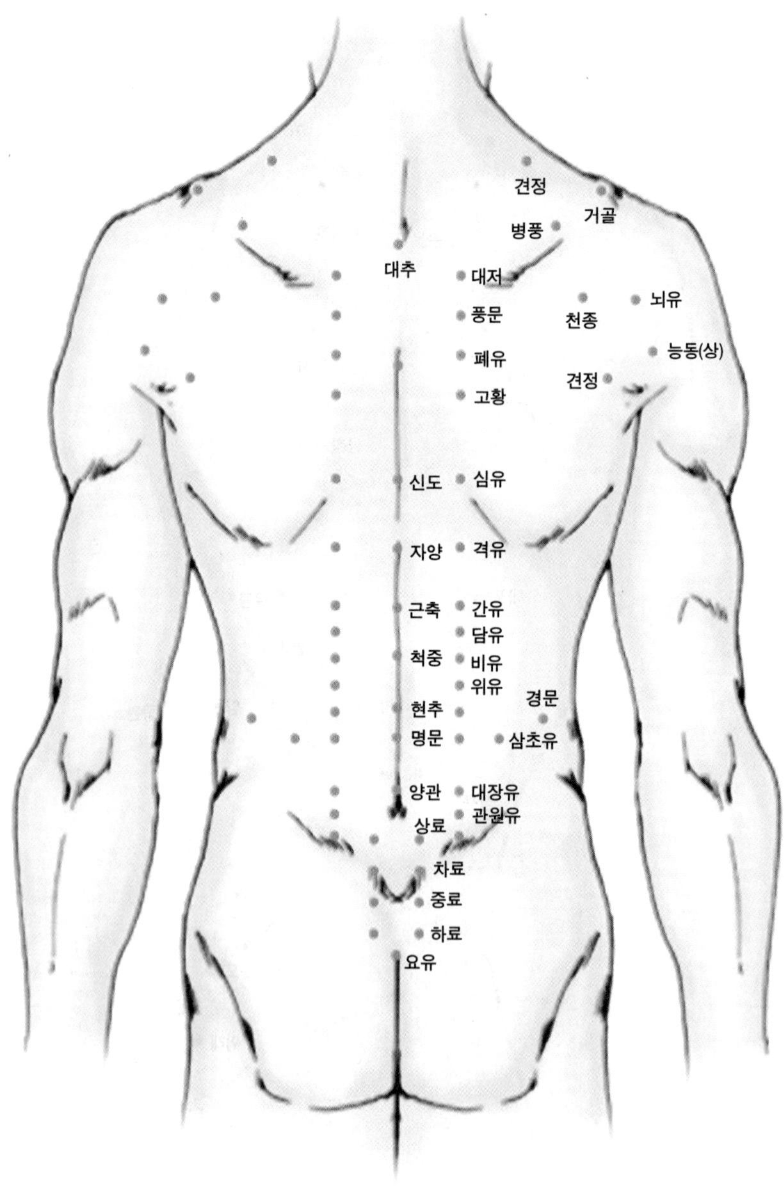

견정
거골
병풍
대추
대저
뇌유
풍문
천종
폐유
능동(상)
견정
고황
신도
심유
자양
격유
근축
간유
담유
척중
비유
위유
경문
현추
명문
삼초유
양관
대장유
상료
관원유
차료
중료
하료
요유

팔 안쪽 면과 바깥 면의 주요 경혈도

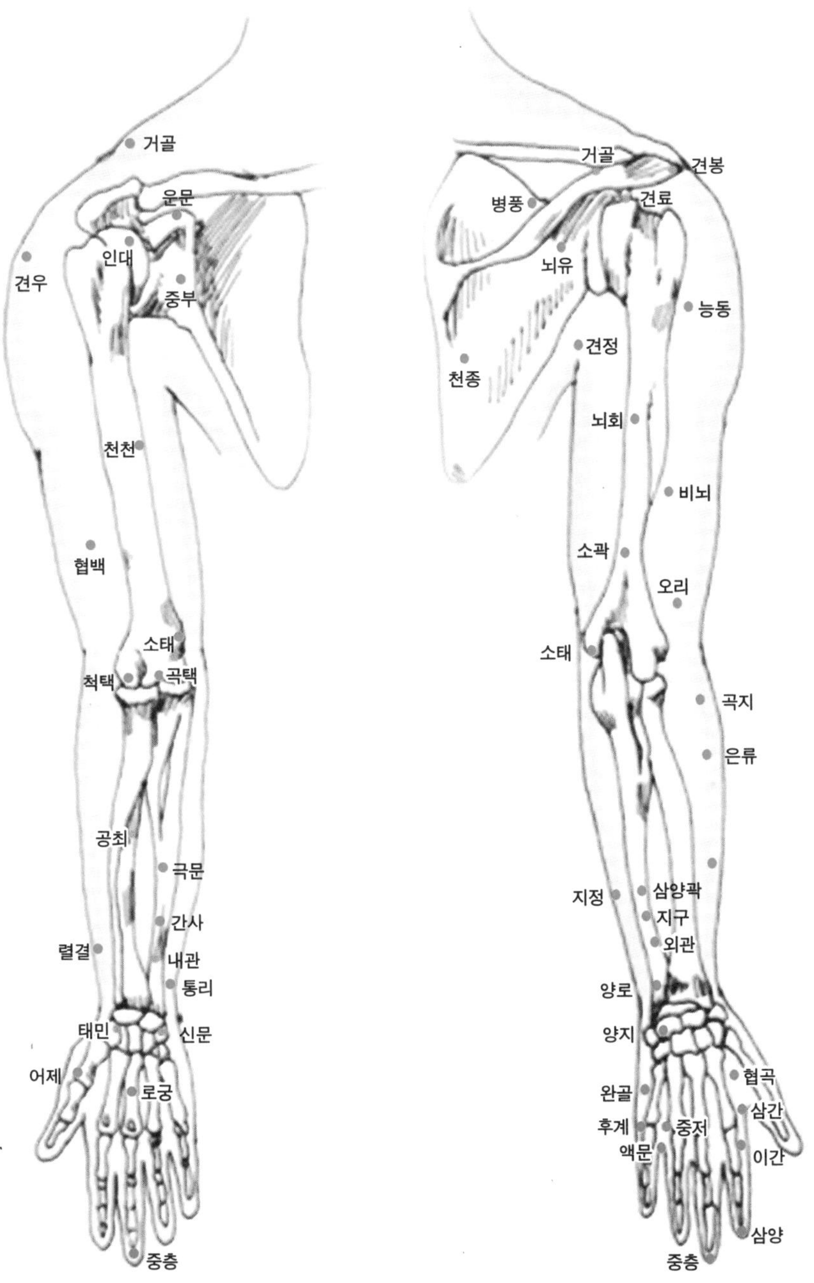

침구편

팔 안쪽 면의 주요 경혈도

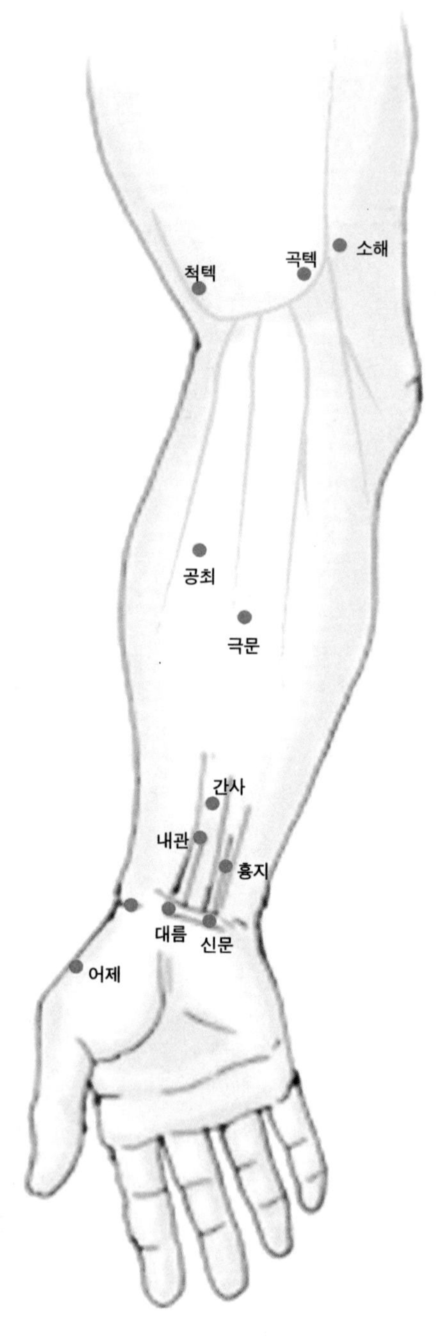

손바닥과 손등의 주요 경혈도

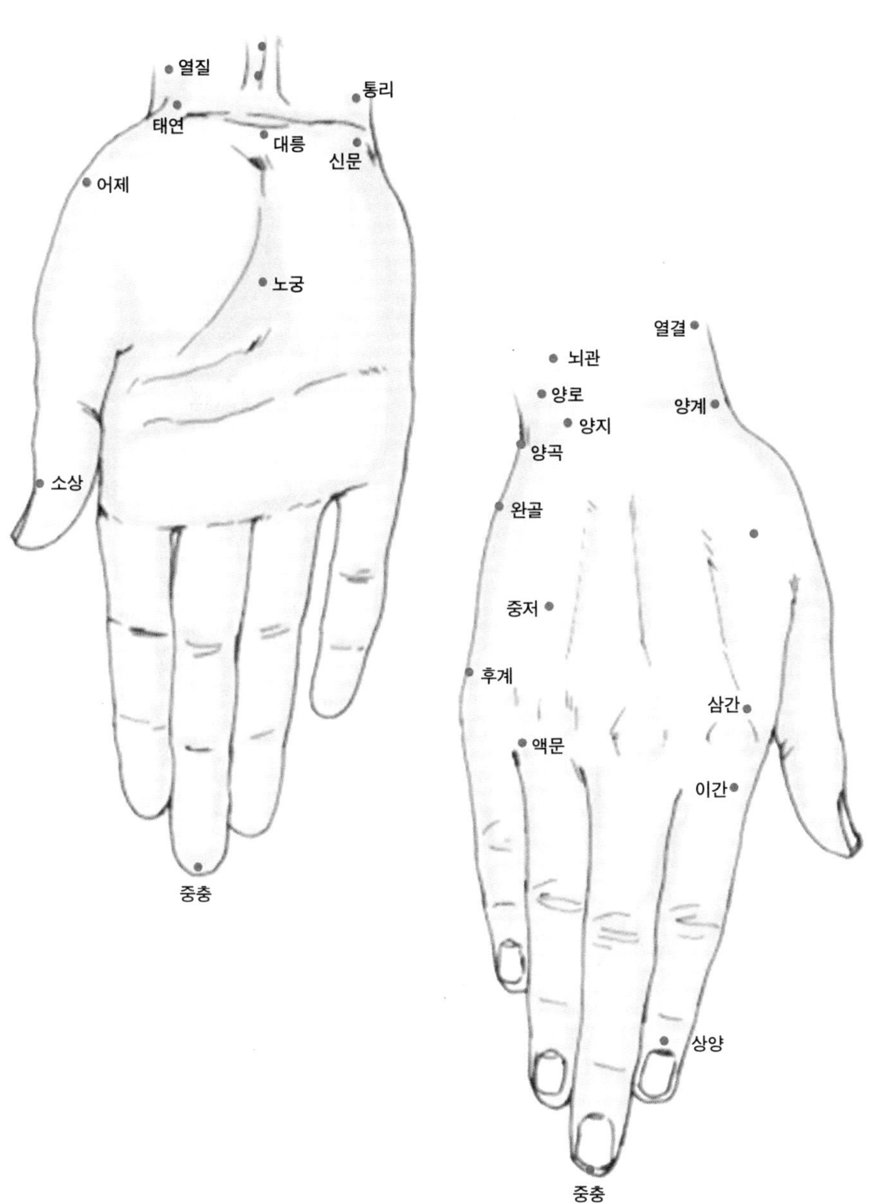

침구편

손 뒷측 면의 주요 경혈도

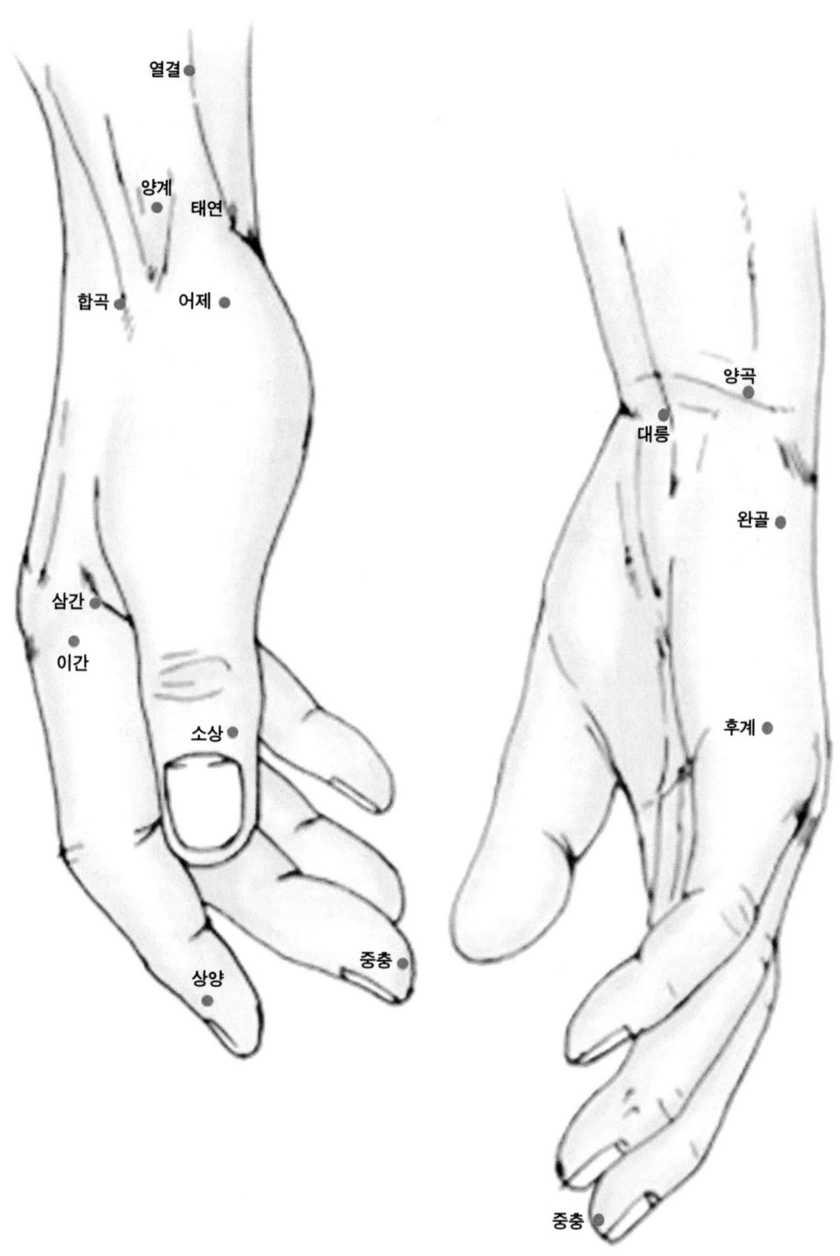

다리 뒷 면의 주요 경혈도

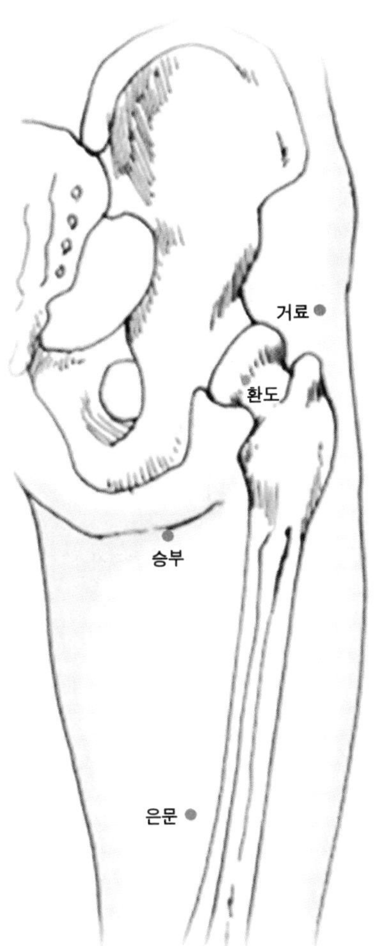

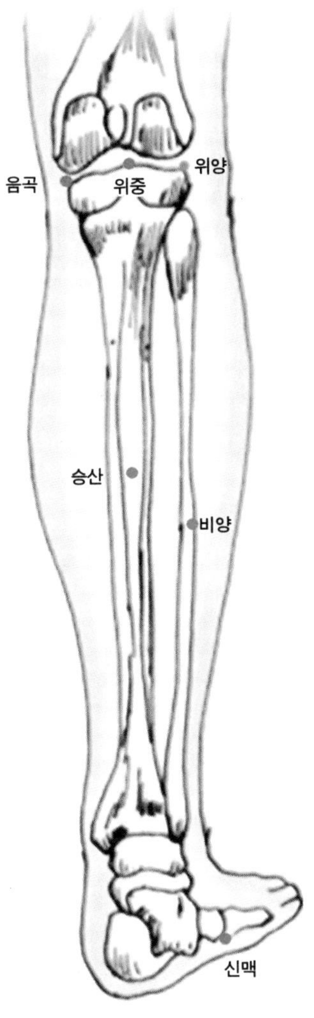

침구편

다리 앞 면의 주요 경혈도

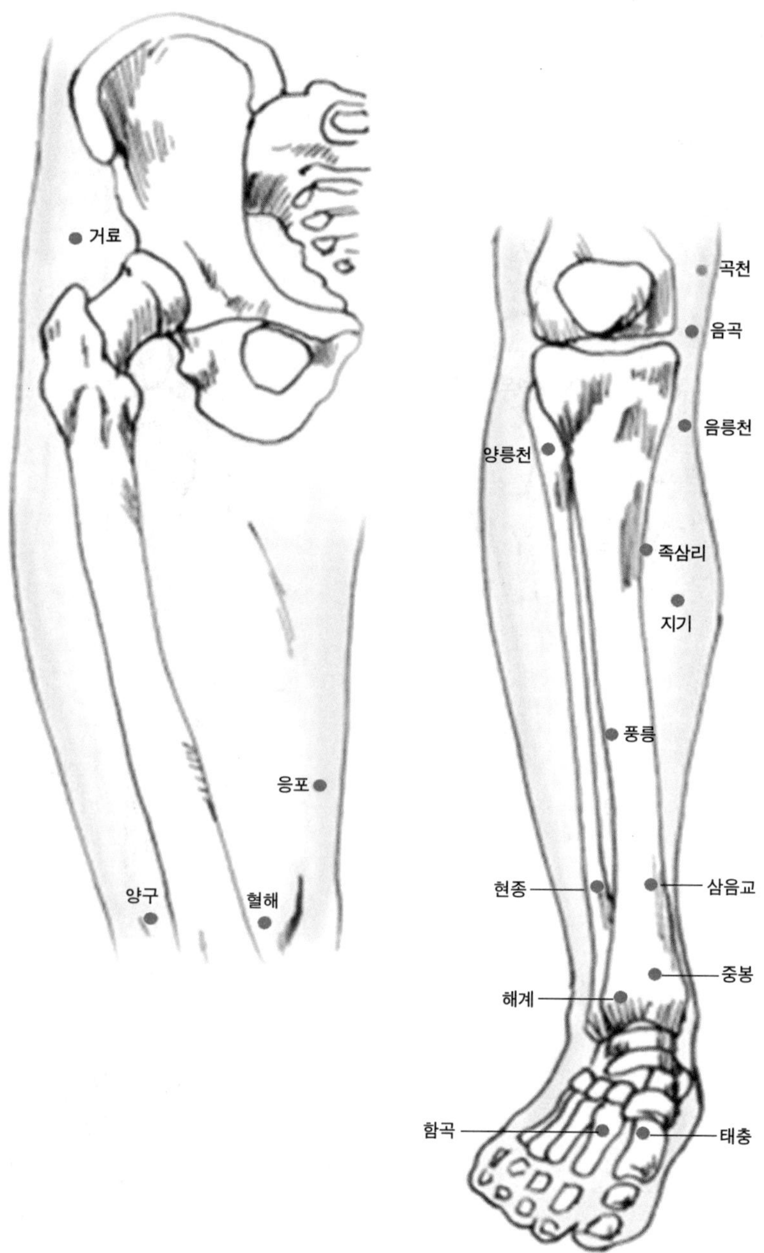

다리 안쪽 면과 바깥 면의 주요 경혈도

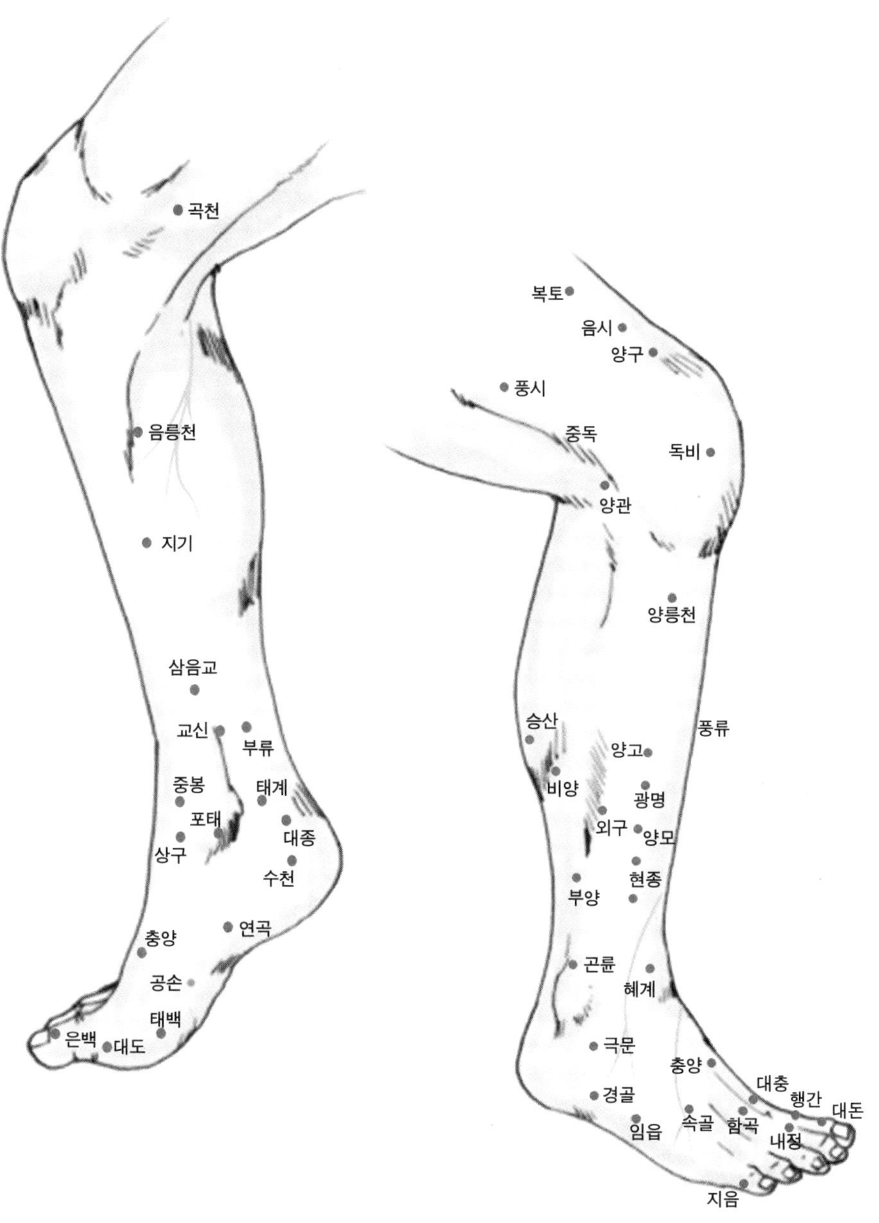

다리 아래 면과 뒷면의 주요 경혈도

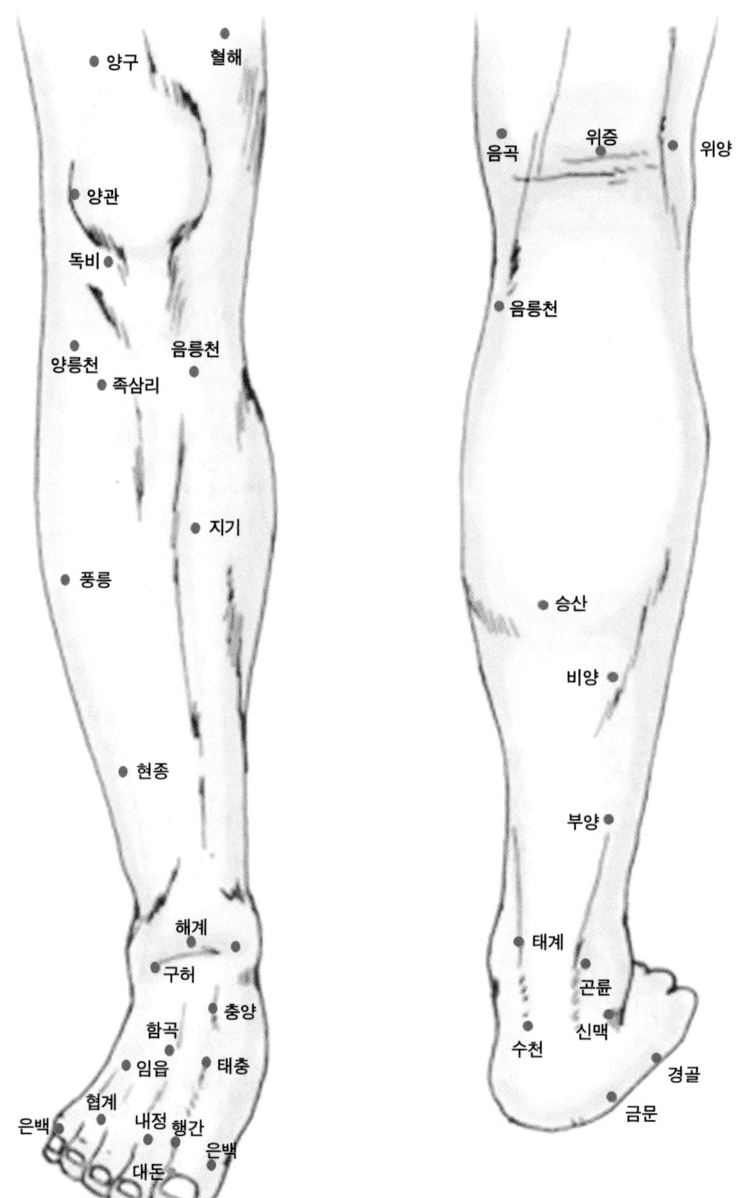

넓적다리 앞 면과 뒷면의 주요 경혈도

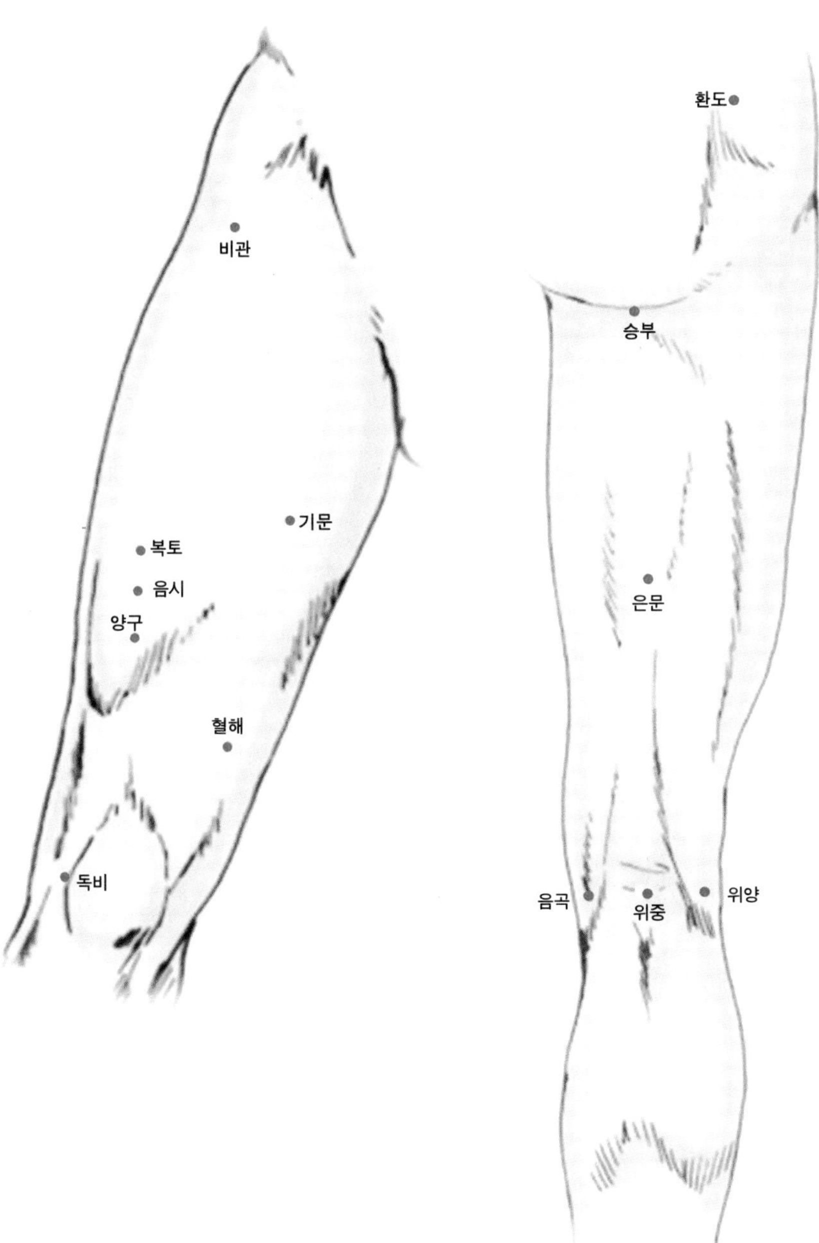

넓적다리 안쪽 면의 주요 경혈도

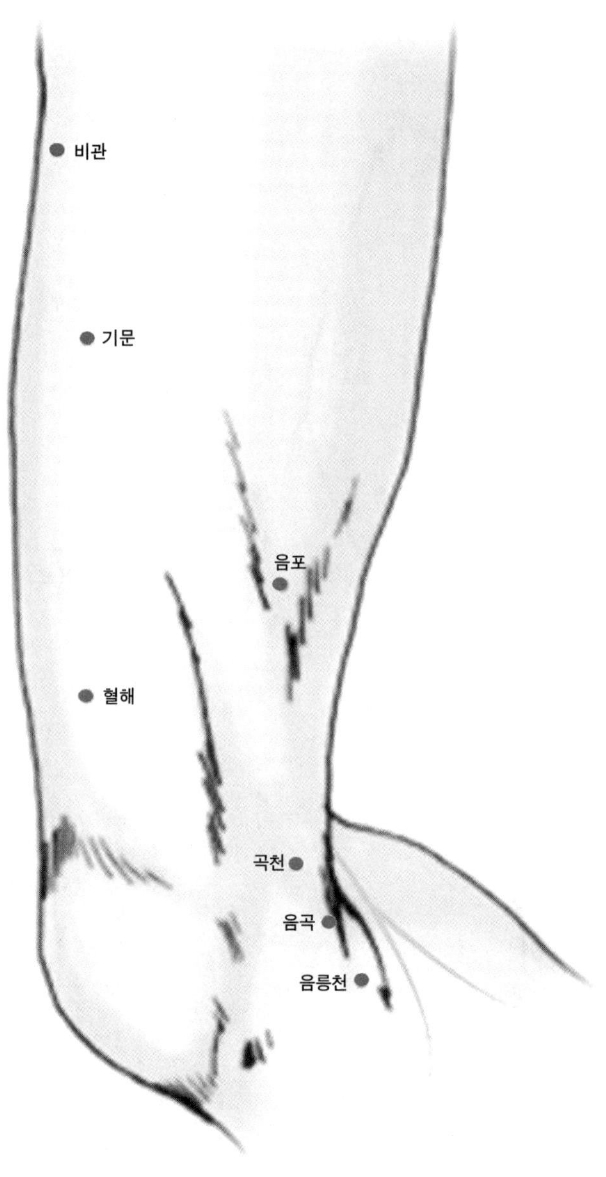

발바닥과 발등의 주요 경혈도

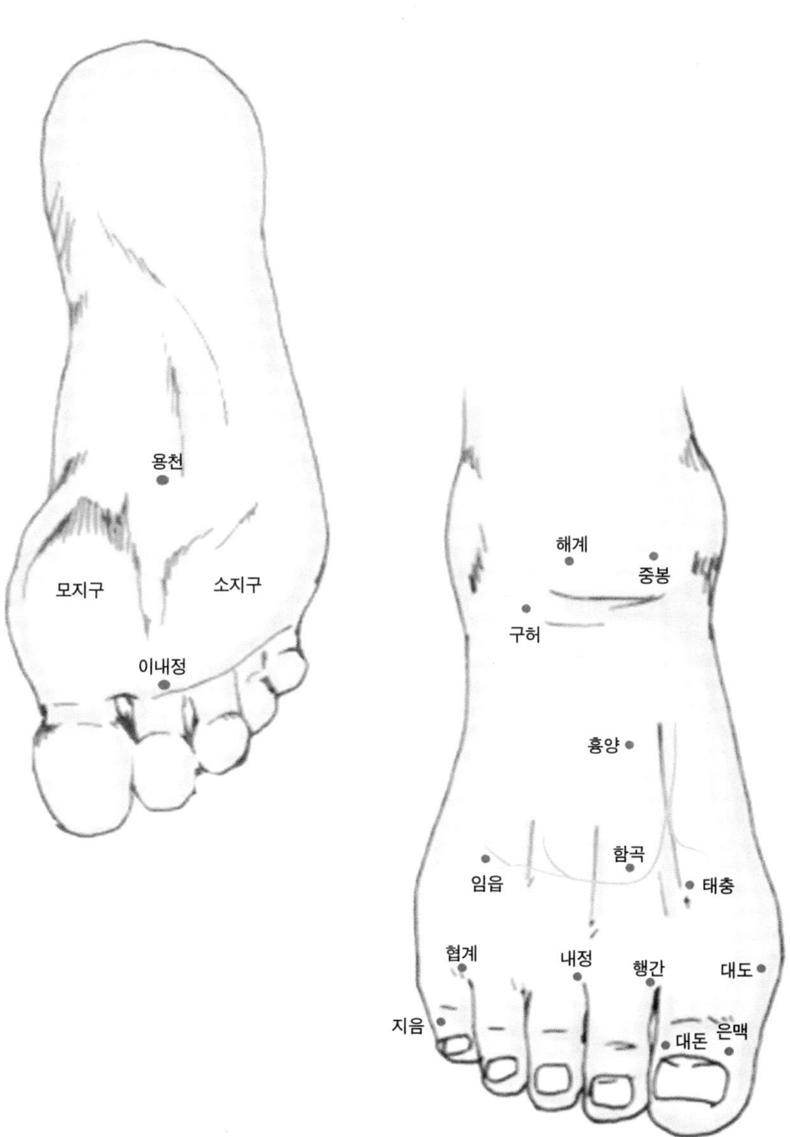

발 안쪽 면과 바깥 면의 주요 경혈도

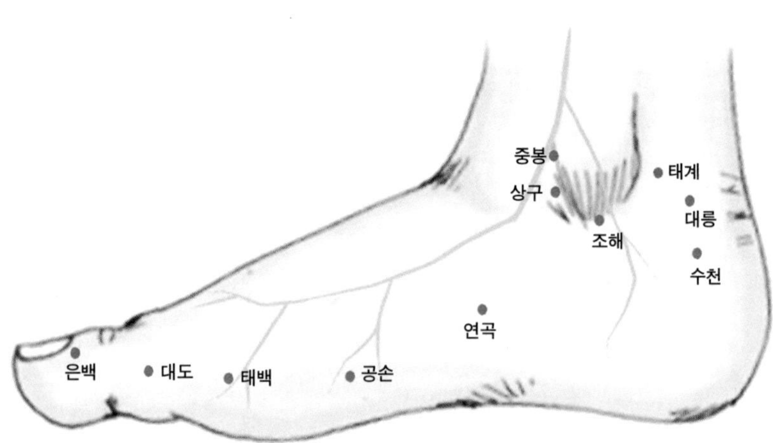

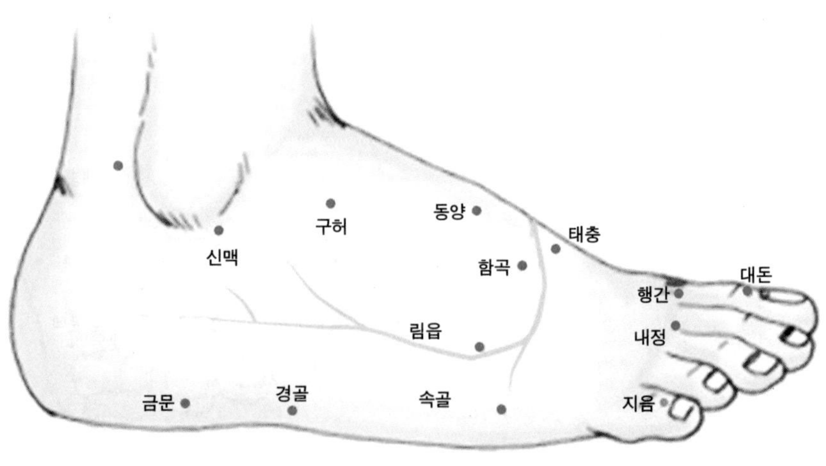

귀의 주요 경혈도

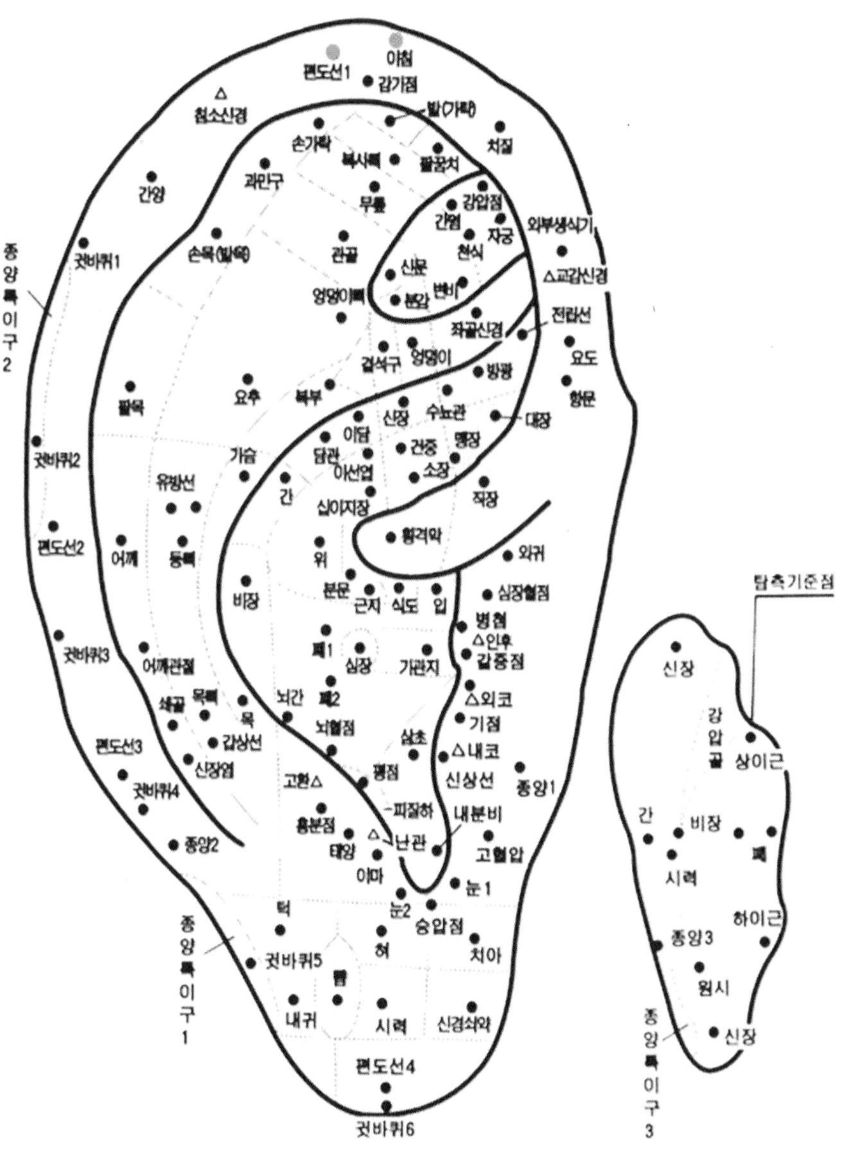

이첨
편도선1
감기점
청소신경
발(가락)
손가락
처질
복사뼈
팔꿈치
과민구
간양
무릎
강압점
간염
자궁
외부생식기
귓바퀴1
손목(발목)
관골
천식
신문
△교감신경
변비
엉덩이뼈
분감
좌골신경
전립선
요도
결석구
엉덩이
방광
팔목
요추
복부
항문
신장
수뇨관
대장
이담
귓바퀴2
가슴
담관
건중
맹장
이선염
소장
유방선
간
직장
십이지장
편도선2
어깨
등뼈
횡격막
위
외귀
분문
비장
근지
식도
입
심장혈점
병혈
△인후
귓바퀴3
어깨관절
폐1
심장
기관지
갑종점
뇌간
폐2
△외코
쇄골
목뼈
목
기점
뇌혈점
삼초
편도선3
갑상선
△내코
신장염
고환△
평점
신상선
종양1
귓바퀴4
-피질하
내분비
흥분점
△난관
종양2
태양
고혈압
이마
눈1
눈2
턱
승압점
종양특이구1
혀
귓바퀴5
처아
이
내귀
시력
신경쇠약
편도선4
귓바퀴6
종양특이구2
탐측기준점
신장
강압골
상이근
간
비장
폐
시력
하이근
종양3
원시
신장
종양특이구3

02 구침九鍼

9가지 침의 적응증[製九鍼法]

『내경』에 "허虛하고 실實한 것을 제대로 치료하려면 9가지 침이 있어야 좋다"고 한 것은 각각 그 침에 해당한 적응증이 있기 때문이다.

본문에 머리와 몸에 열이 나는 데는 참침이 좋고 분육分肉에 기가 몰린 데는 원침圓鍼이 좋으며 경맥의 기가 허약한 데는 시침鍉鍼이 좋고 열을 내리고 피를 빼며 고질병을 치료하는 데는 봉침鋒鍼이 좋으며 곪은 것을 째어 피고름을 빼는 데는 피침鈹鍼이 좋고 음양을 고르게 하며 갑자기 생긴 비증痺證을 없애는 데는 원리침圓利鍼이 좋고 경락을 조절하고 통비痛痺를 치료하는 데는 호침毫鍼이 좋으며 비 증이 몸의 깊은 곳과 관절, 허리등뼈에 몰린 데는 장침長鍼이 좋고 허풍虛風이 관절과 피부에 있는 데는 대침大鍼이 좋다고 씌어 있다.

이것은 바로 침에 따라 각각 해당한 적응증이 있다는 것을 말한 것이다.

참침鑱鍼 _ 한 자는 약 30cm, 1치는 약 3cm

길이는 1치 6푼이며 침 끝이 크고 예리하다. 주로 양기를 사瀉한다[영추].

- 너비는 5푼이고 길이는 1치 6푼이며 침 끝이 크고 예리하다. 주로 머리에 열이 있는 것을 치료한다[역로].

원침圓鍼

길이는 1치 6푼이고 침 끝이 달걀 모양과 같이 생겼다. 분육의 사이를 스치기만 하고 피부를 상하지 않게 하며 분육에 몰린 기를 사한다[영추].

- 침 끝이 달걀 모양과 같이 생겼는데 분육의 기병氣病에는 이 침을 쓰는 것이 좋다[역로].

시침鍉鍼

길이는 3치 5푼이고 침 끝이 기장이나 조의 가시랭이와 같이 뾰족하다. 경맥을 눌러 들어가지 않게 하고 찔러서 경맥의 기를 제대로 순환하게 한다[역로].

- 경맥의 기가 허약한 데는 이 침을 쓰는 것이 좋다[역로].

봉침鋒鍼

길이는 1치 6푼이고 침 날은 세모꼴이다. 고질병을 치료한다[역로].

- 열을 내리고 피를 빼어 고질병을 치료한다[역로].

피침鈹鍼

길이는 4치이고 너비는 2푼 5리이며 끝은 칼날과 같다. 크게 곪은 것을 짼다[역로].

- 일명 파침破鍼이라고도 하며 옹종癰腫~종기을 째어 피고름을 빼는 데 쓴다[역로].

원리침圓利鍼

길이가 1치 6푼이고 굵기는 쇠꼬리털 같고 둥글며 예리하고 침날의

침구편

가운데는 약간 굵다. 갑자기 생긴 사기[暴氣]를 없앤다[역로].

● 침 끝은 털 끝같이 가늘고 둥글며 잘 돌므로 음양을 고르게 하고 갑자기 생긴 사기를 없앤다[역로].

호침毫鍼

길이는 3치 6푼이고 끝은 모기나 등에의 주둥이같이 날카로우며 천천히 놓고 오래 꽂아 둔다. 통비痛痺를 치료한다[역로].

● 침 끝은 모기나 등에의 주둥이 같은데 경락을 고르게 하고 통비를 없앤다[역로].

장침長鍼

길이는 7치이고 침 끝이 예리하다. 오래된 비증을 치료한다[역로].

● 침 끝이 매우 예리하므로 비증이 몸의 깊은 곳과 관절, 허리등뼈에 몰린 것을 없앤다[역로].

대침大鍼

길이는 4치이고 끝은 못과 같으며 침날은 약간 둥글다. 장기의 물을 뺀다[역로].

● 쉬침焠鍼이라고도 하는데 허풍虛風이 관절과 피부 사이에 있는 것을 치료한다[역로].

침을 만드는 방법[鍊鍼法]

오랫동안 쓰던 말재갈로 침을 만드는 것이 제일 좋다[정요].

● 쇠독을 없애는 방법은 오두, 파두살파두육 각각 40g, 마황 20g, 목별자木鱉子

살 10개, 오매 5개를 침과 함께 은이나 질그릇에 넣고 물을 부은 다음 하루 동안 끓여서 꺼낸다. 이것을 씻어서 다시 아픔을 멈추는 약들인 몰약 · 유향 · 당귀 · 화예석 각각 20g을 넣고 위와 같이 물에 하루 동안 달인 다음 꺼내어 주염열매물에 씻는다. 다시 개고기에 꽂아서 하루 동안 끓인다. 이것을 기와 가루로 깨끗하게 닦아 곧게 펴서 배추씨기름을 바른다. 늘 몸에 가까이 가지고 있는 것이 좋다[득효].

계절에 맞게 침 놓는 방법[四時鍼法]

기氣가 봄에는 경맥經脈에 있고 여름에는 손락孫絡에 있으며 늦은 여름에는 살[肌肉]에 있고 가을에는 피부에 있으며 겨울에는 골수에 있다. 그러므로 사기邪氣~나쁜 기는 늘 계절에 따라 기혈이 있는 곳에 침습한다. 그러므로 반드시 경기經氣에 맞게 그 사기를 치료하여야 혼란한 기가 생기지 않는다. 그렇지 않으면 혼란한 기[亂氣]가 생겨 서로 어우러지게 된다[내경].

- 병은 겉에 있는 것과 깊이 있는 것이 있으므로 침도 깊이 놓기도 하고 얕게 놓기도 하여 각각 그 정도에 알맞게 하며 지나치게 하지 말아야 한다. 만일 너무 깊이 놓으면 속이 상하고 너무 얕게 놓으면 겉이 막히는데 겉이 막히면 사기邪氣가 나오지 못한다. 침을 얕게 놓거나 깊이 놓는 것을 알맞게 하지 못하면 도리어 해롭다. 그리하여 5장을 다치면 나중에 중병이 생긴다[내경].
- 봄과 여름에는 침을 얕게 놓고 가을과 겨울에는 깊이 놓는다. 그것은 봄과 여름에는 대체로 양기陽氣가 겉에 있고 사람의 기[人氣]도 겉에 있으므로 침을 얕게 놓아야 하고 가을과 겨울에는 양기가 깊이 들어가 있고 사람의 기도 깊이 있으므로 침을 깊이 놓아야 한다[난경].

침구편

침 놓는 깊이를 정하는 방법[鍼刺淺深法]

족양명경足陽明經에는 6푼 깊이로 놓고 10번 숨 쉴 동안 꽂아 두며 족태양경足太陽經에는 5푼 깊이로 놓고 7번 숨 쉴 동안 꽂아 두며 족소양경足少陽經에는 4푼 깊이로 놓고 5번 숨 쉴 동안 꽂아 둔다.

족태음경足太陰經에는 3푼 깊이로 놓고 4번 숨 쉴 동안 꽂아 두며 족소음경足少陰經에는 2푼 깊이로 놓고 3번 숨 쉴 동안 꽂아 두며 족궐음경足厥陰經에는 1푼 깊이로 놓고 2번 숨 쉴 동안 꽂아 둔다. 손의 음, 양경은 그의 기를 받는 길이 가까우므로 그 기가 빨리 온다. 그러므로 침을 놓는 것도 2푼 이상 깊이 놓지 말며 1번 숨 쉴 동안 꽂아 둔다[영추].

- 윗몸과 뼈에 가까운 곳은 침을 얕게 놓고 뜸도 적게 뜨는 것이 좋으며 아랫몸과 살이 많은 곳은 침을 깊이 놓고 뜸을 많이 떠도 해롭지 않다[입문].

화침법火鍼法

뜸 뜨는 것을 두려워하는 사람은 화침을 놓아야 한다. 침을 불 속에 넣어서 달구어 놓는 것을 화침火鍼이라고 한다[자생].

- 뜸을 뜨지 말아야 할 여러 혈에는 침을 불에 달구어 무자법繆刺法으로 놓으면 효과가 난다. 이것으로 불이 사람에게 좋다는 것을 알 수 있다[자생].
- 『내경』에 번침법燔鍼法이라고 하는 것이 즉 화침법이다[내경].

침혈을 잡는 법[點穴法]

침혈鍼穴을 잡을 때에는 몸가짐을 똑바로 하여야 한다. 팔다리를 구부리지 말아야 한다. 앉아서 침혈을 잡을 때에는 몸을 숙이거나 젖히지 말며 서서 침혈을 잡을 때에는 몸을 한 쪽으로 기울이지 않도록 해야 한다. 만일 침혈을 바로잡지 못하면 살만 찌르거나 아프기만 하고 아무런 효과도 보지 못한다[천금].

- 대체로 침혈을 앉아서 잡은 것은 앉아서 놓고 서서 잡은 것은 서서 놓아야 하며 누워서 잡은 것은 누워서 놓아야 한다. 앉거나 설 때에는 몸가짐을 똑바로 하여야 하며 침혈을 잡은 뒤에 조금만 움직여도 침혈의 위치가 달라질 수 있다[입문].

- 옛날에는 노끈으로 치수를 쟀는데 노끈은 늘었다 줄었다 하여 정확하지 못하다. 그러므로 지금은 얇은 참대자로 치수를 재기 때문에 침혈을 정확히 잡을 수 있다. 또한 밀을 먹인 종이조각[蠟紙]으로 재기도 한다. 그런데 얇은 참대자는 부러지기 쉽고 밀을 먹인 종이는 손에 붙기 때문에 볏짚으로 하면 재기도 쉽고 더욱이 종이로 잴 때처럼 늘었다 줄었다 하는 일이 없으므로 좋다[자생].

- 사람은 늙은이와 젊은이가 있고 키가 큰 사람과 작은 사람이 있으며 살이 많은 사람과 여윈 사람이 있다. 그러므로 잘 생각하여 정확하게 재야 한다. 또한 살 위의 금과 뼈짬 · 자개미 · 마디 · 우묵한 곳 등에 손으로 누르면 환자가 시원해하는 곳들이 있으므로 이런 곳들을 자세하고도 세밀하게 살펴야 침혈을 바로잡을 수 있다[천금].

- 장쑤 · 쓰촨 지방에서는 뜸을 많이 뜨는데 아시혈阿是穴을 쓴다. 즉 환자의 몸을 짚어 보아서 몹시 아픈 자리를 찾아 그곳이 침혈이건 아니건 그 자리에 뜸을 뜨면 곧 낫는다. 이것이 즉 아시혈이라고 하는 것인데 침과 뜸이 모두 효과가 있다. 『의학입문』에는 천응혈天應穴이라고 하였다[자생].

03 푼 · 치수分寸를 헤아리는 방법

치수를 재는 법[量分寸法]

환자가 남자이면 왼손, 여자이면 오른손 가운뎃손가락 두 번째 마디의 두 가로금 사이를 한 치로 한다. 침혈을 잡는 데와 뜸을 놓을 때 쓴다[국방].

- 남자는 왼손, 여자는 오른손 가운뎃손가락 두 번째 마디의 두 가로금 사이를 한 치로 하는데 이것을 동신촌법同身寸法이라고 한다. 이것에 기초해서 혈을 잡아 치료하면 잘 낫기 때문에 지금은 이것을 기준으로 한다. 『동인』에는 가운뎃손가락 안쪽 금 사이를 1치로 잡는다고 하였는데 『내경』에 동신촌법이라고 한 것이 바로 이것이다[자생].
- 『두한경』의 동신촌법에는 가운뎃손가락과 엄지손가락을 맞대어 가락지처럼 됐을 때 가운뎃손가락 안쪽에 나타나는 두 금 사이를 1치로 하였다.
- 가운뎃손가락 안쪽 두 금 사이를 동신촌법으로 한 것은 대략적으로 쓰는 방법이다. 만일 머리와 가슴, 잔등과 배의 침혈을 잡는 데는 동신촌법밖에도 다른 방법이 있으므로 한 가지 방법만 고집하여서는 안 된다[강목].
- 손과 발도 동신촌법 으로 잡는다[신응].

머리의 치수頭部寸

앞 이마의 머리털이 돋은 데로부터 뒷머리털이 돋은 끝까지 12등분하여 1자 2치로 한다.

- 앞 이마의 털이 난 경계가 명확하지 않을 때에는 양쪽 눈썹의 가운뎃점으로부터 위로 3치 올라가서 그곳을 경계로 보고 뒷머리털이 돋은 경계가 명확하지 않을 때에는 대추혈大椎穴로부터 위로 3치 올라가서 그곳을 경계로 본다. 앞뒤의 경계가 모두 뚜렷하지 않을 때에는 양쪽 눈썹의 가운뎃점으로부터 대추혈까지를 1자 8치로 계산한다[신응].
- 머리의 가로치수[橫寸]는 눈구석에서 눈귀까지를 1치로 하여 다 이 방법을 쓴다.
- 신정혈神庭穴에서 곡차혈曲差穴, 곡차혈에서 본신혈本神穴, 본신혈에서 두유혈頭維穴까지 각각 1치 5푼이므로 신정에서 두유까지 모두 4치 5푼이다[신응].

가슴의 치수膺腧部寸

두 젖꼭지 사이를 8치로 하여 다 이것을 기준으로 한다. 천돌혈天突穴에서 단중혈까지의 사이가 6치 8푼이고 아래로 1치 6푼 내려가면 중정혈中庭穴이며 천돌혈로부터 중정혈까지는 모두 8치 4푼이다[신응].

잔등의 치수背部寸

대추혈大椎穴에서 엉덩이뼈까지는 모두 21개의 등뼈로 되었는데 3자로 계산한다.

- 위 7개의 등뼈는 매개 등뼈마다 1치 4푼 1리로 계산하여 모두 9치 8푼 7리이다.
- 가운데 7개의 등뼈는 각 등뼈마다 1치 6푼 1리이므로 몸 앞의 배꼽과 수평이 되는 14개의 등뼈까지가 모두 2자 1치 1푼 4리이다.
- 아래 7개의 등뼈는 매개 등뼈마다 1치 2푼 6리이다.
- 잔등의 두 번째 줄은 등뼈에서 옆으로 각각 1치 5푼 나가 있으므로 등뼈 너비

침구편

1치를 합하여 모두 4치로 보고 양쪽으로 가른다.

- 잔등의 세 번째 줄은 등뼈에서 옆으로 각각 3치 나가 있으므로 등뼈 너비 1치를 합하여 모두 7치로 보고 양쪽으로 가른다[신응].

배의 치수腹部寸

배의 가운데 선에 있는 명치 끝[心蔽骨]으로부터 배꼽까지 8치로 계산한다. 만일 명치 끝이 잘 알리지 않는 사람은 양쪽 갈비뼈가 마주 붙은 가운데로부터 배꼽 중심까지를 모두 9치로 계산한다.

- 배꼽 중심에서 음모의 위 기슭에 있는 치골결합[橫骨毛際]까지 5치로 계산한다.
- 가슴과 배의 너비는 양쪽 젖꼭지 사이를 8치로 한 것을 기준으로 하여 쓴다[신응].

몸의 치수人身尺寸

사람의 키를 7자 5치로 본다. 머리털이 돋은 경계에서 아래턱까지 1자이다.

- 후두결절[結喉]에서 명치 끝까지는 1자 3치이다.
- 명치 끝에서 천추혈天樞穴까지 8치이다.
- 천추혈에서 음모의 위 기슭에 있는 치골결합[橫骨]까지는 6치 5푼이다.
- 치골결합에서 보골輔骨 안쪽 위 기슭까지 1자 8치이다.
- 보골 안쪽 위 기슭부터 아래 기슭까지 3치 5푼이다.
- 보골 안쪽 아래 기슭에서 안쪽 복사뼈까지 1자 3치이다.
- 안쪽 복사뼈에서 발바닥까지 3치이다.
- 또한 오금에서 발잔등까지 1자 6치이다.
- 발잔등에서 발바닥까지 3치이다.

- 어깨에서 팔굽까지 1자 7치이다.
- 팔굽에서 손목까지 1자 2치 5푼이다.
- 손목에서 가운뎃손가락 첫 마디까지 4치이다.
- 손가락 첫 마디에서 손가락 끝까지 4치 5푼이다[영추].

사람의 키를 7자 5치로 본다. 머리털이 돋은 경계에서 아래턱까지 1자이다.

- 후두결절[結喉]에서 명치 끝까지는 1자 3치이다.
- 명치 끝에서 천추혈天樞穴까지 8치이다.
- 천추혈에서 음모의 위 기슭에 있는 치골결합[橫骨]까지는 6치 5푼이다.
- 치골결합에서 보골輔骨 안쪽 위 기슭까지 1자 8치이다.
- 보골 안쪽 위 기슭부터 아래 기슭까지 3치 5푼이다.
- 보골 안쪽 아래 기슭에서 안쪽 복사뼈까지 1자 3치이다.
- 안쪽 복사뼈에서 발바닥까지 3치이다.
- 또한 오금에서 발잔등까지 1자 6치이다.
- 발잔등에서 발바닥까지 3치이다.
- 어깨에서 팔굽까지 1자 7치이다.
- 팔굽에서 손목까지 1자 2치 5푼이다.
- 손목에서 가운뎃손가락 첫 마디까지 4치이다.
- 손가락 첫 마디에서 손가락 끝까지 4치 5푼이다[영추].

04 제애법劑艾法

뜸쑥을 만드는 법製艾法

약쑥잎은 여러 가지 병을 치료하기 위하여 뜸 뜨는 데 쓴다. 음력 3월 3일이나 5월 5일에 잎을 뜯어서 햇볕에 말리어 쓴다. 길섶에서 무성하게 자란 것과 여러 해 묵은 것이 좋다[입문].

- 단오날 해가 뜨기 전에 쑥 가운데서 좋은 것을 골라 뜯은 것으로 뜸을 뜨면 효과가 좋다. 또한 음력 3월 3일에 뜯은 약쑥을 쓰면 더 좋다[유취].
- 오래 두어서 누렇게 된 약쑥잎을 적당한 양을 절구에 넣고 나무공이로 약간씩 잘 찧어 가는 체로 쳐서 푸른 찌꺼기를 버리고 다시 찧고 또 쳐서 보드라우면서도 누렇게 될 때까지 찧어 쓴다[국방].
- 또한 약쑥잎을 잘 찧어 푸른 찌꺼기를 버리고 흰 것만 모아 유황을 넣고 비벼 쓰면 더욱 좋다[입문].

뜸봉을 만드는 법作艾炷法

뜸봉의 밑바닥 너비는 3푼, 길이도 3푼으로 한다. 만일 이보다 작으면 침혈을 뜨겁게 하지 못하며 경맥에 자극을 주지 못하므로 불기운이 소통하지 못한다. 그러면 병을 치료할 수 없다. 몸이 튼튼한 사람에게는 뜸 봉을 약간 더 크게 할 수 있으며 어린이에게는 밀알만하게 하거나 혹은 참새똥만하게 할 수 있다[국방].

- 뜸봉은 작은 참대젓가락 대가리에 대고 만든다. 병이 생긴 경맥의 굵기가 굵

은 실과 같으므로 거기에 맞게 만들어 뜨면 된다. 그러므로 뜸봉이 작아도 병이 나을 수 있다. 그러나 뱃속의 산가 · 현벽 · 기괴氣塊 · 복량伏梁 등의 병에는 반드시 뜸봉이 커야 한다[입문].

불을 붙이는 방법取火法

예로부터 뜸을 뜨는 데는 8가지 나무소나무 · 측백나무 · 참대나무 · 느릅나무 · 뽕나무 · 대추나무 · 탱자나무 · 귤나무로는 불을 붙이지 말라고 하였다. 지금은 나무불을 쓰지 않으며 참기름으로 등불을 만들어 그 등불로 쑥대에 불을 붙여 뜸봉에 불을 붙인다. 그러면 뜸자리를 눅여 주며 뜸자리가 나을 때까지 아프지 않다. 벌밀로 만든 초[蠟燭]가 더 좋다.

- 또한 돋보기로 햇볕을 쪼이면서 쑥에 불을 붙여 뜸을 떠도 좋다. 그 다음 화조火照에 햇볕을 쪼이면서 쑥에 불을 붙이기도 한다. 화조는 즉 화경火鏡이다[국방].
- 돌을 마주쳐서 불을 붙여도 좋은데 지금 사람들은 부시를 쓴다. 잿물을 먹인 종이로 부시깃을 만들어 불을 붙여 쓸 수 있다[자생].

뜸 뜨는 시간下火灸時法

뜸은 한낮이 지나서 떠야 한다. 이때는 음기陰氣가 오기 전이므로 뜸이 붙지 않는 법이 없다. 오전과 이른 아침에는 곡기穀氣가 허하여 어지럼증을 일으킬 수 있으므로 침과 뜸을 안 하는 것이 좋다. 이것은 일반적인 방법이고 급할 때에는 예외로 할 수 있다. 만일 날이 흐리고 비가 오거나 바람이 불고 눈이 올 때에는 잠깐 중지하였다가 날이 맑은 다음에 떠야 한다. 뜸을 뜰 때에 배가 몹시 부르거나 고픈 것, 술을 마시거나 날것과 찬것, 굳은 음식을 먹는 것은 모두 좋지 않다. 또한 생각과 근심을 지나치게 하거나 성을 내서 욕을 하거나 상사가 나서 슬퍼하거나 한숨 쉬는 것 등은 모두 좋지 못하므로 안 하는 것이 매우 좋다[천금].

05 구법 灸法

뜸 뜨는 방법 灸法

병을 치료하는 데서 일반적으로 겨울에는 덥게 하는 것이 좋기 때문에 뜸을 뜨는 것이다[중경].

- 모든 병에 약과 침으로 낫지 않는 것은 반드시 뜸을 떠야 한다[입문].
- 『영추』에 처져 내려가는 데는 뜸을 뜨라고 하였는데 『동원』은 처져 내려간다는 것을 피모皮毛가 풍한을 이겨 내지 못하여 양기가 처져 내려간다는 것을 의미한다고 말하였다.
- 또 처져 내려가면 뜸만 뜨라고 하였는데 뜸만 뜬다는 것은 침을 놓지 않고 뜸만 뜬다는 것을 말한다[강목].
- 『내경』에 "처져 내려가면[陷下] 뜸을 뜨라"고 한 것은 하늘과 땅 사이에는 오직 음과 양의 두 기만 있는데 양은 겉에 있고 위에 있으며 음은 속에 있고 아래에 있다. 이제 말한 아래로 처져 내려간다는 것은 양기가 아래로 처져 내려가 음혈陰血 속으로 들어가면, 음이 오히려 위로 올라가서 양기를 덮어 맥과 증상이 다 찬 기운[寒]이 겉에 있는 것처럼 나타나는데 이것을 말한 것이다. 이때에는 뜸을 떠야 한다. 『내경』 "북쪽 지방의 사람들은 뜸을 뜨는 것이 좋다"고 하였는데 그것은 겨울에 몹시 추운 곳이므로 양기가 속에 잠복되어 있기 때문에 모두 뜸을 뜨는 것이 좋다[동원].
- 허약한 사람에게는 뜸을 떠서 화기火氣가 원양元陽을 도와주게 하며 실實한 사람에게는 뜸을 떠서 실한 사기邪氣가 화기를 따라 퍼져 나가게 해야 한다.

한증寒證에는 뜸을 떠서 그 기를 다시 덥게 해야 하며 열증熱證에는 뜸을 떠서 몰린 열기를 밖으로 퍼져 나가게 해야 한다. 이 모든 것은 다 불은 마른 것[燥]을 주관하는 성질을 이용한 것이다[입문].

- 머리와 얼굴은 모든 양이 모이는 곳이며 가슴은 소음군화와 소양상화가 있는 곳이므로 많이 뜨는 것은 좋지 못하고 잔등과 배에는 비록 많이 뜬다고 하나 음陰이 허虛하고 화火가 있는 사람은 좋지 못하며 다만 팔다리의 침혈에는 많이 떠도 좋다[입문].
- 뜸을 뜰 때에 먼저 양陽의 부분을 뜨고 다음에 음陰의 부분을 뜬다고 한 것은 처음에 머리 왼쪽에서부터 점차 아래로 내려 뜨고 다음에는 머리 오른쪽에서부터 점차 내려 뜬다는 것이다. 이것은 위를 먼저 뜨고 다음에 아래로 내려가면서 뜬다는 것이다[천금].
- 먼저 위를 뜨고 다음에 아래를 뜨며 먼저 적게 뜨고 다음에 많이 뜬다[명당].
- 뜸을 뜰 때에는 먼저 양의 부분을 뜨고 다음에 음의 부분을 뜨며 먼저 위를 뜨고 다음에 아래를 뜨며 먼저 적게 뜨고 다음에 많이 뜬다[입문].

뜸의 장수를 결정하는 방법壯數多少法

뜸봉 한 개의 힘이 어른 한 사람의 힘과 같다고 하여 장壯이라고 하였다.

- 대체로 머리에는 7장에서 49장까지 뜬다.
- 구미혈鳩尾穴과 거궐혈巨闕穴은 가슴과 배에 있는 침혈이기는 하나 뜸은 28장을 넘지 말아야 한다. 만일 많이 뜨면 심력心力이 약해지게 된다. 만일 머리의 침혈에 많이 뜨면 정신을 잃고 팔다리의 침혈에 많이 뜨면 혈맥이 마르고 팔다리가 가늘어지며 힘이 없어진다. 정신을 잃은 데다가 몸까지 여위면 오래 살지 못한다[자생].
- 팔다리의 침혈에 뜸을 뜨면 다만 풍사風邪를 없앨 뿐이므로 많이 뜨는 것은 좋지 못하다. 7장에서 49장까지 뜨는데 자기 나이 수보다 장수壯數가 넘지

침구편

않으면 안 된다[자생].

- 어린이가 태어난 지 7일로부터 돌까지는 7장 이상 뜨지 말고 뜸봉의 크기는 참새똥만하게 해야 한다[자생].

뜸자리를 헐게 하는 방법[發灸瘡法]

뜸을 떠서 병을 치료하는 데 장수壯數를 넉넉히 떴다고 하여도 뜸자리가 헐어서[瘡] 고름[膿]이 나지 않으면 효과가 없다. 만일 뜸자리가 헐지 않으면 돌을 뜨겁게 하여 뜸자리를 문댄다. 그러면 3일 후에 뜸자리가 헐면서 고름이 나오고 병이 저절로 낫는다[국방].

- 또는 껍질이 벌건 파 3~5대에서 푸른 부분을 버리고 잿불에 묻어 구워 익힌 다음 짓찧어 뜸자리를 10여 번 문지르면 3일 후에 저절로 헐면서 고름이 나오고 병이 곧 낫는다[국방].
- 뜸을 뜬 다음에 뜸자리가 헐면 그 병은 곧 낫고 헐지 않으면 그 병은 낫지 않는다. 뜸뜬 다음에 2~3일 지나도 뜸자리가 헐지 않을 때에는 뜸자리 위에 다시 2~3장 뜨면 곧 헌다[자생].

뜸자리가 몹시 헌것을 치료하는 방법[療灸瘡法]

뜸을 떠서 병을 치료할 때에는 불이 꺼진 다음에 곧 껍질이 벌건 파와 박하를 달인 물로 뜸자리를 따뜻하게 씻으면 뜸자리 속으로부터 풍사가 몰려나오고 경맥이 잘 소통하게 된다. 뜸자리의 헌 데 딱지가 떨어진 다음에 동남쪽으로 뻗은 복숭아나무가지와 푸르고 연한 버드나무가지 각각 같은 양을 달인 물로 씻으면 뜸자리 속에 있던 모든 풍사를 없앨 수 있다.

만일 뜸자리가 꺼멓게 되면서 허는 데는 위의 약에 고수를 더 넣고 달인 물로 씻으면 새살이 돋아나온다. 몹시 아픈 데는 위의 약에 황련黃連을 더 넣고 달인 물로 씻으면 곧 낫는다[국방].

- 뜸자리가 헐었으면 봄에는 버들솜, 여름에는 대청[竹膜], 가을에는 새솜[新綿],

겨울에는 토끼배의 희고 가는 털을 쓴다. 고양이 배의 털을 붙이는 것이 더 좋다[자생].

- 뜸자리가 헌것이 낫지 않는 데는 우시牛屎 태운 재를 덥게 하여 붙인다.
- 백모향白茅香의 꽃을 찧어서 붙인다.
- 가래나추잎이나 뿌리껍질을 찧어서 가루내어 붙인다[본초].
- 뜸자리가 헌것이 오랫동안 아물지 않는 데는 황련 · 감초마디 · 구릿대백지 · 황단 · 참기름을 같이 달여서 만든 고약을 붙인다[단심].
- 뜸자리가 부으면서 아픈 데는 염교 흰밑을 썰어서 돼지기름저지과 식초에 하룻밤 담갔다가 약한 불에 달여서 찌꺼기를 버리고 바른다.
- 복룡간을 달인 물을 덥게 하여 씻고 담근다[본초].
- 뜸자리가 헐면서 피가 계속 나오는 데는 쪽물을 들인 푸른 천 태운 재를 붙인다.
- 예장초한련초를 짓찧어 붙인다.
- 백초상과 진주조개껍질을 가루내어 뿌려 준다[본초].
- 뜸자리가 헐어서 오랫동안 낫지 않는 데는 내탁황기원과 지통생기산을 쓰는 것이 좋다[처방].

침구편

| 내탁황기원內託黃芪元 |

【 효능 】 침과 뜸에 경락이 상하여 고름이 계속 나오면서 오랫동안 낫지 않는 것을 치료한다.

【 처방 】 단너삼황기 300g, 당귀 120g, 육계 · 목향 · 유향 · 침향 · 각각 40g.

위의 약들을 가루를 내어 녹두 가루 120g과 함께 생강즙으로 쑨 풀에 반죽한 다음 벽오동씨만하게 알약을 만든다. 매번 50~70알씩 끓인 물로 먹는다[득효].

| 지통생기산止痛生肌散 |

적응증은 위와 같다.

【 처방 】 굴조개가루모려 20g, 한수석달군 것 · 곱돌활석 각각 8g.

위의 약들을 가루낸다. 먼저 약물로 씻고 뿌려 준다[자생].

06 침보사鍼補瀉

침의 보사법鍼補瀉法

먼저 몸이 튼튼한가 여위었는가를 살펴보고 기의 허실을 조절해야 한다. 실實한 것은 사瀉하고 허虛한 것은 보補하여야 한다. 반드시 먼저 혈맥을 소통하게 한 다음에 조절하여야 하며 어떤 병이든지 나을 때까지 치료하여야 한다[내경].

- 허한 것을 보한다는 것은 먼저 슬슬 쓸어 주고 꾹 눌렀다 놓기도 하며 밀면서 누르기도 하고 퉁겨서 불어나게도 하고 손톱으로 침혈을 꾹 누르고 침을 놓는 것을 말한다. 이렇게 한 다음 침을 놓아 경락의 기운을 소통하게 하면 기가 밖으로 나가지 못한다. 또는 신기神氣가 나가지 못하게 한 다음 숨을 내쉰 뒤에 침을 놓고 오랫동안 놓아 두어 기가 순환하게 하기도 한다. 그 다음 숨을 들이쉴 때에 침을 빼면 기가 나가지 못한다. 이와 같이 침혈을 손으로 눌렀다 놓았다 하여 기가 소통하였다 막혔다 하게 되면 신기神氣가 남아 있게 되고 대기大氣가 머물러 있게 된다. 이것을 보補한다고 한다.
- 실實한 것을 사瀉한다는 것은 숨을 들이쉴 때에 침을 꽂아 기가 거슬리지 않게 하며 오랫동안 놓아 두어 사기邪氣가 퍼져 나가지 못하게 하고 숨을 들이쉴 때에 침을 돌리어 침감이 오도록 하며 숨을 내쉴 때에 침을 빼기 시작하고 숨을 모두 내쉰 다음에 침을 빼면 대기大氣가 다 나가게 되는데 이것을 말한다[내경].
- 침을 놓을 줄 아는 사람은 왼손을 잘 쓰고 침을 놓을 줄 모르는 사람은 오른손만 쓴다. 침을 놓을 때에는 반드시 먼저 왼손으로 그 침놓을 자리를 눌렀다 놓

았다 하며 왼손 엄지손가락 손톱으로 누르고 침을 꽂으면 침감이 맥과 같이 온다. 침은 가볍게 찔러서 침감이 오게 한다. 이렇게 눌러 밀면서 침을 놓는 것을 보補한다고 하고 비비면서 빼는 것을 사瀉한다고 한다[난경].

- 보補하는 것은 경맥을 따라 밀면서 침을 놓고 왼손으로 침구멍鍼孔을 막으며 천천히 침을 빼고 빨리 침자리를 누르는 것이다. 사瀉하는 것은 경맥의 주행과 반대로 밀면서 빼고 왼손으로 침구멍을 막는다. 침은 빨리 빼고 천천히 누른다. 이렇게 경맥의 주행과 같은 방향으로 하는 것을 보한다고 하고 반대로 하는 것을 사한다고 한다[난경].

- 허한 데는 보법補法을 쓰고 실한 데는 사법瀉法을 써야 한다. 해석에 실한 데 사법을 쓴다는 것은 침을 놓아 음기가 세게 돌아와서 침 밑이 차게 된 다음에 침을 빼는 것이며 허한 데 보법을 쓴다는 것은 침을 놓아 양기가 세게 돌아와서 침 밑이 더워진 다음에 침을 뺀다는 것이라고 씌어 있다. 주해에 주요한 것은 침감이 있어야 효과가 있다고 하였다[내경].

- 기에는 두 가지가 있는데 하나는 사기邪氣이고 다른 하나는 곡기穀氣이다. 사기가 오는 것은 급하고 빠르며 곡기가 오는 것은 더디고 고르다. 급하고 빠른 것은 보하여도 실해지지 않고 사하여도 허하여지지 않으며 더디고 고른 것은 보하면 쉽게 실하여지고 사하면 쉽게 허하여진다.

- 맥이 실한 것은 깊이 찔러서 그 기를 빼고 맥이 허한 것은 얕게 찔러서 정기精氣를 나가지 못하게 하며 그 경맥을 보하고 사기만 나가게 한다[영추].

- 왼손으로 꼭 누르는 것은 기를 풀어주기 위한 것이고 오른손으로 가볍게 천천히 찌르는 것은 아프지 않게 하기 위한 것이다[강목].

침을 놓을 때 역증과 순증을 가려야 한다用鍼宜審逆順

황제가 "형形과 기氣에서 역증逆證과 순증順證을 어떻게 아는가?" 고 묻자 기백은 "형과 기가 부족하고 병사가 실한 것은 사기가 성한 것이므로 급히 사瀉하여야 하며 형과 기가 실하고 병사가 부족한 데는 급히 보

補하여야 하며 형과 기가 부족하고 병사도 부족한 것은 음과 양이 모두 허虛한 것이므로 침을 놓을 수 없다. 만일 침을 놓으면 허한 데 더 허해져서 음양이 다 없어지고 혈기도 다 없어져 5장이 허해지고 힘줄과 뼈, 골수가 말라 늙은 사람은 죽고 젊은 사람은 다시 회복되지 못한다. 형과 기가 실하고 병사도 실한 것은 음과 양이 다 실한 것이므로 급히 사기를 사하여 허하고 실한 것을 고르게 하여야 한다. 그러므로 실한 데는 사하고 허한 데는 보한다는 것이 이것을 말하는 것이다"라고 하였다[영추].

- 침을 놓을 때 역증과 순증을 모르고 놓으면 안 된다. 진기와 사기가 상박되어 실하여졌을 때에 보하면 음양이 사방으로 흩어져서 장과 위는 막히고 간과 폐가 붓는다. 음과 양이 싸워 허해진 때에 사하면 경맥이 비고 혈기가 줄어들며 장위가 쭈그러들고 피부가 얇아지며 땀구멍이 마르고 털은 윤기가 없어지는데 죽을 수 있다. 그러므로 침을 놓는 데 주요한 것은 음과 양을 조절할 줄 아는 것이다. 음과 양을 조절하면 정기가 맑아지고 형과 기가 고르게 되며 신기가 속에 있게 된다. 그러므로 유능한 의사는 기를 고르게 하고 서투른 의사는 맥을 혼란시키고 무식한 의사는 기를 끊어 생명을 위험하게 한다. 그러므로 기술이 약한 사람은 침을 삼가야 한다[영추].

5탈증에는 침으로 사하지 말아야 한다는 데 대하여五奪勿用鍼瀉

황제가 "무엇을 5탈五奪이라고 하는가?"고 묻자 기백은 "몹시 여윈 것을 1탈이라고 하고 피를 많이 흘린 뒤를 2탈이라고 하며 땀을 많이 흘린 뒤를 3탈이라고 하고 설사를 심하게 한 뒤를 4탈이라고 하며 해산하고 하혈한 뒤를 5탈이라고 하는데 모두 침으로 사할 수 없다"고 하였다[영추].

침과 뜸의 꺼려야 할 것鍼灸禁忌

- 침은 성생활 직후에는 놓지 말고 침을 놓은 다음에는 곧 성생활을 하지 말아야 한다.

침구편

- 침을 놓은 다음에는 곧 술을 마시지 말아야 하며 술을 마신 다음에는 침을 놓지 말아야 한다.
- 성낸 뒤에 바로 침을 놓지 말고 침을 놓은 다음에는 성을 내지 말아야 한다.
- 몹시 피로하였을 때에는 침을 놓지 말고 침을 놓은 다음에는 피로하게 하지 말아야 한다.
- 배가 몹시 부른 때에는 침을 놓지 말며 침을 놓은 다음에는 배가 부르게 먹지 않아야 한다.
- 배가 고플 때에는 침을 놓지 말고 침을 놓은 다음에는 배가 고프지 않게 해야 한다.
- 갈증이 날 때에는 침을 놓지 말고 침을 놓은 다음에 갈증이 나지 않게 해야 한다.
- 몹시 놀라고 무서워한 뒤에는 반드시 그 기가 안정된 다음에 침을 놓아야 한다.
- 수레를 타고 온 사람은 누워서 밥 먹을 동안 만큼 쉬게 한 다음 침을 놓으며 걸어 온 사람은 10리를 걸어갈 동안 만큼 앉아서 쉬게 한 다음 침을 놓아야 한다[영추].

침을 놓는 데는 기술이 있어야 한다는 데 대하여鍼要得術

5장에 병이 생긴 것은 마치 가시가 든 것 같고 때가 묻어 더러워진 것과 같으며 맺힌 것 같고 막힌 것 같으므로 침을 잘 놓을 줄 아는 사람은 그 병을 치료하는 것이 마치 가시를 빼내는 것 같고 때를 씻어 버리는 것 같으며 맺힌 것을 푸는 것과 같고 막힌 것을 터뜨리는 것과 같다. 그러므로 병이 비록 오래되었어도 치료할 수 있다. 그런데 치료할 수 없다고 하는 것은 그 사람이 기술이 없기 때문이다[영추].

- 한과 열이 서로 부딪치는 데는 잘 조절하여 고르게 하고 허하고 실한 것이 어울렸을 때에는 터뜨려서 통하게 할 줄 알아야 하며 좌우가 고르지 못할 때에는 돌아가게 하고 위의 기가 부족할 때에는 밀어서 올리고 아래의 기가 부족

할 때에는 쌓아서 따르게 하며 음양이 다 허하면 뜸을 떠야 한다[영추].

침을 놓는 데는 유능한 의사와 서투른 의사가 있다는 데 대하여 鍼有上工中工

유능한 의사는 병이 생기기 전에 치료하고 서투른 의사는 병이 이미 생긴 것을 치료한다고 하는데 이것은 무슨 말인가. 병이 생기기 전에 치료한다는 것은 간에 병이 생기면 간병은 응당 비에 전한다는 것을 알고 먼저 그 비의 기를 실하게 하여 간의 사기를 받지 않게 하는 것을 병이 생기기 전에 치료한다고 한다. 서투른 의사는 간에 병이 생긴 것을 보고 그것이 전이되는 것을 모르기 때문에 열심히 간만 치료하는 것은 이미 병이 생긴 것을 치료한다고 한다[난경].

침구편

07 뜸보사灸補瀉

뜸의 보사법[灸補瀉法]

뜸에도 보법補法과 사법瀉法이 있다. 보법은 살에까지 뜸쑥이 모두 타들어간 다음에 불이 꺼지게 하는 것이고 사법은 불이 살에까지 타들어 가기 전에 쓸어 버리고 입으로 불어 주는 것이다. 이것은 바람이 주로 발산시키기 때문이다[단심].

- 불로 보하는 것은 그 불을 불지 않고 반드시 저절로 꺼지게 하는 것이며 불로 사하는 것은 불을 빨리 불어 뜸쑥이 타서 꺼지게 하는 것이다[영추].

08 폐경肺經

12경맥의 순행과 유혈[十二經脈流注穴]

12경맥은 수삼양手三陽, 수삼음手三陰과 족삼양足三陽, 족삼음足三陰을 합한 것을 말한다.

- 절節이 어울리는 데가 365곳이라 하였는데 절이라는 것은 신기神氣가 드나드는 곳이며 피부도, 살도, 힘줄도, 뼈도 아니다. 신기는 정기正氣인데 신기가 드나드는 곳에 경기가 돌아간다고 한다. 정井·형滎·유·경합經合은 기본 유혈이다[영추].
- 12경맥은 하나의 경맥인데 대체로 12개로 갈라 놓았을 뿐이다[동원].

수태음폐경의 순행[手太陰肺經流注]

수태음경맥은 중초중부혈에서 시작하여 아래로 내려가 대장과 연계되고 위의 분문을 따라 가름막을 뚫고 올라가 폐에 연락되고 기관 옆을 따라 올라가 겨드랑이 밑천부혈으로 가서 어깻죽지어깨 아래에서 팔뚝 위를 통틀어 팔죽지라고 한다 안쪽으로 내려가서 수소음심경手少陰心經의 앞으로 내려가 팔굽팔뚝 위와 팔죽지 아래와 연결된 곳을 팔굽이라고 한다. 즉 척택혈이다의 한가운데로 내려간다. 다시 팔뚝팔죽지 아래와 손바닥 위를 팔뚝이라고 하며 팔뚝에는 2개의 뼈가 있다 안쪽 뼈의 아래로 가로내려가 촌구寸口, 경거혈과 태연혈를 지나 어복으로 올라가 어제어제혈를 거쳐 엄지손가락 끝 소상혈으로 나갔다. 그 갈라진연결혈에서 가지는 손목 뒤에서 곧추 집게손가락 안쪽으로 나와 그 끝으로 나갔다수양명경맥과 연계된다. 시동병是動病은 폐가 몹시 불어나서 숨이 차고 기침이 나며 결분缺盆 속이 아프고 심하면 두 손을 마주 잡고 정신이 아찔해진다. 이것을 비궐臂厥이라고 하는데 주로 폐와 관련된 병이다.

- 소생병所生病은 기침이 나고 숨이 차서 헐떡거리고 답답하며 가슴이 그득하고 팔죽지와 팔뚝의 안쪽 앞이 아프고 차며 손바닥이 단다. 이 경맥의 기가 실하면 어깨와 잔등이 아프며 풍한이 침입하여 기가 실하여지면 땀이 나고 중풍으로 기가 실하여지면 오줌이 잦으며 하품을 한다. 기가 허하면 어깨와 잔등이 아프고 시리며 숨을 제대로 쉴 수 없다. 기가 실할 때에는 촌구맥이 인영맥보다 3배나 크며 허할 때에는 도리어 촌구맥이 인영맥人迎脈보다 작다[영추].
- 이 경맥의 경기는 매일 아침 인시새벽 3~5시에 중부혈에서 시작하여 팔뚝을 따라 내려가 소상혈에 가서 끝난다[입문].

수태음폐경手太陰肺經, 좌우 모두 22개 혈

| 소상小商, 2개 혈 |

엄지손가락의 손톱눈 안쪽 모서리에서 부추잎만큼 떨어진 곳에 있으며 수태음경의 정혈井穴이다. 침은 1푼을 놓으며 3번 숨 쉴 동안 꽂아 둔다. 사할 때에는 5번 숨 쉴 동안 꽂아 둔다. 뜸은 뜨지 말아야 한다[동인].

- 피를 빼서 여러 장기의 열[臟熱]을 없앤다[영추].
- 삼릉침三稜鍼으로 찔러서 약간 피를 빼면 여러 장기에 몰린 열이 없어진다.
- 목 안이 붓고 막혀 물과 음식을 넘기지 못하는 데 침을 놓으면 곧 낫는다[자생].

| 어제魚際, 2개 혈 |

엄지손가락 밑마디 뒤 안쪽 경맥이 퍼져 나간 한가운데에 있으며 수태음경의 형혈滎穴이다. 침은 2푼을 놓으며 3번 숨 쉴 동안 꽂아 둔다. 뜸은 뜨지 말아야 한다[입문].

| 태연太淵, 2개 혈 |

태천太泉이라고도 하는데 손바닥 뒤 가로간 금의 안쪽 끝에 있는 우묵한 곳이다. 또는 어제혈에서 뒤로 1치 올라가 우묵한 곳이라고도 하였다. 수태음경의 유혈이다. 침은 2푼을 놓고 뜸은 3장을 뜬다[동인].

| 경거經渠, 2개 혈 |

촌구맥 한가운데에 있으며 수태음경의 경혈經穴이다. 침은 2푼을 놓고 3번 숨 쉴 동안 꽂아 둔다. 뜸은 뜨지 말아야 한다. 뜸을 뜨면 정신을 상한다[동인].

| 열결列缺, 2개 혈 |

손목에서 비스듬히 1치 5푼 올라가서 두 손을 맞잡을 때 집게손가락 끝이 닿는 곳의 두 힘줄과 뼈 사이에 있다. 수태음경의 낙혈絡穴이다. 여기서 갈라져 수양명경맥으로 간다. 침은 2푼을 놓으며 3번 숨 쉴 동안 꽂아 두고 사할 때에는 5번 숨 쉴 동안 꽂아 두며 뜸은 7장을 뜬다[자생].

| 공최孔最, 2개 혈 |

손목 옆에서 위로 7치 올라가 우묵한 한가운데에 있으며 수태음경의 극혈이다. 침은 3푼을 놓고 뜸은 5장을 뜬다[동인].

| 척택尺澤, 2개 혈 |

팔굽의 안쪽 가로간 금 한가운데에 있다[동인].

침구편

- 팔굽 가운데 맥이 뛰는 곳에 있다. 또한 팔굽 가운데 가로간 금위에 맥이 뛰는 곳에 있다[강목].
- 팔을 구부렸다 폈다 하면 가로 금이 생기는 곳의 힘줄과 뼈 사이 우묵한 곳에 있다. 또한 팔굽 가운데 가로간 금위에 두 힘줄 한가운데에 맥이 뛰는 곳에 있다[자생].
- 수태음경의 합혈合穴이다. 침은 3푼을 놓고 뜸은 5장을 뜬다[동인].
- 또 뜸을 뜨지 못한다고도 했다[입문].

| 협백俠白, 2개 혈 **|**

천부혈 아래 팔굽 위로 5치 올라가 맥이 뛰는 곳에 있다. 침은 3푼을 놓으며 뜸은 5장을 뜬다[동인].

| 천부天府, 2개 혈 **|**

겨드랑이에서 아래로 3치 내려가 팔죽지 안쪽 맥이 뛰는 한가운데에 있으며 팔을 들어 코에 갔다 대고 침혈을 잡는다. 침은 3푼을 놓고 3번 숨 쉴 동안 꽂아 둔다. 뜸은 뜨지 말아야 한다[동인].

| 운문雲門, 2개 혈 **|**

거골혈巨骨穴 아래의 기호혈氣戶穴에서 옆으로 2치 나가 우묵한 곳, 손을 대면 맥이 뛰는 곳에 있는데 팔을 들고 침혈을 잡는다[동인].

- 인영혈 아래 둘째 갈비뼈 사이에서 2치 4푼 떨어져 있다[자생].
- 뜸은 5장을 뜨며 침은 3푼을 놓는다. 깊이 찌르면 기가 거슬러 올라 좋지 않다[갑을].

| 중부中府, 2개 혈 **|**

폐의 모혈募穴이며 응중혈膺中穴 이라고도 한다. 침혈은 운문혈에서 아래로 1치 내려가 우묵한 곳이며 젖꼭지 위 세 번째 갈비뼈 사이 손을 대면 맥이 뛰는 곳에 있다. 목을 뒤로 젖히고 침혈을 잡는데 수태음경맥과 족태음경맥이 모이는 곳이다. 침은 3푼 놓고 3번 숨 쉴 동안 꽂아두며 뜸은 5장을 뜬다[동인].

09 대장경大腸經

수양명대장경의 순행[手陽明大腸經流注]

수양명경맥手陽明經脈은 집게손가락 끝 안쪽상양혈에서 시작하여 손가락 위쪽 변두리를 따라밑마디 앞은 이간혈, 밑마디 뒤는 삼간혈 올라가 엄지손가락과 집게손가락이 갈라진 뼈 사이합곡혈를 지나 위로 두 힘줄 가운데양계혈로 가서 팔뚝 위쪽편력혈을 따라 올라가 팔굽 바깥쪽곡지혈으로 간다. 그 다음 위로 올라가 팔죽지 바깥쪽 앞 변두리를 따라 어깨로 올라가서 우골견우혈 앞쪽으로 나왔다가 다시 올라가 주골柱骨이 모이는 곳천정혈으로 나와서 아래로 내려가 결분에 들어가 폐에 연락하고 가름막을 뚫고 내려가서 대장에 연관되었다.

그 한 가지는 결분에서 목으로 올라가 뺨을 뚫고 아랫니틀로 들어갔다가 다시 나와 입술을 돌아 인중혈人中穴 에서 양쪽 경맥이 교차된다. 즉 왼쪽의 것은 오른쪽으로 가고 오른쪽의 것은 왼쪽으로 가서 각각 콧날개 옆영향혈에서 끝난다여기서부터 족양명과 연계된다. 시동병是動病은 이가 쏘고 광대뼈 부위가 붓는다. 이것은 주로 진액과 관련되는 병이다. 소생병所生病은 눈이 누렇고 입이 마르며 코피가 나고 후비喉痺가 생기며 어깨 앞쪽과 팔죽지가 아프고 엄지손가락과 집게손가락이 아파서 쓰지 못한다. 이 경맥의 기가 실하면 경맥이 지나가는 부위에 열이 나고 부으며 허하면 춥고 떨리는 것이 멎지 않는다. 실할 때에는 인영맥이 촌구맥보다 3배나 크고 허할 때에는 반대로 인영맥人迎脈이 촌구보다 작다[영추].

● 이 경맥의 경기는 묘시5~7시에 상양혈 에서 시작하여 영향혈에 가서 끝난다[입문].

수양명대장경좌우 모두 40개 혈

| 상양商陽, 2개 혈 |

일명 절양絕陽이라고도 하는데 집게손가락 손톱눈 안쪽 모서리에서 부추잎만큼 떨어진 속에 있다. 수양명경의 정혈井穴이다. 침은 1푼을 놓고 1번 숨 쉴 동안 꽂아 두고 뜸은 3장을 뜬다[동인].

| 이간二間, 2개 혈 |

일명 간곡間谷이라고도 하며 집게손가락 밑마디 앞 안쪽 우묵한 곳에 있다. 수양명경의 형혈滎穴이다. 침은 3푼을 놓고 3번 숨 쉴 동안 꽂아 두며 뜸은 3장을 뜬다[동인].

| 삼간三間, 2개 혈 |

일명 소곡少谷이라고도 하는데 집게손가락 밑마디 뒤 안쪽 우묵한 곳에 있다. 수양명경의 유혈이다. 침은 3푼을 놓으며 3번 숨 쉴 동안 꽂아 두고 뜸은 3장을 뜬다[동인].

| 합곡合谷, 2개 혈 |

일명 호구虎口라고도 하는데 엄지손가락과 집게손가락이 갈라진 뼈 사이 우묵한 곳에 있다[동인].

● 엄지손가락과 집게손가락의 두 뼈 사이 우묵한 곳, 손을 대면 맥이 뛰는 곳에 있다[자생]. 수양명경의 원혈原穴이다. 침은 3푼을 놓으며 6번 숨 쉴 동안 꽂아 두고 뜸은 3장을 뜬다. 임신부에게는 침을 놓지 못한다. 그것은 태아를 상하기 때문이다[동인].

침구편

| **양계**陽谿, 2개 혈 |

일명 중괴中魁라고도 하는데 손목 위쪽 두 힘줄 사이 우묵한 곳에 있으며 수양명경의 경혈經穴이다. 침은 3푼을 놓으며 7번 숨 쉴 동안 꽂아두고 뜸은 3장을 뜬다[동인].

| **편력**偏歷, 2개 혈 |

손목에서 위로 3치 올라가서 있다. 수양명경의 낙혈絡穴이다. 수태음경맥 으로 갈라지는 곳이다. 침은 3푼을 놓으며 7번 숨 쉴 동안 꽂아 두고 뜸은 3장을 뜬다[동인].

| **온류**溫留, 2개 혈 |

일명 역주逆注라고도 하며 또는 지두池頭라고도 한다. 손목 뒤에서 작은 사람은 5치, 큰 사람은 6치 올라가서 있다[동인]. 손목에서 뒤로 5치와 6치 사이에 있다고도 했다[자생]. 수양명경의 극혈이다. 침은 3푼을 놓고 뜸은 3장을 뜬다[동인]. 큰 사람, 작은 사람이란 어른과 어린이를 말한다[강목].

| **하렴**下廉, 2개 혈 |

보골輔骨 아래의 상렴혈 부터 1치 내려와서 있다[동인].

- 또는 곡지혈에서 앞으로 5치 되는 곳에 살이 두드러진 곳의 옆에 있다[입문].
- 침은 5푼을 놓으며 5번 숨 쉴 동안 꽂아 두고 뜸은 3장을 뜬다[동인].

| **상렴**上廉, 2개 혈 |

수삼리혈에서 1치 아래에 있다[동인].

- 곡지혈에서 앞으로 4치 되는 곳에 있다[입문].
- 양명경의 회혈會穴에 이르러 밖으로 비스듬히 나가 있다[강목].
- 침은 5푼을 놓으며 뜸은 5장을 뜬다[동인].

| 수삼리手三理, 2개 혈 **|**

곡지혈에서 2치 아래에 있다[동인].

- 누르면 두드러지는 살에 있다[강목].
- 침은 2푼을 놓으며 뜸은 3장을 뜬다[동인].

| 곡지曲池, 2개 혈 **|**

팔굽 바깥쪽 보골에서 팔굽을 구부리면 두 뼈가 구부러지는 가운데에 있다[동인].

- 팔굽 바깥쪽 보골에서 팔굽을 구부리면 두 뼈 사이에 가로 생기는 금의 끝에 있다. 침혈을 잡을 때에는 손을 가슴에 대고 잡는다[입문].
- 수양명경의 합혈合穴이다. 침은 5푼을 놓으며 7번 숨쉴 동안 꽂아 두고 뜸은 3장을 뜬다[영추].

| 부료2개 혈 **|**

팔굽의 대골大骨 밖에 큰 힘줄 가까이 우묵한 곳에 있다. 뜸은 3장을 뜨며 침은 3푼을 놓는다[동인].

| 오리五里, 2개 혈 **|**

팔굽에서 3치 올라가 안쪽으로 뻗은 큰 경맥의 가운데에 있다. 뜸은 10장을 뜨며 침은 놓지 말아야 한다[동인].

- 『내경』에 대금大禁 25는 천부혈에서 5치 아래에 있다고 하였으며 주해에는 오리혈이라고 하였다. 대금이라는 것은 침을 놓는 것을 절대로 금한다는 것이다.
- 오리혈에 사침하면 5장의 기가 도중에서 멎는다. 그것은 1개 장의 기가 대개 5번 오는데 5번 찔러 사하면 5장의 기운이 다 없어지는 것으로 된다. 즉 25번 사하면 5장의 유혈 기운이 모두 없어진다. 이것이 그 원기를 빼앗는다는 것이다. 얕게 찌르면 집 안에 들어가자 죽고 깊이 찌르면 문 앞에서 죽는다. 이것

침구편

을 후세에까지 전하여 침을 놓지 말게 하여야 한다[영추].

| 비뇌2개 혈 **|**

팔굽에서 위로 7치 올라가 두드러진 살 끝에 있으며 팔을 펴고 침혈을 잡는다. 수양명경의 낙맥이다. 침은 3푼을 놓으며 뜸은 3장을 뜬다[동인].

- 견우혈에서 좀 내려가 두 힘줄과 뼈 사이 우묵한 곳에 있다. 팔을 펴고 침혈을 잡으며 팔에 힘을 주지 말아야 한다. 힘을 주면 침혈이 막힌다. 뜸을 뜨는 것이 좋으며 침은 놓지 말아야 한다[자생].

| 견우2개 혈 **|**

일명 중견정中肩井이라고도 하며 또는 편골扁骨이라고도 한다. 어깨 끝 두 뼈 사이 우묵한 곳에 있다. 팔을 들고 침혈을 잡는다[동인]. 팔죽지 뼈 위 끝과 어깨 끝 두 뼈 사이에 있다[자생].

- 침은 6푼을 놓으며 6번 숨 쉴 동안 꽂아 둔다. 침을 놓으면 어깨와 팔의 열기를 내린다. 뜸은 7~14장까지 뜨며 만일 반신불수일 때에는 49장까지 뜬다.
- 당나라의 고적흠庫狄欽이 풍비로 팔을 펴지 못하는 것을 진권甄權이 이 침혈에 침을 놓아 곧 낫게 하였다[동인].

| 거골巨骨, 2개 혈 **|**

어깨 끝에서 위로 올라가 뼈가 갈라진 사이 우묵한 곳에 있다. 침은 1치 5푼을 놓으며 뜸은 5장을 뜬다[동인].

| 천정天鼎, 2개 혈 **|**

목의 옆 결분에서 곧추올라가 부돌혈에서 1치 뒤에 있다[동인]. 목의 결분의 기사혈氣舍穴에서 1치 5푼 뒤에 있다[강목].

- 침은 3푼을 놓으며 뜸은 3장을 뜬다[동인].

| 영향迎香, 2개 혈 |

일명 충양衝陽이라고도 하며 화료혈에서 위로 1치 올라가 콧구멍 옆으로 5푼 나가 있다. 침은 3푼을 놓으며 3번 숨 쉴 동안 꽂아 두고 뜸은 뜨지 말아야 한다[동인].

| 부돌扶突, 2개 혈 |

일명 수혈水穴이라고도 하는데 인영혈에서도 1치 5푼 뒤에 있다[동인].

- 또는 기사혈에서 1치 5푼 뒤에 있다[강목].
- 턱자개미에서 1치 아래에 있으며 목을 뒤로 젖히고 침혈을 잡는다[입문].
- 침은 3푼을 놓으며 뜸은 3장을 뜬다[동인].

| 화료2개 혈 |

일명 장빈長頻이라고도 하는데 콧구멍 아래 수구혈水溝穴 옆 5푼 되는 곳에 있다. 침은 2푼을 놓으며 뜸은 뜨지 말아야 한다[동인].

침구편

10 위경胃經

족양명위경의 순행[足陽明胃經流注]

족양명경맥은 콧마루뼈 속에서 시작하여 옆으로 수태양경맥에 연락하고 코 밖영양혈을 따라 아래로 내려와 윗잇몸 가운데로 들어갔다가 나와 입술을 돌아서 아래로 내려가 승장承漿, 혈이름에서 교차되고 다시 턱을 따라 뒤로 돌아가서 대영혈로 나와 협거혈이름를 에돌아 위로 올라가 귀 앞의 객주인客主人, 혈이름을 지나 머리털이 돋은 경계를 따라 이마로 갔다.

- 그 한 가지는 대영혈에서 인영혈 앞으로 내려가 울대를 따라 결분에 들어갔다가 가름막을 뚫고 내려가 위에 속하고 비에 연락되었다. 그 곧은 가지는 결분에 젖 안쪽 변두리를 거쳐 배꼽을 끼고 다시 내려가 기충혈 속으로 들어갔다. 그 한 가지는 위의 유문 부위에서 시작하여 뱃속을 따라 기충혈 속에 이르러 곧추가는 가지와 합쳐 비관혈로 내려가 복토혈에 이르고 다시 내려가 종지뼈넓적다리뼈와 정강이뼈가 맞닿은 곳을 종지뼈라고 하는데 슬개골을 말하는 것이다 속으로 들어가서 정강이뼈의 바깥쪽 변두리즉 상렴 · 하렴 · 해계 혈이다를 따라 발등충양혈에로 내려가 가운뎃발가락 안쪽 사이함곡혈로 들어갔다.

그 한 가지는 무릎 아래 3치 되는 곳에서 갈라져 내려가 발잔등 한가운데 뼈 사이내정혈로 들어갔다. 다른 한 가지는 발잔등에서 갈라져 두 번째 발가락으로 들어가서 그곳여태혈이다. 여기에서 족태음경맥과 연락되었다 끝으로 나갔다. 시동병은 오싹오싹 춥고 떨리며 기지개를 잘 하고 하품을 자주 하며 얼굴이마를 말한 것이다이 꺼멓게 된다. 병이 들면 사람과 불을 싫어하고 나무가 부딪치는 소리를 들으면 깜짝 놀라며 가슴이 두근거려서 문을 닫고 혼자 있으려고 하며 심하면 높은 곳에 올라가 노래를 부르며 발가벗고 달아나며 배가 끓으면서 불러오른다. 이것을 한궐한은 정강이뼈의 별명이다이라고 한다. 이것은 주로 혈과 관련된 병이다. 소생병은 광증 · 학질 · 온병 · 땀이 나며 코가 메이고 코피가 나며 입이 찌그러지고 입술에 구진이 돋으며 목 안이 붓고 후비가 생기며 배에 물이 차고 무릎이 부으면서 아프다.

그리고 가슴 · 젖 · 기가혈 부위 · 다리 · 복토혈 부위 · 정강이뼈 바깥쪽 변두리 · 발등이 다 아프며 가운뎃발가락을 쓰지 못하게 된다. 이 경맥의 기가 실하면 몸 앞쪽에 열이 나며 그 기가 위에 몰려 실해지면 음식이 잘 소화되어 배가 자주 고프며 오줌색이 누렇고 기가 허하면 몸 앞이 모두 차며 뱃속이 차고 배가 팽팽하게 불러오른다. 실할 때에는 인영맥이 촌구맥보다 3배나 크고 허할 때에는 인영맥이 도리어 촌구보다 작다[영추].

- 이 경맥의 경기는 매일 진시7~9시에 영향혈로부터 시작하여 승읍혈에서 교차되고 위로 올라가 두유혈에까지 간다. 다른 가지는 인영혈로 내려와 가슴과 배를 따라 내려가 발가락의 여태혈에서 끝난다[입문].
- 족양명경맥은 여태에서 시작되어 상대에서 끝났다. 상대는 감이鉗耳, 귀이다[영추].

침구편

족양명위경좌우 모두 90개 혈

| 내정內庭, 2개 혈 **|**

두 번째 발가락 바깥쪽 우묵한 곳에 있다[동인].

- 두 번째 발가락과 가운뎃발가락이 갈라진 사이 우묵한 곳에 있다[입문].
- 족양명경의 형혈이다. 침은 3푼을 놓으며 10번 숨 쉴 동안 꽂아 두고 뜸은 3장을 뜬다[동인].

| **함곡**陷谷, 2개 혈 |

두 번째 발가락 바깥쪽 밑마디 뒤 우묵한 곳에 있으며 내정혈에서 2치 위에 있다. 족양명경의 유혈이다. 침은 3푼을 놓으며 7번 숨 쉴 동안 꽂아 두고 뜸은 3장을 뜬다[동인].

| **충양**衝陽, 2개 혈 |

일명 회원會原이라고도 하는데 발등에서 위로 5치 올라가 뼈 사이 맥이 뛰는 곳, 함곡에서 3치 뒤에 있다[동인].

- 내정혈에서 위로 5치 올라가 뼈 사이 맥이 뛰는 곳에 있다[입문].
- 발등에서 위로 5치 올라가 우묵한 가운데 있으며 발을 쳐들었다 놓았다 하면서 잡는다. 족양명경맥의 원혈原穴이다. 침은 5푼을 놓고 10번 숨 쉴 동안 꽂아 두며 뜸은 3장을 뜬다[동인].

| **해계**解谿, 2개 혈 |

충양혈에서 뒤로 1치 5푼 나가 발목 위의 우묵한 곳에 있다[동인].

- 충양혈에서 위로 1치 5푼 올라가 우묵한 곳에 있다[영추].
- 발목 위의 짚신끈을 매는 곳에 있으며 내정혈에서 6치 5푼 올라가 있다[입문].
- 족양명경맥의 경혈이다. 침은 5푼을 놓으며 5번 숨 쉴 동안 꽂아 두고 뜸은 3장을 뜬다[동인].

| **풍륭**豊隆, 2개 혈 |

바깥쪽 복사뼈에서 위로 8치 올라가 정강이뼈 바깥쪽 변두리 사이 우묵한 곳에 있다.

- 족양명경의 낙혈이며 여기서 갈라져서 족태음경맥으로 간다. 침은 3푼을 놓고 뜸은 3장을 뜬다[동인].

| 하거허下巨虛, 2개 혈 |

일명 하렴下廉이라고도 하는데 상렴혈에서 3치 아래에 있다[동인].

- 족삼리혈에서 6치 아래에 있으며 발을 들고 침혈을 잡는다[입문].
- 상렴혈에서 아래로 3치 내려가 두 힘줄과 뼈 사이 우묵한 곳에 있으며 걸터앉히고 침혈을 잡는다[자생].
- 침은 8푼을 놓으며 뜸은 3장을 뜬다[동인].

| 조구條口, 2개 혈 |

하렴혈에서 위로 1치, 상렴혈에서 아래로 1치 되는 곳에 있다[동인].

- 족삼리혈 에서 5치 아래에 있으며 발을 들고 침혈을 잡는다[입문].
- 침은 3푼을 놓으며 뜸은 뜨지 말아야 한다[입문].

| 상거허上巨虛, 2개 혈 |

일명 상렴上廉이라고도 하는데 족삼리혈에서 3치 아래에 있다[동인].

- 무릎에 있는 독비혈에서 정강이뼈 바깥쪽으로 6치 아래에 있으며 발을 들고 침혈을 잡는다.
- 족삼리혈에서 아래로 3치 내려가 두 힘줄과 뼈 사이 우묵한 곳에 있다[자생].
- 침은 8푼을 놓고 뜸은 3장을 뜬다. 또는 나이 수만큼 뜸을 뜨기도 한다[동인].

| 족삼리足三里, 2개 혈 |

무릎에서 아래로 3치 내려가 정강이뼈 바깥쪽 큰 힘줄 안쪽 우묵한 곳에 있다[동인].

- 무릎에서 아래로 3치 내려가 정강이뼈 바깥쪽 변두리의 두 힘줄 사이 우묵한 곳에 있다[내경].
- 독비혈에서 아래로 3치 내려가 정강이뼈 바깥쪽 변두리의 살 사이에 있다

[입문].

- 자기 손바닥으로 무릎뼈를 싸쥘 때 가운뎃손가락 끝이 닿는 곳이다[득효].
- 꾹 누르면 발의 부양맥趺陽脈이 나타나지 않고 조금 누르면 태충맥太衝脈이 뛰지 않는 곳이다[자생].
- 족양명경맥의 합혈이다. 침은 1치를 놓으며 뜸은 7장을 뜬다또는 3장을 뜨기도 한다[동인].
- 『명당경』에는 사람이 30살이 지나서는 족삼리혈에 뜸을 뜨지 않으면 기가 눈으로 치밀어 오르게 된다고 하였다.
- 족삼리혈에서 3치 아래가 상렴혈이고 거기서 다시 3치 아래가 하렴혈인데 대장은 상렴혈에 속하고 소장은 하렴혈에 속하며 모두 족양명위경과 연관되어 있다. 그러므로 대장과 소장은 모두 위에 속한다[영추].
- 족삼리혈을 잡는 데는 부양맥을 눌러서 뛰지 않아야 제대로 침혈을 잡은 것이다[단심].

| 독비犢鼻, 2개 혈 |

무릎 아래 정강이뼈의 윗쪽 뼈마디와 큰 힘줄 사이에 있다[동인].

- 무릎 아래 정강이뼈 사이, 큰 힘줄 사이에 있다[자생].
- 슬안혈 밖에 큰 힘줄이 우묵하게 들어간 곳에 있다. 침은 6푼을 놓고 뜸은 뜨지 말아야 한다[입문].

| 양구梁丘, 2개 혈 |

무릎에서 위로 2치 올라가 두 힘줄 사이에 있다. 족양명경의 극혈이다. 침은 3푼을 놓고 뜸은 3장을 뜬다[동인].

| 음시陰市, 2개 혈 |

일명 음정陰鼎이라고도 하는데 무릎에서 위로 3치 올라가 복토혈 아래 우묵한 곳에 있다[동인].

- 무릎 안쪽 보골 뒤 큰 힘줄 아래 작은 힘줄 위에 있는데 무릎을 구부리고 침혈을 잡는다[자생].
- 무릎 위 복토혈에서 아래로 2치 내려가 무릎을 기준으로 하여 잡는다[강목].
- 침은 3푼을 놓으며 7번 숨 쉴 동안 꽂아 두고 뜸은 뜨지 않는다[동인].

| 비관髀關, 2개 혈 **|**

무릎 위 복토혈 뒤 사권 금의 가운데 있다[동인].

- 무릎 위 복토혈 뒤 넓적다리뼈에서 가로간 금 가운데 있다[입문].
- 침은 6푼을 놓고 뜸은 3장을 뜬다[동인].

| 복토伏兎, 2개 혈 **|**

일명 외구外丘라고도 하는데 무릎에서 위로 3치 올라가 살이 두드러진 곳에 있다. 또는 무릎 뼈에서 7치 위에 있다고도 한다[동인].

- 무릎에서 넓적다리로 6치 올라가 안쪽으로 향해 있으며 바로 앉아 침혈을 잡는다[입문].
- 침은 5푼을 놓으며 뜸은 뜨지 말아야 한다[동인].

| 기충氣衝, 2개 혈 **|**

일명 기가氣街라고도 하는데 귀래혈 아래, 자개미에서 위로 1치 올라가 맥이 뛰는 곳에 있다[동인].

- 배꼽 아래 횡골橫骨의 양쪽 끝 자개미 위에 있다[자생].
- 천추혈 에서 아래로 8치 내려가 맥이 뛰는 곳에 있다[입문].
- 뜸은 7장을 뜨며 침은 놓지 말아야 한다[동인].

침구편

| 귀래歸來, 2개 혈 **|**

수도혈에서 2치 아래에 있다[동인].

- 천추혈에서 7치 아래에 있다[입문].
- 침은 8푼을 놓으며 뜸은 5장을 뜬다[동인].

| 수도水道, 2개 혈 **|**

대거혈에서 아래로 3치, 천추혈에서 5치 아래에 있다. 침은 2치 5푼을 놓으며 뜸은 5장을 뜬다[동인].

| 대거大巨, 2개 혈 **|**

외릉혈에서 1치 아래에 있다. 침은 5푼을 놓고 뜸은 5장을 뜬다[동인].

| 외릉外陵, 2개 혈 **|**

천추혈에서 1치 아래에 있다. 침은 8푼을 놓으며 뜸은 5장을 뜬다[동인].

| 천추天樞, 2개 혈 **|**

일명 장계長谿 또는 곡문谷門이라고도 하는데 대장경의 모혈募穴이다. 황유혈에서 옆으로 1치 5푼, 배꼽에서 2치 옆에 있다[동인].

- 혼백이 있는 곳이므로 침을 놓지 못하며 배꼽까지 합하여 각각 3치 옆으로 나와 있다[자생].
- 배꼽에서 3치 옆에 있다[입문].
- 침은 8푼을 놓으며 7번 숨 쉴 동안 꽂아 두고 뜸은 100장까지 뜰 수 있다[동인].

| 활육문滑肉門, 2개 혈 **|**

태일혈에서 1치 아래에 있다. 침은 8푼을 놓고 뜸은 5장을 뜬다[동인].

| **태을**太乙, 2개 혈 |

관문혈에서 1치 아래에 있다. 침은 8푼을 놓고 뜸은 5장을 뜬다[동인].

| **관문**關門, 2개 혈 |

양문혈에서 1치 아래에 있다. 침은 8푼 놓고 뜸은 5장 뜬다[동인].

| **양문**梁門, 2개 혈 |

승만혈에서 1치 아래에 있다. 침은 8푼을 놓고 뜸은 5장을 뜬다[동인].

| **승만**丞滿, 2개 혈 |

불용혈에서 1치 아래에 있다[동인].

- 거궐혈巨闕穴에서 옆으로 1치 5푼 나가 있다[자생].
- 침은 8푼을 놓으며 뜸은 5장을 뜬다[동인].

| **불용**不容, 2개 혈 |

유문혈幽門穴에서 옆으로 1치 5푼 나가 있다[동인].

- 유문혈에서 옆으로 각각 1치 5푼, 임맥任脈에서 2치 옆으로 나가 네 번째 갈비뼈 끝에 있다[강목].
- 거궐혈에서 옆으로 3치 나가 있으며 몸을 똑바로 하고 침혈을 잡는다[입문].
- 구미혈鳩尾穴 옆의 젖꼭지에서 3치 아래에 있다[자생].
- 침은 5푼을 놓으며 뜸은 5장을 뜬다[동인].

| **유근**乳根, 2개 혈 |

유중혈에서 아래로 1치 4푼 내려가 우묵한 곳에 있다. 침혈은 몸을 뒤로 젖히고 잡는다[동인].

- 젖꼭지에서 1치 6푼 아래에 있다. 『입문』과 『자생』에는 모두 1치 6푼에 있다

침구편

고 하였다[강목].

- 침은 3푼을 놓으며 뜸은 5장을 뜬다[동인].

| 유중乳中, 2개 혈 **|**

젖꼭지의 가운데이다[동인].

- 즉 젖꼭지의 가운데에 있다[입문].
- 침은 2푼을 놓으며 뜸은 뜨지 말아야 한다[입문].

| 응창膺窓, 2개 혈 **|**

옥예혈에서 1치 6푼 아래에 있다. 침은 3푼을 놓으며 뜸은 5장을 뜬다[동인].

| 옥예2개 혈 **|**

고방혈에서 아래로 1치 6푼 내려가 우묵한 곳에 있는데 몸을 젖히고 침혈을 잡는다. 침은 3푼을 놓으며 뜸은 5장을 뜬다[동인].

| 고방庫房, 2개 혈 **|**

기호혈에서 아래로 1치 6푼 내려가 우묵한 곳에 있다. 몸을 젖히고 침혈을 잡는다. 침은 3푼을 놓으며 뜸은 5장을 뜬다[동인].

| 기호氣戶, 2개 혈 **|**

거골혈 아래 유부혈에서 옆으로 2치 나가 우묵한 곳에 있다. 몸을 젖히고 침혈을 잡는다. 침은 3푼을 놓고 뜸은 5장을 뜬다[동인].

- 기호혈로부터 유근혈까지 6개의 침혈은 임맥에서 각각 옆으로 4치 나와 있으며 이 6개 침혈은 각각 1치 6푼씩 떨어져 있다[자생].

| **결분**缺盆, 2개 혈 |

일명 천개天蓋라고도 하는데 어깨 앞의 꺾쇠뼈 위 우묵한 곳에 있다. 뜸은 3장을 뜨고 침은 놓지 말아야 한다[동인].

● 어깨 앞쪽 6개의 침혈 가운데서 뇌호가 제일 밖에 있고 그 다음이 견우혈이며 가장 안쪽에 있는 것이 결분혈이다[강목].

| **기사**氣舍, 2개 혈 |

목을 곧게 한 다음 인영혈 아래, 천돌혈 옆의 우묵한 곳에 있다. 침은 3푼을 놓고 뜸은 3장을 뜬다[동인].

| **수돌**水突, 2개 혈 |

일명 수문水門이라고도 하는데 목의 큰 힘줄 앞 인영혈에서 곧추내려가 있다. 침은 3푼을 놓으며 뜸은 3장을 뜬다[동인].

| **인영**人迎, 2개 혈 |

일명 오회五會라고도 하는데 목 동맥이 뛰는 곳에 있으며 울대 끝에서 옆으로 1치 5푼 나가 있다. 몸을 젖히고 침혈을 잡으며 5장의 기가 모이는 곳이다. 침은 4푼을 놓는다. 만일 너무 깊이 놓으면 죽는다. 뜸은 뜨지 말아야 한다[동인].

| **대영**大迎, 2개 혈 |

턱자개미에서 앞으로 1치 2푼 나가 뼈가 우묵한 가운데의 맥이 뛰는 곳에 있다. 또는 목을 돌릴 때에 어깨와 아래턱뼈가 닿는 곳이다. 침은 3푼을 놓고 7번 숨 쉴 동안 꽂아 두며 뜸은 3장을 뜬다[동인].

| **지창**地倉, 2개 혈 |

일명 위유胃維라고도 하는데 입귀에서 4푼 옆에 있다[동인].

● 침혈의 아래에서 맥이 약하게 뛰는 것 같은 곳이다[강목].

침구편

● 침은 3푼을 놓고 5번 숨 쉴 동안 꽂아 두며 뜸은 14~49장까지 뜬다. 뜸봉을 크게 하면 입이 비뚤어진다. 그럴 때에는 다시 승장혈에 49장 뜨면 곧 낫는다[동인].

| 거료2개 혈 **|**

콧구멍에서 옆으로 8푼 나가 눈동자와 직선이 되는 곳에 있다. 침은 3푼을 놓고 뜸은 7장을 뜬다[동인].

| 사백四白, 2개 혈 **|**

눈에서 아래로 1치 내려가 눈동자와 직선이 되는 곳에 있다. 침은 3푼을 놓는다. 만일 침을 깊이 놓으면 눈이 꺼멓게 된다. 뜸은 7장을 뜬다[동인].

| 승읍承泣, 2개 혈 **|**

눈에서 아래로 7푼 내려가 눈동자와 직선이 되는 곳에 있다. 침은 놓지 말아야 한다. 침을 놓으면 눈이 꺼멓게 된다. 뜸은 3장을 뜬다[동인].

| 협거頰車, 2개 혈 **|**

일명 기관機關이라고도 하는데 귀 아래 턱자개미 끝의 앞에 있는 우묵한 곳에 있다. 옆으로 누워 입을 벌리고 침혈을 잡는다[동인].

● 귀에서 아래로 8푼 내려가 약간 앞으로 나가 턱자개미 끝 우묵한 곳에 있다. 입을 벌리면 우묵하게 들어간다[입문].

● 침은 4푼을 놓는데 침감이 오면 곧 뺀다. 뜸은 7~49장까지 뜬다[동인].

| 하관下關, 2개 혈 **|**

상관혈上關穴 아래에 있다[동인].

● 객주인혈즉 상관혈의 아래, 귀 앞의 맥이 뛰는 아래 변두리에 있다[강목].

- 입을 다물면 우묵하게 들어가고 입을 벌리면 없어지는데 옆으로 누워서 입을 다물고 침혈을 잡는다[입문].
- 침은 4푼을 놓는데 침감이 오면 빼고 뜸은 뜨지 말아야 한다[동인].
- 얼굴 옆과 귀 앞에 있는 12개의 침혈 가운데서 두유혈이 제일 위에 있고 다음에 화료혈과 객주인혈이 있으며 그 다음에 이문혈耳門穴이 있고 또 그 다음에 청회혈聽會穴이 있으며 하관혈이 제일 아래에 있다[강목].

| 두유頭維, 2개 혈 **|**

이마의 모서리 털이 난 경계에서 위로 올라가 본신혈에서 1치 5푼 옆에 있다. 침은 3푼을 놓고 뜸은 뜨지 말아야 한다[동인].

침구편

II 비경脾經

족태음비경의 순행[足太陰脾經流注]

족태음경맥은 엄지발가락 끝은백혈에서 시작하여 발가락 안쪽 흰 살 경계대도혈을 따라 내민 뼈 뒤태백혈를 지나 안쪽 복사뼈 앞쪽상구혈으로 올라가 장딴지장딴지는 정강이의 고기배때기 같은 데다에 간다. 계속하여 정강이뼈 뒤를 따라 족궐음경맥의 앞에서 교차되어 올라가 무릎과 허벅다리 앞쪽음릉천혈을 따라 뱃속으로 들어가 비에 속하고 위에 연락되었다. 그리고 가름막을 뚫고 올라가 목을 끼고 혀뿌리에 가서 혀 밑에서 갈라졌다. 그 한 가지는 위에서 갈라져 가름막을 뚫고 올라 가 심으로 갔다여기서 수소음경맥과 연계된다.

시동병是動病은 혀뿌리가 뻣뻣해지고 음식을 먹으면 구역을 하며 위가 아프고 헛배가 부르며 트림을 많이 하고 대변을 누거나 방귀가 나가면 시원하여 나은 것 같고 몸이 무겁다. 이것은 주로 비와 관련된 병이다. 소생병所生病은 혀뿌리가 아프고 몸을 움직일 수 없으며 음식이 소화되지 않고 가슴이 답답하며 명치 밑이 당기면서 아프고 한학寒瘧을 앓으며 설사가 난다. 오줌이 배설되지 않으며 황달이 생기고 편안히 자지 못하며 서 있기 힘들고 허벅다리와 무릎이 붓고 차며 엄지발가락을 쓰지 못한다. 이 경맥의 기가 실할 때에는 촌구맥이 인영맥보다 3배나 크며 허할 때에는 촌구맥이 도리어 인영맥보다 작다[영추].

- 이 경맥의 경기는 사시9~11시에 충양혈에서 시작하여 은백혈에서 교차된 다음 다리와 배를 따라 위로 올라가 겨드랑이 아래 대포혈에 가서 끝난다[입문].

- 족태음경맥은 은백혈에서 시작하여 태창혈에 가서 끝난다[영추].

족태음비경 좌우 모두 42개 혈

| 은백隱白, 2개 혈 **|**

엄지발가락 발톱눈 안쪽 모서리에서 부추잎만큼 떨어진 곳에 있다. 족태음경의 정혈이다. 침은 1푼을 놓으며 3번 숨 쉴 동안 꽂아 두고 뜸은 뜨지 말아야 한다[동인].

| 대도大都, 2개 혈 **|**

엄지발가락 안쪽으로 밑마디의 뒤 우묵한 곳에 있다[동인].

- 밑마디 안쪽 흰 살의 경계에 있다[자생].
- 족태음경의 형혈이다. 침은 2푼을 놓으며 7번 숨 쉴 동안 꽂아 두고 뜸은 3장을 뜬다[영추].

| 태백太白, 2개 혈 **|**

엄지발가락 안쪽 도드라진 뼈 아래의 우묵한 곳에 있다. 족태음경의 유혈이다. 침은 3푼을 놓고 7번 숨 쉴 동안 꽂아 두며 뜸은 3장을 뜬다[동인].

| 상구商丘, 2개 혈 **|**

발의 안쪽 복사뼈 아래에서 약간 앞으로 우묵한 곳에 있다. 족태음경의 경혈이다. 침은 3푼을 놓으며 7번 숨 쉴 동안 꽂아 두고 뜸은 3장을 뜬다[동인].

| 삼음교三陰交, 2개 혈 **|**

안쪽 복사뼈에서 위로 3치 올라가 뼈 아래 우묵한 곳에 있다[동인].

- 뼈와 힘줄 사이에 있다[입문].

● 족태음경맥 · 족궐음경맥 · 족소음경맥이 모이는 곳이다. 침은 3푼을 놓고 뜸은 3장을 뜬다.

● 옛날 송나라 태자太子가 유능한 의사였는데 한 임신부를 진찰하고는 태아가 여자라고 하였고 서문백徐文伯은 진찰을 하고 남자와 여자인 쌍태아라고 하였다. 태자가 성질이 급하여 배를 째고 보려고 하니 문백이 말하기를 내가 침을 놓아 떨구겠다고 하고 침으로 삼음교혈에는 사하고 합곡혈에는 보하였더니 과연 태아가 떨어졌는데 문백의 말과 같았다. 그러므로 임신부에게는 침을 놓지 말아야 한다[동인].

| 누곡漏谷, 2개 혈 |

안쪽 복사뼈에서 위로 6치 올라가 우묵한 곳에 있다. 침은 3푼을 놓고 뜸은 뜨지 말아야 한다[동인].

| 지기地機, 2개 혈 |

일명 비사脾舍라고도 한다. 족궐음경맥과 교차된 곳에서 위로 1치 올라가 우묵한 곳에 있으며 무릎에서 5치 아래에 있다. 족태음경의 극혈이다[동인].

● 무릎에서 아래로 내려가 큰 뼈 뒤에 있는데 다리를 펴고 침혈을 잡는다[입문].

● 침은 3푼을 놓으며 뜸은 3장을 뜬다[동인].

| 음릉천陰陵泉, 2개 혈 |

무릎의 안쪽 보골아래 우묵한 곳에 있는데 다리를 펴고 침혈을 잡는다[동인].

● 무릎의 안쪽 보골 아래 우묵한 곳에 있다[자생].

● 무릎을 구부리고 침 혈을 잡는다[입문].

● 족태음경의 합혈이며 침은 5푼을 놓고 7번 숨 쉴 동안 꽂아 두며 뜸을 뜨지 말

아야 한다[입문].

| 혈해血海, 2개 혈 |

무릎 안쪽 위로 흰 살의 경계를 따라 3치 올라가 있다[동인].

- 무릎 안쪽으로 3치 위에 있는 힘줄 사이 흰 살 경계에 있다[입문].
- 침은 5푼을 놓으며 뜸은 3장을 뜬다[동인].

| 기문箕門, 2개 혈 |

도드라진 살 위에서 힘줄이 지나간 사이, 허벅다리 안쪽에 손을 대면 맥이 뛰는 곳에 있다[동인].

- 허벅다리 위의 두드러진 힘줄 사이에 있다[영추].
- 혈해혈에서 위로 6치 올라가서 허벅다리 쪽에 손을 대면 맥이 뛰는 힘줄 사이에 있다[입문]
- 뜸은 3장을 뜨며 침은 놓지 말아야 한다[입문].

침구편

| 충문衝門, 2개 혈 |

일명 자궁慈宮이라고도 하는데 위로 5치 올라가면 대횡혈이 있고 부사혈 아래에 있는 횡골의 양쪽 끝 가로간 금의 한가운데에 맥이 뛰는 곳에 있다. 침은 7푼을 놓으며 뜸은 5장을 뜬다[동인].

| 부사府舍, 2개 혈 |

복결혈에서 아래로 2치, 대횡혈에서 아래로 3치 되는 곳에 있으며 족태음경맥과 음유맥, 족궐음 경맥이 모이는 곳이다. 이 삼경맥은 위와 아래 세 곳으로 배에 들어가 간과 비에 연락하고 심과 폐에 모였다가 옆구리로부터 어깨 위로 올라갔다. 이 혈은 족태음경의 극혈이며 발의 삼음경과 삼양경의 갈라진 곳이다. 침은 7푼을 놓으며 뜸은 5장을 뜬다[동인].

| **복결**腹結, 2개 혈 |

일명 장굴腸窟 또는 복굴腹屈이라고도 하는데 대횡혈에서 3치 아래에 있다. 침은 7푼을 놓고 뜸은 5장을 뜬다[동인].

| **대횡**大橫, 2개 혈 |

복애혈에서 1치 6푼 아래에 있다[동인].

- 배꼽에서 수평으로 4치 5푼 옆에 있다[입문].
- 장문혈 에서 6치 아래에 있다[자생].
- 침은 7푼을 놓으며 뜸은 5장을 뜬다[동인].
- 기문혈에서 충문혈까지는 정중앙선에서 각각 4치 5푼씩 나가 있다[자생].

| **복애**腹哀, 2개 혈 |

일월혈日月穴에서 1치 6푼 아래에 있다. 침은 3푼을 놓고 뜸은 뜨지 말아야 한다[동인].

| **식두**食竇, 2개 혈 |

천계혈에서 아래로 1치 6푼 내려가 우묵한 곳에 있다. 팔을 들고 침혈을 잡는다. 침은 4푼을 놓으며 뜸은 5장을 뜬다[동인].

| **천계**天谿, 2개 혈 |

흉향혈에서 아래로 1치 6푼 내려가 우묵한 곳에 있다. 몸을 젖히고 침혈을 잡는다. 침은 4푼을 놓으며 뜸은 5장을 뜬다[동인].

| **흉향**胸鄕, 2개 혈 |

주영혈에서 아래로 1치 6푼 내려가 우묵한 곳에 있다. 몸을 젖히고 침혈을 잡는다. 침은 4푼을 놓고 뜸은 5장을 뜬다[동인].

| 주영周榮, 2개 혈 **|**

중부혈에서 아래로 1치 6푼 내려가 우묵한 곳에 있다. 몸을 젖히고 침혈을 잡는다. 침은 4푼을 놓고 뜸은 뜨지 말아야 한다[동인].

| 대포大包, 2개 혈 **|**

연액혈淵腋穴에서 3치 아래에 있다. 비경의 대락大絡이다. 가슴과 옆구리에 분포되고 제9 갈비뼈 사이로 나왔다. 침은 3푼을 놓으며 뜸은 3장을 뜬다[동인].

- 운문 · 중부 · 주영 · 흉향 · 천계 · 식두 6개혈은 정중앙선에서 각각 6치 6푼씩 나가 있다[자생].

침구편

12 심경心經

수소음심경의 순행[手少陰心經流注]

수소음경맥은 심에서 시작하여 심계心系에 속하고 가름막을 뚫고 내려가 소장에 연락하고 한 가지는 심계로부터 울대를 끼고 올라가 눈에서 끝난다. 곧바로 가는 가지는 다시 심계로부터 폐로 올라갔다가 겨드랑이 밑으로 나와서 팔죽지 뒤쪽을 따라 수태음경맥과 수궐음심포락경맥의 뒤로 가서 팔굽 안소해혈으로 내려와 팔뚝 안쪽 뒤영도혈를 따라 손바닥 뒤 뾰족한 뼈의 끝신문혈에 이르고 손바닥 안쪽 뒤소부혈로 들어가 새끼손가락 안쪽으로 따라 그 끝소충혈이며 여기서부터 수태양경에 연계되었다에 가서 끝난다.

시동병是動病은 목이 마르고 가슴이 아프며 목이 말라 물을 마시려고 하는데 비궐이라고 한다. 이것은 주로 심과 관련된 병이다. 소생병所生病은 눈이 누렇고 옆구리가 아프며 팔죽지와 팔뚝 안쪽 뒤 변두리가 아프고 차며 손바닥이 화끈거린다. 이 경맥의 기가 실할 때에는 촌구맥이 인영맥 보다 두 배가 크고 허할 때에는 촌구맥이 인영맥보다 오히려 작다[영추].

- 이 경맥의 경기는 오시11~13시에 대포혈로부터 시작하여 극천혈에 연락되고 팔을 따라 새끼손가락 끝 소충혈까지 가서 끝난다[입문].

수소음심경 좌우 모두 18개 혈

| 소충小衝, 2개 혈 **|**

일명 경시經始라고도 하는데 새끼손가락 손톱눈 안쪽 모서리에서 부추잎만큼 떨어진 곳에 있다. 수소음경의 정혈이다. 침은 1푼을 놓으며 뜸은 3장을 뜬다[동인].

| 소부少府, 2개 혈 **|**

새끼손가락 밑 마디 뒤 우묵한 곳에 노궁혈과 직선으로 있다. 수소음경의 형혈이다. 침은 2푼을 놓으며 뜸은 3장을 뜬다[동인].

| 신문神門, 2개 혈 **|**

일명 예충兌衝 또는 중도中都라고도 하는데 손바닥 뒤 예골 끝 맥이 뛰는 우묵한 곳에 있다. 수소음경의 유혈이다. 침은 3푼을 놓으며 7번 숨 쉴 동안 꽂아 두고 뜸은 7장을 뜬다[동인].

- 『내경』에 심은 든든하여 사기가 들어가지 못하므로 수소음경맥만은 유혈이 없다. 그러므로 그 밖의 경맥에는 병들고 심에는 병들지 않았을 때 이 경맥이 지나간 손바닥 뒤 예골끝에서 침혈을 잡으라고 하였는데 그 침혈이 바로 신문혈이다[강목].

| 음극陰隙 , 2개 혈 **|**

손바닥 뒤 맥이 뛰는 곳에 있으며 손목에서 5푼 올라가 있다[동인]. 손바닥 뒤에서 위로 5푼 올라가 맥이 뛰는 가운데 있으며 수소음경의 극혈이다. 침은 3푼을 놓고 뜸은 7장을 뜬다[입문].

| 통리通里, 2개 혈 **|**

손목 뒤에서 1치 위에 있으며 수소음경의 낙혈이다. 여기서 갈라져 수태양경맥 으로 간다. 침은 3푼을 놓으며 뜸은 3장을 뜬다[동인].

침구편

| **영도**靈道, 2개 혈 |

손바닥 뒤에서 1치 5푼 위에 있으며 수소음경맥의 경혈이다. 침은 3푼 놓고 뜸은 3장 뜬다[동인].

| **소해**小海, 2개 혈 |

일명 곡절曲折이라고 하는데 팔 굽 안쪽 변두리 관절 뒤의 우묵한 곳에 있다[동인].

- 팔굽 안쪽 대골 외측 팔꿈치 끝에서 5푼 떨어져 있다[강목]. 팔 굽 안쪽 관절 뒤 우묵한 곳의 맥이 뛰는 곳에 있는데 팔굽을 구부리고 잡는다[자생].
- 팔 굽 안쪽 가로간 금 끝의 우묵한 가운데 있다. 팔을 구부려 손이 머리에 닿게 한 다음 침혈을 잡는다[입문].
- 수소음경의 합혈이다. 침은 3푼을 놓으며 뜸은 3장을 뜬다[동인].

| **청령**靑靈, 2개 혈 |

팔굽에서 3치 위에 있다. 팔 굽을 편 다음 팔 안쪽, 겨드랑이 아래쪽 팔을 들고 침혈을 잡는다. 뜸은 7장을 뜨며 침은 놓지 말아야 한다[동인].

| **극천**極泉, 2개 혈 |

팔죽지 안쪽 겨드랑이 아래의 두 힘줄 사이에 혈맥이 가슴으로 들어간 곳에 있다. 침은 3푼을 놓으며 뜸은 7장을 뜬다[동인].

13 소장경小腸經

수태양소장경의 순행[手太陽小腸經流注]

수태양경맥은 새끼손가락 끝소택혈에서 시작하여 손잔등 바깥쪽밑마디 앞은 전곡혈이고 밑마디 뒤는 후계혈이다을 따라 손목손목 앞은 완골혈이고 손목 가운데는 양곡혈이다으로 올라가 복사뼈로 나온다. 다음 노뼈 외측을 따라 팔굽 안쪽의 두 뼈 사이소해혈로 나와 팔죽지 바깥쪽 뒤 변두리를 따라 올라가 어깨 짬으로 나온 다음 어깨뼈를 돌아서 올라가 결분으로 들어가 겨드랑이 쪽으로 갔다가 심을 얽고 식도를 따라 횡격막을 뚫고 내려가 위를 거쳐 소장에 가서 끝난다. 그 한 가지는 결분에서 목을 지나 뺨으로 올라가 눈에 갔다가 다시 귀로 들어갔다. 다른 한 가지는 뺨에서 갈라져 광대뼈로 올라가 코를 거쳐 눈구석으로 나와 비스듬히 광대뼈광대뼈라는 것은 뺨의 뼈를 말하는 것이다. 여기서 족태양방광경에 연락된다에서 끝난다.

시동병是動病은 목이 아프고 턱이 부어 목을 돌릴 수 없고 어깨가 빠지는 것 같으며 팔죽지가 꺾어지는 것 같다. 이것은 주로 진액과 관련된 병이다. 소생병所生病은 귀가 먹고 눈이 누렇고 뺨과 턱이 붓고 목과 어깨 · 팔죽지 · 팔굽 · 팔뚝의 바깥쪽 뒤 변두리가 아프다. 이 경맥의 기가 실할 때에는 인영맥이 촌구맥보다 2배나 크고 허할 때에는 인영맥이 도리어 촌구맥보다 작다[영추].

- 이 경맥의 경기는 미시13~15시에 소충혈에서 시작하여 소택혈에서 교차되며 팔굽을 따라 위로 올라가 청궁혈에 가서 끝난다[입문].

수태양소장경 좌우 모두 38개 혈

| 소택小澤, 2개 혈 **|**

일명 소길少吉이라고도 하는데 새끼손가락 손톱눈 바깥 모서리에서 부추잎만큼 떨어져 있다. 수태양경의 정혈이다. 침은 1푼을 놓으며 2번 숨쉴 동안 꽂아 두고 뜸은 3장을 뜬다[동인].

| 전곡前谷, 2개 혈 **|**

새끼손가락 바깥쪽 밑마디 앞 우묵한 곳에 있다. 수태양경의 형혈이다. 침은 1푼을 놓으며 3번 숨 쉴 동안 꽂아 두고 뜸은 3장을 뜬다[동인].

| 후계後谿, 2개 혈 **|**

새끼손가락 밑마디 뒤 바깥쪽 우묵한 한가운데에 있다[동인].

- 밑마디 뒤 가로간 금의 끝에 있다. 주먹을 쥐고 침혈을 잡는다[입문].
- 수태양경의 유혈이다. 침은 2푼을 놓으며 3번 숨 쉴 동안 꽂아 두고 뜸은 3장을 뜬다[동인].

| 완골腕骨, 2개 혈 **|**

손잔등쪽 손목팔 아래와 손바닥 위의 관절을 손목이라고 한다. 앞의 두드러진 뼈 아래 우묵한 곳에 있다[동인].

- 손바닥 뒤 바깥쪽 두드러진 뼈 아래 우묵한 곳에 있는데 주먹을 쥐고 침혈을 잡는다[입문].
- 손잔등쪽 손목뼈 앞에 있다[영추].
- 수태양경의 원혈이다. 침은 2푼을 놓으며 3번 숨 쉴 동안 꽂아 두고 뜸은 3장을 뜬다[동인].

| **양곡**陽谷, 2개 혈 |

손잔등쪽 예골의 아래 우묵한 곳이 있다. 수태양경의 정혈이다. 침은 2푼을 놓는데 3번 숨쉴 동안 꽂아 두고 뜸은 3장을 뜬다[동인].

| **양로**養老, 2개 혈 |

손잔등쪽 복사뼈 위의 뼈 짬에 있으며 손목에서 뒤로 1치 나가 우묵한 곳에 있다. 침은 3푼을 놓고 뜸은 3장을 뜬다[동인].

| **지정**支正, 2개 혈 |

완골혈 에서 5치 뒤에 있다[동인].

- 손목에서 5치 뒤, 양로혈에서 4치 올라가 우묵한 곳에 있다[자생].
- 수태양경의 낙혈이며 수소음경맥으로 갈라진다. 침은 3푼을 놓고 뜸은 3장을 뜬다[동인].

| **소해**小海, 2개 혈 |

팔굽 안쪽 대골 밖에 팔꿈치 끝에서 5푼 떨어진 우묵한 곳에 있다[동인].

- 팔을 구부리고 손을 머리로 가게 한 다음 침혈을 잡는다. 또는 팔굽을 구부리고 잡기도 한다[입문].
- 수태양경의 합혈이다. 침은 2푼을 놓으며 뜸은 3장을 뜬다[동인].

| **견정**肩貞, 2개 혈 |

어깨뼈 아래 두 뼈의 관절 사이에 있고 견우혈 뒤 우묵한 곳에 있다[동인].

- 견우혈 뒤 두 뼈 사이에 있다[입문].
- 침은 8푼을 놓으며 뜸은 뜨지 말아야 한다[입문].

| **노수**臑兪, 2개 혈 |

견료혈 뒤 대골 아래 어깨뼈 위의 우묵한 가운데 있는데 팔을 들고 침혈을 잡는다. 침은 8푼을 놓으며 뜸은 3장을 뜬다[동인].

| **천종**天宗, 2개 혈 |

병풍혈 뒤 대골 아래 우묵한 가운데 있다. 침은 5푼을 놓으며 6번 숨쉴 동안 꽂아 두고 뜸은 3장을 뜬다[동인].

| **병풍**秉風, 2개 혈 |

편료혈 바깥쪽 어깨 위 작은 우골 뒤에 있다. 팔을 들면 우묵하게 들어가 데 있다[동인].

- 천종혈 앞 작은 우골 뒤에 있다[입문].
- 침은 5푼을 놓으며 뜸은 5장을 뜬다[동인].

| **곡원**曲垣, 2개 혈 |

어깨뼈 가운데의 우묵한 곳에 있다. 손으로 누르면 아픈 것이 알리는 곳이다. 침은 5푼을 놓으며 뜸은 10장을 뜬다[동인].

| **견외수**肩外兪, 2개 혈 |

어깨뼈 위의 등뼈대에서 3치 떨어진 우묵한 곳에 있다[동인].

- 대저혈에서 옆으로 3치 나가 있다[입문].
- 침은 6푼을 놓으며 뜸은 3장을 뜬다[동인].

| **견중수**肩中兪, 2개 혈 |

어깨뼈 안쪽 등뼈대에서 2치 나가서 우묵한 곳에 있다[동인].

- 대저혈에서 옆으로 2치 나가 있다[입문].

• 침은 3푼을 놓으며 7번 숨 쉴 동안 꽂아 두고 뜸은 10장을 뜬다[동인].

• 어깨 뒤의 12혈 가운데서 뇌유혈과 견정혈이 제일 바깥쪽에 있고 천종혈과 곡원혈이 그 다음이며 견외유혈과 견중유혈이 제일 안쪽에 있다[강목].

| 천용天容, 2개 혈 |

귀 아래의 턱자개미 뒤에 있다[동인].

• 협거혈 뒤의 우묵한 곳에 있다[입문].

• 침은 1치를 놓으며 뜸은 3장을 뜬다[동인].

| 천창天窓, 2개 혈 |

일명 창롱窓籠이라고도 하는데 목의 큰 힘줄 앞, 턱자개미 아래의 부돌혈 뒤에 손을 대면 맥이 뛰는 우묵한 곳에 있다[동인].

• 완골혈 아래 큰 힘줄과 혈맥 사이 우묵한 곳에 있다[입문].

• 침은 3푼을 놓으며 뜸은 3장을 뜬다[동인].

| 관료觀髎, 2개 혈 |

광대뼈 아래 예골 끝 우묵한 곳에 있다[동인].

• 뺨의 예골 아래쪽 우묵한 곳에 있다[입문].

• 침은 3푼을 놓으며 뜸은 뜨지 말아야 한다[동인].

| 청궁聽宮, 2개 혈 |

귓구멍 앞의 붉은 팥알만큼 도드라져 나온 것이주의 앞에 있다[동인].

• 귀 앞 도드라져 나온 곳의 옆에 있다[입문].

• 침은 3푼을 놓으며 뜸은 3장을 뜬다[동인].

침구편

14 방광혈膀胱穴

족태양방광경의 순행[足太陽膀胱經流注]

족태양경은 눈구석정명혈에서 시작하여 이마로 올라가서 정수리백회혈에서 교차되었다. 그 한 가지는 정수리정수리는 머리 한가운데고 정수리 앞은 숫구멍이며 정수리 뒤는 뇌라고 하고 정수리 양옆은 각이라고 한다로부터 귀의 위모서리로 갔다. 그 바로 가는 가지는 정수리에서 뇌에 들어가 얽힌 다음 다시 나와 갈라져서 목으로 내려가 어깨를 지나 등뼈대를 따라 허리에 내려가서 속으로 들어가 신을 얽고 방광에 속하였다.

다른 한 가지는 허리 속에서 아래로 내려가 궁둥이를 뚫고 오금오금이라는 것은 무릎관절 뒤 다리가 구부러지는 곳인데 즉 위중혈 부위다 가운데로 들어갔다. 다른 한 가지는 어깨에서 좌우로 갈라져 내려가 갑胛, 갑이란 것은 두 어깨뼈 아래 두드러진 살을 말한다을 지나 잔등으로 내려와 비추넓적다리 관절인데 즉 환도혈 부위다를 지나 넓적다리 바깥쪽 뒤를 따라 내려가서 오금 한가운데서 다른 가지와 합쳐서 내려가 장딴지다리에 볼록 나온 살을 장딴지라고 한다를 뚫고, 바깥 복사뼈 뒤곤륜혈로 내려와 경골혈京骨穴을 따라 새끼발가락 바깥쪽 끝지음혈이며 여기서부터 족소음경과 연계된다으로 나갔다.

시동병은 머리가 찌르는 것같이 아프고 눈이 빠져 나오는 것 같으며 목이 빠지는 것 같다. 또한 등뼈가 아프며 허리가 끊어지는 것 같고 넓적다리를 구부리지 못하며 오금이 짜그라드는 것 같고 장딴지가 터지는 것 같다. 이것을 과궐이라고 한다. 이것은 주로 힘줄과 관련되는 병이다. 소생병은 치질과 학질, 광증과 전질이 생기며 머리와 정수리가 아프고 눈이 노랗고 눈물이 나며 코피가 나고 목과 잔등, 허리와 꽁무니, 오금과 장딴지, 다리까지 모두 아프며 새끼발가락을 쓰지 못한다. 이 경맥의 기가 실할 때에는 인영맥이 촌구맥보다 2배나 크며 허할 때는 인영맥이 도리어 촌구맥보다 작다[영추].

- 이 경맥의 경기는 신시15~17 청궁혈에서 시작하여 정명혈에 연락하고 머리와 목을 따라 잔등 · 허리 · 엉덩이 · 허벅다리로 내려와 발에 이르러 지음혈에서 끝난다[입문].
- 족태양경은 지음혈에서 시작하여 명문혈 에서 끝났다. 명문은 눈이다[영추].

족태양방광경좌우 모두 126개 혈

| 지음至陰, 2개 혈 |

새끼발가락 끝 발톱의 바깥 모서리에서 부추잎만큼 떨어진 곳에 있다. 족태양경의 정혈井穴이다. 침은 1푼을 놓으며 5번 숨 쉴 동안 꽂아 두고 뜸은 3장을 뜬다[동인].

| 통곡通谷, 2개 혈 |

새끼발가락 밑마디 앞 바깥쪽 우묵한 곳에 있다. 족태양경의 형혈滎穴이다. 침은 2푼을 놓으며 5번 숨 쉴 동안 꽂아 두고 뜸은 3장을 뜬다[동인].

| 속골束骨, 2개 혈 |

새끼발가락 밑마디 뒤 바깥쪽 우묵한 곳에 있다. 족태양경의 유혈이다. 침은 3푼을 놓으며 5번 숨 쉴 동안 꽂아 두고 뜸은 3장을 뜬다[동인].

| 금문金門, 2개 혈 |

일명 관량關梁이라고도 하는데 바깥쪽 복사뼈 아래 우묵한 곳에 있

침구편

다. 족태양경의 극혈이다. 침은 3푼을 놓으며 뜸은 3장을 뜬다[동인].

| **경골**京骨, 2개 혈 |

발의 바깥쪽 대골 아래 흰 살의 경계에 있는 우묵한 곳인데 눌러 보면서 잡는다. 족태양경의 원혈原穴이다. 침은 3푼을 놓고 7번 숨 쉴 동안 꽂아 두며 뜸은 3장을 뜬다[동인].

| **신맥**申脈, 2개 혈 |

바깥쪽 복사뼈에서 손톱눈만큼 내려와서 우묵한 곳의 흰 살의 경계에 있다[동인].

- 바깥 복사뼈에서 5푼 아래에 있다[자생].
- 양교맥이 시작되는 곳이다. 침은 3푼을 놓고 뜸은 뜨지 말아야 한다[동인].

| **복참**僕參, 2개 혈 |

일명 안사安邪라고도 하는데 발 뒤축 뼈 아래 우묵한 곳에 있다. 두 발을 디디고 침 혈을 잡는다. 침은 3푼을 놓으며 뜸은 7장을 뜬다[동인].

| **곤륜**崑崙, 2개 혈 |

바깥 복사뼈 뒤 발 뒤축 뼈 위의 우묵한 가운데 있다[동인].

- 발 뒤축뼈 위 오묵한 한가운데에 손을 대면 가는 맥이 뛰는 곳에 있다[자생].
- 바깥 복사뼈에서 아래로 1치 내려가 큰 힘줄 아래에 있다[자생].
- 족태양경의 경혈이다. 침은 5푼을 놓으며 10번 숨 쉴 동안 꽂아 두고 뜸은 5장을 뜬다[영추].

| **부양**付陽, 2개 혈 |

바깥 복사뼈에서 위로 3치 올라가 비양혈 아래에 있다[동인].

- 양교맥의 극혈이며 족태양경의 앞, 족소양경의 뒤 힘줄과 뼈 사이에 있다[강목].
- 침은 5푼을 놓으며 7번 숨쉴 동안 꽂아 두고 뜸은 3장을 뜬다[동인].

| 비양飛陽, 2개 혈 |

일명 궐양厥陽이라고도 하는데 바깥 복사뼈에서 위로 7치 올라가 뼈의 뒤에 있다. 침은 5푼을 놓으며 뜸은 3장을 뜬다[동인].

| 승산承山, 2개 혈 |

일명 어복魚腹 또는 장산腸山, 육주肉柱라고도 한다. 장딴지 아래의 근육 사이 우묵한 곳에 있다[동인].

- 장딴지 아래쪽 힘살 사이에 있으며 발을 드리워 땅에서 1자 가량 들고 침혈을 잡는다[입문].
- 장딴지 아래 힘살이 갈라진 사이에 있다[자생].
- 침은 7푼을 놓으며 뜸은 5장을 뜬다[동인].

| 승근承筋, 2개 혈 |

일명 천장 또는 직장直腸이라고도 한다. 장딴지의 가운데 있다[동인].

- 정강이뼈 뒤 장딴지 가운데 발뒤축에서 7치 위에 있다[입문].
- 뜸은 3장을 뜨며 침은 놓지 말아야 한다[입문].

| 합양合陽, 2개 혈 |

무릎 뒤쪽 가로간 금 가운데서 3치 아래에 있다또는 2치 아래에 있다고도 했다.

- 위중혈에서 1치 아래에 있다[입문].
- 침은 5푼을 놓으며 뜸은 5장을 뜬다[동인].

침구편

| 위중委中, 2개 혈 **|**

오금의 가로간 금 가운데 맥이 뛰는 우묵한 곳에 있다[동인]. 무릎관절 안쪽의 가로간 금 가운데 맥이 뛰는 곳에 있다[입문].

- 위중혈은 곧 혈극이다. 오금 한가운데 있으며 피를 빼면 고질병이 다 나을 수 있다[자생].
- 오금 안쪽의 두 힘줄과 뼈 사이 우묵한 한가운데 있다. 또는 무릎 뼈 뒤 한가운데 있다. 돌려세우고 침혈을 잡는다[자생].
- 오금 주위에 검붉은 핏줄에서 피를 뺀다. 그러나 핏줄이 덩굴같이 뭉친 곳에서는 피를 빼지 못한다. 피를 빼면 멎지 않고 계속 나와 도리어 해가 된다[강목].
- 침은 1치 5푼을 놓으며또는 5푼 놓는다고 하였다 7번 숨 쉴 동안 꽂아 두고 뜸은 뜨지 말아야 한다[강목].

| 위양委陽, 2개 혈 **|**

승부혈에서 6치 아래에 있으며 다리를 펴고 잡는다[동인].

- 3초의 아래 보골에 있는 유혈이다. 족태양경맥의 뒤 오금 가운데서 바깥쪽 변두리와 두 힘줄 사이에 있다[자생].
- 무릎의 가로간 금 끝의 바깥쪽 변두리 두 힘줄 사이에 있는 위중혈에서 2치 나가 있다. 다리를 굽혔다 폈다 하면서 침혈을 잡는다[입문].
- 침은 7푼을 놓으며 뜸은 3장을 뜬다[동인].
- 『동인』에 위양혈은 족태양경맥의 앞, 족소양경맥의 뒤, 오금의 한가운데서 바깥쪽으로 나와 두 힘줄 사이에 있는 승부혈에서 6치 아래에 있는데 여기서 족태양경맥이 갈라져서 족소양경맥에 연락되는 곳이라고 하였다. 『내경』에는 1자 6치 아래라고 하였고 또 위양혈을 잡는 데는 다리를 구부렸다 폈다 하면서 잡아야 하며 양릉천혈은 무릎을 바로세우고 위양혈과 수평이 되게 나가서 잡는다고 하였다. 그러므로 '위' 라는 말은 구부린다는 말이며 위중이란 즉 오금의 안쪽 한가운데라는 말이며 위양이란 오금의 가로간 금의 끝 즉 양 부분에

있는 두 힘줄 사이에 있다는 말이다. 그곳은 바로 족태양경맥과 족소양경맥의 사이이며 안팎 변두리의 경계에 해당하므로 족태양경맥의 앞, 족소양경맥의 뒤, 오금의 바깥 변두리라고 한 것이다. 그 침혈은 가로간 금의 끝 두 힘줄 사이에 있으며 바로 무릎과 수평으로 있는 양릉천혈과 마주 있다. 그러므로 승부혈에서 1자 6치에 있는 것이 틀림없다[강목].

| 부극浮隙, 2개 혈 |

위양혈에서 1치 위에 있는데 무릎을 펴고 잡는다. 침은 5푼을 놓으며 뜸은 3장을 뜬다[동인].

| 은문殷門, 2개 혈 |

승부혈에서 6치 아래에 있다. 침은 5푼을 놓으며 7번 숨 쉴 동안 꽂아 두고 뜸은 뜨지 말아야 한다[동인].

| 승부承扶, 2개 혈 |

일명 육극, 음관陰關 또는 피부皮部라고도 한다. 꽁무니 아래의 허벅지에서 올라간 금 한가운데에 있다[동인].

- 꽁무니 아래의 허벅지 위에서 가로간 금의 가운데 있다[입문].
- 침은 5푼을 놓으며 뜸은 뜨지 말아야 한다[입문].

| 질변秩邊, 2개 혈 |

제20등뼈 아래에서 양옆으로 각각 3치 나가서 우묵한 곳에 있다. 엎드리고 침혈을 잡는다. 침은 5푼을 놓고 뜸은 3장을 뜬다[동인].

- 등뼈까지 합하면 4치이고 등뼈를 빼면 각각 1치 5푼이다. 대저혈 아래의 모든 침혈들은 모두 등뼈의 너비 1치를 내놓고 양쪽으로 각각 1치 5푼 나가는 것이 정확하다. 대개 등뼈는 1치 가량 넓으므로 마땅히 빼야 한다[자생].

| **포황** 2개 혈 |

제19 등뼈 아래에서 양옆으로 각각 3치 나가 있다. 엎드리고 침혈을 잡는다. 침은 5푼을 놓고 뜸은 5~7장을 뜬다[동인].

| **지실** 志室, 2개 혈 |

제14 등뼈 아래에서 양쪽으로 각각 3치 나가서 우묵한 곳에 있다. 침은 5푼을 놓으며 뜸은 5장을 뜬다[동인].

| **맹문** 肓門, 2개 혈 |

제13 등뼈 아래에서 양옆으로 각각 3치 나가 있다. 또는 갈비뼈 사이 구미혈과 서로 수직되어 있다. 침은 5푼을 놓으며 뜸은 30장까지 뜬다[동인].

| **위창** 胃倉, 2개 혈 |

제12 등뼈 아래에서 양옆으로 각각 3치 나가 있다. 침은 5푼을 놓고 뜸은 5~7장을 뜬다[동인].

| **의사** 意舍, 2개 혈 |

제11 등뼈 아래에서 양옆으로 각각 3치 나가서 우묵한 곳에 있다. 똑바로 앉아서 침혈을 잡는다. 침은 5푼을 놓고 뜸은 5~100장까지 뜬다[동인].

| **양강** 陽綱, 2개 혈 |

제10 등뼈 아래에서 양옆으로 각각 3치 나가 우묵한 한가운데에 있다. 똑바로 앉아서 침혈을 잡는다. 침은 5푼을 놓고 뜸은 5장을 뜬다[동인].

| **혼문** 魂門, 2개 혈 |

제9 등뼈 아래에서 양옆으로 각각 3치 나가서 우묵한 곳에 있다. 똑바

로 앉아서 침혈을 잡는다. 침은 5푼을 놓고 뜸은 5장을 뜬다[동인].

| 격관膈關, 2개 혈 **|**

제7 등뼈 아래에서 양옆으로 각각 3치 나가 우묵한 곳에 있다. 똑바로 앉아서 침혈을 잡는다. 침은 5푼을 놓고 뜸은 5장을 뜬다[동인].

| 의희譩譆, 2개 혈 **|**

어깨박죽 안쪽 제6 등뼈 아래에서 양옆으로 3치 나가 있다. 똑바로 앉아서 침혈을 잡는다. 손으로 세게 누르면 환자가 몹시 아파하는 곳이 그 침혈이다[동인].

- 어깨박죽 안쪽을 손으로 누르면서 환자가 팔굽을 잡게 한 다음 소리를 지르게 하면 손가락 밑이 움직이는 곳이다[입문].
- 침은 6푼을 놓으며 3번 숨 쉴 동안 꽂아 둔다. 사할 때에는 5번 숨 쉴 동안 꽂아 둔다. 뜸은 14에서 100장까지 뜬다[동인].

| 신당神堂, 2개 혈 **|**

제5 등뼈 아래에서 양옆으로 각각 3치 나가서 우묵한 곳에 있다. 똑바로 앉아서 침혈을 잡는다. 침은 3푼을 놓고 뜸은 5장을 뜬다[동인].

| 고맹수膏肓腧 , 2개 혈 **|**

제4 등뼈 아래에서 양옆으로 각각 3치씩 나가 있다침혈을 잡는 방법은 아래에 자세히 있다. 뜸은 100~500장까지 뜰 수 있다. 침혈을 정확하게 잡고 뜸을 뜨면 병이 낫지 않는 법이 없다[동인].

- 『천금방』에 모든 침혈들은 각각 적응증이 있는데 고황유 · 삼리 · 용천혈들을 여러 가지 병을 모두 치료한다고 한 것과 같이 이 3개 침혈들은 치료하지 못하는 병이 없다[자생].

침구편

| 백호魄戶, 2개 혈 |

일명 혼호魂戶라고도 하는데 제3 등뼈 아래에서 양옆으로 각각 3치 나가 있다. 똑바로 앉아서 침혈을 잡는다[동인].

- 제3 등뼈에서 옆으로 3치 나가 있다[입문].
- 침은 5푼을 놓으며 뜸은 5장을 뜬다. 또는 7장씩 떠서 100장까지 뜰 수 있다 [강목].

| 부분附分, 2개 혈 |

제2 등뼈 아래의 부항 안쪽에서 양옆으로 3치 나가 있다[동인].

- 제2 등뼈에서 옆으로 3치 나가 부항 안쪽 우묵한 곳에 있다. 똑바로 앉아서 침혈을 잡는다[입문].
- 침은 5푼을 놓으며 침감이 알리면 곧 뺀다. 하루에 7장씩 떠서 100장까지 뜰 수 있다[동인].

| 회양會陽, 2개 혈 |

일명 이기利氣라고도 하는데 꽁무니뼈 양옆에 있다[동인].

- 꽁무니뼈에서 양옆으로 각각 1치 5푼 나가 있다[입문].
- 침은 8푼을 놓으며 뜸은 5장을 뜬다[동인].

| 하료下髎 , 2개 혈 |

엉덩이뼈의 네 번째 구멍에 해당한 우묵한 곳에 있다. 침은 2치를 놓고 10번 숨 쉴 동안 꽂아 두며 뜸은 3장을 뜬다[입문].

- 죽은 사람의 엉덩이뼈를 살펴보면 허리등뼈가 끝난 곳에 있는데 너비는 사람의 얼굴만하고 4개의 구멍이 두 줄로 뚜렷하게 연결되어 있는데 이것이 8료혈이다[속방].

| **중료**中髎, 2개 혈 |

엉덩이뼈의 세 번째 구멍에 해당하는 우묵한 곳에 있다. 침은 2치를 놓고 10번 숨 쉴 동안 꽂아 두며 뜸은 3장을 뜬다[입문].

| **차료**次髎, 2개 혈 |

엉덩이뼈 2번째 구멍에 해당한 우묵한 곳에 있다. 침은 2치를 놓고 뜸은 3장을 뜬다[입문].

| **상료**上髎, 2개 혈 |

마지막 허리등뼈 아래, 엉덩이뼈의 첫 번째 구멍에 해당한 우묵한 곳에 있다[동인].

- 마지막 허리등뼈의 아래, 엉덩이뼈의 첫 번째 구멍에 해당하는 우묵한 곳에 있다. 나머지 3개 요혈은 약간 사선으로 내려가면서 있고 위의 침혈들은 사이가 좀 넓다. 침은 1치를 놓으며 뜸은 7장을 뜬다[입문].

| **백환수**白環腧, 2개 혈 |

제21 등뼈 아래에서 양옆으로 각각 1치 5푼 나가 있다[동인].

- 침혈을 잡는 방법은 요혈과 같다. 즉 땅에 곧바로 엎드려 몸을 단정히 하고 두 손을 서로 포개어 이마를 받친 다음 숨을 느리게 쉬어 피부가 다 늘어지게 하고 침혈을 잡는다[강목].
- 침은 8푼을 놓으며 침감이 오면 사하고 다음에 보하며 뜸은 뜨지 말아야 한다[동인].

| **중려내유**中膂內腧, 2개 혈 |

일명 척내수脊內라고도 하는데 제20 등뼈 아래에서 양옆으로 각각 1치 5푼 나가서 등뼈 옆 두드러진 살에 있으며 엎드려 침혈을 잡는다. 침은 3푼을 놓고 10번 숨 쉴 동안 꽂아 두고 뜸은 3장을 뜬다[동인].

침구편

| **방광수**膀胱腧, 2개 혈 |

제19 등뼈 아래에서 양옆으로 각각 1치 5푼 나가 있으며 침은 3푼을 놓고 6번 숨 쉴 동안 꽂아 두며 뜸은 3장 뜬다[동인].

| **소장수**小腸腧, 2개 혈 |

제18 등뼈 아래에서 양옆으로 각각 1치 5푼 나가 있다. 침은 3푼을 놓고 6번 숨 쉴 동안 꽂아 두며 뜸은 3장을 뜬다[동인].

| **대장수**大腸腧, 2개 혈 |

제16 등뼈 아래에서 양옆으로 각각 1치 5푼 나가 있다. 침은 3푼을 놓고 6번 숨 쉴 동안 꽂아 두며 뜸은 3장을 뜬다[동인].

| **신수**腎腧, 2개 혈 |

제14 등뼈 아래에서 양옆으로 각각 1치 5푼 나가서 배꼽과 서로 상대해 있다. 침은 3푼을 놓으며 7번 숨 쉴 동안 꽂아 두고 뜸은 나이 수만큼 뜬다[동인].

| **삼초수**三焦腧, 2개 혈 |

제13 등뼈 아래에서 양옆으로 각각 1치 5푼 나가 있다. 침은 5푼을 놓고 7번 숨 쉴 동안 꽂아 두고 뜸은 3장을 뜬다[동인].

| **위수**胃腧, 2개 혈 | |

제12 등뼈 아래에서 양옆으로 각각 1치 5푼 나가 있다. 침은 3푼을 놓는데 7번 숨쉴 동안 꽂아 두며 뜸은 나이 수만큼 뜬다[동인].

| **비수**脾腧, 2개 혈 |

제11 등뼈 아래에서 양옆으로 각각 1치 5푼 나가서 있다. 침은 3푼을 놓고 7번 숨 쉴 동안 꽂아 두며 뜸은 7장을 뜬다[동인].

| 담수膽腧, 2개 혈 **|**

제10 등뼈 아래에서 양옆으로 각각 1치 5푼 나가 있다. 똑바로 앉아서 침혈을 잡는다. 침은 5푼을 놓으며 뜸은 3장 뜬다[동인].

| 간수肝腧, 2개 혈 **|**

제9 등뼈 아래에서 양옆으로 각각 1치 5푼 나가 있다. 침은 3푼을 놓고 6번 숨 쉴 동안 꽂아 두며 뜸은 3장 뜬다[동인].

| 격수膈腧, 2개 혈 **|**

제7 등뼈 아래에서 양옆으로 각각 1치 5푼 나가 있다. 침은 3푼을 놓고 7번 숨 쉴 동안 꽂아 두며 뜸은 3장 뜬다[동인].

| 심수心腧, 2개 혈 **|**

제5 등뼈 아래에서 양옆으로 각각 1치 5푼 나가 있다. 침은 3푼을 놓고 7번 숨 쉴 동안 꽂아 두며 침감이 오면 빼고 뜸은 뜨지 말아야 한다[동인].

| 궐음수厥陰腧, 2개 혈 **|**

제4 등뼈 아래에서 양옆으로 각각 1치 5푼 나가 있다. 침은 3푼을 놓고 뜸은 7장을 뜬다[동인].

| 폐수肺腧, 2개 혈 **|**

제3 등뼈 아래에서 양옆으로 각각 1치 5푼 나가 있다[동인].

- 폐수와 젖은 서로 마주하고 있으며 끈으로 잰다[자생].
- 손을 어깨에 걸었을 때 가운뎃손가락 끝이 닿는 곳이며 왼쪽 침혈은 오른손으로 잡고 오른쪽 침혈은 왼손으로 잡는다. 침은 5푼을 놓으며 7번 숨 쉴 동안 꽂아 두고 뜸은 100장까지 뜰 수 있다[동인].

침구편

| **풍문**風門, 2개 혈 |

일명 열부熱府라고도 하는데 제2 등뼈 아래에서 양옆으로 각각 1치 5푼 나가 있다.

침은 5푼을 놓고 7번 숨 쉴 동안 꽂아 두며 뜸은 5장을 뜬다. 만일 이 침혈에 자주 침을 놓아 모든 양의 열기를 내리면 등에는 영원히 옹저가 나지 않는다[동인].

| **대저**大杼, 2개 혈 |

제1등뼈 아래에서 양옆으로 각각 1치 5푼 나가 있다. 침은 5푼을 놓으며 뜸은 7장을 뜬다. 또는 뜸은 뜨지 말아야 한다고도 한다.

| **천주**天柱, 2개 혈 |

목덜미의 머리털이 돋은 부위에 있는 큰 힘줄 바깥쪽 변두리의 우묵한 곳에 있다. 침은 5푼을 놓으며 뜸은 3장을 뜬다[입문].

| **옥침**玉枕, 2개 혈 |

낙각혈 에서 뒤로 1치 5푼 내려가 뇌호혈에서 옆으로 1치 3푼에 나가 살이 두드러진 침골枕骨 위에 있으며 머리털이 돋은 경계에서 3치 올라가 있다. 뜸은 3장을 뜨며 침은 놓지 말아야 한다[동인].

| **낙각**絡却, 2개 혈 |

일명 강양强陽 또는 뇌개腦蓋라고도 한다. 통천혈에서 1치 5푼 올라가 있다. 뜸은 3장을 뜨고 침은 놓지 말아야 한다[동인].

| **통천**通天, 2개 혈 |

일명 천백天伯이라고도 하는데 승광혈에서 1치 5푼 올라가 있다. 침은 3푼을 놓으며 7번 숨 쉴 동안 꽂아 두고 뜸은 3장을 뜬다[동인].

| **승광**承光, 2개 혈 |

오처혈에서 1치 5푼 올라가 있다. 침은 3푼을 놓고 뜸은 뜨지 말아야 한다[동인].

| **오처**五處, 2개 혈 |

상성혈上星穴에서 1치 5푼 옆에 있다. 침은 3푼을 놓고 7번 숨 쉴 동안 꽂아 두고 뜸은 3장을 뜬다[동인

| **곡차**曲差, 2개 혈 |

앞 이마의 머리털이 돋은 경계에서 좀 들어가서 있는 신정혈神庭穴에서 1치 5푼 옆에 있다. 침은 2푼을 놓으며 뜸은 3장을 뜬다[동인].

| **찬죽**攢竹, 2개 혈 |

일명 시광始光 · 광명光明 · 원주圓柱라고도 한다. 두 눈썹의 안쪽 끝 우묵한 곳에 있다. 침은 1푼을 놓으며 3번 숨 쉴 동안 꽂아 둔다. 사할 때에는 5번 숨 쉴 동안 꽂아 둔다. 뜸은 뜨지 말아야 한다.

- 가는 삼릉침으로 찔러서 열기를 사하는데 이렇게 3번 놓으면 눈이 밝아진다[동인].

| **정명**睛明, 2개 혈 |

일명 누공淚孔이라고도 하는데 눈 구석에서 1푼 떨어져 있다[동인].

- 눈 구석의 붉은 살이 있는 우묵한 가운데 있다[입문].
- 침은 1치 5푼을 놓으며 3번 숨 쉴 동안 꽂아 두고 뜸은 뜨지 말아야 한다[동인].
- 『명당경』에는 침을 1푼 반을 놓는다고 하였으니 얼굴의 모든 침혈은 얕게 찌르는 것이 좋고 1푼 반이 맞으며 『동인』의 1치 5푼은 잘못된 것 같다[자생].

침구편

15 신경腎經

족소음신경의 순행[足少陰腎經流注]

족소음경맥은 새끼발가락 밑에서 시작하여 발바닥 가운데용천혈로 비스듬히 가서 연골연곡혈 나가 안쪽 복사뼈의 뒤태계혈에 갔다가 발꿈치 가운데태종혈로 갈라져 들어갔다가 장딴지 속부류혈으로 올라가 무릎 안쪽음곡혈으로 나와 허벅지 안쪽 뒤 변두리로 올라가 등뼈를 뚫고 신에 속하는 방광을 얽었다. 그 바로 가는 가지는 신에서 갈라져 간과 가름막을 뚫고 올라가 폐에 들어갔다가 울대를 따라 혀뿌리에 갔다. 다른 한 가지는 폐에서 나와 심을 얽고 가슴 속으로 들어갔다여기서 수소음경맥과 심포락경맥에 연결되었다.

시동병是動病은 배가 고프면서도 먹고 싶지 않고 얼굴빛이 숯처럼 꺼멓고 기침을 하면서 가래를 뱉는데 피가 섞여 나오고 목에서 소리가 나고 숨이 차며 앉았다가 일어서면 눈 앞이 캄캄해지면서 아무것도 보이지 않고 배고픈 것과 같이 가슴이 쓰리다. 기가 부족하면 무서움을 잘 타고 가슴이 뛰며 누가 자기를 잡으러 오는 것과 같은 감을 느끼는데 이것을 골궐骨厥이라고 한다. 이것은 주로 신과 관련된 병이다. 소생병所生病은 입 안이 달고 혀가 마르며 목이 붓고 기가 치밀어 오르며 목 안이 마르고 아프며 가슴이 답답하고 아프며 황달과 이질이 생기고 등뼈 · 엉덩이 · 허벅지 안쪽 · 뒤 변두리가 아프며 다리에 힘이 없고 차며 눕기를 좋아하고 발바닥이 달면서 아프다. 뜸을 뜨면서 음식을 억지로 먹어 살이 오르게 한다음식을 억지로 먹으면 살이 오르게 된다. 허리띠를 늦추고 머리를 풀어 놓으며 큰 지팡이를 짚고 무거운 신을 신고 걸어 다녀야 한다. 이 경맥의 기가 실할 때에는 촌구맥이 인영맥보다 2배나 크며 허할 때에는 촌구맥이 도리어 인영맥보다 작다[영추].

- 이 경맥의 경기는 유시17~19시에 지음혈至陰穴과 용천혈에서 시작하여 무릎을 따라 위로 올라가 가슴에 이르러 유부혈에서 끝난다[입문].
- 족소음경맥은 용천혈에서 시작하여 염천혈廉泉穴에 가서 끝났다[영추].

족소음신경좌우 모두 54개 혈

| 용천涌天, 2개 혈 |

발바닥의 우묵한 곳에 즉 발가락을 구부리면 'ㅅ' 자처럼 우묵해지는 한가운데에 있다[동인].

- 용천혈은 발바닥에 있는데 꿇어앉아서 잡는다[영추].
- 발바닥 밑 우묵한 곳에 흰 살의 경계에 있다[자생].
- 발바닥 한가운데 있다[입문].
- 족소음경의 정혈이다. 침은 3푼을 놓으며 7번 숨 쉴 동안 꽂아 두고 뜸은 뜨지 말아야 한다. 만약 뜨면 걷지 못한다[자생].

| 연곡然谷, 2개 혈 |

일명 용연龍淵이라고도 하는데 안쪽 복사뼈 앞에 두드러진 대골 아래 우묵한 한가운데에 있다[동인].

- 연곡혈은 연골 아래다[영추].
- 안쪽 복사뼈 앞에서 1치 아래에 있다[자생].
- 족소음경의 형혈이다. 침은 3푼을 놓으며 3번 숨 쉴 동안 꽂아 두고 피를 빼서는 좋지 않으며 침을 찔러 피를 많이 내면 곧 배가 고파서 음식을 먹게 된다. 뜸은 3장을 뜬다[영추].

침구편

| 태계太谿, 2개 혈 **|**

일명 여세呂細라고도 하는데 안쪽 복사뼈 뒤 발꿈치 뼈 위 맥이 뛰는 우묵한 곳에 있다[동인].

- 안쪽 복사뼈에서 뒤로 5푼 나가 발꿈치 뼈 사이 맥이 뛰는 우묵한 곳에 있다[입문].
- 족소음경의 유혈이다. 침은 3푼을 놓고 7번 숨 쉴 동안 꽂아 두며 뜸은 3장을 뜬다.
- 모든 환자가 이 침혈에서 맥이 뛰면 살고 뛰지 않으면 죽는다[동인].

| 태종太鍾, 2개 혈 **|**

발꿈치 뒤 가운데의 태계혈에서 5푼 아래에 있다. 족소음경의 낙혈이며 여기서 갈라져서 족태양경맥으로 간다. 침은 2푼을 놓으며 7번 숨 쉴 동안 꽂아 두고 뜸은 3장을 뜬다[동인].

| 조해照海, 2개 혈 **|**

발 안쪽 복사뼈에서 손톱눈만큼 내려가서 있는데 음교맥이 시작되는 곳이다[동인].

- 환자를 바로 앉혀 발바닥을 마주댄 다음 붉은 살과 흰 살의 경계에 나타나는 우묵한 곳에 있다[강목].
- 안쪽 복사뼈에서 4푼 내려가 약간 앞에 있는 소골의 아래에 있다[입문].
- 침은 3푼을 놓으며 뜸은 7장을 뜬다[동인].

| 수천水泉, 2개 혈 **|**

태계혈에서 아래로 1치 내려가 안쪽 복사뼈 아래에 있다. 족소음경의 극혈이다. 침은 4푼을 놓고 뜸은 5장을 뜬다[동인].

| **부류**復溜, 2개 혈 |

일명 복백伏白, 창양昌陽이라고도 한다. 발 안쪽 복사뼈에서 위로 2치 올라가 힘줄과 뼈의 사이 우묵한 곳에 있다[동인].

- 안쪽 복사뼈에서 위로 2치 올라가 맥이 뛰는 곳에 있다[입문].
- 안쪽 복사뼈에서 위로 2치 올라가 맥이 쉬지 않고 뛰는 곳에 있다[영추].
- 족소음경의 경혈이다. 침은 3푼을 놓으며 3번 숨 쉴 동안 꽂아 두고 뜸은 5장을 뜬다[동인].

| **교신**交信, 2개 혈 |

안쪽 복사뼈에서 위로 2치 올라가 족소음경맥과 족태음경맥의 사이에 있는 힘줄과 뼈 사이에 있다. 음교맥의 극혈이다[동인].

- 안쪽 복사뼈에서 위로 2치 올라가 부류혈과 삼음교혈의 사이에 있는 힘줄과 뼈 사이 우묵한 곳에 있다[입문].
- 침은 4푼을 놓으며 5번 숨 쉴 동안 꽂아 두고 뜸은 3장을 뜬다[동인].

| **축빈**築賓, 2개 혈 |

안쪽 복사뼈에서 위로 3치 올라가 장딴지에서 살이 갈라지는 한가운데에 있다. 음유맥陰維脈의 극혈이다[동인].

- 뼈 뒤의 큰 힘줄과 작은 힘줄 사이에 있는데 무릎을 구부리고 침혈을 잡는다. 침은 3푼을 놓으며 뜸은 5장을 뜬다[입문].

| **음곡**陰谷, 2개 혈 |

무릎 안쪽 보골의 뒤 큰 힘줄과 작은 힘줄 사이에 있다[동인].

- 보골의 뒤 큰 힘줄과 작은 힘줄 사이에 손으로 누르면 맥이 뛰는 곳에 있는데 무릎을 구부리고 침혈을 잡는다[영추].
- 족소음경의 합혈이다. 침은 3푼을 놓으며 7번 숨 쉴 동안 꽂아 두고 뜸은 3장

침구편

을 뜬다[동인].

| 횡골橫骨, 2개 혈 **|**

일명 하극下極이라고도 하는데 대혁혈에서 1치 아래에 있다[동인]. 횡골의 가운데 즉 뒤집어 놓은 반달같이 구부러진 곳의 우묵한 곳의 곡골혈曲骨穴에서 1치 5푼 옆으로 나가 있다[입문].

● 뜸은 3장을 뜨며 침은 놓지 말아야 한다[동인].

| 대혁大赫, 2개 혈 **|**

일명 음유陰維, 음관陰關이라고도 한다. 기혈혈에서 1치 아래에 있다. 침은 3푼을 놓고 뜸은 5장을 뜬다[동인].

| 기혈氣穴, 2개 혈 **|**

일명 포문胞門, 자호子戶라고도 한다. 사만혈에서 1치 아래에 있다. 침은 3푼을 놓고 뜸은 5장을 뜬다[동인].

| 사만四滿, 2개 혈 **|**

수부髓府라고도 하는데 중주혈에서 1치 아래에 있다[동인].

● 단전혈丹田穴에서 1치 5푼 옆에 있고 또는 명치 아래로 8치 내려가 배꼽 아래 가로간 금이 있는 곳이다[자생].

● 침은 1치를 놓으며 뜸은 5장을 뜬다[입문].

| 중주中注, 2개 혈 **|**

황유혈에서 1치 아래에 있다. 침은 1치를 놓고 뜸은 5장을 뜬다[동인].

| 맹수盲腧, 2개 혈 **|**

상곡혈에서 아래로 1치 내려가 배꼽에서 5푼 나가 있다[동인].

● 배꼽에서 1치 5푼 옆에 있다[자생].

● 신궐혈神厥穴에서 곧바로 1치 5푼 옆에 있다[입문].

● 침은 1치를 놓으며 뜸은 5장을 뜬다[동인].

| 상곡上谷, 2개 혈 |

석관혈에서 1치 아래에 있다. 침은 1치를 놓고 뜸은 5장을 뜬다[동인].

| 석관石關, 2개 혈 |

음도혈에서 1치 아래에 있다. 침은 1치를 놓고 뜸은 3장을 뜬다[동인].

| 음도陰都, 2개 혈 |

일명 식궁食宮이라고도 하는데 통곡혈에서 1치 아래에 있다. 침은 1치를 놓으며 뜸은 3장을 뜬다[동인].

| 통곡通谷, 2개 혈 |

유문혈에서 1치 아래에 있다[동인].

● 상완혈上脘穴 옆에 있다[자생].

● 침은 5푼을 놓고 뜸은 5장을 뜬다[동인].

| 유문幽門, 2개 혈 |

일명 상문上門이라고도 하는데 거궐혈巨闕穴에서 옆으로 각각 5푼 나가 있다[동인].

● 거궐혈에서 옆으로 1치 5푼 나가 있다[입문].

● 유문혈은 거궐혈에서 옆으로 1치 5푼이고 사만혈四滿穴은 단전에서 1치 5푼이므로 1치 5푼이라야 정확하다.

● 유문혈에 횡골혈까지는 정중선에서 모두 옆으로 1치 5푼 옆에 나가 있다[자생].

침구편

● 침은 5푼을 놓으며 뜸은 5장을 뜬다[동인].

| **보랑**步郎, 2개 혈 |

신봉혈에서 아래로 1치 6푼 내려가 우묵한 곳에 있다. 몸을 뒤로 젖히고 침혈을 잡는다[동인].

● 중정혈中庭穴에서 옆으로 2치 나가 있다[입문].

● 침은 2푼을 놓으며 뜸은 5장을 뜬다[동인].

| **신봉**神封, 2개 혈 |

영허혈에서 아래로 1치 6푼 내려가 우묵한 곳에 있다. 몸을 뒤로 젖히고 침혈을 잡는다. 침은 3푼을 놓고 뜸은 5장을 뜬다[동인].

| **영허**靈墟, 2개 혈 |

신장혈에서 아래로 1치 6푼 내려가 우묵한 곳에 있다. 몸을 뒤로 젖히고 침혈을 잡는다. 침은 3푼을 놓고 뜸은 5장을 뜬다[동인].

| **신장**神臟, 2개 혈 |

욱중혈에서 아래로 1치 6푼 내려가 우묵한 곳에 있다. 몸을 뒤로 젖히고 침혈을 잡는다. 침은 3푼을 놓고 뜸은 5장을 뜬다[동인].

| **욱중**彧中, 2개 혈 |

유부혈에서 아래로 1치 6푼 내려가 우묵한 곳에 있다. 몸을 뒤로 젖히고 침혈을 잡는다. 침은 4푼을 놓고 뜸은 5장을 뜬다[동인].

16 심포경心包經

수궐음심포경의 순행[手厥陰心包經流注]

수궐음경맥은 가슴속에서 시작하여 심포心包에 속하고 가름막을 뚫고 내려가 3초를 얽었다. 그 한 가지는 가슴을 지나 옆구리로 나와 겨드랑 아래 3치 되는 곳으로 나왔다가 다시 겨드랑이로 올라가 팔죽지를 따라 수태음경맥과 수소음경맥의 사이를 따라 팔굽곡택혈 속으로 들어간다. 계속 팔뚝을 따라 내려와 두 힘줄 사이에 있는 간사혈과 손목의 대릉혈을 거쳐서 손바닥 한가운데노궁혈로 들어가서 가운뎃손가락 끝중충혈으로 나갔다. 다른 한 가지는 손바닥 한가운데에서 약손가락 끝으로 나갔다여기서 수소양경맥과 연계됐다.

시동병是動病은 손바닥이 화끈거리고 팔굽과 팔뚝이 저리며 당기고 겨드랑이가 붓고 심하면 가슴과 옆구리가 벅차며 가슴이 몹시 뛰고 얼굴이 붉으며 눈이 누렇고 자주 원인 없이 웃는다. 이것은 주로 맥과 관련되는 병이다. 소생병所生病은 가슴이 답답하고 아프며 손바닥이 화끈거린다. 이 경맥의 기가 실할 때에는 촌구맥이 인영맥보다 배나 크며 허할 때는 촌구맥이 도리어 인영맥보다 작다[영추].

- 이 경맥의 경기는 술시19~21시에 유부혈에서 시작하여 천지혈에서 교체되어 팔과 손을 따라서 아래로 내려가 중충혈에 가서 끝났다[입문].
- 심은 5장 6부에서 가장 주되는 장기이며 정신이 있는 곳이다. 심은 든든하여 사기가 잘 들어가지 못하는데 만일 사기가 들어가면 심이 상하고 심이 상하

침구편

면 정신이 없어지며 정신이 없어지면 죽는다. 그러므로 모든 사기가 심에 있다는 것은 곧 심포락心包絡에 있다는 것이다. 심포락은 심주心主의 맥이다. 그러므로 심경만 유혈이 없다. 이 밖의 경맥들은 나가고 들어가는 것, 구부러진 것, 돌아가는 속도가 뜨고 빠른 것이 모두 수소음심경과 같다. 그러므로 『두한경』의 공혈방통도孔穴傍通圖에는 심경이 소충少衝·소부少府·신문神門·영도靈道·소해少海로부터 시작한 것으로 하지 않고 중충·노궁·대릉·간사·곡택에서 시작한 것으로 보면 능히 알 만하다[강목].

수궐음심포경좌우 모두 18개 혈

| 중충中衝, 2개 혈 |

가운뎃손가락 손톱 끝에서 부추잎만큼 떨어진 우묵한 곳에 있다, 수궐음경의 정혈이다. 침은 1푼을 놓으며 3번 숨 쉴 동안 꽂아 두고 뜸은 1장을 뜬다[영추].

| 노궁勞宮, 2개 혈 |

일명 5리五里, 장중掌中이라고도 한다. 손바닥 한가운데에 있다. 약손가락을 구부릴 때 그 끝이 닿는 곳에서 잡는다[동인].

- 손바닥 가운데 가로간 금의 맥이 뛰는 곳에 있다[강목].
- 손바닥에 가로간 금의 가운데 있는데 가운뎃손가락을 구부려서 침혈을 잡는다[입문].
- 수궐음경의 형혈이다. 침은 3푼을 놓으며 6번 숨 쉴 동안 꽂아 두고 뜸은 3장을 뜬다[동인].
- 다만 한 번만 침을 놓아야 하며 두 번이 지나면 허해진다. 뜸은 뜨지 말아야 한다. 가운뎃손가락을 구부려서 잡는 것이 옳고 약손가락을 구부려서 잡는다는 것은 잘못된 것이다[자생].

| **대릉**大陵, 2개 혈 |

손바닥 뒤 두 힘줄 사이의 우묵한 가운데 있다[동인].

- 손바닥 뒤 가로간 금의 두 힘줄과 뼈 사이의 우묵한 곳에 있다[입문].
- 수궐음경의 유혈이다. 침은 5푼을 놓고 뜸은 3장을 뜬다[동인].

| **내관**內關, 2개 혈 |

손바닥 뒤 손목에서 2치 떨어져 있다[동인].

- 대릉혈에서 2치 뒤에 있다[입문].
- 두 힘줄 사이에 있으며 수궐음경의 낙혈이며 여기서 갈라져 소양경으로 간다[강목].
- 침은 3푼을 놓고 뜸은 3장을 뜬다[동인].

| **간사**間使, 2개 혈 |

손바닥 뒤에서 3치 올라가 두 힘줄 사이 우묵한 곳에 있다[동인].

- 대릉혈에서 3치 뒤에 있다. 또는 손목에서 3치 떨어져 있다고도 한다[입문].
- 수궐음경의 경혈이다. 침은 3푼을 놓고 뜸은 5장을 뜬다[동인].
- 『영추』에는 "손목에서 뒤로 3치 올라가 힘줄 사이에 있다. 손바닥 뒤 대릉혈에서 3치 올라가 두 힘줄 사이에 있다. 지나가는 것이 있으면 더 가게 하고 지나가는 것이 없으면 그만 간다"고 하였으며 주해에는 "이 침혈은 큰 낙맥이 있어 한계가 되어 있으므로 낙맥에 들어가 손바닥 뒤에서 노궁혈에서 옆으로 3치 나가 끝에 있다. 그래서 지나가는 것이 있으면 더 가게 하고 지나가는 것이 없으면 그만 간다고 한 것이다"라고 하였다[강목].

| **극문**隙門, 2개 혈 |

손바닥 위 손목에서 5치 위에 있다. 또는 대릉혈에 5치 위에 있다고도 한다. 수궐음경의 극혈이다. 침은 3푼을 놓고 뜸은 5장을 뜬다[동인].

침구편

| **곡택**曲澤, 2개 혈 |

팔굽 안쪽 우묵한 가운에 있는데 팔굽을 구부리고 잡는다[동인].

- 팔목 안쪽 가로간 금의 가운데 맥이 뛰는 곳에 있는데 팔굽을 구부리고 잡는다[입문].
- 수궐음경의 합혈이다. 침은 3푼을 놓고 7번 숨 쉴 동안 꽂아 두며 뜸은 3장을 뜬다[동인].

| **천천**天泉, 2개 혈 |

일명 천습天濕이라고도 하는데 겨드랑이의 구부러진 곳에서 2치 아래에 있다. 팔을 들고 침혈을 잡는다. 침은 3푼을 놓고 뜸은 3장을 뜬다[동인].

| **천지**天池, 2개 혈 |

일명 천회天會라고도 하는데 겨드랑이 아래 젖에서 옆으로 1치 나가 겨드랑이와 직선이 되는 옆구리의 갈빗대 사이에 있다[동인].

- 젖에서 옆으로 1치 나가 겨드랑이에서 3치 아래에 있다[강목].
- 젖에서 옆으로 2치 나가 옆구리의 우묵한 곳에 있다[입문].
- 침은 3푼을 놓고 뜸은 3장을 뜬다[동인].

17 삼초경三焦經

수소양삼초경의 순행[手少陽三焦經流注]

수소양경맥은 약손가락 바깥쪽 끝관충혈에서 시작하여 두 손가락 사이밑 마디의 앞은 액문혈, 밑마디의 뒤는 중저혈로 나와서 손목 겉양지혈을 따라 팔뚝의 바깥쪽 두 뼈 사이지구혈로 올라간다. 계속 팔굽천정혈을 뚫고 위로 올라가 팔죽지의 바깥쪽을 따라 목으로 올라가서 귀 뒤를 돌아 올라가 귀 위 끝으로 나온 다음 구부러져 뺨으로 내려와 광대뼈광대뼈는 즉 뺨의 뼈다로 갔다. 그 한 가지는 귀 뒤에서 귓속으로 들어갔다가 귀 앞으로 나와서 객주인혈客主人穴의 앞을 지나 뺨에서 교차되어 눈귀에 닿았다여기서 족소양담경과 연계되었다.

시동병是動病은 귀가 잘 들리지 않으며 목이 붓고 후비증이 생긴다. 이것은 주로 기와 관련되는 병이다. 소생병所生病은 땀이 나고 눈귀가 아프며 뺨이 아프고 귀 뒤쪽과 어깨와 팔죽지 · 팔굽 · 팔뚝의 바깥쪽이 모두 아프며 약손가락을 쓰지 못한다. 이 경맥의 기가 실할 때에는 인영맥이 촌구맥보다 배나 크고 허할 때에는 인영맥이 도리어 촌구맥보다 작다[영추].

- 이 경맥의 경기는 해시21~23시에 중충혈中衝穴에서 시작하여 관충혈에 와서 교체되고 팔을 따라 위로 올라가 이문혈耳門穴에 가서 끝난다[입문].

침구편

수소양삼초경 좌우 모두 46개 혈

| 관충關衝, 2개 혈 **|**

약손가락 끝의 바깥쪽 손톱눈에서 부추잎만큼 떨어진 곳에 있다. 주먹을 쥐고 침 혈을 잡는다. 수소양경의 정혈井穴이다. 침은 1푼을 놓고 3번 숨 쉴 동안 꽂아 두며 뜸은 1장을 뜬다[동인].

| 액문液門, 2개 혈 **|**

새끼손가락과 약손가락의 사이 밑마디 앞 우묵한 곳에 있다. 수소양경의 형혈滎穴이다. 주먹을 쥐고 침혈을 잡는다. 침은 2푼을 놓고 3번 숨 쉴 동안 꽂아 두며 뜸은 1장을 뜬다[동인].

| 중저中渚, 2개 혈 **|**

새끼손가락과 약손가락의 사이 밑마디 뒤 우묵한 곳에 액문혈에서 1치 뒤에 있다. 주먹을 쥐고 침혈을 잡는다. 수소양경의 유혈이다. 침은 2푼을 놓으며 3번 숨 쉴 동안 꽂아 두고 뜸은 3장을 뜬다[동인].

| 양지陽池, 2개 혈 **|**

일명 별양別陽이라고도 하는데 손목 바깥쪽 우묵한 곳에 있다[동인]. 손등의 가로간 금의 가운데 우묵한 곳에 있다. 수소양경의 원혈原穴이다. 침은 2푼을 놓으며 3번 숨 쉴 동안 꽂아 두고 뜸은 뜨지 말아야 한다[동인].

| 외관外關, 2개 혈 **|**

손목에서 뒤로 2치 올라가 우묵한 곳이다. 양지혈에서 2치 올라가 있다. 수소양경의 낙혈絡穴이며 여기서 갈라져 수궐음심포락으로 간다. 침은 3푼을 놓고 7번 숨 쉴 동안 꽂아 두며 뜸은 3장을 뜬다[동인].

| **지구**支溝, 2개 혈 |

손목에서 위로 3치 올라가 두 뼈 사이 우묵한 곳이다. 양지혈에서 3치 올라가 있다[동인].

- 손목에서 팔뚝 쪽으로 3치 나가 있다[자생].
- 수소양경의 경혈經穴이다. 침은 3푼을 놓고 7번 숨 쉴 동안 꽂아 두며 뜸은 14장을 뜬다[동인].

| **회종**會宗, 2개 혈 |

손목에서 위로 3치 올라가 바깥쪽으로 1치 나가 있다[동인].

- 지구혈에서 옆으로 1치 나가 우묵한 곳에 있다[입문].
- 침은 3푼을 놓고 뜸은 3장을 뜬다[동인].

| **삼양락**三陽絡, 2개 혈 |

팔 위쪽 큰 혈맥이 교차된 곳, 지구혈에서 1치 위에 있다[동인].

- 양지혈에서 4치 위에 있다[입문]. 팔굽에서 아래로 5치 내려가 우묵한 곳에 있다[자생].
- 뜸은 7장을 뜨고 침은 놓지 말아야 한다[동인].

| **사독**四瀆, 2개 혈 |

팔굽에서 아래로 6치 내려가 우묵한 곳의 한가운데에 있다. 침은 6푼을 놓고 7번 숨 쉴 동안 꽂아 두며 뜸은 3장을 뜬다[동인].

| **천정**天井, 2개 혈 |

팔굽의 바깥쪽으로 대골 뒤, 팔굽에서 위로 1치 올라가 우묵한 곳에 있다[동인].

- 팔굽에서 1치 뒤에 있으며 두 손을 끼고 무릎 위에 올려놓고 침혈을 잡는다.

침구편

두 힘줄과 뼈 사이에 있는데 팔굽을 구부리고 침혈을 잡는다고도 한다[자생].

- 수소양경의 합혈이다[동인].
- 침은 1치를 놓고 7번 숨 쉴 동안 꽂아 두며 뜸은 3장을 뜬다[영추].

| 청랭연清冷淵, 2개 혈 **|**

팔굽에서 2치 위에 있는데 팔을 편 다음 들고 침혈을 잡는다. 침은 3푼을 놓고 뜸은 3장을 뜬다[동인].

| 소락消濼, 2개 혈 **|**

어깨 아래 팔죽지 바깥쪽 겨드랑이에서 팔굽으로 비스듬히 내려간 힘살에 있다. 침은 6푼을 놓으며 뜸은 3장을 뜬다[동인].

| 뇌회 2개 혈 **|**

일명 뇌료라고도 하는데 어깨의 앞쪽 끝에서 3치 내려가 우묵한 곳에 있다. 침은 7푼을 놓으며 10번 숨 쉴 동안 꽂아 두고 뜸은 7장을 뜬 다[동인].

| 견료肩髎, 2개 혈 **|**

어깨 끝과 팔죽지 위 우묵한 곳에 있는데 팔을 들고 침혈을 잡는다[동인]. 어깨의 바깥쪽 끝 우묵한 곳, 뇌회혈에서 위로 비스듬히 올라가 있다[입문].

- 침은 7푼을 놓고 뜸은 3장을 뜬다[동인].

| 천료天髎, 2개 혈 **|**

어깨의 결분 가운데 상비골上毖骨 사이 우묵한 곳에 있다. 침은 8푼을 놓고 뜸은 5장을 뜬다[동인]. 어깨 윗쪽의 10개 침혈 가운데서 견료혈이 제일 바깥쪽에 있고 거골혈巨骨穴이 다음이며 견정혈이 그 다음이고 병풍혈秉風穴은 또 그 다음이며 천로혈이 제일 안쪽에 있다[강목].

| **천유**天牖, 2개 혈 |

목에 있는 큰 힘줄 앞의 결분 위, 천용혈天容穴과 천주혈天柱穴의 사이의 완골혈 아래 털이 돋은 경계에서 위로 1치 올라가 우묵한 곳에 있다[동인].

- 귀 아래 목의 큰 힘줄 바깥쪽 털이 돋은 경계에서 1치 위에 있다[입문].
- 침은 1치를 놓고 7번 숨 쉴 동안 꽂아 두며 뜸은 뜨지 말아야 한다. 만일 뜸을 뜨면 얼굴이 붓고 눈이 감긴다. 이럴 때에는 먼저 의회혈을 잡고 다음에 천유혈과 풍지혈風池穴을 잡아 침을 놓으면 그 병은 곧 낫는다[동인].

| **예풍**翳風, 2개 혈 |

이주 아래의 우묵한 곳에 있으며 누르면 귓속이 아프다. 침은 7푼을 놓고 뜸은 7장을 뜬다[동인].

| **계맥**瘈脈, 2개 혈 |

일명 자맥資脈이라고도 하는데 귀 뒤 짬에 닭의 발톱 같은 푸른 낙맥이 있는 곳에 있다. 찔러서 팥을 삶은 물과 같은 피를 뺀다. 침은 1푼을 놓고 뜸은 뜨지 말아야 한다[동인].

| **노식**顱息, 2개 혈 |

일명 노신이라고도 하는데 귀 뒤 푸른 혈맥이 있는 곳에 있다[동인].

- 귀 뒤 윗쪽 푸른 혈맥 사이에 있다[입문].
- 뜸은 7장을 뜨며 침은 놓지 말아야 한다[동인].

| **사죽공**絲竹空, 2개 혈 |

일명 목료라고도 하는데 눈썹 바깥쪽 옆 우묵한 곳에 있다[동인].

- 미릉골眉尾骨 옆의 우묵한 곳에 있다[입문].

- 침은 3푼을 놓고 3번 숨 쉴 동안 꽂아 두며 뜸은 뜨지 말아야 한다. 뜸을 뜨면 눈이 작아지거나 보지 못한다[동인].

| 각손角孫, 2개 혈 |

귓바퀴 가운데에서 윗쪽으로 있는데 입을 벌리면 구멍이 생긴다[동인].

- 귓바퀴 윗쪽으로 가운데 머리털이 돋은 경계의 아래에 있다[입문].
- 뜸은 3장을 뜨며 침은 놓지 말아야 한다[입문].

| 화료和髎, 2개 혈 |

이문혈 위 털이 돋은 경계의 아래 우묵한 가운데 맥이 뛰는 곳에 있다. 침은 3푼을 놓고 뜸은 뜨지 말아야 한다[동인].

| 이문耳門, 2개 혈 |

귀 앞 도드라진 살의 앞 우묵한 곳에 있다. 침은 3푼을 놓는데 3번 숨 쉴 동안 꽂아 두고 뜸은 3장을 뜬다[동인].

18 담경膽經

족소양담경의 순행[足少陽膽經流注]

족소양경맥은 눈귀에서 시작하여 옆머리로 올라갔다가 귀 뒤로 내려와 목을 따라서 수소양경맥의 앞을 지나 어깨에 가서 다시 수소양경맥의 뒤로 돌아 나와 결분缺盆으로 들어갔다. 그 한 가지는 귀 뒤에서 귓속으로 들어갔다가 귀 앞으로 나와 눈귀로 갔다. 계속 대영혈大迎穴로 내려가서 수소양경맥과 합쳐 광대뼈 아래로 내려가서 협거혈頰車穴을 지나 목으로 내려간다. 계속하여 결분에서 합하여 가슴 속으로 내려가 가름막을 뚫고 지나 간을 얽은 다음 담에 속하고 다시 옆구리를 따라 기충혈氣衝穴로 가서 음모의 경계를 돌아 비염환도혈 속으로 들어갔다. 곧바로 가는 가지는 결분에서 겨드랑이로 내려와 가슴속을 지나 계협季脇, 옆구리의 뼈를 갈빗대라고 하고 갈빗대가 끝난 곳을 계협이라고 한다.을 따라 내려와서 비염배 아래 넓적다리 위에 뼈마디가 있는 곳 속을 지나서 넓적다리의 바깥쪽으로 내려가 무릎 바깥쪽양릉천혈으로 나와 바깥쪽 보골보골은 정강이뼈를 보좌하는 뼈로 정강이뼈의 옆에 있다. 앞으로 곧바로 내려가 절골의 끝양보혈을 거쳐 바깥 복사뼈 앞구허혈으로 나와 발등을 따라 네 번째 발가락 밑마디 앞의 협계혈, 밑마디 위의 임읍혈을 거쳐 끝에 있는 규음혈로 나갔다. 그 한 가지는 발등에서 갈라져 엄지발가락뼈로 들어가 그 끝으로 나왔다가 발톱을 뚫고 발톱 뒤 털이 있는 곳으로 나왔다여기서 족궐음경맥과 연계된다.

시동병是動病은 입이 쓰고 한숨을 쉬며 가슴과 옆구리가 아파서 몸을

침구편

잘 놀리지 못하고 심하면 얼굴에 약간 때가 낀 것 같고 몸에 윤기가 없으며 발 바깥쪽이 화끈거리는데 이것을 양궐陽厥이라고 한다. 이것은 주로 뼈와 관련되는 병이다. 소생병所生病은 머리가 아프고 옆턱과 눈귀가 모두 아프며 결분 속이 붓고 아프다. 겨드랑이 아래가 붓고 마도창이 생기며 땀이 나고 추워 떨며 학질이 생기고 가슴과 옆구리, 넓적다리와 무릎의 바깥쪽, 다리와 절골, 바깥 복사뼈 앞 등 모든 뼈마디가 모두 아프며 네 번째 발가락을 쓰지 못한다. 이 경맥의 기가 실할 때에는 인영맥이 촌구맥 보다 배나 크고 허할 때는 인영맥이 도리어 촌구맥 보다 작다[영추].

- 이 경맥의 경기는 자시23~1시에 이문혈에서 시작하여 동자료혈에서 교체되고 머리와 귀, 옆구리를 따라 내려가서 발 끝에 있는 규음혈에서 끝났다[입문].
- 족소양경맥은 규음혈에서 시작하여 창롱窓籠에 가서 끝났다. 창롱이란 귓속을 말한 것이다[영추].

족소양담좌우 90개 혈

| 규음竅陰, 2개 혈 |

네 번째 발가락 발톱눈 바깥쪽 모서리에서 부추잎만큼 떨어진 곳에 있다. 족소양경의 정혈이다. 침은 1푼을 놓고 3번 숨 쉴 동안 꽂아 두며 뜸은 3장을 뜬다[동인].

| 협계俠谿, 2개 혈 |

새끼발가락과 네 번째 발가락 사이의 밑마디 뼈 앞 우묵한 곳에 있다. 족소양경의 형혈이다. 침은 2푼을 놓고 3번 숨 쉴 동안 꽂아 두며 뜸은 3장을 뜬다[동인].

| 지오회地五會, 2개 혈 |

새끼발가락과 네 번째 발가락 사이의 밑 마디 뒤 협계혈에서 1치 위의 우묵한 곳에 있다. 침은 2푼을 놓고 뜸은 뜨지 말아야 한다. 뜸을 뜨면 몸이 여위고 3년이 못 되어 죽는다[동인].

| **임읍**臨泣, 2개 혈 |

새끼발가락과 네 번째 발가락의 밑마디 뒤 협계혈에서 1치 5푼 되는 우묵한 곳에 있다. 족소양경의 유혈이다. 침은 3푼을 놓고 3번 숨 쉴 동안 꽂아 두며 뜸은 3장을 뜬다[동인].

| **구허**丘墟, 2개 혈 |

발 바깥쪽 복사뼈 아래에서 약간 앞으로 나가 임읍혈에서 3치 위의 우묵한 곳에 있다. 족소양경맥의 원혈이다. 침은 5푼을 놓고 7번 숨 쉴 동안 꽂아 두며 뜸은 3장을 뜬다[동인].

| **현종**懸鍾, 2개 혈 |

일명 절골絕骨이라고도 하는데 바깥쪽 복사뼈에서 위로 3치 올라가 맥이 뛰는 곳에 있다. 족삼양경의 대락大絡이며 누르면 양명맥이 끊어지는 곳에서 잡는다. 침은 6푼을 놓고 7번 숨 쉴 동안 꽂아 두며 뜸은 3장을 뜬다[동인].

| **양보**陽輔, 2개 혈 |

바깥쪽 복사뼈에서 위로 4치 올라가 보 골의 앞, 절골혈絕骨穴의 끝에서 앞으로 3푼쯤 나가 구허혈에서 7치 위에 있다. 족소양경맥의 경혈이다. 침은 5푼을 놓고 7번 숨 쉴 동안 꽂아 두며 뜸은 3장을 뜬다[동인].

| **광명**光明, 2개 혈 |

바깥쪽 복사뼈에서 5치 위에 있다. 족소양경맥의 낙혈絡穴이며 여기서 갈라져 족궐음경으로 간다. 침은 6푼을 놓고 7번 숨 쉴 동안 꽂아 두며 뜸은 5장을 뜬다[동인].

| 외구外丘, 2개 혈 |

바깥쪽 복사뼈에서 위로 7치 올라가 뼈의 우묵한 곳에 있다. 족소양경맥의 극혈이다. 침은 3푼을 놓고 뜸은 3장을 뜬다[동인].

| 양교陽交, 2개 혈 |

일명 별양別陽, 족료라고도 한다. 바깥쪽 복사뼈에서 위로 7치 올라가 3양에 속한 분육 사이에 있다. 침은 6푼을 놓고 7번 숨 쉴 동안 꽂아 두며 뜸은 3장을 뜬다[동인].

| 양릉천陽陵泉, 2개 혈 |

무릎 바깥쪽 변두리에서 아래로 1치 내려가 우묵한 곳에 있다. 다리를 펴고 침혈을 잡는다[동인]. 무릎 아래 바깥쪽에 있는 뾰족한 뼈의 앞에 있다[자생].

- 무릎에 있는 품골品骨에서 아래로 1치 내려가 바깥쪽으로 있는 두 뼈 사이의 우묵한 가운데 있다. 걸터앉아서 침혈을 잡는다. 족소양경의 합혈이다. 침은 6푼을 놓고 10번 숨 쉴 동안 꽂아 두며 침감이 있으면 곧 사한다. 뜸은 7~49장까지 뜬다[동인].

| 양관陽關, 2개 혈 |

일명 관양關陽, 관릉關陵이라고도 한다. 양릉천혈에서 위로 3치 올라가 독비혈犢鼻穴의 바깥쪽 우묵한 곳에 있다. 침은 5푼을 놓고 뜸은 뜨지 말아야 한다[동인].

| 중독中瀆, 2개 혈 |

넓적다리 바깥쪽으로 무릎에서 위로 5치 올라가 우묵한 가운데 있다. 침은 5푼을 놓고 7번 숨 쉴 동안 꽂아 두며 뜸은 뜨지 말아야 한다[동인].

| **풍시**風市, 2개 혈 |

무릎 위에서 바깥쪽으로 두 힘살 사이에 있다. 똑바로 서서 두 손을 다리에 대면 가운뎃손가락 끝이 닿는 곳이다[입문]. 무릎에서 바깥쪽으로 5치 위에 있다[득효].

- 침은 5푼을 놓고 뜸은 5장을 뜬다[입문].

| **환도**環跳, 2개 혈 |

넓적다리뼈의 윗쪽 한가운데에 있다. 모로 누워서 다리를 구부리고 침혈을 잡는다[동인].

- 넓적다리 전자골연자골(硯子骨)이라고도 한다 뒤 우묵한 곳에 있다[입문].
- 침은 1치를 놓고 10번 숨 쉴 동안 꽂아 두며 뜸은 50장을 뜬다[동인].

| **거료**居髎, 2개 혈 |

장문혈章門穴에서 아래로 8치 3푼 내려가 감골의 위쪽 우묵한 곳에 있다. 침은 8푼을 놓고 뜸은 3장을 뜬다[동인].

| **유도**維道, 2개 혈 |

장문혈에서 5치 3푼 아래에 있다. 침은 8푼을 놓고 뜸은 3장을 뜬다[동인].

| **오추**五樞, 2개 혈 |

대맥혈에서 아래로 3치 내려가 수도혈水道穴에서 옆으로 1치 5푼 나가 우묵한 곳에 있다. 침은 1치를 놓고 뜸은 5장을 뜬다[동인].

| **대맥**帶脈, 2개 혈 |

계륵부 끝에서 1치 8푼 아래에 있다. 침은 6푼을 놓고 뜸은 5장을 뜬다[동인].

침구편

| 경문京門, 2개 혈 **|**

족소음신경의 모혈이다. 일명 기부氣府, 기유라고도 한다. 감골 아래, 허리 한가운데, 등뼈 옆, 마지막 갈비뼈 끝에 있다. 침은 8푼을 놓고 10번 숨 쉴 동안 꽂아 두며 뜸은 3장을 뜬다[동인].

| 일월日月, 2개 혈 **|**

족소양담경의 모혈이다. 일명 신광神光이라고도 하는데 기문혈期門穴에서 아래로 5푼 내려가 우묵한 가운데 젖 밑으로 두 번째 갈비뼈 아래에 젖꼭지와 수직이 되게 있다[동인].

- 젖 아래 세 번째 갈비뼈 끝에 있다[입문].
- 침은 7푼을 놓고 뜸은 5장을 뜬다[동인].

| 첩근輒筋, 2개 혈 **|**

겨드랑이에서 아래로 3치 내려가 앞으로 1치 나가서 옆구리에 있다[동인]. 연액혈에서 1치 앞아래에 있다[입문]. 침은 6푼을 놓고 뜸은 3장을 뜬다[동인].

| 연액淵腋, 2개 혈 **|**

겨드랑이에서 아래로 3치 내려가 우묵한 가운데 있다. 팔을 돌고 침혈을 잡는다. 침은 3푼을 놓고 뜸은 뜨지 말아야 한다[동인].

| 견정肩井, 2개 혈 **|**

일명 박정膊井이라고도 하는데 어깨 위 우묵한 곳, 결분 위, 대골에서 1치 5푼 앞에 있다. 세 손가락으로 눌러서 가운뎃손가락 아래에 우묵한 곳이다. 뜸은 7장을 침은 놓지 말아야 한다[동인].

| 풍지風池, 2개 혈 **|**

섭유혈즉 뇌공혈 뒤 머리털이 돋은 경계의 우묵한 곳에 있다[동인].

귀 뒤에서 1치 5푼 옆으로 나가서 풍부혈風府穴 옆에 있다[입문]. 침은 3푼을 놓고 7번 숨 쉴 동안 꽂아 두며 뜸은 7장을 뜬다[동인].

| 뇌공腦空, 2개 혈 **|**

일명 섭유라고도 하는데 승령혈에서 위로 1치 5푼 나가 옥침골玉枕骨 아래 우묵한 가운데 있다[동인]. 옥침혈 옆 침골 아래 우묵한 가운데 있는데 귀를 흔들면 구멍이 난다[입문]. 침은 5푼을 놓고 침감이 오면 곧 사하며 뜸은 3장을 뜬다. 조나라의 위공魏公이 두풍으로 눈이 잘 보이지 않았는데 화타華佗가 이곳에 침을 놓아 곧 나았다[동인].

| 승령承靈, 2개 혈 **|**

정영혈에서 1치 5푼 뒤에 있다. 침은 3푼을 놓고 뜸은 5장을 뜬다[동인].

| 정영正營, 2개 혈 **|**

목창혈에서 1치 뒤에 있다. 침은 3푼을 놓고 뜸은 5장을 뜬다[동인].

| 목창目窓, 2개 혈 **|**

일명 지영至榮이라고도 하는데 임읍혈에서 1치 뒤에 있다. 침은 3푼을 놓고 뜸은 5장을 뜨며 3번 침을 놓으면 눈이 밝아진다[동인].

| 임읍臨泣, 2개 혈 **|**

눈에서 곧바로 올라가 머리털이 돋은 경계에서 5푼 위에 있다. 침은 3푼을 놓고 7번 숨 쉴 동안 꽂아 두며 뜸은 뜨지 말아야 한다[동인].

| 양백陽白, 2개 혈 **|**

눈동자에서 곧바로 올라가 눈썹에서 1치 위에 있다. 침은 2푼을 놓고 뜸은 3장을 뜬다[동인].

침구편

| **본신**本神, 2개 혈 |

곡차혈曲差穴에서 옆으로 1치 5푼 나가 귀 위에 있다[동인]. 임읍혈에서 바깥쪽으로 1치 5푼 나가 있다[입문]. 침은 3푼을 놓고 뜸은 7장을 뜬다[동인].

| **완골**完骨, 2개 혈 |

귀 뒤에 머리털이 돋은 경계에서 4푼 들어가 있다. 침은 3푼을 놓고 뜸은 7장을 뜬다[동인].

| **규음**竅陰, 2개 혈 |

완골혈과 침골 사이 귀를 흔들면 우묵하게 들어간 곳에 있다. 침은 3푼을 놓고 뜸은 7장을 뜬다[동인]. 옆머리와 귀 뒤에 있는 12개 혈 가운데서 예풍혈이 귀에서 제일 가까이 있고 계맥혈이 다음이며 노식혈이 그 다음이고 완골혈이 또 그 다음이며 부백혈이 제일 뒤에 있고 규음혈은 부백혈 위에 있다[강목].

| **부백**浮白, 2개 혈 |

귀 뒤 머리털이 돋은 경계에서 1치 들어가 있다. 침은 3푼을 놓고 뜸은 7장을 뜬다[동인].

| **각손**角孫, 2개 혈 |

귓바퀴 중간에서 위로 입을 벌리면 구멍이 생기는 곳에 있다. 침은 3푼을 놓고 뜸은 3장을 뜬다. 옆머리와 귀 위에 있는 6개 혈 가운데서 솔곡혈이 제일 위에 있고 천충혈이 다음이며 각손혈이 제일 아래에 있다[강목].

| **천충**天衝, 2개 혈 |

귀 위에서 앞으로 3푼 나가 승령혈에서 1치 5푼 뒤에 있다. 침은 3푼

을 놓고 뜸은 7장을 뜬다[동인].

| 솔곡率谷, 2개 혈 |

귀 위로 머리털이 돋은 경계에서 1치 5푼 들어가 있다. 침은 3푼을 놓고 뜸은 3장을 뜬다[동인].

| 곡빈曲鬢, 2개 혈 |

귀 위로 머리털이 돋은 경계에서 좀 구부러져 올라가 우묵한 가운데 있다. 턱을 쪼을 때 오무라드는 곳이 생긴다[동인]. 귀를 앞으로 누르면 위 끝이 닿는 곳이다[입문]. 귀를 앞으로 누르면 위 끝이 닿는 곳이다[자생]. 침은 3푼을 놓고 뜸은 7장을 뜬다[동인]. 옆머리와 귀 앞의 8개 혈 가운데서 함염혈은 뇌공 위쪽에 있고 현로혈은 뇌공 가운데에 있으며 현리혈은 뇌공 아래쪽에 있는데 모두가 두각에서 귀 앞으로 바로 내려오는 데에 있다. 곡빈혈은 또 현리혈의 뒤에 있다[강목].

| 현리懸釐, 2개 혈 |

곡주혈과 섭유혈 사이에 있다[동인].
이마에서 비스듬히 올라가 두각 아래 우묵한 곳에 있다[입문].

- 침은 3푼을 놓고 3번 숨 쉴 동안 꽂아 두며 뜸은 3장을 뜬다[동인].

| 현로懸顱, 22개 혈 |

곡주혈과 섭유혈 가운데 있다[동인].
이마에서 두각으로 비스듬히 올라가는 현리혈 한가운데에 있다[입문].

- 침은 3푼을 놓고 뜸은 3장을 뜬다[동인].

| 함염頷厭, 22개 혈 |

곡주혈과 섭유혈 사이에 있다[동인].

● 귀와 마주보는 액각額角 밖에 있다[입문].

● 곡각曲角 아래 뇌공의 위쪽 변두리에 있다. 곡주는 모두 곡각으로 하여야 한다[자생]. 침은 5푼을 놓고 7번 숨 쉴 동안 꽂아 두며 뜸은 3장을 뜬다[동인].

| 객주인客主人, 2개 혈 |

일명 상관上關이라고도 한다. 귀 앞 윗쪽에 두드러진 뼈가 있는 부위인데 입을 벌리면 구멍이 생기며 맥이 뛰는 우묵한 곳에 있다. 뜸은 7장을 뜨고 침은 놓지 말아야 한다. 만약 침을 놓으려면 반드시 모로누워서 입을 벌리고 침혈을 잡아야 하며 침을 깊이 놓지 못한다. 그것은 상관혈에 침을 깊이 찌르면 입을 벌리고는 다물지 못하며 하관下關에 침을 오래 꽂아 두면 입을 다물고는 벌리지 못하는데 이를 악물었기 때문이다. 그러므로 상관혈에는 깊이 찌르지 못하고 하관혈에는 침을 오래 꽂아 두지 못한다[동인].

| 청회聽會, 2개 혈 |

일명 청가 또는 후관後關이라고도 한다. 이주에서 약간 앞의 우묵한 곳에 있으며 입을 벌리면 구멍이 생긴다[동인].

● 상관혈에서 아래로 1치 내려가 맥이 뛰는 우묵한 곳에 있으며 입을 벌리고 침혈을 잡는다[강목].

● 침은 3푼을 놓고 3번 숨 쉴 동안 꽂아 두며 뜸은 5~14장을 뜬다[동인].

| 동자료瞳子髎 , 2개 혈 |

일명 태양太陽, 전관前關이라고도 한다. 눈귀에서 5푼 나가 있다. 침은 3푼을 놓고 뜸은 뜨지 말아야 한다[동인].

19 간경肝經

족궐음간경의 순행[足厥陰肝經流注]

족궐음경맥은 엄지발가락의 털이 난 곳대돈혈에서 시작하여 발잔등 위쪽밑마디 앞은 행간혈, 밑마디 뒤는 태충혈으로 올라가 안쪽 복사뼈에서 아래로 1치 되는 곳중봉혈을 거쳐 안쪽 복사뼈에서 위로 8치 되는 곳으로 올라가 족태음경의 뒤로 교차된다. 계속 무릎 안쪽곡천혈으로 올라가서 허벅지를 따라 음모가 있는 곳으로 들어갔다가 생식기를 돌아서 아랫배로 올라가 위를 끼고 간에 속하고 담을 얽었다. 그리고 가름막을 뚫고 올라가 옆구리에 분포되고 울대 뒤쪽을 따라서 올라가 입천장을 거쳐 목계目系에 연계되었다. 다시 이마로 나와서 정수리로 올라가 독맥督脈과 연계되었다. 그 한 가지는 목계에서 뺨 속으로 내려가 입술 안쪽을 돌렸다. 다른 한 가지는 다시 간에서 갈라져서 가름막을 뚫고 올라가 폐로 들어갔다여기서 수태음경과 연계된다.

시동병是動病은 허리가 아파서 굽혔다 폈다 하지 못하고 남자에게는 퇴산이 생기고 여자에게는 아랫배가 붓고 심하면 목이 마르며 얼굴이 때가 낀 것처럼 윤기가 없어진다. 이것은 주로 간과 관련된 병이다. 소생병所生病은 가슴이 그득하고 구역이 나며 설사하고 호산狐疝 · 유뇨遺尿 · 오줌이 막히는 등의 증상이 생긴다. 실할 때에는 촌구맥이 인영맥보다 2배나 크고 허할 때에는 촌구맥이 인영맥보다 도리어 작다[영추]. 이 경맥의 경기는 축시1~3시에 규음혈에서 시작하여 대돈혈에서 교체되며 무릎과 허벅지를 따라서 올라가 기문혈에서 끝난다[입문]. 족궐음

침구편

간경은 대돈혈에서 시작하여 옥영혈玉英穴에 몰리고 단중혈과 연계되었다[영추].

족궐음간경좌우 모두 26개

| 대돈大敦, 2개 혈 |

엄지발가락의 발톱 끝 바깥쪽 모서리에서 부추 잎만큼 떨어진 곳의 털이 있는 가운데 있다[입문].

- 엄지발가락의 털이 돋은 가운데 있다[자생]. 족궐음경의 정혈이다. 침은 3푼을 놓고 6번 숨 쉴 동안 꽂아 두며 뜸은 3장을 뜬다[동인].

| 행간行間, 2개 혈 |

엄지발가락과 두 번째 발가락 사이 손을 대면 맥이 뛰는 곳에 있다[동인]. 엄지발가락과 두 번째 발가락이 갈라진 뼈 사이에 맥이 뛰는 우묵한 가운데 있다[입문]. 족궐음경의 형혈이다. 침은 6푼을 놓고 10번 숨 쉴 동안 꽂아 두며 뜸은 3장을 뜬다[동인].

| 태충太衝, 2개 혈 |

엄지발가락 밑마디에서 뒤로 1치 올라가 맥이 뛰는 가운데 있다[동인]. 엄지발가락 밑마디에서 뒤로 2치 올라가 손을 대면 맥이 뛰는 곳에 있다[자생]. 행간혈에서 2치 위에 있다[영추]. 족궐음경의 유혈이다. 침은 3푼을 놓고 10번 숨 쉴 동안 꽂아 두며 뜸은 3장을 뜬다[동인].

| 중봉中封, 2개 혈 |

일명 현천懸泉이라고도 하는데 발 안쪽 복사뼈에서 앞으로 1치 나가 우묵한 곳에 있다[동인].

- 발 안쪽 복사뼈에서 앞으로 1치 비스듬히 나가서 작은 맥이 뛰는 곳에 있다[자생].

● 족궐음경의 경혈이다. 발 끝을 위로 들고 침혈을 잡는다[영추].

● 침은 4푼을 놓고 7번 숨 쉴 동안 꽂아 두며 뜸은 3장을 뜬다[동인].

● 발 안쪽 복사뼈에서 앞으로 1치 5푼 나가 우묵한 곳에 있다. 발 끝을 위로 들면 오무라져 들어가고 발 끝을 내리면 나오는데 발 끝을 들었다 놓았다 하면서 침혈을 잡는다. 이 침혈은 발 끝을 위로 들면 우묵하게 들어가는데 침을 놓을 수 있다. 발 끝을 내리면 나오는데 우묵하게 들어가게 해야 소통할 수 있다. 그러므로 발 끝을 위로 들면 우묵해지고 내리면 소통하게 된다고 한다[영추].

| **여구**2개 혈 |

일명 교의交儀라고도 하는데 발 안쪽 복사뼈에서 5치 위에 있다. 족궐음경맥의 낙 혈이며 여기서 족소양경으로 간다. 침은 2푼을 놓고 3번 숨 쉴 동안 꽂아 두며 뜸은 3장을 뜬다[동인].

| **중도**中都, 2개 혈 |

일명 중극이라고도 하는데 발 안쪽 복사뼈에서 위로 7치 올라가 정강이뼈 가운데 있는데 족소음경과 일직선이다. 침은 3푼을 놓고 뜸은 5장을 뜬다[동인].

| **슬관**膝關, 2개 혈 |

독비혈犢鼻穴에서 2치 아래 안쪽 옆으로 우묵한 곳에 있다. 침은 4푼을 놓고 뜸은 5장을 뜬다[동인].

| **곡천**曲泉, 2개 혈 |

무릎 안쪽 보골 아래의 큰 힘줄과 작은 힘줄 사이 우묵한 곳에 있다. 무릎을 구부리고 침혈을 잡는다[동인].

● 보골 아래 가로간 금 끝의 우묵한 곳에 있다[입문]. 무릎을 구부리고 안팎 두 힘줄 사이 우묵한 곳에 있다.

침구편

● 또 무릎을 구부리면 가로간 금의 끝에 있다고도 한다[자생].

● 족궐음경의 합혈이다. 침은 6푼을 놓고 10번 숨 쉴 동안 꽂아 두며 뜸은 3장을 뜬다[동인].

| 음포陰包, 2개 혈 **|**

무릎에서 위로 4치 올라가 허벅지 안쪽 두 힘줄 사이에 있다. 침은 6푼을 놓고 뜸은 3장을 뜬다[동인].

| 오리五里, 2개 혈 **|**

기충혈氣衝穴에서 아래로 3치 내려가 허벅지 안쪽 손을 대면 맥이 뛰는 곳에 있다. 침은 6푼을 놓고 뜸은 5장을 뜬다[동인].

| 음렴陰廉, 2개 혈 **|**

양시혈羊矢穴 아래, 기충혈에서 2치 떨어져 맥이 뛰는 곳에 있다. 침은 8푼을 놓고 7번 숨 쉴 동안 꽂아 두며 뜸은 3장을 뜬다. 만약 임신하지 못하는 부인이 뜸을 뜨면 임신할 수 있다[동인].

● 양시 2개혈은 기충혈에서 밖으로 1치 나가 있다[입문].

| 장문章門, 2개 혈 **|**

족태음비경이 보혈이다. 일명 장평長平 또는 협료라고도 한다. 대횡혈大橫穴 밖에 배꼽에서 옆으로 수평이 되는 곳에 있다[동인].

● 배꼽에서 위로 2치 올라가 옆으로 6치 나가 마지막 갈비대 끝 우묵한 곳에 있다[입문].

● 배꼽에서 직선으로 나가 마지막 갈비대 끝에 있다. 모로누워 위로 얹힌 다리만 구부린 다음 팔을 들고 침혈을 잡는다[강목].

● 배꼽에서 위로 2치 올라가 옆으로 9치 나가 있다[자생].

- 침은 6푼을 놓고 뜸은 100장까지 뜬다[동인].

| 기문期門, 2개 혈 |

족 궐음 간경의 모혈이다. 불용혈不容穴에서 옆으로 1치 5푼 나가 젖 아래, 두 번째 갈비뼈의 끝에 있다[동인].

- 젖꼭지에서 곧바로 내려가 두 번째 갈비뼈 끝에서 옆으로 1치 5푼 나가 있다. 또는 젖꼭지에서 곧바로 1치 5푼 내려가 있다고도 한다[자생].
- 환자를 반듯이 눕히고 배꼽 가운데서 위로 5치 올라가 먹으로 점을 찍고 그 점으로부터 양옆으로 각각 2치 5푼 나가면 바로 이 침혈이다. 대개 젖꼭지에서 곧바로 내려가야 하며 동신촌법同身寸法으로 잰다[유취].

침구편

20 독맥혈督脈穴

독맥의 순행과 침혈[督脈流注及孔鍼穴]

독맥은 홍문의 유혈에서 시작하여 등뼈대 속으로 올라가 풍부혈을 거쳐 뇌에 들어갔다가 정수리로 나와 이마를 따라서 콧마루에 이르러 양맥이 모이는 곳에 속하였다. 정중앙선을 따라 27개의 침혈이 있다[동인].

● 독은 전부란 말이다. 양맥이 전부 모인 맥이므로 남자의 주되는 맥이다[입문].

코 아래 있는 침혈鼻下

| **소료**素髎, 1개 혈 |

일명 면정面正이라고도 하는데 콧마루의 제일 도드라진 곳이다. 코 끝의 제일 도드라진 곳이다. 침은 3푼을 놓고 뜸은 뜨지 말아야 한다[동인].

| **수구**水溝, 1개 혈 |

일명 인중人中이라고도 하는데 콧마루 아래 윗입술과 코 사이 홈의 가운데 있다. 입술을 똑바로 하고 침혈을 잡는다. 침은 3푼을 놓고 5번 숨 쉴 동안 꽂아 두며 뜸은 3장을 뜬다. 풍수風水로 얼굴이 부은 데는 이곳에 침을 놓으면 곧 낫는다[동인].

| **태단**兌端, 1개 혈 |

윗입술 끝에 있다. 또는 윗입술 가운데 뾰족한 끝 위에 있다고도 한다. 침은 3푼을 놓고 6번 숨 쉴 동안 꽂아 두며 뜸은 3장을 뜬다[동인].

| 단교斷交, 1개 혈 **|**

입술 안쪽으로 위 이빨 뿌리, 윗입술 소대의 한가운데에 있다[동인].

- 윗입술 안쪽 이빨 위 소대의 한가운데에 있다[입문].
- 침은 3푼을 놓고 뜸은 3장을 뜬다[입문].

이마 위에 있는 침혈額上

| 신정神庭, 1개 혈 **|**

코에서 곧바로 위로 올라가 머리털이 돋은 경계에서 5푼 올라가 있다. 뜸은 7장을 뜨고 침은 놓지 말아야 한다[입문].

| 상성上星, 1개 혈 **|**

신정혈에서 위로 올라가 머리털이 돋은 경계에서 1치 올라가 있다[동인].

- 이마의 위에 있다. 코와 수직이 되게 올라가는데 머리털이 돋은 경계에서 1치 올라가 콩알이 들어갈 만한 정도로 우묵해진 곳에 있다.
- 침은 2푼을 놓고 10번 숨 쉴 동안 꽂아 두며 뜸은 3장을 뜬다. 많이 뜨는 것은 좋지 못하다[동인].

침구편

| 신회顖會, 1개 혈 **|**

상성혈에서 위로 1치 올라가 우묵한 곳에 있다. 뜸은 14~49장까지 뜰 수 있다. 처음 뜰 때에는 아프지 않다가 병이 나으면 아픈데 이때에는 그만둔다. 침은 놓지 말아야 한다[동인].

| 전정前頂, 1개 혈 **|**

신회혈에서 위로 1치 5푼 올라가 뼈가 우묵해진 곳에 있다. 침은 1푼을 놓고 뜸은 3~49장까지 뜬다[동인].

| **백회**百會, 1개 혈 |

일명 삼양三陽 · 오회五會 · 천만[大滿]이라고도 한다. 전정혈에서 위로 1치 5푼 올라가 정수리 가운데 즉 털이 드러난 한가운데의 콩알만큼 우묵하게 들어간 곳에 있다. 침은 2푼을 놓고 침감이 오면 곧 사하고 뜸은 7장을 뜬다.

● 머리와 정수리에 뜸을 뜰 때에는 49장을 넘지 말아야 한다. 그것은 머리와 정수리는 피부가 얇으므로 많이 뜨는 것이 좋지 못하기 때문이다[동인].

뒷머리에 있는 침혈頂後

| **후정**後頂, 1개 혈 |

일명 교충交衝이라고도 하는데 백회혈에서 뒤로 1치 5푼 내려가 침골 위에 있다. 침은 3푼을 놓고 뜸은 5장을 뜬다[동인].

| **강간**强間, 1개 혈 |

일명 대우大羽라고도 하는데 후정혈에서 1치 5푼 내려가 있다. 침은 3푼을 놓고 뜸은 5장을 뜬다[동인].

| **뇌호**腦戶, 1개 혈 |

일명 잡풍, 합로라고도 한다. 침골 위의 강간혈에서 1치 5푼 내려가 있다. 침을 놓으면 벙어리가 되기 쉬우므로 침은 놓지 못하고 뜸은 7장을 뜨는데 함부로 뜰 필요는 없다[동인].

| **풍부**風府, 1개 혈 |

일명 설본舌本이라고도 하는데 목덜미의 머리털이 돋은 경계에서 1치 올라가고 뇌호혈에서 아래로 1치 5푼 내려가 큰 힘줄 사이의 우묵한 곳에 있다[동인].

● 목덜미의 머리털이 돋은 경계에서 1치 올라가 있는데 말을 빨리 할 때에는 살

이 두드러지고 말이 끝나면 곧 오므라진다. 침은 2푼을 놓고 뜸은 뜨지 말아야 한다[동인].

| 아문瘂門, 1개 혈 |

일명 설종舌腫, 설염舌厭이라고도 한다. 풍부혈에서 위로 5푼 내려가 머리털이 돋은 경계에서 5푼 올라가 우묵한 곳에 있으며 혀뿌리와 연관되어 있다. 머리를 뒤로 젖히고 침혈을 잡는다[동인].

- 목 뒤의 후정중선의 머리털이 돋은 경계에서 5푼 올라가 우묵한 곳인데 풍부혈에서 1치 아래에 있다[자생].
- 침은 2푼 놓고 뜸은 뜨면 벙어리가 되기 쉬우므로 뜨지 말아야 한다[동인].

등뼈대에 있는 침혈背脊

| 대추大椎, 1개 혈 |

목덜미 아래 제1등뼈 위 우묵한 곳에 있다. 침은 5푼을 놓고 3번 숨 쉴 동안 꽂아 둔다. 사할 때에는 5번 숨 쉴 동안 꽂아 둔다. 뜸을 뜰 때에는 나이 수만큼 장수를 정한다[동인].

- 등뼈에 뜸을 뜰 때에는 뼈마디가 두드러진 곳에 떠야 효과가 있으며 뼈마디 아래에 뜨면 효과가 없다. 두드러진 물고기 등을 참작하라고 한 것은 믿을 만한 것이다. 이 말대로 응당 그렇게 뼈마디에 뜸을 떠야 한다[자생].
- 추는 뼈마디라는 말이고 아래는 모두 겉이라는 말이다[입문].

| 도도陶道, 1개 혈 |

목 아래에 있는 대추혈의 아래 뼈마디 아래에 있는데 머리를 숙이고 침혈을 잡는다. 침은 5푼을 놓고 뜸은 5장을 뜬다[동인].

| 신주身柱, 1개 혈 |

제3 등뼈 아래에 있는데 머리를 숙이고 침혈을 잡는다. 침은 5푼을 놓고 뜸은 5장을 뜬다[동인].

| **신도**神道, 1개 혈 |

제5 등뼈 아래에 있는데 머리를 숙이고 침혈을 잡는다. 뜸은 49~100장까지 뜰 수 있으며 침은 놓지 말아야 한다[동인].

| **영대**靈臺, 1개 혈 |

제6 등뼈 아래에 있는데 머리를 숙이고 침혈을 잡는다. 뜸은 5장을 뜨며 침은 놓지 말아야 한다[동인].

| **지양**至陽, 1개 혈 |

제7 등뼈 아래에 있는데 머리를 숙이고 침혈을 잡는다. 침은 5푼을 놓고 뜸은 3장을 뜬다[동인].

| **근축**筋縮, 1개 혈 |

제9 등뼈 아래에 있는데 머리를 숙이고 침혈을 잡는다. 침은 5푼을 놓고 뜸은 3장을 뜬다[동인].

| **척중**脊中, 1개 혈 |

일명 신종, 척유라고도 한다. 제11등뼈 아래에 있는데 머리를 숙이고 침혈을 잡는다. 침은 5푼을 놓고 뜸은 뜨지 말아야 한다[동인].

| **현추**懸樞, 1개 혈 |

제13 등뼈 아래에 있는데 엎드리게 한 다음 침혈을 잡는다. 침은 3푼을 놓고 뜸은 3장을 뜬다[동인].

| **명문**命門, 1개 혈 |

일명 속루屬累라고도 하는데 제14 등뼈 아래에 있다. 엎드리게 한 다

음 침혈을 잡는다. 침은 5푼을 놓고 뜸 3장을 뜬다[동인].

- 잔등의 후정중앙선을 따라 곧바로 내려와 명문혈에 오면 명문혈과 배꼽이 맞서 있다. 침혈을 잡을 때에는 똑바로 서게 하고 지팡이로 땅에서부터 배꼽까지를 재어 자른다. 그것으로 땅에서부터 등을 재어 지팡이 끝이 닿는 곳이 명문혈이다[강목].

| 양관陽關, 1개 혈 **|**

제16 등뼈 아래에 있는데 엎드리게 하고 침혈을 잡는다. 침은 5푼을 놓고 뜸은 3장을 뜬다[동인].

| 요유1개 혈 **|**

일명 배해背解 · 수공髓孔 · 요주腰柱 · 요호腰戶 · 수공髓空이라고도 한다. 제21 등뼈 아래의 우묵한 곳에 있다[동인].

- 땅에 엎드려 몸을 펴고 두 손을 포개어 이마를 받친 다음 팔다리에 힘을 주지 말고 침 혈을 잡는다[강목].
- 침은 8푼을 놓고 3번 숨 쉴 동안 꽂아 둔다. 사할 때에는 5번 숨 쉴 동안 꽂아 둔다. 뜸은 7~49장 뜬다[동인].

| 장강長强, 1개 혈 **|**

일명 기지음극이라고도 하는데 독맥의 별락이다. 꽁무니뼈 끝 아래 우묵한 곳에 있다. 엎드리게 하고 잡는다. 침은 2치를 놓고 7번 숨 쉴 동안 꽂아 두며 뜸은 30~200장까지 뜬다[동인].

21 임맥혈任脈穴

임맥의 순행과 침혈[任脈流注及孔穴]

임맥은 중극혈中極穴 아래의 음모가 돋은 경계에서 시작하여 뱃속을 따라 관원혈關元穴을 거쳐 정중앙선을 따라 올라와 인후승장혈로 간 다음 음맥이 모이는 곳으로 들어갔다. 정중앙선에 24개의 침혈이 있다[동인].

- 임은 임신한다는 말이다. 낳고 기르는 데 근본이 되는 여자의 주가 되는 경맥이다[입문].

턱 앞에 있는 침혈

| **승장**承漿, 1개 혈 |

일명 현장懸漿, 천지天池라고도 한다. 턱 앞, 입술 아래의 우묵한 곳에 있다. 입을 벌리고 침혈을 잡는다. 침은 3푼을 놓고 뜸은 7장을 뜬다[동인].

턱 아래에 있는 침혈

| **염천**廉泉, 1개 혈 |

일명 설본舌本이라고도 한다. 턱 아래의 울대와 혀뿌리 사이에 있다. 침은 3푼을 놓고 뜸은 3장을 뜬다[동인].

가슴 위에 있는 침혈膺上

| 천돌天突, 1개 혈 |

일명 천구天瞿, 오호五戶라고도 한다. 후두결절에서 아래로 4치 내려가 우묵한 곳에 있다. 침은 5푼을 놓고 3번 숨 쉴 동안 꽂아 둔다. 침은 가로찌르는 것이 좋고 아래로는 놓지 말아야 한다. 뜸은 3장을 뜬다[동인].

| 선기璇璣, 1개 혈 |

천돌혈에서 아래로 1치 내려가 우묵한 곳에 있다. 머리를 뒤로 젖히고 침혈을 잡는다. 침은 3푼을 놓고 뜸은 5장을 뜬다[동인].

| 화개華蓋, 1개 혈 |

선기혈에서 아래로 1치 6푼 내려가 우묵한 곳에 있다. 머리를 뒤로 젖히고 침혈을 잡는다. 침은 3푼을 놓고 뜸은 5장을 뜬다[동인].

| 자궁紫宮, 1개 혈 |

화개혈에서 아래로 1치 6푼 내려가 우묵한 곳에 있다. 머리를 뒤로 젖히고 침혈을 잡는다. 침은 3푼을 놓고 뜸은 5장을 뜬다[동인].

| 옥당玉堂, 1개 혈 |

일명 옥영玉英이라고도 하는데 자궁혈에서 아래로 1치 6푼 내려가 우묵한 곳에 있다. 머리를 뒤로 젖히고 침혈을 잡는다. 침은 3푼을 놓고 뜸은 5장을 뜬다[동인].

| 단중1개 혈 |

일명 원아元兒, 원견元見이라고도 한다. 옥당혈에서 1치 6푼 아래에 있다[동인].

- 두 젖꼭지 사이의 가운데 우묵한 곳에 있다. 반듯이 누워서 침혈을 잡는다[강목].
- 구미혈에서 2치 위에 있다[자생].
- 뜸은 7~49장 뜨며 침은 놓지 말아야 한다[입문].

| 중정中庭, 1개 혈 **|**

단중혈에서 아래로 1치 6푼 내려가 우묵한 가운데 있다. 머리를 뒤로 젖히고 침혈을 잡는다[동인].

- 구미혈에서 1치 위에 있다[입문].
- 침은 3푼을 놓고 뜸은 5장을 뜬다[동인].

배에 있는 침혈腹中

| 구미鳩尾, 1개 혈 **|**

일명 갈우, 미예라고도 한다. 가슴 앞의 명치 끝에서 5푼 아래에 있다. 명치 끝이 잘 알리지 않는 사람은 갈라진 뼈 끝에서 1치 내려가 잡는다.

- 이 침혈에 뜸을 뜨면 심력이 적어지고 건망증이 생긴다. 또한 침을 놓기가 어려우며 능숙한 사람이라야 침을 놓을 수 있고 그렇지 않으면 기를 많이 소모하여 오래 살지 못한다. 그러므로 침과 뜸을 놓지 말아야 한다[동인].

| 거궐巨闕, 1개 혈 **|**

수소음심경의 모혈募穴이다. 구미혈에서 1치 아래에 있다. 가슴뼈가 작은 사람은 1치 남짓하게 내려가 잡는다. 가슴뼈가 작은 사람도 있다. 침은 6푼을 놓고 7번 숨 쉴 동안 꽂아 두며 침감이 오면 곧 사한다. 뜸은 7~49장을 뜬다[동인].

| 상완上脘, 1개 혈 **|**

일명 상관上管, 위완胃脘이라고도 한다. 거궐혈에서 아래로 1치 5푼 내려가거나 명치 끝에서 3치 내려가 있다. 침은 8푼을 놓는데 먼저 보하고 다음에 사하며 뜸은 14~100장까지 뜬다[동인].

| 중완中脘, 1개 혈 **|**

일명 태창太倉이라고도 하는데 족양명위경의 모혈이다. 배꼽에서 4치 위에 있다[동인].

- 중완혈은 명치 끝에서 배꼽까지 사이의 가운데 아래위가 각각 4치씩이다[자생].
- 침은 8푼을 놓고 7번 숨 쉴 동안 꽂아 둔다. 사할 때에는 5번 숨 쉴 동안 꽂아 둔다. 뜸은 14~100장까지 뜬다[동인].

| 건리建里, 1개 혈 **|**

중완혈에서 1치 아래에 있다. 침은 5푼을 놓고 10번 숨 쉴 동안 꽂아 두며 뜸은 5장을 뜬다[동인].

| 하완下脘, 1개 혈 **|**

건리혈에서 1치 아래에 있다. 침은 8푼을 놓고 3번 숨 쉴 동안 꽂아 둔다. 사할 때에는 5번 숨 쉴 동안 꽂아 둔다. 뜸은 7~100장까지 뜬다[동인].

| 수분水分, 1개 혈 **|**

일명 분수分水, 중수中守라고도 한다. 하완혈과 배꼽에서 각각 1치 되는 곳에 있다. 침은 8푼을 놓고 3번 숨 쉴 동안 꽂아 둔다. 사할 때에는 5번 숨 쉴 동안 꽂아 둔다. 만일 수종병에 뜸을 뜨면 효과가 좋다. 뜸은 7~100장까지 뜨며 침은 놓지 말아야 한다. 침을 놓으면 물이 모두 빠져서 죽는다[동인].

| **신궐**神闕, 1개 혈 |

일명 기합氣合이라고도 하는데 배꼽 가운데 있다. 침은 놓지 말아야 하며 뜸은 100장을 뜬다[동인].

- 침은 놓지 말아야 하는데 만일 침을 놓아 배꼽 한가운데가 헐어 터져서 그곳으로 똥이 나오게 되면 죽는다[자생].
- 침을 놓으면 수고병水蠱病이 생겨 죽는다[강목].
- 중풍으로 사람을 알아보지 못할 때에는 뜸을 100~500장까지 뜨면 곧 깨난다[자생].

| **음교**陰交, 1개 혈 |

배꼽에서 1치 아래에 있다. 침은 8푼을 놓고 침감이 오면 곧 사하고 뜸은 100장까지 뜬다[동인].

| **기해**氣海, 1개 혈 |

일명 발앙, 하황이라고도 한다. 음교혈에서 아래로 5푼 내려가며 배꼽에서 1치 5푼 아래에 있다[동인].

- 기해혈은 남자의 기가 모이는 곳이며 모든 기병에는 모두 뜸을 뜬다[자생].
- 침은 8푼을 놓고 침감이 오면 사하고 뜸은 100장까지 뜬다[동인].
- 침은 1치 2푼을 놓고 뜸은 30장을 뜨며 나이 많은 사람은 100장까지 뜬다[입문].

| **석문**石門, 1개 혈 |

일명 이기利氣, 정로精露라고도 하는데 수소양삼초경의 모혈이다. 침은 5푼을 놓고 뜸은 14~100장까지 뜬다.

- 여자에게는 침을 놓지 말아야 하며 침을 놓으면 일생 아이를 낳지 못한다[동인].

| **관원**關元, 1개 혈 |

일명 단전丹田, 태중극太中極이라고도 하는데 수태양소장경의 모혈이다. 침은 8푼을 놓고 3번 숨 쉴 동안 꽂아 둔다. 사할 때에는 5번 숨 쉴 동안 꽂아 둔다. 뜸은 100~300장까지 뜬다[동원].

- 또 침은 2치를 놓고 뜸은 하루에 30-300장까지 뜬다고도 한다[입문].

| **중극**中極, 1개 혈 |

일명 기원氣員, 옥천玉泉이라고도 하는데 족태양방광경의 모혈이다. 관원혈에서 1치 아래이며 배꼽에서는 4치 아래에 있다. 침은 8푼을 놓고 10번 숨 쉴 동안 꽂아 두며 침감이 오면 곧 사한다. 뜸은 100~300장까지 뜬다.

- 부인이 단산한 데는 4번 침을 놓는다. 침을 놓으면 아이를 낳는다[동인].
- 또 침은 1치 2푼 놓고 뜸은 하루에 30~300장까지 뜬다고도 한다[입문].

| **곡골**曲骨, 1개 혈 |

회골回骨이라고도 하는데 횡골치골결합 윗쪽 음모가 돋은 기슭 우묵한 곳인데 손을 대면 맥이 뛴다[동인].

- 중극혈에서 아래로 1치 내려가며 배꼽에서는 5치 아래에 있다[입문].
- 침은 2치를 놓고 뜸은 7~49장까지 뜰 수 있다[동인].
- 또 침은 1치 5푼 놓고 뜸은 5장을 뜬다고도 한다[입문].

| **회음**會陰, 1개 혈 |

일명 병예라고도 하는데 음부와 항문 사이에 있다[동인].

- 항문 앞과 전음前陰 사이에 있다[입문].
- 침은 2치를 놓고 뜸은 3장을 뜬다[동인].

22 소생병所生病

15락에 생긴 소생병十五絡所生病

수태음락 · 족태음락 · 수소음락 · 족소음락 · 수궐음락 · 족궐음락 · 수태양락 · 족태양락 · 수소양락 · 족소양락 · 수양명락 · 족양명락 · 임맥의 낙 · 독맥의 낙과 비의 대락을 합하여 15락이라 하는데 자기의 경맥으로부터 모두 경맥으로 갈라져 나가는 곳이다[입문].

수태음경맥의 낙혈은 열결혈이다手太陰之別名曰列缺穴

손목 위에서 갈라지는데 손목에서 1치 5푼 위에 있다. 여기서 갈라져 수양명대장경으로 갔으며 또 수태음경과 합하여 곧바로 손바닥으로 가서 어제혈魚際穴에서 흩어졌다. 여기에 생긴 병은 실하면 손바닥 뒤 내민 뼈와 손바닥이 달고 허하면 하품하며 오줌을 자주 누고 유뇨가 있다. 이때에는 이 침혈을 잡아서 침을 놓는다[영추].

족태음경맥의 낙혈은 공손혈이다足太陰之別名曰公孫穴

엄지발가락 밑마디에서 1치 뒤에 있다. 여기서 갈라져 족양명위경으로 나갔으며 다시 갈라진 것은 장위를 얽었다. 궐기厥氣 : 기운이 순조롭지 못하여 위로 거슬러 올라가는 것.가 생기면 곽란이 생긴다. 병이 실하면 배가 끊어지는 듯이 아프고 허하면 고창증鼓脹證이 생긴다. 이때에는 이 침혈을 잡아서 놓는다[영추].

수소음경맥의 낙혈은 통리혈이다手少陰之別名曰通里穴

손목에서 1치 5푼 뒤에 있다. 여기서 갈라져 수태양소장경으로 갔으며 제경을 따라 심으로 들어가 혀뿌리에 연계되고 목계目系에 속하였다. 병이 실하면 지격支膈 : 흉격부가 치밀어 오르는 감.이 되고 허하면 말을 못한다. 이 때에는 이 침혈을 잡아서 놓는다[영추].

족소음경맥의 낙혈은 태종혈이다足少陰之別名曰太種穴

발 안쪽 복사뼈 뒤 발꿈치에 있다. 여기서 갈라져 족태양방광경으로 갔으며 다른 한 가지는 제경과 합하여 수궐음심포경으로 올라갔다가 내려와 허리와 등뼈대를 뚫고 밖으로 나왔다. 여기에 병이 생기면 기가 치밀어 오르고 답답한데 실하면 오줌을 누지 못하며 허하면 허리가 아프다. 이때에는 이 침혈을 잡아서 놓는다[영추].

수궐음경맥의 낙혈은 내관혈이다手厥陰之別名曰內關穴

손목에서 2치 올라가 있다. 여기서 갈라져 수소양삼초경으로 나갔으며 두 힘줄 사이로 나와 제경을 따라서 위로 올라가 심포에 얽히고 심계心系에 연계되었다. 병이 실하면 가슴이 아프고 허하면 머리와 목이 뻣뻣하다. 이때에는 이 침혈을 잡아서 놓는다[영추].

족궐음경맥의 낙혈은 여구혈이다足厥陰之別名曰溝穴

안쪽 복사뼈에서 5치 위에 있다. 여기서 갈라져 족소양담경으로 갔으며 다른 한 가지는 제경을 따라서 올라가 고환에 연계되었다. 여기에 병이 생겨 기가 치밀어 오르면 고환이 붓고 갑자기 산증이 생긴다. 실하면 음경이 붓고 허하면 몹시 가렵다. 이때에는 이 침혈을 잡아서 놓는다[영추].

수태양경맥의 낙혈은 지정혈이다手太陽之別名曰支正穴

손목에서 5치 올라가 있다. 여기서 갈라져 수소음심경으로 갔으며 다른 한 가지는 팔굽으로 올라가고 견우혈에 연계되었다. 병이 실하면 뼈마디에 맥이 없어 팔굽을 쓰지 못하고 허하면 사마귀가 생긴다. 이 때에는 이 침혈을 잡아서 놓는다[영추].

족태양경맥의 낙혈은 비양혈이다足太陽之別名曰飛陽穴

바깥쪽 복사뼈에서 7치 위에 있다. 여기서 갈라져 족소음신경으로 갔다. 병이 실하면 콧구멍과 머리와 잔등이 아프고 허하면 코피가 난다. 이때에는 이 침혈을 잡아서 놓는다[영추].

수소양경맥의 낙혈은 외관혈이다手少陽之別名曰外關穴

손목 바깥쪽에서 2치 올라가 있다. 여기서 갈라져 수궐음심포경으로 갔으며 팔을 돌아서 가슴으로 들어갔다. 여기에 생긴 병은 실하면 팔굽이 짜그라들고 허하면 팔을 구부리지 못한다. 이때에는 이 침혈을 잡아서 놓는다[영추].

족소양경맥의 낙혈은 광명혈이다足少陽之別名曰光明穴

바깥쪽 복사뼈에서 5치 위에 있다. 여기서 갈라져 족궐음간경으로 갔으며 아래로 내려가 발등에 얽히었다. 병이 실하면 궐증이 생기고 허하면 유벽증이 생겨 앉아서 일어나지 못한다. 이때에는 이 침혈을 잡아서 놓는다[영추].

수양명경맥의 낙혈은 편력혈이다手陽明之別名曰偏歷穴

손목에서 3치 뒤에 있다. 여기서 갈라져 수태음폐경으로 갔으며 다른 한 가지는 팔을 따라 위로 올라가 견우혈을 돌아서 턱자개미와 한 쪽 이빨로 올라갔다. 여기서 갈라진 것은 귀로 들어가 종맥宗脈과 합하였다. 병이 실하면 충치가 생기고 귀가 먹으며 허하면 이빨이 시리고 가슴이 저리다. 이때에는 이 침혈을 잡아서 놓는다[영추].

족양명경맥의 낙혈은 풍륭혈이다足陽明之別名豊隆穴

바깥쪽 복사뼈에서 8치 위에 있다. 여기서 갈라져 족태음비경으로 갔으며 또 한 가지는 정강이뼈 바깥쪽을 따라 위로 올라가 머리와 목에 얽히고 모든 경맥의 기와 합하여 다시 내려가 목구멍에 얽히었다. 여기에 병이 생겨 기가 치밀어 오르면 후비가 생기어 갑자기 말을 못 하게 된다. 실하면 전광癲狂이 생기고 허하면 다리를 구부리지 못하고 정강이가 여윈다. 이때에는 이 침혈을 잡아서 놓는다[영추].

임맥의 낙혈은 회음혈이다任脈之別名曰會陰穴

전음과 홍문 사이에 있으며 구미혈鳩尾穴에서 내려와 배에 흩어졌다. 여기에 생긴 병이 실하면 뱃가죽이 아프고 허하면 가렵다. 이때에는 이 침혈을 잡아서 놓는다[영추].

독맥의 낙혈은 장강혈이다督脈之別名曰長强穴

꽁무니 끝에 있다. 등뼈대를 따라 목으로 올라와 머리 위에서 흩어졌다가 다시 내려가 어깨뼈로 가서 좌우로 갈라져 족태양방광경으로 갔으며 등뼈를 뚫고 지나갔다. 여기에 생긴 병은 실하면 잔등이 뻣뻣하고 허하면 머리가 무겁다. 이때에는 이 침혈을 잡아서 놓는다[영추].

비의 대락은 대포라고 한다脾之大絡名曰大包穴

연액혈淵腋穴에서 3치 아래에 있으며 가슴과 옆구리에 분포되었다. 여기에 생긴 병은 실하면 몸이 모두 아프고 허하면 모든 뼈마디에 힘이 없다. 이 맥은 그 물처럼 얽혔으므로 혈병은 모두 비의 대락을 잡아서 놓는다[영추].

◆ 경맥의 병에는 시동병과 소생병이 있다는 데 대하여脈病有是動有所生病

『난경』에는 경맥에 시동병是動病이 있고 소생병所生病이 있다는 데 한 경맥에 갑자기 두 개의 병이 생기는가고 하였다. 그것은 『내경』에 "시동병은 기병이고 소생병은 혈병이다"라고 한 것과 같이 사기가 기에 있으면 시동병이 되고 사기가 혈에 있으면 소생병이 된다. 기는 숨 쉬는 것을 주관하고 혈은 축이는 것을 주관하는데 기가 머물러 있으면서 돌아가지 못하면 기가 먼저 병이 들고 혈이 막히어 축여 주지 못하면 혈이 후에 병이 된다. 그러므로 먼저 시동병이 되고 다음에 소생병이 된다.

◆ 맥에는 경맥·낙맥·손낙맥이 있다脈有經脈絡脈孫絡脈

경맥은 속에 있고 가로 갈라진 것은 낙맥이며 낙에서 갈라진 것은 손락이다. 경맥이 성하여 혈이 몰리면 빨리 빼어 버려야 한다. 실한 것은 사하고 허한 것은 약을 먹어 보하여야 한다[영추].

- 경이란 곧다는 뜻과 같다. 그러므로 곧은 것은 경이고 경에서 갈라져 옆으로 나간 것은 낙이다[입문]. 낙혈은 모두 경맥의 가운데 있는데 경맥이 교체되고 서로 연락되는 곳이다[입문].
- 장과 부, 경과 낙 4곳의 병에 침을 놓는 것은 모두 다르다. 15락맥의 병은 아주 얕게 들어가서 겉表에 있으며 12경맥의 병은 그 다음이고 6부의 병은 또 그 다음이며 5장의 병은 아주 깊이 들어가서 속裏에 있다. 그러므로 치료하는 법도 어려운 것과 쉬운 것이 있다. 낙에도 모두 같지 않다. 15낙맥의 낙은 음경맥이 갈라져서 양경맥으로 가고 양경맥은 갈라져서 음경맥으로 갔는데 두 경맥의 사이를 가로 꿰고 갈라져 나간 것이다. 무자繆刺는 낙의 사기가 대락으로 치우쳐 들어가고 경맥의 유혈에는 들어가지 못하면 그 아픔이 해당 경맥과는 반대로 나타난다. 그것은 낙맥에만 병이 들고 경맥에는 병이 없기 때문이다. 혈락血絡의 낙의 병은 피부에 나타나는데 붉거나 푸르거나 검은 핏줄이 작은 것은

바늘귀만하고 큰 것은 젓가락 대가리만한 것이 나타난다. 얕고 깊은 것은 혈락이 제일 겉에 있고 무자는 그 다음이며 15락맥은 제일 속에 있어 경맥의 유혈과 서로 연계되어 있다[강목].

12경맥의 혈과 기가 많고 적은 것十二經血氣多少

정상적인 사람의 태양경에는 늘 혈이 많고 기가 적으며 소양경에는 늘 기가 많고 혈이 적다. 양명경에는 늘 혈도 많고 기도 많다. 궐음경에는 늘 혈이 많고 기가 적으며 소음경에는 늘 기가 많고 혈이 적으며 태음경에도 기가 많고 혈이 적다. 이것은 정상적인 기준이다. 그러므로 양명경에 침을 놓을 때에는 혈과 기를 모두 빼고 태양경에 침을 놓을 때에는 혈을 빼고 기는 나오지 못하게 하며 소양경에 침을 놓을 때에는 기는 빼고 혈은 나오지 못하게 해야 한다. 태음경에 침을 놓을 때에는 기는 빼고 혈은 나오지 못하게 하며 궐음경에 침을 놓을 때에는 혈은 빼고 기는 나오지 못하게 하고 소음경에 침을 놓을 때에는 기는 빼고 혈은 나오지 못하게 해야 한다[영추].

- 족양명경과 족태음경이 서로 표리관계에 있고 족소양경과 족궐음경이 서로 표리관계에 있다. 또한 족태양경과 족소음경이 표리관계에 있고 수양명경과 수태음경이 표리관계에 있다. 수소양경과 수궐음심포경이 표리관계에 있고 수태양경과 수소음경이 표리관계에 있다[영추].

12경맥의 순행과 분포되어 있는 부분十二經行度部分

손의 삼음경은 5장에서 손으로 나갔고 손의 삼양경은 손에서 머리로 올라갔으며 발의 삼양경은 머리에서 발로 내려갔고 발의 삼음경은 발에서 배로 갔다[영추].

- 사람의 경락은 삼양과 3음으로 온 몸에 분포되어 있는데 태양경과 소음경은 몸 뒤에 있고 양명경과 태음경은 몸 앞에 있으며 소양경과 궐음경은 몸의 옆에 분포되어 있다[단심].

기가 돌아가는 길氣行有街

가슴의 기도 길이 있고 배의 기도 길이 있으며 머리의 기에도 길이 있고 정강이의 기에도 길이 있다. 그러므로 머리에 있는 기는 뇌에 머무르고 가슴에 있는 기는 젖가슴과 배유혈背兪穴에 머물러 있고 배에 있는 기는 배유혈과 충맥이 배꼽 양옆의 맥이 뛰는데 머무르고 정강이에 있는 기는 기가氣街와 승산복사뼈 위의 아래에 머물러 있다. 그러므로 치료하는 데도 호침毫鍼으로 침감이 알릴 때까지 찌른다[영추].

거자법 · 무자법 · 산자법으로 침 놓는 방법鍼法有巨刺繆刺散刺

『내경』에는 "왼쪽 경맥이 실하면 오른쪽에 병이 생긴 것이고 오른쪽 경맥이 실하면 왼쪽에 병이 생긴 것이다. 또한 오른쪽의 병이 낫지 않는 것은 왼쪽 경맥이 먼저 병든 것이고 왼쪽의 병이 낫지 않는 것은 오른쪽 경맥이 먼저 병든 것이다. 그러므로 이런 때에는 반드시 거자법을 써야 한다"라고 하였다. 정井 · 형滎 · 유 · 경經 · 합合의 5개혈을 병에 따라 알맞게 쓰는 것이 침을 놓는 방법 가운데서 제일 중요한 방법이다. 거자법이라는 것은 그 경맥에 있는 5개의 유혈들을 쓰는 것이다[입문].

- 『내경』에는 대락에 사기가 침입하여 왼쪽에서 오른쪽으로도 몰려가고 오른쪽에서 왼쪽으로도 몰려가며 상하 좌우로 일정한 곳이 없이 돌아다니기도 하나 경혈에는 들어가지 않았을 때에만 무자법을 쓰라고 하였는데 무자법이라는 것은 그 낙맥에 침을 놓는 것이다. 즉 낙맥과 경맥은 위치가 다르므로 몸이 가느라들고 저리며 아프나 경맥에 병이 없을 때에는 음과 양이 서로 통한 곳을 찔러야 한다는 것이다[입문].
- 산자법이라는 것은 산침散鍼을 말하는데 잡병일 때에 아무 곳이나 침혈을 잡거나 병에 따라 적당한 곳에 침을 놓으며 경맥의 순행에는 관계하지 않는 것이다. 즉 천응혈天應穴인데 자생경에 씌어 있는 아시혈阿是穴이다[입문].
- 사기가 경맥에 들어가 왼쪽이 아픈 것은 오른쪽 경맥에 먼저 병이 생긴 것이

므로 거자법을 써서 그 경맥에 침을 놓아야 하며 낙맥에는 놓지 말아야 한다. 낙맥에 병이 생긴 것은 그 아픈 곳이 경맥과는 위치가 다르기 때문에 무자법을 써야 한다. 즉 왼쪽에 병이 생기면 오른쪽에 침을 놓고 오른쪽에 병이 생기면 왼쪽에 침을 놓는다. 또한 몸은 아픈데 9후맥에 병이 없으면 무자법을 써야 한다고 하였는데 무자법은 모든 경맥의 낙혈을 잡아 침을 놓는 방법이다[강목].

23 기경팔맥奇經八脈

기경8맥[奇經八脈]

경맥에는 양유맥 · 음유맥 · 양교맥 · 음교맥 · 충맥 · 독맥 · 임맥 · 대맥 등이 있다. 이 8가지 경맥은 모두 12경맥에 속하지 않으므로 기경8맥이라고 한다[난경].

- 기경의 병은 다 자기 경맥에서 생긴 것이 아니며 다른 경맥에서 생긴 병이 넘어온 것이다. 마치 성인이 도랑을 파서 물이 흘러 넘지 못하게 하였으나 도랑이 차고 넘치면 깊은 호수로 흘러 내려가는 것과 같이 사람의 경맥도 지나치게 실해지면 기경8맥으로 들어가서 제대로 돌아가지 못하게 된다. 그러므로 이곳에 사기를 받아 몰리게 되면 붓고 열이 난다. 이때에는 침으로 치료하여야 한다[강목].
- 독맥 · 충맥 · 임맥 등 3가지 경맥은 모두 한 곳에서 시작하여 각각 다른 곳으로 갔다. 즉 기충혈氣衝穴에서 시작하여 3가지로 갈라졌다. 독맥은 잔등으로 가서 양이 되었고 임맥은 배로 가서 음이 되었으며 충맥은 발로부터 머리로 곧추 올라가 12경맥이 모이는 곳으로 가서 모든 경맥의 기혈을 통솔한다. 이 3가지 경맥은 모두 기충혈에서 시작하였으며 기충혈은 또한 위맥에 근원을 두었다. 그 근원이 위맥이므로 위기가 근본이라는 것을 알 수 있다[입문].

양유맥陽維脈

금문혈金門穴에서 시작하였고 양교맥의 극혈이며 수족태양경과 양교맥과는 견우혈에서 만나고 수족소양경과는 천료혈과 견정혈肩井穴에서 만나며 족소양경과는 양백혈陽白穴 위 본신혈本神穴 아래에서 만나 풍지혈風池穴로 내려가며 독 맥과는 아문혈에서 만난다. 이 양유맥은 모든 양이 서로 만나는 곳에서 시작하였다[입문].

- 양유맥에 병이 생기면 몹시 추웠다 열이 났다 한다. 또한 양유맥은 양에 얽히었고 음유맥은 음에 얽히었는데 음과 양이 서로 얽히지 못하면 뜻대로 되지 않으며 힘이 없어진다[강목].

음유맥陰維脈

음유맥의 극혈은 축빈혈築賓穴이다. 족태음, 족궐음경과는 부사혈府舍穴과 기문혈期門穴에서 만나며 임맥과는 염천혈廉泉穴과 천돌혈에서 만난다. 이 음유맥은 모든 음이 서로 만나는 곳에서 시작하였다[입문].

- 음유맥에 병이 생기면 가슴이 아프다[강목].

양교맥陽蹻脈

양교맥은 발꿈치에서 시작하여 바깥쪽 복사뼈신맥혈를 따라 풍지혈에 들어갔다.

- 양교맥의 병은 양이 성하여 미쳐 달아난다[입문].
- 교라는 것은 빠르다는 말이다. 즉 이 경맥이 돌아가는 것이 아주 빠른 사람이 손과 발을 놀리는 것 같다는 것이다[입문].

음교맥陰蹻脈

음교맥도 역시 발꿈치에서 시작하여 안쪽 복사뼈조해혈를 따라 위로 올라가 목구멍에 가서 충맥과 서로 연결되었다.

- 음교맥의 병은 음이 성하여 발이 꼿꼿해진다[입문].

충맥衝脈

충맥은 몸의 앞에 있으며 임맥의 양쪽으로 올라갔다. 동원이 말하기를 충맥은 회음혈에서 시작되었는데 그 근원은 기가혈에 두었으며 두 가지로 갈라져 배 한가운데로 들어가 배꼽을 끼고 위로 올라가 족양명경맥에 붙어서 가슴에 가서 흩어졌다고 하였다[강목].

- 충맥에 병이 생기면 기가 거슬러오르고 뱃속이 켕긴다.
- 『내경』에 충맥은 족소음경과 합하였다고 하였고 『난경』에는 족양명경과 합하였다고 하였다. 이것으로 보아 충맥은 기가혈에서 시작하여 족양명경과 족소음경의 두 경맥 사이에 있으며 배꼽 옆을 따라 위로 올라간 것이 명확하다[강목].

독맥督脈

독맥은 몸 뒤에서 시작하여 몸 뒤에서 끝났다. 즉 회음혈에서 시작하였으며 그 근원은 장강혈에 두고 등 뼈대 속을 따라 올라가 정수리에 가서 족태양경과 합치었다. 독이라는 것은 모든 경맥을 감독하고 통솔한다는 뜻이다[강목].

- 독맥에 병이 생기면 등뼈대가 뻣뻣해지면서 뒤로 젖혀진다[강목].

임맥任脈

임맥은 몸 앞에서 시작하여 몸 앞에서 끝났다. 동원이 말하기를 임맥은 회음혈에서 시작하였는데 곡골혈에 그 근원을 두고 생식기에 들어갔다가 뱃속으로 나와 배꼽을 지나 위로 올라가 족궐음경에 연계되었다. 『내경』에 임맥이란 것은 여자가 이 경맥의 힘으로 임신을 한다고 하였다[강목]. 임맥에 병이 생기면 속이 몹시 괴롭고 남자는 7산七疝이 되며 여자는 가취가 된다[강목].

- 충맥과 임맥은 모두 자궁 속에서 시작하여 뱃속을 따라 위로 올라가 경락이

모이는 곳으로 갔으며 겉으로 나온 것은 배의 오른쪽을 따라 위로 올라가 목구멍에서 만나고 갈라져서 입술을 얽었다[강목].

대맥帶脈

대맥은 마지막 갈비뼈에서 시작하여 몸을 한 바퀴 돌았다[난경].

- 『내경』에 대맥은 마지막 갈비뼈 사이를 돌았다고 하였고 주해에는 몸을 한 바퀴를 돌아서 모든 경맥을 띠로 묶은 것처럼 묶었기 때문에 대맥이라고 한다고 하였다. 그런데 마지막 갈비뼈에서 시작하였다는 것은 즉 장문혈章門穴로서 옆구리 아래 허리등뼈가 시작되는 곳이다[입문].
- 대맥에 병이 생기면 배가 그득하고 끓으며 물 속에 앉은 것과 같다[입문].

자오8법[子午八法]

자는 양이고 오는 음이다. 음양이라고 하지 않고 자오라고 하는 것은 바로 사람의 몸의 임맥과 독맥은 천지의 자오와 서로 관계되는 것으로 보았기 때문이다. 지리에서 지남침이 자오를 따라 돌아가는 것은 음양과 자연이 관계되기 때문이다. 8법은 기경팔맥의 8가지 침혈을 중요하게 쓰는 방법인데 12경맥이 모두 만나는 중요한 곳이다[입문].

- 공손公孫, 충맥(衝脈) · 내관內關, 음유맥(陰維脈) · 임읍臨泣, 대맥(帶脈) · 외관外關, 양유맥(陽維脈) · 후계後谿, 독맥(督脈) · 신맥申脈, 양교맥 · 열결列缺, 임맥(任脈), 조해照海, 음교맥(陰蹻脈) 등이다. 양교맥과 양유맥은 독맥과 같이 양에 속하여 어깨와 잔등, 허리와 다리의 겉表에 있는 병에 주로 쓴다. 음교맥과 음유맥은 임맥 · 충맥 · 대맥과 같이 음에 속하며 가슴과 배, 옆구리와 속에 있는 병에 주로 쓴다[입문].
- 온 몸의 360개의 침혈은 손과 발에 66개 침혈이 있으며 이 침혈은 또한 8맥

의 8가지 침혈에 속해 있으므로 기경8혈이라고 한다[입문].

자오류주子午流注

유流는 가는 것이고 주注는 멎는 것인데 신기神氣가 돌아가는 것을 말한다. 12경맥에는 각각 정井·형滎·유·경經·합合 5개의 침혈이 있다. 손에 있는 이 침혈은 팔굽 아래에 모두 있고 발에 있는 침혈은 무릎 아래에 있다. 양경맥에 36개 혈과 음경맥에 30개의 침혈이 있는데 모두 66개혈이다. 양경맥에 6개혈이 더 많은 것은 원혈이 따로 있기 때문이다[입문].

- 대장경의 합혈은 상거허혈上巨虛穴과 상렴혈上廉穴이고 소장경의 합혈은 하거허혈下巨虛穴과 하렴혈下廉穴이며 삼초경의 합혈은 위양혈委陽穴이다[강목].

5수혈과 음양의 배합五陰陽配合

음의 정혈은 목木이고 양의 정혈은 금金이다. 음의 형혈은 화火이고 양의 형혈은 수水이다. 음의 수혈은 토土이고 양의 수혈은 목이다. 음의 경혈은 금이고 양의 경혈은 화이다. 음의 합혈은 수이고 양의 합혈은 토이다. 음양이 같지 않는 것은 무엇 때문인가? 그것은 세고 약한 것이 있기 때문이다. 음의 정혈은 을乙, 목이고 양의 정혈은 경庚, 금이다. 경은 을보다 세고 을은 경보다 약하다. 그러므로 배합이 된다. 딴 것도 모두 이와 같다[난경].

5수혈이 주관하는 병

5장 6부의 경맥에 각각 정·형·수·경·합혈이 있는데 어떤 병을 주관하는가. 『내경』에는 "경기가 나오는 곳이 정혈이고 경기가 흐르는 곳이 형 혈이며 경기가 쏠리는 곳이 유혈이고 경기가 지나가는 곳이 경혈이며 경기가 들어가는 곳이 합혈이다. 정혈은 명치 아래가 묵직하고 그득한 것간의 사기을 주관하고 형혈은 몸에 열이 나는 것심의 사기을 주관하며 수혈은 몸이 무겁고 뼈마디가 아픈 것비의 사기을 주관하고 경혈은 숨이 차며 기침이 나고 추웠다 열이 났다 하는 것폐의 사기을 주관하며 합혈은 기가 거슬러 오르고 설사하는 것신의 사기을 주관하는데 이런 병을 주로 치료한다"라고 하였다[난경].

4계절에 따라 5수혈에 침 놓는 방법

봄에는 정혈에 놓고 여름에는 형혈에 놓으며 늦은 여름에는 수혈에 놓고 가을에는 경혈에 놓으며 겨울에는 합혈에 놓는 원인이 무엇인가. 그것은 대체 봄철에는 정혈을 쓰는데 그것은 사기가 간에 있기 때문이고 여름에는 형혈을 쓰는데 그것은 사기가 심에 있기 때문이며 늦은 여름에는 수혈을 쓰는데 그것은 사기가 비에 있기 때문이고 가을에는 경혈을 쓰는데 그것은 사기가 폐에 있기 때문이며 겨울에는 합혈을 쓰는데 그것은 사기가 신에 있기 때문이다[난경].

정합의 의의井合有義

경기가 나오는 곳이 정혈이고 경기가 들어가는 곳이 합혈이라는 것은 어떤 뜻인가, 정이란 동쪽과 연관되며 봄철에 만물이 생겨나는 것과 같이 나오는 곳이고 합이란 북쪽과 연관되며 겨울에 양기가 들어가 가라앉는 것같이 들어가는 곳이다[난경].

12개의 원혈을 써서 5장 6부의 병을 치료하는 방법五臟六腑有疾當取十二原

5장과 6부는 연관되어 있고 6부에는 12개의 원혈原穴이 있다. 12개 원혈은 4관四關에 있으며 주로 5장병을 치료한다. 그러므로 5장에 병이 있으면 12개의 원혈을 써야 한다. 12개의 원혈은 5장에서 365절이 받는 기미이다. 그러므로 5장에 병이 있으면 반응이 12개의 원혈에 나타나며 원혈은 각각 경기가 나오는 곳이다. 양 속에 소음少陰은 폐인데 그 원혈은 태연혈太淵穴이고 양 속에 태양太陽은 심인데 그 원혈은 대릉혈大陵穴이며 음 속에 소양少陽은 간이데 그 원혈은 태충혈太衝穴이고 음 속에 지음至陰은 비인데 그 원혈은 태백太白이며 음 속에 태음太陰은 신인데 그 원혈은 태계太谿이다. 고膏의 원혈은 구미혈鳩尾穴이고 황의 원혈은 기해혈氣海穴이다. 이 12개의 원혈은 주로 5장 6부에 생긴 병을 치료한다[영추].

- 4관은 합곡혈合谷穴과 태충혈 좌우 4개혈을 말하며 12경맥의 원혈들은 모두 4관에서 나왔다[입문].

장부의 중요한 침혈臟腑要穴

5장의 침혈 25개와 6부의 유혈 36개에 거허혈 · 상렴혈 · 하렴을 합하여 모두 64의 혈은 중요한 침혈이다. 장부의 병은 모두 64개의 침혈이 주관한다. 태연혈 · 대릉혈 · 태충혈 · 태백혈 · 태계혈은 5장의 원혈이고 삼리혈三里穴 · 거허혈 · 상렴혈 · 하렴혈 · 위중혈委中穴 · 위양혈 · 양릉천혈陽陵泉穴은 6부의 합혈인데 중요한 가운데서도 더욱 중요한 침혈이므로 치료에 가장 먼저 써야 한다장의 수혈 25개와 부의 수혈 36개에 위양혈(委陽穴) · 상렴혈(上廉穴) · 하렴혈(下廉穴)을 합하여 64개 침혈이다[강목].

6개의 합혈이 드나드는 곳六合所出所入

황제가 형혈과 합혈이 각각 어떤 것인가. 기백이 형혈은 겉에 있는 경맥의 병을 치료하고 합혈은 속의 부병府病을 치료한다고 하였다. 황제가 합혈은 각각 어디에 있으며 이름은 무엇인가고 묻자 기백이 "족양명위경의 합혈은 족삼리혈足三里穴로 들어갔고 수양명대장경의 합혈은 거허혈, 상렴혈로 들어갔으며 수태양소장경의 합혈은 거허혈, 하렴혈로 들어가는데 이 3부의 합혈은 모두 족양명경에 있다. 수소양 삼초경의 합혈은 위양혈로 들어가고 족태양방광경의 합혈은 위중혈로 들어가는

데 이 2부의 합혈은 모두 족태양경에 있다. 족소양담경의 합혈은 양릉천혈로 들어가는데 이 1부의 합혈은 족소양경에 있다"라고 하였다. 황제가 "침혈은 어떻게 잡는가"고 묻자 기백이 "족삼리혈은 발을 드리우고 잡으며 거허혈은 발을 들고서 잡고 위양혈은 구부렸다 폈다 하면서 잡는 위중혈은 구부리고 잡으며 양릉천혈은 무릎을 바로세우고 위양혈로 내려가는 바깥쪽에서 잡는다"고 하였다[영추].

족삼초의 별맥足三焦別脈

족삼초는 족태양경에서 갈라진 것인데 바깥 복사뼈에서 5치 올라가서 갈라져 장딴지를 꿰뚫고 위양혈로 가서 족태양경의 본경맥과 합하여 올라가 방광을 얽고 하초로 갔다. 병이 실하면 오줌이 막히고 허하면 유뇨증이 생긴다. 유뇨증이 생기면 보하고 오줌이 막히면 사한다[영추].

팔회혈

8회혈八會穴

부회府會는 태창太倉, 중완혈(中脘穴)·5장회五臟會는 계협季脇, 장문혈(章門穴)·근회筋會는 양릉천陽陵泉, 혈이름·수회髓會는 절골絶骨, 양보혈(陽輔穴)·혈회血會는 격유혈이름·골회骨會는 대저혈이름·맥회脈會는 태연太淵, 혈이름·기회氣會는 삼초의 바깥 두 젖 사이단중혈이다.

- 부회는 중완혈이므로 6부에 생긴 병을 치료하고 장회는 장문혈이므로 5장의 병을 치료한다. 근회는 양릉천혈이므로 힘줄이 병을 치료하고 수회는 절골혈이므로 골수의 병을 치료한다. 혈회는 격유혈이므로 피의 병을 치료하고 골회는 대저혈이므로 뼈의 병을 치료한다. 맥회는 태연혈이므로 맥의 병을 치료하고 기회는 단중혈이므로 기의 병을 치료한다[난경].

침구편

6개 경맥의 표와 본六經標本

족태양경맥의 본本, 시작하는 곳은 발꿈치에서 5치 위에 있으며 표標, 끝나는 곳는 두 명문命門, 두 눈에 있다. 족소양경맥의 본은 규음혈竅陰穴이고 표는 창롱窓籠, 귀의 앞에 있다.

- 족소음경맥의 본은 안쪽 복사뼈에서 3치 위에 있으며 표는 배수혈과 혀 밑의 두 혈맥에 있다.
- 족궐음경맥의 본은 행간혈行間穴에서 5치 위에 있으며 표는 배수혈에 있다.
- 족양명경맥의 본은 여태혈에 있으며 표는 인영人迎, 즉 숨구멍이 있는 곳이다에 있다.
- 족태음경맥의 본은 중봉혈中封穴 앞에서 4치 위에 있으며 표는 배수혈과 혀뿌리에 있다.
- 수태양경맥의 본은 바깥쪽 복사뼈 뒤에 있으며 표는 명문혈에서 1치 위에 있다.
- 수소양경맥의 본은 새끼손가락과 약손가락 사이에서 2치 위에 있으며 표는 키의 위쪽 뒤로부터 눈귀로 내려와 있다.
- 수양명경맥의 본은 팔꿈치 속에서 별양別陽에까지 올라가 있으며 표는 이마 아래 귀 위에 있다.
- 수태음혈의 본은 촌구寸口에 있으며 표는 겨드랑이 아래 맥이 뛰는 곳에 있다.
- 수소음경맥의 본은 예골銳骨 끝에 있으며 표는 배수혈에 있다.
- 수궐음경맥의 본은 손바닥 뒤 2치 위에 두 힘줄 사이에 있으며 표는 겨드랑이에서 3치 아래에 있다.
- 그러므로 아래가 허하면 차고 아래가 실하면 뜨거우며 위가 허하면 어지럽고 위가 실하면 열이 나고 아프다[영추].

몸에 있는 4곳의 모여드는 것과 그에 해당한 수혈人身四海腧穴

위는 음식이 모이는 곳인데 그에 해당한 수혈이 위로는 기가혈氣街穴이고 아래로는 족삼리혈이다.

- 충맥衝脈은 12경맥이 모이는 곳인데 그에 해당한 수혈이 위로는 대저혈이고 아래로는 거허혈巨虛穴의 상렴혈과 하렴혈이다.
- 단중은 기가 모이는 곳인데 그에 해당한 수혈이 위로는 주골柱骨 위에 있고 아래에 있는 것은 인영혈이다.
- 뇌는 골수가 모이는 곳인데 그에 해당한 수혈이 위로는 윗머리에 있고 아래에 있는 것은 풍부혈이다. 윗머리란 백회혈百會穴이다[영추].

대접경大接經

『내경』에 사기가 머물러 있으면서 옮겨 가지 않을 때에는 몰린 곳을 찾아서 침을 놓으라고 하였는데 그것은 기가 끊어지지 않게 하라는 것이다. 가령 12경맥 가운데서 어느 한 경락이 막혔으면 막힌 경락을 찾아서 침을 놓아 경락으로 기가 그곳막힌 곳을 잘 소통하게 하는 것인데 그 횟수에 관계없이 나을 때까지 해야 한다.

- 대접경은 중풍으로 반신을 쓰지 못하는 것을 치료할 때 양으로부터 음을 끌어오고 음으로부터 양을 끌어오는 방법이다. 어느 것이나 모두 12경맥의 정혈을 쓴다[강목].

병을 치료하는 데 주요한 혈主病要穴

대체 몸의 위에 있는 병에는 수양명경의 혈을 주로 쓰고 몸의 가운데 있는 병에는 족태음경의 침혈을 쓰며 아래에 있는 병에는 족궐음경의 침혈을 쓴다. 앞가슴에 있는 병에는 족양명경의 침혈을 쓰고 잔등에 있는 병에는 족태양경의 침혈을 쓴다. 이것은 병에 따라 각기 해당한 경맥의 침혈을 쓰는 것이 제일 좋기 때문이다. 모든 병에 침을 한 대 놓는 것을 기준으로 하고 많아서 4대이고 온 몸에 침을 많이 놓는 것은 좋지 못하다[입문].

- 고황유혈과 족삼리혈, 용천혈涌泉穴은 모든 병을 치료할 수 있다[입문].
- 만일 몸을 편안하게 하려면 단전혈丹田穴과 족삼리혈에 뜸자리가 마르지 않게 늘 뜸을 떠야 한다[자생].

침을 잘못 놓으면 사람이 상한다는 데 대하여失鍼致傷

발등의 큰 핏줄을 찔러 피가 멎지 않고 계속 나오면 죽는다.

- 음부의 큰 핏줄을 찔러 피가 멎지 않고 계속 나오면 죽는다.
- 얼굴에 있는 유맥溜脈을 찌르면 불행하게도 소경이 된다.
- 객주인혈客主人穴, 상관혈(上關穴)의 안으로 오므려진 핏줄을 찌르면 내루內漏가 생겨 귀머거리가 된다.
- 머리의 뇌호腦戶를 찔러 침이 뇌에 들어가면 곧 죽는다.
- 무릎을 찔러 진액이 나오면 절름발이가 된다.
- 혀 밑의 핏줄을 찔러 피가 너무 많이 나오면 말을 못 한다.
- 팔의 태음맥을 찔러 피가 많이 나오면 곧 죽는다.
- 발에 퍼져 있는 낙맥絡脈을 찌르면 피가 나오지 않고 붓는다.
- 족소음맥이 몹시 허할 때에 찔러 피가 나오게 되면 혀를 놀리지 못하여 말을 하지 못한다.
- 극혈에 있는 큰 핏줄을 찌르면 얼굴이 새파랗게 되면서 넘어진다.
- 가슴의 우묵하게 들어간 데를 찔러 폐를 다치면 숨이 차서 몸을 뒤로 젖히고 숨을 쉰다.
- 기충氣衝의 혈맥을 찌르면 피가 나오지 않고 자개미가 붓는다.

- 팔굽 안쪽, 우묵한 곳을 찌르면 기운이 빠져 팔을 구부렸다 폈다 하지 못한다.
- 등뼈 사이를 깊이 찌르면 곱사등이가 된다.
- 자개미에서 3치 아래 우묵한 곳을 찌르면 유뇨증이 생긴다.
- 젖을 찔러 상하면 젖몸이 붓거나 패여 들어간다.
- 겨드랑이 아래와 옆구리 사이를 찌르면 기침이 난다.
- 결분缺盆을 찔러 깊이 들어가면 기가 빠져 숨이 차고 기침을 한다.
- 아랫배를 찔러 방광을 다치면 오줌이 스며나와 아랫배가 불어난다.
- 손의 어복魚腹, 어제혈(魚際穴)을 찔러 깊이 들어가면 손이 붓는다.
- 눈확의 뼈를 찔러 혈맥을 다치면 피가 나오고 소경이 된다.
- 뼈마디를 찔러 진액이 나오면 구부렸다 폈다 하지 못한다[내경].
- 상관혈上關穴을 잘못 찌르면 입을 벌리고 다물지 못한다.
- 하관혈下關穴을 잘못 찌르면 입을 다물고 벌리지 못한다.
- 독비혈犢鼻穴을 잘못 찌르면 다리를 구부리고 펴지 못한다.
- 양관兩關을 잘못 찌르면 다리를 구부리지 못한다[영추].

침구편

침을 놓지 못하는 혈禁鍼穴

신정神庭 · 뇌호腦戶 · 신회 · 옥침玉枕 · 낙각絡却 · 승령承靈 · 노식 · 각손角孫 · 승읍承泣 · 신도神道 · 영대靈臺 · 운문雲門 · 견정肩 · 단중 · 결분缺盆 · 상관上關 · 구미鳩尾 · 수오리手五里 · 청령靑靈 · 합곡合谷 · 신궐神闕 · 횡골橫骨 · 기충氣衝 · 기문箕門 · 승근承筋 · 3음교三陰交 · 수분水分 · 회음會陰 · 석문石門 · 삼양락三陽絡 · 인영人迎 · 유중乳中 · 연곡然谷 · 복토伏兎[입문].

뜸을 뜨지 못하는 혈禁灸穴

아문 · 풍부風府 · 천주天柱 · 승광承光 · 임읍臨泣 · 두유頭維 · 찬죽 · 정명睛明 · 소료 · 화료 · 영향迎香 · 권료 · 하관下關 · 인영人迎 · 천유 · 천부天府 · 주영周榮 · 연액淵腋 · 유중乳中 · 구미鳩尾 · 복애腹哀 · 견정肩貞 · 양지陽池 · 중충中衝 · 소상少商 · 어제魚際 · 경거經渠 · 양관陽關 · 척중脊中 · 은백隱白 · 누곡漏谷 · 조구條口 · 지오회地五會 · 독비 · 음시陰市 · 복토伏兎 · 비관 · 신맥申脈 · 위중委中 · 음릉천陰陵泉 · 은문殷門 · 심유 · 승부承扶 · 승읍承泣 · 계맥 · 사죽공絲竹空 · 음문 · 이문耳門 · 석문石門 · 기충氣衝 · 뇌호腦戶 · 백환수.

기혈

기혈奇穴

『영추』와 『내경』에 나와 있지 않으므로 기혈이라고 한다.

고황수혈을 잡는 법取膏肓腧穴法

이 혈은 양기가 허약해진 여러 가지 허증 · 고랭 · 몽설 · 유정 · 기운이 치미는 것, 기침이 나며 열격열격, 미친병, 잊어버리는 것, 정신병 등을 치료하며 담음으로 생긴 병을 잘 낫게 한다. 반드시 환자를 자리에 편안히 앉히고 무릎을 세워 가슴에 대게 한 다음 두 손으로 무릎을 끌어안고 어깨박죽이 벌어지게 한다.

그리고 움직이지 않게 한 다음 의사가 손가락으로 제4 등뼈에서 1푼 넉넉히 내려가고 제5 등뼈에서는 2푼쯤 올라와 누르고 먹으로 점을 찍는다. 다시 이 점에서 양옆으로 6치 나가서 네 번째 갈비뼈와 세 번째 갈비뼈 사이 어깨뼈 안쪽으로 손가락 끝이 들어갈 만큼 우묵한 곳에 있다. 등심 바깥쪽 갈비뼈가 없는 곳을 누르면 환자가 가슴 속이 당기는 것 같고 손가락이 저린데 이것이 정확한 혈의 위치이다. 뜸을 뜬 뒤에 숨이 막히면 기해혈과 족삼리혈에 뜸을 떠서 실한 화사를 사해 주어야 한다. 뜸을 뜬 뒤에는 양기가 성해지는 것을 느끼게 되는데 잘 조리하여 보전하면서 성생활을 삼가해야 한다[입문].

- 또 한 가지 방법은 환자가 두 손으로 두 팔죽지를 맞잡게 하면 어깨뼈가 벌어지면서 그 침혈이 알린다. 이때에 제4 등뼈 아래에서 양쪽으로 각각 3치 나가서 네 번째 갈비뼈와 세 번째 갈비뼈 사이를 누르면 시고 아픈 곳이 있는데 이곳이 침혈이다. 뜸을 뜰 때에는 손을 두 어깨에 올려놓아야 하며 내려서는 안 된다. 뜸은 100장까지 뜨는 것이 좋다[회춘].

환문혈 잡는 법取患門穴法

젊은이가 음양이 모두 허하여 얼굴이 누렇고 몸이 여위었으며 음식맛이 없고 기침이 나며 유정이 있고 조열과 식은땀이 나며 가슴과 잔등이 당기는 것같이 아픈 것, 5로 7상 등을 치료하는 데 다 효과가 있다.

먼저 밀을 먹인 노끈 한 오라기를 환자의남자는 왼쪽, 여자는 오른쪽 엄지발가락 끝에 댄 다음 발바닥 한가운데를 따라 뒤로 가서 발뒤꿈치를 거쳐 곧바로 올라가 무릎 뒤의 가로간 금까지 재어서 끊는다. 다음에는 환자가 머리를 풀어 양쪽으로 가르게 하고 몸을 편안히 한 후 바로 서서 끊어 놓은 노끈의 한 끝을 코 끝에 댄다.

다음에 곧바로 위로 올라가 정수리를 거쳐 머리 뒤로 내려가 노끈이 살에 붙게 하면서 등골을 따라 아래로 내려가 노끈 끝이 닿는 곳에 먹으로 점을 찍는다이곳은 뜸 뜨는 혈이 아니다. 다시 볏짚오라기를 입 위에 대고 한 끝이 입귀에 닿게 하고 다시 볏짚오라기를 구부려 반대쪽 입귀에 닿게 한 다음 나머지는 끊는다. 그 모양이 삼각형처럼 되게 한다.

이 볏짚오라기를 곧게 펴서 절반 꺾어 한가운데를 먼저 먹으로 점 찍은 곳에 대고 수평으로 가로 재어 볏짚오라기의 두 끝이 닿는 곳에 먹으로 점을 찍는다. 이곳이 뜸 뜨는 혈이다. 처음에는 7장을 뜨고 여러

침구편

번 떠서 100장까지 뜬다. 처음에는 이 두 혈만을 뜬다[입문].

- 또 한 가지는 방법은 허로로 몹시 여윈 것을 치료하는 데 환자가 몸을 편안히 하고 바로 선 다음 풀대로 남자는 왼쪽, 여자는 오른쪽 가운뎃발바닥 밑을 지나 위로 무릎 뒤의 금까지 재서 끊고 다시 이 풀대로 코 끝에서 머리의 가운데 반드시 머리칼을 양쪽으로 가르고 살에 붙여 잰다를 따라 잔등에 내려가서 풀대의 끝이 닿는 곳에 먹으로 점을 찍는다. 그 다음 환자가 자연스럽게 입을 다물게 하고 입의 넓이를 풀대로 재서 끊는다. 이것을 먹으면 찍은 점 위에 한 끝을 대고 양옆으로 재어 끝이 닿는 곳이 혈이다. 뜸을 뜰 때에는 나이수보다 한 장 더 뜨면가령 나이 30살이면 31장을 뜬다 효과를 본다[자생].
- 이 방법은 위의 방법과 대략 같은 것이다[유취].

사화혈을 잡는 법取四花穴法

치료하는 병은 환문혈과 같다. 환자의 몸을 편안하게 하고 똑바로 서서 팔을 약간 올린 다음 먼저 울대 끝과 대저골에 먹점을 찍는다. 그리고 이 두 점을 지나가게 밀 먹인 노끈을 한 바퀴 감아 조인 다음 앞뒤의 점과 맞추어 노끈 위에 먹으로 점을 찍는다. 그리고 노끈을 앞으로 드리워 구미혈과 닿는 부위를 잘라 버린다. 다시 그 노끈을 뒤로 돌리며 노끈의 한가운데에 찍은 먹점은 울대 끝에 찍은 먹점에 닿게 하고 울대 끝의 먹점에 닿았던 노끈의 먹점은 대저골의 먹점 위에 닿게 한다. 그리고 노끈을 등골 한가운데로 살에 붙게 하여 아래로 드리운 그 끝이 닿는 곳에 먹으로 점을 찍는다이곳은 뜸 뜨는 혈이 아니다.

다음에 환자의 입을 다물고 움직이지 않게 한 다음 볏짚오라기로 두 입귀의 길이를 재서 끊는다. 이것을 절반 접어서 잔등에 먹으로 찍은 점에 접은 데를 대고 펴서 두 끝이 닿는 곳에 먹으로 점을 찍는다이것이 뜸 뜨는 혈이다. 또다시 접은 데를 먹점에 대고 등골을 따라 위아래로 곧추 재서 양끝에 먹으로 점을 찍는다이것도 뜸 뜨는 혈이다. 처음에는 7장을 뜨고 계속하여 100장까지 뜬다. 이렇게 여러 번 한다. 뜸자리가 다 아물었는데도 병이 낫지 않으면 다시 100장을 뜬다. 그래서 100장까지 뜨기를 여러 번 한다고 한 것이다. 다만 등뼈대에 있는 2개 혈에는 반드시 적게 떠야 하며 한 번에 3~5장 뜬다. 많이 뜨면 등이 구부러질 수 있다. 이 혈들에 뜸을 뜬 다음에도 족삼리혈을 떠서 화기를 빼는 것이 좋다[입문].

- 최지제崔知梯의 4화혈四花穴을 잡는 방법은 볏짚오라기로 두 입귀를 재서 끊고 이 길이와 같이 종이를 사각형으로 오려 한가운데에 작은 구멍을 뚫는다. 따로 긴 볏짚오라기를 발바닥으로 디디고 앞 끝은 엄지발가락과 같이 가지런히 하며 뒤에는 무릎 뒤의 가로 간 금에까지 재서 끊는다. 이 볏짚을 울대 끝에 대고 뒤로 돌리어 잔등 아래로 내려 드리운 다음 볏짚오라기가 닿는 곳에다가 먼저 오린 4각형 종이의 가운데 구멍을 맞추고 그 종이의 네 귀에 뜸을 뜬다.
- 또 한 가지 방법은 먼저 입의 너비를 잰 풀대로 잔등의 제3 등뼈 아래에서 곧추 아래로 내려 재서 풀대의 끝이 닿는 곳에 먹으로 점을 찍는다. 그리고 가운뎃손가락의 길이를 정확하게 재서 끊은 다음 절반 접은 것을 위와 아래의 점에 대고 양옆으로 나가 각각 점을 찍는다. 그리고 그 점을 기준으로 사각형을 그려 네 모서리가 닿는 곳이 이 혈이다모서리가 아닌 데는 혈이 아니다. 49장까지 뜰 수 있다[자생].
- 이와 같이 뜨는 법은 모두 양이 허한 데에 좋다. 화타華佗는 풍으로 허하여 차고 열이 나며 허한 증상만 있는 데는 뜨지 않는 것이 좋다고 하였다. 그러나 의학책에는 허손虛損과 노채에는 빨리 고황혈과 4화혈에 뜸을 뜨는 것이 좋다고 한 것은 허손이 아직 완전히 되지 않았을 때를 말한 것이다. 만일 여위고 허약한 데 화까지 겸하여 있을 때에는 뜬다고 하여도 역시 내관혈內關穴과 족삼리혈을 떠서 그 담화를 헤쳐야 한다. 젊었을 때에 음화陰火가 있으면 뜨지 않는 것이 좋다[입문]

침구편

기죽마혈에 뜸을 뜨는 방법騎竹馬灸法

옹저 · 등창 · 종독 · 창양 · 나력 · 여풍 등 모든 풍과 일체의 원인 모를 종독을 치료한다. 뜸을 뜨면 심화를 풀어 버린다. 먼저 남자는 왼쪽, 여자는 오른쪽 팔굽 한가운데 가로간 금에서 가운뎃손가락 끝까지 가는 참대 가치로 재어서 끊는다. 그 다음 환자의 옷을 벗기고 큰 참대 몽둥이를 두 다리 사이로 넣고 두 사람이 천천히 들어 발이 땅에서 5치 가량 들리었을 때에 두 사람이 양쪽에서 붙들고 움직이지 않게 한다. 그리고 먼저 팔을 잰 참대 가치의 한 끝을 참대 몽둥이에 대고 미저골尾骨로부터 등골에 붙여 위로 올려 재서 침대가치 끝이 닿는 곳에 먹으로 점을 찍는다이곳은 뜸 뜨는 혈이 아니다. 다시 환자의 동신촌법으로 2치 되는 참대 가치를 절반 접어서 먼저 먹으로 찍은 점 위에다 접은 데를 대고 가로 재서 양쪽으로 각각 1치씩 나간 곳이 즉 뜸을 뜨는 혈이다. 21장을 뜰 수 있으며 효과가 아주 좋다[입문].

별혈別穴

별혈別穴, 경외기혈

별혈은 『동인』에 나와 있지 않고 여러 책에서 하나둘씩 보게 되는 것이므로 별혈이라고 한다[입문].

신총神聰, 4개 혈

백회혈에서 양옆과 앞뒤로 각각 1치씩 나가 있다. 두 풍과 눈 앞이 아찔한 것, 풍간, 미쳐 날뛰는 것 등을 치료한다. 침은 3푼을 놓는다.

슬안膝眼, 4개 혈

종지뼈슬개 골(膝蓋骨) 아래 양옆으로 우묵한 한가운데에 있다. 무릎이 시고 아픈 것을 치료한다. 침은 5푼을 놓고 3번 숨 쉴 동안 꽂아 두며 뜸은 뜨지 말아야 한다.

방정旁廷, 2개 혈

겨드랑이 아래 네 번째 갈비뼈 사이 젖꼭지와 수평으로 2치 뒤 우묵한 곳에 있다. 민간에서는 주시注市라고 하는데 겨드랑이를 들고 침혈을 잡는다. 갑자기 중악이 생긴 것 · 비시飛尸 · 둔주 · 가슴과 옆구리가 그득한 것을 치료한다. 침은 5푼을 놓고 뜸은 50장을 뜬다.

장곡長谷, 2개 혈

배꼽에서 옆으로 5치 나가 옆구리 아래에 있다. 일명 순원循元이라고도 한다. 설사와 이질, 음식을 먹고 싶지 않은 것을 치료한다. 뜸은 30장을 뜬다.

하요下腰, 1개 혈

8료 혈 가운데 등뼈 위에 있으며 삼종골三宗骨이라고도 한다. 설사와 이질로 피 곱이 섞여 나오는 것을 치료한다. 뜸은 50장을 뜬다.

장요 2개 혈

옥천혈玉泉穴에서 2치 나가 있다. 대변이 막힌 것을 치료한다. 뜸은 나이 수만큼 뜬다.

환강環岡, 2개 혈

소장유혈에서 아래로 2치 내려가 가로간 금 사이에 있다. 대소변이 나가지 않는 것을 치료한다. 뜸은 7장을 뜬다.

8관八關, 8개 혈

열 손가락 사이에 있다. 열이 몹시 나며 눈알이 빠져 나가는 것처럼 아픈 것을 치료한다. 침을 놓아 피를 빼면 곧 낫는다.

난문闌門, 2개 혈

옥경玉莖, 음경에서 2치 옆에 있다. 산기가 가슴으로 치밀어 위급한 것을 치료한다. 침은 2치 5푼을 놓으며 뜸은 14장을 뜬다.

독음獨陰, 2개 혈

두 번째 발가락 밑마디 아래의 가로간 금에 있다. 또는 두 번째 발가락 가운데 마디의 가로간 금에 있다고도 한다. 가슴과 배가 아픈 것, 산기로 아파서 죽을 것 같은 것을 치료한다. 남자는 왼쪽, 여자는 오른쪽에 뜸은 5장을 뜨면 효과가 있다.

포문胞門, 자호子戶, 각각 1개 혈

포문 혈은 관원혈關元穴에서 왼쪽으로 2치 나가 있고 자호혈은 관원혈에서 오른쪽으로 2치 나가 있다. 모두 부인들이 임신하지 못하는 것을 치료한다. 뜸은 각각 50장씩 뜬다.

금진옥액金津玉液, 2개 혈

혀 밑의 양쪽 혈맥에 있다. 혀가 붓는 것과 후비증을 치료한다. 삼릉침三稜鍼으로 찔러 피를 빼면 곧 낫는다.

대골공大骨空, 2개 혈

엄지손가락 둘째 마디 끝 위에 있다. 치료는 소골공과 같고 뜸은 9장을 뜬다.

소골공小骨空, 2개 혈

새끼손가락 두 번째 마디 끝에 있다. 눈병, 난현풍爛弦風 등을 치료한다. 뜸은 9장을 뜨는데 불을 입으로 불어서 죽인다.

태양太陽, 2개 혈

양쪽 이마 모서리, 눈썹 뒤 붉은 혈맥 위에 있다. 두풍, 편두통을 치료한다. 침으로 찔러 피를 뺀다. 또는 동자료라고도 한다.

명당明堂, 1개 혈

코에서 곧바로 위로 올라가 머리털이 돋은 경계에서 1치 올라가 있다. 두풍과 코가 메이고 콧물이 많이 나오는 것을 치료한다. 침은 2푼을 놓는다. 상성혈上星穴이라고도 한다.

미충眉衝, 2개 혈

일명 소죽당혈이라고도 하는데 두 눈썹의 안쪽 끝에서 곧바로 위로 올라가 머리털이 돋은 경계에서 약간 들어가 있다. 5간五癎, 머리아픔, 코가 메는 것 등을 치료한다. 침은 2푼을 놓고 뜸은 뜨지 말아야 한다.

영지榮池, 2개 혈

발 안쪽 복사뼈의 앞뒤에 있는 우묵한 곳의 맥이 뛰는 곳에 있다. 일명 음양혈陰陽穴이라고 하는데 적백대하를 치료한다. 침은 3푼을 놓고 뜸은 30장을 뜬다.

누음漏陰, 2개 혈

발 안쪽 복사뼈에서 아래로 5푼 내려가 맥이 약간 뛰는 곳에 있다. 적백대하를 치료한다. 침은 1푼을 놓고 뜸은 30장을 뜬다.

중괴中魁, 2개 혈

가운뎃손가락 두 번째 마디 끝에 있다. 5열과 탄산呑酸, 토하기 등을 치료한다. 뜸은 5장을 뜨는데 불을 입으로 불어 죽인다.

혈극血隙, 2개 혈

즉 백충과이다. 무릎 안쪽에서 3치 올라가 우묵한 곳에 있다. 신장풍창腎藏風瘡 : 음낭이 가려운 병이 심한 것.을 치료한다. 침은 2치 5푼을 놓고 뜸은 14장을 뜬다.

요안腰眼, 2개 혈

환자가 옷을 벗었을 때에 허리 양쪽에 약간 우묵하게 들어가는 곳이다. 곧바로 서서 붓으로 침혈에 점을 찍은 다음 엎드리게 한다. 그리고 한 번에 작은 뜸봉으로 7장씩 뜨면 노 채 충을 토하거나 설사하고 곧 편안하게 된다.

- 이 방법을 우선구遇仙灸라고 하며 노 채를 치료하는 데 좋은 방법이다[단심].
- 먼저 요안 혈을 잡은 다음 계해일 전날 밤 자시11~1시에 뜸은 7장을 뜬다. 9~11장을 뜨면 더욱 좋다[의감].

통관通關, 2개 혈

중완혈에서 옆으로 각각 5푼 나가 있으며 5열증을 치료한다. 침은 8푼을 놓는데 왼쪽으로 돌리면서 비비면 음식을 먹을 수 있고 오른쪽으로 돌리면서 비비면 비위가 좋아진다. 이 침혈에 한 대의 침을 놓으면 4가지 효과가 있다. 즉 첫째로, 침을 꽂은 다음 한참 있으면 비장이 음식을 삭이느라고 침대가 움직이는 것을 느끼게 되고 둘째로, 병의 근원을 없애는 소리가 뱃속에서 나며 셋째로, 방광으로 흘러들어가는 것을 느끼고 넷째로, 기가 허리의 뒤뼈 사이로 흘러들어가는 것 같은 것이다[강목].

갑봉胛縫, 2개 혈

잔등의 단골에서 아래로 곧추내려가 겨드랑이 끝과 팔에 있다. 어깨와 잔등이 아프며 어깨뼈까지 아픈 것을 치료한다. 침은 3푼을 놓고 6번 숨 쉴 동안 사한다.

이백二白, 2개 혈

손바닥 뒤에 가로간 금에서 위로 4치 올라가 수궐음경맥과 같이 있다. 1개혈은 두 힘줄 사이에 있고 1개혈은 큰 힘줄 밖에 있다. 치루로 피가 나오며 가렵고 아픈 것을 치료한다. 침은 3푼을 놓고 2번 숨 쉴 동안 사한다.

회기廻氣, 1개 혈

척궁골脊窮骨, 꼬리뼈 위에 있다. 5가지 치질, 대변에 피가 섞여 나오는 것, 대변이 나오는 줄 모르는 것 등을 치료한다. 뜸은 100장을 뜬다.

기단氣端, 10개 혈

열 발가락 끝에 있다. 각기를 치료한다. 하루에 뜸을 3장 뜨면 효과가 좋다.

학정鶴頂, 2개 혈

슬개골 위 끝에 있다. 두 다리를 쓰지 못하고 힘이 없는 것을 치료한다. 뜸은 7장을 뜬다.

용현龍玄, 2개 혈

열결혈列缺穴 위의 퍼런 혈맥의 한가운데에 있다. 아랫니가 아픈 것을 치료한다. 뜸은 7장을 뜬다.

음독陰獨, 8개 혈

네 발가락 사이에 있다. 부인들의 달거리가 고르지 못한 것을 치료한다. 반드시 달거리가 고르게 될 때까지 치료한다. 침은 3푼을 놓고 뜸은 3장을 뜬다.

통리通理, 2개 혈

새끼발가락에서 2치 위에 있다. 부인의 붕루, 달거리가 지나치게 많이 나오는 것을 치료한다. 침은 2푼을 놓고 뜸은 14장을 뜬다.

기문氣門, 2개 혈

관원 혈에서 3치 옆에 있다. 부인의 붕루를 치료하고 침은 5푼을 놓는다.

음양陰陽, 2개 혈

엄지발가락을 아래로 구부릴 때 안쪽으로 살이 두드러지는 곳에 있다. 부인들의 적백대하를 치료한다. 뜸은 21장을 뜬다.

정궁精宮, 2개 혈

제14 등뼈 아래에서 옆으로 3치 나가 있다. 주로 몽설, 유정 등을 치료한다. 뜸은 7장을 뜨는데 효과가 크다.

직골直骨, 2개 혈

젖꼭지 아래에서 손가락 너비만큼 떨어져서 우묵한 곳에 있는데 젖꼭지와 수직되게 있다. 부인은 젖을 아래로 눌러서 젖꼭지가 닿는 곳이다. 오래된 기침을 치료한다. 뜸봉은 팥알만큼 하게 하여 3장을 뜬다. 남자는 왼쪽, 여자는 오른쪽에 떠야 한다. 그러면 기침이 곧 멎는다. 만일 멎지 않으면 치료하기 힘들다.

교의交儀, 2개 혈

발 안쪽 복사뼈에서 5치 위에 있다. 여자의 적백대하를 치료한다. 뜸은 30장을 뜬다.

당양當陽, 2개 혈

눈동자에서 곧바로 올라가 머리털이 돋은 경계에서 1치 올라가 있다. 풍증으로 어지럽고 갑자기 정신을 잃으며 코가 메이는 것을 치료한다. 침은 3푼을 놓는다.

어요魚腰, 2개 혈

일명 인당印堂이라고도 하는데 두 눈썹 가운데 있다. 눈병을 치료한다. 침은 2푼을 놓는다.

탈명奪命, 2개 혈

곡택혈曲澤穴 위에 있다. 눈 앞이 깜깜하고 어지러운 것을 치료한다. 침은 3푼을 놓고 뜸은 뜨지 말아야 한다.

● 위의 침혈들은 여러 책에 나와 있다.

침구편

제약 구법

여러 가지 약으로 뜸을 뜨는 방법諸藥灸法

| 약전국떡뜸법시병구법 |

곪기 전의 헌 데를 치료한다. 약전국 · 후추 · 생강 · 소금 · 파를 각각 같은 양을 짓찧어 동전 3개 두께만하게 떡을 만들어 헌 데 위에 올려놓고 뜸을 뜬다. 만약 지나치게 뜨거우면 잠깐 쳐들었다가 다시 놓는다.

만약 떡이 마르면 새것으로 바꾸어 놓고 뜬다. 고름이 이미 생긴 다음에는 뜸을 뜨지 않는다[정의].

| 유황구법硫黃灸法 **|**

여러 가지 헌 데가 오래도록 낫지 않고 누공이 생긴 것을 치료한다. 유황 1덩이를 헌 데 구멍만한 크기로 만들어 놓는다. 그리고 유황에 불을 붙여 집게로 집어서 헌 데 위에 놓은 유황에다 불을 붙인다. 이와 같이 3~5번 거듭하여 고름이 마르게 한다[정의].

| 마늘구법隔蒜灸法 **|**

옹저와 종독이 심하게 아프거나 아프지 않고 감각이 없는 것을 치료한다. 먼저 젖은 종이를 헌 데 위에 덮으면 먼저 마르는 곳이 헌 데가 제일 심한 곳이다. 통마늘을 3푼 두께로 썰어서 헌 데 위에다 놓고 그 위에 쑥으로 뜸을 뜬다. 5장을 뜨고는 마늘을 바꾼다. 헌 데가 심하여 끝이 10여 개 생긴 데는 마늘을 짓찧어 헌 데에 붙이고 그 위에 쑥을 놓고 뜬다. 헌 데가 아플 때에는 아프지 않을 때까지 뜨고 아프지 않을 때에는 아플 때까지 뜬다. 이것은 몰려 있는 독을 빼내는 법이며 새살이 돋아나게 한다. 만약 헌 데 빛깔이 희면서 터지지 않고 곪지도 않은 데는 날짜에 관계없이 많이 뜨는 것이 좋다[입문].

| 뽕나무가지로 뜨는 법상지구법(桑枝灸法) **|**

잔등에 생긴 헌 데가 터지지도 않고 곪지도 않은 것을 치료한다. 뽕나무가지에 불을 붙였다가 입으로 불길을 불어 불이 죽은 다음 그것으로 종처를 지진다. 하루에 3~5번 하며 매번 잠깐 동안씩 한다. 궂은살이 없어질 때까지 한다. 만약 궂은살이 모두 없어지고 새살이 잘 돋지 않을 때에는 그 주위를 지진다. 만약 음창陰瘡과 염창, 나력이 여기저기 옮겨 가면서 오래도록 낫지 않을 때에 지지는 것이 더욱 좋다[입문].

| 부자구법附子灸法 |

뇌루腦瘻와 여러 가지 옹종이 단단하여진 것을 치료한다. 부자를 바둑알만한 두께로 썰어서 부은 곳에 붙이고 침을 약간 발라 부자를 적신 다음 쑥을 놓고 뜸을 떠서 열이 속으로 들어가게 한다. 부자가 마르려고 할 때는 떼고 다시 침으로 부자를 적신다. 그리고 늘 부자에 열이 소통하게 하며 부자가 마를 때에는 다시 새것으로 바꾼다. 부자 기운이 헌 데 속에 들어가면 낫지 않는 것이 없다[자생].

| 진흙구법황토구법(黃土灸法) |

등창은 잔등의 두 어깨박죽 사이에 많이 난다. 처음에는 좁쌀알만하고 아프거나 가렵다. 이때에는 사람들이 대수롭지 않게 여기면서 치료하지 않아 10일이 못 되어 죽게 된다. 깨끗한 진흙을 물에 반죽하여 두께는 2푼으로 하고 너비는 1치 5푼으로 떡처럼 만들어 헌 데 위에 붙이고 그 위에 큰 뜸봉을 놓고 뜸을 뜬다. 1장을 뜨고는 진흙떡을 바꾼다. 헌 데가 좁쌀알만할 때에는 진흙떡 7개를 뜨면 곧 차도가 있고 돈잎 만할 때에는 밤낮 계속하여 차도가 있을 때까지 뜬다[자생].

| 계족구법鷄足灸法 |

『영추』에는 병이 중하면 계족침을 놓는다고 하였다. 그 방법은 침을 곧바로 1대 찌르고 다음에 양옆으로 각각 1대씩 엇찔러서 마치 닭의 발과 같이 되게 놓는 것이다[강목].

부록 한방 용어 해설

· **가사**假死 : 호흡이 정지되고 심장 박동만 있는 인사불성의 상태.

· **가실증**假實證 : 실제적으로는 허증虛證인데 그 정도가 지나쳐 외형상으로 실증實證과 유사하게 나타나는 병증.

· **가열**假熱 : 실제 고열이 아닌데 마치 높은 열이 있는 것처럼 증후를 나타내는 것을 말한다. 일반적으로 고열이 있으면 옷을 벗어 버리고자 하나 이 경우는 도리어 옷을 입고자 하는 것이다. 그래서 더 전문적으로 말하면 진한가열眞寒假熱의 상태인 것이다.

· **가허증**假虛證 : 실제적으로는 실증實證을 가지고 있는 경우이다. 그러나 이 실증이 심하여지면 허증虛證과 유사한 증후를 나타나게 되는데 이러한 상태를 말한다.

· **각산통**脚酸痛 : 하지가 시리면서 아픈 통증을 느끼는 경우.

· **각슬위** : 다리와 무릎의 운동 및 지각知覺 장애.

· **각열통**脚熱痛 : 다리에 열감熱感과 통증이 오는 상태.

· **객혈**口各血 : 폐나 기관지 조직의 손상으로 출혈이 되는 경우.

· **간계근련** : 근육의 경련.

· **간궐두통**肝厥頭痛 : 간 기능 이상에서 오는 두통.

· **간기**肝氣 : 소아가 소화 불량으로 식용이 줄고 푸른 것을 토하며 악취

가 나는 푸른 똥을 누며 우는 병.

· **간비**肝痺 : 대엽성 간염肝葉性肝炎으로 황달이 따른다.

· **간실증**肝實證 : 간장肝臟 기능의 과잉 상태.

· **간열**肝熱 : 간肝에 질환이 생김으로써 나타나는 열. 화를 잘 내고 경기驚氣를 잘 하며 근육이 위약되고 사지가 부자유스러워진다. 어린이의 경우에는 소화 불량과 자주 놀라는 증세가 온다.

· **간울**肝鬱 : 신경증으로 기분이 우울한 증세.

· **간증**肝證 : 간증癎症과 같은 뜻으로 쓰이는데 깜짝깜짝 놀라면서 경련을 일으키는 증상을 나타낸다. 때로는 경풍驚風이나 정신적인 원인에서 오는 신경성 질환 또는 정신병 등을 가리키는 경우도 있다.

· **간풍**癎風 : 간癎을 일으키는 풍증風症 · 양간陽癎 · 음간陰癎 · 경간驚癎, 식간食癎, 풍간風癎 등이 있다.

· **간허**肝虛 : 간장 기능의 허약. 시력 및 청력 장애, 잘 놀라고 사람을 두려워하는 증상이 있다.

· **간화**肝火 : 간열肝熱. 분노의 뜻으로 쓰이기도 한다.

· **감로**疳勞 : 어린아이의 폐결핵이나 만성기관지염 등의 병.

· **감안**疳眼 : 각막건조증角膜乾燥症, 결핵성 안질, 시신경 위축 등을 말한다.

· **감종**疳腫 : 얼굴이 붓고 배가 불러지는 어린이의 병.

· **격양증**格陽證 : 내부는 음陰이 왕성하나 외부로는 양陽의 증상이 나타나는 상태. 가양假陽의 상태이므로 구갈이 와도 냉수를 마시지 않는다.

· **격음증**格陰證 : 내부의 진한眞寒이 왕성하나 외부로는 가열假熱이 나타나는 증세.

· **견비통**肩臂痛 : 어깨에 통증과 마비가 병발하는 신경통.

· **견식**肩息 : 어깨를 움직이며 숨을 쉬는 것.

· **결담**結痰 : 담이 뭉쳐 있는 것.

· **결양증**結陽證 : 수종水腫의 일종으로 신장과 심장 등의 질환으로 인하

여 사지가 붓고 쑤시는 통증이 오는 증상.

· **결흉증**結胸證 : 명치 아래가 단단해지면서 가슴과 배가 몹시 당기는 듯이 아픈 급성 염증. 양병陽病에 하제下劑를 잘못 사용하여 열이 가슴으로 몰려 일어난 증상이다.

· **경담**驚痰 : 놀란 담痰이 가슴 속에 뭉쳐서 몹시 아플 때는 펄쩍펄쩍 뛰면서 지랄병 같은 증세를 나타낸다. 이것은 히스테리의 한 가지로 여자에게 많다.

· **경락**經絡 : 오장 육부五臟六腑에 생긴 병들이 체표體表에 나타나는 자리들로 이는 또한 인체 내 기氣의 운행 통로가 된다. 이 자리를 침이나 뜸으로 자극하면 연관된 장부나 기관의 병이 낫는다. 이 자극하는 부위를 경혈經穴이라고 한다. 경經은 상하로 뻗어 있고, 락絡은 경과 경 사이를 이어 준다.

· **경병**痙病 : 경변성痙變性 질환의 일종으로 파상풍破傷風과 유사類似하다.

· **경축** : 어린아이가 고열이나 회충 또는 뇌척수腦脊髓 질환 등으로 온몸에 경련이 일어나는 병.

· **경풍**驚風 : 어린아이가 경련을 일으키는 병의 총칭. 뇌척수 질환이나 회충으로 생기는 병. 발열병發熱病 등에서 나타난다.

· **경혈**經穴 : 경락經絡 선상에 있는 침이나 뜸을 뜨는 부위로 각종 질병이 이것과 연관된다.

· **계**悸 : 가슴이 두근거리는 현상.

· **고가** : 뱃속에 굳은 응어리가 생기는 증상. 자궁근종子宮筋腫, 난소근종卵巢筋腫, 암종癌腫 등에서 나타난다.

· **고갈**枯渴 : 체내의 진액津液이 말라 버리는 것.

· **고석**枯腊 : 영양 상태의 불량으로 야위고 피부가 까칠까칠해지는 것.

· **고장**鼓腸 : 뱃속 장내腸內에 가스가 찬 것.

· **고창**鼓脹 : 소화액의 이상으로 위장에 가스가 차거나 복수腹水가 충일

한 것.

· **고창**蠱脹 : 고창鼓脹이 만성화되면 다만 복부가 팽팽하게 붓고 내부는 빈다. 이러한 증상은 일종의 벌레가 내부를 침식하는 까닭이라고 하여 이 이름을 붙였다.

· **곡달**穀疸 : 소화 불량성 황달黃疸.

· **골위증** : 골骨의 발육 부전과 과로로 허리와 하체를 쓰지 못하는 운동 장애의 증상.

· **골절비**骨節痺 : 관절關節의 기능 장애.

· **골절증**骨絶症 : 신기腎氣가 절絕하여 일어나는 병으로 이가 누런 빛으로 변하여 빠지고 오래지 않아 죽게 된다.

· **골한증骨寒症** : 뼈 속에 찬 기운을 느끼는 병 · 신경腎經에 수분이 고갈되어 골수에 수기水氣가 없어짐으로써 발병한다.

· **곽란** : 여름철에 급격한 토사吐瀉를 동반한 급성 위장병. 급성 중독성 위염 등이다.

· **관격**關格 : 음식물이 급하게 체하여 가슴이 꽉 막히고 먹지도 토하지도 못 하며, 대소변도 잘 보지 못하고 정신마저 잃는 위급한 병. 급성 위염 따위이다.

· **구갈**口渴 : 내부의 열로 입이 마르고 타는 증세. 양증과 음증이 있는데, 양증은 물을 잘 마시나 음증은 물을 마시지 않는다.

· **구금**口□禁 : 이를 꽉 다물고 열지 않는 위급병증. 즉, 아관긴급牙關緊急이라고도 한다. 중풍 등에서 온다.

· **구금리**口□禁痢 : 설사가 심하여 탈수脫水되어서 음식을 먹지 못하는 증세.

· **구미** : 입 속이 허는 것. 구내염口內炎 · 구각염口角炎 등이 이에 속한다.

· **구수**久嗽 : 기침이 나기 시작하면 오랫동안 그치지 아니하는 병증. 폐나 기관지의 만성 질환에서 나타난다.

· **구안와사** : 안면 신경 마비로 입과 눈이 비뚤어지는 증상. 돌아간 쪽

이 건강한 쪽이다.

· **구창**口瘡 : 입 안에 나는 부스럼. 괴양성 구내염 등이다.

· **궐역**厥逆 : 냉각冷却의 정도가 극심한 상태. 주로 손발이 차가워서 온다.

· **근혈**筋血 : 항문 주위의 출혈. 치질 및 항문 출혈 등이 이에 속한다.

· **금구리** : 이질利疾로 입이 오므라들어 먹지를 못 하는 병.

· **금기**禁忌 : 복약服藥을 할 때 먹어서는 아니 되는 음식물과 지켜야 할 일상 생활 그리고 제반 사항.

· **금창**金瘡 : 금속성의 칼이나 창 같은 것으로 받은 상처.

· **급간**急癎 : 갑자기 전신에 경련이 일어나면서 그 발작 상태가 반복되며 정신을 잃는 병.

· **기결**氣結 : 목구멍에 담이 붙어서 답답해하는 병.

· **기궐**氣厥 : 기혈氣血이 없어지고 사기邪氣가 위로 떠올라서 머리가 몹시 아픈 병.

· **기담**氣痰 : 신경과민으로 담痰이 인후에 걸리어서 뱉고 삼키기가 곤란하며 가슴이 답답하고 괴로운 병.

· **기색**氣塞 : 정신 작용의 과격으로 기운이 막히는 병

· **기실열**氣實熱 : 원기가 정상보다 항진된 상태에서 열이 동반되는 것

· **기역**氣逆 : 열이 심하여 위기衛氣-뱃속의 에너지가 위로 치밀어 오르는 병. 가슴이 답답하고 뻑적지근하며, 두통이 나고 목이 마르며, 숨이 차고 손발이 차가워진다.

· **기울**氣鬱 : 마음이 울적하여 가슴이 아픈 병. 칠정七情의 손상에 의한 순환 장애로 온다.

· **기창**氣脹 : 기氣의 순환 장애. 즉, 칠정七情이 울결하여 일어나는 복부 창만증. 몸도 붓고 팔다리가 여윈다.

· **기체**氣滯 : 경락經絡 등 기도氣度가 순順하지 못하여 기가 응체되어서 생기는 병

· **기허열**氣虛熱 : 원기 부족으로 발생하는 병

· **나력**瘰瀝 : 경부임파선頸部淋巴線 만성종창腫瘡. 결핵성의 것과 비결핵성의 것 두 가지가 있다.

· **나력루** : 목 부위에 결핵성 임파선염이 생겨서 농이 많이 나오는 외과적인 병

· **내공**內攻 : 체표의 질병이 내장으로 전입이되는 것

· **내상**內傷 : 체내 조건에 따라 생긴 병들로 과로나 식상食傷, 신경 과민으로 생긴 병들이 내상의 예가 된다. 내상의 반대는 외상外傷 또는 외감外感이다.

· **내옹**內癰 : 신체의 내부에서 생기는 종기. 폐농양 · 화농성 늑막염 등이 그 예다.

· **내풍**內風 : 중풍中風을 이르는 말로 이는 풍이 외래풍사外來風邪 밖으로부터 침입하는 풍사로 생기는 것이 아니고 내인內因으로 발생되기 때문에 이렇게 부르기도 한다.

· **냉담**冷痰 : 담병痰病의 한 종류로 팔다리가 차고 마비되어서 근육이 군데군데 뭉쳐 쑤시고 아픈 병. 사지의 신경통과 유사하다.

· **냉병**冷病 : 하체下體를 차게 하여 생기는 병의 총칭. 장카타르나 자궁병 등이 이에 속한다.

· **냉비**冷痺 : 찬 기운으로 손 발이 마비되는 병

· **냉약**冷藥 : 약에는 각기 그 약성藥性이 있는데, 그 약성이 찬 약을 말하는 것으러 이런 약은 대개 소염消炎 · 해열解熱 · 진정鎭靜의 효과가 있다.

· **냉적**冷積 : 냉기冷氣로 인해서 혈액 순환에 장애를 일으켜 뱃속에 응어리가 생긴 병

· **노수**勞嗽 : 주색酒色이나 노동이 지나쳐서 몸이 허약하여 지고 기침과 오한惡汗 · 도한盜汗 및 열이 나는 병.

· **노학** : 만성으로 이행되기 전의 학질. 항상 경미한 오한과 신열이 따른다.

· **노화**勞火 : 분노에서 오는 간열肝熱.

· **녹맹**綠盲 : 녹풍綠風과 같은 뜻으로 녹내장綠內障의 일종.

· **농루**膿漏 : 고름이 계속 흘러나오는 증상. 부비강염副鼻腔炎 등이 이에 속한다.

· **누풍증**漏風症 : 술의 과음으로 몸에서 항상 열과 땀이 나면서 목이 마르고 나른하여지는 병. 주풍酒風.

· **단기**短氣 : 숨이 차서 호흡이 빠르고 거친 증세. 호흡 곤란.

· **단방**單方 : 한 가지 약재藥材로 병을 치료하는 처방處方.

· **단유아**單乳蛾 : 열이 나면서 한 쪽의 편도선이 붓는 병.

· **단전**丹田 : 배꼽 아래 한 치一寸 다섯 푼五分되는 곳에 위치한 침혈針穴로 여기에 힘을 주면 건강과 용기를 얻는다.

· **담**痰 : 몸의 분비액分泌液이 어느 국부에서의 수분 대사 장애삐거나 겹결리는 것로 응결되어 결리고 아픈 증상. 수독水毒이라고도 한다. 또 가래를 총칭하기도 한다.

· **담궐**痰厥 : 원기가 허약하여 수분 대사의 순환 장애를 일으켜서 사지가 차갑고 마비가 오며 현기증과 기氣의 순환이 차단되고 맥이 약해

지는 병.

· **담설**膽泄 : 수분 대사의 장애로 생긴 설사.

· **담울**痰鬱 : 천촉喘促의 한 증후로 담이 가슴에 뭉치어서 기침이 나며 속이 답답하고 숨이 찬 병증.

· **담음**痰飮 : 장腸이나 위胃에 물기가 있어 출렁출렁거리는 소리가 나며 가슴이 답답한 증세. 위확장증에서 잘 나타난다.

· **대하**帶下 : 자궁내막염 등의 병증으로 인해 자궁에서 흘러나오는 여러 가지 색깔의 액체 분비물.

· **도한**盜汗 : 몸이 쇠약하여 잠자는 사이에 나는 식은땀.

· **독창**禿瘡 : 원형 탈모증圓形脫毛症. 머리의 피부병으로 둥근 홍색의 반점이 생기고, 뒤에는 그 부위의 머리가 빠진다.

· **동계**動悸 : 가슴이 평소보다 크게 두근거리는 증상으로 심계心悸가 항진亢進된 상태이다.

· **두모**頭冒 : 모자를 쓴 것같이 머리에 중압감이 오는 증상. 때로 현기증도 수반한다.

· **두중**頭重 : 머리가 무거운 느낌이 드는 것.

· **두창**痘瘡 : 천연두나 마진痲疹으로 일어나는 부스럼.

· **두현**頭眩 : 머리가 어지러운 증상.

· **마도창**馬刀瘡 : 양명경락상陽明經絡上에 생기는 임파 결절結節의 하나. 연주창連珠瘡 등이 이에 속한다.

· **마목**痲木 : 운동 마비 혹은 저리는 것. 마痲는 기허氣虛에서 오고 목木은 습濕·담痰과 사혈死血에서 온다.

· **만경풍**慢驚風 : 뇌막염腦膜炎성 질환에서 오는 만성 경풍증. 경련을 일으킨다.

· **망양**亡陽 : 양기陽氣가 탈진된 상태. 땀이 흐르는 증상과 흐르지 않는 증상이 있다.

· **망음양증**亡陰陽症 : 발한과다發汗過多 · 토사과다吐瀉過多 · 출혈과다出血過多 등으로 음양이 모두 허탈한 상태. 예후豫後가 나쁘다.

· **매핵기**梅核氣 : 인후에 무엇이 걸린 것 같은데 뱉거나 삼키려고 해도 없어지지 않는 신경성 질환.

· **면통**面通 : 삼차신경통三叉神經痛의 일종.

· **명현**瞑眩 : 약물에 의해서 일어나는 일시적인 어지럼증.

· **모현**冒眩 : 머리에 모자를 쓴 것 같이 중압감을 느끼면서 어지러운 증상.

· **목설**木舌 : 심心과 비脾의 열이 옹색壅塞하여 혀가 점점 커지면서 굳어져 입 안을 폐쇄함으로써 호흡 곤란도 따른다. 구급救急을 요하는 병.

· **목신증**木腎症 : 퇴산의 일종으로 힘없이 음경이 팽대하고 딴딴해서 아픈 것. 통증이 없을 때도 있다.

· **몽설**夢泄 : 꿈속에서 사정射精하는 것. 몽정夢精과 같다.

· **문무화**文武火 : 약을 달이는 열에 쓰이는 말로 세지도 약하지도 않은 화력火力.

· **미능골통**眉稜骨痛 : 미능골眉稜骨 : 눈썹 부위의 뼈에서 눈까지 아파 눈을 뜨지 못하는 병. 밤에 더 심하다.

· **반관맥**反關脈 : 요골동맥의 약동이 손바닥 쪽에서 촉진되지 않고 손등 쪽에서 촉진되는 맥.

· **반위**反胃 : 만성 구토嘔吐. 위의 건고乾枯로 구역질이 나는 것으로 위의 내용물을 반출反出시킨다. 위암胃癌 등에서 나타난다.

· **백독풍**白禿風 : 피부가 벗겨지고 흰 반점이 생기는 병. 백선白癬 등이 이에 속한다.

· **백안통**白眼痛 : 눈의 홍채虹彩나 강막綱膜에 생기는 염증炎症.

· **번갈**煩渴 : 가슴이 답답하고 갈증이 심한 것.

· **번계**煩悸 : 가슴이 답답하면서 심계항진心悸亢進까지 수반되는 상태.

· **번열**煩熱 : 겨울철에도 이불 밖으로 손발을 내놓아야 할 정도로 화끈거리는 열증.

· **번위**翻胃 : 구토나 구역질과 같은 증세로 위암 등에서 나타난다.

· **번조**煩躁 : 신열身熱이 나서 갑갑하고 손발을 가만히 못 두는 것.

· **변독**便毒 : 서혜부鼠蹊部의 임파 결절淋巴結節. 일명 가래톳이라고도 한다.

· **변옹**便癰 : 가래톳이 생기는 병. 임질이나 음식창陰蝕瘡의 미독성微毒性으로 일어난다. 혈산血疝이라고도 한다.

· **변탁**便濁 : 신염腎炎 또는 방광염의 일종이다.

· **변혈**便血 : 대변에 피가 섞여 나오는 것. 장출혈이나 치痔출혈로 일어난다.

· **병병**倂病 : 한 병증病症이 진행되고 있는데 또 다른 병증이 병발하는 경우.

· **보법**補法 : 인체 기혈의 부족을 보충하는 치료 대법治療大法.

· **보사**補瀉 : 보하는 경우와 사하는 경우. 보는 보제補劑를 써서 기혈을 보충하는 것이며, 사瀉는 하제下劑 : 설사약나 공제攻劑 : 설사 · 발한 · 토제 등 총칭를 써서 질병의 극성을 제거하는 것이다.

· **복량**伏梁 : 위경련이나 심하心下의 응어리를 말한다.

· **복수**腹水 : 복강腹腔 내에 체액體液 : 수분이 고여 있는 상태 · 간경변증 · 간암 · 복막염 · 신장염 · 장폐색 · 난소종양 · 백혈병 등에 의해서 이루어진다.

· **복창**腹脹 : 복부의 창만증. 얼굴과 수족에는 부종이 없다.

· **복통리**腹痛痢 : 복통이 따르는 이질.

· **복학** : 비장염의 일종. 비장이 부어 배에 자라 모양의 것이 생기면서 한열寒熱이 심한 소아의 병이다.

· **부종**浮腫 : 온 몸이 부어 오르는 병. 심장병이나 신장병 또는 어느 국부局部의 혈액 순환 이상 등으로 일어난다.

· **불급**不及 : 부족 상태. 기능 감퇴.

· **불리**不利 : 순조롭게 나가지 못하는 것.

· **불매**不寐 : 잠은 오지 않으면서 눈을 감으면 눈 앞에 무서운 환상이 나타나는 증상.

· **비**痺 : 풍 · 한 · 습風寒濕에 의해 감각이 마비되는 병증으로 신경통이 그 대표적인 것이다.

· **비구** : 급성 비염鼻炎으로 코가 막히고 맑은 콧물이 자꾸 흐른다.

· **비기** : 가슴이 그득한 기분. 상초上焦의 장애로 온다.

· **비색증**鼻塞症 : 급성비염이나 비후성 비염肥厚性鼻炎으로 코가 막히는 증상.

· **비선**鼻扇 : 호흡 장애로 비공鼻 : 콧구멍을 들먹이면서 숨을 쉬는 비익호흡鼻翼呼吸.

· **비통**脾痛 : 저리면서 아픈 증세.

· **비허증**脾虛症 : 소화기의 기능이 허약한 상태.

· **사리**瀉利 : 설사.

· **사법**瀉法 : 체내의 병사病邪 : 병의 원인과 진행 요인를 파산破散시키고 해소解消시키며 또는 공하攻下시키는 치료대법治療大法을 말한다.

· **사상**四象 : 조선 왕조 고종高宗 때 동무東武 이제마李濟馬가 주창한 의학설醫學說로, 모든 인체는 엄격히 양체陽體 음체陰體가 있는가 하면 이것은 나아가 양체는 더욱 순수한 태양太陽, 덜 순수한 소양少陽으로 나뉘어지며, 음체는 더욱 순수한 태음太陰, 덜 순수한 소음으로 구별되어지며 이에 따라 진단, 치료 그 외 모든 것이 결정 지워진다는 것이다. 사상四象은 바로 그 네 유형類形 태음 · 태양 · 소음 · 소양을 말한다.

· **사수**邪祟 : 긴장되어 망각하는 병증.

· **사역**四逆 : 손발이 차가운 것.

· **사열**瀉熱 : 열을 내리게 하는 것. 해열.

· **사지구급**四肢拘急 : 손발의 경련증.

· **사**瀉血 : 삼릉침三稜針 - 등을 이용하여 출혈시키는 것.

· **사혈복통**死血腹痛 : 타박상이나 산후産後 악혈惡血이 응결되어 복중 일정 부위에 동통이 일어나는 것.

· **산기**疝氣 : 하복통. 고환과 음낭 그리고 장腸 등에서 오는 신경통과 요통腰痛 등의 원인으로 온다.

· **산리**疝痢 : 냉冷해서 하복통이 수반되는 설사.

· **산후오로**産後惡露 : 산후에 악혈惡血과 분비물 등이 유출되는 것.

· **산후풍치**産後風齒 : 산후에 발열하며 혀가 말려 오므라들고 손가락이 미동微動하면서 경련을 일으키는 것.

· **삼초**三焦 : 상초上焦 · 중초中焦 · 하초下焦를 가리킨다.

· **상霜** : 약물 수치修治 : 약 다루는 법의 한 방법으로 약물을 초흑炒黑 : 볶아서 검게 만드는 것.함으로써 그 성분을 잃지 않은 채 독성毒性만을 제거하는 약 다루는 법제法製.

· **상초上焦** : 횡격막 이상의 부위. 이 부위에서 양기陽氣가 발생되고 피부를 윤택하게 하면서 체력을 조절해 준다.

· **상충上衝** : 기氣가 위로 솟아오르는 것.

· **상한傷寒** : 추위에 의해 발병된 것. 넓은 뜻으로는 일체의 고열과 전염성의 외감성外感性 질환을 뜻한다.

· **상혈上血** : 격혈 · 구혈 · 토혈 등 상부로 배출되는 피.

· **상화相火** : 명문命門 : 명치. 몸을 지탱하는 물질을 다루는 기관이나 신腎의 화火.

· **서설暑泄** : 더위를 먹고 설사하는 것.

· **서열暑熱** : 일사병日射病 또는 열사병熱射病의 일종.

· **서체暑滯** : 더위에서 오는 소화 불량증.

· **서풍暑風** : 더위에 상한데다가 풍風에까지 감촉된 것으로 발열 · 두통 · 경련 · 인사불성 등의 증상이 일어난다.

· **석림石淋** : 신腎 · 방광膀胱 · 요도尿道 등에 생기는 결석結石.

· **섬어** : 병세가 악화되어 열이 심할 때 헛소리를 하는 것.

· **소갈消渴** : 당뇨병의 주요 증상으로 목이 마르고 배가 몹시 고프며 배뇨량이 많고 오줌에 당糖이 많이 나온다.

· **소곡消穀** : 소화가 너무 잘 되어서 즉시 공복감을 느끼는 것.

· **소변불금小便不禁** : 소변이 계속 조금씩 나오는 것을 참지 못하는 증상.

· **소변불리小便不利** : 소변이 잘 나오지 않는 증상.

· **소변자리小便自利** : 소변이 자주 저절로 나오는 증세.

· **소복구급小腹狗急** : 하복부의 복직근이 경련되는 증상.

· **소복급결小腹急結** : 하복부에 어혈의 증후가 있는 것.

· **소복불인小腹不仁** : 하복부의 지각 둔마鈍痲나 마비.

· **소유**消乳 : 젖이 적어지거나 단유斷乳한다는 뜻.

· **손설** : 소화력이 약해서 먹는 대로 설사하는 것. 이유離乳 후의 소아에 잘 일어난다.

· **수결흉**水結胸 : 흉부에 수독水毒이 차인 증상으로 습성늑막염 등이 이에 속한다.

· **수독**水毒 : 신진 대사의 장애에서 생기는 노폐물로 담병痰病의 원인이 된다.

· **수역**水逆 : 구갈口渴을 느껴 물을 마시나 마시는 대로 토해 내는 증상.

· **수음**水飮 : 담음痰飮이 위내胃內에 고여 있는 상태.

· **수족궐냉**手足闕冷 : 손발이 차가운 것.

· **수종**水腫 : 신체의 조직 간격間隔이나 체강體腔 안에 임파액이나 장액漿液이 많이 고여 있어서 몸이 붓는 병. 신장腎臟이나 장액漿液이 많이 고여 있어서 몸이 붓는 병. 신장腎臟이나 심장心臟 그리고 영향 등의 장애로 온다.

· **수해**水咳 : 습성濕性 늑막염 등으로 오는 기침의 일종.

· **습각기**濕脚氣 : 부종성浮腫性 각기.

· **습담**濕痰 : 습사濕邪로 신진 대사에 장애가 생겼을 때 일어나는 노폐물이 체액의 형태로 정체되는 현상.

· **습노**濕勞 : 습사濕邪로 인하여 신체의 허약이 오는 것.

· **습리**濕痢 : 습사에 의한 이질.

· **습비**濕痺 : 습사에 의한 마비증.

· **습사**濕邪 : 습기濕氣에 의해서 인체를 손상시키는 일체의 요인들. 발열 · 코막힘 · 전신 동통 · 설사 · 소변 불리 · 복통 등의 증상 등이 오면서 몸이 누렇게 변한다.

· **습설**濕泄 : 습사에 의한 설사. 비만 체질자의 설사도 습설이라고 한다.

· **습열**濕熱 : 소변의 배설을 방해하는 열.

· **습온**濕溫 : 습사濕邪의 침공에 뒤이어 더위까지 먹는 것.

· **습울**濕鬱 : 전신 관절의 이동성 동통. 허리의 무력증, 산통疝痛이 이에 속한다.

· **시역**時疫 : 유행성 고열병高熱病.

· **시종** : 이하선염耳下腺炎의 일종.

· **식간** : 소화 장애를 수반하는 경련성 급성 질환.

· **식담**食痰 : 소화기의 기능 장애로 신진 대사에 이상을 일으켜 노폐물이 쌓여서 생기는 담痰으로, 복강내에 괴塊를 만들고 비만증이 온다.

· **식상증**食傷證 : 먹는 음식이 소화되지 아니하여 복통復痛과 토사吐瀉 등의 급성 병변을 일으키는 것.

· **식역** : 대장의 적열積熱이 위장에 미쳐 왕성한 식욕이 나서 음식을 많이 먹으나 몸이 마르는 것.

· **식울**食鬱 : 위산과다 · 식욕 부진 등의 증상.

· **식적**息積 : 기氣가 솟아올라 소화 장애로 옆구리가 팽만되며 복통이 일어나는 증상. 식욕이 떨어지며 대변을 보면 후복통이 가라앉는다.

· **신수**腎水 : 신장腎臟의 수기水氣. 생화력의 근간이 되는 정력精力과 양기陽氣를 뜻하기도 한다.

· **신허열**腎虛熱 : 신장腎臟의 기능 장애에 수반되는 열.

· **실**實 : 허虛의 반어로 충실充實을 뜻하나 병리적病理的으로는 병사病邪가 강한 것을 뜻한다.

· **실열**實熱 : 병사病邪와 정기正氣가 대항하는 과정에서 발생되는 실증성實證性 고열.

· **실정**失精 : 유정遺精이나 몽정夢精 또는 과음 · 과로過淫過勞와 영양 흡수 장애 등으로 체액體液의 순환이 원활치 못한 상태.

· **실증**實證 : 사기邪氣 즉, 강력한 병원력病原力에 의하여 생기는 여러 증상들. 표부表部에서는 근육과 경락의 기능 장애가 일어나고, 속에서는 장부臟腑의 기능 장애가 나타난다.

· **실혈현운**失血眩暈 : 출혈 과다로 일어나는 현기증.

· **심열**心熱 : 울화로 일어나는 열. 가슴이 답답하고 아픈 것 같으며, 손바닥이 화끈거리고, 이마가 붉고 심하면 눈을 위로 뜨고 이를 악물고 머리를 흔든다.

· **심통**心痛 : 심장에 일어난 질병. 심근염 · 심내막염 · 협심증 등이 이에 속한다.

· **심**心下 : 명치, 검상돌기劍狀突起 부위.

· **심하급**心下急 : 명치에 무엇이 걸려 막힌 것 같으면서 아픈 것.

· **심하비** : 명치에 무엇이 걸린 것같이 받치고 딱딱한 것.

· **심허열**心虛熱 : 심장 기능의 허약에서 일어나는 열.

· **심허증**心虛證 : 심장의 기능 쇠약에서 오는 증상으로 가슴과 배가 더부룩하고 옆구리와 허리가 당기면서 아픈 증상. 슬퍼하기를 잘 한다.

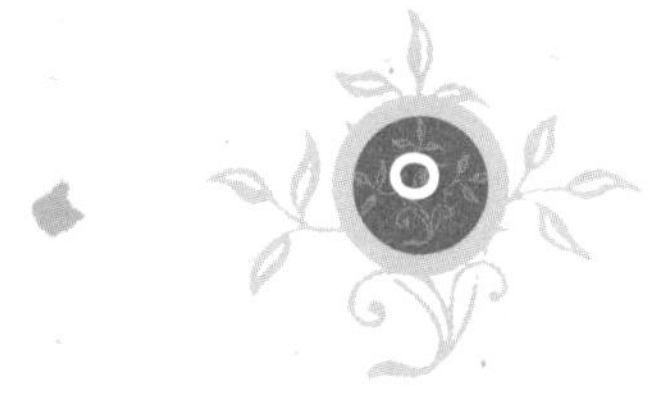

· **아감**雅鑑 : 잇몸에 일어나는 치조궤양齒槽潰瘍.

· **아구창**鵝口瘡 : 기생성 구내염口內炎의 일종.

· **아장풍**牙掌風 : 창병瘡病에 경분輕粉이 들어가 손바닥에 부스럼이 나고 허물이 나고 허물이 벗는 수장각피증手掌角皮症.

· **아침통**兒枕痛 : 산후, 태반의 잔류에서 오는 자궁 경련통.

· **야수**夜嗽 : 음허陰虛하여 밤에 많이 나는 기침.

· **야제**夜啼 : 소아가 경기驚氣로 밤에만 우는 증상.

· **양궐사음**陽厥似陰 : 군화君火와 상화相火가 허약하여 상대적으로 음증陰證이 나타나는 것. 수족이 싸늘하고 하복부가 냉하며 설사가 난다.

· **양허화동**陽虛火動 : 양허陽虛하여 허열虛熱이 오르는 것.

· **어혈**瘀血 : 혈액이 정체된 상태.

· **여달**女疸 : 과로나 성교 과다에서 오는 황달. 여로달女勞疸이라고 한다.

· **여로복**女勞復 : 고열성 질환의 회복기에 성교 과다로 재발한 것.

· **역기**逆氣 : 기氣가 상승되는 것.

· **역절풍**歷節風 : 다발성 관절염 등에서 오는 관절통.

· **열**熱 : 신진 대사의 항진亢進이나 화火를 뜻하고, 또 체온 상승의 자각적이거나 타각적인 현상도 의미한다.

· **열**熱膈 : 음식물을 삼키기 곤란한 병. 식도 협착증이나 분문 협착증 또는 식도암 등이 이에 속한다.

· **열궐**熱厥 : 열이 심하면서 손발이 차고 아픈 증상.

· **열담**熱痰 : 열로 인해 신진 대사의 장애를 일으켜 생긴 노폐물들.

· **염창** : 경골 부위에 생기는 습진의 일종. 농가진膿痂疹이라고도 한다.

· **영**營 : 영혈營血을 이르는 것으로 소화 흡수된 영양소.

· **영위**榮衛 : 영혈과 위기衛氣로 진액과 병사에 대한 저항력을 가리킨다.

· **오경**五硬 : 소아의 목과 사지의 뼈가 경화되는 증상. 풍사風邪가 간에 침입해서 일어나는 것으로 본다.

· **오로**五勞 : 심로心勞 · 폐로肺勞 · 간로肝勞 · 비로脾勞 · 신로腎勞 등 오장의 과로를 뜻하는 것으로 질병의 병인病因이 된다.

· **오림**五淋 : 기림氣淋 · 혈림血淋 · 석림石淋 · 고림膏淋 · 허림虛淋의 다섯 가지 소변의 증상을 뜻한다.

· **오미**五味 : 맵고, 쓰고, 달고, 시고, 짠맛을 가리키는데, 매운맛을 폐, 쓴맛은 심, 단맛은 비, 신맛은 간, 짠맛은 신 등의 오장과 관계를 갖는다.

· **오심번열**五心煩熱 : 전신에서 일어나는 번열증煩熱症.

· **오연**五軟 : 어린아이의 뼈에 힘이 없는 뇌성腦性 소아 마비로 두항연頭項軟 · 수연手軟 · 각연脚軟 · 신연身軟 · 구연口軟 등이 있다.

· **어풍**惡風 : 바람이 없으면 아무렇지도 않고 바람을 싫어하며 바람을 쐬면 한기가 든다.

· **오한**惡寒 : 몸이 오슬오슬 춥고 괴로운 증세. 급성 열성병이 발생할 때

피부의 혈관이 갑자기 오그라져서 일어나는 증세로 대개 이 기운이 끝나면 열기熱氣가 온다.

· **온병**溫病 : 겨울철에 침입한 상한傷寒이 잠복해 있다가 다음해 봄이나 여름에 발병하는 질병.

· **와사**蝸斜 : 안면에 일어나는 삼차 신경 마비.

· **완마**頑麻 : 지각 마비知覺麻痺가 심한 증세.

· **왕래한열**往來寒熱 : 오한惡寒과 열이 교차되는 증세.

· **외인**外因 : 외적 발병 요인을 말하는데, 이것들에게는 풍風 · 한寒 · 서暑 · 습濕 · 조燥 · 화火가 있다.

· **요삭**尿數 : 소변을 자주 보는 증상.

· **요삽**尿澁 : 요의尿意를 느끼면서도 소변이 시원하게 나오지를 못 하고 조금씩 나오는 것.

· **요혈**尿血 : 색이 붉은 오줌으로 사구체 신염絲毬體腎炎이나 신장 결핵 등에서 잘 나타난다.

· **울담**鬱痰 : 정신 즉, 신경성 장애로 신진 대사가 저해되어 생기는 노폐물의 응집으로 노담老痰 · 조담燥痰 등이 있다.

· **울모**鬱冒 : 졸지에 의식 이 몽롱해지는 상태. 부인들에게 많다.

· **울혈**鬱血 : 병소病巢의 정맥靜脈이 확대되어 정맥의 피가 막혀서 충혈이 되는 혈액 순환의 장애.

· **위궐**衛厥 : 손발에 힘이 없고 기가 상충하는 것.

· **위내정수**胃內渟水 : 위 안에 수분이 다량 고여 있는 상태.

· **유뇨**遺尿 : 소변의 유출을 감각하지 못하는 상태. 오줌싸개.

· **유선**乳腺炎 : 유선의 염증성 질환. 초산 부인의 수유기에 많다.

· **유음**溜飮 : 명치에 수분이 정체되어 호흡 곤란이 오고 신물이 나는 병.

· **유정**遺精 : 잠을 자는 동안에 정액이 유출되는 증상.

· **유종**乳腫 : 여자의 젖이 곪는 종기. 유옹乳癰

· **유중풍**類中風 : 중풍증과 유사한 발작을 하나 중풍은 아닌 것. 졸도와

언어 장애만 온다.

· **유풍**油風 : 원형 탈모증.

· **육부**六腑 : 소장 · 대장 · 담낭 · 위장 · 방광 및 명문命門의 내장기로 오장五臟에 대칭하여 양성陽性 기능을 수행하는 장기로 본다.

· **음극사양**陰極似陽 : 체내의 냉기가 극심하여 겉으로는 반대로 양증처럼 나타나는 증상.

· **음낭수종**陰囊水腫 : 체내의 냉기가 극심하여 겉으로는 반대로 양증처럼 나타나는 증상.

· **음양**陰陽 : 주역周易의 중심 사상으로 상대성 이원론二元論. 만물이 음과 양으로 생성된다는 원리를 한의학韓醫學에는 병리론病理論에도 원용한다.

· **음증발반**陰證發班 : 반점이 백색으로 돋아나는 것.

· **음증**陰證 : 병상病狀이 정적靜的이고 침울 · 한성寒性이며 신진 대사의 기능 장애가 일어나는 병증 등.

· **음탈**陰脫 : 자궁 탈출脫出.

· **음허토혈**陰虛吐血 : 신腎 기능 허약자가 과음過淫으로 정력이 더욱 약해져서 발열發熱하여 이열이 폐에 미쳐 폐출혈이 되는 것.

· **음허화동**陰虛火動 : 음허하여 화火가 동動한 증상. 음은 신腎 즉, 수水를 뜻하고 화火는 심心을 뜻한다.

· **이급**裏急 : 복부의 피하皮下에서 경련이 일어나 속에서 잡아당기는 것 같은 통증이 오는 것.

· **이급후중**裏急後重 : 이질이나 대장염의 질환 때 뒤가 묵직하고 시원하지 않은 상태.

· **이명**耳鳴 : 귀울림.

· **이실**裏實 : 복부에 탄력이 있고 실實하면서 변비증이 있는 상태. 발열, 가슴이 답답하고, 복부의 창만, 변비 · 헛소리 · 발광 등의 증세가 따른다.

· **이한**裏寒 : 속이 냉한 것. 메스껍고 토하거나 설사를 하며 복통과 수족이 냉해지는 증상이 따른다.

· **이허**裏虛 : 속이 허한 것. 복부에 탄력이 없고 연약하면서 머리가 무겁고 어지러우며 전신 권태의 증상이 따른다.

· **인음** : 갈증이 심해서 물을 많이 마시는 것.

· **일음** : 전신이 무겁고 수족에 부종浮腫이 오는 증세.

· **일포열**日晡熱 : 저녁때 일어나는 조열潮熱.

· **자모**子冒 : 임신 중의 감기.

· **자번**子煩 : 임신 중 가슴이 답답한 증세.

· **자수**子嗽 : 임신 중 해수가 멎지 않는 증상.

· **자학** : 임부가 학질을 앓아 한열寒熱이 왕래하는 것.

· **장열**壯熱 : 병으로 인한 매우 높은 신열身熱.

· **적**積 : 오장五臟에 일어나는 종양체腫瘍體. 기氣가 축적되어 발병한다.

· **적백리**赤白痢 : 점액변과 출혈이 동반되는 이질.

· **적열토혈**積熱吐血 : 열이 축적되어 심해졌을 때 오는 토혈.

· **적취**積聚 : 오장 육부에 생기는 질환으로 적積은 오장에 주로 생기는 종양이고 취聚는 육부六腑에 기氣가 뭉쳐서 생기는 괴塊인데 이동성이 있다.

· **전경**轉經 : 질병의 전입 방법인데 표사表邪가 양경陽經에서 속으로 이전하여 음경陰莖에 침입된 것.

· **전광**癲狂 : 정신 질환으로 전癲은 음증성이고 광狂은 양증성이다.

· **전기**轉氣 : 위나 장내의 가스. 즉, 방귀를 뜻한다.

· **전진**顚振 : 손발이 떨리는 무도병無蹈病으로 진전양振顚樣 마비의 유형이다. 원인은 명확치 않다.

· **정기**正氣 : 병사病邪의 침범을 막아 내는 인체의 저항력.

· **정성**鄭聲 : 헛소리의 일종으로 낮은 목소리로 같은 말을 중얼거린다. 섬어가 실증實證인데 비해 정성은 허증이다.

· **제중**除中 : 사망 전에 일시적으로 병세가 호전되는 것.

· **제하구급**臍下拘急 : 하복부의 복직근이 딴딴하면서 당기는 증상.

· **제하불인**臍下不仁 : 하복부가 탈력을 잃고 마비감이 오는 것.

· **조시**燥屎 : 딱딱하게 굳은 대변.

· **조열**潮熱 : 마음이 답답하면서 일어나는 열로 소변의 양이 감소되지 않는 특징을 가졌다.

· **조잡** : 트림을 할 때 위胃의 내용물이 올라오며 가슴이 답답해지는 증상.

· **좌섬**挫閃 : 삔 것. 뼈마디가 타격으로 그 주위의 막이 상하여 국부가 붓고 아픈 병. 염좌捻挫라고도 한다.

· **주달**酒疸 : 술이 원인이 되어 생긴 황달.

· **주리** : 피부에 있는 자디잔 결, 또는 점막.

· **주마담**走馬痰 : 온 몸을 돌아다니는 담종痰腫.

· **주하병**注夏病 : 봄이나 여름을 타는 증상.

· **중서증**中署證 : 서열暑熱의 침범으로 더위 먹는 것.

· **중설**重舌 : 혀의 밑에 또 하나의 작은 혀 같은 것이 발생하는 것. 설종양舌腫瘍의 하나다.

· **중소**中消 : 소화기의 기능 장애로 일어나는 당뇨병.

· **중풍**中風 : 반신 또는 전신이 불수不遂가 되거나 팔 또는 다리에 마비가 오는 병. 뇌의 출혈이나 연화軟化 또는 염충炎衝이나 척추의 기질적器質的 변화 등에 의해 일어난다.

· **증**症 : 증후군症候群의 부분적 증상.

· 증瘲 : 증후군의 경련과 마비.

· 지비指痺 : 손 끝의 경련과 마비.

· 지음支飮 : 횡격막 부위의 수분 정체로 호흡 곤란이 오는 것.

· 직중증直中證 : 상한傷寒이 표부表部의 삼양경三陽經을 거치지 않고 직접 이부裏部까지 침범된 상태.

· 진한津寒 : 오한惡寒으로 몸이 떨리는 것.

· 징 : 복부에 생긴 종양腫瘍으로 응어리가 져 있으며 고정되어 있다. 이에 비해 이동성 종양을 가라고 한다.

· 창만脹滿 : 복강 내에 가스나 체액 등이 차서 부어 오른 것.

· 천喘 : 호흡이 급박하고 곤란한 것.

· 천행병天行病 : 유행성 질환.

· 청곡淸穀 : 소화 불량성 설사.

· 청변靑便 : 소아의 소화 불량성 푸른 변.

· 체설滯泄 : 소화의 장애로 오는 설사.

· 체이 : 침을 흘리는 것.

· 체증 : 재채기.

· 촬구撮口 : 입을 오므리고 젖을 빨지 못하는 병.

· 최산催産 : 분만 촉진.

· 최유催乳 : 젖의 분비 촉진.

· 치루齒瘻 : 치질의 일종으로 항문 주위염肛門周圍炎.

· 치분 : 눈곱.

· **타태**墮胎 : 유산流產.
· **탄산**呑酸 : 위산과다증의 일종.
· **탄탄** : 좌측 수족 마비를 탄, 우측을 탄이라 한다.
· **탈영**脫營 : 부富나 신분의 몰락에서 오는 정신병.
· **태독**胎毒 : 태반의 독으로 오는 어린이의 피부병.
· **태동**胎動 : 임신 5개월 이후에 나타나는 태아의 운동.
· **태루**胎漏 : 임신 중의 자궁 출혈.
· **태자**胎刺 : 영아의 홍진紅疹.
· **태황**胎黃 : 신생아의 황달.
· **토산**吐酸 : 위산과다증의 일종.
· **통풍**痛風 : 류머티즘의 일종.
· **퇴산** : 음낭陰囊이 종대腫大되는 것.

· **판증**辦證 : 증상을 감별하는 것.
· **팔각충**八脚蟲 : 음모陰毛에 생기는 이.
· **패독**敗毒 : 독을 중화시키는 것. 해독解毒.
· **편고**偏枯 : 반신 불수半身不遂.
· **편추**偏墜 : 음낭의 종대腫大.
· **폐로**肺勞 : 폐의 기능 장애.

· **폐옹**肺癰 : 폐농양이나 기관지 농양의 유類.

· **폐위** : 폐가 기능의 손상으로 위축된 것.

· **폐창**肺脹 : 폐염肺炎과 천식喘息.

· **포의불하**胞衣不下 : 태반이 나오지 않는 상태

· **표실증**表實證 : 오한惡寒과 무한無汗의 상태에서 다시 발열發熱이 오는 증상. 맥은 부긴浮緊한 것.

· **풍담**風痰 : 풍사風邪에 의해서 생긴 담痰.

· **풍비** : 신경 마비의 하나로 사지나 전신 운도의 기능에 장애가 온다.

· **풍비**風痺 : 풍사風邪에 의한 신경 마비의 하나.

· **풍수**風嗽 : 감기에 의해 일어나는 기침.

· **풍습병**風濕病 : 풍과 습이 병발의 원인으로 일어난 질병.

· **풍의**風懿 : 졸도 후에 언어 장애와 안면 신경 마비가 오는 것.

· **풍치** : 경련성 질환.

· **풍한천**風寒喘 : 외감外感에 의한 천식.

· **피부갑착**皮膚甲錯 : 피부가 윤택하지 못하고 거친 것.

· **학슬풍**鶴膝風 : 결핵성 관절염.

· **한산**寒疝 : 한랭에 감촉되어 하복통이 일어난 상태.

· **항강**項强 : 목덜미가 뻣뻣해지는 것.

· **해역** : 추운 것 같으면서도 춥지 않고, 열이 없는데도 있는 듯이 느껴지면서 식욕이 없고 온 몸이 나른하면서 권태감이 오는 증상.

· **해역**解逆 : 딱꾹질.

· **허로**虛勞 : 신체 안의 원기가 부족하거나 피로가 지나쳤을 때 따르는

증상.

· **허번**虛煩 : 몸이 허약하여 가슴이 번거롭고 답답한 것.
· **허손**虛損 : 기능이 감퇴되는 상태.
· **허화**虛火 : 피로나 기능 장애 등으로 일어나는 열.
· **현음**懸飮 : 늑골 사이에서 물소리가 나면서 당기고 아프며 기침이 나는 것.
· **혈고**血蠱 : 응어리가 심해서 딱딱해진 상태.
· **혈력통**血瀝痛 : 월경 불순에 따르는 요통.
· **혈림**血淋 : 임독성淋毒性 요도염.
· **혈붕**血崩 : 자궁 출혈이 심한 것.
· **혈비병**血痺病 : 비만하나 골격이 가늘고 근육이 물렁한 상태로 쇠약해지는 증상.
· **혈한**血汗 : 빈혈에서 오는 발한증發汗症.
· **혈허열**血虛熱 : 혈액의 기능 장애에서 오는 열熱.
· **협하경만**脇下硬滿 : 늑골 밑이 딴딴하고 막힌 듯하며 충만된 상태.
· **호기**胡氣 : 겨드랑이에서 나는 악취로 호취胡臭라고도 한다.
· **황한**黃汗 : 황달병에 걸린 환자가 땀을 흘릴 때 글로블린이 같이 분비되어 땀이 노란 것.
· **휴식리**休息痢 : 설사가 멈추었다가 재발되어 오래된 이질.
· **흉비** : 가슴이 막히는 듯한 증상.
· **흉만**胸滿 : 명치, 흉부를 팽만, 충만감.
· **흉협고만**胸脇苦滿 : 명치에서부터 양 옆구리에 걸쳐 사지四指로 누르면 긴장감과 저항감이 느껴지고 압통이 있다. 명치 부위에도 충만감이 있어 답답한 상태.
· **흘역**吃逆 : 딸꾹질.

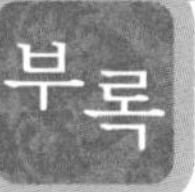

쉽게 찾는 약이름 · 식물이름

한방편

약이름	식물이름
감국	감국
감수	개감수
강활	강활
개자	왕갓
검인	가시연
결명자	결명자
경천	꿩의비름
고삼	고삼
과체	참외
곽향	배초향
관동화	머위
관중	관중
괄루인	하늘타리
구맥	패랭이꽃
구자	부추
구절초	구절초
권백	부처손
권삼	범꼬리
급성자	봉선화
길경	도라지
길초근	쥐오줌풀
내복자	무
냉초	냉초
노근	갈대
녹두	녹두
녹제초	노루발풀
누로	절굿대
단삼	단삼
당귀	참당귀
당삼	만삼
대계	엉겅퀴
대극	대극
대산	마늘
대황	대황
독활	독활

• 동규자	• 아욱
• 등심초	• 골풀
• 량탕근	• 미치광이풀
• 마두령	• 쥐방울덩굴
• 마인	• 삼
• 마치현	• 쇠비름
• 마편초	• 마편초
• 만타라엽	• 독말풀
• 맥문동	• 맥문동
• 맥아	• 보리
• 면실자	• 목화
• 모근	• 띠
• 목적	• 속새
• 박하	• 박하
• 반하	• 반하
• 방풍	• 방풍
• 백굴채	• 애기똥풀
• 백급	• 자란
• 백두옹	• 할미꽃
• 백미	• 민백미꽃
• 백삼	• 인삼
• 백선피	• 백선
• 백지	• 구릿대
• 백출	• 삽주
• 백합	• 참나리
• 번홍화	• 사프란
• 부평	• 개구리밥
• 비마자	• 피마자
• 사간	• 범부채
• 사과락	• 수세미오이
• 사삼	• 잔대
• 사상자	• 사상자
• 산약	• 참마
• 산자고	• 약난초
• 삼릉	• 매자기
• 상륙	• 자리공
• 생강	• 생강
• 생지황	• 지황
• 석곡	• 석곡
• 석위	• 석위
• 석창포	• 석창포
• 선복화	• 금불초
• 세신	• 족도리풀
• 소계	• 조뱅이
• 소자	• 차조기
• 속단	• 속단
• 승마	• 승마
• 시호	• 시호
• 식방풍	• 갯기름나물
• 아마인	• 아마

• 아편말 • 양귀비
• 애엽 • 쑥
• 양제근 • 소리쟁이
• 양지황엽 • 디기탈리스
• 여로 • 여로
• 연자육 • 연
• 연전초 • 병꽃풀
• 옥초서예 • 옥수수
• 와송 • 바위솔
• 왕불류행 • 장구채
• 용규 • 까마중
• 용담 • 용담
• 용아초 • 짚신나물
• 우방근 • 우엉
• 우슬 • 쇠무릎
• 운대자 • 유채
• 위릉채 • 딱지꽃
• 위유 • 둥굴레
• 육종용 • 오리나무더부살이
• 율초 • 환삼덩굴
• 은시호 • 대나물
• 음양곽 • 삼지구엽초
• 의이인 • 율무
• 인진호 • 사철쑥
• 임자 • 들깨

• 자근 • 지치
• 자원 • 개미취
• 자화지정 • 제비꽃
• 저마근 • 모시풀
• 적소두 • 팥
• 적작약 • 작약
• 적전 • 천마
• 전호 • 전호
• 정력자 • 꽃다지
• 제니 • 모싯대
• 즙채 • 약모밀
• 지모 • 지모
• 지부자 • 댑싸리
• 지유 • 오이풀
• 진교 • 진범
• 차전자 • 질경이
• 창이자 • 도꼬마리
• 천골 • 개연꽃
• 천궁 • 천궁
• 천남성 • 천남성
• 천문동 • 천문동
• 천초근 • 꼭두서니
• 청대 • 쪽
• 청상자 • 개맨드라미
• 초오 • 놋젓가락나물

• 촉규화	• 접시꽃
• 총백	• 파
• 충위자	• 익모초
• 택란	• 쉽싸리
• 택사	• 택사
• 토목향	• 목향
• 토사자	• 실새삼
• 판람근	• 대청
• 패모	• 패모
• 패장	• 뚝갈
• 편축	• 마디풀
• 포공영	• 민들레
• 포황	• 부들
• 하고초	• 꿀풀
• 하수오	• 하수오
• 학슬	• 담배풀
• 한련초	• 한련초
• 향유	• 향유
• 현초	• 이질풀
• 현호색	• 현호색
• 호이초	• 바위취
• 호장근	• 호장근
• 홀포	• 호프
• 홍화	• 잇꽃
• 황금	• 황금
• 황기	• 황기
• 황정	• 진황정
• 황촉규	• 닥풀
• 회향	• 회향
• 흑두	• 콩
• 흑지마	• 참깨
• 흑축	• 나팔꽃
• 희첨	• 털진득찰
• 흰초근	• 원추리

민간편

약이름	식물이름
• 가자	• 가지
• 견우자	• 나팔꽃
• 결명자	• 결명자
• 경천초	• 꿩의비름
• 계관화	• 맨드라미
• 고량	• 수수
• 고삼	• 고삼
• 고의	• 감국
• 고채	• 씀바귀
• 과체	• 참외
• 관동화	• 머위

• 괄루근 • 하늘타리
• 교맥 • 메밀
• 구 • 부추
• 구맥 • 패랭이꽃
• 구서구 • 참산부추
• 권백 • 부처손
• 궐채 • 고사리
• 규 • 아욱
• 근채 • 미나리
• 금선초 • 이삭여뀌
• 급성자 • 봉선화
• 길경 • 도라지
• 낙화생 • 땅콩
• 남과 • 호박
• 녹제초 • 노루발풀
• 능실 • 마름
• 당송초 • 산꿩의다리
• 당약 • 쓴풀
• 대계 • 엉겅퀴
• 대마인 • 삼
• 대맥 • 보리
• 대산 • 마늘
• 대총 • 파
• 도 • 벼
• 독활 • 독활
• 두견란 • 약란

• 라마자 • 박주가리
• 려채 • 명아주
• 료람 • 쪽
• 료자 • 여뀌
• 률초 • 환삼덩굴
• 마령서 • 감자
• 마린자 • 타래붓꽃
• 마치현 • 쇠비름
• 만삼 • 만삼
• 만타라자 • 독말풀
• 맥문동 • 맥문동
• 명이 • 산마늘
• 미채 • 고비
• 박하 • 박하
• 반하 • 반하
• 방풍 • 방풍
• 백굴채 • 애기똥풀
• 백급 • 자란
• 백모 • 띠
• 백합 • 참나리
• 번가 • 토마토
• 번루 • 별꽃
• 번행 • 번행초
• 번홍화 • 사프란
• 부평초 • 개구리밥
• 사간 • 범부채

사과락	수세미오이
산구	두메부추
산모	수영
산모	싱아
산약	마
산와거	왕고들빼기
산우두	얼레지
산장초	꽈리
삼백초	삼백초
상륙근	자리공
생강	생강
서과피	수박
서국초	떡쑥
서미	조
석산	꽃무릇
석위	세뿔석위
선모초	구절초
선복화	금불초
선인장	선인장
선화	메꽃
선황연	깽깽이풀
소두	팥
소산	달래
소연교	고추나물
소엽	차조기
소호로	표주박
수선	수선화
수양매	뱀무
압척초	닭의장풀
애	쑥
야근채	참나물
야현	비름
양유	더덕
양제근	소리쟁이
여지	여주
연실	연
영란	은방울꽃
옥촉서	옥수수
와경천	돌나물
완두	완두
왕과인	왕과
용규	까마중
용아초	짚신나물
우방근	우엉
우슬	쇠무릎
우자	토란
웅소	곰취
음양곽	삼지구엽초
의이인	율무
일전호	바디나물
임	들깨
자초근	지치

• 작약근 • 작약
• 적전 • 천마
• 제채 • 냉이
• 즙채 • 약모밀
• 지유근 • 오이풀
• 진교 • 쥐꼬리망초
• 차전초 • 질경이
• 창이자 • 도꼬마리
• 창출 • 삽주
• 채복자 • 무
• 천골 • 개연꽃
• 천궁 • 천궁
• 천남성 • 천남성
• 천초 • 꼭두서니
• 초용담 • 용담
• 촉규근 • 접시꽃
• 충위자 • 익모초
• 취숭 • 앉은부채
• 측금잔화 • 복수초
• 친초 • 톱풀
• 컴프리 • 컴프리
• 택사 • 택사
• 토통초 • 으름난초
• 파초 • 파초
• 패장 • 마타리
• 편축 • 마디풀

• 포공영 • 민들레
• 포과 • 박
• 포황 • 부들
• 피마자 • 피마자
• 필두채 • 쇠뜨기
• 하고초 • 꿀풀
• 향과 • 오이
• 향수란 • 향등골나무
• 향유 • 향유
• 향일규 • 해바라기
• 현초 • 이질풀
• 호라복 • 당근
• 호마인 • 참깨
• 호유 • 고수
• 호이초 • 바위취
• 호장근 • 호장근
• 홍초 • 털여뀌
• 홍화 • 잇꽃
• 황정 • 둥굴레
• 회채화 • 방아풀
• 회향 • 회향
• 훤초 • 원추리
• 흑태 • 콩

한 권으로 읽는

동의보감

• 초판 1쇄 인쇄 _ 2023년 04월 05일
• 초판 1쇄 발행 _ 2023년 04월 10일

• 지 은 이 _ 허 준
• 감 수 _ 유승원
• 엮 음 _ 한국 익생양술연구회
• 펴 낸 이 _ 박효완
• 편집주간 _ 유종문
• 디 자 인 _ 김영숙
• 마 케 팅 _ 신용천
• 물류지원 _ 오경수

• 펴 낸 곳 _ 아이템하우스
• 등록번호 _ 제2001-000315호
• 등 록 일 _ 2001년 8월 7일

• 주 소 _ 서울특별시 마포구 동교로 75
• 전 화 _ 02-332-4337
• 팩 스 _ 02-3141-4347
• 이 메 일 _ itembook@nate.com